中山一院国家级精品课程
外科学教研室倾力打造

临床
外科学入门

Introduction of Clinical Surgery

主　审　梁力建　何裕隆　朱家源
主　编　陈创奇　赖佳明

SPM
南方传媒　广东科技出版社
全国优秀出版社

·广 州·

图书在版编目（CIP）数据

临床外科学入门 / 陈创奇，赖佳明主编. —广州：广东科
技出版社，2025.1
ISBN 978-7-5359-8088-5

Ⅰ.①临… Ⅱ.①陈…②赖… Ⅲ.①外科学 Ⅳ.①R6

中国国家版本馆CIP数据核字（2023）第087954号

临床外科学入门
Linchuang Waikexue Rumen

出 版 人：严奉强
策 　 划：黎青青
责任编辑：方　敏
装帧设计：友间文化
责任校对：李云柯　杨　乐　邵凌霞
责任印制：彭海波
出版发行：广东科技出版社
　　　　　（广州市环市东路水荫路11号　邮政编码：510075）
销售热线：020-37607413
https://www.gdstp.com.cn
E-mail：gdkjbw@nfcb.com.cn
经 　 销：广东新华发行集团股份有限公司
印 　 刷：广州市彩源印刷有限公司
　　　　　（广州市黄埔区百合三路8号　邮政编码：510700）
规 　 格：889 mm×1 194 mm　1/16　印张37.5　字数935千
版 　 次：2025年1月第1版
　　　　　2025年1月第1次印刷
定 　 价：198.00元

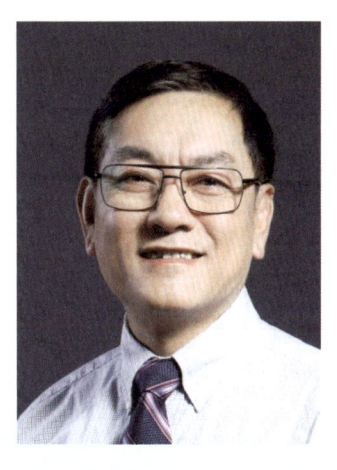

梁力建

中山大学二级教授、一级主任医师，博士生导师，中山大学附属第一医院肝胆胰外科中心学科带头人。

曾担任国际肝胆胰协会会员、中国分会副主席，中华医学会外科学分会第十五届胆道外科学组副组长，中国抗癌协会胆道肿瘤专业委员会副主任委员，中国医师协会外科医师分会胆道外科医师委员会副主任委员，广东省医学会肝胆胰外科学分会主任委员。曾任《中华肝胆外科杂志》副主编及《中华普通外科学文献（电子版）》《中华普外科手术学杂志（电子版）》《中国癌症防治杂志》《中国内镜杂志》《中华普通外科杂志》《中国普外基础与临床杂志》《中国实用外科杂志》《中国现代手术学杂志》《癌症》等13家杂志的编委。

现担任国际肝胆胰外科协会会员、中国分会委员，中国医师协会外科医师分会胆道医师专业委员会顾问，中华医学会外科学分会胆道外科学组顾问，中国抗癌协会胆道肿瘤专业委员会顾问，广东省医学会肝胆胰外科学分会顾问，广东省肝脏病学会肝癌多学科协作诊疗专业委员会荣誉主任委员，广东省健康管理学会肝胆病学专业委员会名誉主任委员，广东省临床医学学会肝胆胰外科专业委员会顾问，广东省抗癌协会胆道肿瘤专业委员会名誉主任委员，《中华消化外科杂志》终身顾问等职。

作为中山大学附属第一医院肝胆胰外科的前主任和现任学科带头人兼医院的外科教研室主任，长期以来在教学、医疗第一线工作，每年诊治数千名患者，完成大手术或特大手术200多例。在国内率先进行心脏停搏或不停搏的肝癌及心房癌栓切除术、婴幼儿的胰十二指肠切除术、晚期肝癌合并妊娠患者施行切除手术；在国内首先开展施行保留胰头的十二指肠切除术；在中山大学附属第一医院首先开展了6例联合肝脏离断和门静脉结扎的分阶段肝切除（ALPPS）的新手术，并获得成功。

主持或参与省部级项目10项，主编专著6部，发表中英文论文近300篇；先后培养博士研究生19名，硕士研究生14名。先后被评为中山大学附属第一医院"医德医风模范标兵"，中山大学及中山大学附属第一医院优秀共产党员、优秀教师、优秀教学管理人员，最美党员医生，"羊城好医生""岭南名医""南粤教书育人优秀教师"，中山大学首届教学名师，广东省第三届教学名师，享受国务院政府特殊津贴专家和国家级教学名师等。

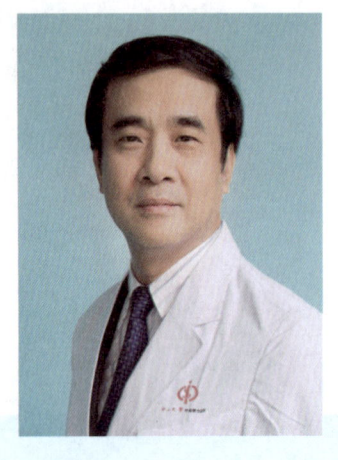

何裕隆

二级教授，一级主任医师，博士生导师。中山大学医学院院长，中山大学附属第七医院院长、消化医学中心学科带头人。

广东省消化系统恶性肿瘤防治研究重点实验室主任，消化系统恶性肿瘤防治研究粤港澳高校联合实验室负责人、粤方主任。中山大学胃癌诊治研究中心主任，中山大学人类遗传资源平台主任。中山大学附属第一医院胃肠外科中心学科带头人、中山大学附属第一医院大外科前主任、胃肠外科中心前主任、外科教研室副主任。

担任中国医学救援协会常务理事、中国抗癌协会胃肠间质瘤专业委员会主任委员、中国临床肿瘤学会胃肠间质瘤专业委员会副主任委员、中国抗癌协会胃癌专业委员会常务委员、中华医学会外科学分会胃肠外科学组副组长、中华医学会肿瘤学分会胃肠肿瘤学组副组长、中国医师协会外科医师分会上消化道外科医师委员会副主任委员。担任《消化医学研究》（*Digestive Medicine Research*）、《消化肿瘤杂志（电子版）》及《亚洲医学人文杂志》（*Asian Journal of Medical Humanities*）总编，《中华胃肠外科杂志》《岭南现代临床外科》《中国急救复苏与灾害医学》副总编。

从事胃癌外科30余年，对于胃癌发生和转移的分子机制，开展多中心前瞻性对照研究，以提高外科疗效为目标，实现了系列技术创新和突破。

率先在国内推广"胃癌脉络化立体化淋巴结清扫"，使进展期胃癌的5年生存率由35.1%提高到61.4%，达到国际领先水平。该手术方式被写入《局部进展期胃癌规范化淋巴结清扫范围中国专家共识》，成为指导我国胃肠外科医生的手术指南和标准。

建立医院—社区—家庭"三位一体"的胃癌防治平台，形成了符合我国国情的胃癌筛查模式。牵头制定多项全国胃癌防治指南和共识，提高了全社会对于胃癌早发现、早诊断的认识，从而推动胃癌防治关口前移，降低了我国胃癌的发病率，减轻了患者的疾病负担。

创建广东省重点实验室、粤港澳高校重点实验室。建立消化道肿瘤类器官药敏平台，具有我国最早、资料最完备的胃癌组织样本库和随访数据库。发现一系列胃癌治疗新靶点，并开发抗癌新药物，获得多项发明专利。

发表论文684篇，其中SCI 263篇，包括两篇*Nature*主刊。连续6年入选爱思唯尔"中国高被引学者"（Highly Cited Chinese Researchers）榜单。主编专著5部，制定我国胃癌相关指南和规范5项。主持国家自然科学基金重点项目2项，国家可持续发展专项1项，其他国家级和省市级项目10余项。曾获得中华医学科技奖2项，广东省科技进步奖一等奖2项、二等奖1项。

荣获中国医师奖，享受国务院政府特殊津贴。为香港医学科学院资深院士、美国外科学院院士、中央保健会诊专家、广东省委保健专家、中国科协决策咨询首席专家。2018—2021年连续4年入选"中国名医百强榜"，曾获2017"推动行业前行的力量·十大领导力院管专家"、2022年广东医院优秀院长、2022年广东省五一劳动奖章等荣誉奖项。

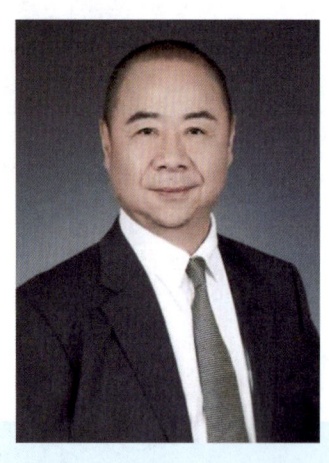

朱家源

教授，主任医师，博士生导师。中山大学附属第一医院大外科教学主任，外科教研室副主任，烧伤科副主任。朱家源博士后工作流动站课题组负责人。

现任中国康复医学会烧伤治疗与康复学专业委员会名誉主任委员，中山大学附属第一医院基础外科学院院士，中华医学会烧伤外科学分会临床学组委员，中华医学会创伤学分会创伤药物与转化应用专业委员会委员，广州市医学会烧伤分会常委。

主持国家级及省部级课题30余项，包括国家自然科学基金面上项目5项，省部级重大课题5项。发表论文100余篇，主编或参编专著8部。以第一申请人获得国家发明专利21项、国家及省市级各类奖项11项。以第一完成人完成"难愈性创面处理的关键技术创新与应用研究"项目，荣获2020年华夏医学科技奖二等奖。以第一完成人完成"创面康复的关键技术研究"项目，荣获2019年中国康复医学会科学技术奖一等奖。以第一完成人完成"难愈性创面处理的关键技术创新与应用研究"项目，荣获2019年中华医学科技奖医学科学技术奖三等奖。以第一完成人完成"难治性创面精准修复体系的建立与推广应用研究"项目，荣获2021年中国商业联合会科学技术奖–全国商业科技进步奖三等奖。荣获国家级精品课程、国家级优秀教学团队成员、国家级精品资源共享课相关项目及荣誉称号。

曾治愈1例烧伤面积100%、Ⅲ度96%并严重吸入性损伤的患者，为当前世界纪录保持者。从事烧伤、创面修复、医美抗衰，以及康复医学的临床医疗、教学、科研工作40年。擅长治疗各种原因所致的烧烫伤、增生瘢痕、难愈合创面、压疮、软组织损伤和缺损、白癜风、痤疮后疤痕等。近年来，在面部年轻化工程研究与临床探索中开展了一系列工作，尤其是应用创新的自体表皮干细胞移植再生术，在面部提升除皱抗衰注射、白癜风、色弱色脱、无痕修复进行了临床应用。拥有丰富的整形外科经验，在面部注射、填充、个性化设计等微整形项目和采用物理治疗调节组织稳态平衡以达到术后伤口无痕愈合均有较好的疗效，深受广大就医者好评。

主要研究方向：严重烧伤救治和相关发病及并发症机理的研究，细胞治疗作用于烧伤创面修复、医学美容应用、慢性创面等难修复创面的研究，难愈创面修复的研究，3D打印组织工程皮肤构建的研究，病理性瘢痕的治疗和研究。

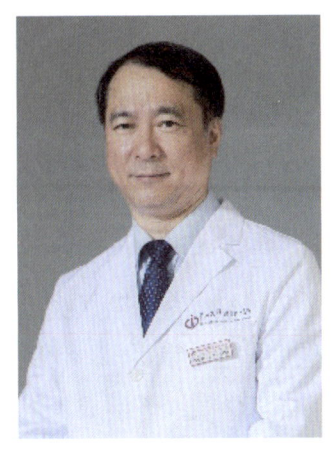

陈创奇

医学博士，主任医师，副教授，博士生导师，博士后合作导师。

1993年本科毕业于原中山医科大学临床医学系并留校任教，在中山大学附属第一医院外科工作。2002—2005年在美国宾夕法尼亚大学医学院从事博士后研究工作，2009年1—2月在瑞典林雪平大学医院进修学习胃肠胰外科。现担任中山大学灾难医学教研室主任，中山大学附属第一医院胃肠外科中心副主任和胃肠外科二科（结直肠外科）主任。

现任世界内镜医师协会肝胆胃肠微创外科联盟副理事长，国际胃癌学会（IGCA）委员，中国抗癌协会第五届胃癌专业委员会加速康复外科学组副组长，中国老年保健医学研究会老年胃肠外科分会第二届委员会常务委员，国家卫健委医管中心加速康复外科专家委员会委员，中华结直肠外科学院第一届学术委员会委员，全国卫生产业企业管理协会外科技术创新与推广分会第一届加速康复外科学术委员会主任委员，粤港澳大湾区加速康复外科医师联盟第一届主任，广东省医学会加速康复外科学分会主任委员，广东省医师协会加速康复外科医师分会第二届名誉主任委员，广东省肿瘤性疾病医疗质量控制中心结直肠癌专家委员会副主任委员，广东省临床医学学会结直肠外科专业委员会第一届副主任委员，第四届广东省抗癌协会大肠癌专业委员会副主任委员，广东省保健协会肛肠保健分会副主任委员，中国经自然腔道取标本手术（NOSES）联盟广东分会副理事长，广州市医师协会普通外科医师分会第二届委员会副主任委员，广东省医院协会肿瘤防治管理分会第一届委员会常务委员，中国南方肿瘤临床研究协会结直肠癌专业委员会委员，广东省医学教育协会普通外科学专业委员会第一届常务委员等职。

陈创奇教授被称为"华南加速康复外科第一人"，事实上，也是国内加速康复外科领域的领军人物之一。担任《机器人外科学杂志》《中华生物医学工程杂志》《中华临床医师杂志（电子版）》《中华现代临床医学杂志》《中国现代医学杂志》《消化肿瘤杂志（电子版）》等杂志编委或常务编委。

以第一作者或通讯作者发表论文75篇，其中SCI论文12篇；主编专著或教材5部，即《外科学临床见习精要》《现代灾难医学》《实习医生临床技能手册》《加速康复外科理念在胃肠外科中的临床应用新进展》《临床普外科疾病诊治与手术技巧》，作为副主编出版教材2部，即《医科实习生临床技能手册》《临床技能模拟训练教程》，作为副主译出版专著1部，即《消化道肿瘤诊断与治疗》。2009年9月，成为外科学国家级精品课程网站负责人。"提高胃癌外科疗效的基础与临床研究"分别获2005年中华医学科技奖二等奖和2006年广东省科技进步奖二等奖，"直肠癌保功能手术提高患者生存质量的系列研究"获得2006年广东省科技进步奖一等奖，"利用网络教学资源的外科学教学改革研究"于2008年12月获得中山大学校级教学成果奖一等奖，"胃癌个体化治疗关键技术的创新与推广应用"获得2018年度广东省科技进步奖一等奖（项目编号J15-1-01-R08）。2012年3月"一种包皮环切吻合器"（专利号ZL 201120268334.9）获得实用新型专利，2022年3月"一种NOSES手术标本经肛门取出的成套装置"（专利号ZL 202220576627.1）获得实用新型专利。主持或参与省部级以上课题30多项。2016年5月起先后被评为"羊城好医生""岭南名医""广州实力中青年医生""中华英才"。2022年荣获世界内镜医师协会国际"鹰蛇奖"。

擅长胃肠外科和结直肠外科疾病的诊治，尤其是胃肠道良、恶性肿瘤的诊断与治疗，包括胃癌根治术和扩大根治术、胰十二指肠切除术、各种结肠癌根治术、直肠癌根治术（Miles术和各种保肛手术）及家族性息肉病的手术治疗等，有较深入的研究和丰富的临床经验，擅长应用达芬奇机器人或腹腔镜下胃癌根治术、结直肠癌根治术等微创手术。每年平均完成350～500台三级、四级胃肠道手术，其中75%以上均为微创手术。创新性开展腹腔镜或机器人结直肠NOSES，双镜（腹腔镜和内镜）联合下胃肠道肿瘤的手术治疗，并采取加速康复外科（ERAS）措施促进术后患者的快速康复，明显缩短住院时间，减少术后并发症的发生。在广东省乃至全国推行ERAS理念和微创外科理念，指导临床并促进手术患者的快速康复，牵头制定4个ERAS领域的专家共识，推动ERAS理念在我国临床上的推广应用。应用MDT对疑难复杂病例进行诊治，特别是完成复杂的腹腔巨大肿瘤的手术治疗。应用腹壁无疤痕的NOSES新技术，与妇科联合手术治疗1例先天性无阴道的女性患者，完成完全性腹腔镜切取乙状结肠代替、重建阴道，此为世界首创，并在腹腔镜下完成降结肠与直肠的端端吻合。将综合治疗后的胃癌侵犯胰头伴门静脉、肠系膜上静脉癌栓患者开创性行胃癌根治、胰十二指肠切除、门静脉、肠系膜上静脉癌栓切开取栓术。成功完成英文文献17例之一的镜面人胰头癌行胰十二指肠切除术，且为世界首例胰头肿瘤侵犯起源于肠系膜上动脉的变异肝总动脉，手术同时切除受累的肝总动脉、人造血管替代并重建肝总动脉。

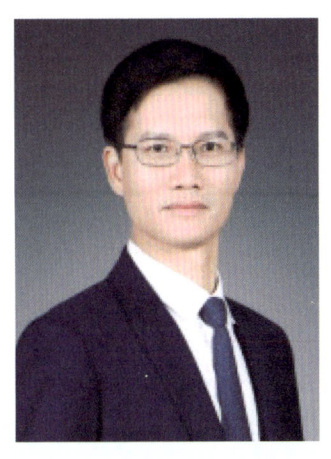

赖佳明

医学博士，教授，主任医师，博士生导师，博士后合作导师。

1993年毕业于原中山医科大学医疗系，先后获得外科学硕士、博士学位。曾在香港大学玛丽医院和美国华盛顿大学医学院进修学习。本科毕业后留在中山大学附属第一医院一直从事外科学医疗、教学、科研工作。现任中山大学附属第一医院外科教研室教学主任，肝胆胰外科中心副主任，胆胰外科主任，中山大学教学督导。曾在国内外有影响的医学杂志发表学术论文80多篇；先后主持省部级科研基金8项，获得省部级科研成果3项。有30多年的教学经验，多次获得中山大学和中山大学附属第一医院的教学奖励，由其担任外科主教官的中山大学医学生代表队2011—2014年连续四年荣获全国医学生临床技能大赛特等奖（第一名）；在教研工作上，主持"利用网络化教育平台进行外科学临床教学改革的研究与实践"等省部级和校级教学基金10余项，发表多篇教学论文，获得多项教学成果奖。先后被评为"南粤优秀教师""岭南名医"。主编出版《实用外科医嘱手册》《外科学学习指导及习题集》《外科学临床见习精要》《实习医生临床技能手册》等专著或教材4部，作为副主编或编委出版著作6部。目前社会学术团体兼职主要有：广东省健康管理学会胰腺疾病专业委员会主任委员，广东省医学会肝胆胰外科学分会胰腺学组组长，广东省医师协会肝胆外科医师分会常委兼继续教育学组组长，广东省肝脏病学会胆胰分会常委及微创治疗分会常委，广东省抗癌协会胆道肿瘤专业委员会常委，广东省医师协会毕业后医学教育工作委员会委员等。曾任《中华实验外科杂志》《中华临床医师杂志（电子版）》《中国微创外科杂志》等杂志的特约编辑或编委。

编委会

主　审　梁力建　何裕隆　朱家源

主　编　陈创奇　赖佳明

副主编　陈剑辉　黄　力

编　委　（按姓氏笔画排序）

马　毅（中山大学附属第一医院器官移植科）

王　昭（中山大学附属第一医院胃肠外科中心）

王　博（中山大学附属第一医院骨肿瘤科）

王劲松（广东省人民医院血管外科）

朱家源（中山大学附属第一医院烧伤与创面修复科）

刘江辉（中山大学附属第一医院急诊外科）

苏培强（中山大学附属第一医院脊柱外科）

巫国勇（中山大学附属第一医院胸外科）

李　强（中山大学附属第一医院外科门诊）

李绍强（中山大学附属第一医院肝胆胰外科中心）

吴　晖（中山大学附属第一医院胃肠外科中心）

何裕隆（中山大学附属第一医院胃肠外科中心）

张劲军（中山大学附属第一医院麻醉科）

张昆松（中山大学附属第一医院肝胆胰外科中心）

张信华（中山大学附属第一医院胃肠外科中心）

陈　羽（中山大学附属第一医院泌尿外科）

陈创奇（中山大学附属第一医院胃肠外科中心）

陈国栋（中山大学附属第一医院器官移植科）

陈剑辉（中山大学附属第一医院胃肠外科中心）

陈敏英（中山大学附属第一医院外科重症医学科）

林　颖（中山大学附属第一医院甲状腺乳腺外科）

林佳平（中山大学附属第一医院神经外科）

周振海（中山大学附属第一医院血液内科）

郑朝旭（中山大学附属第一医院肝胆胰外科中心）

胡作军（中山大学附属第一医院血管外科）

侯　洵（中山大学附属第一医院胃肠外科中心）

姚尖平（中山大学附属第一医院心脏外科）

徐盈斌（中山大学附属第一医院烧伤与创面修复科）

徐康清（中山大学附属第一医院麻醉科）

唐　庆（中山大学附属第一医院整形外科）

黄　力（中山大学附属第一医院肝胆胰外科中心）

黄　纲（中山大学附属第一医院骨肿瘤科）

戚　剑（中山大学附属第一医院显微创伤外科）

盛璞义（中山大学附属第一医院关节外科）

梁力建（中山大学附属第一医院肝胆胰外科中心）

彭建军（中山大学附属第一医院胃肠外科中心）

程　超（中山大学附属第一医院胸外科）

赖佳明（中山大学附属第一医院肝胆胰外科中心）

詹文华（中山大学附属第一医院胃肠外科中心）

蔡世荣（中山大学附属第一医院胃肠外科中心）

谭进富（中山大学附属第一医院胃肠外科中心）

绘　图　龚　湛（广州博研医疗美容医院）

戴伟钢（中山大学附属第一医院胃肠外科中心）

许诗语（中山大学附属第一医院胃肠外科中心）

序

临 床 外 科 学 入 门

　　现代科学技术不仅推动了人类社会的文明进步，也推动了医学科学特别是外科学的迅猛发展。各种新型手术医疗设备等不断涌现，极大地提升了外科手术操作水平、手术效率和治疗效果，也促进了外科学的知识更新、理念变革和技术创新。由于各亚专科或专业的发展，传统的外科学临床教学分阶段教学面临许多困难与挑战，这需要我们加快对临床教学的整合和更新；另外，对实习医生、进修医生等年轻医生的规范化培训已取得很大的成效，继续医学教育势在必行。《临床外科学入门》正是在当前形势下编写出版的，这本书对外科临床实践中不同层次的医学生、培训医生、年轻的外科医生均有非常大的参考价值。

　　中山大学附属第一医院是中山大学临床教学的重点医院，其中外科学教研室是国家级精品课程单位，曾获得国家级优秀教学团队称号。中山大学附属第一医院外科有悠久的教学历史，它既培养了大批优秀的教学名师，又有良好的教学传承和傲人的教学成绩。其秉承百年老院的"医病医身医心，救人救国救世"医训，坚持"基本知识、基础理论、基本技能"和"严肃态度、严格要求、严密方法"的"三基三严"教学思想，近年又强调"早期接触科研、早期接触社会、早期接触临床"和"动手能力强、科研能力强"的"三早两强"理念，这也促进外科教学更上一层楼。而《临床外科学入门》一书是中山大学附属第一医院外科老师们集体智慧的结晶和临床经验的总结，它是在过去我们编写的内部使用教材《外科学临床见习指导》和正式出版的《外科学临床见习精要》教材的基础上编写而成。据教师和学生反映，这两本教材配合学生使用的国家规划教材，对我校外科学临床见习和实习教学具有较好的指导作用与参考价值。但随着时间的推移，教学模式的进步，医学知识的更新，新观念的提出，外科新技术的涌现，新的外科器械或用品被不断使用等，这两本教材在教学实践过程中迫切需要进行增补、改编、完善，以适应当前临床教学的发展。为此，中山大学附属第一医院外科教研室根据全国适用于5年制、7年制、8年制的各种《外科学》版本，结合教研室各位老师丰富的临床经验、教学心得和"传、帮、带"传统思想，并补充外科学病历书写规范、动物外科、微创外科、加速康复外科、损伤控制性外科、多学科协作诊治模式等的新理念、新方法、新技术，再结合外科学教学大纲、见习指导手册、实习教学内容、住院医师规范化培训细则等进行提炼和整合，进一步规范和充实《临床外科学入门》的临床实践教学实施与管理。《临床外科学入门》在强化"三基三严""三早两强"教育理念的同时，与时俱进，推陈出新，进一步提高该书的科学性、先进性和实用性。

这本《临床外科学入门》教材不仅可供5年制医学本科生和长学制（7年制或8年制）医学生见习、实习使用，也可供低年资规培住院医师、进修医师使用，对强化外科学基础知识、掌握外科基本操作技能、培养临床思维能力都有很大的帮助，对临床教学的教师在教学实践中参考也有所裨益。期望这本教材在教学使用过程中得到不断发展、完善和补充，以促进我国外科人才的培养，推进我国医学教育的发展。

中山大学附属第一医院肝胆胰外科中心学科带头人

外科教研室前主任

国家级教学名师

梁力建

前言

临 床 外 科 学 入 门

外科医师是在法律的框架下合法地解除患者痛苦的崇高职业。外科医师的培养和成长是一个漫长的过程，需要临床知识的不断积累和手术技能的不断提高。外科医师需要在医学生时期外科学理论阶段、见习阶段和实习阶段刻苦学习的基础上，掌握扎实的外科学理论知识和外科基本操作技能，更需要毕业后在外科临床实践中经历漫长的深造和训练，这样才能逐渐成长为一位优秀的外科医师。由于外科手术的特殊性，切开、缝合、打结、剪线等每一步操作都关乎患者的生命，外科医师需要严格要求自己，需要不断学习和接受培训，不仅要掌握外科学"基本知识、基础理论、基本技能"，而且需要拥有严谨的临床思维能力、外科决策能力和熟练的外科手术操作能力。

科学技术是第一生产力。现代科学技术不仅推动了人类社会的文明进步，而且推动了医学科学的迅猛发展，特别是各种新型手术医疗设备等不断地涌现，极大地方便了外科手术操作，提高了手术效率，也促进了外科学的知识更新、理念变革和技术创新，造福了更多的患者，同时也对外科医师的知识、手术技能、复杂病例诊治等提出了更高的要求。由于各专业或亚专科的迅速发展，特别是微创手术的迅速推广，传统外科学临床教学的见习、实习阶段的教学面临许多困难与挑战，需要与时俱进地进行临床整合和知识更新。此外，随着对医学研究生、住培医师、进修医师等年轻医生的规范化培训，继续医学教育的重视程度的提高，急需出版与发行一本贴近外科临床和不同层次的医学生和年轻外科医生的外科学入门教材或参考书，《临床外科学入门》由此应运而生。

《临床外科学入门》一书是中山大学附属医院外科老师们集体智慧的结晶和临床经验的总结，是在过去我们编写的内部使用教材《外科学临床见习指导》和对外正式出版的《外科学临床见习精要》教材的基础上修改、补充编写而成。据教师和医学生反映，这两本教材配合学生使用的国家规划教材，对我校外科学临床见习和实习教学具有较好的指导作用与较高的参考价值，但随着时间的推移，教学模式的进步，外科学知识的更新，新观念的提出，外科新技术的涌现，新的外科器械或用品不断使用等，这两本教材在教学实践过程中迫切需要进行增补、改编、完善，以适合当前外科学临床教学的发展和需求。为此，中山大学附属第一医院外科教研室参考适用于5年制、7年制或8年制的国家统编教材《外科学》各版本，结合教研室各位教师丰富的临床经验、教学心得和"传、帮、带"传统思想，并补充外科学病历书写规范、动物外科、微创外科、加速康复外科、损伤控制性外科、多学科协作诊治模式等新理念、新方法、新技术，结合外科学教学大纲、见习指导手册、实习教学内容、住院医师规范化培训细则等，组织和编写了这本《临床外科学入门》。《临床外科学入门》在强化、传承"三基三严""三早两强"教学理念的同时，与时俱进，推陈出新，进一步提高该书的科学性、先进性和实用性。

这本《临床外科学入门》不仅可供5年制医学本科生和长学制（7年制或8年制）医学生见习、实习使用，也可供外科研究生、低年资规培住院医师、进修医师使用，对强化外科学基础知识、掌握外科基本操作技能、培养临床思维能力都有很大的裨益，对临床教学的教师在教学实践中参考也有所帮助。

在整个教材的编写过程中，我们得到了外科教研室前主任、国家级教学名师、肝胆胰外科中心学科带头人梁力建教授，教研室前副主任朱家源教授和中山大学附属第七医院院长何裕隆教授的热心指导。三位教授亲自审校书稿内容，梁力建教授还为本教材作序。龚湛和戴伟钢医生倾力相助，绘制了大量精美的教学图片。在此，我们衷心感谢所有在本教材编写过程中给予我们无私帮助和支持的老师和朋友们！

由于能力、水平和时间有限，教材中难免会有疏漏或不足之处。我们真诚地希望所有使用本教材的读者及时给予批评指正，以便在以后的教学过程中对本教材进行修订，不断提高教材质量，使之更上一层楼。

主编

目录

Part 1

第一部分　总论篇

2　第一章　外科病历书写与体格检查

第一节　外科完整病历（示范）　/ 6
第二节　外科住院病历（示范）　/ 12
第三节　外科病程记录　/ 13
第四节　会诊单（记录）书写　/ 23
第五节　疑难危重病例讨论记录（书写）　/ 28
第六节　手术记录　/ 31
第七节　其他住院病历资料的书写　/ 33
第八节　外科门（急）诊病历书写　/ 36

39　第二章　无菌术

第一节　无菌法　/ 39
第二节　洗手与消毒　/ 42

46　第三章　外科患者的水、电解质与酸碱平衡

第一节　水、电解质及酸碱平衡与紊乱　/ 46
第二节　体液和酸碱代谢失衡的临床诊治　/ 57
第三节　体液和酸碱代谢失衡的治疗举例　/ 63

65　第四章　外科休克

72　第五章　肿瘤

78　第六章　输血

第一节　输血适应证与常用的血液成分　/ 78
第二节　常见的输血并发症与输血疗效评价　/ 80

85 · 第七章　外科患者的代谢与营养治疗

95 · 第八章　外科重症监护与治疗
　　　　　　第一节　重症监护治疗病房的概念　/ 95
　　　　　　第二节　重症监护治疗病房的工作内容　/ 96
　　　　　　第三节　急性肾衰竭与急性肾损伤　/ 99
　　　　　　第四节　急性肝衰竭　/ 101

104 · 第九章　心肺脑复苏

107 · 第十章加速康复外科及其围手术期处理
　　　　　　第一节　加速康复外科理念下的术前准备　/ 107
　　　　　　第二节　术中加速康复外科措施管理　/ 117
　　　　　　第三节　加速康复外科理念下的术后监测和处理　/ 119
　　　　　　第四节　术后并发症的防治　/ 126

133 · 第十一章　外科疼痛治疗
　　　　　　第一节　疼痛概述　/ 133
　　　　　　第二节　疼痛治疗基础　/ 136
　　　　　　第三节　术后镇痛　/ 142

145 · 第十二章　外科感染
　　　　　　第一节　概述　/ 145
　　　　　　第二节　浅部组织细菌性感染　/ 146
　　　　　　第三节　手部急性化脓性细菌感染　/ 150
　　　　　　第四节　脓毒症　/ 153
　　　　　　第五节　有芽孢厌氧菌感染　/ 155
　　　　　　第六节　外科抗菌药物的应用原则　/ 160

163 · 第十三章　外科疾病的多学科协作诊疗模式

174 · 第十四章　显微外科

182 · 第十五章　整形外科

190 · **第十六章　烧伤**

第一节　热力烧伤 / 190

第二节　电烧伤和化学烧伤 / 198

201 · **第十七章　损伤控制性外科新理念**

203 · **第十八章　麻醉与复苏**

第一节　全身麻醉 / 203

第二节　复苏 / 206

第三节　椎管内麻醉 / 208

第四节　麻醉期间监测 / 210

212 · **第十九章　外科医嘱开立**

Part 2

第二部分　各论篇

216 · **第二十章　外科门诊、急诊**

第一节　外科门诊 / 216

第二节　外科急诊 / 231

240 · **第二十一章　普通外科**

第一节　腹外疝 / 240

第二节　急性阑尾炎 / 246

第三节　急性腹膜炎 / 251

第四节　消化道穿孔 / 258

第五节　胃和十二指肠溃疡 / 261

第六节　胃癌 / 264

第七节　胃肠间质瘤 / 268

第八节　胆道感染与胆石症 / 271

第九节　胰腺疾病 / 274

第十节　肠梗阻 / 279

第十一节　消化道出血 / 286

第十二节　门静脉高压症 / 296

第十三节　原发性肝癌 / 306

第十四节　甲状腺功能亢进症　/ 309

第十五节　乳腺癌　/ 312

第十六节　腹主动脉瘤　/ 319

第十七节　下肢动脉缺血　/ 321

第十八节　下肢慢性静脉功能不全　/ 324

第十九节　下肢深静脉血栓形成　/ 327

第二十节　结肠癌　/ 331

第二十一节　直肠癌　/ 344

第二十二节　痔　/ 352

第二十三节　直肠肛管周围脓肿　/ 356

第二十四节　肛瘘　/ 357

361　第二十二章　泌尿外科

第一节　肾损伤　/ 361

第二节　尿道损伤　/ 364

第三节　尿路感染　/ 368

第四节　尿路梗阻　/ 372

第五节　肾细胞癌　/ 376

第六节　膀胱尿路上皮癌　/ 377

第七节　前列腺癌　/ 380

第八节　尿石症　/ 383

390　第二十三章　骨关节外科

第一节　骨折概论　/ 390

第二节　骨科查体　/ 395

第三节　关节外科常见疾病　/ 399

407　第二十四章　骨肿瘤

410　第二十五章　脊柱外科

414　第二十六章　胸外科

第一节　肺癌　/ 414

第二节　食管癌　/ 423

430 第二十七章 心脏外科

第一节 先天性心脏病 / 430

第二节 心脏瓣膜疾病 / 443

第三节 冠心病和主动脉夹层 / 450

第四节 心脏外科手术示教 / 453

457 第二十八章 颅脑外科

第一节 颅内高压 / 457

第二节 急性脑疝 / 459

第三节 颅脑损伤 / 460

第四节 颅脑影像诊断 / 464

第五节 脑外科病例讨论 / 468

472 第二十九章 移植外科

第一节 肾移植 / 472

第二节 肝移植 / 474

Part 3

第三部分 外科操作篇

478 第三十章 外科手术基本操作

489 第三十一章 止血、包扎、固定和搬运

第一节 止血 / 489

第二节 包扎 / 494

第三节 绷带包扎技术 / 500

第四节 创伤固定与搬运 / 510

515 第三十二章 术前准备及其护理操作

518 第三十三章 外科引流与伤口处理

第一节 外科伤口的处理 / 518

第二节 外科引流管的放置与处理 / 523

432 • 第三十四章　外科微创技术

538 • 第三十五章　消化道吻合器的使用与消化道重建

Part 4

第四部分　动物外科篇

552 • 第三十六章　动物外科手术实验指导

第一节　外科动物手术总论　/ 552

第二节　静脉切开术　/ 554

第三节　剖腹探查术　/ 556

第四节　胃造口术　/ 558

第五节　胃和十二指肠溃疡急性穿孔修补术　/ 560

第六节　阑尾切除术　/ 562

第七节　小肠切除端端吻合术　/ 564

第八节　胃空肠吻合术　/ 567

第九节　关腹手术　/ 569

第十节　气管切开术　/ 570

第十一节　动物外科手术记录　/ 571

573 • 后记

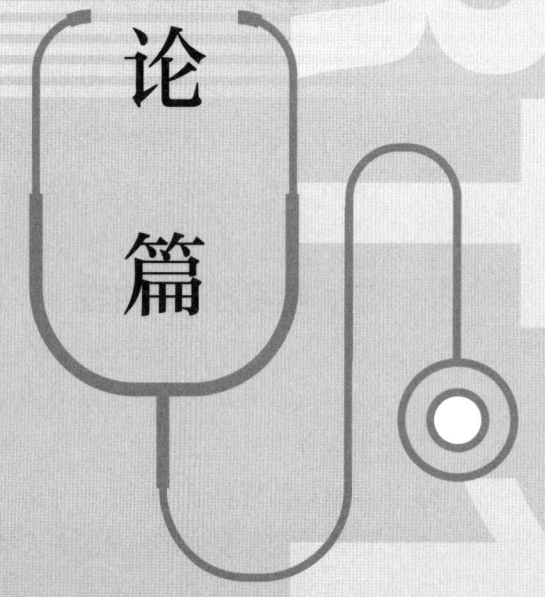

第一部分

总 论 篇

临 床 外 科 学 入 门

第一章
外科病历书写与体格检查

一、学习目的与要求

（1）熟悉病历和病历书写的概念。

（2）了解临床病历的分类及格式要求。

（3）掌握外科病历书写与体格检查的要求。

二、学习方法与内容

病历是指医务人员在医疗活动过程中形成的文字、符号、图表、影像等资料的总和。病历书写是指医务人员通过问诊、查体、辅助检查、诊断、治疗、护理等医疗活动获得相关资料，并对上述经整理的资料进行归纳、分析、整理形成医疗活动记录的行为。病历是对患者进行诊断和治疗不可缺少的重要依据，是医务人员对临床工作的如实记录和反映，是医院医疗管理信息和医护工作质量的客观凭证，是衡量医疗水平的重要资料，是从事临床、科研、教学工作和学术交流的基本资料，是医疗纠纷的重要法律文书，其书写是临床医师的基本功，其内容必须正确、真实、详细，具有较好的逻辑性、科学性。

临床病历一般分为完整病历、住院病历、门诊病历和急诊病历。它们的书写内容、格式和要求不尽相同，各有特点。

病历应按国家、医院规定的统一格式书写，要求完整、规范、有序、整洁，其中文字要流畅、清楚、工整，并简明扼要，表述准确，语句通顺，标点正确，不得涂改，不得缺项。每张病历纸均要有患者姓名、住院号及住院专科名称，且有页码排序。病历完成后，记录人要及时签名。

医师须在24小时内完成入院患者的病历。如为急诊患者，将其送入手术室前，必须对其进行较详细的首次病程记录，并在术后马上完成病历书写。

带教老师须示范一次病史采集及体格检查，之后安排病例给学生，让其自行进行病史采集及体格检查，并写出一份完整外科病历。老师修改后做总结。

病历应包括十部分，即病史、体格检查、外科情况或专科情况、实验室检查及其他辅助检查、入院诊断、病历摘要、诊断及其诊断依据、鉴别诊断、诊疗计划、签名。

（一）病史

1．一般项目

项目包括姓名、性别、年龄、籍贯、民族、职业、地址、入院日期、病史采集时间、病史提供人、是否真实可靠（幼儿及神志不清者应特别注明此项）。其中地址应是患者常住地，不应以单位地址代替住址，应详细填写。

2．主诉

主诉是指患者求医最显著的症状及其发生的解剖部位和持续时间。主诉要求简明扼要，一般不超过20个字，能导出第一诊断；急症发病在3天内应以小时计算，甚至是分钟，如"转移性右下腹痛20小时，伴发热6小时"。一般不用诊断或体征代替症状作为主诉（反复化疗、放疗患者除外）；若无不适症状，只有体征，才可以用体征作为主诉。如"发现上腹正中搏动性肿物2个月""发现右下腹部可复性肿物6个月"等。

3．现病史

自发病起至入院的整个病情。现病史内容应包括以下几方面：①起病时间与病因或诱因。②主要症状的发生和演变，包括主要症状或体征的部位、持续时间、性质、程度描述，各症状的发生顺序及其相互联系，伴随症状与体征的描述。③有鉴别诊断意义的阴性症状与体征。④疾病发展情况，入院前诊治经过及效果，有何特殊反应。⑤一般情况（饮食、睡眠、体重、大小便等）的变化。⑥入院的方式，包括门诊步行入院、急诊步行入院、急诊轮椅入院。在急诊入住时需有急诊诊疗重要内容简述。书写现病史时，应避免写"流水账"，而是根据患者叙述进行整理，按照时间顺序，突出描述发病的情况，做到条理清楚、层次分明、简明扼要、逻辑性强。

4．既往史

按系统询问患者自幼以来患过何种病，特别注意有无出血性疾病、高血压病、心脏病、糖尿病等病史，有无新冠病毒感染、病毒性肝炎、肺结核、疟疾等传染病病史，详细询问药物过敏史，了解输血史、外伤史及手术史等。应详细询问和记录可能与本病有关的情况。

5．个人史

包括出生地，并了解生活及工作环境、有无烟酒嗜好、有无特殊情况（注意职业性疾病）、有无地方病接触史及冶游史。

6．月经史及婚育史

对于女性患者应询问月经情况，包括初潮、月经周期、持续时间、末次月经、是否规律、有无痛经等。了解患者婚育情况。了解配偶及子女健康情况。

7．家族史

了解直系亲属的健康状况，特别是有无遗传性疾病。记录与疾病有关的遗传或具有遗传倾向的病史及类似本病病史。对于一些有遗传可能的疾病（如肿瘤、血液病、先天性畸形等）患者，更应注意对其家族史的询问。

（二）体格检查

体格检查是病历书写中极为重要的内容之一，是反映体征不可或缺的检查手段。所有患者均应做全面、系统的体格检查。虽然有些外科疾病的最后诊断要用特殊检查方法来证实，但外科医师应有通过病史和体格检查做出正确初步诊断的能力。体格检查要求：一般项目齐全，填写完整，记录正确、全面、有序，没有遗漏。与主诉、现病史相关的查体项目要有重点描述，与鉴别诊断有关的体检项目要全面，如肿瘤患者的诊断性查体需查明相关区域淋巴结是否肿大；准确记录所有的阳性体征和与本病有关的阴性体征，并做重点记录。专科检查和重点检查内容要全面、准确、有序。

（1）一般情况：包括患者的体温、脉搏、呼吸、血压和体重，以及患者发育情况、营养状况及精神状态。

（2）皮肤：色泽（黄染、发绀、苍白）、皮温、皮疹、出血斑、色素沉着斑、瘢痕、溃疡、窦道、水肿或失水症状、皮肤弹性和皮下脂肪。

（3）淋巴结：着重检查颈、锁骨上窝、腋窝、腹股沟等部位。有增大者，则需记录其数量、大小、硬度、光滑度、活动度及触痛等。

（4）头部：有无畸形、肿物，毛发情况。有无眼球突出、眼睑浮肿或眼眶凹陷，结膜有无充血、苍白、滤泡及乳头，巩膜有无黄染，瞳孔是否等圆对称，对光反射如何，眼球活动有无受限或斜视。耳鼻外形有无异常分泌物，功能有无异常，外耳道有无流脓。有无龋齿、义齿、松动齿等。伸舌是否居中，观察舌质及舌苔情况，是否有干裂。扁桃体有无增大和化脓，发声有无嘶声等。

（5）颈部：外观及活动度。有无血管怒张及异常搏动，有无肿物及其特征，气管是否居中或偏斜，甲状腺有增大时注意有无震颤及杂音，有无颈硬。

（6）胸部：胸廓有无畸形、是否对称，呼吸情况，肋间有无增宽或变窄。用视、触、叩、听四诊详细检查心肺情况，做重点记录。心界应以图示之。乳房是否对称，有无肿物及肿物的部位、大小、表面情况、边界、软硬度、与周围组织关系、活动度，乳头有无凹陷及分泌物，乳房皮肤情况等。乳房检查需注意检查手法，避免错误或遗漏。

（7）腹部：①视诊，腹式呼吸正常、减弱或消失，有无腹型、腹块、肠型、胃肠蠕动波，有无腹外疝及腹壁静脉怒张。②触诊，腹壁反射正常、减弱或消失，有无肿物及肿物的部位、大小、形状、硬度、表面情况、活动度、有无触痛及搏动，与腹壁及呼吸运动的关系。腹肌紧张时，肿块有无变化。腹肌紧张度，有无压痛及反跳痛，肝脾是否肿大、肿大程度，墨菲征（Murphy sign）是否阳性，肾脏能否扪及，肾区有无触痛，膀胱是否膨胀，腹外疝能否回纳。③叩诊，肝浊音界的上界部位，有无缩小或消失。有无移动性浊音或局限性浊音区。④听诊，肠鸣音正常、减弱或消失，有无振水声及血管杂音。肠鸣音应注意每分钟有几次，如有亢进，注意声调和有无气过水音。一般应在腹部视诊之后作听诊，然后再触诊、叩诊，否则触诊、叩诊之后会影响肠鸣音的听诊。

（8）外生殖器：阴茎、阴囊、睾丸、附睾及精索是否正常。如无特殊指征，不应检查女性患者的生殖器；如有指征，应按妇科规定检查。阴道检查只限于已婚女性，检查应在上级医师指导下或有女性医护人员在旁协助下进行。

（9）肛门及直肠：有无外痔、直肠脱垂、肛裂、肛瘘，腹部外科患者应做直肠指检，以了解直肠有无狭窄、肿物，有无前列腺肥大，直肠内容物及其性质，直肠内压痛部位，肛门括约肌功能及指套有无脓、血沾污等。

（10）脊柱及四肢：脊柱有无畸形、压痛，活动度，四肢长度，肌肉发育及各关节活动情况。有无杵状指（趾）、下肢静脉曲张、异常动脉搏动及溃疡、瘘管等。

（11）神经系统：一般患者只做一般感觉反射、运动反射、膝反射、跟腱反射及常见的病理反射检查。

（三）外科情况或专科情况

除上述系统检查和描述之外，将与诊断本病有关的外科局部检查之所见，放在"外科情况"或"专科情况"内，内容应详细填写，必要时可用简图示之，这样可以突出重点。外科情况不应写入体格检查项目之内，避免重复，但须在有关项目内注明"详见外科情况或专科情况"。

（四）实验室检查及其他辅助检查

必要的有关临床、生化检验、X线及其他特殊检查结果可写于此项目之下。外院的检查结果须注明该院名称、检查日期、重要描述及其诊断等内容，以供参考。引述外院检查结果时须用双引号标注。

（五）入院诊断

入院诊断应写于病历之末，要求诊断完整、规范，主次分明，如有跨学科的多种疾病的诊断，应将外科主要疾病放在诊断首位，之后依次写出其他诊断，并由住院病历书写者签名（若为完整病历，则在诊疗计划之后签名），以示负责。

（六）病历摘要

完整病历应有病历摘要，内容是对病史、体格检查、外科情况、辅助检查进行进一步的提炼、汇总，简明扼要地叙述患者的阳性症状、体征和对诊断帮助较大的实验室检查及其他辅助检查，可加上有鉴别诊断意义的重要阴性症状、体征，而不是对上述内容的重复。一般控制在600字左右。

（七）诊断及其诊断依据

对入院诊断有意义的病程、症状、体征、实验室检查及其他辅助检查均可作为诊断依据。疾病的诊断要求完整、全面、规范、有序，其中外科疾病放在诊断首位，然后按照各疾病的重要性依次写出其他诊断。若有多个诊断，应先书写主要诊断的诊断依据，再列出次要诊断的诊断依据。

（八）鉴别诊断

根据主要疾病诊断的病史、体征进行鉴别，特别是最易误诊的疾病。

（九）诊疗计划

对诊断结果不明的疾病应提出诊断计划，进而制订治疗方案；对于需要手术的患者，应完善其各种常规的术前检查，包括血常规及血型、尿常规、生化、X线胸片、心电图（electrocardiogram，ECG）、血清癌胚抗原（carcinoembryonic antigen，CEA）、电子结肠镜、CT扫描等检查，并制订手术治疗方案。

（十）签名

学生书写外科完整病历后要签名，以示负责。老师或上级医师可用红笔对学生书写的病历进行修改，并批注意见。

注意：以上是外科完整病历的书写要求，书写住院病历时可把"病历摘要""诊断及其诊断依据（保留诊断）""鉴别诊断""诊疗计划"这些内容省去，但最后一定要签名。

第一节 外科完整病历（示范）

一、学习目的与要求

（1）掌握外科完整病历的书写及其内容。
（2）熟悉外科完整病历的格式要求。
（3）掌握外科疾病的体格检查流程与专科检查流程。

二、学习方法与内容

外科完整病历（示范）

姓名：王×× 　　籍贯：广东省河源市

性别：男 　　　现住址：广东省河源市×县×镇×乡

年龄：54岁 　　入院日期：2021年1月12日

婚姻：已婚 　　记录日期：2021年1月12日

民族：汉族　　病史叙述者：患者本人

职　业：农民　　可靠程度：可靠

主　诉：反复左下腹痛伴黏液血便1年，腹痛加重6h。

现病史：患者于2020年1月无明显诱因开始出现左下腹痛，呈阵发性胀痛，尚可忍受，每次疼痛约40min后可自行缓解，时有排少量黏液血便，每日解3～4次稀烂大便，无恶心、呕吐，无里急后重、果酱样大便，无发热、身目黄染，未予重视，未到医院诊治。此后，上述症状反复发作。就诊前6h，饱餐后突然觉得左下腹呈阵发性剧痛，每次疼痛约20min后自行缓解，伴恶心、腹胀，无呕吐，来我院急诊求诊，急诊拟"肠梗阻"收入院。起病以来，精神疲倦，胃纳稍差，觉口干，近4天以来肛门有排极少量黏液血便，就诊前排尿一次，约100mL，体重减轻5kg。

既往史：否认有"病毒性肝炎""肺结核"等传染病病史，否认有"高血压病""冠心病""糖尿病"等慢性病病史。3年前出现右侧腹股沟区有一椭圆形的可复性肿块，站立时突出，可入同侧阴囊内，平卧位时消失，无不适症状，未到医院诊治。无外伤及手术史，无输血史，无食物、药物过敏史。预防接种史不详。

系统回顾：

（1）头颅五官：无视力障碍，无耳聋、耳鸣，无眩晕，无咽喉痛、声音嘶哑等。

（2）呼吸系统：无慢性咳嗽、咳痰、呼吸困难，无低热、咯血、盗汗等。

（3）循环系统：无心悸、气促、咯血、发绀，无心前区痛、晕厥、下肢水肿、血压升高等。

（4）消化系统：除了上述消化道症状外，无慢性腹胀，无嗳气、反酸，无呕血、黄疸、便秘等。

（5）泌尿生殖系统：无肉眼血尿、尿频、尿急、尿痛，无腰痛、排尿不畅、尿量异常，无眼睑浮肿、双下肢浮肿等。

（6）造血系统：无头晕、乏力，无皮肤黏膜瘀点、紫癜、血肿，无鼻衄、牙龈出血、骨痛，无淋巴结肿大等。

（7）内分泌及代谢系统：无畏寒、怕热、多汗，无食欲异常、烦渴、多饮、多尿，无头痛、视力障碍、肌肉震颤，无多毛及第二性征改变等。

（8）肌肉或骨骼关节系统：无关节肿痛、运动障碍，无肢体麻木、痉挛、肌肉萎缩等。

（9）神经系统：无头痛、失眠、嗜睡、意识障碍，无晕厥、痉挛、肌肉萎缩、瘫痪，无感觉异常等。

（10）精神状态：无幻觉、妄想、定向力障碍、情绪异常等。

个人史：出生于广东省河源市，初中毕业后务农。无烟酒嗜好。无毒物接触史。否认有不洁性生活。

婚育史：24岁结婚，爱人健在，夫妻关系和睦，有一子两女，皆体健。

家族史：父亲于去年因"脑血管意外"去世，母亲健在。家族无传染病史。无家族遗传病史。

体格检查

一般状况：体温（T）37.1℃，脉搏（P）90次/min，呼吸（R）22次/min，血压（BP）130/70mmHg，体重60kg。发育正常，营养中等，自主体位，痛苦病容，神志清楚，查体合作。

皮肤：全身皮肤黏膜无黄染，皮肤较干燥，弹性可，双下肢无水肿，无蜘蛛痣，无肝掌，皮肤无潮红、发绀、皮疹、皮下出血，毛发分布正常。

淋巴结：耳前、耳后、乳突区、枕骨下区、颈后三角、颈前三角、锁骨上窝、腋窝、滑车上、腹股沟、腘窝等浅表淋巴结无肿大、压痛。

头部及其器官：

（1）头颅：头形正常，无压痛、包块、瘢痕，头发黑白相间、有光泽，分布正常。

（2）眼：眉毛无脱落，眼眶稍凹陷，眼睑无水肿、闭合障碍，眼球无突出、凹陷、震颤、运动障碍。结膜苍白，无出血。巩膜无黄染。角膜透明，角膜反射存在。双侧瞳孔等圆等大，直径3mm，直接、间接对光反射存在。

（3）耳：耳郭无畸形，无结节，无耳前瘘管。外耳道无异常分泌物。粗试听力无异常，乳突区无压痛。

（4）鼻：无畸形，无鼻翼煽动，无鼻阻塞，无分泌物。鼻中隔无穿孔或偏曲，无鼻甲肥大。鼻窦区无压痛。

（5）口：无口臭，唇淡红色，无发绀、疱疹。牙列齐，牙龈淡红，无肿胀、溢脓、出血、色素沉着、铅线。口腔黏膜无出血点、糜烂。舌苔薄白，伸舌居中，无震颤。双侧扁桃体无肿大，无充血、分泌物、假膜。咽无充血、红肿及分泌物，咽反射存在。无声音嘶哑。

颈部：颈外观对称，无抵抗。颈动脉无异常搏动，颈静脉无怒张，肝静脉回流征阴性。气管居中，甲状腺无肿大。

胸部：胸廓对称、无畸形，胸部无局部隆起或凹陷、无异常搏动、无压痛，胸壁静脉无曲张。

肺：

（1）视诊：呼吸运动对称，无增强或减弱，有节律。肋间隙无增宽或变窄。

（2）触诊：呼吸动度对称。双侧触觉语颤对称，无增强或减弱，无胸膜摩擦感，无皮下捻发感。

（3）叩诊：双肺叩诊清音，双肺下界锁骨中线、腋下线、肩胛下角线分别位于第6、8、10肋间，双肺下界移动度为5cm。

（4）听诊：双肺呼吸音清，无增强或减弱，未闻及异常呼吸音，未闻及干、湿啰音，无胸膜摩擦音，语音传导正常。

心：

（1）视诊：心尖冲动于第5肋间锁骨中线内1cm，搏动范围约2cm，心前区无异常隆起和搏动。

（2）触诊：心尖冲动位置同上，无抬举性心尖搏动，无心前区震颤，无心包摩擦感。

（3）叩诊：心脏不扩大，卧位相对浊音界如表1-1所示。

表1-1 心脏卧位相对浊音界

右/cm	肋间	左/cm
1	1	3
2.5	2	4.5
3	3	6
	4	8

锁骨中线距前正中线9cm。

（4）听诊：心率90次/min，律齐，S_1、S_2正常，无增强、减弱、分裂，未闻及额外心音，各瓣膜听诊区未闻及杂音，未闻及心包摩擦音。

周围血管征：无水冲脉、毛细血管搏动征、枪击音及动脉异常搏动。

腹部及肛门直肠：详见外科情况。

外生殖器：阴毛分布正常，外生殖器发育正常。

脊柱及四肢：

（1）脊柱：弯度正常，活动度正常，无畸形，无压痛和叩痛。

（2）四肢：无畸形，无静脉曲张、肌肉萎缩和骨折，运动正常，无红肿、压痛和畸形，关节活动不受限。

神经系统：皮肤划痕试验阴性。腹壁反射、肱二头肌、膝跳和跟腱反射正常。巴宾斯基征（Babinski sign）阴性，奥本海姆征（Oppenheim sign）阴性，戈登征（Gordon sign）阴性，查多克征（Chaddock sign）阴性，霍夫曼征（Hoffmann sign）阴性，克尼格征（Kernig sign）阴性，布鲁津斯基征（Brudzinski sign）阴性。

外科情况：

腹部：

视诊：右侧腹股沟区可见一椭圆形的肿块，大小为3cm×5cm，可进入右侧阴囊内；余腹部对称，但有腹部轻度膨隆，腹式呼吸存在，未见腹壁静脉曲张，无皮疹、瘢痕，未见胃肠型及蠕动波。

触诊：腹肌稍紧张，有深压痛，反跳痛可疑，以外周腹部为明显。无振水音、液波震颤，膀胱不胀，肝脾触诊不满意，未扪及明显腹腔内包块。站立位右侧腹股沟区椭圆形肿物大小为3cm×5cm，质软，无触痛，外环口松弛扩大，能容1.5指；平卧时该肿物可向腹腔内回纳，站立时或咳嗽时该肿物又可脱出；回纳该肿物后按住内环口，患者站立时或咳嗽时该肿物不再脱出。

叩诊：无移动性浊音，腹部周围叩诊鼓音，肝浊音界存在。肝上界在右侧锁骨中线第5肋间，双侧肾区无叩痛。

听诊：肠鸣音减弱，2~3次/min。无血管杂音。右侧腹股沟区椭圆形肿块可闻及肠鸣音。

肛门及直肠：无肛裂、脱肛、瘘管、痔疮。直肠指检示括约肌紧张度正常，距肛门7cm直肠可触及一肿物下缘，表面不平，质硬，轻触痛，活动度差，几乎占据直肠一圈，盆底未触及结节。

实验室检查及其他辅助检查

实验室检查：血尿素氮（BUN）7.6mmol/L，血清钠（Na^+）140mmol/L，钾（K^+）2.8mmol/L，氯（Cl^-）103mmol/L，碳酸氢根（HCO_3^-）13mmol/L。

其他辅助检查（腹部立卧位X线检查）：左下腹以上的结肠明显扩张，内有积气、积粪，最大径约12cm；右下腹小肠稍积气扩张。

摘要

患者王××，男，54岁。因"反复左下腹痛伴黏液血便1年，腹痛加重6h"于2021年1月12日入院。患者于1年前无明显诱因出现左下腹痛，呈阵发性胀痛，每次疼痛约40min后自行缓解，每日解3～4次稀烂大便，时有排少量黏液血便，但无恶心、呕吐，无果酱样大便，无发热，未曾到医院诊治。此后，上述症状反复发作。6h前，饱餐后突然觉得左下腹呈阵发性剧痛，每次疼痛约20min后自行缓解，伴恶心、腹胀，无呕吐，来院求诊。起病以来，精神疲倦，胃纳稍差，觉口干，近4天以来肛门有排极少量黏液血便，就诊前排尿一次，约100mL，体重减轻5kg。

既往史：3年前右侧腹股沟区出现一椭圆形的可复性肿块，站立时突出，可入右侧阴囊内，平卧位时消失，无不适症状，未到医院诊治。个人史、婚育史及家族史无特殊。

体格检查：体温37.1℃，脉搏90次/min，呼吸22次/min，血压130/70mmHg，体重约60kg。神清，合作，痛苦病容，皮肤黏膜无黄染，皮肤较干燥，眼眶稍凹陷，唇舌稍干燥，浅表淋巴结未触及肿大，颈无抵抗，气管居中，甲状腺未扪及肿大，胸廓对称，心率90次/min，律齐，各瓣膜听诊区无杂音，双肺未闻及干、湿啰音，腹部、肛门和直肠见外科情况，脊柱、四肢无畸形，膝反射正常，未引出病理神经反射。

外科情况：腹部轻度膨隆，腹式呼吸存在，未见胃肠型及蠕动波，腹肌稍紧张，有深压痛，反跳痛可疑，以外周腹部为明显。右侧腹股沟区椭圆形肿物大小为3cm×5cm，质软，无触痛，外环口松弛扩大，能容1.5指；平卧时该肿物可向腹腔内回纳，站立时或咳嗽时该肿物又可脱出；回纳该肿物后按住内环口，患者站立时或咳嗽时该肿物不再脱出。肝脾触诊不满意，未扪及明显腹腔内包块，腹部周围叩诊鼓音，无移动性浊音，肝区及双侧肾区无叩击痛，可闻及减弱的肠鸣音。直肠指检发现距肛门7cm直肠可触及一肿物下缘，表面不平，质硬，轻触痛，活动度差，几乎占据直肠一圈，盆底未触及结节。

实验室检查：血尿素氮7.6mmol/L，血清Na^+ 140mmol/L，K^+ 2.8mmol/L，Cl^- 103mmol/L，HCO_3^- 13mmol/L。

其他辅助检查（腹部立卧位X线检查）：左下腹以上的结肠明显扩张，内有积气、积粪，最大径约12cm；右下腹小肠稍积气扩张。

入院诊断：①直肠癌伴急性不完全性机械性单纯性低位直肠梗阻。②中度等渗性缺水。③低钾血症。④代谢性酸中毒。⑤易复性右侧腹股沟斜疝。

诊断依据：

（1）直肠癌伴急性不完全性机械性单纯性低位直肠梗阻：①病史。患者男，54岁。反复左下腹痛伴黏液血便1年，左下腹痛呈阵发性胀痛，每次疼痛约40min后自行缓解，时有排少量黏液血便，每日解3～4次稀烂大便。6h前左下腹呈阵发性剧痛，每次疼痛约20min后自行缓解，伴恶心、腹胀，但无呕吐，近4天来肛门仍有排极少量黏液血便。起病以来，胃纳稍差，体重减轻。②体征。腹胀，腹肌稍紧张，有深压痛，反跳痛可疑，以外周腹部为明显，腹部周围叩诊鼓音，可闻及减弱的肠鸣音。直肠指检发现距肛门7cm的直肠可触及一肿物下缘，表面不平，质硬，轻触痛，活动度差，几乎占据直肠一圈。③腹部立卧位X线检查。左下腹以上的结肠明显扩张，内有积气、积粪，最大径约12cm；右下腹小肠稍积气扩张。

（2）中度等渗性缺水：病史有口干，体征有眼眶稍凹陷，唇舌稍干燥及血清Na^+140mmol/L。

（3）低钾血症：病史、体征及K^+ 2.8mmol/L。

（4）代谢性酸中毒：病史、体征及HCO_3^- 13mmol/L。

（5）易复性右侧腹股沟斜疝：①病史。3年前右侧腹股沟区出现一椭圆形的可复性肿块，站立时突出，可入同侧阴囊内，平卧位时消失，无不适症状。②体征。右侧腹股沟区椭圆形肿块大小为3cm×5cm，质软，无触痛，外环口松弛扩大，能容1.5指；平卧时该肿块可向腹腔内回纳，站立时或咳嗽时该肿块又可脱出；回纳该肿块后按住内环口，患者站立时或咳嗽时该肿块不再脱出。

鉴别诊断：

（1）溃疡性结肠炎：

支持点：反复左下腹痛伴黏液血便1年，呈阵发性胀痛，每次疼痛约40min后自行缓解，时有排少量黏液血便，每日解3～4次稀烂大便。体征有腹胀，腹肌稍紧张，有深压痛，反跳痛可疑。

不支持点：腹痛无疼痛-便意-便后缓解的规律。腹胀及腹部深压痛均以外周腹部为明显。直肠指检发现距肛门7cm的直肠可触及一肿物下缘，表面不平，质硬，活动度差，几乎占据直肠一圈。腹部立卧位X线检查示"从左下腹以上的结肠明显扩张，内有积气、积粪，最大径约12cm；右下腹小肠稍积气扩张"。

结论：基本可排除，但进一步排除尚需做电子结肠镜检查、CT扫描等。

（2）克罗恩病：

支持点：反复腹痛伴黏液血便1年，呈阵发性胀痛，每次疼痛约40min后自行缓解，时有排少量黏液血便，每日解3～4次稀烂大便。体征有腹胀，腹肌稍紧张，有深压痛，反跳痛可疑。

不支持点：腹痛在左下腹，无发热。直肠指检发现距肛门7cm的直肠可触及一肿物下缘，表面不平，质硬，活动度差，几乎占据直肠一圈。腹部立卧位X线检查示"从左下腹以上的结肠明显扩张，内有积气、积粪，最大径约12cm；右下腹小肠稍积气扩张"。

结论：基本可排除，但进一步排除尚需做电子结肠镜检查、CT扫描等。

诊疗计划：

（1）完善入院检查，及早明确诊断，包括血常规及血型、尿常规、生化、肝肾功能化验、血清癌胚抗原（CEA）等肿瘤标记物、电子结肠镜+活检、胸部和全腹CT扫描等检查。

（2）处理原则：应先处理直肠癌伴梗阻，再处理易复性右侧腹股沟斜疝。先行非手术治疗，后再酌情行手术治疗。非手术治疗措施包括：①禁食。②胃肠减压。③纠正水、电解质及酸碱平衡紊乱。④使用抗生素。⑤低压灌肠。⑥积极做好术前准备及检查。手术治疗可行剖腹探查术，再视探查及肠道准备情况选用以下术式：①直肠癌根治术（Dixon手术）。②直肠癌切除，近端造口，远端封闭术（Hartmann手术）。③先行乙状结肠造口，二期再行直肠癌根治性切除术。④肿瘤不能切除者则行姑息性乙状结肠造口术。

医师签名：张××

第二节 外科住院病历（示范）

一、学习目的与要求

（1）掌握外科住院病历的书写及其内容。

（2）熟悉外科住院病历的格式要求。

（3）掌握外科疾病的体格检查与专科检查流程。

二、学习方法与内容

外科住院病历（示范）

姓名：庄×× 籍贯：广东省台山市

性别：男 现住址：广州市×村×湾东×号×房

年龄：62岁 入院日期：2020年1月6日10:30

婚姻：已婚 记录日期：2020年1月6日14:00

民族：汉族 病史陈述者：患者本人

职业：无 可靠程度：可靠

主诉：上腹部胀痛1个月，CT发现"肝占位"1天。

现病史：患者于2019年12月6日无明显诱因自觉上腹部胀痛不适，疼痛为持续性，不向他处放射，不伴随发热、恶心、呕吐等不适，经消化门诊拟"胃炎"予抑酸等处理，胀痛略有缓解。1月2日患者再次至医院体查，B超示肝脏占位性病变，1月5日腹部CT示"①肝右叶前后段交界区占位性病变，考虑肝癌，病灶与门静脉右支紧密相邻，部分分界欠清；②肝右叶多个肝囊肿；右肾多发小囊肿；脾稍大"。患者为求进一步诊治入住我科，门诊诊断"右肝占位性病变查因：肝癌？"。起病以来患者一般情况尚可，无双下肢浮肿、呕血、黑便，无心悸、胸闷、活动后气促，精神睡眠可，食欲欠佳，胃纳一般，小便稍黄，大便正常，体重无明显下降。

既往史：平素体健，否认"肝炎""结核""伤寒""痢疾""高血压病""心脏病""糖尿病"等病史，无食物、药物过敏史，无手术外伤史，无输血史。

个人史：出生并生活在原籍，无疫水接触史，未到过传染病流行病区，否认酗酒史，否认冶游史。

婚育史：已婚已育，一子一女及配偶均体健。

家族史：家族中无类似病患者，否认家族性遗传性疾病现象。

体格检查

体温36.9℃，脉搏76次/min，呼吸20次/min，血压110/68mmHg，体重60kg。发育正常，营养中等，神志清楚，对答切题，查体合作。全身皮肤、黏膜无黄染、皮疹及出血点，各浅表淋巴结未触及肿大。头颅五官无畸形，双眼睑无水肿，睑结膜无苍白，巩膜无黄染，双侧瞳孔等大等圆，直径约3mm，对光反射灵敏。口唇红润，口腔黏膜光滑，咽腔无充血，双侧扁桃体无肿大。颈软无抵抗，气管居中，双侧甲状腺未触及肿大。胸廓对称无畸形，双侧呼吸运动对称、平稳，双肺叩诊呈清音，双肺呼吸音清，未闻及干、湿啰音。心尖冲动正常，心率76次/min，律齐，各瓣膜听诊区未闻及病理性杂音。腹部检查见专科情况。脊柱四肢无异常，双下肢无浮肿，肛门、外生殖器未见异常。生理反射存在，病理反射未引出。

专科情况：皮肤、巩膜无明显黄染，双下肢无浮肿，腹部平坦，腹壁静脉无曲张，未见胃肠型蠕动波。腹软，全腹无压痛及反跳痛，肝于右肋下约两横指处触及，脾肋下未及，未触及腹部包块，墨菲征阴性，肝区叩击痛阳性，双肾区无叩击痛，移动性浊音阴性，肠鸣音正常，闻及3～4次/min。

辅助检查

结肠镜（2019-10-29中山大学孙逸仙纪念医院）：所见回肠末端、结直肠黏膜未见器质性病变；内外痔。

B超（2020-01-02中山大学孙逸仙纪念医院）：肝右叶内实质性占位病变，性质待查；肝内囊性占位病变，考虑多发性肝囊肿。右肾肾内囊性占位病变，考虑肾囊肿。

胃镜（2020-01-02中山大学孙逸仙纪念医院）：①十二指肠球部溃疡（A1期）。②慢性浅表性胃炎伴糜烂。

腹部CT（2020-01-05中山大学孙逸仙纪念医院）：①肝右叶前后段交界区占位性病变，考虑肝癌，病灶与门静脉右支紧密相邻，部分分界欠清。②肝右叶多个肝囊肿；右肾多发小囊肿；脾稍大。

初步诊断：

（1）肝右叶原发性肝癌。

（2）十二指肠球部溃疡（A1期）。

（3）多发性肝囊肿。

（4）右肾多发性囊肿。

（5）痔。

医师签名：×××

2020年1月6日14时

第三节 外科病程记录

一、学习目的与要求

（1）了解病程记录的概念。

（2）熟悉首次病程记录及其书写要求。

（3）熟悉上级医师查房记录及其书写要求。

（4）掌握术前小结与术后首次病程记录的书写要求及其内容。

（5）熟悉普通日常病程记录书写要求及其内容，包括日常病程记录、交接班记录、转科记录（转出记录与转入记录）、阶段小结等。

二、学习方法与内容

病程记录是指继住院志之后，对患者病情和诊疗过程进行的连续性记录。内容包括患者的病情变化情况、重要的辅助检查结果及临床意义、上级医师查房意见、会诊意见、医师分析讨论意见、所采取的诊疗措施及效果、医嘱更改及理由、向家属及其近亲属告知的重要事项等。

（一）首次病程记录及其书写要求

1. 首次病程记录的定义及其一般书写要求

首次病程记录是指患者入院后8h内、由具有合法执业医师资格证的医师书写的反映患者主诉、主要临床表现、重要辅助检查结果、初步诊断、诊断依据、鉴别诊断及诊疗计划等情况的首次医疗文书。一般情况下，首次病程记录由具有合法执业医师资格证的经治医师或值班医师记录并签名，并由主治或以上级别医师于48h内用红笔进行审核、修改、签名并注明修改日期；要求对入院病史、既往史、个人史、婚育史、家族史、体格检查及辅助检查结果等资料进行归纳提炼，写出病例特点，做到重点突出、层次分明、逻辑性强；拟诊讨论应紧扣病例特点，写出对诊断有帮助的分析思考过程，阐述诊断依据及鉴别诊断；必要时对诊断、治疗中的难点进行分析讨论，并针对病情制订具体、明确的诊疗计划。

2. 首次病程记录详细要求

（1）第一行顶格书写首次病程记录的时间：年、月、日、时、分。居中书写"首次病程记录"。

（2）第二行空两格书写患者姓名、性别、年龄和发病入院主诉与入院时间、方式。

（3）第三行或第四行空两格书写病例特点（为与后面的诊断与诊疗计划呼应可标写数字，如"一、病例特点"），后接病例特点各项内容。病例特点具体内容与格式为：①患者系（婴幼儿、青年、中年、老年），男/女性，病程有多长时间（无需重复写主诉或现病史）。②主要临床表现及其诊疗经过：主要症状、体征和有临床鉴别诊断意义的阴性体征。③既往病史、过敏史，外伤手术史、输血史。④体格检查：四大生命体征（体温、脉搏、呼吸、血压）测量值、神志、反应、阳性体征和有鉴别诊断意义的阴性体征及其发生部位。⑤辅助检查资料结果：三大常规、生化、肝肾功能化验、心电图、X线、内镜检查（胃镜、结肠镜、支气管镜等）、B超、CT、磁共振成像（magnetic resonance imaging，MRI）、内镜逆行胰胆管造影术（endoscopic retrograde cholangiopancreatography，ERCP）、磁共振胰胆管成像（magnetic resonance cholangiopancreatography，MRCP）、正电子发射计算机断层显像（positron emission tomography-computedtomography，PET-CT）等。

（4）初步诊断及诊断依据：主要写主要诊断及重要诊断的诊断依据，诊断后写出主要依据（病史、体格检查和辅助检查资料或既往与院外治疗史等）。

（5）鉴别诊断：包括疾病名称、支持点、不支持点和结论。

（6）病例分型：病例分型主要意义在于评估病情的缓急、危重及复杂性，以便及时做出合理有效的处置措施。依据患者的病情和相应的基本医疗行为特征，将病例划分为下列4个类型，即①A型（单纯普通病例）：中青年患者居多，普通、单纯、慢性病为多，病种单纯，诊断明确，病情较稳定，为不需要紧急处理的一般住院患者，住院日较B型病例长，费用一般低于C、D型，高于B型病例。②B型（单纯急症病例）：中青年患者居多，病种单纯、病情较急且需紧急处理，但生命体征尚稳定，不属疑难危重病例，费用一般低于其他型病例。③C型（复杂疑难病例）：中老年患者居多，病情复杂，诊断不明或治疗难度大，有较严重并发症发生，多为预后较差的疑难病例。住院时没有生命危险，不需要抢救，住院日长，费用较高。④D型（复杂危重病例）：病情危重复杂、有生命危险，生命体征不稳定或有重要脏器功能衰竭，有循环系统、呼吸系统、肝、肾、中枢神经功能衰竭病变之一者，需要积极抢救，住院日较C型病例短，费用高。根据四型三线分型法，划为单纯病例AB型、复杂病例CD型。对正在住院的病例，主管医师依据每日病情变化，在疾病的动态演变中随时分型。实时动态跟踪病例分型管理可以提高医疗服务质量。根据《住院病例首页数据填写质量规范（暂行）》，可采用首页分类法。分型采用的主要变量是：年龄、入院情况、入院方式、诊断个数、输血与否、会诊与否、抢救成功与否、护理情况、切口愈合情况、入院次数、出院诊断。

（7）诊疗计划：根据入院时患者的检查情况，制订入院后相应的诊疗计划，包括外科手术患者常规的化验检查（血常规、血型、尿常规、大便常规、生化、出凝血常规、肝肾功能化验，病毒性肝炎、艾滋病等术前感染指标检测，消化道肿瘤患者的癌胚抗原，甲胎蛋白，糖类抗原CA_{19-9}、CA_{24-2}、CA_{72-4}和CA_{50}等）、辅助检查（心电图、胸部X线、CT扫描、MRI、B超等）；视病情选择性做肺功能检查、心脏多普勒超声检查、核素肾图检查等；另外，对于诊断不明确的患者，要为其制订完善的诊断计划，特别是多学科协助会诊，以帮助制订合理、最佳、个体化的治疗方案。

（8）医师签名：写在病历后的右下方。

3. 首次病程记录的书写范例

2020年1月20日15:35　　　　　　**首次病程记录**

患者刘×，女，20岁，未婚，汉族，重庆市人。因"转移性右下腹痛7h，伴发热1h"于今天15时急诊步行入院。

（1）病例特点：

1）患者系青年女性，20岁，急性起病，病程7h。末次月经2020年1月10日，5天后月经已经干净。

2）主要临床表现：从上腹部疼痛逐渐转移至右下腹，持续性腹痛，阵发性加剧，伴畏冷、发热（37.8℃）、恶心，大便意强，无阴道出血。

3）既往体健，无类似病史，否认有病毒性肝炎、结核等传染病史，无外伤、手术史，无药物过敏史，无输血史。

4）体格检查：T 37.8℃，R 20次/min，P 88次/min，BP 110/70mmHg。神清、合作、急性痛苦表情，皮肤、巩膜无黄染，浅表淋巴结无肿大，心肺检查未发现明显异常体征。腹部平坦，无胃肠型蠕动波，右下腹腹肌稍紧张，脐部及右下腹轻度深压痛，伴反跳痛，以右下腹麦氏点（McBurney点）为甚，未扪及明显包块，肝脾肋下未触及，无移动性浊音，肠鸣音稍弱。结肠充气试验阳性、闭孔内肌试验阳性、腰大肌试验可疑阳性、肛门外生殖器无异常。

5）辅助检查：①血常规：白细胞17.6×10^9/L、中性分叶核粒细胞0.89、淋巴0.11。②尿常规：淡黄、红细胞（red blood cell，RBC）0~2，白细胞（white blood cell，WBC）（+）。③尿人绒毛膜促性腺激素（human chorionic gonadotropin，HCG）（-）。④B超：阑尾肿大声像，盆腔少量积液。

（2）初步诊断及诊断依据：初步诊断为急性化脓性阑尾炎。诊断依据如下。①转移性右下腹疼痛7h，伴发热1h，有畏冷、发热、恶心，便意强。②查体：右下腹腹肌稍紧张，有压痛及反跳痛，以麦氏点为甚；结肠充气试验和闭孔内肌试验阳性。③辅助检查：血常规白细胞升高，中性分叶核粒细胞0.89，提示存在感染；B超示阑尾肿大声像。

（3）鉴别诊断：

1）右侧异位妊娠破裂出血：

支持点：育龄女性，腹痛以右下腹为主，有畏冷、发热，恶心欲呕，有右下腹局部腹膜炎表现，伴直肠刺激症状；血常规白细胞升高，中性分叶核粒细胞0.89；B超可见盆腔少量积液。

不支持点：有转移性右下腹疼痛，无停经史，无阴道流血，结肠充气试验和闭孔内肌试验阳性（+）。尿HCG（-），而B超示阑尾肿大声像。

结论：可以排除。

2）右侧输尿管结石：

支持点：右下腹痛，阵发性加剧，伴恶心欲呕。血常规白细胞升高。尿常规：淡黄、RBC 0~2，WBC（+）。

不支持点：有转移性右下腹疼痛，结肠充气试验和闭孔内肌试验阳性。B超提示阑尾肿大声像。

结论：可以排除。

3）急性胆囊炎：

支持点：从上腹部疼痛逐渐转移至右下腹，持续性腹痛，阵发性加剧，伴畏冷、发热，体温37.8℃，恶心欲呕。血常规白细胞升高，中性分叶核粒细胞0.89。

不支持点：有转移性右下腹疼痛，结肠充气试验和闭孔内肌试验阳性。B超示阑尾肿大声像。

结论：可以排除。

（4）病例分型：B型。

（5）诊疗计划：

1）立即完善术前检查及术前准备，包括血型、急诊生化、出凝血功能、胸部X线正侧位照片，并安排急诊手术。必要时可以行腹部CT扫描。

2）急诊手术行阑尾切除或腹腔镜阑尾切除术。

3）术前、术后行抗炎、补液及对症支持治疗。

医师签名：张××

（二）上级医师查房记录及其书写要求

上级医师查房记录是指上级医师查房时对患者病情、诊断、鉴别诊断、当前治疗措施疗效的分析及下一步诊疗意见等的记录。

1. 上级医师首次查房记录

上级医师（主治医师以上）首次查房记录应该在患者入院后48h内完成。记录内容包括查房时上级医师的姓名、专业技术职称，对病史有无补充，体格检查有无新发现，对入院前检查结果有无补充；记录上级医师对疾病的拟诊讨论（诊断依据与鉴别诊断的分析）及制订下一步的诊疗计划并开立具体医嘱。应避免与首次病程记录中的内容重复或相似。在书写完成上级医师首次查房记录后应交给查房的上级医师审核，然后签名确认。

2. 主治医师查房记录

具有中级职称的医师（包括主治医师或讲师）对住院医师书写的内容进行补充，包括病史、体格检查和辅助检查的完善和补充，纠正不足或缺陷，重点是体格检查的复查；对现有的临床资料进行诊断分析，补充诊断和/或修正诊断；提出进一步的检查和治疗意见。

病程记录中需要将具有中级职称的医师姓名及其查房意见记录下来，并给查房的主治医师审核，然后签名确认。主治医师日常查房记录内容应包括对病情演变的分析，明确诊疗措施，评价诊疗效果。要求病危者主治医师查房记录至少每日记录1次，病重者至少每2天记录1次，对病情稳定者每周至少记录2次。主治医师查房记录不能代替主任医师查房记录，而主任医师查房记录可以代替主治医师查房记录。

3. 主任医师查房记录

主任医师（包括副主任医师、主任医师或教授）负责本医疗组或病区所有患者的医疗工作，其是整个诊疗过程的主要责任人和指导者。各科必须安排一名或若干名副主任医师以上职称的医师具体负责病房的医疗工作。（副）主任医师首次查房记录应当于患者入院72h内完成，内容包括查房医师的姓名、专业技术职务、对病情的分析和诊疗意见等。按《广东省病历书写与管理规范（2010年版）》、2010年卫生部出台的《病历书写基本规范》、2017年国家卫计委出台的《电子病历应用管理规范（试行）》和《三级综合医院评审标准实施指南——住院病历质量评价用表》的规定，科主任或副主任医师以上医师查房记录，每周至少记录1次；副主任医师以上医师查房记录应有对病情的进一步分析以及对诊疗的意见。择期手术患者术前、术后必须有主任（或副主任）医师查房记录。查房的重点是对患者诊断和治疗等进行系统分析，并明确提出诊疗方案。对危重、疑难患者，主任（或副主任）医师有责任及时提请科室讨论或组织院内会诊。主任（或副主任）医师查房时，对于需调整的诊疗措施应予明确指示，并负责指导和督促下级医师对各项诊疗活动的实施。主任（或副主任）医师必须及时审核由下级医师记录其查房内容的病程记录，并在3天内亲笔签名确认。

（三）术前小结与术后首次病程记录

1．术前小结

术前小结是手术前经管医师和手术医师对患者住院后的系列诊断检查、手术指征以及术前准备工作的落实情况进行小结。术前小结须在术前24h内完成。

术前小结的内容：包括日期、姓名、性别、年龄、简要病情、术前诊断、手术指征、拟施手术名称和方式、拟施麻醉方式、注意事项（术前、术中、术后），并记录手术者术前查看患者相关情况、是否需要术后转到重症监护病房，要有患者和直系亲属签名、医师签名的手术知情同意书及输血同意书。如果病情比较复杂，尚应加上其他科医师的会诊意见等内容。

术前准备：分析常规化验检查和特殊检查结果；分析术前诊断是否明确、诊断依据是否充分；了解备皮及某些专科的手术区局部准备之要求；了解血型及备血数量；了解皮肤过敏试验（青霉素、普鲁卡因等的过敏试验）；了解术前用药及术中或术毕所需要应用的特殊物品；了解胃肠手术的肠道准备；要有与患者及家属或单位领导谈话内容的记录（如对术中困难的估计及防范措施），拟施手术的日期，要有患者和直系亲属签名的手术知情同意书及输血同意书，如患者由于病情不便签字，应有患者委托亲属签字的委托书。

术前小结格式及其范例如下。

2020年1月15日15:35　　术前小结

患者刘×，男，75岁。因"左腹股沟区可复性肿物2月"于2020年1月14日入院。患者久立、行走或用力咳嗽后该肿物突出明显，大小约3cm×2cm，可进入左侧阴囊内，用手按压或平卧休息时可自行消失。门诊各项化验、心电图、胸部X线检查未见异常，B超示"左侧腹股沟斜疝"，术前诊断为左侧腹股沟斜疝（易复性疝），手术指征明确，无手术禁忌证，拟明天在硬膜外麻醉下行左侧腹股沟斜疝无张力疝修补术，主刀医师王××已诊查过患者，同意目前的处理。已将病情及手术麻醉的风险及可能出现的并发症告知患者及其家属，他们表示理解，同意手术，并已签字同意手术治疗。

注意事项：术中须解剖仔细、止血彻底，放置补片平展固定好，并注意无菌操作；术后观察生命体征、伤口情况，避免剧烈活动、重体力劳动。

医师签名：李××

2．术后首次病程记录

术后首次病程记录是指参加手术的医师在患者结束手术后即时完成的病程记录。内容包括手术时间、术中诊断、麻醉方式、手术方式、手术简要经过、术后处理措施、术后应当特别注意观察的事项等。术后首次病程记录与手术记录不同，前者侧重简要反映术中情况及术后处理。若术后首次病程记录与手术记录是不同人书写的，时常会出现两种记录在某些方面或数值估计上不一致的情况。因此，要求书写术后首次病程记录前要与主刀医师取得一致意见。

术后首次病程记录格式及范例如下。

2020年1月15日15:35　　　术后首次病程记录

　　患者谢×，男，35岁。因"突发上腹部剧痛5h，加重30min"于2020年1月15日10时急诊入院，查体：体温37.5℃，全腹部肌肉紧张，有明显压痛及反跳痛，尤以上腹部为甚。血常规：白细胞12.6×10^9/L，中性分叶核粒细胞0.82。腹部X线立位照片示双侧膈下有游离气体影。术前诊断：急性弥漫性腹膜炎，怀疑上消化道穿孔。急诊在气管内麻醉下行剖腹探查，术中见穿孔位于胃窦前壁，穿孔直径0.5cm，腹腔内有大量的食物残渣和混浊液体，量约700mL，其余脏器或组织未见异常病变。术中诊断为胃窦前壁溃疡伴穿孔、急性弥漫性腹膜炎。取5mL浑浊腹水备细菌培养及药敏试验，行胃窦前壁穿孔灶活检送病理学检查，然后修补穿孔灶，大网膜覆盖其上，同时将胃内的胃管调整置入十二指肠内，用大量温生理盐水冲洗腹腔并吸净，在小网膜孔放置胶管1条并引出体外。术程顺利，生命体征平稳，失血量20mL，术后安返病房。请注意观察生命体征、腹腔引流管引流情况，术后使用舒普深、甲硝唑加强抗感染，同时用耐信抑制胃酸的分泌，加强肠外营养及其他对症支持治疗。

医师签名：沈××

（四）普通日常病程记录书写要求及其内容

普通日常病程记录是指对患者住院期间诊疗过程的经常性、连续性记录。由医师书写，也可由实习医务人员或试用期医务人员书写，但需要上级医师修改并签名。书写病程记录时，首先标明记录日期，另起一行记录具体内容。

1. 普通日常病程记录的病案管理

应根据不同时间、不同病情、是否抢救、住院科室变化、交接班等情况相应记录患者内容。按病案管理规定，对病危患者，应当根据病情变化随时书写病程记录，每日至少记录1次，记录时间应当具体到分钟；对病重患者，至少每2天书写1次病程记录；对病情稳定的患者，至少每3天书写1次病程记录；对病情稳定的慢性病患者，至少每5天书写1次病程记录。对住院超过30天者，每30天需书写1次阶段小结。

2. 记录内容

（1）日常病程记录的内容：

①记录患者自觉症状、体征等病情变化情况，分析其原因，并记录所采取的诊疗措施及效果。②记录反映异常的辅助检查结果及其临床意义，有分析、处理意见及效果，如胃镜或结肠镜检查、CT扫描等结果分析。③记录所采取的重要诊疗措施与重要医嘱更改的理由及效果，如消化道造影结果分析、抗生素的调整、引流管的拔除、饮食的改变等。④记录对临床诊断的补充或修正诊断的依据。⑤会诊记录：外科疾病往往合并其他疾病，需要相关临床科室协助处理，以减少术后并发症的发生。对诊断不明、治疗难度大的复杂性患者，需要多学科协助诊断和治疗。因此，需要记录申请会诊科室及其理由，其会诊后需要记录会诊科室医师意见，并执行、落实相应

的处理意见。⑥输血记录：输血或使用血液制品8h内病程中应有记录，内容包括输血指征、输血种类及量、有无输血反应（血液制品包括全血、红细胞、新鲜冰冻血浆、血小板、冷沉淀、人血白蛋白、丙种免疫球蛋白等）。除了急诊患者外，需要输血的病例应有输血前相关的检查报告或化验结果记录（包括乙肝两对半、丙肝抗体、艾滋病抗体、梅毒抗体）。⑦有创诊疗操作（介入、胸穿、骨穿、穿刺活检等）记录：应由操作者在操作结束后24h内完成，应记录操作过程、有无不良反应、注意事项及操作者姓名，无执业资格证的医师必须在上级医师指导下执行操作，其操作记录要有上级医师签名。⑧抢救记录：抢救过程记录、抢救医嘱应在抢救结束后6h内完成。应该及时记录心搏骤停、呼吸骤停、大出血等危重患者的抢救处理及抢救过程，包括抢救时间、病情变化情况及采取的相应措施，参加抢救医务人员姓名及职称，必须有主治医师或主治医师以上职称的医师参与抢救并审核签名；开具的抢救医嘱须与抢救记录内容相一致。⑨谈话记录：记录住院期间告知患者及其近亲属的重要事项及他们的意愿，特别是危重患者，必要时请患方签名。⑩危急值处理记录：记录接到危急值通知的时间、检验或检查结果，以及处置过程（包括立即查看患者、是否需要复查相应检验或检查、紧急处理的措施）、告知患者家属的内容、医师签名等。

（2）交接班记录：交接班记录是指患者经治医师发生变更之际，交班医师和接班医师分别对患者病情及诊疗情况进行的简要总结，交班记录应当在交班前由交班医师书写完成；接班记录应当由接班医师于接班后24h内完成。交接班记录的内容包括入院日期，交班或接班日期，患者姓名、性别、年龄、民族，主诉，入院时情况，入院诊断，诊疗经过，目前情况，目前诊断，交班注意事项或接班诊疗计划，医师签名等。

交班记录格式及其范例如下。

2020年1月15日15:35　　　交班记录

患者：刘×　　　性别：女　　　年龄：45岁　　　婚姻：已婚　　　民族：汉族

入院日期：2020年1月3日

交班日期：2020年1月15日

入院诊断：降结肠癌；2型糖尿病。

目前诊断：①降结肠癌（$T_3N_0M_0-II_A$期）。②左半结肠癌根治术后吻合口瘘、腹腔感染。③2型糖尿病。

入院时情况：因"反复上腹痛伴大便性状改变1年，加重1周"于2020年1月3日入院。CEA 55μg/L，结肠镜检查示降结肠癌，病理活检示中分化腺癌；胸腹部CT示降结肠癌伴肿物肠周淋巴结肿大，没有肝、肺转移。临床危险评分（clinical risk score，CRS）1分。

诊疗经过：入院后完善各项化验及检查，血糖控制情况良好，做好术前准备后于2020年1月7日在气管内麻醉下行腹腔镜下左半结肠癌根治术，术中见肿瘤位于降结肠，大小为4.5cm×2.5cm，侵及肠壁浆肌层，其周围有多个肿大的淋巴结，最大约0.8cm×0.5cm，质地硬，灰白色；其余未见癌转移灶。术中在左侧结肠旁沟放置胶管1条。术后予早期进食安素、补液、预防感染等治疗，但于术后第3天发现引流管引流出粪性混浊液体，有发热，38.5℃，考虑有结肠吻合口瘘并腹腔感染，遂改为禁食、肠外营养支持、加强抗感染、纠正水电解质紊乱、保持引流通畅等保守治疗，引流液做细菌培养及药敏试验。病理检查结果示降结肠中分化腺癌；癌细胞浸润肠壁全层，送检淋巴结15枚均未见肿瘤转移，病理分期为$T_3N_0M_0$-II_A期。

　　目前情况：无发热、腹痛等感染表现，患者引流通畅，但仍有粪性混浊液体，每日70～100mL，血糖控制尚可，引流液培养结果尚未回复。

　　交班注意事项：注意保持引流管通畅，仍需继续抗感染、肠外营养等对症支持治疗，注意追踪引流液培养结果，以便调整抗生素；注意血糖监控。

交班医师签名：陈××

　　（3）转科记录（转出记录与转入记录）：转科记录是指患者住院期间需要转科时，经转入科室医师会诊并同意接收后，由转出科室和转入科室医师分别书写的记录，包括转出记录和转入记录。转出记录由转出科室医师在患者转出科室前书写完成（紧急情况除外）；转入记录由转入科室医师于患者转入后24h内完成。转科记录的内容包括入院日期，转出或转入日期，患者姓名、性别、年龄、民族，主诉，入院时情况，入院诊断，诊疗经过，目前情况，目前诊断，转科目的及注意事项或转入诊疗计划，医师签名等。

　　转出记录格式及其范例如下。

　　2020年1月13日9:35　　转出记录

　　患者：王×　　性别：男　　年龄：75岁　　婚姻：已婚　　民族：汉族

　　入院日期：2020年1月10日

　　转出日期：2020年1月13日

　　入院诊断：①胃窦癌。②上消化道出血。③冠心病。

　　目前诊断：①胃窦癌伴上消化道出血、中度失血性贫血。②冠心病、急性下壁心肌梗死。

　　入院时情况：因"上腹反复胀痛5月，加重1月"于2020年1月10日入院。1月前上腹疼痛加重明显，呈持续性疼痛，有间断性排黑便，时有头昏、气短，于我院门诊查CEA 15μg/L，胃镜检查示"胃窦癌，病理活检示中分化腺癌"。起病后胃纳较差，体重下降5kg。胸腹部CT示胃窦癌伴周围淋巴结肿大，没有肝、肺转移。临床危险评分1分。有冠心病史5年，无明显心前区疼痛、气促等症状。

　　诊疗经过：入院后完善各项化验及检查，血红蛋白（Hb）6.5g/L，红细胞$2.21×10^{12}$/L，心电图示"心率95次/min，异常Q波，急性下壁心肌梗死"，经与心血管内科主治医师杨××会诊后认为患者有冠心病史，结合有胃窦癌伴上消化道出血、中度失血性贫血，贫血诱发急性下壁心肌梗死，需要给予输注浓缩红细胞，并候床转心血管内科进一步诊治。遂于2020年1月12日输浓缩红细胞300mL，复查血常规示Hb 9.8g/L，红细胞$3.41×10^{12}$/L。

目前情况：无发热、胸痛、腹痛等表现，贫血情况已经得到部分纠正。

转出目的：心电图示有急性下壁心肌梗死，需要转心血管内科进一步诊治，降低胃窦癌手术的风险及心脏病的危害。

注意事项：由于急性心肌梗死期间不宜手术治疗，患者又有胃癌，不能久等，所以先处理急性下壁心肌梗死，再予胃癌化疗，以一边控制肿瘤的发展，一边等待至少3个月后再考虑手术治疗，因为有急性心肌梗死的患者手术麻醉的风险明显升高。

转出科室医师签名：陈××

（4）阶段小结：指经治医师每月对住院时间较长患者所作的病情及诊疗情况的总结。阶段小结的内容包括入院日期，小结日期，患者姓名、性别、年龄，主诉，入院时情况，入院诊断，诊疗经过，目前情况，目前诊断，诊疗计划，医师签名等。

交接班记录、转科记录可代替阶段小结。

阶段小结格式及其范例如下：

2020年1月23日9:35　　　阶段小结

患者：王×　　性别：男　　年龄：55岁　　婚姻：已婚　　民族：汉族

入院日期：2019年12月23日

小结日期：2020年1月23日

住院天数：31天

入院诊断：①食管胃结合部癌。②慢性乙型肝炎。③肝炎后肝硬化失代偿期。④门静脉高压症。⑤脾功能亢进。⑥高血压病2级。

目前诊断：①食管胃结合部癌。②根治性全胃切除术后食管空肠吻合口瘘、急性弥漫性腹膜炎。③感染性休克。④慢性乙型肝炎后肝硬化失代偿期、门静脉高压症、脾功能亢进。⑤高血压病2级。

入院时情况：因"体检发现胃底贲门肿物11天"于2019年12月23日入院。有高血压病6年，服用代文，血压控制正常。入院时血常规示Hb 9.8g/L，红细胞3.41×10^{12}/L，白细胞2.51×10^9/L，血小板8.41×10^9/L。胃镜示"贲门可见肿物，直径约3cm，累及贲门，质脆；活检后病理示黏膜内癌；食管胃底静脉曲张"。CT示"食管胃结合部肿物，胃癌待排，请结合胃镜检查；肝硬化表现；脾脏增大"。

诊疗经过：手术指征明确，无明显手术禁忌证，做好术前准备后于2019年12月30日在气管插管全麻下行根治性全胃切除术、食管空肠Roux-en-Y吻合术、脾切除术，术中出血量400mL，脾窝、小网膜孔各放置大胶管1条，术程顺利，术毕安返病房。术后第4天患者出现腹痛、腹胀，但无发热，查体：生命体征平稳，腹软，上腹部轻度压痛，无反跳痛，双侧腹腔引流管固定通畅，引流出黄色混浊液体，急查血清降钙素原1.00ng/mL（升高），C反应蛋白275.12mg/L（升高），血常规：白细胞15.97×10^9/L，中性分叶核粒细胞0.725，血红蛋白103g/L；CT示腹腔散在积气积液，部分包裹。临床考虑吻合口瘘可能性大，予口服亚甲蓝，5min后见右侧腹腔引流管有蓝色液体引出，证实患者术后发生食管空肠吻合口瘘。遂改用抗生素泰能加强抗感染，6h后患者病情加重，上级医师陈××教授看过患者后认为患者呼吸急促，腹部症状较为明显，考虑吻合口瘘引起的腹膜炎明显，需要及时再次手术探查。于2020年1月4日再次行剖腹探查，术中发现食管空肠吻合口瘘，腹腔内积聚稀薄脓液约200mL，伴有臭味，肠壁表面覆盖一些脓苔；遂行食管空肠吻合口瘘修补，充分冲洗腹腔，分别在右侧文氏孔内留置2条引流管，另外在脾窝内留置双腔引流管，在盆腔内留置引流管。因患者感染情况较重，基础疾病较多，术后转入ICU监护治疗。ICU予呼吸机SIMV模式机械通气，泰能抗感染治疗，护胃、镇静镇痛、补充白蛋白、化痰等处理，患者感染性休克情况逐渐好转，并停用升压药物。鉴于患者呼吸情况改善，达到拔管指征，予1月8日拔除气管导管，呼吸循环稳定后，当天予以转回外科病房继续治疗，但仍予禁食、肠外营养、抗感染、保持通畅引流及对症支持治疗。1月16日复查CT示食管空肠吻合口壁稍增厚；腹水较前减少；左侧胸腔积液增多。次日在B超定位下行左侧胸腔穿刺置管引流，继续保持腹腔引流管引流通畅。1月21日上消化道造影示"食管空肠吻合口周围对比剂湖形成，考虑吻合口瘘；左侧胸腔积液并左侧节段性肺不张"；腹腔引流液培养示"表皮葡萄球菌、季也蒙假丝酵母"，根据药物敏感试验选用抗菌药物，改为泰能、稳可信及氟康唑。

目前情况：患者神志清，仍有低热，腹腔引流管仍有少量的脓性引流液，尿量可。查体：左侧呼吸音弱，未闻及明显干、湿啰音。心律齐，搏动有力，各心瓣膜区未闻及病理性杂音；腹软，术区伤口敷料干洁，肠鸣音1次/min，引流通畅。

诊疗计划：继续予禁食、肠外营养、保持通畅引流，以及加强抗感染、护肝及其他对症支持治疗。

医师签名：杨××

第四节　会诊单（记录）书写

一、学习目的与要求

（1）熟悉会诊、会诊单和会诊制度的定义。

（2）了解会诊范围、会诊的分类。

（3）了解邀请医师、会诊医师资格的确定。

（4）了解会诊（记录）书写的内容、会诊文书书写要求。

（5）了解会诊前准备工作、会诊流程。

（6）了解会诊医师的义务和责任。

二、学习方法与内容

（一）会诊、会诊单和会诊制度的定义及基本要求

会诊是指出于诊疗需要，由本科室以外或本机构以外的医务人员协助提出诊疗意见或提供诊疗服务的活动。

会诊单是指申请会诊的医疗文书。

会诊是临床医疗工作中集思广益，发扬学术民主，共同解决患者诊疗问题的重要措施，患者在诊断、治疗上有困难或涉及其他专业问题需要专科协助解决时，应及时组织会诊。为了让会诊工作更加规范，需要制订相应的会诊管理制度与流程。上述规范会诊行为的制度被称为会诊制度。

基本要求：凡遇疑难病例，应及时申请会诊，会诊科室应派主治医师及以上职称医师完成会诊，本机构以外的会诊医务人员一般是副主任及以上职称医师，特殊情况下可由主治医师替代。

（二）会诊范围

（1）疑难病例、诊断不明确、科内诊治困难者。

（2）肿瘤患者需要多学科协作诊疗的。

（3）本科患者合并其他专科情况，需相关专科协助进行综合诊治者，如胃癌合并糖尿病患者，需要内分泌科协助诊治糖尿病。

（4）本科首诊可疑为其他科疾病的患者。

（5）急、危、重症患者抢救，需要多学科医师共同完成的情形。

（6）某些患者或家属为了规避医疗风险或医疗纠纷提出的会诊要求。

（三）会诊的分类

1. 按会诊时限要求

分为急会诊和普通会诊。

（1）急会诊：病情紧急情况下需要其他科医师紧急协助诊治的会诊。可以电话通知相关科室，相关科室在接到会诊通知后，应在10min内到位，同时要带上本专科必需的抢救治疗及检查器械设备。会诊医师应认真书写会诊记录，会诊时间具体到分钟。

会诊时，申请医师应为会诊准备好必要的临床资料，并陪同检查、介绍病情，并将会诊意见的处置情况记录在病程中。

急会诊范围：①外科急诊患者合并其他科疾病，急诊手术前需要其他科医师协助处理相应专科疾病。②多发伤、复合伤、危重伤者需要多个外科专科协助处理相应专科的外伤。③患者病情突然变化，疑似合并其他科疾病。④已知患者合并其他科疾病，病情有加剧趋势，需紧急治疗。⑤危重症患者抢救，需要其他科协助。以上情况都比较紧急，为了节省时间，主管医师可以先电话通知会诊科室医师，再书写会诊单。

（2）普通会诊：患者病情一般时，需其他科医师在24h（节假日为48h）内完成协助诊疗的医

疗活动。

普通会诊范围：详见"按会诊人员涉及范围"。

2．按会诊人员涉及范围

按会诊人员涉及范围分为两大类，即院内会诊和院外会诊。

（1）院内会诊：是指本院各医疗、医技科室（简称邀请科室和邀请医师）在诊疗过程中，根据患者所患疾病的诊断和治疗需要或者患者要求，请本院其他科室医师（简称会诊科室和会诊医师）为患者开展的执业范围内的诊疗指导活动。院内会诊应经过诊疗组长或二线值班医师同意，由管床医师或值班医师填写会诊单、主管主治医师或以上职称医师或二线值班医师签名，将会诊单送达会诊科室。院内会诊分为科内会诊、门诊会诊、科间会诊和全院性会诊4种。

1）科内会诊：由经治医师或主治医师提出，科主任召集科内有关医务人员参加的会诊活动。

2）门诊会诊：外科门诊涉及多个专科疾病或相关情况的患者需要门诊其他相应专科医师协助诊治的会诊或就医活动。可当天完成，也可择期会诊。多种疾病或同一疾病涉及多个专科需多学科诊疗的患者，可申请门诊的多学科会诊。

3）科间会诊：是指针对涉及其他学科的诊治问题，在本学科无法解决的病例或者基于患者要求，请本院其他科室医师会诊。

4）全院性会诊：是指临床科室医师在诊疗过程中根据患者病情需要或者患者要求，请本院3个以上其他科室医师为患者开展的执业范围内的集体诊疗活动，一般要求副高职称或以上医师参与。

（2）院外会诊：是指针对本院临床科室医师一时不能明确诊断或治疗上有困难的疑难病例，或者基于患者要求，由科主任提出，邀请外院一个或一个以上本专业及相关专业专家来院会诊的医疗活动。院外会诊也可以指患者外科疾病合并精神疾病而本院没有相应的精神病专科，需要得到外院精神科专家的协助。院外会诊需经医务科批准同意，与有关医院联系，确定会诊时间。应邀医院应指派副高职称（特殊情况下主治医师也可）以上人员前往会诊。会诊由申请科室主任主持，必要时可携带病历，陪同患者到院外会诊。院外会诊包括院际会诊和全市大会诊2种。

1）院际会诊：是指临床科室医师在诊疗过程中根据患者病情需要或者患者要求，邀请外院本专业及相关专业专家来院会诊。

2）全市大会诊：是指临床科室医师在诊疗过程中根据患者病情需要或者患者要求，邀请外院3个以上医院的专家来院会诊。

3．按会诊方式

分为非指名会诊和指名会诊。

（1）非指名会诊：是指不指定会诊医师的院内会诊活动，会诊人员由当日值班二线或住院总医师完成。

（2）指名会诊：是指根据病情需要指定某专科医师进行的会诊活动。指名会诊前应先电话联系，确认会诊医师在院且能参加会诊。

4．按会诊地点和途径

分为医院会诊和远程会诊。

（1）医院会诊：是指在医院内进行的会诊医疗活动，其优势在于会诊医师可以调阅临床病历资料，包括住院病历、病程记录、各种化验检查和辅助检查结果、影像学资料等，并可以补充询问病史及体格检查，有助于对病情的全面评估和判断。

（2）远程会诊：是会诊医师利用视频、即时通信软件、电子邮件、网站、电话、传真等现代化通信手段，为患者完成病例分析、病情诊断，进一步确定治疗方案的医疗活动。远程会诊是具有方便、快捷、可视化、远距离工作等特点的新型就诊方式，远程会诊与邮电部门、通信部门或网络部门的紧密配合，有力地带动了传统诊疗方式的改革和进步，为医疗走向区域扩大化、服务国际化提供了坚实的基础和有利的条件，也为规范医疗市场、提高评价医疗质量标准、完善医疗服务体系、交流医疗服务经验提供了新的准则和工具。其不足之处在于不能现场诊查，不能进行医患面对面的沟通与交流，医疗信息有一定的局限性。

（四）邀请医师、会诊医师资格的确定

1. 邀请医师资格

科间会诊申请由患者的主管医师或一线值班医师提出，由主治医师或二线以上值班医师审核，并在会诊单上签名。指名会诊的医师由科主任或三线医师签名邀请。急会诊和普通会诊的申请由具有主治医师及以上职称的人员提出。全院性会诊、院际会诊、全市大会诊申请应由具有副主任医师及以上职称人员提出，并报科主任或主任医师批准签名，而且全市大会诊申请由患者所在科室组织讨论后提出，科主任签名报医务科批准后组织。

2. 会诊医师资格

科间会诊、普通会诊、急会诊由受聘于本院的相关专科主治医师、二线值班医师或以上职称医师承担；全院性会诊应由具有副主任医师及以上职称人员承担。院际会诊、全市大会诊一般应由具有副主任医师及以上职称的人员承担。

（五）会诊书写的内容

1. 院内会诊申请的内容

院内会诊申请单的填写内容包括申请会诊科室，申请时间，患者姓名、性别、年龄、住院号，会诊地点，会诊时间，患者病情摘要，会诊理由及目的，拟请会诊科室或专家等项目。

2. 院外会诊申请的内容

院外会诊申请单内容应包括拟会诊患者病历摘要，拟邀请医师的专业及技术职务任职资格，会诊的目的、理由、时间、费用。医务科接到会诊申请单后加盖医院公章，电话联系被邀请医院医务管理部门，并书面传真会诊单或交于被邀请的会诊医师。接到对方确认后，通知邀请科室完善相关资料，做好接待和配合会诊医师的准备工作。

（六）会诊文书书写要求

所有会诊均要于提出会诊当日在临时医嘱上写会诊医嘱，会诊时由经治医师详细填写会诊申

请单，会诊医师在会诊申请单下方的会诊意见栏书写会诊意见，书写会诊的日期、时间并签名；经治医师要在会诊完成后的当日或次日在病程记录中记录会诊意见。大会诊按疑难病例讨论记录书写在疑难病例讨论记录本中，经治医师要在会诊当日或次日把会诊总结性意见作为会诊病程记录单独一段书写，该次病程记录的标题为"会诊记录"。

（七）会诊前准备工作

1. 科间会诊、普通会诊

一线医师应首先做好会诊前的准备工作，如写好病情汇报，完善病历、进行必要的检查等。二线医师组织医疗组进行会诊前讨论，并负责检查准备工作的落实情况，与患者或家属沟通，取得他们的理解与配合。

2. 全院性会诊、院外会诊

邀请科室应事先进行科内讨论，形成科内意见，尚不能解决诊疗问题时，由邀请科室提出书面申请，经科主任签字后报医务科批准并组织实施；非正常上班期间，报医院总值班批准并由总值班组织实施。

（八）会诊流程

（1）由邀请科室医师填写会诊申请单，会诊申请单要包含患者病史摘要、拟邀请的科室以及会诊的目的，经主治医师或二线医师以上人员签字确认，否则视为无效会诊申请。

（2）急诊会诊申请单要立即送出或立即电话告知会诊科室；普通会诊申请单开出后需在2h内送达会诊科室。

（3）各科室需建立"科间会诊登记本"。受邀科室在接到电话或书面会诊邀请后，严格进行签收登记，及时安排相应级别的医师进行会诊（急会诊在10min内到达，普通会诊在24h内完成），并由专人负责落实会诊事务。全院性会诊时，邀请科室应提前做好准备，会诊医师应按时到达。会诊科室之间要加强沟通联系，如有疑问可先电话联系。

（4）总住院医师负责会诊提醒工作，以保证会诊的及时性；会诊医师前往邀请科室进行普通会诊前，可先电话联系，以确认患者在病区，提高会诊效率。

（5）会诊时，邀请会诊的医师本人或指定对等医师以上资质医师在场做好陪同工作，简明扼要地汇报病情，提出会诊目的；会诊医师应当详细了解患者病情，亲自诊查患者，完成相应的会诊工作，填写会诊意见时要条理清晰、观点明确。

（6）会诊后，经治医师及时记录会诊情况，向患者或家属告知会诊意见，并执行会诊意见，特殊检查或治疗应征得患者知情同意后方可进行。

（九）会诊的义务和责任

（1）全院受聘的各级医师都有参加会诊的义务。

（2）会诊医师在会诊过程中应当严格执行有关的卫生法律、法规、规章、诊疗规范和常规。

应注意与患者的谈话艺术和沟通技巧，不得出现不利于医患关系的言行。

（3）会诊医师进行会诊时应亲自诊查患者，按照规定书写医疗文书。如发现难以胜任会诊工作，应当及时并如实告知邀请科室，可终止会诊，并向本科室主任汇报，请上级医师完成会诊，或建议邀请其他科室进行协助会诊。

（4）邀请医师应严格掌握会诊标准，对于本科室完全可以解决的诊疗问题，尽量减少不必要、重复性的会诊。

第五节　疑难危重病例讨论记录（书写）

一、学习目的与要求

（1）掌握疑难危重病例讨论的定义。
（2）熟悉疑难危重病例讨论的临床意义、范围。
（3）了解疑难危重病例讨论的记录内容、分类、流程。
（4）学习疑难危重病例讨论的范例。

二、学习方法与内容

（一）疑难危重病例讨论的定义

疑难危重病例讨论的定义是为尽早明确诊断或完善诊疗方案，对诊断或治疗过程中存在危重、疑难问题的病例进行讨论的医疗活动。规范疑难危重病例讨论的制度被称为疑难危重病例讨论制度。疑难危重病例讨论制度是提高医疗质量和保证医疗安全的核心制度。

（二）疑难危重病例讨论的临床意义

疑难危重病例讨论的目的在于尽早明确诊断，制订最佳治疗方案，提高医疗质量，确保医疗安全，是提高诊断率、治愈率和抢救成功率的重要措施，是提高各级医师诊疗水平的重要手段；有助于克服综合医院分科细窄、各自为政的医疗缺陷或不足，避免门诊患者反复到不同的科室求医，增强各学科之间有效的联系和协作，提高疑难危重病例的诊治水平。

（三）疑难危重病例讨论的范围

疑难危重病例讨论的范围（包括但不限于以下情形的病例）包括以下情况。

（1）疑难病例是指门诊患者经3次就诊但未确定诊断者；入院1周以上没有确诊或诊疗方案难以确定的病例；住院期间相关检查有重要发现可能导致诊疗方案有重大改变者；或者为本院本地

区首次发现的罕见疾病患者。

（2）肿瘤患者需要多学科协作的诊疗，需要外科、肿瘤科（或化疗科）、放疗科、放射科、肿瘤介入科、妇科等医师会诊讨论。

（3）急、危、重患者抢救，需要多学科医师共同完成、共同参与。

（4）外科病变部位涉及多个手术相关科室的复杂性手术治疗，如上腹部肿瘤累及大血管、肾等，切除手术需要麻醉科、血管外科、泌尿外科、输血科等共同参与。

（5）出现可能危及生命或造成器官功能严重损害的并发症与医疗意外等。

（6）急诊危重批量伤患者的多学科协作诊疗讨论，包括多发伤、复合伤等情况。

（7）在应有明确疗效的周期内未能达到预期疗效。

（8）非计划再次手术：是指在同一次住院期间，因各种原因导致患者需进行计划外的再次手术，包括医源性因素，即手术或特殊诊治操作造成严重并发症，必须再次施行手术；以及非医源性因素，即由于患者病情发展或出现严重术后并发症，需要再次进行手术。

（9）非计划再次住院：指患者出院31天内因相同或相关疾病的非计划再入院。患者在上次住院时没有得到适当的医疗服务，疾病没有得到治愈、好转或控制，或未达到出院标准，导致患者在出院后的31天内因相同或相关疾病再次入院。

（10）某些患者或家属为了规避医疗风险或医疗纠纷提出的会诊要求。

（四）疑难危重病例讨论的记录内容

疑难危重病例讨论应有记录，记录内容包括：患者姓名、性别、年龄、住院号，讨论日期，讨论地点，主持人，记录员，参加讨论人员的姓名及专业技术职务，入院诊断，病情摘要，讨论目的，参加医师发言的重点内容（是否存在问题、考虑诊断和治疗方案、今后应当做哪些工作、有哪些经验教训、其他注意事项等），结论性意见，科主任或主持人签名。经治医师必须将讨论内容认真记载在科室"疑难病例讨论记录本"中。讨论记录的主要内容整理后抄写在病历纸上，经科主任或主持人签字后，归入病历内。"疑难病例讨论记录本"中的讨论内容要与病历记录内容相符。

（五）疑难危重病例讨论的分类

1. 按讨论时间

分为定期病例讨论和临时病例讨论。

临床疑难危重病例讨论是解决临床疑难危重患者的诊断、治疗难题和以临床教学为主要目的的一种医疗活动方法，采取定期和临时2种形式。定期病例讨论由科室主任或副主任主持，一般每周1次；临时病例讨论则根据病区的患者情况决定，可随时组织针对危重急症患者的讨论。

2. 按患者病情

分为普通疑难危重病例讨论和死亡病例讨论。

（1）普通疑难危重病例讨论：详见"疑难危重病例讨论的记录内容"。

（2）死亡病例讨论：是指医务人员对临床上死亡的病例进行临床资料综合分析和讨论，判断其死亡的原因、临床诊疗是否恰当、有无医疗缺陷或不足、手术方式和手术操作是否规范合理等，及时总结经验，吸取教训，为不断提高医疗技术水平而进行讨论的医疗活动。

死亡病例讨论制度是为规范死亡病例的讨论而制订的相关医疗制度，包括：①患者死亡后，必须在死亡后1周内进行死亡病例讨论。②针对涉及纠纷和刑事案件的死亡病例，必须在最短的时间内完成死亡病例讨论。③参加死亡病例讨论的人员由科室负责人根据情况决定。

3. 按讨论形式

分为松散式疑难危重病例讨论和集中式疑难危重病例讨论。

（1）松散式疑难危重病例讨论：对复杂的、涉及多个专科的疑难危重病例，应由相应的专科医师根据自己时间情况分散、独立进行会诊，由经管医师汇总形成病例讨论。其可以解决日常的临床问题，但缺乏各专科集中汇总讨论的优点，不能在现场充分讨论。

（2）集中式疑难危重病例讨论：对复杂的、涉及多个专科的疑难危重病例，应由医务科组织相应的专科医师（副高职称以上人员）在固定时间、固定地点，集中前往患者所在的科室讨论，由经管医师现场记录并汇总形成病例讨论意见。集中式疑难危重病例讨论优势在于各位专家可以现场诊查患者，充分讨论相关专科存在的问题及其解决方案，并有助于弥补各自的不足，是疑难危重病例讨论的最佳形式。

（六）疑难危重病例讨论的流程

1. 院级疑难危重病例讨论的流程

由经治科室的科主任向医务科提出申请，并提前将有关材料加以整理后做出书面病情摘要，提交医务科。由医务科根据具体情况，确定会诊时间，邀请相关科室人员参加病例讨论，必要时请主管院长参加。若病情需要或因患者家属请求，也可邀请院外专家参加。医务科和经治科室均要做好疑难危重病例讨论的记录。

2. 死亡病例讨论的流程

讨论前经治医师必须在24h内完成死亡记录书写，死亡时间具体到分钟。讨论时经治医师要汇报病情摘要、治疗经过、死亡原因。讨论内容应包括：①诊断。②治疗。③死亡原因。④应吸取的经验教训。完成包括讨论经过的死亡病例讨论记录。将讨论记录的主要内容整理后抄写在病历纸上，经科主任或主持人签字后归入病历。

死亡病例讨论记录的管理：①各科建立专用死亡病例讨论记录本，在进行死亡病例讨论时，由指定人员在死亡病例讨论记录本上按要求进行记录。②死亡病例讨论记录本应指定专人保管，未经主管院长或医务科同意，科室外任何人员不得查阅或摘录。③经治医师根据讨论发言内容进行综合整理，经科主任或主持人审阅签字后，附在病历上。

（七）疑难危重病例讨论的记录及其范例

参见第十三章"外科疾病的多学科协作诊疗模式"。

第六节 手术记录

一、学习目的与要求

（1）熟悉手术记录的概念。

（2）熟悉手术记录的书写要求与内容。

（3）了解手术记录的格式及其范例。

二、学习方法与内容

（一）手术记录的概念

手术记录是指由手术医师书写的反映手术一般情况、术中发现、手术经过及处理等情况的特殊医疗文书。

（二）手术记录的书写要求与内容

1. 手术记录的书写要求

一般由主刀医师在术后24h内完成，特殊情况下由第一助手书写时，应有主刀医师签名。手术记录应当另页书写，内容包括一般项目（患者姓名、性别、年龄、科别、床号、住院号等）、手术日期、术前诊断、术中诊断、手术名称、手术者及助手姓名、麻醉方法、手术经过、术中发现的情况及处理等。记录要求是客观、真实、清楚，有条有理，简明扼要。

2. 手术记录的书写内容

关于手术经过的记录必须有以下内容：①体位。②手术部位消毒方法。③手术切口及组织分层解剖。④主要的手术方式，包括微创手术（如腹腔镜、机器人或内镜下手术）和传统开放性手术（如开腹手术、开胸手术等）；探查脏器的情况，如探查顺序，术中所见病灶的解剖位置、外观形态、大小、与周围组织的关系等（必要时绘图表示），脏器有无变异，腹（胸、盆、颅）腔内积液（脓液、渗液、血液）量；应用掌握的切开、分离、止血、缝合、打结等外科基本操作切除病灶范围，或重建解剖结构（消化道吻合、血管吻合等）；采用的缝合方式、缝线种类与规格，特殊情况使用补片或植入物（如眼科晶体状、各种支架、疝补片修补材料等）的种类、来源与规格，要将名称、型号、产地、使用期限等说明贴在病历上备查；引流物的种类、放置部位、数量；创口处理方式，关腹（胸、盆、颅）腔前的纱布、器械清点、核准等。⑤术中是否有特殊处理的情况，如气管切开、呼吸机的使用，或体外循环，应用除颤器等均应扼要说明。⑥如改变原手术计划，须阐明理由，并征求近亲属的意见并签字后才能执行。⑦要记录术中出血量、输血量、输液量，切除后的标本去向，是否送病理检查。⑧术中麻醉及麻醉中患者情况和发生的意外情况、麻醉效果等。⑨术中如遇意外，应详细记录抢救措施与过程。⑩手术方式可在文字记录后用图示意，图文并茂地介绍手术过程，特别是重要血管、重要脏器等的手术，使手术记录能更加真实、客观、直观地反映手术过程。

（三）病程记录内需要记录术后首次病程记录

记录内容参见本章第三节"外科病程记录"。

（四）手术记录的格式及其范例

××医院外科手术记录（范文）

×××科×床　　　姓名：史××　　　性别：男　　　年龄：××岁　　　住院号：××××××

手术日期：2020年1月15日上午8:50—10:10

手术名称：阑尾切除术

手术者：陈××　　　第一助手：王××　　　第二助手：张××　　　第三助手：无

友科手术者：无　　　助手：无

术前诊断：急性化脓性阑尾炎　　　术中诊断：急性化脓性阑尾炎

麻醉方法：硬膜外麻醉　　　麻醉者：李××　　　器械护士：刘××

手术经过：

麻醉成功后，取仰卧位，腹部常规消毒及铺无菌巾。取右下腹麦氏切口，长约5cm，逐层切开入腹。探查无气体、液体溢出，右下腹腔内无渗液，局部腹膜无充血、水肿，部分大网膜覆盖在右下腹。沿盲肠及结肠带找到阑尾，阑尾位于回盲部内下方，见阑尾盲端粗大，如小指头粗，表面充血、水肿，有脓苔附着，根部尚正常，考虑急性化脓性阑尾炎，遂行阑尾切除术。

提起阑尾，分离及离断阑尾系膜，阑尾动脉处双重结扎。距阑尾根部1cm的盲肠壁上用4号丝线作一浆肌层荷包缝合（备用）；距阑尾根部0.5cm处以直血管钳压榨阑尾一次，松钳，在压迹处用7号丝线结扎。周围用纱布保护，在距结扎线远端0.5cm处用直钳夹住阑尾，用刀紧贴直钳切断阑尾。保留的阑尾残端依次用2%碘酊、75%乙醇、生理盐水棉枝处理。助手用钳夹住阑尾根部结扎线头，将残端推向盲肠，术者提起荷包缝合线收紧结扎，将阑尾残端完整埋入盲肠内。

检查创面无活动性出血，清点敷料器械准确无误后逐层缝闭切口。术毕。

术后评语：麻醉满意，术程顺利，生命体征平稳，术中出血约20mL，无输血，补液500mL，术毕安返病房。切除标本解剖后发现阑尾腔内可及多枚粪石，盲端明显化脓，符合术中所见，标本送病理检查。

手术医师签名：陈××

记录时间：2020年1月15日15时

第七节　其他住院病历资料的书写

一、学习目的与要求

（1）熟悉出院记录的书写。
（2）熟悉疾病证明书的书写。

二、学习方法与内容

（一）出院记录的书写

1．出院记录的定义

出院记录也称出院小结或出院总结，是指患者出院时经治医师对其住院期间的诊疗经过、病情变化及其转归、手术情况等全过程进行的简要总结。出院记录主要供随访或复诊时医务人员查阅参考。

出院记录应由住院医师、进修医师书写；若为进修医师书写，应由主治医师审查签名。出院记录应在出院后24h内完成。出院记录可以接着病程记录书写，也可另立专页。

2．出院记录的书写内容

（1）一般项目：包括医院名称，科别，床号，住院号，患者姓名、性别、年龄等项目。

（2）入院日期、出院日期、住院天数。

（3）入院诊断、出院诊断。

（4）入院情况及其诊疗经过：住院期间的病情变化及诊疗经过。

（5）出院时情况，包括出院时存在的症状、体征、疾病的恢复程度、后遗症等。

（6）出院医嘱：包括注意事项和建议，带回药物名称、数量、剂量、用法。

（7）医师签名。

出院记录尚要记录各种主要检查的号码，如住院号、CT号、MRI号、X线号等，以备术后复查对比和追踪。

3．出院记录的范例

出院记录（范文）

入院日期：2020年2月9日

出院日期：2020年2月13日

住院天数：4天

入院诊断：急性阑尾炎

出院诊断：急性蜂窝织炎性阑尾炎

入院情况及其诊疗经过：患者王××，女，25岁，住院号××。因"转移性右下腹痛26h，加重伴发热6h"于2020年2月9日急诊入院，入院时查体示右下腹肌紧张，麦氏点有明显压痛及反跳痛。血白细胞计数12.3×10^9/L，中性粒细胞比例0.87；尿常规正常；胸腹透视未见异常。拟诊"急性阑尾炎"，于当天急诊行硬膜外麻醉下阑尾切除术，术中发现阑尾明显肿胀、表面化脓有纤维素附着，周围有大网膜包裹阑尾，考虑化脓性阑尾炎，遂行阑尾切除术，手术过程顺利，术后予积极抗炎、补液等对症处理后，恢复良好，无并发症，伤口无红肿，术后病理示"急性蜂窝织炎性阑尾炎"。

出院时情况：现术后第4天，病情稳定，无腹痛、发热，无呕吐，可以进食半流饮食，有排便，伤口尚未拆线，今天予出院。

出院医嘱：①1周后门诊复查，伤口不宜着水，湿透时要换药，2~3天后于外科门诊拆线。②半流质饮食3天后改为普通饮食。③不适时随诊。④建议休息15天，避免过劳。⑤带药出院：希刻劳 $0.375\times6^{\#}$，用法用量：0.375，1天2次；维生素C $0.1\times18^{\#}$，用法用量：0.2，每天3次。

医师签名：黄××

（二）疾病证明书的书写

1．疾病证明书的定义

疾病证明书（或称疾病诊断证明书）是临床医师出具给患者用以证明其所患疾病及其诊疗经过的具有法律效力的证明文书，常常作为病休、病退、伤残鉴定、肇事赔偿、司法鉴定以及各类保险报销等的重要依据。

2．开具疾病证明书的资质及其注意事项

（1）开具疾病证明书的资质。

具有执业医师资格且在医院注册的医师，才有权开具疾病证明书。

（2）开具疾病证明书的注意事项。

1）医师必须亲自诊查、调查，并获得一定科学依据后方可出具疾病证明书，不得单纯凭患者简单主诉而不以医学科学检查为依据，或因人情关系，利用职权，滥开疾病证明书；不得伪造疾病证明书；不得出具与自己执业范围无关或者与执业类别不相符的疾病证明书。

2）对诊断难度大或有分歧的疾病，不可出具诊断证明，更不能出具双重诊断证明，必须进一步检查得出准确结论。

3）属于工伤、交通事故、医疗纠纷、打架斗殴致伤者，其诊断证明必须经过会诊后，由主治医师以上的医师开具，科主任签字后，方可盖章。

4）先休后补的诊断证明不予盖章；凡有疑问的诊断证明要核实，查对患者。

5）要严肃查处利用工作之便，开具假疾病证明书者，并让其自行承担由此引发的后果；造成

重大后果者，除追究责任外，医院有权吊销本人处方权，并根据《中华人民共和国执业医师法》有关规定给予行政处分。

6）病假证明时间，应根据疾病性质决定，急诊不超过3天，一般应控制在1周以内，最长不应超过1个月。

7）住院患者的疾病证明书需在患者出院时书写完成，盖公章，并在办理完成出院手续后交给患者本人或其亲属。出院病休证明由科主任开具，病休时间一般在1个月之内，期满仍需继续休息者，应在门诊随诊后由接诊医师重新出具。

8）有需要的门诊患者就诊后由主诊医师开具疾病证明书。医师按诊断是否明确，实事求是地开具疾病证明书并合理给假，由护士把关并盖公章。病休时间应根据患者病情决定，医师只有建议权。门（急）诊病休证明一般每次给假1～3天，慢性病或较严重的外伤确需休息者，需副主任医师以上开具病休证明，病休时间每次最长不超过2周；一般从患者就诊之日或就诊次日开始，不得跨月、倒开或补开。

9）为规范医疗管理，避免法律纠纷，门（急）诊患者每次就诊、住院患者出院只能出具1次疾病证明书，遗失不补。医师在开具疾病证明书时应向患者及家属交代清楚，嘱其妥善保管。

10）各临床科室应将疾病证明书加锁定点保管，不得将空白疾病证明书借他科使用。临床医师应将证明书存根和正联填写完整，将正联交由患者，并嘱其加盖医院科室疾病证明专用章，未加盖公章的疾病证明书无效。

3. 疾病证明书的书写内容

（1）一般项目：包括医院名称，科别，床号，住院号，患者姓名、性别、年龄等项目。

（2）入院日期、出院日期、住院天数。

（3）出院诊断：完整诊断，分为主要诊断和次要诊断。

（4）入院情况及其诊疗经过：住院期间的病情变化及诊疗经过。

（5）医师签名、日期及医院科室盖公章。

4. 疾病证明书的范例

××医院出院患者疾病证明书

姓名：黄××　　性别：男　　年龄：63岁　　出院科别：胃肠外科

入院日期：2020年1月16日　　出院日期：2020年1月22日　　住院天数：6天

出院诊断：①盲肠中分化腺癌（临床TNM分期为$T_4N_2M_1-$Ⅳ期）伴肠周及腹膜后多发淋巴结转移、肝内多发转移瘤、左侧肾上腺转移瘤。②回肠-盲肠型肠套叠。③双肺多发小结节，性质待查。④左肾结石。

入院情况及其诊疗经过：患者因"下腹胀伴隐痛不适4月余"收入院，患者缘4月余前因进食发霉竹笋后出现腹泻，自行服药后症状缓解，此后自觉下腹偏左侧有闷胀感，伴肠鸣，伴左下腹轻微疼痛，大便较前变稀，2019年12月曾有一次进食辣椒之后次日出现大便带鲜血，量不多。

2020年1月在当地医院体检发现升结肠肿块，进一步查肠镜（2020-01-10）示"回盲部癌，病理示回盲部腺癌"。患者遂转至我院诊疗，病理会诊报告"回盲部中分化腺癌，浸润性生长"；CT报告结果示"盲肠癌并肝多发转移，左侧肾上腺转移，肠周及腹膜后多发淋巴结转移；双肺散在多发小结节，性质待查"。PET-CT示"①盲肠肠壁增厚并软组织肿块形成，考虑盲肠癌，并回肠-盲肠型肠套叠；②病变肠周脂肪间隙模糊并多发淋巴结转移；③肝内多发结节，考虑转移；④左侧肾上腺结节，考虑转移；⑤肝胃间隙、肝门区及腹膜后多发肿大淋巴结，考虑转移；⑥双肺散在小结节，代谢未见增高，性质待查；⑦左肾结石"。诊断盲肠中分化腺癌伴肠周及腹膜后多发淋巴结转移、肝内多发转移瘤、左侧肾上腺转移瘤，目前暂时没有剧烈腹痛、发热、大出血、肠梗阻等表现，暂时无手术指征，遂联系化疗组予化疗，应用"CapeOx＋贝伐珠单抗"方案化疗，患者目前没有明显的化疗反应，可耐受，出院后继续完成化疗疗程。

医师签名：陈××

（医疗科室盖公章）

2020年1月22日

第八节 外科门（急）诊病历书写

一、学习目的与要求

（1）熟悉外科门（急）诊病历的概念。

（2）熟悉外科门（急）诊病历的分类及其书写要求。

二、学习方法与内容

（一）外科门（急）诊病历的概念

外科门（急）诊病历是患者在医疗机构外科门（急）诊就医过程中，医务人员对患者诊疗经过的记录，包括病史、体格检查、相关检查、诊断及处理意见等记录。

病历书写应当文字工整，字迹清晰，表述准确，语句通顺，标点正确。病历内容应当客观、真实、准确、及时、完整。其与住院病历书写不同，在患者就诊较多的情况下，外科门（急）诊病历的书写要求更加简明扼要，突出重点，但又要包含所有的诊疗经过。

病历卡眉栏项目，即患者姓名、性别、出生年月、职业、籍贯、工作单位、家庭地址、身份证号码及有关内容特别是药物过敏史等均应逐项填写完整。

（二）外科门（急）诊病历的分类及其书写要求

1．外科门（急）诊病历的分类

外科门（急）诊病历记录分为初诊外科门（急）诊病历记录和复诊外科门（急）诊病历记录。初诊外科门（急）诊病历记录是指对初次就诊外科门（急）诊的患者诊疗经过的医疗记录，初诊患者包括没有任何就医经历的初诊外科门（急）诊患者和已经在其他医疗单位就医过的但首次在本医疗单位就诊的初诊外科门（急）诊患者。前者病情相对简单，就医时间相对短一些，其病历书写也较为简单；后者病情相对复杂，就医时间较长，医师需要认真分析其在外单位诊疗的资料，其病历书写内容也较多且复杂。

复诊外科门（急）诊病历记录是指对再次就诊外科门（急）诊同一专科或不同专科的患者诊疗经过的医疗记录，复诊患者包括以下4种：①初诊外科门（急）诊后再次就诊相同外科专科的患者。②初诊外科门（急）诊后再次就诊另外的外科专科的患者。③初诊非外科门（急）诊后初次就诊外科门（急）诊的患者。④出院后在外科门（急）诊进行复查、伤口处理、取药等诊疗的患者。复诊外科门（急）诊病历记录比初诊外科门（急）诊病历记录书写内容要多，花费时间要长。

2．初诊外科门（急）诊病历记录

（1）初诊外科门（急）诊病历记录内容及其要求：

1）门诊病史撰写力求内容完整、精要，重点突出，文字清晰易辨，药名拼写无误。

2）病史：要突出主诉、发病过程、相关阳性症状及有鉴别诊断价值的阴性症状，但一般性阴性症状可不列举；与本次疾病有关的既往史，特别是要正确记录以往出院诊断和重要药物治疗史。主诉即本次就诊的主要症状、体征及持续时间，要求能导出第一诊断。

3）体检：要重点突出且无重要疏漏；除阳性体征外，与疾病有关的重要阴性体征亦应记录。

4）实验室检查：要详细摘录以往及近期的实验室检查或特殊检查结果，以供比较或引用。

5）诊断：应按主次排列，力求完整全面，要严格区分确定/不确定的或尚待证实的诊断。

6）处理意见：包括下列内容之一或数项。①提出进一步检查的项目（及其理由）。②治疗用药（药名、剂型、剂量规格、总量、给药方法、给药途径）。③随机（立即）会诊或约定会诊的申请或建议。④其他医疗性嘱咐。⑤病休医嘱或疾病证明书。

7）医师签名：签全名或盖章。

（2）初诊外科门（急）诊病历记录格式及其范例：参见第二十章"外科门诊、急诊"。

3．复诊外科门（急）诊病历记录

（1）复诊外科门（急）诊病历记录内容及其要求：

门诊复诊病历与门诊初诊病历的不同点有：①须描述治疗后自觉症状变化、治疗效果、重要检查结果、不能明确而须有的鉴别诊断内容。②既往史、个人史和家族史可省略。具体要求如下。

1）复诊病史的必需项目与撰写要求原则上与初诊病史一致。

2）同一疾病相隔3个月以上复诊者原则上按初诊患者处理，但可适当简化（例如：可在一开始即标明原先确定的诊断）。

3）一般复诊病史须写明：①经上次处理后，患者的症状、体征和病情变化情况及疗效。②初诊时各种实验室或特殊检查结果的反馈（转录）。③记录新出现的症状或体征（包括治疗后的不良反应）。④根据新近情况提出进一步的诊疗步骤和处理意见。⑤补充诊断、修正诊断或维持原有的诊断。⑥医师签名。

（2）复诊外科门（急）诊病历记录格式及其范例：参见第二十章"外科门诊、急诊"。

（陈创奇）

第二章
无菌术

第一节　无菌法

一、学习目的与要求

（1）认识抗菌术与无菌术在外科临床上的应用及其对于预防伤口感染的重要性，从而树立明确的无菌观念。

（2）熟悉一般器械、物品和敷料的常用灭菌方法。

（3）讲解各种器械、物品和敷料灭菌方法。

（4）参观消毒供应中心并实地讲解。

（5）参观手术室并实地讲解。

（6）讲解参观手术规则。

二、学习方法与内容

（一）抗菌、无菌术的定义

手术区域或伤口的外源性感染来源主要有3个：空气污染、飞沫污染和直接接触污染（手术器械物品、敷料、缝线、手术人员手臂、手术区皮肤）。抗菌、无菌术主要防止外源性感染。

（1）抗菌术（消毒）：是指杀灭病原微生物和其他有害微生物的方法，并不要求彻底杀灭所有的微生物（如芽孢等）。

（2）灭菌术：是指杀灭一切活的微生物的方法。

（二）常用灭菌及消毒方法

1．灭菌法

有高温灭菌、气体灭菌和电离辐射灭菌3种方法。

（1）高温灭菌法：利用高温使微生物的蛋白质及酶发生凝固或变性，从而致其死亡。这是应用最广泛而有效的灭菌方法。主要用于手术器械和物品的灭菌。

1）高压蒸汽灭菌法：用高温加高压灭菌，不仅可杀死一般的细菌，对细菌芽孢也有杀灭效果，是应用最普遍、效果最可靠的物理灭菌法。适用于耐高温高压物品的灭菌，如金属器械、搪瓷、敷料、橡胶类等。下排气式压力蒸汽灭菌器压力升至102.9kPa（1.05kg/cm^2）时，温度达121～126℃，维持20～30min，可达到灭菌目的。

注意：①包装物品体积一般小于30cm×30cm×50cm。②灭菌器内物品不宜放置太密，以免妨碍空气透入。③包裹中间置一装有硫黄粉的安瓿瓶（硫黄熔点120℃），如已熔化，表示温度已达灭菌要求。或放入内加1%新三氮四氯和2%琼脂的耐高压密封小玻璃管，管内琼脂变蓝紫色，表示温度已达灭菌要求。④易燃易爆物品禁用此法灭菌。⑤丝线、橡胶手套不宜反复高压灭菌。

2）干热灭菌法：

用干热灭菌箱进行灭菌，其灭菌条件为160℃维持2h，170℃维持1h，180℃维持30min，适用于易被湿热损坏和在干燥条件下使用更方便的物品（如金属、玻璃、陶瓷、凡士林纱布等）的灭菌。

3）煮沸灭菌法：适用于一般金属器械、玻璃、橡胶类的灭菌。方法是物品在水中煮沸15～20min（沸点为100℃），一般细菌可被杀灭。如放在2%碳酸氢钠溶液中，沸点可达105℃，灭菌时间缩短至10min，并可以防止金属物品生锈。带芽孢细菌物品至少需煮沸1h才能达到灭菌要求。

注意：①物品必须完全浸没在水中。②橡胶和丝线类（最好不用此法）应于水沸后放入，持续煮沸15min可取出。③玻璃类要用纱布包好放入冷水中煮，以免骤热而破裂；注射器应拔出内芯，用纱布包好再煮。④灭菌时间应从水煮沸后算起，如中途加入其他物品，应重新计算时间。⑤煮沸器的锅盖应严密关闭，保持沸水温度。

（2）气体灭菌法：包括环氧乙烷灭菌法、臭氧和负离子等气体消毒灭菌法。目前应用最多的环氧乙烷灭菌法不易损伤拟灭菌的物品，且穿透力较强，可杀灭各种微生物，适用范围广。环氧乙烷灭菌法灭菌条件为环氧乙烷浓度800～1 000mg/L，作用温度为55～60℃，相对湿度60%～80%，作用时间不少于6h。

（3）电离辐射灭菌法：属工业灭菌法。用^{60}Co电离辐射，灭菌效果可靠。适用于所有的医疗器械、大规模应用的一次性物品，如塑料注射器、丝线、某些药物（如抗生素、激素、类固醇等）等物品的灭菌。

2．消毒法

包括药液浸泡、甲醛熏蒸、紫外线照射和纯石炭酸液浸泡4种。

（1）药液浸泡消毒法：适用于消毒利器、内镜等。包括：①2%戊二醛消毒液：属于灭菌剂，具有广谱、高效杀菌作用，是目前首选的高效化学消毒剂。一般手术器械浸泡30min可达消毒作用，浸泡6～10h可达到灭菌作用，加入0.5%亚硝酸钠可以防腐。②75%乙醇：属于中效消毒剂。需浸泡10～30min，如加碳酸氢钠成饱和溶液，可以防锈。应每周过滤乙醇并核对浓度1次。③0.1%洗必泰溶液：属于低效消毒剂。浸泡30min可达到消毒作用。④0.5%过氧乙烷溶液：浸泡30min可达到消毒作用。适用于输尿管导管、塑料类及有机玻璃的消毒。

注意：①浸泡前要擦净器械上的油脂。②要消毒的物品必须全部浸入溶液内。③有轴节的器械（如手术剪），应将轴节张开，管瓶类物品的内外均应浸泡在消毒液中。④使用前需用无菌生理盐水将药液冲洗干净，以免药液损害人体组织。⑤选用适合的药液浸泡消毒，一般2周更换1次消毒液。

（2）甲醛熏蒸消毒法：适用于内镜、各类导管的消毒，熏1h可达消毒目的。由于该法有强烈气味刺激，已逐渐停用。

（3）紫外线照射：适用于手术室、治疗室、隔离病房或必须进行消毒清洁的病房的消毒。它可以杀灭悬浮在空气中和依附于物体表面的微生物。

（4）纯石炭酸液浸泡：适用于需紧急使用的金属器械。浸泡3min，然后用75%乙醇浸洗，再用无菌生理盐水冲洗后使用。

3．接触过感染伤口的物品，需特别处理

接触过一般感染源的物品，应先放在2%甲酚皂（来苏）溶液或0.1%洗必泰溶液中浸泡2h，然后用清水洗净，敷料晾干，器械煮沸15min后，再分别采用常规的灭菌方法进行灭菌。

接触过带芽孢细菌的物品，应先在来苏或洗必泰溶液中浸泡4h，器械煮沸20min，再分别进行常规灭菌。

乙型肝炎抗原阳性患者术后物品用2%戊二醛水溶液或0.5%过氧乙烷溶液浸泡1h后，再用常规灭菌法灭菌。

（三）参观消毒供应中心

实地讲解高温灭菌法及气体灭菌法。

（四）参观手术室

讲解手术室结构，参观熏蒸箱和煮沸消毒器。

（五）参观手术规则

（1）有化脓性感染和上呼吸道感染者，不得进入手术室参观。

（2）凡进入手术室者，应穿戴手术室的衣、裤、帽、口罩及鞋。帽子应盖住全部头发，口罩应遮住鼻孔。

（3）参观手术者入室后应站立在指定地方，不宜随便走动，以免妨碍工作。非手术相关工作人员未经许可不能入内。

（4）保持肃静，勿大声谈话。

（5）参观手术时，应距离手术台及手术人员30cm以上。

（6）严格遵守无菌观念，有违反时，或被他人指出时要立即纠正。

（7）保持整齐清洁。除休息室外，不能携带食物入手术室。

第二节 洗手与消毒

一、学习目的与要求

掌握洗手、手术野的消毒、铺无菌巾、穿无菌手术衣和戴无菌手套的方法。

二、学习方法与内容

（一）洗手前的准备工作

更换手术用鞋、手术室清洁衣裤，并把裤头束在衣外，衣袖卷到肘关节上15cm，戴口包帽，帽应包盖全部头发，盖住鼻孔，剪短指甲，挫平甲缘，除去甲缘下积垢。

（二）两种洗手法

1. 肥皂洗手法

（1）先用肥皂进行一般洗手（七步洗手法）。

（2）用无菌刷蘸煮过的肥皂液按顺序交替刷洗双手指尖、手掌、前臂至肘上10cm处，刷洗时用适当力量，注意甲缘下及指间部位，保持指尖朝上，肘朝下，用清水冲净手臂上的肥皂水。同前法先后刷洗3次共10min，用无菌拭手巾由手向前臂、肘部按顺序擦干，先擦一只手，翻转手巾再擦另一只手，擦过肘部的手巾不能再接触手和前臂。

（3）双手浸泡于70%～75%乙醇内5min，浸至肘上6cm。

（4）浸泡后双手应在胸前维持肘关节屈曲，指尖朝上，保持拱手姿势，待手自然干后穿无菌手术衣和戴无菌手套。手臂不得下垂，不得接触未消毒物品。

2. 灭菌王（或洁芙柔）刷手法

用肥皂进行一般洗手（七步洗手法），清水冲洗双手前臂至肘上10cm，再用无菌刷蘸灭菌王液体（或洁芙柔抗菌洗手液）3～5mL刷洗手和前臂3min。用水冲净，用无菌巾拭干，再用3～5mL灭菌王（或洁芙柔消毒凝胶）在手部和前臂涂抹一遍，待手自然干后穿无菌手术衣和戴无菌手套。

（三）手术野的消毒方法

（1）用汽油或乙醚拭去手术野皮肤上的油脂或胶布粘贴的残迹。

（2）根据手术切口的位置、长度或术中切口可能延长的变化确定消毒的范围。

（3）选用下列方法进行消毒：①先用2.5%碘酊涂擦消毒皮肤，待自然干后，用75%乙醇涂擦2遍将碘酊洗净（目前碘酊、乙醇皮肤消毒已逐渐被淘汰）。②碘伏（或安尔碘、朗索等碘剂）可直接用于皮肤、黏膜和切口消毒。用0.5%碘伏或朗索涂擦患者手术区域2遍即可（如图2-1所示）。

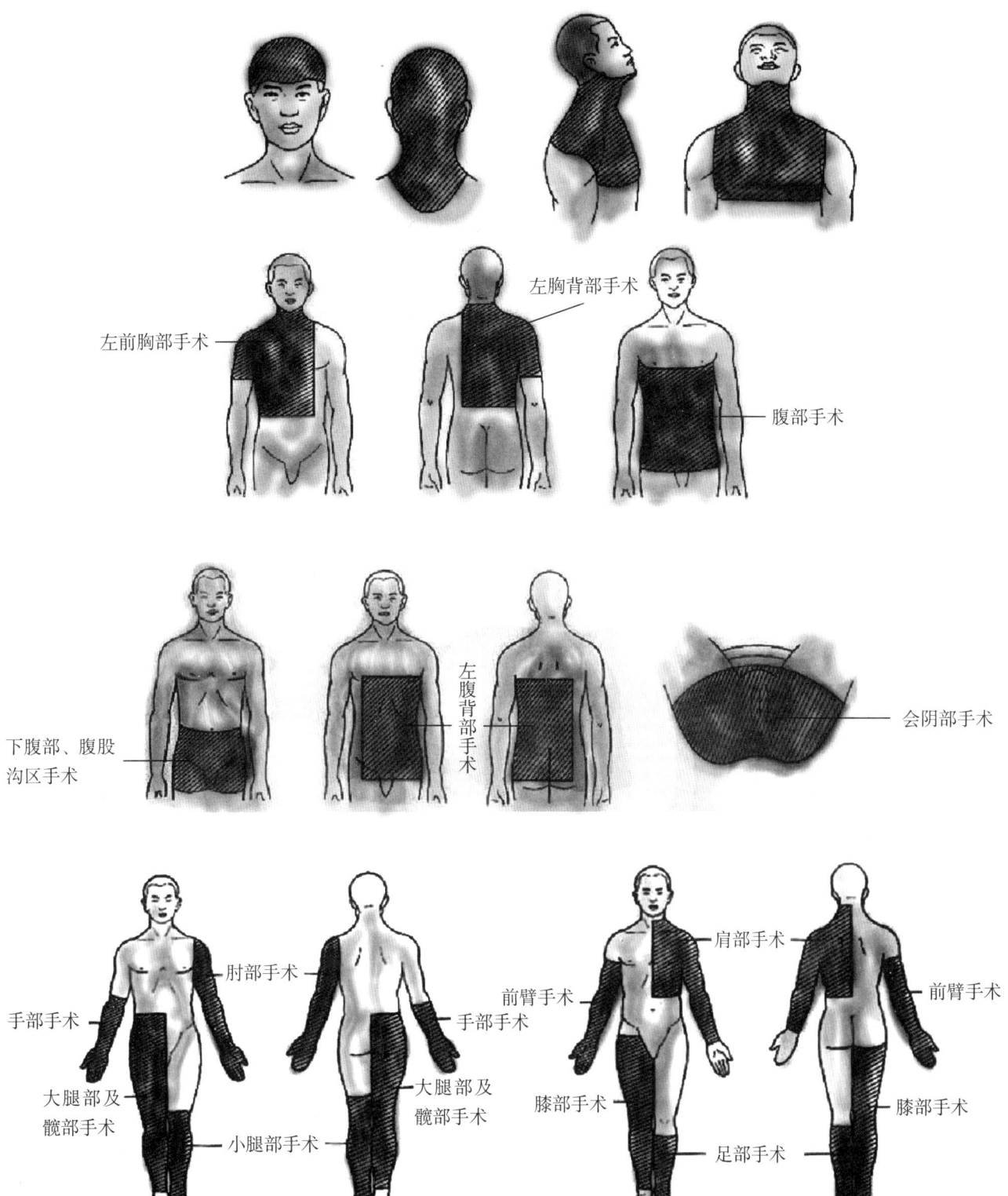

图2-1　全身各部位消毒区

注意以下几点:

（1）消毒范围至少应距切口边缘15cm以上。

（2）消毒腹部时，每次应先滴少许上述消毒液于脐孔内，皮肤消毒完后，再将脐孔内消毒液拭干。

（3）消毒时一般应从术野中央向四周涂擦。如为感染伤口或肛门等处手术，则应自外周涂向感染伤口或肛门会阴处。已接触污染部位的消毒用纱布球，不可再用于清洁处涂擦。

（4）消毒皮肤、黏膜前应做好清洁准备，再用碘伏消毒，否则影响消毒效果。

（5）对面部及会阴部皮肤消毒，可用0.5%碘伏、0.1%洗必泰溶液或朗索涂擦消毒2次。

（6）如使用碘酊、乙醇进行皮肤消毒，纱布球浸碘酊切忌过湿，以免碘酊流向背部引起皮肤烧伤或损坏衣物。

（7）皮肤消毒完毕后，操作者应将手臂浸泡于乙醇中1min，或用3～5mL洁芙柔消毒凝胶（或灭菌王）在手部和前臂再涂抹一遍，干后穿无菌手术衣和戴无菌手套。

（四）铺无菌巾

1. 目的

为了减少手术中污染的机会，除显露切口所需皮肤区外，其余部位用无菌巾遮盖。

2. 方法

小手术仅盖一块孔巾即可。较大的手术切口至少要铺4～6层无菌巾。先用4块无菌巾，每块无菌巾一边双折，然后按顺序铺盖切口四周。顺序如下：①未穿无菌手术衣时，先铺对面一侧或相对不洁一侧（如下腹部、会阴部），最后铺靠近操作者一侧。②已穿无菌手术衣时，先铺靠近操作者一侧，再铺相对不洁一侧，然后铺其他两侧。

无菌巾一经铺下，不要随便移动，如位置不当，只能由手术区向外移，不能向手术区内移动。铺好无菌巾后用4把布巾钳夹住4个交角处或互相黏合住（一次性无菌单），然后根据情况再铺中单或大单，大单的头端应盖过麻醉架，足端和两侧应下垂过手术台边缘不少于30cm。

（五）穿无菌手术衣及戴无菌手套

1. 穿无菌手术衣

（1）旧式手术衣：将手术衣轻轻抖开，提起衣领两角，注意勿将衣服外面对向自己或触碰到其他物品或地面。将两手插入衣袖内，两臂前伸，让别人协助穿上，然后双臂交叉提起腰带向后递，由别人在身后将带系紧，再戴上无菌手套。

（2）新式手术衣：先穿上无菌手术衣，再戴上无菌手套，然后解开手术衣上的两条系带，将其中一条交给已穿好手术衣的护士或医师拿住，自己则拿住另一条系带转身，使两条系带汇合在一起，自己再系好。

2. 戴干无菌手套

打开手套袋，用一手自手套夹内捏住手套套口翻折部，将手套取出，然后先后将两只手插入手套内，注意勿触及手套外面，已戴手套的手不可触及皮肤，将手套翻折部翻回盖住手术衣袖口，用无菌盐水冲净手套外面的滑石粉。

（六）手术进行中的无菌原则及其他注意事项

（1）穿无菌手术衣和戴无菌手套后，肩部以上、腰部以下及背部（即腋中线以后）是有菌区，不能接触。

（2）坠落到无菌巾或手术台边以外的器械、物品，不准拾回再用。

（3）术中如手套破损或接触到有菌地方，应立即更换。前臂或肘部碰触到有菌地方，应加穿无菌袖套。无菌巾、布单如已被湿透，应加盖干的。

（4）切口边缘应以无菌巾或手术薄膜遮盖，仅显露手术切口。

（5）注意头勿过低，以免贴近手术野。

（6）术中尽量少讲话。咳嗽或打喷嚏时，头应转向手术台外。

（7）不能在手术人员背后传递器械及手术用品。

（8）手术人员需更换位置时，应小心，勿碰撞。邻近二人更换位置，应采取背靠背转身法。

（9）手术前应调整好光源照射部位，术中尽量减少调试灯光次数，以免灰尘飞扬造成污染。

（10）如接台手术，应先做无菌手术，其后按顺序为污染手术、感染手术、特殊性感染手术。

（11）做皮肤切口及缝合皮肤之前，需用70%～75%乙醇消毒缝缘皮肤。

（12）切开空腔脏器前，需先用纱布垫保护周围组织，以防止或减少污染。

（13）其他注意事项：

1）明确主刀、第一、第二、第三助手及手术护士（器械士）的位置及职责。

2）手术开始前要认真核对患者姓名及手术部位。

3）手术开始前及手术结束关闭（缝合）切开口前，要清点手术器械和敷料，以免遗留在人体内。

4）器械、物品应由手术护士传递，其他人不可自取，以免造成混乱。

5）对清醒患者注意遵守保护性医疗制度，避免术中讨论病情，以免对患者心理造成不良影响。

（赖佳明）

第三章
外科患者的水、电解质与酸碱平衡

第一节 水、电解质及酸碱平衡与紊乱

一、学习目的与要求

（1）了解体液的分布及其成分。

（2）了解体液平衡及渗透压的调节。

（3）了解酸碱平衡的维持与调节。

（4）熟悉水、电解质及酸碱平衡的重要性。

（5）掌握常见体液代谢的失衡类型、临床表现及其诊治方法。

二、学习方法与内容

（一）体液的分布及其成分

正常的体液容量、渗透压及电解质含量是机体保持正常功能的前提。外科疾病可能导致体内水、电解质和酸碱平衡的失调，处理这些问题成为诊治外科患者的一个重要内容。

水和电解质是体液的主要成分。体液可分为细胞内液和细胞外液两部分，其量与性别、年龄及胖瘦有关。肌肉组织含水量较多（75%～80%），而脂肪组织含水量较少（10%～30%）。因此成年男性的体液量约为体重的60%，而成年女性的体液量约为体重的50%。两者均有±15%的变化幅度。小儿的脂肪较少，故体液量占体重的比例较高，新生儿体液量可占体重的80%，不过随着年龄的增长，他们体内脂肪也逐渐增多，14岁之后体液所占比例已与成年人相当。

细胞内液绝大部分存在于骨骼肌中，男性细胞内液约占体重的40%，女性细胞内液约占体重的35%。而男性、女性的细胞外液均占体重的20%。细胞外液又可分为血浆和组织间液两部分。血浆约占体重的5%，组织间液约占体重的15%。绝大部分的组织间液能迅速地与血管内液体或细胞内液进行交换并取得平衡，这在维持机体的水和电解质平衡方面具有重要作用，故又可称此类组织间液为功能性细胞外液。另有一小部分组织间液仅有缓慢地交换和取得平衡的能力，它们具有各自的功能，但在维持体液平衡方面的作用甚小，故可称其为无功能性细胞外液。结缔组织液和所

谓"透细胞液"，如脑脊液、关节液和消化液等，都属于无功能性细胞外液。但是，有些无功能性细胞外液的变化，可造成体液量及成分的明显变化。无功能性细胞外液占体重的1%~2%，占组织间液的10%左右。

细胞外液和细胞内液中所含的离子成分有很大不同。细胞外液中最主要的阳离子是Na^+，主要的阴离子是Cl^-、HCO_3^-。细胞内液中的主要阳离子是K^+和Mg^{2+}，主要的阴离子是HPO_4^{2-}。细胞内液和细胞外液的渗透压相等，正常血浆渗透压为290~310mmol/L。渗透压的稳定对维持细胞内外平衡具有非常重要的意义。

（二）体液平衡及渗透压的调节

体液及渗透压的稳定是由神经-内分泌系统调节的。体液正常渗透压的恢复和维持是通过下丘脑-垂体后叶-抗利尿激素系统，血容量的恢复和维持则是通过肾素-醛固酮系统。这两个系统共同作用于肾，调节水及钠等电解质的吸收与排泄，从而维持体液平衡，使机体内环境保持稳定。

与渗透压相比，血容量对机体更为重要。所以当血容量锐减又兼有血浆渗透压降低时，前者对抗利尿激素分泌的促进作用远远强于低渗透压对抗利尿激素分泌的抑制作用。因此当这两种情况同时出现，我们应优先保持和恢复血容量，使重要器官的灌流得到保证，以维护机体生命安全。

（三）酸碱平衡的维持与调节

机体正常的生理活动和代谢功能需要一个酸碱度适宜的体液环境。通常人的体液保持着一定的H^+浓度，即保持一定的pH（动脉血浆pH为7.40±0.05）。人体在代谢过程中，不断产生酸性物质，也产生碱性物质，这将使体液中的H^+浓度经常有所变动。为了使血中H^+浓度仅在很小的范围内变动，人体通过体液的缓冲系统、肺的呼吸和肾排泄完成对酸碱的调节作用。

血液中的缓冲系统主要为HCO_3^- / H_2CO_3。

（1）HCO_3^-正常值平均24mmol/L；H_2CO_3正常值平均1.2mmol/L；两者比值为20∶1，血浆pH就能保持在7.40。

（2）肺的调节：CO_2经肺排出，可使血中PCO_2（二氧化碳分压）下降，即调节了血中的H_2CO_3。

（3）肾的调节：在酸碱平衡调节系统中起最重要的作用，通过改变排出固定酸及保留碱性物质的量，来维持正常血浆HCO_3^-浓度，使血浆pH不变。调节机制：Na^+-H^+变换、HCO_3^-的重吸收、产生NH_3与H^+结合成NH_4^+排出、尿的酸化，排出H^+。

（四）水、电解质及酸碱平衡的重要性

外科疾病会出现不同性质、不同程度的水、电解质及酸碱失衡问题，及时诊断并积极纠正这些异常是治疗该病的首要任务之一，因为任何一种水、电解质及酸碱平衡失衡的恶化都可能导致患者死亡。从外科手术角度，患者的内环境相对稳定是手术成功的基本保证。有电解质紊乱或酸中毒者，手术的危险性则会明显增加。如果手术很成功，但却忽视了术后对机体内环境的维持，

最终会导致治疗失败。因此，外科医师需重点关注术前如何纠正已存在的水、电解质紊乱和酸碱失衡，术中及术后又如何维持其平衡状态。

1. 水的摄入与排出

每日代谢产生固体废物35～40g，每克固体废物至少需要15mL尿将它们排出。因此，每日尿量不应少于500mL（尿比重1.030），但为减轻肾的负担，每日尿量最好在1 500mL左右（尿比重1.012）。所以，正常成人每日需水至少1 500mL，但以2 500mL左右较合理（如表3-1所示）。

表3-1　人体每日水的摄入与排出情况

摄入量/mL	排出量/mL
饮水 1 000～1 500	尿 1 000～1 500
食物中水 700	粪 150
内生水 300	不显失水：皮肤 500
	呼吸道 350
总量 2 000～2 500	总量 2 000～2 500

2. 电解质的生理作用

（1）维持体液渗透压与水平衡：K^+/HPO_4^{2-}；Na^+/Cl^-。

（2）维持体液酸碱平衡：构成体液内的缓冲系统。

（3）维持神经、肌肉的兴奋性：

$$神经、肌肉兴奋性 \propto \frac{[Na^+][K^+]}{[Ca^{2+}][Mg^{2+}][H^+]}$$

（4）K^+是许多酶的激活剂：糖原、蛋白质合成，需K^+参与。

3. 体液中的电解质浓度

正常人血浆或血清中的电解质浓度见表3-2。

表3-2　正常人血浆或血清中的电解质浓度

阳离子	浓度/mEg·L^{-1}	阴离子	浓度/mEg·L^{-1}
Na^+	142	Cl^-	103
K^+	5	HCO_3^-	27
Ca^{2+}	2	HPO_4^{2-}	2
Mg^{2+}	1	SO_4^{2-}	1
其他	4	有机酸	5
		蛋白质	16
总量	154	总量	154

4．消化液中的电解质浓度

消化液中的电解质浓度见表3-3。

表3-3　各种消化液每日分泌量及其电解质浓度

消化液	每日分泌量/mL	H^+/mEg·L^{-1}	Na^+/mEg·L^{-1}	K^+/mEg/L	Cl^-/mEg·L^{-1}	HCO_3^-/mEg·L^{-1}
唾液	1 500		9	25	10	12～18
胃液	2 000	0～90	40～100	10～45	50～140	0～5
胆汁	700		135～145	5	80～110	35
胰液	800		135～185	5	50～70	90
小肠液	>3 000		105～135	5～20	100～120	20～30

（五）体液代谢的失衡

体液失衡可以有3种表现：容量失衡、浓度失衡和成分失衡。容量失衡是指等渗性体液的减少或增加，此种失衡只引起细胞外液量的变化，而细胞内液容量无明显改变。浓度失衡是指细胞外液中的水分有增加或减少，以致渗透微粒的浓度发生改变，即渗透压发生改变。细胞外液中其他离子的浓度改变虽能产生各自的病理生理影响，但因渗透微粒的数量小，不会造成对细胞外液渗透压的明显影响，仅会造成成分失衡，如低钾血症或高钾血症、低钙血症以及酸中毒或碱中毒等。

1．水和钠的代谢紊乱

在细胞外液中，水和钠的关系密切，因此，缺水和/或钠丢失均会发生代谢紊乱。不同原因引起的水和钠的代谢紊乱，程度上可能不同，根据水和钠丧失的比例，可出现缺水少于缺钠，或多于缺钠情况。这些不同比例的缺失可引起不同的病理生理变化及临床表现。

（1）等渗性缺水：等渗性缺水（isosmotic dehydration）又称急性缺水或混合性缺水，水和钠等比例地丧失，这是外科患者最易发生的一种缺水。血清钠可在正常范围，细胞外液的渗透压也在正常值。

主要病因：①消化液的急性丧失，如肠外瘘、大量呕吐、腹泻、胆道引流等。②体液丧失在不易参与循环的体腔、感染区或软组织内，如腹腔内或腹膜后感染、梗阻的肠腔内、烧伤等。这些丧失的体液成分与细胞外液基本相同。

临床表现：由于患者既有缺水，也有缺钠，故可表现为：①缺水，舌干燥，眼窝凹陷，皮肤干燥、松弛，少尿等。②缺钠，恶心、厌食、乏力，可无明显口渴。③血容量下降，若在短期内体液丧失达到体重的5%（细胞外液的25%），患者会出现脉搏细速、肢端湿冷、血压不稳或下降等血容量不足之症状。当体液继续丧失达到或超过体重的6%～7%时（细胞外液的30%～35%），则会出现严重的休克，并可导致酸性代谢产物的大量产生和积聚，因此，大量体液缺失常伴有代谢性酸中毒。如果患者以呕吐为主，胃液中H^+的大量丧失会导致代谢性碱中毒。

诊断：主要依靠病史、临床表现可做出诊断。实验室检查见血红蛋白升高，血细胞比容升高、血钠正常，尿比重增高。必要时做血气分析，确定是否合并酸碱平衡失调。

治疗：①治疗原发病，消除引起等渗性缺水的病因，才容易纠正缺水。②液体选择，纠正细胞外液减少，可补充平衡盐溶液，常用的平衡盐溶液有乳酸钠和复方氯化钠注射液（1.86%乳酸溶液和复方氯化钠溶液之比为1：2）与碳酸氢钠和等渗盐水注射液（1.25%碳酸氢钠溶液和等渗盐水之比为1：2）2种，也可用等渗盐水（如0.9%的氯化钠溶液），使血容量得到尽快补充。等渗盐水中的Cl^-含量为154mmol/L，比血清Cl^-含量（103mmol/L）高51mmol/L，大量输入会导致Cl^-过高，引起高氯性酸中毒。③补充量，对已有明显缺水表现者，根据缺水的程度，按体重的百分比计算，其中1/2～2/3的等渗盐水快速静脉滴注，补充后再视缺水纠正程度决定是否继续补充剩余液体。脉搏细速和血压下降等症状者，需从静脉快速滴注上述溶液约3 000mL（按体重60kg计算），以恢复其血容量。也可根据血细胞比容计算补水量：等渗盐水（L）＝血细胞比容上升值/血细胞比容正常值×体重×0.25。④静脉快速输注上述液体时必须监测心脏功能，包括心率、中心静脉压或肺动脉楔压等，避免心力衰竭发生。⑤应补给日需要水量2 000mL和氯化钠4.5g。⑥纠正缺水后注意低钾血症的发生风险，在尿量达40mL/h后需及时补钾。

（2）低渗性缺水：低渗性缺水（hypotonic dehydration）又称慢性缺水或继发性缺水。如没有足够水和电解质补充的长期腹泻、幽门梗阻等。虽然水和钠同时缺失，但失钠多于失水，故血清钠离子浓度低，细胞外液呈低渗状态。

主要病因：①胃肠道消化液持续大量丢失，如反复呕吐、长期胃肠减压引流或慢性肠梗阻等。②大创面的慢性渗液。③长时间应用排钠利尿剂如氯噻酮、依他尼酸（利尿酸）等。④治疗等渗性缺水时补充水分过多。

临床表现：根据缺钠的程度，低渗性缺水可分为3度（如表3-4）。

表3-4　不同程度的低渗性缺水临床表现

缺水程度	每千克体重缺钠量	血钠/mmol·L^{-1}	临床表现
轻度	0.5	130～135	乏力、淡漠、头晕、手足麻木、口不渴、尿钠低、尿量正常
中度	0.5～0.75	120～130	上述症状加重，食欲不振、恶心、呕吐、嗜睡、脉快、血压不稳或下降、视力模糊、站立性晕倒、尿少、尿氯化物几乎为零
重度	0.75～1.25	120以下	出现中枢神经症状，如神志不清、肌肉抽搐、腱反射减弱或消失、木僵；休克

诊断：根据病史特点和临床表现一般不难作出低渗性缺水的诊断。实验室检查常发现血清Na^+浓度在135mmol/L以下，尿Na^+、Cl^-明显减少，尿比重常在1.010以下，血红蛋白、血细胞比容和尿素氮增高。

治疗：应积极纠正原发病因。针对低渗性缺水时细胞外液缺钠多于缺水、血容量不足的情况，应静脉输注含盐溶液或高渗性盐水。轻度或中度缺钠，可按每千克体重丢失钠0.5～0.75g估计补充，先补充半量，另加每日需要量4.5g。如重度缺钠患者应先补足血容量，以改善微循环和组织灌流。静脉滴注高渗的5%氯化钠溶液200～300mL，尽快纠正血钠过低。重度缺钠可按公式计算：

需补充的钠量（mmol）=[血钠的正常值142mmol/L－血钠测得值（mmol/L）]×体重（kg）×0.6（女性为0.5），同样先补充计算量的1/2，视纠正情况酌情再补。

换算：Na^+ 17mmol=lg钠盐，5%葡萄糖盐水含钠154mmol/L，5%氯化钠溶液含钠850mmol/L。

（3）高渗性缺水：高渗性缺水（hyperosmotic dehydration）又称原发性缺水或高钠血症，缺水多于缺钠，故以血清Na^+>150mmol/L、血浆渗透压>310mOsm/kg为特征。细胞外液的渗透压升高可使细胞内液移向细胞外间隙，导致细胞内液减少，最后会导致脑功能障碍。

主要病因：①水摄入量不足，多见于上消化道的炎症或肿瘤造成患者不能饮水，昏迷等危重患者给水不足等。②水丢失过多，常见于腹泻、高热大量出汗、烧伤暴露疗法、糖尿病昏迷等。

临床表现：最突出的表现为不同程度的口渴。根据症状的轻重，将其分为轻度、中度、重度3种（表3-5）。

表3-5　不同程度的高渗性缺水临床表现

缺水程度	占体重的百分比	临床表现
轻度	2%～4%	口渴
中度	4%～6%	严重口渴，唇舌干燥，皮肤弹性差，眼窝凹陷，精神差，疲软。尿少，尿比重高
重度	>6%	烦渴、明显的神经精神症状如躁动、幻觉、谵妄、高热、惊厥、昏迷、血压低、休克

诊断：①有缺水病史和口渴、皮肤弹性差、眼窝凹陷等临床表现。②尿比重高。③红细胞计数、血红蛋白量、血细胞比容轻度升高。④血清钠浓度在150mmol/L以上。

治疗：①尽早去除病因，补充足量的水。②原则上能通过胃肠道补充的可充分利用消化道补充，包括口服或鼻饲。不能进食或病情严重时，可采用静脉补液，给予5%葡萄糖溶液或0.45%氯化钠溶液。③补充已丧失液体量的估算方法：根据临床表现估计缺水程度，即轻度按体重的3%，中度按5%计算；重度按血Na^+浓度计算：补水量（mL）=[血钠测得值（mmol/L）－血钠正常值（mmol/L）]×体重（kg）×4。计算所得的补水量不宜在当日一次补充，以免发生水中毒。一般可分两日补给，当日先补充一半，余部分次日补给。④另外补充每日正常需要水量2 000mL，血容量补足的指标是每小时尿量30～40mL。⑤高渗性缺水者实际上也缺钠，在补水的同时应补钠，合并低钾时应补钾，经过补液治疗后，酸中毒仍未纠正的，应补充碱性溶液（5%碳酸氢钠溶液等）。

2．水中毒

水中毒（water intoxication）是指机体的摄入水总量超过了排出水量，以致水分在体内潴留，引起血浆渗透压下降和循环血量增多。

主要病因：①各种原因所致的抗利尿激素分泌过多。②肾功能不全，排尿能力下降。③机体摄入水分过多或接受过多的静脉输液。

临床表现和诊断：水中毒的表现可分为急性及慢性两类。急性水中毒的发病急骤，水过多所致的脑细胞肿胀可造成颅内压增高，引起一系列神经、精神症状，如头痛、嗜睡、躁动、精神紊乱、定向能力失常、谵妄，甚至昏迷；若发生脑疝会出现相应的神经定位体征。慢性水中毒的症状往往被原发疾病的症状掩盖，可有软弱无力、恶心、呕吐、嗜睡等症状；体重明显增加，皮肤苍白而湿润，有时唾液、泪液增多；红细胞计数、血红蛋白量、血细胞比容和血浆蛋白量均降低，血浆渗透压下降。

治疗：水中毒一经诊断，应立即停止水分摄入。程度严重者，除禁水外，还需用利尿剂以促进水分的排出。用20%甘露醇或25%山梨醇200mL静脉内快速滴注（20min内滴完），也可静脉注射袢利尿剂，如呋塞米（速尿）和依他尼酸。对于水中毒，预防显得更重要，对于急性肾功能不全和慢性心功能不全者，更应严格限制摄水量。

3. 体内钾的异常

钾是机体重要的矿物质之一。体内98%的钾存在于细胞内，是细胞内最主要的电解质。正常血清钾浓度为3.5～5.5mmol/L。钾有许多重要的生理功能，包括参与维持细胞的正常代谢，维持细胞内液的渗透压和酸碱平衡，维持神经肌肉组织的兴奋性，以及维持心肌正常功能等。钾的代谢异常有低钾血症和高钾血症，以前者为常见。

（1）低钾血症：血清钾低于3.5mmol/L为低钾血症（hypokalemia），临床上最常见。

主要病因：①补充钾不足，如禁食，或静脉补液中钾盐补充不够。②钾丢失过多，如呕吐、持续胃肠减压、小肠瘘等；应用利尿药、肾小管病变、长期应用皮质激素等。③钾分布异常，代谢性、呼吸性酸中毒或大量输注葡萄糖和胰岛素使细胞内液高钾、细胞外液低钾。

临床表现：低钾血症的最早表现为肌无力及腱反射减弱，严重时可软瘫。消化系统表现为吞咽困难、腹胀和肠麻痹等。呼吸系统表现为呼吸困难或窒息。循环系统主要表现为心律失常，典型的心电图改变是早期出现T波降低、变平或倒置，随后出现S-T段降低、Q-T间期延长和U波，但低钾血症患者不一定都有心电图改变。血清钾过低时，每由细胞内移出3个K^+，就有2个Na^+和1个H^+从细胞外移入，从而使细胞外液的H^+浓度降低，肾排H^+增多，可引起低钾性碱中毒，但尿却呈酸性，出现反常性酸性尿。

诊断：①有低血钾症的病史和临床表现。②血清钾<3.5mmol/L。③心电图检查有助于诊断。

预防和治疗：积极治疗原发病、补充钾盐预防和治疗低钾血症。

（2）高钾血症：血清钾超过5.5mmol/L称高钾血症（hyperkalemia）。此与肾脏难以排出过量的钾有关。

主要病因：①输入钾过多。大量输保存期较久的库血、口服或静脉补钾过多等。②细胞内钾外移。酸中毒、缺氧、大面积损伤（如挤压伤）、脓毒血症等，细胞内K^+大量释出，肾脏又不能及时将其排出体外。③排钾障碍。急性肾衰竭的少尿、无尿期，使用保钾利尿剂如螺内酯（安体舒通）等。

临床表现和诊断：可无症状，也可有轻度的神志改变、感觉异常和四肢软弱等。高钾血症危险的症状是心功能失常，如心动过缓、心律不齐，严重者出现心搏骤停。特别是血钾超过7mmol/L时，患者几乎都有心电图的改变。典型的心电图改变为早期T波高尖，Q-T间期延长，随后出现QRS增宽，P-R间期延长。

出现一些不能用原发病解释的临床表现，又有引起高钾血症的病因，即应考虑有高钾血症的可能，测定血钾浓度后可确诊，并应做心电图检查。

预防和治疗：预防高钾血症的发生很重要。应严格掌握使用钾盐的适应证、剂量和方法。高钾血症患者有心搏骤停的危险。主要应了解体内向细胞外释放钾的因素和肾排钾的能力。确需补充钾盐时，首选口服法，经静脉给药必须遵循补钾原则。一旦发生高钾血症，应尽快处理原发病和改善肾功能，其治疗包括以下措施。

1）停用一切含钾的食物和含钾盐的药物。

2）降低血清钾浓度，使K^+暂时转入细胞内。①先静脉注射5%碳酸氢钠溶液60～100mL，再经静脉滴注碳酸氢钠溶液100～200mL。高渗碱性溶液可增加血容量，使K^+得到稀释，又可使K^+移入细胞内或由尿排出，有助于酸中毒的治疗。Na^+可在肾远曲小管置换K^+，使K^+排出增加。②一般用25%葡萄糖溶液100～200mL，每5g糖加入1U胰岛素静脉滴注，可使K^+转入细胞内，暂时降低血清钾浓度。必要时，每3～4h重复给药。③因肾功能不全不能输液过多时，可使用10%葡萄糖酸钙溶液100mL、11.2%乳酸钠溶液50mL、25%葡萄糖溶液400mL，加入胰岛素20U，每分钟6滴，24h持续静脉滴注。

3）促进钾离子的排出。①阳离子交换树脂：可从消化道带走较多的钾离子。用法为每日口服4次，每次15g。为防止便秘、粪块堵塞，可同时口服山梨醇或甘露醇导泻。②使用利尿剂（如呋塞米等）促进K^+从尿液排出。③透析疗法：有腹膜透析和血液透析，一般用于上述疗法无法降低血清钾浓度时。

4）对抗心律失常。钙与钾有对抗作用，能缓解K^+对心肌的毒性作用，防止心搏骤停。一般可静脉注射5%氯化钙溶液5mL或10%葡萄糖酸钙溶液20mL。可重复使用，也可静脉滴注。

4．体内钙镁的异常

（1）低钙血症：机体内绝大部分钙（99%）以磷酸钙和碳酸钙的形式贮存于骨骼中。细胞外液钙量仅是总钙量的0.1%。正常血清钙浓度为2.25～2.75mmol/L，相对恒定。血清钙<2mmol/L引起的神经肌肉兴奋性增高被称为低钙血症（hypocalcemia）。

主要病因：急性重症胰腺炎、坏死性筋膜炎、甲状旁腺功能受损害、肾衰竭、胰瘘或小肠瘘均可使血钙降低。

临床表现和诊断：主要是神经肌肉兴奋性增强的症状，如烦躁、激动、口周和指（趾）尖有麻木及针刺感、手足抽搐和腱反射亢进。耳前叩击试验（Chvostek sign）阳性和束臂试验（cuff butter）阳性。

根据上述病因及临床表现，且血清钙低于正常时，可确定诊断。

预防和治疗：积极治疗原发病，并补充钙剂。临床常将10%葡萄糖酸钙10～20mL或5%氯化钙溶液20mL作静脉注射，并可多次给药。需要长期治疗者可服乳酸钙，同时补充维生素D或双氢速甾醇。如补充钙盐后仍有抽搐应注意有无低镁的可能，以便纠正。

（2）低镁血症：正常血清镁浓度为0.70～1.10mmol/L。低镁血症（hypomagnesemia）是指血清镁浓度<0.6mmol/L时出现的症状。较少单独发生，常在纠正其他电解质紊乱后，由于镁补充不足引起。

主要病因：长期禁食、厌食及长期深静脉营养未注意镁的补充、小肠大部分切除、肠瘘、慢性腹泻、长时间胃肠引流等，慢性肾盂肾炎，慢性肾小球肾炎，长期应用呋塞米、噻嗪类利尿剂、洋地黄及胰岛素等药物。其他可见于急性胰腺炎、过长时间哺乳、甲状旁腺功能亢进或不足。

临床表现和诊断：临床表现与低钙血症相似，有肌肉震颤、手足抽搐、大汗，严重时出现谵妄、定向力障碍、神志不清、惊厥、癫痫样发作乃至昏迷。凡有上述引起低镁血症的病因并有症状者，测定血清镁浓度可确定诊断。

预防和治疗：治疗原发病，静脉补充镁盐（氯化镁或硫酸镁）。可缓慢静脉滴注25%硫酸镁溶液5～10mL加5%～10%葡萄糖溶液500mL。若已发生抽搐，可将硫酸镁剂量加至10～20mL，但滴速不宜过快，以免发生急性镁中毒和心搏骤停。经上述治疗后症状可迅速好转，但需补镁2～3日才能完成缓解症状。

（六）酸碱代谢失衡

适宜的体液酸碱度是维持机体组织、细胞进行正常生命活动的重要保证。正常人的体液保持着一定浓度的H^+，即保持一定的pH值（动脉血浆的pH为7.40±0.05），以维持正常的生理和代谢功能。人体在物质代谢过程中，既产酸也产碱，故体液中H^+浓度经常发生变动。但人体能通过体内的缓冲系统，肺的呼吸和肾的调节作用，使血液内H^+浓度仅在小范围内变动，保持血液的pH为7.35～7.45，如果酸碱物质超量负荷，或是调节功能发生障碍，则平衡状态将被破坏，形成不同形式的酸碱失衡。血pH低于7.35称酸中毒（acidosis），pH高于7.45称碱中毒（alkalosis）。

原发性酸碱平衡失调可分4种类型（图3-1）：代谢性酸中毒、代谢性碱中毒、呼吸性酸中毒和呼吸性碱中毒。如同时存在2种或2种以上的原发性酸碱平衡失调，则称其为混合性酸碱平衡失调。

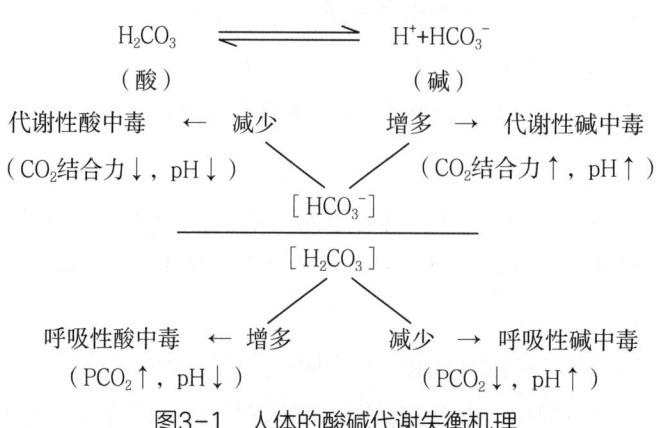

图3-1 人体的酸碱代谢失衡机理

1. 代谢性酸中毒

临床最常见的酸碱代谢失衡是代谢性酸中毒（metabolic acidosis）。由于酸性物质的积聚或产生过多，或体内HCO_3^-丢失过多，导致血pH低于7.35，这一酸碱代谢失衡状态称代谢性酸中毒。

主要病因：①碱性物质丢失过多。胆瘘、胰瘘、小肠瘘、腹泻、绞窄性肠梗阻、腹膜炎或输尿管乙状结肠吻合术后等，均有HCO_3^-的丢失。②酸性物质产生过多。休克、创伤致急性循环衰竭、组织缺血缺氧，可使丙酮酸及乳酸大量产生，发生乳酸性酸中毒。糖尿病或长期不能进食，体内脂肪分解过多，可形成大量酮体，引起酮症酸中毒。此外，大量应用酸性药物如氯化铵、精氨酸等也会引起酸中毒。③排酸障碍。肾功能不全、肾小管功能障碍、内生性H^+不能排出体外或HCO_3^-吸收减少，均可导致酸中毒。其中，远曲小管性酸中毒系泌H^+功能障碍所致，近曲小管性酸中毒则是HCO_3^-再吸收功能障碍所致。

临床表现和诊断：轻症常被原发病的症状掩盖。代谢性酸中毒突出的表现是呼吸深而快（为机体经肺增加CO_2排出的代偿性表现），有的呼气中可带酮味。还可有面部潮红、心率加速、血压偏低等症状。重症患者有疲乏、眩晕、嗜睡，可有感觉迟钝或烦躁。严重者出现神志不清或昏迷，伴有对称性肌张力减退、腱反射减弱或消失。对于休克患者，需注意严重的酸中毒会妨碍血管收缩药的升压作用。

有相应的病史及临床表现，应考虑有无代谢性酸中毒。做血气分析可明确诊断及了解其严重程度。如无条件做血气分析，可测定血液中的HCO_3^-或二氧化碳总量（TCO_2），也可测定二氧化碳结合力（正常为25mmol/L）和pH值。尿多呈酸性反应。

治疗：积极治疗原发病是纠正代谢性酸中毒的关键。若肾和肺的功能尚可，病因去除后较轻的代谢性酸中毒（HCO_3^-为16～18mmol/L）常可自行纠正，无须碱剂治疗。对血浆HCO_3^-低于10mmol/L的重症酸中毒患者，应立即输液和使用碱剂进行治疗。常用的碱性药物是碳酸氢钠溶液。该溶液进入人体内后即离解为Na^+和HCO_3^-。HCO_3^-与体液中的H^+结合成H_2CO_3，再解离为H_2O及CO_2，CO_2则自肺部排出，从而减少体内H^+，使酸中毒得以改善。Na^+留在体内则可提高细胞外液渗透压和增加血容量。每100mL的5%碳酸氢钠溶液含有Na^+和HCO_3^-各60mmol。在估计输给$NaHCO_3$的量时，有公式可以计算：

HCO_3^-需要量（mmol）＝[HCO_3^-正常值（mmol）－HCO_3^-测得值（mmol）]×体重（kg）×0.4

将计算值的半量在2～4h内输入。临床上根据酸中毒严重程度补给5%碳酸氢钠溶液，首次剂量一般为100～250mL。在用后2～4h复查动脉血血气分析及血浆电解质浓度，根据测定结果再决定是否需继续输给及输给量。边治疗边观察，逐步纠正酸中毒是治疗的原则。在酸中毒时，离子化的Ca^{2+}增多，故即使患者有低钙血症，也可能不出现手足抽搐。但在酸中毒被纠正之后，Ca^{2+}减少，便会发生手足抽搐，应及时静脉注射葡萄糖酸钙以控制症状。过快地纠正酸中毒还会引起大量K^+转移至细胞内，可导致低钾血症，应注意防治。

2. 代谢性碱中毒

体内H^+丢失或HCO_3^-增多导致血pH大于7.45的酸碱代谢失衡状态称代谢性碱中毒（metabolic alkalosis）。

主要病因：①酸性胃液丧失过多，是外科患者中发生代谢性碱中毒的最常见原因。如严重呕吐、长期胃肠减压等，使胆汁、胰液、肠液中的HCO_3^-未能充分被胃液的盐酸中和，吸收后血中HCO_3^-浓度增高，导致碱中毒。②碱性药物使用过多。长期服用碱性药物，大量输注库存血，抗凝剂入血后可转化成HCO_3^-，也会引起代谢性碱中毒。③缺钾。当血钾浓度低时，K^+从细胞内到细胞外，而Na^+和H^+进入细胞内，引起细胞内酸中毒和细胞外碱中毒。④利尿剂的作用。使用呋塞米和依他尼酸等利尿剂使尿排出的Cl^-比Na^+多，肾重新吸收入血的Na^+和HCO_3^-增多，可引起低氯性碱中毒。

临床表现和诊断：轻者无明显症状，较重者表现有呼吸变浅、变慢和中枢神经症状，如谵妄、精神错乱或嗜睡，严重时发生昏迷。血气分析显示血pH值和HCO_3^-增高，$PaCO_2$（动脉血二氧化碳分压）正常，也可能有血K^+或Cl^-减少。据此可以诊断。

治疗：首先应积极治疗原发疾病。对丢失胃酸过多或使用依他尼酸等过多者，可输注等渗盐水，以恢复细胞外液量并补充Na^+、Cl^-以纠正低氯性酸中毒，代谢性碱中毒时几乎都伴发低钾血症，故须同时补给氯化钾，但注意补钾应在患者尿量超过40mL/h后开始。呼吸和中枢神经症状较明显时（pH＞7.65），为迅速中和细胞外液中过多的HCO_3^-，可应用稀盐酸溶液或2%氯化铵溶液作静脉滴注，测定血Cl^-后按下列公式计算：酸需要量（mmol）＝〔Cl^-正常值（mmol/L）－Cl^-测定值（mmol/L）〕×体重（kg）×0.2。再按1mmol氯化铵＝54mg换算。由上述公式计算的需酸量在第一个24h内先输1/2量。

3. 呼吸性酸中毒

因肺泡通气功能障碍，不能有效排除体内生成的CO_2，使体内CO_2蓄积造成$PaCO_2$增高，血pH低于7.35，这一酸碱代谢平衡失调状态称呼吸性酸中毒（respiratory acidosis）。

主要病因：①呼吸道梗阻因素，如窒息、上呼吸道分泌物或异物阻塞、血气胸、急性肺水肿、支气管痉挛、喉痉挛、心搏骤停等。②医源性因素，如全身麻醉过深、镇静剂过量、呼吸机使用不当等。③慢性阻塞性肺疾病如肺气肿等。

临床表现和诊断：患者有胸闷、气促、呼吸困难、发绀等症状，严重者出现血压下降、谵妄、昏迷。血气分析显示$PaCO_2$升高、pH值降低，HCO_3^-正常或增高。

治疗：尽快治疗引起呼吸性酸中毒的原发病因，改善肺泡通气功能，迅速排出蓄积的CO_2。必要时可行气管插管或气管切开，使用呼吸机以改善换气。如因呼吸机使用不当引起呼吸性酸中毒时，应调整呼吸机频率、压力和容量。对于因慢性肺部疾病引起者可采取用相应的肺部处理措施。

4. 呼吸性碱中毒

因肺泡通气过度，体内生成的CO_2排出过多，引起血$PaCO_2$降低、血pH大于7.45，这一酸碱代谢平衡失调状态称呼吸性碱中毒（respiratory alkalosis），又称低碳酸血症。

主要病因：甲状腺危象、感染、高热、癔症、中枢神经系统疾病、低氧血症、轻度肺水肿、肺栓塞、肝衰竭和呼吸机使用不当等都可引起呼吸性碱中毒。急性呼吸窘迫综合征的早期症状常有呼吸性碱中毒。

临床表现和诊断：呼吸性碱中毒无典型表现。有出现呼吸急促、心率加快、手足麻木、抽搐者，血气分析显示$PaCO_2$和HCO_3^-下降、pH值增高，结合病史可做出诊断。

治疗：积极治疗原发病。用面罩或纸袋罩住口鼻，以增加呼吸道无效腔，减少CO_2呼出；吸入含5% CO_2的氧气，可提高$PaCO_2$。因呼吸机引起者应予及时调整。

第二节　体液和酸碱代谢失衡的临床诊治

一、学习目的与要求

（1）熟悉体液平衡失调患者的检查与诊断。

（2）认识各种液体的组成及其作用。

（3）掌握体液平衡失调的治疗原则。

（4）学习制订24h补液方案。

二、学习方法与内容

（一）体液平衡失调患者的检查与诊断

1．详细询问病史

（1）是否存在可导致水、电解质及酸碱平衡失衡之原发病：患者有无心、肺、肝、脑、肾及胰等器官的疾病，程度如何，有无休克、低蛋白血症和营养不良，如急性肠梗阻、肠瘘多出现等渗性缺水；幽门梗阻多引起代谢性碱中毒；呼吸抑制和呼吸不畅的疾病易导致发生呼吸性酸中毒。

（2）患者进食情况：包括水和食物的摄入情况，食物的质和量，不能进食的时间（成人禁食一天一般失水量约占体重的2%）。

（3）消化液丢失情况：各种消化液每日分泌量及其电解质浓度见表3-3，消化液丢失包括呕吐量、胃肠减压量、消化道外瘘排出消化液量、胆汁引流量、腹泻量及尿量（注意尿量减少或增多）。如有出血，应注意出血量。

（4）发热：高热持续天数，有无大汗，有无气管切开。

（5）有无水、电解质及酸碱平衡失衡的症状及体征。有关失水的症状，如有无口渴，尿少程度，有无头晕、食欲减退、恶心呕吐、疲乏、四肢软弱无力，有无烦躁、幻觉、谵妄、昏迷等神经精神症状。

（6）有无长期使用排钾性利尿剂、激素（肾上腺皮质激素或胰岛素），有无鼻饲高浓度要素饮食或静脉注射大量高渗糖或盐溶液，有无输入过多不含钾溶液等。

2．体格检查

（1）体温、脉搏、血压、呼吸（频率、深度，有无醋酮味），体重及神志改变情况。

（2）皮肤的弹性、色泽和温度，眼眶凹陷程度（婴儿前囟凹陷），唇舌黏膜湿润度及色泽，四肢浅静脉充盈情况（充盈时间超过5s，表示血容量不足），肌肉张力，肌腱反射，有无肌肉抽搐或病理性痉挛、四肢麻木和抽搐，有无腹胀、肠鸣音变化，有无心音及心律改变。

以上体征对水、电解质和酸碱平衡紊乱的诊断均无特征性的意义，因为这些体征在许多疾病患者中均可出现。因此，在诊断时，绝不能单凭这些体征就做出诊断，而应该综合所有临床表现及其化验检查做出判断。

3．实验室检查

（1）尿量、尿比重、尿pH值，尿钠、尿氯及尿常规的改变。

（2）血常规：血红细胞计数、血红蛋白及血细胞比容的改变。

（3）血清生化值的改变，如血清钠、钾、氯、二氧化碳总量（或二氧化碳结合力）浓度的改变。血尿素氮、肌酐、血糖及总蛋白浓度的改变，用电解质的离子平衡规律，即$Na^+ = (Cl^- + HCO_3^-) + 5$的公式去核实临床化验单中$Na^+$、$Cl^-$、$HCO_3^-$的数值是否合理正确。

（4）心电图检查，尤其疑有高钾血症、低钾血症、低钙血症等疾病时。

（5）必要时应做动脉血气分析，以及血、尿渗透压测定。

4．准确记录24h出入量

有助于了解血容量是否充足，补液是否足够及其肾功能等情况。

5．根据上述病史、体征和实验室检查结果，做出有关体液平衡失调的完整诊断

（1）原发病的诊断。

（2）有无失水，失水的性质与程度如何。

（3）有无电解质的失调，如高钾血症、低钾血症、低镁血症等。

（4）有无代谢性酸中毒，有无代谢性碱中毒（低氯性、低钾性），有无呼吸性酸中毒或呼吸性碱中毒。

（5）有无休克、心力衰竭、呼吸功能不全、肾衰竭等情况。

（二）临床上常用的治疗体液和酸碱代谢失衡的液体

1．按液体治疗性质

分为胶体液和晶体液。

（1）胶体液：临床上常用的胶体液有右旋糖酐、羟乙基淀粉注射液（706代血浆）、白蛋白、血浆蛋白溶液等。胶体液的优点有：①可作为血管内间隙扩容剂。②等溶扩容。③有利于快速复苏或抗休克。④维持胶体渗透压。⑤组织水肿轻、肺水肿轻。胶体液的缺点包括：①会影响凝血功能。②胶体液电解质含量不同。③半衰期不同。④可出现发热、过敏等不良反应。⑤价格昂贵。

（2）晶体液：临床上常用的晶体液有0.9%生理盐水、5%葡萄糖生理盐水、林格液、5%碳酸氢钠溶液等。晶体液的优点有：①迅速补充血容量，增加组织灌注。②足够的血管内停留时间。③不影响凝血功能。④改善微循环与组织灌注，有利于抗休克。⑤体内容易代谢和排出。⑥无过敏反应和组织毒性；⑦价格便宜。但晶体液使用不当或过量也会出现一些问题，包括：①分布容积明显大于胶体液。②难维持稳定的容量扩张；③引起明显的血液稀释。④导致胶体渗透压下降。⑤达终点指标用量大。⑥易出现更明显水肿，包括组织间隙水肿，肺功能的损伤和减少毛细血管内的血流量。

2．按液体渗透压

分为等渗溶液、低渗溶液和高渗溶液。

（1）等渗溶液：等渗溶液是指渗透量相当于血浆渗透压的溶液。临床上常用的等渗溶液有生理盐水（normal saline，NS）、5%葡萄糖氯化钠溶液（含5%葡萄糖溶液及0.9%氯化钠溶液）和5%葡萄糖溶液等。

（2）低渗溶液：低于血浆渗透压的溶液称为低渗溶液，如蒸馏水等。细胞在低渗溶液中可发生水肿，甚至破裂。

（3）高渗溶液：高于血浆渗透压的溶液称为高渗溶液，细胞在高渗溶液可发生脱水而皱缩，如10%葡萄糖液或50%葡萄糖液等。

3．按液体电解质成分

分为电解质溶液和非电解质溶液。

（1）电解质溶液：常用的电解质溶液有平衡盐溶液、5%葡萄糖生理盐水或林格液等。

（2）非电解质溶液：常用的非电解质溶液有5%、10%或50%葡萄糖溶液等。

（三）体液平衡失调的治疗

1．治疗原则

（1）解除病因：及时诊断和积极治疗原发疾病，控制体液的继续丧失。

（2）补充血容量：一般可用电解质溶液（如平衡盐溶液、5%葡萄糖生理盐水或林格液）和非电解质溶液（如5%或10%葡萄糖溶液）。但当体液丧失伴有低血容量性休克时，应先考虑输给胶体液（如血浆或低分子右旋糖酐等），以提高血浆胶体渗透压。输入的胶体液与晶体液的比例一般为1∶6。

（3）在恢复血容量的同时，应及时纠正酸碱平衡失调。

（4）补充电解质，如钾、钙、镁等。

2．制定24h补液方案

液体疗法的目的是纠正水、电解质和酸碱平衡紊乱，以恢复机体的正常生理功能。补液方案应根据病史、临床表现及必要的实验室检查结果，综合分析水和电解质紊乱的程度、性质而定。首先确定补液的总量、组成、步骤和速度。每日补液量包括补充累积损失量、补充额外损失量及供给每日生理需要量3个方面。

（1）补充累积损失量：补充累积损失量指补充发病后至补液时损失的水和电解质量。根据失水程度及体重计算累积损失量。

1）补液量：根据脱水严重程度而定。

轻度脱水：按体重的2%～4%计算（一般按4%计算）。

中度脱水：按体重的4%～6%计算（一般按6%计算）。

重度脱水：按体重＞6%计算（一般按7%计算）。

注意事项：①当日补给的液体量为上述计算量的1/2。②重度缺钠时，血清钠＜120mmol/L，在未测定血清钠时可按120mmol/L计算补给。③补充累积损失量时除补充盐量外，其余用5%～10%葡萄糖溶液补充。④使用5%氯化钠溶液应慎重，一般先输200～300mL，其余缺钠量用5%葡萄糖盐水（GNS）补给。使用5%氯化钠溶液时速度要慢，一般每分钟15滴。

2）补液成分：根据脱水性质而定。一般而论，低渗性脱水补充高渗溶液，等渗性脱水补充等渗溶液，高渗性脱水补充低渗溶液。若临床判断脱水性质有困难，可先按等渗性脱水处理。有条件者最好测血钠含量，以确定脱水性质。

等渗性脱水：补充累积损失量用5%葡萄糖生理盐水（或其他含氯化钠的电解质溶液，如平衡盐溶液）和5%～10%葡萄糖溶液各1/2。此种补法为外科临床最常用。

高渗性脱水：补充累积损失量全部用5%～10%葡萄糖溶液。

低渗性脱水：根据缺钠程度决定。

轻度缺钠，按每千克体重缺NaCl 0.5g计算。

中度缺钠，按每千克体重缺NaCl 0.5～0.75g计算。

重度缺钠，按以下公式计算：缺钠量（mmol或mEq）＝［142（mmol/L）—所测得的血钠值（mmol/L）］×体重（kg）×0.6（女性×0.5）。

换算：Na 17mmol＝1g钠盐。

选用制剂：5%葡萄糖盐水含钠154mmol/L，5%氯化钠溶液含钠850mmol/L。

3）补液速度：累积损失量应在开始输液的8～12h内补足，重度脱水或有循环衰竭者，应首先静脉推注或快速静脉滴入以扩充血容量，改善血液循环及肾功能，一般用2：1等渗含钠溶液（2份生理盐水加1份1.4%碳酸氢钠溶液）20mL/kg，总量不超过300mL，于30～60min内静脉推注或快速滴入。

（2）补充额外损失量：额外损失量是指补液开始后，因呕吐、腹泻、出汗、发热等继续损失的液体量。应按实际损失量补充，但腹泻患儿的大便量较难准确计算，一般根据次数和量的多少大致估计，适当增减。补充继续损失量的液体种类，一般用1/3～1/2的含钠液，于24h内静脉缓慢滴入。

胃肠道消化液丧失：胃肠减压，消化道外瘘，呕吐及腹泻等引起消化液丧失者，按实际丧失量补给，其中2/3为5%葡萄糖生理盐水，1/3为5%～10%葡萄糖溶液，每损失1 000mL应补10%氯化钾溶液10mL。胃肠道不同部位的消化液有不同的电解质含量，因此需选用不同的液体来补充。具体溶液的选择和用量参见表3-3。

发热：成人一般体温每升高1℃（从37℃开始），每千克体重补给3～5mL。可用5%～10%葡萄糖溶液补给，亦可用葡萄糖溶液和葡萄糖生理盐水各半补给。

出汗：①中度出汗（湿透1套衬衣裤），应补回液体500～1 000mL，其中5% GNS占1/6～1/3。②重度出汗（湿透2套衬衣裤），补回液体1 000～1 500mL，其中5% GNS占1/2。

气管切开：每日自呼吸蒸发的水分比正常多2～3倍，计1 000mL左右。每日补回5%～10%葡萄糖溶液1 000mL。

多尿：患者因无水、钠潴留而尿量超过2 000mL者，应按其增加的尿量补给等量液体。每1 000mL应补回氯化钠5g、氯化钾2g。

（3）供给每日生理需要量：不能进食的患者，每日仍然有体液排出及热量消耗，由此可以导致缺水、缺钠、缺钾和饥饿性酮症酸中毒。每日应补充当日生理需要量，包括成人每日生理需要量2 000～2 500mL，其中5%葡萄糖生理盐水500～1 000mL，5%～l0%葡萄糖溶液1 500mL，10%氯化钾溶液30mL（有尿时才补给）。

小儿：按体重计算。①体重在10kg以下者100mL/kg·d。②体重在10～20kg者，前10kg按①式计算，其余按50mL/kg·d计算，两者相加即为日需要量。③体重在20～30kg者，第一个10kg按①式计算，第二个10kg按②式计算，其余按20mL/kg·d计算，三者相加为日需要量。

小儿日需要量中1/4～1/3用5%葡萄糖生理盐水，其余用5%～10%葡萄糖溶液。夏天炎热时，日需要量可增加20%，用5%葡萄糖溶液补给。

新生儿出生一周内，因代谢率低，每日需要量按50～70mL/kg计算。其中1/5量用5%葡萄糖生理盐水补给（出生后第一、二天只补给葡萄糖溶液）。

大手术后24～48h，因抗利尿激素和醛固酮的分泌增加以致水钠潴留，故第一天成人日需要量补给5%葡萄糖溶液1 500～2 000mL即可，小儿日需要量减半，第二天日需要量照一般补给方法补给，但其中葡萄糖生理盐水成人不宜超过500mL。

（4）纠正代谢性酸中毒：TCO_2在18mmol/L以下者，按公式补给5%碳酸氢钠溶液。

5% $NaHCO_3$补给量（mL）=（27mmol/L－所测得TCO_2值mmol/L）×体重（kg）×0.5。

或HCO_3^-补给量（mmol/L）=[HCO_3正常值（mmol/L）－测得值（mmol/L）]×体重（kg）×0.4。

纠正代谢性酸中毒的注意事项：①上述计算量当日应在2～4h内补给1/2量，且应在补液总量中扣除等量的葡萄糖生理盐水。余下的1/2量应视患者的具体情况决定输全部或一部分。②轻度酸中毒（TCO_2在18mmol/L以上）者，暂不补碱，静脉输入生理盐水即可纠正。③纠正酸中毒不宜过速，一般不要使TCO_2超过18mmol/L，以免发生手足抽搐，神志改变和惊厥。④在酸中毒时，离子化钙增多，即使患者有低钙血症，也可无手足抽搐症状。但在纠正酸中毒后，离子化钙减少，便有发生手足抽搐的可能。

（5）纠正代谢性碱中毒：外科临床常见为低氯和低钾性代谢性碱中毒，故静脉输注生理盐水和氯化钾溶液多可纠正。如重度碱中毒合并低钠血症者可用高渗盐水（5%氯化钠溶液）纠正。

临床上一般少用盐酸溶液和氯化铵溶液，如患者情况危重，血浆HCO_3^-45～50mmol/L，pH>7.65时，可考虑用盐酸溶液。

0.1N HCl量（mL）=［103mmol/L－测得值（mmol/L）］×体重（kg）×2。

或酸需要量（mmol）=［Cl^-正常值（mmol/L）－测定值（mmol/L）］×体重（kg）×0.2，

再按1mmol氯化铵＝54mg换算。

当日内一般可供给计算量的1/2，纠正不宜过速。

盐酸溶液须经静脉导管缓慢滴入腔静脉内。

有手足抽搐者，可用10%葡萄糖酸钙溶液10mL静脉缓慢注射。

（6）纠正低钾血症：补钾必须严格遵守以下原则。①尿少不补钾：对无尿和少尿的患者不输钾盐；要求成人24h尿量超过700mL（或每小时尿量超过40mL）才能经静脉补钾。②补钾不过量：补钾无可靠计算公式，每日生理需要量为3g氯化钾，发生低钾血症时，24h补钾量不应超过6～8g，小儿按每日0.1～0.15g/kg计算；不足量可在次日给予。③补钾浓度不过高：不超过0.3%，即每1 000mL补液中含有氯化钾不得超过3g（10%氯化钾溶液30mL）。④补钾速度不过快：成人每分钟滴入速度不宜超过80滴，小儿滴注时间不短于4h。

补钾注意事项：①患者无尿或少尿时，应根据成人的血清电解质检测结果，在禁食的第1～4天开始每日补给10%氯化钾溶液20～30mL；手术后禁食患者在最初三天内，由于术后组织破坏，细胞内的钾不断外溢，要结合血钾监测情况慎重补钾；小儿对水、电解质平衡调节能力较弱，在禁食和手术后第二天就要开始补钾。②禁食多日，有消化液丢失，又合并低钾血症的成年患者，常需补给氯化钾5～6g或更多。③口服安全，凡能口服者应不用或少用经静脉补钾，即成人口服10%氯化钾溶液10～20mL，日服3次；小儿按每日服用量0.2～0.3g/kg计算。④严禁将10%氯化钾溶液作静脉推注，经静脉补钾过程中应监测血清钾和心电图的变化，以防造成高钾血症。

（四）治疗水电解质酸碱代谢失衡的注意事项

（1）当日补液总量＝累积损失量＋每日生理需要量＋额外损失量。

（2）各种补液公式只作参考，并非绝对法则。治疗中应密切注意病情变化，如神志、血压、脉搏、呼吸、尿量、中心静脉压等，边补给，边观察，根据患者的病情变化及时调整补液量、速度和种类。

（3）每日的总补液量于24h内的分配原则为：总补液量的1/2应在首8h内补完，其余的1/2可在随后16h内均匀输入。

（4）各种液体的补液顺序为：先胶体（白蛋白、血浆及右旋糖酐等）后晶体，先碱后盐，先盐（最好先给平衡盐液）后糖，高渗性缺水例外，糖盐交替，见尿才补钾。

（5）对心、肺、肾疾病的患者，在补液过程中应特别注意，避免过多、过快输液，对老年人及婴幼儿亦应注意补液的速度和量，以免加重病情。

（6）在补液过程中，应定时抽血查血生化（如血清钠、钾、氯和二氧化碳总量等）或血气分析，以便随时计算并调整补液和电解质的量。

（7）额外损失量从做出诊断后的当日算起。

（8）失水时因血液浓缩而掩盖了原有的低钾血症，因此当补给大量不含钾溶液纠正失水时，注意可能出现低钾血症的临床表现。

（9）代谢性酸中毒时掩盖了原有的低钾血症或低钙血症，补碱纠正酸中毒后，注意可能出现低血钾或低血钙的临床表现。

（10）代谢性碱中毒，外科常见为低钾低氯性，并同时伴失水、失盐，所以补充盐水和补钾多可纠正，临床极少用盐酸等溶液来纠正。

（11）尿少为失水的重要表现之一，但当输入过多的高渗溶液致溶质性利尿（渗透性利尿）时，注意患者尿量虽增多但同时可伴有失水。

（12）大量补充盐水易致高氯性酸中毒，可选用平衡盐溶液来补充，常用平衡盐溶液有2种：①1.86%乳酸钠溶液和复方氯化钠溶液（1∶2）。②1.25%碳酸氢钠溶液和0.9%NS溶液（1∶2）。

（13）手术前后的补液：手术前如果患者的情况良好，施行的是择期或限期手术、小型手术，术后不必补液。但大型手术需于手术当日清晨开始补液。手术中，除补给当日生理需要量外，还要加补手术野蒸发、体温升高、人工呼吸等额外损失量。手术后，在胃肠功能恢复之前，需补液数日。手术时，由于细胞的破坏，K^+由细胞内不断移出，致使血清K^+浓度升高，宜在手术后化验电解质后再给予补钾，但对手术后3日以上不能进食者，至少应每日补给10%氯化钾溶液30~40mL，避免钾的缺乏。

第三节　体液和酸碱代谢失衡的治疗举例

一、学习目的与要求

示教体液平衡失调的病例，结合临床讲授体液平衡失调的诊断、治疗原则和方法，制订出一份24h的补液方案。

二、学习方法与内容

水、电解质和酸碱代谢失衡是临床上很常见的病理生理改变。无论是哪一种平衡缺失，都会造成机体代谢的紊乱，进一步恶化会导致器官功能衰竭，甚至死亡。通过临床授课和病例示教或典型病案介绍，可进一步了解体液平衡在外科临床上的重要意义。

体液和酸碱代谢失衡的示范病例如下。

病例摘要：男性患者，50岁，体重60kg，因"腹痛、腹胀、呕吐、肛门停止排气排便1天"于2020年3月20日收入我院。作X线腹部立卧位照片检查示小肠低位梗阻。两年前因"阑尾炎穿孔"行"阑尾切除术"，患者有心悸、恶心、呕吐、乏力、尿少、头晕、口渴等表现，但无躁动、昏迷。

体格检查：体温37.5℃，脉搏101次/min，血压90/60mmHg，呼吸22次/min。患者神志清楚，口唇、舌干燥，面色潮红，眼窝凹陷，皮肤弹性降低。右下腹见手术切口瘢痕，脐周见肠型蠕动波，腹稍紧张，全腹压痛，无反跳痛，肠鸣音亢进。实验室检查：血钠135mmol/L，血钾3.0mmol/L，血氯93mmol/L，HCO_3^- 13mmol/L，尿比重1.032，红细胞6.0×10^{12}/L，血红蛋白160g/L，血细胞比容0.58。请做出完整诊断和制订出一份24h的补液方案。

病情分析：患者为典型的等渗性缺水，病因为急性机械性单纯性粘连性小肠梗阻伴呕吐引起体液急性大量丢失。有等渗性缺水的临床表现：恶心、乏力，尿少，口渴，口唇、舌干燥，皮肤弹性降低。实验室检查示血钠在正常范围，尿少，比重增加，血液有浓缩现象，这亦符合等渗性缺水的表现。患者有眼窝凹陷、脉搏细速、血压下降，表明有血容量不足，估计体液丧失达体重5%。另外，面色潮红、血HCO_3^- 13mmol/L，表明患者合并代谢性酸中毒。因此，完整诊断为：①急性机械性单纯性粘连性小肠梗阻。②等渗性缺水。③代谢性酸中毒。④低钾血症。⑤阑尾切除术后。

治疗：去除病因，解除肠梗阻，以减少水和钠的继续丢失。及时补充丢失的体液量。

1. 补液量应包括补充累积损失量和每日生理需要量

（1）补充累积损失量的计算：根据体重60kg，中度缺水，损失细胞外液已达体重的5%，因此累积损失量（mL）＝60（kg）×5%×1000＝3 000mL。先输入此量的1/2，即1 500mL。如仍不能纠正缺水，可将剩余1/2在8h后再输入。因为是等渗性缺水，液体应选用5%葡萄糖盐水、平衡盐溶液或生理盐水。

（2）补充每日生理需要量：约2 000mL，其中5%葡萄糖盐水500mL，5%葡萄糖溶液1 500mL。

（3）其他电解质：低钾血症补充10%氯化钾溶液60mL（应在尿量在40mL/h后才补，其中生理需要氯化钾溶液30mL），因平衡盐中Na^+、Cl^-的含量与体液基本相同，不会引起高氯血症，故生理盐水可用平衡盐溶液代替。

（4）其他液体种类：在纠正水、电解质平衡紊乱和酸碱平衡失调、输液总量不变的前提下，可根据病情需要适当用营养液代替葡萄糖溶液，如多种氨基酸、脂肪乳。

2. 酸中毒所需补碱量的计算

所需量（mmol）＝［HCO_3^-正常值（mmol/L）－HCO_3^-测定值（mmol/L）］×体重（kg）×0.4 ＝［27（mmol/L）－13（mmol/L）］×60（kg）×0.4＝336mmol。（根据每100mL的5%碳酸氢钠溶液含Na^+、HCO_3^-各60mmol计算），故336mmol的HCO_3^-可由5%碳酸氢钠溶液560mL提供。首先补充量为计算量的1/2，故先输注280mL。

3. 补液方法和种类

（1）第一日补液量为计算累积损失量的一半加每日生理需要量及所需碱量。故当日需补液总量为1 500mL（其中5%碳酸氢钠溶液280mL，其余为生理盐水）＋2 000mL（其中5%葡萄糖盐水或生理盐水500mL，5%或10%葡萄糖溶液1 500mL）＝3 500mL。另外加10%氯化钾溶液60mL（配成低于0.3%浓度）。

（2）第二日根据患者症状、体征改善情况以及血生化结果调整输液方案，如仍未改善，可继续补充已损失量的剩余一半＋生理需要量＋额外损失量（如胃肠减压抽出的胃液）等。

（陈创奇）

第四章
外科休克

一、学习目的与要求

（1）掌握休克的概念，了解休克的类型、病理生理特点。

（2）熟悉休克的临床表现和诊断。

（3）掌握休克的主要监测项目。

（4）熟悉休克的治疗原则。

（5）掌握低血容量性休克和感染性休克的临床特点和治疗。

二、学习方法与内容

（一）休克的概念、病因及分类、病理生理特点

1. 休克的概念

休克是机体受到强烈的致病因素侵袭后，有效循环血量锐减、组织血液灌注不足引起的以微循环障碍、代谢障碍和细胞受损为特征的病理性综合征，是严重的全身性应激反应。休克发病急骤，进展迅速，并发症严重，若未能及时发现及治疗，则可发展至不可逆阶段而引起死亡。

2. 休克的病因及分类

引起休克的病因很多，外科休克多由失血性、创伤性和感染性原因引起。休克的分类方法也很多，比如按病因、始动因素和血流动力学变化分类。按病因分类可分为低血容量性休克、感染性休克、心源性休克、神经性休克、过敏性休克5类。其中低血容量性休克和感染性休克最常见。

3. 休克的病理生理特点

休克由于病因不同，在病理生理方面有很大区别，但也有其共同的生理变化特点。这些特点为：微循环障碍、体液代谢改变、身体重要脏器受损等。

（1）微循环障碍：休克发生后微循环血量锐减，血管内压下降，通过应激反应，体内释放出大量的儿茶酚胺，引起周围小血管及微血管、内脏小血管及微血管的平滑肌包括毛细血管前括约肌强烈收缩，临床表现为皮肤苍白、湿冷，脉搏细数，尿量减少至30mL/h以下，此期为休克的早期，亦即休克的微循环收缩期，亦称休克的代偿期。如循环血量进一步减少，组织因灌流量不足而发生缺氧，迅速产生大量酸性物质如丙酮酸及乳酸等，导致微血管平滑肌对儿茶酚胺反

应性下降，微静脉血流缓慢而致微循环淤滞现象，致使大量血液潴留于毛细血管内，持续的缺氧使组胺大量产生，进一步促使已处于关闭状态的毛细血管网扩大开放范围，从而使回心血量进一步减少。临床表现为血压下降，一般认为收缩压<10.7kPa（80mmHg）、舒张压<8.0～9.3kPa（60～70mmHg），即为休克的微循环扩张期亦即休克的失代偿期。如休克状态仍未能得到有效控制，病情进一步发展，且毛细血管内血液黏稠度增加，毛细血管壁受损，微循环内形成大量微血栓，造成所谓的病理性血管内凝血，组织器官由于细胞缺氧损害而发生自溶导致这些组织血管发生器质性损害，此期为休克的晚期，即微循环衰竭期（DIC期）。

（2）体液代谢变化：休克时体内儿茶酚胺增多，儿茶酚胺作用于β受体，引起微动静脉吻合支开放，使血流绕过毛细血管加重了组织灌流障碍的程度。此外由于血液灌流量不足，通过一系列复杂的过程导致细胞破坏自溶，并引起心肌收缩力下降，加重血流动力学障碍。

（3）重要脏器受损：休克持续超过10h，即可发生内脏器官的不可逆损害。如有2个以上器官发生功能障碍，即为多脏器功能衰竭，这是造成休克死亡的常见原因。

（二）休克的临床表现和诊断

1．休克的临床表现

休克的发病原因不同，且其临床表现各异，但其共同的病程演变过程为：休克前期、休克期、休克晚期。

（1）休克前期：由于机体的代偿作用，患者中枢神经系统兴奋性提高，患者表现为精神紧张，烦躁不安，面色苍白，四肢湿冷；脉搏增快（<100次/min），呼吸增快，血压变化不大，但脉压缩小[<4.0kPa（30mmHg）]，尿量正常或减少（25～30mL/h）。若处理及时、得当，休克可得到很快纠正。否则，病情继续发展，很快进入休克期。

（2）休克期：患者表情淡漠、反应迟钝；皮肤、黏膜发绀或有花斑，四肢冰冷，脉搏细速（>120次/min），呼吸浅促，血压进行性下降（收缩压70～90mmHg，脉压差<20mmHg）；尿量减少，浅静脉萎陷、毛细血管充盈时间延长；患者出现代谢性酸中毒的症状。

（3）休克晚期：患者意识模糊或昏迷；全身皮肤、黏膜明显发绀，甚至出现瘀点、瘀斑，四肢厥冷；脉搏微弱；血压测不出、呼吸微弱或不规则、体温不升；无尿；并发DIC者，可出现鼻腔、牙龈、内脏出血等。若出现进行性呼吸困难、烦躁、发绀，虽给予吸氧仍不能改善，提示并发急性呼吸窘迫综合征。此期患者常因继发多系统器官功能衰竭而死亡。

2．休克的诊断

休克的诊断，常以有低血压、微循环灌注不足、交感神经代偿性亢进等方面的临床表现为依据。

诊断条件：①有发生休克的病因。②意识异常。③脉搏频率>100次/min，细或不能触及。④四肢湿冷，胸骨部位皮肤指压阳性，黏膜苍白或发绀，尿量<17mL/h或无尿。⑤收缩压<80mmHg。⑥脉压小于20mmHg。⑦原有高血压者收缩压较原有水平下降30%以上。

凡符合①，以及②、③、④中的两项和⑤、⑥、⑦中的一项者，诊断即可成立。

（三）休克的主要监测

1．一般监测

对一般情况及休克严重程度作出初步估计。

（1）精神状态：早期烦躁或精神紧张，以后转为淡漠、迟钝，意识模糊，甚至昏迷。

（2）肢体温度、色泽：四肢皮肤苍白、湿冷、弹性差，黏膜及甲床灰白或发绀，黏膜干燥，手、足背浅静脉萎陷。

（3）血压：一般认为上肢收缩压低于12.0kPa（90mmHg），脉压差＜2.7kPa（20mmHg）是休克的一种表现。但在休克早期或代偿期，由于交感神经兴奋，儿茶酚胺释放，舒张压升高，收缩压未明显降低而心排血量已降低，故更应注意脉压差的减少。此外应尽可能了解患者平时血压，有些患者平时血压就在10.5～12.0kPa（80～90mmHg），对于此种患者，不能仅凭血压而贸然将其诊断为休克。有些患者平时有高血压，发生休克后收缩压仍可能在16.0kPa（120mmHg）以上，而组织灌流已不足。一般发病后收缩压降低20%以上时，应警惕休克的出现。

（4）脉率：脉搏细速常出现在血压下降之前。若无其他因素的影响，心率随缺氧的程度而递增。

（5）尿量：观察每小时尿量的变化，平时肾功能无异常的患者，休克时尿量少于30mL。情况紧急时可观察10～15min（每分钟尿量少于0.5mL）。

2．特殊监测

（1）中心静脉压（central venous pressure，CVP）：休克患者如CVP＜6cmH$_2$O往往表示血容量不足，＞15cmH$_2$O可能存在心功能不全或肺血管阻力增高。CVP正常，则可能为血容量不足或心功能不全，应做补液试验鉴别。CVP由中心静脉血容量、右心收缩和舒张、静脉运动活力、胸腔内压、心包内压等因素决定。因此，如有胸腔或心包内压增高、重度肺疾病、心瓣膜病、心肌梗死、处于心直视手术后近期等情况，CVP就不能反映血容量。使用大量血管活性药物或正压性辅助呼吸也可影响CVP，在分析判断时应予考虑（静脉切开术及CVP测定方法详阅《外科手术学》）。

（2）肺动脉楔压（pulmonary arterial wedge pressure，PAWP）：应用Swan-Ganz漂浮导管，可测量的数据包括肺动脉压、PAWP，同时它还可以计算心排血量、心指数及氧代谢参数。PAWP低于正常值反映血容量不足，增高反映左心室压力增高。

3．实验室检查

（1）血细胞计数：熟悉红细胞计数、血红蛋白及血细胞比容，了解血容量变化，血液浓缩情况，也可了解失血、贫血情况。白细胞计数：感染性休克应检查。

（2）血型：做输血准备。

（3）尿常规：了解肾功能情况。

（4）血生化：血清Na$^+$、K$^+$、Cl$^-$、TCO$_2$、BUN、Cr等。

（5）动脉血气分析：动脉血氧分压（PaO$_2$）正常值为10.5～13.5kPa（80～100mmHg），PaCO$_2$正常值为4.5～6.0kPa（35～45mmHg）。休克时，如患者原无肺部疾病，由于常有过度换气，$PaCO_2$一般都较低。常有代谢性酸中毒。

（6）动脉血乳酸盐测定：正常值<2mmol/L。数值增高表示组织低灌注，动态监测更有利于判断休克复苏效果。

（7）弥散性血管内凝血（disseminated intravascular coagulation，DIC）的检查：血小板计数、凝血时间、凝血酶原时间、纤维蛋白原含量、3P试验、优球蛋白溶解试验。其他尚可见红细胞异形、破碎，血小板巨大畸形，抽出血液不凝固等。

（8）胃肠黏膜内pHi值监测：反映内脏组织局部灌流状态，有利于发现隐匿型休克。

4．其他

休克时间长者，应密切注意有无肾、脑、肺部并发症及DIC的发生。

（四）休克的治疗

1．治疗原则

（1）去除病因。

（2）尽快恢复有效循环血量。

（3）纠正微循环障碍，改善心脏功能，恢复人体的正常代谢。

（4）防治并发症，如代谢性酸中毒、DIC、急性肺水肿、休克、肺肾功能衰竭、脑水肿及心搏骤停等。

2．休克的治疗措施

（1）补充血容量：建立有效的补液通道（中心静脉穿刺、静脉切开或粗针头静脉穿刺）是抗休克的根本措施。不管是哪一型休克（除大部分心源性休克外）或同一型休克的不同阶段，都有不同程度的血容量不足，因此应首先扩充血容量，恢复循环血量。

（2）血管活性药物的应用：提高血压是使用血管活性药的目标，在充分容量复苏的前提下使用血管活性药，以保证重要脏器的灌注压。常用的血管活性药物有：收缩剂（多巴胺、去甲肾上腺素、间羟胺等）、血管扩张剂（α受体阻断剂和抗胆碱能药）、强心药（强心苷如毛花苷c和β受体激动剂如多巴酚丁胺）。

应用血管活性药物的注意事项：①必须先补足血容量。②可联合应用2种血管活性药。③用药开始的剂量（浓度）应较小，根据情况逐步加大剂量；停药的过程也应是逐渐减量的。④使用血管活性药，须与扩容和纠正酸碱失衡相结合。

（3）皮质类固醇的应用：应掌握指征，勿盲目应用，多用于治疗严重的感染性休克。

（五）低血容量性休克

1．临床特点

低血容量性休克是各种原因导致体内或血管内大量体液或血液丢失，引起有效血容量急剧减少所致的有效循环血量和心排血量减少、组织灌注不足、细胞代谢紊乱和器官功能受损的病理生理过程，包括失血性休克、创伤性休克、烧伤性休克等。低血容量性休克临床分度及其临床表现表4-1。

表4-1　低血容量性休克临床分度及其临床表现

临床表现	轻度	中度	重度	极重度
神志表现	神清 焦虑	神清 表情淡漠	意识模糊 反应迟钝	昏迷 呼吸浅，不规则
口渴程度	口干	非常口渴	极度口渴或 无主诉	无反应
黏膜色泽	面色苍白， 肢端稍发绀	面色苍白， 肢端发绀	皮肤发绀， 可有花斑	极度发绀或 皮下出血
黏膜温度	四肢温暖或 稍凉	四肢发凉	四肢湿冷	四肢冰冷
血压	舒张压80～90mmHg 脉压<30mmHg	舒张压60～80mmHg 脉压<20mmHg	舒张压40～60mmHg	舒张压 <40mmHg
脉搏	有力，≥100次/min	细数，100～120次/min	细弱无力	难以触及
心率	≥100次/min	100～120次/min	>120次/min	心律不齐
体表血管	正常	毛细血管充盈迟缓	毛细血管充盈 极度迟缓	毛细血管充盈 极度迟缓
尿量	尿量略减	<17mL/h	尿量明显减少或无尿	无尿
休克指数 （脉率/收缩压）	0.5～1.0	1.0～1.5	1.5～2.0	>2.0

2. 治疗

（1）病因治疗：尽快止血，纠正失血和失液的原因。必要时应一边抗休克，一边采取止血措施，特别是大出血，如不能尽快止血则难以纠正休克。

（2）输液量一般要大于估计的失血量或失液量。特别是中、重度休克时，不但要补充丢失的体液，而且要补偿血管的渗漏和扩大血容量。应根据休克的程度来选择输液成分。轻度休克的患者，可用等渗盐水或平衡盐溶液补充血容量；中度和重度休克的患者，需要相应的外源性成分补充，如全血、血浆、白蛋白、红细胞等。

（3）血管活性药和利尿药在单纯的失血/失液性休克时须慎重选用。因为这种休克的内源性血管活性物质释出不如感染性休克复杂，充分扩容后休克较易好转。反之，如血容量不足，使用血管药物会加重周围血液分布的紊乱，而用利尿药则可能起脱水作用。所以，这两类药物通常在积极液体复苏后血流动力学仍然极不稳定，为保障重要脏器的灌注压时使用。在失血性休克病因未解除时还需考虑损伤控制，不可盲目加大血管活性药物剂量，否则会导致出血量增加。

（4）纠正代谢性酸中毒，在积极液体复苏后pH<7.20者，可适量使用碳酸氢钠。注意失液引起的休克常伴电解质失衡，如低血钾、低血氯，应补充相关物质。大量输血可出现低钙血症，应给予葡萄糖酸钙。

（5）对顽固的低血容量性休克，即已输液扩容，纠正酸中毒，使用血管活性药等而效应不显著者，可试用高渗盐水治疗，使血渗透压上升，毛细血管前微动脉扩张，心排血量增加，因此，可能会增强其他抗休克药物的效应，促使重度休克逆转。

（六）感染性休克

1. 临床特点

感染性休克是微生物及其毒素等产物直接或间接引起的急性微循环灌注不足，导致组织缺氧、细胞损害、代谢和功能障碍，甚至多器官功能衰竭的危重综合征。常见于各种严重感染，如胆道感染、绞窄性肠梗阻、尿路感染、急性弥漫性腹膜炎、大面积烧伤、败血症等。

感染性休克以革兰氏阴性菌引起最常见，革兰氏阳性菌也可引起。革兰氏阴性菌感染引起的休克常为冷休克，革兰氏阳性菌或真菌感染引起的休克早期多为暖休克。应用血流动力学指标将感染性休克分为高动力型和低动力型2类（表4-2），高动力型对应暖休克，低动力型对应冷休克。

表4-2　感染性休克的临床类型及其临床表现

临床表现	暖休克（高动力型）	冷休克（低动力型）
神志	躁动、淡漠或嗜睡	清醒
皮肤色泽	苍白、发绀或花斑样发绀	淡红或潮红
皮肤温度	湿冷或冷汗	较温暖、干燥
毛细血管充盈时间	延长	1~2s
脉搏	细速	慢、搏动清楚
脉压	<4kPa	>4kPa
尿量	<25mL/h	>30mL/h

2. 治疗

治疗原则：扩充血容量，积极控制感染，纠正酸中毒，使用血管活性药物，使用糖皮质激素。

（1）行积极液体复苏，补充血容量：患者大多有体液丢失和摄入不足，血容量明显不足，故扩容剂量应较大，输注速度应较快，液体选择先晶体液后胶体液。因感染性休克时心功能常受心肌抑制因子影响，须防止输液过量引起肺水肿和心力衰竭。一般监测中心将静脉压作为扩容参考。

（2）控制感染：应用抗菌药物、积极处理原发感染灶。对病原菌尚未明确的，可根据感染部位、医院及病区的流行病学资料选用抗生素；已知致病菌则根据药敏结果选用抗生素。原发病灶是导致休克的主要因素，必须尽早处理。

（3）纠正酸中毒：酸中毒的纠正可增强心肌收缩力，恢复血管对血管活性药物的反应性，并防止DIC的发生。要纠正酸中毒，首先要扩张血容量，改善组织的低灌注状态，扩张患者血容量之后酸中毒也会随之缓解。对于扩容之后酸中毒改善不明显的，可尝试使用碱剂。首选的碱剂为5%碳酸氢钠溶液，其次为11.2%乳酸钠溶液（肝功能损害者不宜用）。

（4）血管活性药物：在液体复苏、纠正酸中毒后休克无好转时，酌情考虑使用。收缩血管和舒张血管的药物联合使用，可产生既能提高血压保障组织灌注压，又可改善微循环的作用。

（5）糖皮质激素：氢化可的松100～300mg，地塞米松8～10mg，缓慢静脉注射。

（王昭）

第五章

肿瘤

一、学习目的与要求

（1）了解肿瘤的发病概况。

（2）了解肿瘤的基本分类。

（3）熟悉肿瘤的临床表现及特点。

（4）熟悉恶性肿瘤临床病理分期方法。

（5）掌握肿瘤的临床诊断及治疗原则。

二、学习方法与内容

来自全球肿瘤流行病学数据库的最新数据显示，2018年全球预计有1 810万癌症新发病例和960万癌症死亡病例，其中亚洲男性占发病总数的近一半，死亡率达60%；亚洲女性占47.5%，死亡率接近一半。因此肿瘤目前仍然是威胁人民身体健康的重要因素之一。来自中国癌症登记中心的资料显示，中国癌症发病率、死亡率全球第一，新增病例数380.4万例、死亡病例数229.6万例。中国癌症发病率排在前10位的分别是：肺癌、乳腺癌、胃癌、结直肠癌、肝癌、食管癌、甲状腺癌、宫颈癌、脑癌、胰腺癌。除了极个别恶性肿瘤（如绒毛膜癌、部分非霍奇金淋巴瘤等），其他肿瘤可能通过外科手术治愈。

（一）肿瘤的基本分类

按肿瘤细胞形态的特征和肿瘤对人体器官结构和功能影响的不同，一般分为良性肿瘤和恶性肿瘤两大类。良性肿瘤生长速度缓慢，表面较光滑；并不侵入邻近的正常组织内；瘤体周围常形成包膜，因此与正常组织分界明显；除非长在要害部位，良性肿瘤一般不会致命，大多数可被完全切除，很少有复发。恶性肿瘤分为上皮源性的"癌"和间叶源性的"肉瘤"；癌即是最常见的恶性肿瘤；在恶性肿瘤中，这些增生的细胞除了会集结成肿块，还会扩散至其他部位增生。

临床工作中对于肿瘤的完整命名，往往包含了肿瘤的发病部位、病理特征和肿瘤的性质等，如胃窦低分化腺癌，"胃窦"代表疾病发病部位，"低分化"代表肿瘤分化程度和病理特征，"腺癌"代表上皮来源的腺体肿瘤，"癌"代表恶性肿瘤。因此，诊断治疗时不仅要确定肿瘤的部位，而且应尽量了解其组织学分类。

（二）肿瘤的临床表现及特点

肿瘤对机体形态、功能造成的影响，因肿瘤的性质、部位、所在器官的特点等而异。多数肿瘤的临床表现并不典型，早期肿瘤很少表现出临床典型症状，肿瘤发展到后期，良性肿瘤多数表现为压迫性症状，如疼痛、梗阻、肿块、出血、累及神经或者血液循环等方面的相应症状，症状暂时存在、缓慢加重，在肿瘤解除后，多数症状可以缓解。

恶性肿瘤的生长方式和良性肿瘤不同，呈浸润性快速生长，在生长过程中除了对发病脏器造成破坏之外，也会对周围组织脏器造成影响，同时会侵入血液系统发生转移。恶性肿瘤一般无包膜，与周围组织分界不清，固定、不能推动，表面高低不平，质脆，肿瘤中央可缺血、坏死，表面溃烂、出血。瘤体表面可呈菜花样。因其细胞成分、发生部位和发展程度有所不同，可呈现多种多样的临床表现，同时会伴有相关的全身症状表现，肿瘤终末期时呈恶病质表现等。

因所在脏器视肿瘤本身生物学行为的不同及病期各异，肿瘤的临床表现也不同，常见的自觉症状包括：①肿块。这是肿瘤的一个特定表现。身体浅表的肿瘤，常是患者或他人无意中察觉，体内器官的肿块早期不易被发现，而是等肿瘤长至一定程度因压迫、梗阻或侵犯神经引起相应的症状时才被发现。②疼痛。这是晚期肿瘤常见的临床症状，是促使患者就医的主要原因。常因肿瘤体积肿大引起包膜或骨膜的过度膨胀引起疼痛。椎体转移癌、肺癌或胰腺癌常可造成背痛。③异常的分泌物。身体各腔道有血性、脓性、黏臭性分泌物溢出时，需给予重视。鼻涕中或痰中带血、尿血、阴道出血、便血等常为该部位肿瘤生长和破溃的表现。乳腺乳头有血性溢液应除外乳腺导管内肿物或乳腺肿物。④脏器受到肿瘤侵犯所致症状。如侵及支气管引发咳嗽，侵及胆道导致黄疸，侵及消化道产生食欲减退或梗阻，侵及神经会表现出相应的感觉和运动障碍。⑤晚期肿瘤患者会出现发热、消瘦、乏力、气促等全身性症状。

（三）恶性肿瘤临床病理分期方法

1．临床分期法

根据肿瘤是否有转移，邻近器官受累情况和患者全身情况，可将癌（或肿瘤）分为早、中、晚三期。早期肿瘤小，局限原发组织层，无转移，症状不明显，患者一般情况好。中期肿瘤较大，侵及所在器官的各层，有局部淋巴结转移而无远处转移。患者可有症状而一般情况尚好。晚期肿瘤体积大，广泛侵犯所在器官并侵袭邻近器官组织，有局部或远处转移，症状重，患者一般情况差。

肿瘤的临床分期，对制订治疗方案和预后的推测有重要意义。一般早期多采用手术治疗；中期肿瘤多采用以手术为主的综合治疗，早期和中期肿瘤预后较好；晚期肿瘤多采用以化疗为主的多学科治疗方法，预后较差。

2．病理分期法

恶性肿瘤的细胞分化不良，可根据细胞分化程度分级来表示肿瘤的恶性程度。通常将癌分为

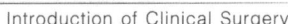

Ⅰ、Ⅱ、Ⅲ级，或高分化、中等分化、低分化三级，其恶性程度依次增高。

目前肿瘤分期方法多采用国际抗癌联盟（Union for International Cancer Control，UICC）对各种常见肿瘤分期的TNM分期方法，该分期方法与肿瘤的预后相关，也能动态地评价肿瘤治疗效果。TNM分期三要素分别是T（原发肿瘤）、N（区域淋巴结）、M（远处转移）。

和其他疾病类似，肿瘤的诊断方法包括病史采集、查体以及必要的特殊检查，病理诊断是确诊恶性肿瘤的重要依据，因此在不影响肿瘤的发展和对患者无危害的情况下，应尽量获得病理诊断。

（四）病史采集及体征

1. 病史采集

多数肿瘤的发病并不具有典型的临床症状。因此，病史的采集在肿瘤诊断中的价值更为重要，接诊患者时应深入询问某些进行性发展的症状，如肿块、疼痛、病理性分泌物、出血、消瘦、黄疸等，尤其对于中年以上患者。病程长短常可提示肿瘤的性质，同一症状持续多年的往往是良性肿瘤，而恶性肿瘤因为进展较快，其病史往往比较短，譬如在3个月内出现明显消瘦者，需要警惕消化系统恶性肿瘤的可能性。对患者所述症状，应逐一询问发生的时间、性质和变化程度；了解患者职业、生活环境，有无吸烟等嗜好，有无化学致癌物接触史等。有10%左右的肿瘤具有遗传性或家族聚集性，因此，对于肿瘤患者家族史和既往史的采集尤为重要，必要时需要对患者进行家系调查来掌握肿瘤的发病特点。

2. 体征

查体是肿瘤诊断的重要部分，应在全面、系统的检查基础上，再结合病史进行重点器官的局部检查。浅表肿瘤容易被发现，深部肿瘤要仔细查体或借助其他必要的检查方能确定。局部检查应包括肿瘤的部位、形态、硬度、活动度及与周围组织关系，同时进行区域淋巴结检查。根据患者的阳性体征检查可以有倾向性地进行特殊检查，譬如在进行体表淋巴结的查体时，发生在左侧锁骨上淋巴结无痛性肿大尤其是发生融合者，应该重点筛查消化道肿瘤的可能性。

（五）实验室检查及辅助性检查

1. 实验室检查

由于癌细胞的新陈代谢与化学组成都和正常细胞不同，新的抗原物质可以出现。有些恶性肿瘤细胞的抗原组成与胎儿时期相似，如原发性肝癌患者血清中出现的甲胎（alpha fetoprotein，AFP），AFP的特异性免疫检查测定方法对诊断肝癌最有价值。结肠癌的血清癌胚抗原（carcino-embryonic antigen，CEA）、胃癌的胃液胚胎硫糖蛋白抗原（fetal sulfoslycoprotein antigen，FSA）、胃癌相关抗原（gastric cancer associated antigen，GCAA）、α_2糖蛋白（α_2GP）也可作为诊断参考。另一类免疫学检查是用放射免疫或荧光免疫技术检测激素，如绒毛膜癌和恶性葡萄胎的绒毛膜促性腺激素。肿瘤组织中某些酶活性增高，可能与生长旺盛有关；有些酶活性降低，可能与分化不良有关。实验室酶学检查对肿瘤有重要辅助诊断作用。例如，肝癌患者血中γ－谷氨酰转肽酶、碱性磷酸酶、乳酸脱氢酶和碱性磷酸酶的同工异构酶均可升高；骨肿瘤的碱性磷酸酶活性增强而酸性磷酸酶活性弱；前列腺癌的酸性磷酸酶可升高；肺鳞状细胞癌的酯酶活性随分化程度降低而减弱。

2. 内镜检查

凡属空腔脏器或位于某些体腔的肿瘤，大多可做相应的内镜检查，如鼻咽、喉、气管支气管、食管、胃和十二指肠、胆道、胰、结直肠、膀胱、肾、阴道、宫颈等部位。内镜可窥视肿瘤的肉眼形态改变、采集肿瘤组织或行细胞病理形态学检查；或向输尿管、胆总管或胰管插入导管做X线造影检查。腔镜的发展提高了肿瘤诊断的准确性，并应用于肿瘤的分期，譬如腹腔镜的应用使胃癌的腹膜转移确诊率从5%提高到30%。

3. 影像学检查

随着医疗诊断技术的发展、诊断仪器的更新，各种影像学检查对肿瘤的诊断起着重要作用。包括X线透视、摄片、造影，CT或MRI断层扫描，超声检查，核素扫描及选择性血管造影等，都可提供确切的肿瘤定位诊断。

普通X线检查可确定肿瘤的位置、形状、大小等，并有助于判断肿瘤性质，使用范围广泛，但在肿瘤体积很小时，其准确率可能降低。常用于肺肿瘤、骨肿瘤、邻近肺部和侵及骨组织的其他肿瘤的诊断。结合造影剂检查适用于肿瘤与正常组织的X线对比差的部位，如消化道肿瘤可用钡餐或钡灌肠；应用造影剂后可以在X线上很好地显示泌尿系肿瘤位置和形状。CT对深部肿瘤，特别是颅内肿瘤与腹腔内实质脏器肿瘤的早期发现及定位很有意义。磁共振检查因有对人体无害、无电离辐射，可多方向断层摄影，图像分辨率高等优点，常用于实质脏器及骨性器官的检查，结合特殊造影剂如普美显，可增加对肝脏微小病变的诊断率。数字减影血管造影（digital subtraction angiography，DSA）对肿瘤的定位及肿瘤的血供等有价值。超声检查在肿瘤诊断中应用比较广泛，常用于肝、肾、脑、子宫和卵巢等部位的肿瘤的诊断和定位，对鉴别囊性或实性肿块有价值，并可以测定胸腔积液、腹水情况。结合造影剂的超声检查方法不仅可以提高肿瘤的诊断率，动态的定量分析也可以用于早期肿瘤治疗效果的评判。

4. 病理检查

病理被认为是肿瘤诊断的"黄金标准"，主要包括细胞学检查，如用浓集法收集痰、胸腔积液、腹水或冲洗液等；用拉网法收集食管和胃的脱落细胞；用印片法取得浅表的瘤体表面细胞；用穿刺法取得比较深的瘤细胞进行细胞学检查。缺点是该方法获得的组织细胞比较少且出现阳性率不高。活体组织检查是通过各种内镜、借助影像学穿刺或者施行手术切取获得组织，借助于病理技术直接发现肿瘤细胞。近几年分子病理学技术的发展提高了患者肿瘤确诊率。

（六）治疗原则

治疗肿瘤有手术、放射线、抗癌药物、免疫及中医治疗等多种方法，应根据肿瘤性质、发展程度和全身状态加以选择。目前普遍认为恶性肿瘤应以综合治疗效果最佳。

1. 良性肿瘤的治疗原则

良性肿瘤一般采用手术切除。早期的良性肿瘤对健康并无明显影响，对于不产生临床症状的良性肿瘤可考虑临床观察随访。良性肿瘤手术的适应证主要包括：易发生恶变倾向者，出现压迫症状或危及生命的并发症者；对劳动、生活及外观影响较大，并发感染者。切除良性肿瘤时，应连同包膜完整切除，并做病理检查。良性肿瘤其他治疗方法也包括放射、冷冻、激光等手段。

2. 恶性肿瘤的治疗原则

恶性肿瘤确诊后应根据肿瘤部位、组织来源、临床分期与病理学检查，尽早选择有效合理的治疗方法。早期或原位癌主要以手术、放疗、消融等局部治疗方式完整消除肿瘤组织，进展期肿瘤可选择包括手术、放疗、化疗、靶向及免疫治疗等在内的综合治疗方式。

（1）手术治疗：手术治疗是治疗恶性肿瘤最重要的手段，应被列为早、中期恶性肿瘤首选方法，某些早期肿瘤经手术切除后患者可完全治愈、长期存活。

1）根治性手术适用于早期和非远处转移进展期癌。手术切除范围包括癌肿所在器官大部分或全部，并连同一部分周围组织或区域淋巴结。例如典型胃癌根治手术包括了规则切除胃壁肿瘤原发灶及第1、2站淋巴结，即D2淋巴结清扫术。

2）姑息性手术适用于较晚期癌肿。病变广泛或有远处转移而不能根治切除的患者，可采取旷置或肿瘤部分切除手术，以达到缓解症状的目的。例如胃窦部癌引起幽门梗阻并有远处转移，而局部肿瘤尚游离者可行姑息性切除；若局部已不能或不宜切除者，可行胃空肠吻合以缓解胃潴留。

（2）放射治疗：放疗也是恶性肿瘤治疗的重要手段之一，部分低分化或未分化肿瘤对放疗比较敏感，如鼻咽癌、食管或肛管鳞状细胞癌、小细胞肺癌等都以放疗为主要治疗方式。放疗作为综合治疗策略中的重要方法，可提高临床治疗效果，如中低位直肠癌术前放疗联合手术能有效地降低局部复发率，乳腺癌根治手术后的辅助放疗也能延长患者的生存时间。

（3）化学药物及靶向药物治疗：化学治疗又称化学药物治疗。目前仍然是多数中晚期恶性肿瘤治疗的主要方式，同时也是以手术为主的综合治疗策略中重要的方式之一。临床上抗肿瘤药物按其作用机理分为5类：①影响核酸合成，如氟尿嘧啶、氨甲蝶呤、阿糖胞苷、巯基嘌呤、羟基脲等。②影响蛋白合成，如长春新碱、门冬酰胺酶等。③直接破坏DNA，如氮芥、噻替哌、环磷酰胺、白消安、丝裂霉素、博来霉素、丙正胺等。④嵌入DNA中干扰模板作用，如阿霉素、柔红霉素、光神霉素、丙脒腙等。⑤影响体内激素平衡，如性激素、肾上腺皮质激素等。此外，还有作用机制尚未明确的，如抗癌锑、斑蝥素等。按其对细胞增殖周期的影响，可分为：①周期非特异性药物，即对增殖周期各阶段起作用的药物，如氮芥、环磷酰胺、噻替哌、阿霉素等。②周期特异性药物，即仅对增殖某阶段起作用的药物，如氨甲蝶呤对S期细胞有效，长期新碱对M期细胞有效。

细胞增殖周期系指肿瘤组织内有较多的细胞处于增殖状态。细胞增殖周期有4个阶段：G_1期（前期）为DNA合成后期；M期为有丝分裂期。经此周期，每个细胞变成2个子细胞。然后有细胞又进入G$_1$期继续增殖；有的细胞处于G$_0$期（静止期）增殖，但仍有增殖分裂能力，可能转入G$_1$期；有的细胞则趋向老化死亡。了解药物与细胞增殖周期的关系，可以用打击不同增殖阶段细胞的几种药物联合；或按细胞增殖周期先后使用周期特异性药物和周期非特异性药物（称为序贯治疗），以提高治疗效果。例如，对结直肠癌可用氟尿嘧啶、奥沙利铂、伊立替康联合方案进行治疗。此方式相对于单药化疗可以把中位生存时间由10个月提高到20个月以上。

靶向药物抗肿瘤治疗更具有针对性，联合化疗能够取得更好的疗效。靶向药物主要分为针对肿瘤细胞或者肿瘤生存微环境两类，前者需要针对特定适合人群方能获益，胃癌患者中大约有10%存在*HER2*基因扩增，此类患者能够从化疗联合曲妥珠单抗治疗中获得额外的2~4个月的生存获益。而*RAS/BRAF*野生型左半结肠癌患者则可以从西妥昔单抗治疗中额外获得10个月以上的生存获益。靶向药物的研发和临床应用使恶性肿瘤的治疗更加精准化，治疗效果进一步提高。化疗和靶向药物治疗也是手术治疗的有效补充，治疗可以使一部分初始无手术机会的患者成功获得根治手术的机会。

（4）免疫治疗：免疫治疗能通过机体内部防御系统，经调节功能达到遏制肿瘤生长的目的。肿瘤免疫治疗的方法很多，可分为主动、被动和过继免疫，并进一步分为特异性和非特异性两类。

1）特异性免疫治疗指的是用患者的肿瘤切除标本，经麻疹疫苗、化学药物或放射线等处理后，制成肿瘤细胞悬液或匀浆，加完全或不完全佐剂制成瘤菌，进行自体或异体主动免疫。大部分患者治疗后主观症状得到改善；部分患者生存期有不同的程度延长；少数患者瘤块缩小，转移灶消退或癌性腹水消失。

2）非特异性免疫治疗常用卡介苗、短小棒状杆菌、麻疹疫苗等接种（主动免疫）。检查点抑制剂是用于增强免疫系统的免疫调节性抗体，可大大改善晚期恶性肿瘤患者的预后。主要包括程序性细胞死亡受体1（programmed cell death receptor-1，PD-1）和程序性细胞死亡配体1（programmed cell death ligand 1，PD-L1）抗体，以及细胞毒性T淋巴细胞相关抗原4（cytotoxic T-lymphocyte-associated antigen 4，CTLA-4）抗体，目前检查点抑制剂已经在多种实体肿瘤上应用并取得了令人鼓舞的疗效，大量的临床研究也正在探索免疫治疗联合手术的治疗方式，是一种有前途的治疗方法。

（彭建军）

第六章

输血

第一节 输血适应证与常用的血液成分

一、学习目的与要求

（1）掌握外科输血适应证。

（2）熟悉常见的血液成分。

二、学习方法与内容

（一）外科输血适应证

输血是外科治疗的一项重要措施。血液由不同血细胞和血浆组成，将供者血液的不同成分用科学方法分开，依据患者病情的实际需要，分别输入有关血液成分，称为成分输血，适用于大量失血、贫血、凝血功能异常的患者。急性失血患者，造血功能正常，出血前血象正常的成年患者，急性失血<20%，首先应有效止血，用晶体盐液充分扩容；急性失血20%～40%，一般在积极止血和扩容的同时应做好输血准备；如果出血量>40%，在积极扩容和输注红细胞的同时，应根据具体临床情况和有关实验室指标，适量补充冷沉淀、新鲜冰冻血浆、血小板制品等血液成分或凝血因子制品。

可根据2000年原卫生部《临床输血技术规范》中成分输血指南建议进行。

1. 红细胞悬液

用于需要提高血液携氧能力，血容量基本正常或低血容量已被纠正的患者。低血容量患者可使用晶体液或胶体液扩容。

（1）血红蛋白>100g/L，无输血指征，可以不输。

（2）血红蛋白<70g/L，应考虑输血。

（3）血红蛋白在70～100g/L，根据患者的贫血程度、心肺代偿功能、有无代谢率增高及年龄等因素决定是否输血。

2．血小板

用于血小板数量减少或功能异常伴有出血倾向或表现的患者。

（1）血小板计数$>100×10^9$/L，可以不输。

（2）血小板计数$<50×10^9$/L，应考虑输。

（3）血小板计数$50×10^9$～$100×10^9$/L，应根据是否有自发性出血或伤口渗血决定是否输。

（4）如术中出现不可控渗血，确定血小板功能低下，可不受上述限制。

3．新鲜冰冻血浆

用于凝血因子缺乏的患者，禁止用于扩容及促进伤口愈合。

（1）凝血酶原时间（PT）或活化部分凝血活酶时间（APTT）$>$正常值的1.5倍，创面弥漫性渗血。

（2）患者急性大出血输入大量库存全血或浓缩红细胞后（出血量或输血量相当于患者自身血容量）。

（3）病史或临床过程中表现有先天性或获得性凝血功能障碍。

（4）紧急对抗华法林的抗凝血作用。

（二）常用的血液成分

1．红细胞悬液

增强运氧能力，适用于各种急性失血患者的输血、各种慢性贫血患者。由200mL、300 mL或400mL全血离心后除去血浆，加入适量红细胞添加剂后制成。常用规格：1U、1.5U或2U。在$4±2℃$下保存，酸性枸橼酸钠葡萄糖（ACD）保存21天，枸橼酸盐磷酸盐葡萄糖（CPD）保养液保存28天，CPDA保存35天。要求交叉配合试验阴性。

2．洗涤红细胞

增强运氧能力，适用于对血浆蛋白有过敏反应的贫血患者、自身免疫性溶血性贫血患者、阵发性睡眠性血红蛋白尿症患者、高钾血症患者及肝肾功能障碍患者。由200mL、300mL或400mL全血经离心去除血浆和白细胞，用无菌生理盐水洗涤3～4次，最后加150mL生理盐水悬浮制成。白细胞去除率$>80\%$，血浆去除率$>90\%$，红细胞回收率$>70\%$。规格与保存同红细胞悬液。要求交叉配合试验阴性。

3．新鲜冰冻血浆

作用为扩充血容量，补充凝血因子。适用于补充凝血因子、大面积创伤、烧伤患者。含有全部凝血因子，血浆蛋白为6～8g/L、纤维蛋白原0.2～0.4g/L、其他凝血因子0.7～1U/mL。自采血后6～8h内速冻成块，保存在$-20℃$以下并于1年内使用。规格包括100mL、200mL等。要求与受血者ABO血型相同或相容，37℃摆动融化。

4．普通冰冻血浆

新鲜冰冻血浆保存一年后即为普通冰冻血浆。作用为补充稳定的凝血因子和血浆蛋白，主要用于补充稳定的凝血因子缺乏患者，如Ⅱ、Ⅶ、Ⅸ、Ⅹ因子缺乏者；手术、外伤、烧伤、肠梗阻等大出血或血浆大量丢失者。规格包括100mL、200mL等。保存在-20℃以下并于4年内使用。要求与受血者ABO血型相同或相容,37℃摆动融化。

5.冷沉淀

每袋由200mL血浆制成。含有Ⅷ因子80~100单位,纤维蛋白原约250mg,以及血管性血友病因子、因子XⅢ和纤维结合蛋白。保存在-20℃以下并于1年内使用。适用于甲型血友病、血管性血友病(vWD)、纤维蛋白原缺乏症患者。要求与受血者ABO血型相同或相容,37℃摆动融化。

6.机采血小板

用细胞分离机单采技术,从单个供血者循环液中采集,1个治疗量血小板含量为2.5×10^{11}/L,为250~300mL/袋,在22 ± 2℃(轻振荡)下用5天专用袋保存。此适用于血小板减少所致的出血及血小板功能障碍所致的出血者。ABO血型同型输注。

7.浓缩血小板

浓缩血小板为从采集的全血中分离出血小板,以200mL全血制备的血小板为1个单位,浓缩血小板含量为≥2.0×10^{10}个/单位。在22 ± 2℃(轻振荡)下保存,浓缩血小板在普通血袋的保存期为24h,在血小板专用血袋的保存期为5日。适用于血小板减少所致的出血及血小板功能障碍所致的出血者。需做交叉配合试验,要求ABO相合。

第二节 常见的输血并发症与输血疗效评价

一、学习目的与要求

(1)掌握输血并发症及其防治。
(2)掌握输血记录的书写内容。
(3)掌握输血疗效的评价,了解血液保护。

二、学习方法与内容

(一)常见的输血并发症

1.过敏反应

可表现为单纯荨麻疹、血管神经性水肿和呼吸障碍、休克等。

(1)临床特点:①轻度,出现皮肤瘙痒、红斑、荨麻疹、血管神经性水肿和关节痛等。②重度,出现支气管痉挛、口唇发绀、呼吸困难、肺部哮鸣音、喉头水肿直至窒息、休克。有些患者易伴发热、寒战、咳嗽、恶心、呕吐、腹痛和腹泻等症状。

(2)治疗:轻度。①一般暂缓输血,严格观察。②可应用抗组胺药物,如口服苯海拉明等,或肌肉注射盐酸异丙嗪，或地塞米松静脉滴注，或皮下注射0.1%肾上腺素等。重度。①立即停止输血。②保持呼吸道畅通，有喉头水肿危及生命时，应做气管插管或气管切开。③保持静脉输液畅通，立即皮下或肌肉注射0.1%肾上腺素0.5mL。④应用氢化可的松或地塞米松或甲泼尼龙静滴或静注。⑤倘若出现休克，可用升压药物静滴。⑥必要时行心肺功能监护等。

（3）预防：既往有输血过敏史者，输血前半小时予抗组胺药或应用类固醇类药等，不输注有过敏史献血者的血液制剂。

2．发热反应

常见的输血反应，输血中或输血后2h内体温升高1℃以上称为输血发热反应。

（1）临床特点：①常见于多次输血者或经产妇，并有反复发热史。②输血中或输血后发热，可伴有寒战、出汗、恶心、呕吐、皮肤潮红、心悸、头痛等症状。③外周血中白细胞轻度增高等。

（2）治疗：停止输血，保持静脉输液畅通。对寒战期患者，应注意保暖，给予异丙嗪25mg肌注或氢化可的松100mg静滴。对发热期患者，应注意物理降温，可给予药物退热。很多情况下患者常伴有过敏反应，可应用肾上腺皮质激素如氢化可的松或地塞米松静滴或静注。严密观察患者生命体征。

（3）预防：血液制剂及采输血器具应确保无致热原物质，采血与输血应严格无菌操作。对反复发生发热性输血反应者采取预防措施，输血前预服退热剂等。对怀疑或明确白细胞因素所致的发热患者，可选用去白细胞红细胞或洗涤红细胞输注。

3．溶血反应

溶血反应是指输血后发生红细胞破坏，以ABO血型不合输注最多见，且反应严重，Rh等血型不合输注引起的反应相对较轻。根据溶血发生缓急可分为急性（速发型）与慢性（迟发型）2种。

（1）发病机制：由于抗原抗体复合物触发由免疫介导的一系列病理生理过程，使红细胞在体内发生异常破坏而引起的不良反应。主要涉及三个相互关联系统，即神经内分泌系统、补体系统和血液凝固系统，可导致严重后果（休克、弥散性血管内凝血和急性肾衰竭）。

（2）临床特点：起病缓急与血型及输血量有关，若为ABO血型不合输注，患者输入10～50mL即可出现症状，输入200mL以上可发生严重溶血反应，甚至导致死亡。若为Rh血型不合输注，引起的反应多出现在输血后1～2h，随着抗体效价升高症状加重。

（3）程度：①轻度溶血，可出现发热、酱油色样尿或轻度黄疸，血红蛋白稍下降。②重度溶血，可出现寒战、发热、心悸、胸痛、腰背痛、呼吸困难、心率加快、血压下降，有酱油色样尿，甚至发生肾衰竭，少尿、无尿等。③休克，表现为烦躁不安、面色苍白、大汗、皮肤湿冷、脉搏细弱和血压下降。④弥散性血管内凝血，患者可发生广泛渗血及凝血障碍、皮肤淤斑、伤口出血等。全麻患者发生伤口渗血、出血不止和血压下降都是发生溶血的重要表现。

（4）诊断：

1）根据患者症状判断：①急性（速发型）。腰背疼痛、脸色潮红、寒战发热，尿呈酱油色等，手术麻醉中发生原因不明的血压下降、伤口过度渗血等。②慢性（迟发型）。多有输血史或妊娠史，输血后发生无其他原因导致的发热、贫血和黄疸等。

2）发生反应后，立即采集患者血液，分离血浆，观察血浆颜色呈粉红色，并行游离血红蛋白测定。

3）发生反应后，对第一次尿液（尿呈浓茶或酱油色）行尿血红蛋白测定，并检测尿常规。

4）复核交叉配血试验的血标本与患者血袋的标签信息是否一致。

5）对患者输血前后的血标本，献血者血标本与留样血标本或血袋残余血，复核ABO和Rh血型鉴定与交叉配血试验。

6）取输血后患者血标本中红细胞进行直接抗人球蛋白试验，若阳性表明存在血型不合输血的可能性。

7）检测患者血清间接胆红素、血浆游离血红蛋白、血浆结合珠蛋白、高铁血红白蛋白、尿含铁血黄素。外周血中可发生血红蛋白减少、网织红细胞增多、白细胞总数及中性粒细胞增多，伴核左移。

（5）治疗：即终止输血，建立静脉快速补液通路，积极预防休克、急性肾功能衰竭及DIC。严重病例应尽早进行换血疗法，若病情需要紧急输血，ABO溶血应选用O型洗涤红细胞输注；Rh溶血可选用Rh阴性ABO血型与患者同型悬浮红细胞输注。ABO溶血患者若需要输注血浆制剂，应给予输注AB型血浆、AB型冷沉淀。

（6）预防：加强医务人员责任意识，仔细核对血液制品的标签、血型鉴定与血液交叉配血试验血标本标签正确标识，严防任何差错。

4．细菌污染反应

常见污染细菌有大肠杆菌、铜绿假单胞菌、变形杆菌等革兰氏阴性杆菌，少数为革兰氏阳性杆菌等。

（1）临床特点：轻者，以发热为主。重者，在输注少量血液制剂后，立即出现寒战、高热、头胀、面色潮红、皮肤黏膜充血、烦躁不安、大汗、呼吸困难、干咳、恶心、呕吐、腹痛、腹泻、血压下降、脉搏细弱等，更严重者可发生休克、DIC和急性肾衰竭而死亡，亦可发生血红蛋白尿和肺部并发症。

（2）诊断：血袋中血浆混浊伴有膜状物、絮状物，出现气泡、发生溶血现象、红细胞变紫红色和有凝块时，提示可能有细菌污染。对血袋剩余血液、患者输血后的血标本及输血时所用补液进行细菌培养。可通过外周血白细胞总数和中性分叶核粒细胞增多等指标进行诊断。

（3）治疗：应用广谱抗生素或联合应用多种抗生素抗感染。须做到早期、足量应用。待血培养结果出来后，再选用对该细菌敏感的抗生素。

5．循环负荷过重

大量快速的输注血液制剂极易造成循环负荷过重，严重者可死亡。最常见于伴有心肺功能不全、慢性严重贫血或低蛋白血症等老年患者。

（1）临床特点：输血中或输血后1h内突然呼吸急促，出现胸闷、端坐呼吸、头部胀痛。亦常伴有极度恐惧、烦躁不安、面色苍白、口唇发绀、皮肤湿冷、大汗淋漓、脉搏细弱、咳嗽、咳粉红色泡沫痰等症状。少数患者可合并心律失常，严重者短时间内死亡。肺部听诊先有哮鸣音，后有湿啰音，颈静脉怒张，心率加快，心音减弱等。X线示肺水肿影像。

（2）治疗：立即停止输血，严密观察生命体征，取端坐位，四肢应注意保暖，给予吸氧、镇静药物、快速利尿等治疗。

（3）预防：根据患者的心肺功能情况及血容量确定输血量。选用红细胞悬液。宜遵循多次、小量、缓慢输血原则。

（二）输血记录

输血前的记录：①输血的临床适应证，输血前的相关检测指标（如红细胞计数、凝血功能筛查）。②决定输血的日期和实施输血的日期。③拟输注的血液成分及其容量或剂量，输血特殊需求，如洗涤或Rh阴性。④向患者说明输血有关的风险、必要性和可能替代方法，签署输血治疗同意书。⑤决定输血和/或下达输血医嘱的医务人员身份。

输血时的记录：①输血开始的日期和时间。②输注容量，输血前、中和后的观察记录。③输血结束的日期和时间。④输血是否达到预期效果的指标（如输血后患者血液成分增加值或症状改善）。⑤输血不良反应或不良事件的处理和结果。⑥输血后提供给患者的信息或建议。

（三）输血疗效评价

1. 红细胞输注疗效评价

结合患者血容量、失血量、输血量，输血前后实验室检查结果（血红蛋白、血细胞比容等），临床症状及生命体征的变化，综合评估患者输血后组织供氧、重要脏器功能的改善与临床出血控制情况，最重要的输血疗效判断在于患者的临床症状是否改善。粗略评价为一般成人（60kg体重）每输1个单位红细胞制剂约可提高血红蛋白5g/L或血细胞比容0.015；儿童按3mL/kg体重输入，大约可提高血红蛋白10g/L。如患者存在活动性出血，应积极进行止血。

2. 血小板输注疗效评价

主要监测临床止血效果、循环血中血小板计数、患者体内血小板存活时间、血小板功能。治疗性与预防性血小板输注评价均需进行临床表现和实验室检验指标方面的分析。衡量治疗性血小板输注有效性的最重要指标是临床止血效果，应观察、比较输注前后出血速度、程度的变化；预防性血小板输注应确认不会产生血小板减少性出血。血小板输注疗效的常用评价指标：输后血小板计数增高指数和血小板回收率。

3. 血浆和冷沉淀输注疗效评价

输注血浆的目的是补充一定量的凝血因子，用于轻度凝血因子缺乏伴出血患者，以达到止血目的。但由于血浆中的各种凝血因子含量不确定，因此，判断疗效时主要是依靠临床观察出血表现的改善情况。冷沉淀主要用于A型血友病，血管性血友病及纤维蛋白原、XIII因子或纤维结合蛋白量的减少或质的缺陷引起出血的患者，期望通过补充外源性的凝血因子达到止血目的。在判断疗效时主要依靠观察患者的出血表现是否得到改善，以及有关出凝血的检测指标。

（四）血液保护

血液保护的首要意义在于减少输血不良反应，科学有效地利用有限的血液资源，树立牢固的节约用血意识。符合条件的患者接受自体输血，减少输异体血的风险。自体输血是指采用患者自身的血液或血液成分，以满足本人手术或紧急情况下需要的一种输血疗法。自体输血有3种方法：贮存式自体输血、急性等容稀释自体输血及回收式自体输血。自体输血的患者，一般要求检测采血前血红蛋白浓度：男性≥120g/L，女性≥110g/L，血细胞比容≥0.34。

（周振海）

第七章
外科患者的代谢与营养治疗

一、学习目的与要求

（1）了解营养状态的评定方法、肠外营养制剂分类及每日需要量、肠外营养途径。

（2）熟悉肠内营养的并发症及防治。

（3）掌握肠外营养的并发症及防治。

二、学习方法与内容

1. 外科患者的代谢变化

（1）饥饿对机体代谢的影响：如长时间处于饥饿状态（超过1周），外源性能量底物和机体本身营养物质缺乏是整个饥饿反应的基础，饥饿时机体正常代谢途径可能部分或全部停止，一些途径则被激活或出现新代谢途径。饥饿早期，机体首先利用肝脏及肌肉中的糖原储备直至其耗尽，然后再通过糖异生作用为机体供能。脂肪动员产生大量酮体，蛋白质合成下降、肌肉分解为糖异生提供前体物质，大脑及其他组织逐渐适应以酮体作为机体供能的主要能源物质，从而反馈抑制骨骼肌蛋白分解，保存机体的蛋白质，保护机体更多的功能。

（2）手术创伤对机体代谢的影响：外科手术或创伤是对机体的急性强烈刺激，除引起组织的直接损伤外，还由于一系列可能伴同的因素引起神经内分泌与代谢改变，包括高代谢、高分解、营养物代谢异常、激素紊乱，同时组织损伤、严重感染可产生各种细胞体液性介质，如各种细胞因子、肽类物、白烯酸、白介素（IL-1、IL-2、IL-6）、肿瘤坏死因子-α（tumor necrosis factor-α，TNF-α）及一氧化氮（nitric oxide，NO）等，这些改变严重影响机体内环境的稳定，影响细胞能量代谢和功能，成为导致多器官功能异常甚至损害的重要原因。

1）能量代谢的变化：严重创伤、感染和大手术的外科患者，往往都存在高代谢状态。采用健康机体基础能量消耗估算公式Harris-Benedict（H-B）公式作为各种疾病状态下实际静息能量消耗值，结果显示择期手术后能量消耗约增加10%，严重创伤、感染、复杂大手术可增加20%～50%，其中大面积烧伤的能量消耗增加可高达100%。尽管间接测热法评估机体静息能量消耗值是判断患者能量需求的理想方法，但临床操作可行性不强，目前较多用经验评估患者能量的需求。如对于非肥胖的患者，25～30kcal/kg能满足大部分患者每日的能量需求，而对于BMI≥30的肥胖患者，推荐能量摄入为正常目标量的70%~80%。

[附：Harris-Benedict公式：男性：BEE（kcal/d）＝66＋13.7W＋5.0H－6.8A；女性：BEE（kcal/d）＝65.5＋9.6W＋1.85H－4.7A，其中W：体重（kg）；H：身高（cm）；A：年龄（year）]

2）手术应激下主要营养底物的代谢变化：

①碳水化合物代谢的改变：机体内肝糖原的储备约200g，如禁食或碳水化合物补充不足，24h即可耗尽体内的肝糖原。手术创伤后机体处于应激状态，机体内源性葡萄糖异生增加，利用减少，最终导致血糖在外周循环中积聚。虽然这时胰岛素的分泌量正常或增加，但胰岛素对葡萄糖利用明显受到抑制，细胞表面的胰岛素受体下调，亲和力下降，胰岛素受体信号传导障碍，肌肉组织中葡萄糖载体的改变，共同介导了胰岛素耐受机制。同时由于手术应激引起糖皮质激素、儿茶酚胺、胰高血糖素的分泌增加，也严重地影响了葡萄糖的氧化利用。在缺氧的情况下，患者机体高度依赖葡萄糖无氧酵解供能，这些都会表现为高血糖。

②脂类代谢的改变：手术、创伤后脂肪是患者体内的主要能量来源。正常机体主要为氧化游离脂肪酸供能，而外科应激患者主要为氧化甘油三酯供能。这时机体分泌大量的儿茶酚胺、类固醇等脂解激素加速脂肪分解，血清游离脂肪酸氧化从而为外周组织提供能量，同时也可代谢生成酮体。酮体的产生抑制了外科患者的肌肉分解，维持机体的蛋白质。虽然脂肪是手术、创伤等应激状态下机体获取能量的主要来源，但脂肪并不能完全取代葡萄糖，因为脂肪代谢进入的三羧酸循环需要乙酰乙酸的参与，而乙酰乙酸的产生依赖于葡萄糖的存在。

③蛋白质和氨基酸的改变：手术、感染、创伤的患者蛋白质合成和分解率均增加，但分解代谢超过合成代谢，表现为骨骼肌大量被分解，释放出大量的氨基酸。一部分输送到肝脏用于糖异生，另一部分如支链氨基酸（branched-chain amino acid，BCAA）可直接被肌肉组织摄取用于氧化供能。同时，肝脏尿素合成增加，并经肾脏大量排出，形成明显的负氮平衡，每日排出尿氮可达15~20g，相当于450~600g的骨骼肌丢失量。其程度和持续时间与患者术前营养及基础疾病、手术应激程度及应激后营养支持有关，并在很大程度上受体内激素水平的影响。

2．营养状态的评定方法

营养评价（nutritional assessment）是对患者营养状态进行全面的评估，评估手段包括临床检查、人体测量、生化及实验室检查、多项综合性营养评估人体组成测定等，其用于判定机体营养状况，确定营养不良的类型和程度，评估营养不良的风险，并监测营养支持的疗效。评定患者的营养状态是营养治疗的第一步，是考察营养治疗效果的方法。

（1）临床检查：通过病史采集和体格检查来发现是否存在营养不良。

1）病史采集：病史采集包括膳食调查，病史、精神史、用药史及生理功能史采集等。

①膳食调查联合采用24h膳食回顾法，3天连续食物称重、完成频率调查问卷，以了解有无厌食、食物禁忌、吸收不良、消化障碍等情况。

②病史采集需要了解有无存在影响营养素的病史：传染病、内分泌疾病、慢性疾病（如肝硬化、肺病及肾病等）、神经运动系统疾病等。

③用药史：包括代谢药物、类固醇、免疫抑制剂、放化疗、利尿剂、泻药等。

2）体格检查：可以及时发现恶病质、肌肉萎缩、毛发脱落、皮肤损害、水肿或腹水、维生素及微量元素缺乏的体征、必需脂肪酸缺乏的体征并判定其程度。世界卫生组织（world health organization，WHO）建议体格检查包含头发、面色、眼、唇、舌、齿、龈、面（浮肿）、皮肤、指甲、心血管系统、消化系统和神经系统等。

（2）人体测量：

1）体重：体重是机体脂肪组织、瘦组织群、水和矿物质的总和，是评估营养状态最简单、最直接的工具，总体反映人体的营养概况。但体重个体差异性较大，尤其对于伴腹水、腹腔巨大肿瘤、高钠饮食的患者，单纯的体重同时易受到体内水分潴留、骨骼肌或脂肪水平的影响。具体见表7-1。

表7-1　体重变化的评估标准

时间	中度体重下降	重度体重下降
1周	1%～2%	＞2%
1个月	5%	＞5%
3个月	7.5%	＞7.5%
6个月	10%	＞10%

2）身体质量指数（body mass index，BMI）：BMI是较常用于反映营养状况的指标，计算公式如下：BMI＝体重（kg）/身高^2（m^2）。中国人BMI的正常值为18.5～24，BMI＜18.5属于营养不良，BMI在24～28属于体重过重，BMI≥28属于肥胖。

3）皮褶厚度和肌围：人体测量学指标主要包括肱三头肌皮褶厚度（triceps skin fold，TSF）、上臂中部周径（middle upper arm circumference diameter，MAC）等。TSF的测量方法是患者站立，右臂自然下垂，患者也可卧床，右前臂横置于胸部，应采用同一位置多次测量。取肩峰尺骨与鹰嘴间的中点，检测者用拇指和食指捏起皮肤和皮下组织，使皮肤皱褶方向与上臂长轴平行，卡尺固定接触皮肤3s后再读数，取3次平均值。正常男性为11.3～13.7mm，女性为14.9～18.1mm。MAC的测量姿势与TSF相同，测量上臂中点的周长，MAC＝上臂中点周径（cm）-0.314×TSF（mm），男性MAC的正常值为24.8cm，女性为21.0cm。TSF和MAC的测量值如低于正常值的60%为重度营养不良，60%～80%为中度，80%～90%为轻度。通过皮褶厚度与臂围可初步推算机体脂肪及肌肉总量，但这些测量操作过程烦琐，不同测量的人员操作结果常存在误差，且测量结果受机体水肿的影响，因此测量的结果只能间接反映机体营养状况。

4）腰围：腰围是指腰部周径的长度。目前公认腰围是衡量脂肪在腹部蓄积程度最简单和实用的指标。腰围的测量方法是：患者空腹，着内衣裤，身体直立，腹部放松，双足分开30～40cm，测量者沿腋中线触摸最低肋骨下缘和髂嵴，将皮尺固定于最低肋骨下缘与髂嵴边线中点的水平位置，在调查对象呼气时读数，记录腰围。精确度为0.1cm，连续测量3次，取其平均值。如男性腰围＞85cm，女性腰围＞80cm者，患高血压和糖尿病的风险较高。

5）握力测定：握力是衡量上肢功能的重要指标之一。正常男性握力≥35kg，女性握力≥23kg。握力测定简便、快速、可重复操作、无创，能有效反映上肢肌肉功能，与机体的营养状况密切相关。握力测定可以早期识别患者营养状况的改变，动态评估营养状态，及时反映营养支持的疗效。

（3）生化及实验室检查：利用多种生化和实验室检查可测定蛋白质、脂肪、维生素、微量元素及人体的营养状况和免疫功能。其检测内容包括：①营养成分的血液浓度的测定。②营养代谢产物的血液及尿液浓度的测定。③与营养素吸收和代谢有关的各种酶的活性的测定。④头发、指甲中营养素含量的测定等。

1）内脏蛋白质含量测定：常用的内脏蛋白包括白蛋白、前白蛋白、转铁蛋白、视黄醇结合蛋白、纤维连接蛋白等，它们是营养评估的重要指标，营养不良时各项指标均有不同程度的下降。白蛋白的半寿期较长（14～20天），反映机体内较恒定的蛋白质变化情况；转铁蛋白及前白蛋白的半寿期均较短，分别为8～10天及2～3天，常能敏感地反映短期内的营养状态变化。

2）淋巴细胞计数：蛋白质营养不良常伴随机体免疫功能下降，表现为总淋巴计数的下降。外周血淋巴细胞正常值为$2.5 \times 10^9 \sim 3.0 \times 10^9$/L，因此定义血淋巴细胞计数波动于$1.5 \times 10^9 \sim 1.8 \times 10^9$/L为轻度营养不良，$0.9 \times 10^9 \sim 1.5 \times 10^9$/L为中度营养不良，少于$0.9 \times 10^9$/L为重度营养不良。

3）氮平衡测定：氮平衡是评价机体蛋白质和能量平衡的可靠指标，也可用于了解机体代谢的情况。其计算公式为：氮平衡＝氮摄入量［静脉输入氮量或口服蛋白质（g）/6.25］-氮排出量［尿中尿素氮（g）＋4g］。氮平衡的正、负值分别代表正氮平衡和负氮平衡，可用于指导营养支持治疗。正氮平衡时机体处于合成代谢状态，负平衡时机体处于分解代谢状态。

（4）综合性营养评估：为了更好地进行营养状况的评估，提高营养评估的准确性及全面性，将不同的单一指标结合起来形成综合性营养评估指标，用来评估患者的营养状况。其中以NRS 2002评分、PG-SGA、MUST等在临床上较为常见。

1）NRS 2002评分属于营养风险筛查，可预测住院患者现存的、潜在的与营养和代谢因素相关并可导致患者出现不利临床结局的风险。主要包括营养状态受损评分、疾病严重程度评分和年龄评分3个方面，若NRS 2002评分≥3分，则说明患者存在营养风险，需要进行营养支持治疗。NRS 2002评分简单、便捷、可操作性强、耗时少，无额外耗费，自发布以来，目前被欧洲临床营养与代谢学会（European Society for clinical Nutrition and Metabolism，ESPEN）、美国肠外肠内营养学会（American Society for Parenteral and Enteral Nutrition，ASPEN）、中华医学会肠外肠内营养学会（Chinese Society for Parenteral and Enteral Nutrition，CSPEN）等多个营养协会和美国重症医学会（Society of Critical Care Medicine，SCCM）推荐作为营养筛查的首选工具，临床上应用较广泛。

2）PG-SGA是在SGA的基础上发展起来的，专门为肿瘤患者设计的营养状况评估方法，PG-SGA由患者自我评估及医务人员评估2部分组成，具体内容包括体重、膳食摄入、症状、活动和身体功能、疾病与营养需求的关系、代谢方面的需要、体格检查等7个方面。总体评估中的定性评估及定量评估相关性良好。定量评估分为4级：0～1分为营养良好，2～3分为可疑营养不良，4～8分为中度营养不良，≥9分为重度营养不良。定性评估结果分为（A）营养良好（0～1分）、（B）可疑/中度营养不良（2～8分）、（C）重度营养不良（≥9分）3个等级。PG-SGA对肿瘤患者具有特异性、有效性等优点，被营养饮食学会（Academy of Nutrition and Dietetics，A.N.D）认可并广泛推广与应用。

3）MUST主要用于老年患者的营养评估，主要根据BMI、近三个月内体重丢失情况、急性疾病影响因素3个方面。总分0分为低度风险，1分为中度风险，2分或2分以上为高度风险。MUST评分简单易行，操作方便，对老年患者的死亡率及住院时间有着很好的筛查作用，且与其他筛查工具（NRS 2002评分、PG-SGA等）的预测效果有着较高的一致性。

（5）人体组成测定：人体组成测定可准确测量机体不同成分的组成含量，通过了解不同成分的动态变化检测营养支持治疗的效果。目前临床上人体组成测定常用的方法有双能X线吸收测定法（dual energy X-ray absorptiometry，DXA）和生物电阻抗分析法（bioelectrical impedance analysis，BIA）。DXA通过X线球管释放2种不同能量的调光子穿过人体，由于不同组织对光子束的衰减和吸收不一样，经过计算机处理后能准确测得脂肪量与去脂软组织量，被认为是测定体脂含量的金标准，但由于检测价格昂贵，可重复性差。BIA基于人体组织成分的电特性不同的原理，通过电极系统向被检测者体内导入微弱的交流电流，检测脂肪组织与非脂肪组织的电阻抗值，以此获取人体成分组成数据。生物电阻抗技术具有操作简便、无损伤、价格低廉、可重复性强和安全等优点，被广泛应用于临床人体组成测定。

3. 肠内营养

肠内营养（enteral nutrition，EN）是指经胃肠道提供代谢需要的营养物质及其他各种营养素的营养支持方式。EN可根据进食途径的不同，分为口服营养补充（oral nutritioal supplement，ONS）和管饲2种方式。ESPEN和ASPEN指南建议：只要胃肠道解剖与功能允许，应首选EN。

（1）EN的适应证和禁忌证：手术、麻醉等应激均可导致肠黏膜缺血-再灌注的损伤，严重者将导致肠道菌群紊乱，细菌、内毒素易位，引起全身急性反应甚至脓毒症、多器官功能障碍综合征（multiple organ dysfunction syndrome，MODS）。EN直接刺激胃肠道有利于预防肠黏膜萎缩，保护肠屏障功能。因此凡有营养支持指征、胃肠道功能正常或存在部分功能可利用的患者，均应首选肠内营养。EN的适应证：①胃肠功能正常，但营养物质摄入不足或不能摄入者。如意识障碍或昏迷、无进食能力者；吞咽和咀嚼困难者；高分解代谢的患者，如严重感染、手术、创伤患者。②消化道疾病稳定但胃肠道功能不良者，如消化道瘘、短肠综合征、炎性肠疾病和胰腺炎等患者。EN的禁忌证：①机体存在严重感染、休克而不能进食者。②复杂消化道瘘并腹腔感染者。③肠梗阻患者。④短肠综合征患者，有功能的小肠不足50cm。⑤处于急性炎症期的炎症性肠病伴严重腹泻患者。⑥严重营养不良、肠壁水肿及衰弱者。

（2）ONS：ONS以增加口服营养摄入为目的，将能够提供多种宏量营养素和微量营养素的营养液体、半固体或粉剂的制剂加入饮品和食物中经口饮用。ONS的营养摄入方式上属于肠内营养，但更接近患者的自然进食。一般是以液体或半液体的形式为主，将碳水化合物、脂肪、蛋白质、各种微量元素按照一定的比例制成的特殊医学用途配方食品（foods for special medical purposes，FSMP），或以粉末状的形式通过相应的调配方法做成具有固定能量的制剂。

它具有符合生理状态，能维持肠道结构和功能的完整，费用低，使用和监护简便，并发症较少等优点，因而是临床营养支持首选的方法。临床上肠内营养的可行性高低取决于患者的胃肠道是否具有吸收所提供的各种营养素的能力，以及胃肠道是否能耐受肠内营养制剂。只要满足上述2个条件，在患者因原发疾病或因治疗的需要不能或不愿经口摄食，或摄食量不足以满足机体合成代谢需要时，均可采用ONS。

（3）肠内营养途径的选择：对于ONS无法满足热量及蛋白质目标量，或无法经口进食的患者，应选择通过管饲途径进行肠内营养。肠内营养的管饲途径最常用的是鼻胃管，也有鼻肠管、经皮内镜下胃造口术（percutaneous endoscopic gastrostomy，PEG）、空肠造瘘等途径。鼻胃管途径是指管饲途径是鼻饲管，管的尖端在胃腔内。鼻胃管途径的优点在于胃的容积大，对营养液的渗透压不敏感，适用于各种完全性营养配方，但存在误吸和反流的风险。鼻肠管途径是指管饲途径是鼻饲管，管的尖端在十二指肠或空肠内，减少了反流风险，主要适用于胃或十二指肠连续性不完整（胃瘘、幽门不全性梗阻、十二指肠瘘、十二指肠不全性梗阻等）和胃或十二指肠动力障碍的患者。由于长期留置鼻胃管或鼻肠管会导致患者呼吸系统并发症的增加，咽喉不适等，仅适用于预期肠内营养管饲时间较短的患者。胃/空肠造口优点在于避免反流与误吸，并可同时实施胃/肠减压（对胃十二指肠肠外瘘或胰腺疾病尤为适合），可满足长期喂养的需求，具体可采用手术造口、经皮内镜辅助胃/空肠造口。经皮内镜具有不需要麻醉及不需要切开腹壁的优点，安全性高，创伤小，操作简易，是操作的首选。

（4）EN制剂的分类：2002年版的《国家基本药物目录》将EN制剂按蛋白质来源分为4大类：①氨基酸型和短肽型（要素型）。②整蛋白型（非要素型）。③模块型。④特殊治疗用制剂。其中氨基酸型、短肽型、整蛋白型可进一步分为平衡型和疾病型。

无论是氨基酸型或多肽型的要素型EN制剂均是由单体物质（氨基酸或多肽）、葡萄糖、脂肪、矿物质、维生素和微量元素组成的混合物，其具有成分明确、营养全面、无渣或低渣、不需要消化液或仅需要极少消化液、容易被机体利用、不含乳糖等特点，但其口感差、渗透压高，甚至可能发生高渗性腹泻，适用于胃肠道消化和吸收功能受限的患者，如短肠综合征、胃肠术后胰腺炎恢复期、胃肠术后合并放射性肠炎。氨基酸型EN的禁忌证为：完全性肠梗阻、肠道功能衰竭、严重腹腔内感染。

非要素型EN是以整蛋白或蛋白质游离物为氮源，可添加膳食纤维以改善胃肠道功能；刺激消化腺体分泌消化液帮助消化和吸收；含有中链甘油三酯，更利于脂肪的代谢吸收。具有口感好，口服或管饲均可，使用方便，耐受性佳，渗透压接近等渗不易引起高渗性腹泻等特点，适用于胃肠功能较好的患者，是应用最广泛的肠内营养制剂。

模块型EN是仅以某种或某类营养素为主的肠内营养制剂，它可对完全肠内营养制剂进行补充或强化；也可以2种或2种以上的模块组成配方以满足患者的特殊需要。模块型EN制剂中主要有氨基酸模块、短肽模块、整蛋白模块、糖类模块、长链甘油三酯模块、中长链甘油三酯模块和维生素模块等。

特殊治疗用制剂：此类制剂是根据不同疾病特征设计的针对特殊患者的专用制剂，如糖尿病、肝病、肿瘤、肺病、肾病、创伤等患者或婴幼儿专用制剂。

（5）EN营养物质的选择：输注肠内营养制剂时应考虑多个方面。①胃肠道功能的吸收能力：胃肠道功能正常者，应采用整蛋白型制剂以避免肠黏膜萎缩；胃肠道功能受损（如胰腺炎、胆道梗阻）或吸收功能障碍（如短肠综合征、放射性肠炎）者，则应采用易吸收，对消化液依赖低的氨基酸型或短肽型制剂。②合适的EN输注：包括EN制剂的无菌操作，避免EN制剂污染；EN制剂的浓度（稀释达渗透压）；EN制剂的速度；EN制剂的温度（30～40℃）；输注方式（连续性、推注式、间歇性）。连续性输注是指采用输液泵12～24h均匀持续输注，是临床上推荐的肠内营养输注方式，胃肠道不良反应相对较少，营养效果好。推注式多见于需长期家庭肠内营养的胃造瘘患者，即将肠内营养制剂用注射器通过胃造瘘管注入消化道内，每次200mL左右，平均每日6～8次。间歇性输注是借重力将配制好的营养液经输液管缓慢滴入胃肠道内，每次250～400mL，每日4～6次。肠内营养液的输注应循序渐进，开始时采用低浓度、低剂量、低速度，随后再逐渐提高营养液浓度、滴注速度以及投给剂量。③输注系统：保证肠内营养通路输注系统的通畅性、肠内喂养管管道的正确选择和护理、肠内营养通路装置的卫生，定时冲洗管道和营养袋。④EN制剂的选择：如患者胃肠道功能正常则多采用非要素型，如不正常则多采用要素型营养制剂。如遇脂肪吸收不良或乳糜胸腹水，消化吸收长链脂肪酸的能力下降，EN制剂应以中链甘油三酯代替部分长链甘油三酯；有肝、肾、肺等脏器功能障碍和先天性代谢缺陷者，应选择相应的组件膳食，以避免出现代谢并发症。⑤定期监测：定期进行血常规、尿常规、肝肾功能、电解质、血糖及血脂监测，必要时行氮平衡监测。

（6）EN的并发症及防治：胃肠功能障碍包含胃潴留、恶心、呕吐、腹胀、腹痛、腹泻、便秘、肠痉挛等。这些症状是临床上常见的消化道并发症，它们大多能够通过合理的操作来预防和及时纠正，其中腹泻最为常见，主要原因包括：①肠内营养液渗透压过高。②小肠对营养素不耐受，如乳糖果糖或脂肪等。③肠内营养液被污染。④制剂的温度过低或输注速度过快。腹泻通常易于纠正，降低EN制剂的浓度、调低输注速度、加入抗痉挛或收敛药物可控制腹泻。如经积极处理但仍无效，应及时停止EN。

感染性并发症：误吸性肺炎、营养液或输注系统感染。其中误吸性肺炎是肠内营养最严重的并发症，常见于婴幼儿、老年、虚弱、意识障碍的患者。防止胃内容物潴留及反流是预防误吸性肺炎的重要措施，如注意喂养管的位置及灌注速度，输注时床头抬高30°，若胃内残留量超过100～150mL，应减慢或停止EN输注。一旦发现误吸应积极治疗。

机械性并发症：主要有鼻、咽及食管损伤；PEG穿刺致气胸、内脏损伤、肠瘘；导管移位、堵塞、脱出；喂养管拔出困难。

代谢并发症：主要有水、电解质紊乱和糖代谢紊乱，也可见酸碱代谢异常，微量元素、维生素及脂肪酸的缺乏，各脏器功能异常。脱水、高钠、高氯和氮质血症是较常见的水、电解质紊乱，主要原因是水的供给不足。根据患者出入量维持体内水平衡，严密观察血液中电解质和尿素氮的变化并及时处理。糖代谢紊乱包括低血糖和高血糖。低血糖常见于长期使用要素饮食而突然停止的患者，因此类患者肠道已适应高糖状态，如突然停止而补充糖不足时，容易发生低血糖。

此类患者应缓慢停止要素饮食，或停用要素饮食后以其他途径补充适量的糖。高血糖主要发生于老年或胰腺疾病的患者，此类患者应遵循糖尿病饮食，或定时予药物注射或口服降糖药物控制血糖。

再喂养综合征：指严重营养不良患者接受人工喂养（肠内营养或肠外营养）后可能发生的潜在致命的水和电解质改变，由喂养诱发的激素和代谢紊乱导致，它可引起严重的临床并发症，包括心脏功能和神经系统紊乱。再喂养综合征典型的生化特征是低磷血症，可能还存在水钠平衡异常，糖、蛋白质和脂类的代谢改变，维生素B_1缺乏，低钾血症，低镁血症。对于摄入最低进食量5天以上的患者，建议前两天的喂养不高于计算能量需求的一半。如果损耗严重，初始能量供给每天不超过20.93～41.86kg，然后4～7天内缓慢增加能量摄入至达到总需要量。密切监测液体量、液体平衡、心率和心律以及临床状况。必要时通过口服、肠内或肠外等途径补充钾、磷和镁。

4．肠外营养

肠外营养（parenteral nutrition，PN）是指通过胃肠道以外途径（即静脉途径）供给患者所需要的营养要素的方式。肠外营养分为完全肠外营养（total parenteral nutrition，TPN）和补充性肠外营养（supplemental parenteral nutrition，SPN）。TPN即所有的营养素完全经肠外供给从而获得营养支持的方式。SPN是指除了由肠内营养供给，部分能量和蛋白质需求由PN补充的混合营养支持治疗方式。肠内营养无法达到机体目标量且有营养支持需求、不能或不宜接受EN时间超过5～7天的患者均为肠外营养的适应证，例如：营养不良者的术前应用、消化道瘘、急性重症胰腺炎、短肠综合征、肠道炎性疾病、大面积烧伤等。PN无绝对的禁忌证，但在以下情况下并不推荐：①肠道功能正常，能获得足量营养的。②预计肠外营养时间不超过7天者。③预计发生肠外营养并发症的风险大于其可能带来的益处。④心血管功能紊乱、严重代谢紊乱尚未控制或纠正期。

（1）肠外营养的营养要素：包括碳水化合物、脂肪乳、氨基酸、维生素、电解质及微量元素。

1）碳水化合物：葡萄糖是肠外营养最重要的能源物质，其来源丰富，价格低廉，符合人体生理需求。机体某些组织或器官，如大脑神经细胞、髓细胞、红细胞必须依赖葡萄糖，每日需要量为100～150g。如机体糖原储备耗竭，机体所需的葡萄糖则由内源性糖异生提供，从而造成氨基酸利用率下降，加重机体负担。肠外营养时葡萄糖每日供给量一般为3～3.5g/kg，1g葡萄糖约产生16.74kJ热量，供能占非蛋白质热量的50%～70%。但在严重应激状态下，特别是合并多器官功能障碍或衰竭者，葡萄糖的每日供给量需要降至2～3g/kg，以避免高渗透葡萄糖输注引起的代谢紊乱。但葡萄糖仍存在一些缺点，首先25%和50%葡萄糖溶液渗透压高，对静脉壁的刺激性强，不建议通过外周静脉途径输注至人体体内；其次葡萄糖的代谢依赖胰岛素，外科术后普遍存在胰岛素抵抗，过多或过快的葡萄糖输注可能导致高血糖甚至高渗性非酮症昏迷；容易发生脂肪肝综合征，损害肝功能；多余的葡萄糖转化为机体内的脂肪，并加速体内蛋白质的持续分解消耗。因此并不建议使用大量高渗葡萄糖作为单一的能源物质。

2）脂肪乳：脂肪乳是肠外营养中较理想的营养要素。其所含的能量密度高，1g脂肪氧化后约提供37.674kJ热量；脂肪乳具有提供必需脂肪酸，与碳水化合物协同保护瘦体组织群的功能，其作为脂溶性维生素的载体，能维持细胞结构和人体脂肪组织的恒定，调节炎症反应，等渗对静脉壁无刺激等优点。一般情况下脂肪乳制剂在肠外营养制剂中提供30%～50%的非蛋白质热量，但对于高脂血症的患者（血甘油三酯＞4.6mmol/L），肠外营养中的脂肪乳制剂总量应减少甚至停用。目前临床上常用的脂肪乳剂有长链脂肪乳、中/长链脂肪乳（MCT/LCT）、结构脂肪乳、含ω-3鱼油脂肪乳剂等，不同类型的脂肪乳剂各有其优缺点及适应证。长链脂肪乳剂临床应用最广泛、使用历史最长，能提供人体所需脂肪酸（亚油酸、亚麻酸和花生四烯酸）和能量，但氧化代谢速度较慢。中/长链脂肪乳剂是MCT与LCT各占一半的物理混合制剂，既能够提供人体所需脂肪酸，又具有水解、氧化彻底，较少依赖肉毒碱转运，对免疫系统影响少和不易在肝内及外周组织中浸润等优点。

3）氨基酸：氨基酸是肠外营养的重要氮源，是机体合成蛋白质和其他生物活性物质所需的关键底物。为提高人体对氨基酸的利用度，以获取更满意的氮平衡，推荐肠外营养选用氨基酸必须包含各种必需氨基酸，且选用种类完整的平衡氨基酸制剂，避免因缺少某种氨基酸或其量不足而引起的蛋白质合成障碍或依赖这种不足比例进行。如果没有特殊代谢限制，氨基酸每日摄入量为1.2～2.0g/kg，同时要提供足够的非蛋白质热卡。可根据年龄、生理情况及各种疾病状况下的氨基酸代谢特点研制各种氨基酸配比。目前也存在各种疾病治疗型氨基酸，如肝病用氨基酸、肾病用氨基酸、婴幼儿用氨基酸、创伤感染等应激用氨基酸、肿瘤用氨基酸，个体化用于肠外营养治疗。

（2）PN的途径：PN的输注途径主要有中心静脉（central parenteral nutrition，CPN）和周围静脉途径（peripheral parenteral nutrition，PPN）2种。周围静脉途径是指通过浅表静脉，具有技术操作简单、便利、费用低、快速建立静脉通道、安全性高、避免了中心静脉途径所致的导管相关性血行感染和/或气胸等并发症等优点，但外周静脉由于管径小、管壁薄、血流缓慢，不能耐受高浓度及大剂量的液体输注，只适用于肠外营养渗透压低的短期（＜2周）营养治疗。如预期PN时间长，推荐CPN途径。临床上常用的CPN途径有3种：①经头静脉或贵要静脉置入中心静脉导管（peripherally inserted central venous catheter，PICC）。②经皮穿刺中心静脉置管（暂时性中心静脉置管，如经锁骨下静脉置管、经颈内静脉置管及经股静脉置管）。③静脉输液港（永久性中心静脉导管）。CPN的优点：①不受输入营养液浓度的限制，可输注高渗透浓度和非血管相容性药物。②不受输液次数的限制，避免多次静脉穿刺带来的痛苦和不适。③最大限度地根据机体需要而较大幅度地调整输液量、浓度和速度，保证满足机体能量和代谢的需求，纠正容量不足。④保护外周静脉，避免四肢浅静脉栓塞、炎症等并发症的发生。⑤可以长时间留置。⑥部分可进行中心静脉压监测。⑦减少护理工作。静脉输液港可用于长期肠外营养支持，但由于留置过程有一定创伤，如导管脱落而带来的医疗和社会问题，有的甚至导致医疗纠纷，目前CSPEN指南不推荐将其单纯用于肠外营养支持。

（3）PN的并发症及其防治：PN的并发症主要有静脉导管相关并发症、代谢性并发症、脏器功能损害及代谢性骨病等。

1）静脉导管相关并发症：分为非感染性并发症和感染性并发症两大类。前者多与中心静脉导管的放置或留置有关，主要有气胸、血管损伤、神经损伤、胸导管损伤、空气栓塞。因此在留置静脉导管时需要熟练地掌握留置静脉导管相关部位的解剖结构，精细操作。感染性并发症主要是导管相关感染，临床表现为：①突发寒战、发热。②导管拔除后8～12h发热逐渐缓解。③导管培养和外周血培养的细菌类型一致。要避免此类并发症发生，最关键的是静脉输液的全程无菌操作。如考虑导管相关感染，导管拔除后需送3份细菌培养以明确该诊断是否正确：①导管尖端。②经导管的静脉血。③外周血。值得注意的是在使用抗生素的条件下，存在假阴性的可能。

2）代谢性并发症：肠外营养中营养物质直接进入血液循环中，营养底物的过剩或不足可能引起体内的代谢紊乱，如糖代谢异常引起低血糖或高血糖、血清电解质紊乱及酸碱平衡失衡、维生素及微量元素缺乏、必需脂肪酸缺乏、再喂养综合征等。预防PN引起代谢紊乱的措施包括：①逐步调节输注葡萄糖的浓度和输入速度，定期监测血糖水平。②调整糖和脂肪乳的比例。③注意水、电解质和酸碱平衡，加强临床观察、定期监测是预防此类并发症的关键。④注意外源性胰岛素补充的比例，防止高血糖或低血糖的发生。

3）脏器功能损害：如长期PN，可引起肝脏脂肪浸润和胆汁淤积，引起肝功能损害，表现为血胆红素及转氨酶升高。此外，长期禁食引起胆囊内胆泥和结石形成，亦可导致肠道免疫及物理屏障功能减退，细菌易位而引起肠源性感染。预防PN引起肝损害和胆汁淤积的措施包括：①有效控制感染，特别是腹腔内感染。②降低TPN配方中非蛋白质的能量。③减少葡萄糖的供给。④尽快恢复肠内营养。⑤外源性给予胆囊收缩素。⑥补充腺苷蛋氨酸。

4）代谢性骨病：部分长期肠外营养患者会出现骨钙丢失、骨质疏松、血碱性磷酸酶增高、高钙血症、尿钙排出增加、四肢关节疼痛等表现甚至出现骨折，即代谢性骨病。定期外源性补充钙有助于预防代谢性骨病。

（陈剑辉）

第八章
外科重症监护与治疗

学习目的与要求

（1）了解ICU的概念及意义。

（2）了解ICU的设置及病房配置。

（3）掌握ICU常用循环功能监测方法、呼吸监测及治疗方法。

（4）了解病情评估方法。

（5）掌握急性肾衰竭的概念与分型、治疗方法。

（6）了解急性肝衰竭的概念与诊断。

第一节　重症监护治疗病房的概念

一、重症监护治疗病房的概念

重症监护治疗病房（intensive care unit，ICU）是医院集中监护和救治重症患者的专业病房，对各种原因导致的一个或多个器官与系统功能障碍、危及生命或具有潜在高危因素的患者，应用先进的诊断、监测和治疗设备与技术，对病情进行连续、动态地定性和定量观察，并通过及时有效的干预措施，为重症患者提供规范、高质量的治疗和生命支持。

二、重症监护治疗病房的设置

ICU的设立取决于医院的规模、病种、技术力量和设备条件。ICU必须配备足够数量的受过专门训练、掌握重症医学基础知识和基本操作技术、具备独立工作能力的专职医护人员。同时必须配置必要的监护和治疗设备，接收医院各科的重症患者。ICU的病床数量根据医院等级和实际收治患者的需要设置，一般以该ICU服务病床数或医院病床总数的2%~8%为宜，ICU专科医师的固定编制人数与床位数之比为0.8∶1~1∶1，ICU专科护士的固定编制人数与床位数之比为2.5∶1~3∶1。

第二节　重症监护治疗病房的工作内容

ICU的工作内容可简要概括为动态监测、评估、治疗。每一项均涉及全身各器官系统。监测的目的在于早期发现高危因素；连续评价器官功能状态；评估原发疾病严重程度；诊断与鉴别诊断；指导目标导向性治疗。以下简要介绍最重要的循环、呼吸系统的一些基本监测治疗技术。

一、循环系统

1．心电监测

了解心率快慢、心律失常类型、心肌缺血。

2．血流动力学监测

反映患者的循环状态，根据结果评估循环功能，决定治疗原则。常用的监测技术有如下几种。

（1）漂浮导管：心排血量（cardiac output，CO）是心率和每搏输出量的乘积，可通过有创性的Swan-Ganz导管的热稀释法、经肺热稀释法、动脉脉搏轮廓分析法及无创心排血量（non-invasive cardiac output，NICO）监测、超声监测等方法测出。一般来说，对任何原因引起的血流动力学不稳定及氧合功能改变，或存在可能引起这些改变的危险因素的情况，为了明确诊断和指导治疗都有应用漂浮导管的指征。

Swan-Ganz导管适用于对血流动力学指标、肺脏和机体组织氧合功能的监测。肺动脉压（pulmonary arterial pressure，PAP）是当Swan-Ganz导管的顶端位于肺动脉内（气囊未充气）时，经远端开口测得的压力。肺动脉楔压（PAWP）是将气囊充气后，Swan-Ganz导管的远端嵌顿在肺动脉分支时测量的气囊远端压力。PAWP能较准确地间接反映左室舒张末压（left ventricular end-diastolic pressure，LVEDP），从而反映了左心室前负荷大小。

（2）脉搏轮廓心输出量法（pulse indicator continous cardiac output，PICCO）：以动脉压力波形计算CO，认为CO同主动脉压力曲线的收缩面积成正比，对压力依赖于顺应性及其系统阻力，经过对压力、心率、年龄等影响因素校正后。参数包括心排血量/心指数（CO/CI）、胸内血容量（intrathoracic blood volume，ITBV）、心脏舒张末期总容积量（global end diastolic volume，GEDV）、血管外肺水（extravascular lung water，EVLW）、每搏量变异度（stroke volume variation，SVV）、全心射血分数/心功能指数（GEF/CFI）等。

（3）超声多普勒监测：心脏超声能够评估患者心脏功能，还能动态评估患者的容量状态，是对传统有创血流动力学监测评估的有益补充。心脏超声对容量状态的评估一般给予静态指标和动态指标，静态指标即单一地测量心脏内径大小和流量快慢；动态指标用来判断液体反应性，包括流量和内径大小对于动态治疗的变化〔自主或机械通气时呼吸负荷的变化、被动抬腿试验（passive leg raise，PLR）、液体冲击试验等〕。

常用血流动力学监测参数详见表8-1。

表8-1　重症监护治疗病房常用血流动力学监测参数

参数		正常值
动脉血压	收缩压	$90\sim140$mmHg
	舒张压	$60\sim90$mmHg
	平均动脉压	$70\sim105$mmHg
中心静脉压		$5\sim10$cmH$_2$O
肺动脉楔压		$6\sim12$mmHg
心输出量		$4\sim6$L/min
心脏指数		$2\sim4$L/min·m^2

组织灌注与氧代谢监测：组织灌注包括全身灌注指标（血乳酸、碱剩余）及局部组织灌注指标（胃黏膜pH、胃肠黏膜PCO$_2$），可以提示休克的程度和指导液体复苏。

动脉血乳酸是反映组织缺氧的高度敏感的指标之一，正常值应<2mmol/L，乳酸初始水平与高乳酸持续时间和预后密切相关。24h内血乳酸能够降至2mmol/L以内或者6h血乳酸清除率>10%者，预后较好。碱剩余也可反映全身组织酸中毒的严重程度，碱剩余加重与活动性出血大多有关，对于碱剩余增加但病情似乎平稳的患者需细心检查有无进行性出血。pHi和PgCO$_2$能够反映肠道组织的血流灌注情况和病理损害，间接反映全身组织的氧合状态，对评估复苏效果和评价胃肠道黏膜内的氧代谢情况有一定的临床价值。

氧代谢监测包括氧输送（DO$_2$）、氧消耗（VO$_2$）、混合静脉血氧饱和度（SvO$_2$）或中心静脉血氧饱和度（ScvO$_2$）。正常情况下，DO$_2$改变时，因为氧摄取率的变化，VO$_2$保持不变，也就是说VO$_2$不受DO$_2$的影响。但当DO$_2$下降到一临界值时，VO$_2$依赖于DO$_2$的变化，氧摄取率（O$_2$ER）的增加也无法满足组织氧合，于是就发生无氧代谢；当DO$_2$不能满足组织氧需要时SvO$_2$下降。SvO$_2$/ScvO$_2$反映DO$_2$和VO$_2$的平衡，SvO$_2$正常值为70%～75%，ScvO$_2$正常值为70%～80%，它们是评估全身氧代谢状况的较好指标。氧输送与氧消耗可通过SvO$_2$综合反映全身氧代谢状况。

二、呼吸系统

1. 呼吸功能监测

常用呼吸功能监测参数详见表8-2。

表8-2　常用呼吸功能监测参数

参数	正常值
潮气量（V$_T$，mL/kg）	$6\sim10$
呼吸频率（RR，BPM）	$12\sim20$

（续表）

参数	正常值
无效腔量/潮气量（V_D/V_T）	0.25～0.4
动脉血二氧化碳分压（$PaCO_2$，mmHg）	35～45
动脉血氧分压（PaO_2，mmHg）	80～100
血氧饱和度（SaO_2，%）	96～100
氧合指数	＞300
肺内分流率（Q_S/Q_T，%）	3～5
肺活量（VC，mL/kg）	65～75
最大吸气力（MIF，cmH_2O）	75～100

2. 呼吸治疗

（1）氧疗：通过不同的供氧装置或技术，使患者的吸入氧浓度增高，提高氧分压，纠正低氧血症。供氧方法分高流量系统和低流量系统。高流量系统有Venturi面罩吸氧、经鼻高流量氧疗，低流量系统有鼻导管吸氧、面罩吸氧、带贮气囊面罩吸氧。

（2）机械通气：

1）目的：机械通气可纠正急性呼吸性酸中毒、低氧血症，缓解呼吸肌疲劳，防止肺不张，便于使用镇静剂和肌松剂，稳定胸壁。

2）指征：适应证包括经积极氧疗后病情恶化；意识障碍；呼吸形式严重异常，如呼吸频率＞35～40次/min或＜6～8次/min，或呼吸节律异常，或自主呼吸微弱或消失；血气分析提示严重通气和/或氧合障碍：PaO_2＜50mmHg，尤其是充分氧疗后仍＜50mmHg；$PaCO_2$进行性升高，pH动态下降。

相对禁忌证：机械通气无绝对禁忌证。相对禁忌证包括因机械通气可能导致的病情加重，例如气胸及纵隔气肿未行引流者，肺大疱和肺囊肿患者，低血容量性休克未补充血容量者，严重肺出血者，气管-食管瘘患者。但在出现致命性通气和氧合障碍时，应在积极处理原发病（如尽快行胸腔闭式引流，积极补充血容量等）的同时，不失时机地应用机械通气，以避免患者因为严重CO_2潴留和低氧血症而死亡。

3）模式选择：根据患者的疾病严重程度及呼吸力学监测情况来选择呼吸机治疗模式，恰当选择吸氧浓度、潮气量、吸呼比、呼气末正压，监测平台压，力争避免呼吸机相关性肺损伤的发生。

4）并发症：呼吸机相关性肺损伤、呼吸机相关性肺炎、氧中毒、呼吸机相关的膈肌功能不全、气胸等。

（三）病情评估

对ICU患者的病情和预后进行正确的评估，有利于治疗。常用的评估方法有：急性生理与慢性健康评分（acute physiology and chronic health evaluation，APACHE）、治疗干预评分系统（therapeutic intervention scoring system，TISS）、多器官功能障碍综合征评分、全身性感染相关性器官功能衰竭评分（sepsis-related organ failure assessment，SOFA）。

（四）人文关怀

ICU患者由于疾病本身造成的躯体严重不适，加上ICU周围的环境因素刺激，缺乏家人的陪伴，往往容易出现心理应激，有些患者甚至出现严重的抑郁或躁动。医护人员在日常的工作中需要加强对患者的关怀与抚慰，重视患者及家属对治疗方案的知情权，保护隐私、有效沟通。

第三节　急性肾衰竭与急性肾损伤

一、概念

急性肾衰竭（acute renal failure，ARF）是指在短时间内发生的肾脏功能减退。近年来更多倾向于使用急性肾损伤（acute kidney injury，AKI）这个概念。

（1）各种原因导致的肾功能损害，溶质清除率及肾小球滤过率（glomerular filtration rate，GFR）下降，尿量减少。

（2）代谢产物不能及时被清除。

（3）产生氮质血症，水和电解质紊乱，酸碱平衡失调等。

二、病因和分类

1. 肾前性

各种病因导致的有效循环容量减少或重分布、肾血管阻力增加等，导致肾灌注降低。

2. 肾性

肾缺血或肾毒素造成的肾实质性病变，常见急性肾小管坏死。

3. 肾后性

由下尿路梗阻所致。

三、临床表现

1．少尿

尿量明显减少是肾功能障碍最突出的表现，一般为7～14天。成人24h尿量<100mL为无尿（anuria），<400mL为少尿（oliguria）。

非少尿型AKI：每日尿量超过400mL，但血中肌酐、尿素氮进行性升高，多见于使用肾毒性抗生素导致的部分肾损害，预后相对较好。

2．氮质血症

当血肌酐水平在178～445μmoL/L，或血尿素氮水平在9～20mmoL/L，或肾小球滤过率下降至25～50mL/min时，可能提示氮质血症。患者可能伴有全身乏力、腰酸不适，出现不同程度贫血。

3．水电解质酸解平衡失调

（1）水过多（水中毒）：易导致心力衰竭、肺水肿、脑水肿等。出现恶心、呕吐、心悸、呼吸困难、头晕、嗜睡，甚至昏迷等症状。水中毒是少尿期的主要死因之一。

（2）高钾血症：高血钾引起乏力、胃肠道动力障碍，影响心肌细胞动作电位，严重时可引起心搏骤停。高钾血症是ARF常见的死亡原因。

（3）高镁血症：血镁与血钾呈正相关改变，高钾血症时必伴高镁血症。引起神经肌肉传导障碍，可出现低血压、呼吸抑制、肌力减弱、昏迷甚至心脏停搏。

（4）低钠血症和低氯血症：低钠血症往往由水潴留、血浆稀释引起。氯和钠往往成比例丢失，低钠血症通常伴低氯血症。

（5）高磷血症和低钙血症：血磷升高转向肠道排泄，与钙形成磷酸钙，引起低钙血症，低血钙可引起肌肉抽搐，加重高血钾对心肌的毒性作用。

（6）代谢性酸中毒：表现特点是呼吸深、快，呼气带有酮味，面部潮红，并可出现胸闷、气急、乏力、嗜睡及神志不清或昏迷，严重时血压下降、心律失常，甚至发生心脏停搏。

4．全身并发症

全身各器官系统均可受累。

5．多尿期

每日尿量增至800mL以上，即进入多尿期，可达3 000mL以上。开始时尿量虽有所增加，但尿素氮、肌酐和血钾仍继续上升。多尿期可造成脱水、低血钾、低血钠、低血镁等现象。

四、诊断

（1）病史和体格检查：了解肾前性、肾性、肾后性致病因素。

（2）尿液检查：注意观察尿液物理性状，尿比重恒定于1.010～1.014，称之为等渗尿，提示存在肾性AKI。尿镜检可见粗大、颗粒管型的肾小上皮细胞（肾衰竭管型），表明有急性肾小管坏死。功能性肾损伤与急性肾小管坏死的尿液有明显差异。

（3）血液检查：血常规、酸碱平衡和电解质异常，血肌酐（serum creatinine，SCr）和尿素氮（urea nitrogen，BUN）升高。

（4）AKI的早期生物标志物。

（5）肾穿刺活检。

五、治疗

治疗原则：加强液体管理，维持液体平衡；维持内环境稳定，调节电解质和酸碱平衡；控制感染；肾替代治疗，清除毒素以利于细胞修复。

1．少尿期的治疗

（1）液体管理：加强液体管理，维持液体平衡。严格控制出入量，在纠正容量不足后，坚持"量出为入"的原则。血流动力学监测有助于液体管理。

（2）纠正电解质、酸碱平衡失调：高血钾是少尿期最主要的死亡原因，应严格控制钾的摄入。血钾≥5.5 mmol/L时需予紧急处理：钙剂或碳酸氢钠、高糖＋胰岛素。血钾≥6.5 mmol/L时需紧急行血液透析治疗。

（3）营养支持。

（4）控制感染。

（5）肾替代治疗，清除毒素以利于细胞修复。保守治疗无效时需尽快血液净化（hemopurification）。

2．多尿期的治疗

维持水、电解质、酸碱平衡，控制氮质血症，治疗原发病，防治并发症。

第四节　急性肝衰竭

一、定义

急性肝衰竭（acute hepatic failure，AHF）：各种原因引起的短时间内肝脏功能急剧恶化，导致肝脏本身合成、解毒、排泄和生物转化等功能发生严重障碍或失代偿，表现为进行性意识障碍和凝血功能异常的综合征。

二、病因

（1）病毒性肝炎：病毒性肝炎是AHF常见病因，我国以乙型肝炎最为常见。

（2）化学物中毒。

（3）外科疾病：肝脏手术、外伤、胆道结石、严重感染、休克等均可诱发AHF。

（4）妊娠期（多在后3个月）及遗传代谢障碍。

三、诊断

依据病史、临床表现和辅助检查等综合分析确定。

（1）既往无肝炎病史，以急性黄疸性肝炎起病。

（2）迅速出现Ⅱ度以上肝性脑病（以Ⅳ度划分）。

（3）起病后2周内出现极度乏力，伴恶心呕吐等消化道症状。

（4）出血倾向明显，凝血酶原活动度≤40%，且排除其他原因。

（5）肝浊音界进行性缩小。

（6）患者的黄疸迅速加深。

四、临床表现

（1）早期的非特异性表现：消化道症状如恶心、呕吐等。

（2）意识障碍：肝性脑病，可分为4度。①Ⅰ度（前驱期）：反应迟钝、情绪改变。②Ⅱ度（昏迷前期）：嗜睡、行为不能自控。③Ⅲ度（昏睡或浅昏迷期）：嗜睡，尚可唤醒。④Ⅳ度（昏迷期）：昏迷不醒，对刺激无反应，反射逐渐消失，伴有呼吸、循环的改变。

（3）肝臭：特殊的甜酸气味，似烂水果味。

（4）出血：肝合成凝血因子和纤维蛋白原减少，皮肤瘀斑、注射部位出血、消化道出血等。

（5）并发其他器官系统功能障碍：肝肾综合征、血压下降、颅内压增高、电解质紊乱、酸碱失衡、肺水肿、感染等。

五、实验室检查

可出现转氨酶增高、血胆红素增高、凝血功能障碍、电解质及酸碱紊乱。

六、预防

（1）围手术期注意评估、监测肝功能。尤其是对原有肝脏疾病的患者。

（2）选择对肝影响小的药物和麻醉方法。

（3）手术时防止发生低血压及缺氧。

（4）预防和控制感染。

七、治疗

1．病因治疗

（1）药物性因素：停用损肝药物、对症、解毒。

（2）病毒性肝炎：抗病毒治疗。

2．一般治疗

（1）营养支持：首选肠内营养，选肠外营养时要注意补充葡萄糖、支链氨基酸，脂肪乳剂选择长链/中长链。

（2）补充白蛋白。

（3）口服乳果糖。

（4）降低血氨：乙酰谷酰胺、谷氨酸/门冬氨酸。

（5）改善中枢神经递质。

（6）纠正酸碱失衡。

3．防治多器官功能障碍

防治肺水肿甚至呼吸窘迫综合征（ARDS）及脑水肿、肾功能衰竭等。

4．预防感染

全身使用广谱抗生素，包括防治继发真菌感染。

5．肝性脑病治疗

脱水、低温、激素（自身免疫性肝病）。

6．人工肝支持

尤其适用于等候移植者。

7．肝移植

AHF最有效的治疗。

（陈敏英）

第九章

心肺脑复苏

一、学习目的与要求

（1）掌握心肺脑复苏的概念。

（2）熟悉基础生命支持的内容。

（3）了解高级生命支持的内容。

（4）掌握脑复苏的治疗目的及方法。

二、学习方法与内容

（一）心肺脑复苏的基本概念

心肺脑复苏（cardiacpulmonary cerebral resuscitation，CPCR），是针对心搏骤停采取的紧急医疗措施，以心脏按压形成暂时的人工循环，以人工呼吸代替患者的自主呼吸，最终目的是恢复中枢神经系统功能。完整的CPCR应该包含3个阶段：基础生命支持、高级生命支持、复苏后处理。

（二）基础生命支持

基础生命支持（basic life support，BLS）又称初期复苏或心肺复苏，是心搏骤停后第一时间开始挽救患者生命的基本急救措施，关键措施是胸外心脏按压和早期电除颤。

成人BLS主要内容包括：

1. 尽早识别心搏骤停和启动紧急医疗服务系统（EMSS）

心搏骤停是指心脏突然丧失排血功能而导致全身血液循环停止和组织缺血缺氧状态。类型：心室纤颤、无脉性室性心动过速、无脉性心电活动、心脏静止。

为避免在判断时浪费时间，美国心脏协会（American Heart Association，AHA）复苏指南简化判断步骤如下：

（1）非专业人士：发现有人晕倒→拍打肩部并呼叫→无反应＋没有呼吸→心搏骤停→呼救帮助、急救中心、启动EMSS。

（2）专业人士：发现有人晕倒→拍打肩部并呼叫→无反应→检查有无大动脉搏动→无反应＋没有呼吸→心搏骤停→呼救帮助、急救中心、启动EMSS。

2．尽早开始CPR

CPR是BLS的关键，启动EMSS时应立即开始CPR。成人CPR顺序：C-A-B（compressions-airway-breathing），即胸外心脏按压-开放气道-人工呼吸。30次心脏按压，进行2次通气，5个循环。

（1）心脏按压：间接或直接施压于心脏，使心脏维持充盈和搏出功能，并能诱发心脏恢复自主心率。可分为胸外心脏按压和开胸心脏按压，多用胸外心脏按压。胸外心脏按压要点：①患者卧于地面或硬板上，术者站立或跪于一侧。②按压点在胸骨的中下1/3交界处或两侧乳头连线中点的胸骨上，双手紧扣，掌根着力在按压点，垂直加压。③按压频次100～120次/min。④按压深度：成人5～6cm，青春期前儿童5cm，1岁以内婴儿4cm。⑤按压后胸廓应充分回弹。

（2）通气：①开放气道。施行人工呼吸前必须清除呼吸道异物，解除舌后坠引起的呼吸道梗阻最有效的办法是头后仰法，有颈椎或脊髓损伤者，采用托下颌法。②徒手人工呼吸。院前复苏最适合使用的是口对口（鼻）人工呼吸。人工呼吸时每次送气时间大于1s，潮气量500～600mL。③简易人工呼吸器和机械通气。现场急救常用球囊面罩，建立人工气道后可使用呼吸机进行机械通气，一般需在ICU或手术室内使用。

3．尽早电除颤

心搏骤停最常见的原因是心室纤颤，电除颤是以一定能量的电流冲击心脏来终止室颤，尽早实施电除颤是复苏成功的关键。

（1）电除颤的电极板放置位置：前侧位，一个电极在心底部（胸骨右缘锁骨下方），另一个电极在心尖部（左乳头外方）。

（2）能量选择：双相波200J，单相波360J；儿童首次除颤2J/kg，最大不超过10J/kg。

（3）电除颤操作程序：选择能量、充电、放电。放电前提示同伴，避免误触电。

（三）高级生命支持

高级生命支持（advanced life support，ALS）是基础生命支持的延续，是以高质量的复苏技术、设备和药物治疗为依托，争取最佳疗效和预后的复苏阶段，是生命链中的重要环节，包括呼吸支持、恢复和维持自主循环、监测、药物治疗。

（1）呼吸支持：建立人工气道，最佳选择是气管内插管、机械通气。

（2）恢复和维持自主循环：高质量的CPR和复苏的时间程序对恢复自主循环非常重要。室颤者应使用早期CPR和电除颤，非室颤者应选择高质量复苏技术＋药物。

（3）监测：①心电监测显示心率、心律是否失常。②呼气末二氧化碳（$P_{et}CO_2$），反映心排血量和肺组织灌注，$P_{et}CO_2 > 20mmHg$表明胸外心脏按压起效，$P_{et}CO_2 > 40mmHg$意味着自主循环恢复。③冠状动脉灌注压和动脉血压。④中心静脉血氧饱和度（$S_{CV}O_2$），反映组织氧平衡的重要参数。复苏过程中$S_{CV}O_2 > 42\%$自主循环才有恢复的可能；$S_{CV}O_2 > 72\%$，自主循环已经恢复。

（4）药物治疗。

目的是激发心脏恢复自主搏动并增强心肌收缩力，防治心律失常，调整急性酸碱失衡，补充体液和电解质。途径首选静脉内给药。此外，肾上腺素、利多卡因、阿托品还可经气管内给药。

（四）复苏后治疗

（1）自主循环恢复后，应将患者转至ICU，通过维持呼吸循环功能稳定，改善重要器官灌注，促进神经功能恢复，以达到提高存活出院率及无神经功能障碍存活出院的目的。

（2）维持血流动力学稳定：MAP$\geqslant$65mmHg，$S_{CV}O_2 \geqslant$70%有利于脑内微循环重建。

（3）脑复苏：为防止心搏骤停后的脑缺氧性损伤所采取的措施称为脑复苏，主要是改善脑的氧供需平衡，防治脑水肿和颅内压增高，减轻和避免脑组织的再灌注损伤，恢复脑细胞功能。主要措施包含：①低温治疗。②改善脑灌注。平均动脉压$\geqslant$65mmHg有利于脑内微循环的重建。③药物治疗。激素、钙通道阻滞剂、氧自由基清除剂等。

（陈敏英）

第十章
加速康复外科及其围手术期处理

加速康复外科（enhanced recovery after surgery，ERAS）是指采用有循证医学证据的围手术期（术前、术中和术后）处理的一系列优化措施，其核心是减少手术和麻醉对患者生理和心理的创伤应激，减少并发症的发生，达到术后快速康复的目的。ERAS理念最早由丹麦Henrik Kehlet教授于1997年提出，经过26年的临床实践，ERAS理念在世界范围内得到了迅速推广。目前，ERAS虽然已在许多外科专业、麻醉、护理等领域得到广泛应用并取得令人满意的效果，尤其以结直肠外科最为成功，但ERAS临床规范化操作尚需要科学、合理、安全、有效的围手术期全程管理。

手术是外科疾病的主要治疗手段，但单凭手术操作有时并不能获得满意的治疗效果。手术成败的影响因素非常多，除外科医师的知识和技术水平之外，患者的体质情况和患者及其家属的心理准备等任何一个环节都会对治疗结果产生影响。围手术期是指从决定手术治疗时起，到与本次手术有关的治疗基本结束为止的一段时间，包括手术前、手术中和手术后三个阶段。围手术期处理（perioperative management）的目的是为患者手术顺利做准备并促进其术后尽快康复。手术既是外科治疗的重要手段，又是一个创伤应激过程，为确保患者手术获得成功且手术后顺利康复，应高度重视围手术期处理。术后采取各种综合治疗措施，尽快恢复生理功能状态，防治各种并发症，促使患者早日康复；术后恢复时间可因不同疾病及术式而有所不同。良好的围手术期处理不但可缩短患者住院时间、降低医疗费用，而且可减少手术并发症的发生和降低死亡率。

第一节　加速康复外科理念下的术前准备

一、学习目的与要求

（1）掌握加速康复外科和围手术期的概念。

（2）掌握手术的分类和患者对手术耐受力的分类。

（3）熟悉围手术期的术前准备。

（4）了解手术方案的确立流程。

（5）了解手术人员的配备。

（6）了解某些患者的特殊术前准备、特殊手术器械的准备。

（7）了解麻醉前访视和术前麻醉用药要点。

二、学习方法与内容

（一）术前准备

完善对疾病详尽的诊断是术前准备（preoperative preparation）的首要内容，是外科治疗的根本依据。术前准备是指患者从入院或做出手术决定后直至麻醉和手术开始前的一段时间的准备。根据手术范围和创伤程度大小，一般患者术前准备可能仅需数分钟，复杂患者可能需数天甚至数周。为保证手术的顺利进行、减少术后并发症的发生，术前须全面检查患者一般情况，采取各种措施，尽可能使患者有充分的思想准备和良好的生理状态，以便安全地接受麻醉和手术。

术前准备是否充分与疾病的轻重缓急、手术的范围大小密切相关。通常将手术分成三类。①择期手术（selective operation）：一般是指慢性疾病或良性肿瘤的手术，可以在做充分术前准备的同时，选择一个对患者比较合适的时间进行手术。施行手术的迟早不致影响治疗效果。②限期手术（confined operation）：基本上是指对恶性肿瘤的切除手术。手术时间虽可选择，但不宜延迟过久，应在尽可能短的时间内做好术前准备，以免延误手术时机，造成肿瘤扩散，影响预后。③急症手术（emergency operation）：一般适用于一些急性外科疾病患者，需要在确定诊断后的很短时间内进行必要的准备后立即手术，以挽救危急患者的生命。如在胸腹腔内大血管破裂等病情十分急迫的情况下，必须争分夺秒地进行紧急手术。

无论实施何种手术，术前都应：①对患者做详细的全面检查，包括全身营养情况、重要脏器和系统的功能状态等，合并其他疾病很可能已使某些器官的功能发生异常，这些异常很可能会影响机体对手术的耐受能力，与术后并发症和手术死亡率有很密切的关系。②手术前需要准确诊断，判断病情的严重程度，并根据病情严重程度决定手术的轻重缓急，严格把握手术指征以制订合理的手术方案。③要充分评估患者对手术麻醉的耐受力，并尽可能纠正患者术前的某些病理生理紊乱，合理把握手术尺度，提高手术安全性。

患者对手术的耐受力分为两类：第一类是耐受力良好，指患者全身情况较好，重要器官无器质性病变，或其功能未处于失代偿状态。这类患者只需进行一般性准备后便可施行各种手术。第二类是耐受力不良，指患者全身情况欠佳，或重要器官有器质性病变，功能濒于或已处于失代偿状态。这类患者需做积极而细致的特殊准备后才能施行手术。

对手术患者耐受力的评估包括了解患者营养状况，水、电解质及酸碱平衡状况，心、肺、肝、肾等重要脏器的功能状态，内分泌、血液、免疫系统功能，以及心理状态等。若出现异常或紊乱，应在术前予以相应处理，从而提高患者对手术的耐受力。

1. 患者的一般准备

患者的一般准备，包括心理准备和生理准备两方面。

（1）患者及其家属的知情同意：手术虽然能解除患者的痛苦，但也会给患者带来较大的躯体痛苦和心理刺激。对心理的不良刺激反过来又可能影响手术的效果。为此，外科医师应该理解患者及其家属的不良心态，要耐心、细致地做好解释工作，缓解他们对手术不安和恐惧的心理，增强患者战胜疾病的信心，以便于患者很好地配合完成检查和治疗。同时，也应就疾病的诊断，手术的必要性及手术方式，术中和术后可能出现的不良反应、并发症及意外情况，术后治疗及预后估计等方面，向患者和/或家属做详细介绍和解释，取得他们的信任和同意，协助做好患者的心理准备工作，引导其配合整个治疗过程顺利进行。应履行书面知情同意手续，包括手术、麻醉的知情同意书，输血治疗同意书等，由患者本人或法律上有责任的亲属（或监护人）签署。若为挽救生命而需紧急手术，而亲属未赶到，须在病史中记录清楚，并上报医院总值备案，可由医疗机构负责人或者被授权的负责人签字。

（2）生理准备：旨在将患者机体调整至接近最佳生理状态，为手术提供方便及合适的术中条件，使患者能在较好的状态下，安全渡过手术关。

1）手术后变化的适应性锻炼：包括术前练习在床上大小便，训练正确的咳嗽和咳痰方法，同时鼓励患者（尤其是高龄患者）进行体力和呼吸功能锻炼，减少术后发生肺部并发症概率。吸烟、酗酒是发生手术后并发症的常见和重要危险因素，因此有吸烟、酗酒史的患者术前至少戒烟2周、戒酒4周。

2）纠正水、电解质及酸碱平衡紊乱：有些患者术前已出现明显的水、电解质及酸碱平衡紊乱，如急性肠梗阻或弥漫性腹膜炎患者常伴有等渗性缺水和代谢性酸中毒，瘢痕性幽门梗阻者常合并低渗性缺水和低钾低氯性碱中毒。术前若能予以纠正，将大大提高患者对手术麻醉的耐受力。

3）备血：术前应做好血型和交叉配血试验，准备好一定数量的浓缩红细胞，以便在术中出现大出血时及时得到补充，保证手术患者的安全和手术顺利进行。

4）饮食管理：为防止麻醉时的误吸，传统观念认为术前8～12h要禁食、4h禁饮水。ERAS理念则认为，麻醉诱导前2h给予碳水化合物饮品可增加胰岛素分泌，缓解胰岛素抵抗，减轻创伤应激反应，以及缓解术前患者禁食引起的焦虑和饥渴感，减少术后高血糖的发生率，有助于术后患者的胃肠功能恢复及术后康复，缩短住院时间。目前一般手术术前6h才禁食，2h才开始禁饮。

5）留置鼻胃管或胃肠减压管：传统观念认为胃肠手术须放置鼻胃管行胃肠减压，有助于观察有无术后出血及引流胃液减压，以保证胃肠吻合口的愈合，防止消化道瘘的形成；也可以作为肠内营养的输入管道。然而，留置鼻胃管会增加患者插鼻胃管时的痛苦和不适，留置过程也会引起患者呼吸不顺或不适，增加咽喉炎和呼吸道感染的发生率，并影响患者的活动度，给患者带来心理负担；胃肠减压时需要护士观察和记录胃液的量、颜色和性质，并保持管道的通畅，若留置时间长还要更换引流瓶或引流袋，增加护理工作量，导致医疗费用增多。目前，大量临床研究证实，放置鼻胃管与胃肠手术并发症无相关关系，限期或择期的胃肠手术（特别是结直肠手术）前不放置鼻胃管并不会增加胃肠术后并发症风险；术后应强调恶心、呕吐及腹胀的预防与治疗；不放置鼻胃管有助于减少患者肺部并发症的发生，缩短肛门排气、排便时间，使患者尽快恢复经口进食，缩短住院时间。对于存在幽门梗阻的患者，需在术前放置鼻胃管减压并进行洗胃，这有助于减轻胃壁的水肿。对术中胃壁水肿或术后吻合口瘘及出血风险较高、十二指肠手术或需要放置鼻胃管作为肠内营养管者，建议留置鼻胃管或鼻空肠营养管。

6）放置导尿管：一般情况下进行大手术尤其是腹部或盆腔大手术的患者都需要放置导尿管引流尿液，使膀胱处于空虚状态，这也同时有利于术中暴露和观察病情。若为肿瘤或病变累及膀胱的患者，更需要放置导尿管引流，以利于膀胱伤口愈合。从人文关怀角度，建议在麻醉后或手术开始前留置导尿管，这样可以减轻患者的痛苦和应激。

7）肠道准备：传统观念认为胃肠道手术前须做好肠道准备，包括术前2~3天开始进食流质食物，口服肠道抗生素和泻药，术前1天及手术当天早晨清洁灌肠，清除粪便，以减少手术部位相关感染。在ERAS新理念下，应针对不同手术部位或不同情况采取不同的肠道准备：①限期或择期手术的肝切除术、胆道手术、胃切除手术（病灶不累及结直肠）、小肠手术、右半结肠手术等患者，一般情况下无须做肠道准备和灌肠。②对累及结直肠的胃切除术、横结肠切除、左半结肠、乙状结肠和/或保肛的直肠手术者需做口服泻药的肠道准备，对没有肠梗阻的患者，在术前1天给予流质饮食，同时口服泻药联合口服肠道抗生素作为术前肠道准备。③对有不全肠梗阻的结直肠手术患者，住院时给予流质饮食或禁食，并口服缓泻剂乳果糖或肠道润滑剂石蜡油，术前1天口服肠道抗生素，同时给予酌情低压灌肠。④低位直肠癌拟行腹会阴联合直肠癌根治术者不需要做肠道准备。⑤在开展全腹腔镜或机器人手术［如采取经自然腔道取标本的外科手术（NOSES）腹腔镜结直肠癌根治术、腹腔内胃肠道吻合等］、结直肠病变小而需术中做结肠镜检查帮助定位者或慢性便秘者需要术前1天给予口服泻药联合口服肠道抗生素作为肠道准备。

8）预防感染：目前认为预防性抗生素的使用确能降低手术部位的感染率。根据卫计委《抗菌药物临床应用指导原则（2015年版）》，预防性抗生素使用的目的主要是预防手术部位感染，包括浅表切口感染、深部切口感染和手术涉及的器官/腔隙感染，但不包括与手术无直接关系的、术后可能发生的其他部位感染。围手术期抗生素预防用药，应根据手术切口类别、手术创伤程度、可能的污染细菌种类、手术持续时间、感染发生机会及其后果严重程度、抗生素预防效果的循证医学证据、对细菌耐药性的影响和经济学评估等因素，综合考虑决定是否使用预防性抗生素。因此，使用抗生素的适应证为Ⅱ类切口和Ⅲ类切口的手术，而Ⅰ类切口的手术一般情况下不建议使用抗生素。使用预防性抗生素并不能代替严格的消毒、灭菌技术和精细无菌操作，也不能代替术中保温和血糖控制等其他预防措施。使用预防性抗生素应遵循下列原则：①用在细菌种植之前，即手术前30min开始使用预防性抗生素。②使用时间要短：清洁-污染手术和污染手术的预防性抗生素用药时间一般为24h，污染手术必要时可延长至48h。过度延长用药时间并不能进一步提高预防效果，且预防用药时间超过48h会增加抗生素副作用，使耐药菌感染或二重感染风险增加，增加医疗费用。③抗生素的有效覆盖时间应包括整个手术过程。如手术时间超过3h或超过所用药物半衰期的2倍以上，或成人出血量超过1 500mL，术中应追加一次剂量。

9）其他：术前一天应认真检查术前的各项检查和准备工作是否齐全和完善，确保拟行手术患者的安全。手术前夜患者需做好体力及精神上的准备，若对于焦虑或不能安睡的患者，可给予安眠药或镇静剂，以保证良好的睡眠。如发现患者体温升高而与疾病无关，或女性月经来潮、术前准备不够完善等情况，应改期或延期手术。进手术室前，应排尽尿液。如果患者有可活动义齿，应予取下，以免麻醉或手术过程中脱落，或造成误咽、误吸。耳环、项链、戒指、手镯、手表等均应取下交给家属。

2．患者的特殊准备

对手术耐受力不良的患者，除了要做好一般准备工作外，还需根据患者的具体情况，做好特殊准备。

（1）营养不良与贫血：营养不良与贫血可以导致细胞代谢障碍、内环境紊乱和器官功能障碍，这会使患者耐受失血、低血容量的能力降低，低蛋白血症可引起组织水肿，影响术后切口愈合、组织的修复与器官功能的恢复，增加并发症（如术后吻合口瘘或各种感染等）的发生率与手术死亡率。因病所致体重下降＞20%，不仅会导致死亡率上升，术后感染率也会增加3倍。体重变化是一个简便而很有价值的营养指标。如果患者的实际体重是标准体重的80%～90%，就提示患者有轻度营养不良；低于标准体重60%的患者则是重度营养不良。内脏蛋白浓度是另一个重要的营养指标，血浆白蛋白浓度低于35g/L，转铁蛋白浓度低于2.4～2.8g/L，或前白蛋白浓度低于280～350mg/L，都提示存在营养不良。测定值越低，营养不良越严重。恶性肿瘤患者的营养不良发生率可高达40%以上。营养不良是术后并发症的独立预后因素，营养风险筛查与治疗营养不良是术前评估的重要内容，在促进术后快速康复方面具有重要意义。针对肿瘤患者进行营养状况筛查的量表包括：PG-SGA、总体主观量表（SGA）、NRS 2002评分等。目前营养状况筛查多采用NRS 2002评分，或者采用简单的方式，包括将体重指数BMI、人血清白蛋白、血红蛋白等作为营养状况评估指标。每位患者入院时即应做全面的营养状况筛查，如因存在营养不良风险需要术前营养支持的患者，可根据筛查结果设定每日营养目标，首选肠内营养，必要时辅助肠外营养，营养支持至少2周，然后再接受手术治疗。营养支持或营养不良的纠正有助于减少术后并发症发生率，促进伤口的愈合，有助于加快术后康复。

如果患者有比较明显的低白蛋白血症，营养支持往往难以在较短时期内将其纠正，必要时可直接输注人体白蛋白。营养不良患者常伴有贫血（血红蛋白＜80g/L），此时患者的血液携氧能力差，由于组织氧供不足而直接影响伤口愈合和器官功能，应在术前予间断输注血制品以纠正之。贫血患者可输浓缩红细胞，使术前血红蛋白达到80g/L以上。

（2）心血管疾病：据统计，合并心血管疾病患者的手术死亡率比无心血管疾病患者高25%～50%，尤其是那些未进行恰当、合理的围手术期处理的手术患者，死亡率更高。因此，应正确评估心血管病患者手术危险性，并请心血管内科医师协助处理心血管疾病，优化心脏功能和心血管状态，尽量降低心血管疾病风险及并发症发生率，保证手术患者安全和术后快速康复。

术前评估必须考虑两大因素，即在选择手术指征与手术时机时考虑患者病情因素和手术风险因素，针对以上两大因素进行量化评估。

1）拟行的外科手术是否紧急。如果是危及生命的外科急诊手术则不建议对心血管病变情况做深入评估，应当尽快做好各项准备，争取手术。针对这些患者，主要是加强监护、优化围手术期的药物治疗。如果不属于外科急诊手术，则进入第2步。

2）是否存在活动性心脏病。活动性心脏病和心脏临床风险因素见表10-1。由包括麻醉医师、外科医师和围手术期相关内科医师组成的多学科专家小组确定治疗方案，为稳定心脏病、决定延期手术还是最佳药物治疗后直接手术。如果没有上述情况，则进入第3步。

3）评估手术风险和等级。非心脏手术的心脏风险分层见表10-2。对于心血管病变相对稳定的患者，在接受低风险手术前进行心血管系统的各种检查并不会改变治疗策略。如果是低风险手术，则无需进行过多的检查，可以直接施行手术。如果并非低风险手术，则进入第4步。

表10-1　活动性心脏病和心脏临床风险因素

活动性心脏病	心脏临床风险因素
①不稳定心绞痛 ②急性心力衰竭失代偿 ③严重心律失常 ④有明显症状的心脏瓣膜病 ⑤近期（30天内）心肌梗死和残存心肌缺血	①缺血性心脏病（心绞痛和/或陈旧性心肌梗死） ②心力衰竭 ③脑卒中和一过性脑缺血发作（TIA） ④肾功能不全：肌酐 $>170\mu mol/L$ 或肌酐清除率 $<60mL/(min \cdot 1.73 m^2)$ ⑤需要胰岛素治疗的糖尿病

表10-2　非心脏手术的心脏风险分层

危险分层	手术
高危（心脏风险>5%）	主动脉和其他外周大血管的外科手术
中危（心脏风险1%~5%）	腹腔或胸腔手术、头颈外科、前列腺手术
低危（心脏风险<1%）	内镜手术、白内障手术、表皮手术等

4）患者心肺功能储备评估。活动耐量（MET为活动耐量的单位，1MET相当于坐位基础状态时的能量消耗值）直接反映了心肺功能，指机体在尽力活动时所能达到的最大值。对于活动耐量良好的无症状患者，进一步检查并不会改变当前的治疗方案，可以直接手术。如果患者近期未进行运动耐量试验，也可以通过对其日常活动耐量的询问来评估活动耐量。可以将活动耐量分为极佳（>10METs）、好（7~10METs）、中（4~6METs）、差（<4METs）或不能确定。评价患者活动耐量的表现见表10-3。如果患者活动耐量不佳（<4METs）或不能确定，则需根据检查结果进一步调整心血管疾病的治疗方案。

表10-3　活动耐量评估

活动耐量	评估活动状态	活动耐量	评估活动状态
1MET ↓ 4METs	照顾自己如吃饭、穿衣、洗漱 屋内散步 平地3.2~3.8km/h步行走1~2个街区 屋内轻体力活动，如做家务	4METs ↓ 10METs	上楼梯或者爬山 体力性家务活，如搬动重家具 参加体育活动，如打球、跳舞 比较剧烈的体育锻炼，如踢足球

5）高血压。围手术期高血压是指从确定手术治疗到与本手术有关的治疗基本结束期间内，患者的血压升高幅度大于基础血压的30%，或收缩压≥140mmHg和/或舒张压≥90mmHg。高血压者应继续服用降压药。根据《围手术期高血压管理专家共识（2016）》，一般认为年龄≥60岁，血压控制目标＜150/90mmHg；年龄＜60岁，糖尿病和慢性肾病患者，血压控制目标皆为＜140/90mmHg。术中血压波动幅度不超过基础血压的30%。为抢救生命的急诊手术，不论血压多高，都应进行手术；对严重高血压合并威胁生命的靶器官损害，应在短时间内采取措施改善生命脏器功能，如高血压合并左心衰、高血压合并不稳定心绞痛或变异型心绞痛、高血压合并严重低钾血症（＜2.9mmol/L）、高血压合并少尿型肾衰竭。择期手术患者进入手术室后血压仍＞180/110mmHg时建议推迟手术。

6）心脏病。外科患者合并心脏病时，其手术的危险性无疑将高于非心脏病者。有时甚至需要外科医师、麻醉医师和心血管内科医师共同对心脏危险因素进行评估和处理。因此，要充分估计患者的心脏病情况，考虑患者的心脏能否耐受手术及麻醉，术前应做哪些准备，手术过程和术后可能会出现的问题。常用Goldman指数量化心源性死亡的危险性和危及生命的并发症（表10-4）。对年龄≥40岁，接受非心脏手术的患者，心源性死亡的危险性和危及生命的心脏并发症的发生率随总得分的增加而升高：0～5分，＜1%；6～12分，7%；13～25分，13%（2%的死亡率）；＞26分，78%（56%的死亡率）。Goldman指数的优点是半数以上的积分是可以控制的，例如充血性心力衰竭得到纠正可减11分，心肌梗死延期手术减10分等。

表10-4　Goldman指数

临床所见	得分
第二心音奔马律或静脉压高	11
心肌梗死发病时间＜6个月	10
任何心电图＞5个室性早搏/min	7
最近心电图有非窦性节律或房性期前收缩	7
年龄＞70岁	5
急诊手术	4
胸腔、腹腔、主动脉手术	3
显著主动脉瓣狭窄	3
总体健康状态差	3

心脏病患者手术前准备的注意事项：①长期应用利尿药和低盐饮食，水和电解质失调者须纠正。②严重贫血者要通过输血矫正贫血。③心律失常者，心房纤颤伴心室率增快（100次/min以上）者，毛花苷C 0.4mg加入25%葡萄糖溶液20mL中缓慢静脉推注，或口服盐酸普萘洛尔（心得安）10mg，每日3次，尽可能使心率控制在正常范围。冠心病出现心动过缓（心室率50次/min以下）者，术前可皮下注射阿托品0.5～1mg，或安装心脏起搏器以增加心率；④急性心肌梗死患者6

个月内不施行择期手术；6个月以上者，如没有心绞痛发作，在监测条件下可施行手术。心力衰竭患者，最好在控制心力衰竭3～4周后再施行手术。

（3）呼吸功能障碍：术后肺部并发症和相关的死亡率仅次于心血管系统疾病，居第二位。外科手术患者中，尤其是老年人群与吸烟的人群中，常伴有慢性支气管炎、支气管扩张、哮喘和肺气肿，以致有不同程度的呼吸功能不全，引起术后肺不张、肺部感染、呼吸衰竭。有肺病史或择期行肺切除术、食管或纵隔肿瘤切除术者，术前尤应对肺功能进行评估。危险因素包括慢性阻塞性肺疾病、吸烟、老龄、肥胖、急性呼吸系统感染。无效咳嗽和呼吸道反射减弱，会造成术后呼吸道分泌物的潴留，增加细菌侵入和肺炎的易感性。胸部X线检查可以鉴别肺实质病变或胸膜腔异常；红细胞增多症可能提示慢性低氧血症；$PaO_2 < 60mmHg$和$PaCO_2 > 45mmHg$，围手术期肺并发症可能增加。对高危患者，术前肺功能检查具有重要意义，第1秒钟最大呼气量（forced expiratory volume in the first second，FEV_1）$< 2L$时，可能发生呼吸困难，$FEV_1 < 50\%$，提示肺重度功能不全，可能需要术后机械通气和特殊监护。

有吸烟史者，在择期或限期手术至少2周前应先戒烟。术前鼓励患者进行呼吸训练，增加残气量，可以减少术后肺病并发症的风险。急性呼吸系统感染者，择期或限期手术应推迟至治愈后1～2周；如系急诊手术，需加用抗生素，尽可能避免吸入性麻醉。慢性阻塞性肺病者，围手术期应用支气管扩张药；喘息正在发作者，应推迟择期手术。

（4）糖尿病：糖尿病患者在整个围手术期都处于应激状态，其并发症发生率和死亡率较无糖尿病者上升50%。糖尿病影响伤口愈合，增加感染并发症发生率，常伴发无症状的冠状动脉疾病。对糖尿病患者的术前评估包括糖尿病慢性并发症（如心血管、肾疾病）和血糖控制情况，并做相应处理：①仅以饮食控制病情者，术前无需特殊准备。②口服降糖药的患者，应继续服用至手术的前一天晚上；如果服长效降糖药如氯磺丙脲，应在术前2～3日停服。禁食患者需静脉输注葡萄糖加胰岛素维持血糖轻度升高状态（5.6～11.2mmol/L）。③平时用胰岛素者，术前应以葡萄糖和胰岛素维持正常糖代谢。在手术日早上停用胰岛素。④伴有酮症酸中毒的患者，需要接受急症手术，应当尽可能纠正酸中毒、血容量不足、电解质失衡（特别是低钾血症）。对于糖尿病患者，在术中应根据血糖监测结果，静脉滴注胰岛素控制血糖。

（5）肝脏疾病：我国外科患者常并存有慢性肝炎或肝炎后肝硬化，且有些患者并无自觉症状，甚至对此一无所知。除肝炎后肝硬化外，也有酒精性肝硬化、血吸虫病肝硬化。肝硬化患者术后并发症发生率与死亡率明显较非肝硬化者高。对于肝功能不全患者，术前应给予其充分的准备，使肝功能得到改善，如增加蛋白质的供应，补充多种维生素（特别是维生素K）。人血清白蛋白应达到35g/L，凝血酶原时间延长的情况应得到纠正。

（6）肾脏疾病：麻醉、手术创伤都会加重肾的负担。急性肾衰竭的危险因素包括术前血尿素氮和肌酐升高，以及充血性心力衰竭、老年、术中低血压、夹闭腹主动脉、脓毒症、使用肾毒性药物（如氨基糖苷类抗生素和放射性造影剂）等。慢性肾炎、肾盂肾炎、肾小动脉硬化、肾结核、系统性红斑狼疮、糖尿病、高血压等均可引起肾功能不全。慢性肾功能不全者发生术后肾衰竭的常见诱因为术中肾脏缺血、术后感染及滥用肾性毒性药物。慢性肾功能不全常合并有高血钾、酸中毒、体液平衡失调、贫血、营养不良、出血素质及易感染倾向等，术前应做进一步检查及处理，以减少术后并发症的发生；实验室检查血钠、钾、钙、磷、血尿素氮、肌酐等指标，对评价肾功能很有帮助。术前最大限度地改善肾功能；进行低蛋白高糖饮食，维持水、电解质和酸碱平衡，控制感染，必要时透析治疗，透析后应在计划手术24h以内进行手术。若合并有其他肾衰竭的危险因素，选择对肾有毒性的药物如氨基糖苷类抗生素、非甾体消炎药和麻醉剂时，都应特别慎重。与外科有关的急性肾衰竭的病因几乎都是肾前性的，如低血容量、低血压、脓毒症或其他原因，可引起有效循环血容量减少，导致缺血性肾小管坏死。及时纠正肾前病因，恰当地补充钠与水，能预防急性肾小管坏死或减轻其严重程度。

（7）凝血功能障碍：常规凝血试验阳性的发现率低，查凝血酶原时间（prothrombin time，PT）、活化部分凝血活酶时间（activated partial thromboplastin time，APTT）及血小板计数，以此识别严重凝血异常的仅占0.2%，所以仔细询问病史和进行体格检查显得尤为重要。病史中询问患者及家族成员有无出血和血栓栓塞史；是否曾接受输血，有无出血倾向的表现，如外伤和月经有无严重出血，是否易发生皮下瘀斑、鼻出血或牙龈出血等；是否同时存在肝、肾疾病；有无营养不良的饮食习惯，如过量饮酒，是否服用阿司匹林、非甾体消炎药物或降血脂药（可能导致维生素K缺乏），是否进行抗凝治疗（如心房纤颤、静脉血栓栓塞、机械心瓣膜时口服华法林）等。查体时应注意皮肤、黏膜出血点（紫癜），脾大或其他全身疾病征象。术前7天停用阿司匹林，术前2～3天停用其他非甾体消炎药，术前10天停用抗血小板药如噻氯匹定和氯吡格雷。如果临床确定有凝血功能障碍，择期手术前应做相应的治疗处理。当血小板$<50 \times 10^9$/L，建议输血小板；大手术或涉及血管部位的手术，应使血小板保持在75×10^9/L及以上；神经系统手术，血小板临界点$\geq 100 \times 10^9$/L。对于脾肿大和免疫引起的血小板破坏，输血小板难以奏效，不建议常规预防性输血小板。紧急情况下，由药物引起的血小板功能障碍可输血小板。冷沉淀物能促成血小板聚集和黏附，可减少尿毒症患者的失血。对于需要抗凝治疗的患者，术前处理较为复杂，这涉及权衡术中出血和术后血栓形成的利与弊。血友病患者的围手术期相关处理，常需请血液病医师会诊协助。

（8）肾上腺皮质功能不足：除慢性肾上腺皮质功能不全的患者外，凡是正在用激素治疗或近期内曾用激素治疗1～2周者，肾上腺皮质功能就可能有不同程度的抑制。应在术前2日开始用氢化可的松，每日100mg；第3日即手术当天，给300mg。术中、术后根据应激反应情况，决定所需用量及停药时间。

（9）下肢深静脉血栓形成的预防：由于静脉血栓形成有一定的并发症发生率和死亡率，所以凡是大手术时应预防这一并发症的发生。围手术期发生静脉血栓形成的危险因素包括：年龄＞40岁、肥胖、有血栓形成病史、静脉曲张、吸烟、大手术（特别是盆腔、泌尿外科、下肢和癌肿手术）、长时间全身麻醉和血液学异常（如抗凝血酶Ⅲ缺乏、血纤维蛋白原异常、C蛋白缺乏、血小板增多症和高血黏度综合征）。血栓形成常发生在下肢深静脉，一旦血栓脱落可发生致命的肺动脉栓塞。为此，有静脉血栓形成危险因素者，应预防性使用低分子量肝素，下肢穿弹力袜，间断气袋加压下肢和口服华法林（近期曾接受神经外科手术或有胃肠道出血的患者慎用）。对于高危患者，可联合应用多种方法如抗凝等，此对预防静脉血栓形成有积极意义。

（二）确立手术方案

确诊疾病是制订手术方案的基础。目前用于诊断的检查手段在不断更新，各种检查能提供关于病变部位、性质和范围等方面的信息，可为确定手术方案提供重要的依据。在疾病诊断的过程中，病史和体检始终是基本且有价值的手段，绝不能轻视。从病史和体检结果中发现的异常既能指导医师如何做进一步检查，同时也能纠正先前诊断措施所获得信息的偏差。过分依赖先进诊断仪器的做法是不可取的。对复杂、疑难杂症或合并多种基础疾病的病例尚需进行多学科病例讨论，为患者制订合理的、最佳的诊治方案。

确定手术方案还要考虑许多其他因素，如患者的体质情况、病变的程度（如癌症是早期还是晚期）、以往的手术史和本单位的设备条件及技术力量等。根据各种可变因素，可以拟定几种手术方案，包括最佳方案和备用方案，以便术中根据实际情况选择最佳的手术方式。

（三）手术人员的配备

任何手术都是由一个团队来完成。团队广义角度应包括外科医师、麻醉医师、手术室护士及其他相关学科（如血库、药剂、检验）的医务人员等。手术组成人员的配备一般根据手术大小合理安排，可以包括主刀医师、第一助手、第二助手和第三助手；主刀医师应具备足够的操作能力和应变能力，助手应能做好娴熟的配合工作。如果术中出现难以处理的复杂或危急情况，应立即请上级医师（或其他学科医师）帮忙，在他们的指导或协助下做妥善的处理。紧张慌乱及擅自操作很容易导致意外的发生，以致产生难以挽回的不良后果。

（四）某些患者的特殊术前准备

有些外科疾病需在术前做特殊的准备，不可忽视。例如，肾上腺嗜铬细胞瘤患者在术前必须先采取措施（如口服肾上腺受体阻滞剂酚苄明）以控制血压，同时需补充血容量，这些措施将有利于对术中血压和血容量变化的控制。甲状腺功能亢进症手术者必须先服用药物（如甲硫氧嘧啶、甲巯咪唑等）以控制其新陈代谢率及症状，术前再服用碘剂以减少腺体充血，才能保证手术的安全。另外，结直肠肿瘤手术前应做好充分的肠道准备（详见"患者的一般准备"），以减少术后感染性并发症（特别是吻合口瘘）的发生。

（五）特殊手术器械的准备

各类手术常有其专用的器械和材料，如达芬奇机器人、腹腔镜手术专用器械、胸腹腔手术的切口撑开器、消化道手术的吻合器、缝合血管的针线、疝修补术的填充物或用于组织缺损修补的补片等。这些专用物品的种类及品牌繁多，需要科学管理，以保障手术供应。上述大多数特殊物品在手术室内都已齐备，随时可以获得。但也有部分物品平时并不常用，应在术前购置以备用，如巨大切口疝的大型生物补片等。

（六）麻醉前访视和术前麻醉用药

外科医师根据患者情况和手术范围提出麻醉的初步意见，由麻醉医师综合考虑患者全面因素并决定最合适的麻醉方式。遇病情复杂的疑难危重病例时，外科医师应在术前主动与麻醉医师详细介绍情况，共商术前的准备事宜。

麻醉医师应对患者进行常规麻醉前访视，对其进行术前心肺等评估，充分与患者沟通，对患者进行宣传教育并接受患者的咨询解答，指导患者配合麻醉，减轻患者的焦虑和紧张情绪。一般情况下，不推荐常规术前麻醉用药（镇静及抗胆碱药），特别是术前使用长效药物如阿片类药物、长效镇静药和催眠药，其副作用会阻碍术后康复（即术后早期进食和早期活动）、延长住院时间。对于个别紧张型患者，在放置硬膜外导管时，给予短效的抗焦虑药可能有帮助。

第二节　术中加速康复外科措施管理

一、学习目的与要求

（1）进一步了解加速康复外科和围手术期的概念。
（2）熟悉术中优化麻醉的措施。
（3）掌握术中液体管理和保温对术后康复的重要性。
（4）掌握手术方式（特别是微创外科）对术后快速康复的意义。

二、学习方法与内容

手术过程中各项ERAS措施的科学管理也是术后患者快速康复的重要保证，包括优化麻醉、限制补液量、保温和保证手术质量等措施，特别是优化麻醉及微创手术对减少手术创伤应激、促进术后康复起到关键性的作用。

（一）术中ERAS措施管理

在手术过程中，优化麻醉、限制补液量和保温等是非常重要的措施，以上措施主要由麻醉医师负责管理，这对减少手术后并发症的发生、促进康复起到重要的作用。

1．优化麻醉

麻醉能使患者术中无痛，最大限度维护患者的脏器功能，让患者肌肉松弛使手术野易于显露，以及按手术的需要以控制血压、保温等，成功的麻醉是顺利完成手术的重要保证。

在麻醉方式及其麻醉药物的选择上，应根据手术难度、手术大小及患者病情需求合理选择深静脉和/或动脉穿刺，减少不必要的有创性操作。

全身麻醉、区域阻滞及两者的联合使用等均为ERAS理念下可选的麻醉方式，这些麻醉方式既能满足镇静、镇痛、提供良好的手术条件等基本要求，亦能有效减少手术应激。无论何种麻醉方式，都应优化麻醉药物配伍，应尽可能选择短效麻醉药物，以利于患者术后康复。应用椎管麻醉及精准外周神经阻滞可减少全麻药物用量及提供优质的术后镇痛。常用药物如下：①吸入全身麻醉药物，七氟醚、地氟醚。②静脉全身麻醉药物，丙泊酚、依托咪酯。老年患者尽可能避免使用咪达唑仑。③肌松药，首选中效肌松药，如罗库溴铵、维库溴铵及顺阿曲库铵等，避免使用长效肌松药。④阿片类药物，首选瑞芬太尼，应用芬太尼、舒芬太尼时需注意其半衰期。全身麻醉诱导可以应用短效药物，如丙泊酚、瑞芬太尼等。为了使患者快速苏醒及恢复，麻醉维持阶段可用静脉麻醉药丙泊酚或短效吸入麻醉药物（七氟烷、地氟烷等）。应用硬膜外麻醉或其他药物（预防性镇痛药物）可减少全麻药物用量。

2．围手术期液体管理

液体管理的目的是通过优化循环容量以改善组织灌注，使患者的血容量和心血管功能相匹配，避免容量不足及容量过负荷。研究表明，保持围手术期液体平衡对术后恢复至关重要。无限制的液体治疗可导致术后并发症，晶体液造成的液体负荷可致组织水肿，妨碍肠道吻合口愈合，延迟肠道功能恢复，甚至导致麻痹性肠梗阻。液体负荷还会影响机体凝血功能。减少患者术中及术后的液体及钠盐的输入量，将有利于降低术后并发症发生率且缩短术后住院时间，加速胃肠功能的恢复。术中以目标导向为基础的限制性容量治疗策略是减少围手术期液体过负荷、心肺过负荷的最佳方法，补充麻醉期间生理需要量及术中失血量即可。使用硬膜外麻醉可能引起血管扩张，导致血管内容量相对不足及低血压，此时适宜使用血管收缩药（麻黄碱或去甲肾上腺素），而不是大量输液。此种目标导向的液体治疗方式可加速胃肠道功能恢复、减少心血管并发症发生。另外，可鼓励患者术前适当地进食饮水，保证营养和水、电解质稳定，术后2h即可饮水，术后24h可饮用大约800mL水。

3．术中保温

术中多种原因导致的体温降低可引发严重并发症，如影响凝血功能，改变药物的药代动力学，增加感染概率，破坏免疫和心血管系统功能，增加机体耗氧及代谢需求等。术中引起低体温的原因有：①手术间的低温环境。②麻醉药物导致的体温调节障碍。③手术操作导致的固有热量流失，如使用冷的酒精消毒，开腹手术的腹腔内热量丧失等。④静脉输注未加温的液体和血制品。⑤术中使用未加温的冲洗液。因此，在术中应常规监测体温及采用必要的保温措施，使患者中心体温>36℃。具体措施包括：①环境调控。成人手术环境温度控制在22～24℃，湿度40%～60%，而小儿手术环境要求温度25～27℃，湿度50%～60%。②体表保温。如覆盖保温毯，使用加温毯等。③体内加温。静脉输注加温的液体和血制品，术中使用加温的冲洗液、消毒液等。

4．术中尽量不放置引流管或减少放置引流管

详见第三十三章"外科引流与伤口处理"。

（二）手术方式的选择

外科手术方式的选择应贯彻微创、精准和损伤控制性外科的基本原则，以达到减少创伤应激的目的。减少创伤应激是ERAS的核心理念，是促进术后患者快速康复的基础。早期ERAS的研究主要限于开放性手术。开放性手术中贯彻应用ERAS理念，可取得较好的术后加速康复效果，具体包括：清洗手套异物的污染；减小不必要的大切口；术中按解剖层面分离，减少创面和出血，彻底止血；消化道吻合要确实可靠；吸净术野创面的积液、积血；减少或避免内脏（特别是肠管）在空气中的暴露；创面尽可能腹膜化；用可吸收线缝合、减少丝线残留等，目的是尽可能减少创伤和应激，减少手术并发症的发生。没有并发症，术后患者才可以快速康复。

自1987年Philippe Mouret完成世界上第一例腹腔镜胆囊切除术以来，腹腔镜胆囊切除术已成为胆囊手术治疗的金标准，并促进了腹腔镜等微创手术的快速发展。微创手术具有切口小、创伤小、疼痛轻、恢复快等优点。随着手术水平的提高、器械设备的改进和升级，以微创手术（包括腹腔镜外科手术、机器人外科手术、内镜外科手术等）为代表的微创外科技术发展突飞猛进，较传统的开腹手术方式在外科疾病治疗方面的优势愈发明显，并逐渐受到推崇和重视。腹腔镜等微创手术更加符合ERAS理念和损伤控制理念，微创手术是ERAS的核心内容之一，其对推动ERAS的快速发展起到举足轻重的作用；通过精准的解剖、精确的分离及合理的手术方式选择，可缩小手术切口，减少术中失血量，避免肠管等内脏在空气中长时间暴露，使手术时间最小化，减少创伤和应激，促进术后快速康复。因此，对适合微创手术指征的外科疾病患者应尽可能应用微创手术治疗，如腹腔镜外科手术、机器人外科手术、内镜外科手术等。

第三节　加速康复外科理念下的术后监测和处理

一、学习目的与要求

（1）熟悉生命体征及主要器官功能的监测。

（2）了解术后的体位、活动要求。

（3）掌握预防性镇痛和术后多模式镇痛措施。

（4）熟悉术后饮食和静脉输液管理。

（5）掌握抗生素的应用和营养支持。

（6）了解给氧和祛痰。

（7）掌握术后各种不适的处理。

二、学习方法与内容

手术后患者监测和处理的方式和项目需要因患者的手术种类、病情严重程度有所不同，在手术后采取必要的治疗措施，能最大限度地减轻患者痛苦和不适，预防并发症的发生，使患者顺利地恢复健康。监测方式可分复苏室监测、病房监测和ICU监测：①复苏室监测。手术结束后被送入复苏室的是病情比较复杂、手术较大的全身麻醉患者，即手术结束时还未完全清醒，或气管插管尚未拔除，或生命体征尚不稳定的患者。患者在复苏室内一般不超过1～2h。待患者清醒、气管插管拔除后，如果生命体征稳定，就可将其转送回普通病房监测。②病房监测。术后直接送回病房的是器官功能基本正常的中、小手术患者。由于患者接受的都是比较简单的麻醉方式，患者术后基本处于清醒状态。患者回病房后可由病房护士作基本的生命体征监测。③ICU监测。若手术后患者一直处于昏迷状态，或因自主呼吸很微弱而不能脱离呼吸机，或生命体征很不稳定等，应直接将其转送到ICU监护，继续予以周密监测并做积极的治疗。对于脏器功能差、年老体弱、大出血或严重感染、接受复杂手术后的患者，术后需监测的项目很多，包括神志恢复情况、生命体征、各主要脏器的功能，都需要非常周密、细致的监护，以助判断病情的发展趋势。另外，对于在复苏室复苏的患者，如果其在复苏观察期间病情仍很重，生命体征不稳定，也应将其送到ICU监护。

监测和处理可分为两方面：一种是各种疾病、各类手术都需要监测和处理的项目，例如生命体征的监测、术后止痛的处理、常用导管和引流物的管理等。另一种则是某些疾病和手术特需的项目，例如颈部手术后应监测患者的呼吸情况，创口内大量积血可能导致呼吸困难甚至窒息；脑外伤手术后应重点观察患者的神志变化、瞳孔对光反射和肢体活动情况，以了解颅内病灶是否有新的变化；肾移植患者应监测术后的尿量及其比重；胸部手术应监测患者的呼吸和胸腔闭式引流管引流情况等。

（一）生命体征及主要器官功能的监测

术后将患者送回病房或从ICU转回病房前，应整理好床位，备齐术后所需的物品，包括胃肠减压装置、输液架、氧气、吸引器、虹吸装置等，甲状腺手术患者床边还需要准备气管切开包。对意识不清的患者或脊髓麻醉后尚未恢复的患者，需特别注意从手术台搬运至车床或送至病床时，应多人平行托起搬运，不能弯曲脊柱或拖拉松软的下肢。将患者平稳搬移至病床时，应注意避免引流管脱出，然后接好各种引流管。在患者尚未清醒或麻醉作用未消失前，不要贴身放热水袋取暖，以免烫伤。

1. 最基本的生命体征监测

最基本的生命体征项目包括神志、体温、血压、脉搏和心律、呼吸率和尿量等，这些项目在外科病房内都能完成。根据手术、麻醉情况酌情进行心电监护、经面罩或鼻导管给氧，还要鼓励患者深呼吸以防出现肺不张。有气管插管的患者，要及时吸痰和进行其他必要的呼吸系统治疗。由护士每30min观察1次，连续观察4～6h。监测过程中如果发现异常，应增加观察密度和延长观察时间，直至生命体征恢复正常。必要时可用床旁心电血压监护仪和经皮氧饱和度测定仪辅助作心肺功能的连续监测。

2．重要脏器功能的监测

（1）中心静脉压测定：CVP的正常值为8～12cm H_2O，低于8cm H_2O提示血容量不足，应加快输液速度，必要时应增加输注液体中的胶体成分，以尽快补足血容量。超过12～15cm H_2O则提示血容量过多或心功能不全，此时应限制输液用量并加用强心药物。连续测定CVP值的临床价值更大。

（2）肺动脉楔压和心排血量测定：将Swan-Ganz漂浮导管经上臂静脉插入，随导管顶端气囊的漂浮作用使导管头端到达肺动脉，可测得PAWP值，该值能更确切地反映左心房压，其值的升高或降低的临床意义与CVP值相似。通过Swan-Ganz漂浮导管还可用热稀释法测定CO，了解心脏功能。如果CO值明显降低，则应根据其可能因素予以补充血容量或使用强心剂。

（3）呼吸功能监测：危重患者常有呼吸功能不良，需用呼吸机辅助呼吸的机会很多。在调整合适的呼吸频率、潮气量、每分通气量、吸入氧气浓度（fraction of inspiration O_2，FiO_2）等参数之后，应定期做患者的动脉血血气分析测定。若动脉血氧分压<60mmHg则提示存在低氧血症，应查找原因并提高FiO_2浓度，或改用呼气末正压通气（positive endexpiratory pressure，PEEP），以纠正其缺氧状态。

（4）肾功能监测：肾功能监测的主要项目包括尿量及尿比重、血肌酐和血尿素氮、血钾等。正常人24h尿量不应少于800mL。24h尿量<400mL者为少尿，24h尿量<100mL者则为无尿，都提示存在肾功能障碍。如果是由于水分摄入量不足或是尿路梗阻，在积极去除病因后尿量则会转为正常。如果是肾衰竭所致的少尿或无尿，则预后较差。如果尿量少而尿比重低（1.010～1.013）提示有肾衰竭。肾衰竭时还会出现血中肌酐、尿素氮和钾浓度的显著升高，并出现代谢性酸中毒。

（5）体液平衡的监测：外科患者发生体液平衡失调的可能性较大，可以有缺水或水过多、血电解质紊乱，也可以发生酸中毒或碱中毒。如果患者有产生体液失调的病因，则应提高警惕，定期做血电解质（钾、钠、氯、钙、镁和磷等）测定，如发现有缺乏症则应及时予以补充纠正。做动脉血血气分析可及时发现有无酸碱平衡失调，以便做相应处理。另外，要详细记录液体的入量、失血量、24h尿量、胃肠减压及各种引流的丢失量，有无发热、出汗、气管切开等情况。计出入量可用来评估体液平衡和指导补液。尿量是反映生命器官血液灌流情况的重要指标，必要时应留置导尿管并观察每小时的尿量。

（二）术后体位

全身麻醉未清醒的患者，取平卧位，头转向一侧，以免口腔分泌物或呕吐物被误吸入气管内。全麻清醒后、蛛网膜下腔麻醉12h后、硬脊膜外腔麻醉、局部麻醉等患者，可根据手术需要确定体位。对于蛛网膜下腔麻醉患者，应去枕平卧位6h，以防头痛。不同手术后的体位有不同要求：颅脑术后如无休克或昏迷，可取15°～30°头高脚低斜坡卧位；颈胸手术后多采用高半坐卧位，以便于呼吸；腹部术后，多采用低半坐卧位，以减少腹壁的张力；脊柱或臀部手术后，可采用俯卧或仰卧位。任何卧位都应使患者舒适，并利于内脏生理活动，以便患者作适当活动。

（三）术后活动

手术后卧床休息将增加术后胰岛素抵抗和肌肉丢失，使肌肉力量减退，降低肺功能和组织氧供，增加静脉血栓栓塞症发生的风险。有效的术后多模式镇痛是患者术后早期活动的前提和重要保证。因此，在有效镇痛的情况下，应鼓励患者术后尽早开始活动，循序渐进地增加活动量。术后患者已清醒，麻醉药作用消失后，就应鼓励患者尽早在床上活动，如进行深呼吸、主动活动四肢及间歇翻身等，床上足趾和踝关节伸屈活动或下肢肌肉松弛、收缩的交替运动，在床上开始活动四肢、翻身，甚至是床上踩脚踏车，然后坐起来、床边站立，再开始下床活动，循序渐进活动，逐步过渡到下床行走，逐步增加活动范围、次数和时间。早期活动不仅有利于增加肺活量、减少肺部并发症，而且可促进全身血液循环和切口愈合，降低因静脉血流缓慢而并发深静脉血栓形成的发生率，减少并发症的发生，增强患者康复的信心。此外，早期活动尚有利于肠道蠕动和膀胱收缩功能的恢复，减少腹胀和尿潴留的发生。有休克、心力衰竭、严重感染、出血、极度衰弱等情况者，以及施行过特殊固定、有制动要求的手术患者则不宜早期活动。

（四）预防性镇痛和术后有效的多模式镇痛

麻醉作用消失后，患者手术后都会有创口的疼痛，术后24～48h内疼痛最为明显，以后逐渐减轻。疼痛是外科手术患者术后主要的应激因素之一，可导致患者术后早期下床活动受限，不敢早期进食，出院时间延迟，阻碍患者术后康复，影响患者术后生活质量，降低患者的就医体验，其管理是ERAS的核心内容之一。目前主张围手术期采用多模式、预防性、按时的全程疼痛管理，即术前预防性镇痛和术后多模式镇痛。预防性镇痛在疼痛治疗中有重要作用，在疼痛出现前采取镇痛措施以减缓术后疼痛的发生，其始于外科手术前，覆盖整个术中和术后，按时、有规律地给予镇痛药物。多模式镇痛包括术中放置硬膜外镇痛泵或静脉镇痛泵、切口阻滞镇痛、神经阻滞镇痛；若术后镇痛效果不佳时，可首选使用非甾体类镇痛药（NSAIDs），如无效再使用阿片类镇痛药；使用镇痛药时应该按时镇痛，而非按需镇痛。目前有条件的医院在开展ERAS时都建立了无痛病房，有效的镇痛使患者能够早期下床活动是改善术后康复效果的先决条件。

1. 镇痛药止痛

常用的止痛药物有非甾体类镇痛药（如洛索洛芬钠片、芬必得等）、阿片类镇痛药（如吗啡、哌替啶）、非阿片类中枢性镇痛药（如曲马多）等。门诊手术患者伤口疼痛可以使用非甾体类镇痛药（NSAIDs），也可以使用非阿片类中枢性镇痛药。病房手术患者一般手术创面大，伤口也都比较大，需要注射镇痛药止痛，须改变过去传统按需止痛观念，按时止痛给药，可首选使用NSAIDs，无效时再先后使用弱阿片类镇痛药和阿片类镇痛药。手术当晚肌内注射，止痛效果好，且有助于患者睡眠。对于镇痛药物的选择，由于阿片类药物的不良反应较大，如影响肠功能恢复、呼吸抑制，具有成瘾性，易造成恶心、呕吐等，应尽量减少使用。近年来联合应用阿片类与非阿片类药物使不良反应减少。NSAIDs被美国及欧洲多个国家的指南推荐为术后镇痛的基础用药，推荐若无禁忌证，首选NSAIDs，其针剂可与弱阿片类药物联合应用，片剂作为口服续贯镇痛药物。

2．神经阻滞

用长效局麻药做局部浸润、痛点或靶区封闭、肢体套式封闭、肾周围及骶前封闭等都有止痛作用。腹部手术患者可以使用局部浸润麻醉和腹横肌阻滞（TAP）等区域神经阻滞的方式镇痛，可减少阿片类药物用量。由于是局部用药，因此对全身的影响不大。神经阻滞的常用药物是0.5%普鲁卡因，用0.1%～0.15%丁卡因或0.25%丁哌卡因能有较长时间的止痛效果。

3．镇痛泵止痛

近几年普遍采用镇痛泵作为止痛措施。镇痛泵止痛是指将导管预置在硬膜外腔内或周围静脉内，以微量输液泵定时、定量地注入镇痛药物，以达到镇痛效果。用于硬膜外腔的药物以局麻药为主，常用药物是0.1%～0.15%丁哌卡因及0.15%～0.2%罗哌卡因。使用硬膜外镇痛泵有利于胃肠功能恢复，降低术后胰岛素抵抗和代谢综合征发生率，缩短住院时间。用于周围静脉的常用药物是吗啡，用量为0.5～1.5mg/h。镇痛泵具有患者自控镇痛（PCA）功能，患者可酌情在限定的时间间隔之内加用一个剂量（1～2mg）。由于药量很小，一般不会影响心血管系统功能，但连续使用肯定会影响术后胃肠道蠕动和排尿功能的恢复。

（五）术后饮食和静脉输液

对于在局部浸润麻醉或小范围神经阻滞下做手术的患者，术后一般都可自然饮食，无特殊限制。但在其他麻醉方式下做手术的患者则不同，各种麻醉药物的延续作用将一直持续到术后约6h。因此，在此期间不宜进食或饮水，以免呛咳、呕吐及误吸。患者神志清醒、麻醉药物作用消退后，则可酌情给予流质、半流质饮食或正常饮食。腹部手术对消化道的动力影响不小，术后可能有胃动力障碍，过早进食也会引起呕吐。开始饮食的时间，可根据下列情况来决定。

1．非腹部手术

视手术大小、麻醉方法和患者的反应来决定开始饮食的时间。小手术后患者可立即进食。蛛网膜下腔麻醉和硬脊膜外腔麻醉者在手术后3～6h可以少量进食。全麻者应待麻醉清醒，无恶心、呕吐后方可进食。

2．腹部手术

腹部手术后小肠消化吸收功能在12h内可恢复，胃动力在24h内恢复，结肠功能则在2～3天恢复。传统观念下，胃肠道手术后第3～4天肠道功能恢复，有肛门排气或排便后患者才能给予进食。但ERAS理念鼓励术后早期进食，至于进食量的多少并不是重点。术后早期进食的主要目的是刺激肠蠕动，维持肠道屏障功能。Meta文献分析结果表明，胃肠手术后早期行肠内营养或经口饮食与术后禁食相比，无证据表明术后禁食是有益的。早期肠内营养可以降低术后感染发生率和缩短术后住院时间，并不增加发生消化道吻合口瘘的危险。咀嚼口香糖可促进术后胃肠道功能恢复，可以降低术后肠梗阻的风险。经口进食需遵循个体化原则，由小剂量流质饮食（如肠内营养制剂）开始（一般50mL），少量多餐（每2～3h一次），根据个人耐受性逐渐增加频次及每次的量。

3. 静脉输液

凡术后尚不能立即进食的患者，或进食不足的患者均应给予静脉输液，生理用量是 2 000～2 500mL，还要补充额外损失量和累及损失量，输液成分主要是葡萄糖、生理盐水和电解质，也可以含氨基酸、脂肪乳，以供应水、电解质和营养，应根据不同病情做必要的调整。如果术后不能进食超过7天，都应给予肠外营养，全面补充机体所需的各种营养物质，以免发生营养不良。

（六）常用导管与引流物的管理

详见第三十三章"外科引流与伤口处理"。

（七）抗生素的应用

围手术期抗生素的应用可分为2种，即预防性和治疗性。前者是指在一些污染手术（主要是胃肠道、肝胆、泌尿道或肺部等疾病的手术）应用广谱抗生素1～2次（从术前半小时开始）以预防感染的发生。后者则是针对已有感染的患者（如急性阑尾炎穿孔引起的腹膜炎患者），选用敏感的抗生素并持续到感染被控制为止。有些手术虽属无菌性，但一旦发生感染，将使手术失败，甚至发生严重后果，如替代物（心脏瓣膜、骨关节、人工血管等植入）术后，以及脏器移植术后等。此时所用抗生素虽属预防性，但其疗程将适当延长。

（八）给氧和祛痰

手术患者常合并有其他基础疾病，其中慢性阻塞性肺疾病患者并不少见，术后对患者的呼吸支持显得十分重要。另外，随着麻醉技术的发展，气管内麻醉和静脉麻醉的临床应用已非常普遍，患者术后可能会有暂时性的呼吸功能减退。为此，术后应根据患者的清醒程度、自主呼吸状态及血氧饱和度测定等做针对性处理。如果基本情况比较稳定，可给予鼻导管给氧（4L/min）。若发现患者有缺氧或急性呼吸窘迫综合征（ARDS），应立即将患者转入ICU，采用积极的呼吸支持措施，包括呼吸机辅助通气。

为预防术后肺部感染、肺不张等并发症，在术前就要对患者作好解释和培训，使患者术后能主动做好咳痰动作。为便于排痰，可静脉用痰液稀释剂（如沐舒坦）及超声雾化吸入。

（九）营养支持

营养支持对于外科患者的重要性已为人们所认识。凡术前有明显营养不良者，术后很容易发生各种并发症，应被认为是手术相对禁忌。这些患者必须先在术前行积极营养支持，使其营养状态显著好转，才能保证患者的安全。同样，对估计术后无法正常进食超过1周者，也应给予营养支持，以保证伤口的愈合和器官功能的恢复。

术后营养支持有肠内营养和肠外营养2种方式，可根据患者术后恢复的具体情况进行选用。一般来说，如果患者胃肠道功能正常，则应首选肠内营养方式；如果肠内营养补充不足，应加用肠外营养支持。

（十）术后各种不适症状的处理

1．发热

发热是术后最常见的症状之一，一般在术后3天内，体温升高幅度在1.0℃左右。术后发热不一定表示有感染，因此可分为非感染性发热和感染性发热2种。非感染性发热通常比感染性发热来得早，其常见原因是代谢性或内分泌异常、输血输液反应、炎症反应、吸收热、药物过敏、麻醉药物（如氟烷或安氟醚）引起的肝功能损害等。如体温升高幅度过大，或恢复接近正常后再度发热，或发热持续不退，应在对症处理的同时分析发热的原因，警惕感染性发热的可能。感染性发热的危险因素包括患者体弱、高龄、营养不良、糖尿病、吸烟、肥胖、使用免疫抑制剂或原有感染病灶。手术因素有止血不彻底、残留无效腔、组织创伤等。感染性发热除了伤口和其他深部组织感染（如术后腹腔内感染或消化道瘘等）外，还包括静脉内留置输液导管引起的静脉炎或导管性败血症、肺膨胀不全或肺部感染、尿路感染等。感染性发热除了细菌性感染外，还要注意真菌感染的可能性。对不明原因的发热需要进行各种必要的检查，包括血常规、尿常规、X线检查、B超检查、CT扫描、创口分泌物涂片和培养、引流液培养、血培养等，明确诊断后做针对性处理。

2．低体温

低体温（hypothermia）也是一个术后常见的症状，多因手术室低温环境，手术时缺乏保温措施，麻醉药物导致的体温调节障碍，开腹或开胸手术热量散失，用冷的冲洗液冲洗体腔，输注冷的液体和库存血液等。患者对轻度低体温耐受良好，除使周围血管阻力轻微增加和全身耗氧减少之外，对机体无大妨碍。然而严重的低体温会引起一系列的并发症：①影响循环系统，表现为寒战，机体耗氧量升高，心率加快，心律失常，甚至死亡；周围血管阻力明显增加，心脏收缩力减弱，心排血量减少。②影响凝血机制：由于凝血系统酶功能失常可致凝血障碍，出现出血、渗血，甚至弥散性血管内凝血。③影响药物代谢：影响麻醉复苏，延长拔除气管插管时间。④其他：如降低呼吸中枢对CO_2和O_2的通气反应，降低脑氧需、氧耗，中深低温抑制脑功能，降低免疫功能，增加伤口感染等。深度低体温通常与大手术（特别是多处创伤的手术）输注大量冷的液体和库存血液有关。因此，术中应监测体温并做好保温措施，包括冬天时使用衣被保暖身体等。大量输注冷的液体和库存血液时，应通过加温装置，必要时用温盐水反复灌洗体腔，术后注意保暖，可以预防出现术后低体温。

3．恶心、呕吐

患者术后早期发生恶心、呕吐最常见的原因是麻醉反应，可应用镇静、镇吐药物（非苯甲酰胺类5-HT_3受体拮抗剂、地塞米松、氟哌利多等）减轻症状。如麻醉作用消失后仍恶心、呕吐，应检查其他原因，如是否有颅内压增高、糖尿病酮症酸中毒、尿毒症、低血钾、低血钠等。如腹部手术后反复呕吐，应注意急性胃扩张或肠梗阻的可能。明确诊断后做针对性治疗。

4．腹胀

患者术后早期腹胀一般是由于胃肠蠕动受抑制，肠内积气。腹部手术创伤大，手术时间长，胃肠功能恢复时间也长，一般会于术后72h以后逐渐恢复。腹部手术大约经过3个时期，即无蠕动期（大约手术后24h内）、蠕动紊乱期（术后24~48h）和恢复期（72h以后），这3个时期可长可短，要根据手术创伤大小及患者年龄等情况判断。手术后腹胀一般不需处理，鼓励患者早期多活动，可自然恢复，但腹胀较重、无肛门排气时应检查其原因并予相应处理，采取如胃肠减压、放置肛管、高渗溶液低压灌肠、针灸等综合措施，但更重要的是注意低钾血症、腹膜炎或其他原因所致的肠麻痹，或肠粘连、内疝等原因所致机械性肠梗阻的可能，应做进一步检查，严密观察，明确诊断后做针对性处理，必要时要再次手术探查。

5. 呃逆

部分患者因神经中枢和膈肌直接受到刺激而发生呃逆，可采取压迫眶上缘，短时间吸入二氧化碳，抽吸胃内积气积液，给予镇静解痉药物、针灸等综合措施。上腹部手术后出现顽固性呃逆，要特别警惕胃肠吻合口瘘或十二指肠残端瘘导致膈下积液和感染的可能。应行X线、B超检查和/或CT扫描，明确诊断后及时处理。

6. 尿潴留

详见本章第四节"术后并发症的防治"。

（十一）创口的处理与缝线拆除

详见第三十三章"外科引流与伤口处理"。

第四节　术后并发症的防治

一、学习目的与要求

（1）掌握术后出血的原因及其防治措施。

（2）掌握术后感染性并发症的原因及其防治措施。

（3）掌握切口并发症的原因及其防治措施。

（4）熟悉呼吸系统并发症的原因及其防治措施。

（5）熟悉泌尿系统并发症的原因及其防治措施。

（6）掌握应激性黏膜病变的原因及其防治措施。

（7）熟悉胃瘫的原因及其防治措施。

（8）熟悉肠梗阻的原因及其防治。

二、学习方法与内容

外科患者发生术后并发症（postoperative complications）的因素很多。从患者角度来看，患者的年龄、营养状态、病变性质和病程，以及器官功能状态均是很重要的因素。从手术创伤程度来看，手术越复杂，吻合口越多，术后并发症的发生率也就越高。从外科医师角度来看，手术技巧娴熟程度、预防措施是否到位，术后观察是否细致、处理是否及时，显然也与并发症的发生有关。一旦发生术后并发症，就会妨碍患者的快速康复。绝对避免术后并发症的发生是不可能的，但应使其发生率降至最低程度。术前充分评估，术中采取有效措施预防，术后密切观察，一旦发现并发症将其及时处理，将使患者转危为安，逐步康复。

（一）术后出血

术后出血可以发生在手术切口、空腔脏器及体腔内。引起术后手术野大出血的原因很多，包括术中止血不完善或创面渗血未完全控制，患者有凝血功能障碍或原痉挛的小动脉断端舒张，结扎线滑脱或松脱，电凝止血痂脱落以及消化道吻合口瘘腐蚀血管等。

术后出血可有多种表现，消化道出血表现为呕血或便血。原已放置引流管的手术则表现为引流出大量新鲜血液（超过100mL/h）。胸腔手术后，从胸腔引流管持续数小时内，每小时引流出血液较多，拍胸部X线片显示有胸腔积液，提示有内出血。腹部手术未留置引流的患者，术后的出血较难显现，必要时需做腹腔穿刺以明确诊断。严重的术后大出血都会有低血容量性休克的表现，表现为面色苍白、出汗、脉搏细速。由于血容量减少，每小时尿量不足25mL，CVP低于5cmH$_2$O，严重时则有血压下降等明显的休克表现。术后早期出现失血性休克的各种临床表现，特别是输给足够的血液后休克无好转，或反而加重，或好转后又恶化者，都提示有术后活动性出血。

防治措施：术前积极改善患者的凝血功能。术中手术操作应认真细致，务必严格止血，结扎务必规范牢靠，切口关闭前务必检查手术野有无出血点等，这些措施都是预防术后出血的要点。对于创面大或止血效果欠佳的手术野应局部放置引流管，以便术后观察。对术后出血的治疗视出血量而定。出血量较少时可静脉用止血剂，同时补充血容量。但对较大量出血则应在诊断明确之后立即手术探查，可直接控制出血点而达到止血目的。有时也可酌情采用选择性动脉造影，既可对出血点定位，还可做血管栓塞治疗以止血。个别出血行再次手术止血困难者（如直肠癌术后的骶前出血）可考虑填塞止血。

（二）术后感染性并发症

1. 消化道吻合口瘘、腹腔脓肿和腹膜炎

消化道吻合口瘘是胃肠道手术后最严重的并发症之一，若不及时发现与处理，可发展为弥漫性腹膜炎、腹腔脓肿、感染性休克和/或出血，严重者可导致死亡。产生吻合口瘘的原因很多，如患者营养状态差、局部组织不健康、局部有感染存在、吻合技术方面的不足（吻合时对合不佳、缝线间距太大、吻合口有张力）等都是发生吻合口瘘的危险因素。消化道吻合口瘘和腹膜炎表现

为发热、腹痛、腹部触痛及白细胞计数增加。对有腹部引流管的患者，当发现有较多消化液溢出或粪性物流出时，表明有消化道瘘发生。如为弥漫性腹膜炎，应行急诊剖腹探查术，并做相应处理。如感染局限，行腹部和盆腔超声或CT扫描常能明确诊断。腹腔脓肿定位后可在超声引导下做穿刺置管引流，必要时需开腹引流。可根据细菌培养的药敏结果针对性选用抗生素治疗。

2．真菌感染

一般为假丝酵母菌（念珠菌）所致，多发生于长期应用广谱抗生素或使用激素的患者。若有持续发热，又未找出确凿的病原菌，此时应考虑真菌感染的可能性，并行真菌血培养，检查视网膜是否有假丝酵母菌眼内炎（candida endophthalmitis）等。治疗可选用两性霉素B或氟康唑等。曲霉菌感染者，宜选用伏立康唑。

（三）切口并发症

1．血肿、积血和凝血块

这些是最常见的切口并发症，主要由止血技术的缺陷或不足引起。出血原因有服用阿司匹林、使用小剂量肝素、原已存在的凝血功能障碍、术后剧烈咳嗽，以及血压升高等。症状表现为切口部位有不适感、肿胀和边缘隆起、变色，血液有时经皮肤缝线外渗。甲状腺、甲状旁腺或颈动脉术后引起的颈部血肿特别危险，因为血肿可迅速扩展，压迫呼吸道而引起窒息。小血肿能吸收，但伤口感染率会增加。

治疗方法：在无菌条件下排空凝血块，结扎出血点，再次缝合伤口。

2．血清肿

血清肿（seroma）系伤口的液体积聚而非血或脓液，与手术切断较多的淋巴管（如乳房切除术、腹股沟区域手术等）有关。血清肿使伤口愈合延迟，增加了感染的风险。皮下的血清肿可用空针抽吸，敷料压迫，以阻止淋巴液渗漏和再积聚。腹股沟区域的血清肿多在血管手术之后，空针抽吸有损伤血管和增加感染的风险，可让其自行吸收。如果血清肿继续存在，或通过伤口外渗，可在手术室探查切口，结扎淋巴管。

3．伤口裂开

伤口裂开系指手术切口的任何一层或全层裂开，其多发生在腹部手术后。胸部切口因有多层的肌肉缝合，皮下脂肪较薄，感染率也较低，故常能迅速愈合而不易发生裂开。腹壁切口裂开发生率一般为0.5%～3%。

伤口裂开最多发生在手术后8～10天。伤口裂开也可以没有前驱症状，患者在起床，用力大小便，或咳嗽、呕吐、腹胀等突然腹肌用力时，自觉切口崩裂。检查时可发现敷料上染有淡红色血性液体。揭去敷料以后，如为完全性裂开，可见伤口全层裂开，有肠管或网膜脱出切口外；如系部分性裂开，则皮肤外观愈合尚可，但皮下松软，有肿物隆起，有时可见肠蠕动波，在线脚处可见血性液体溢出。脱出的肠管夹在伤口两侧组织之间，可发生梗阻或绞窄坏死。

防治措施：针对伤口裂开的原因，尽量采取措施以避免术前、术中及术后各阶段内不利于伤口愈合的因素，如术前要纠正贫血和低蛋白血症。术中应仔细、规范操作，对有伤口裂开倾向的患者宜加做减张缝合。术后用腹带保护伤口。防止肺部并发症，以免引起频繁的咳嗽。咳嗽时患者或其他人员应用双手保护伤口两侧的腹壁。如腹胀明显，应做胃肠减压并尽力保持减压管通畅。也可做适当的灌肠，促进排气。有吸烟嗜好的患者，至少在术前1周内完全停止吸烟，以减少术后并发症的发生概率。

4. 切口感染

切口感染是指清洁切口并发感染或有可能受污染的切口出现了感染，发生率为3%～4%。细菌毒力的大小、伤口内有无血肿和异物、局部组织和机体抵抗力的强弱是主要的影响因素。手术后3～4天，切口疼痛加重，或减轻后又加重，并伴有体温升高，白细胞计数增高，提示有切口感染，检查切口可发现红、肿、热、痛，或者有波动感，或略用力挤压伤口有脓性分泌物流出等体征。有怀疑者可以用血管钳撑开切口，进行观察或排出积脓，同时做切口分泌物涂片和培养（包括需氧、厌氧菌培养）。

防治措施：①严格遵守无菌操作。②手术操作精细，缝合规范，止血彻底，不留死腔。③加强手术前后对切口的处理，增进患者抗感染能力。④如切口已有早期炎症，应使用有效的抗生素和行局部理疗等，使其不发展为脓肿，脓肿已形成则应敞开伤口畅通引流。

（四）呼吸系统并发症

呼吸系统并发症占术后死亡原因的第二位。年龄超过60岁、呼吸系统顺应性差、残气容积和呼吸无效腔增加、有慢性阻塞性肺疾患（慢性支气管炎、肺气肿、哮喘、肺纤维化等）病史等因素，更易导致呼吸系统并发症。

1. 肺膨胀不全

上腹部手术的患者，肺膨胀不全发生率为25%，在老年、肥胖、长期吸烟和有呼吸系统疾病的患者中更常见，最常发生在术后48h之内（90%的发热可能与该并发症有关）。如果超过72h，肺炎则不可避免。但多数患者都能自愈。

防治措施：术前2周戒烟，做呼吸功能锻炼。术后拍击胸、背部，鼓励患者咳嗽和深呼吸，经鼻气管吸引并清除分泌物。对于严重慢性阻塞性肺疾病患者，可用雾化吸入支气管扩张剂和溶黏蛋白药物治疗。有气道阻塞时，应行支气管镜吸痰。

2. 术后肺炎

易患因素有肺膨胀不全、异物吸入和积聚大量的分泌物。腹腔感染需要长期辅助呼吸者术后肺炎的风险最高。气管插管损害黏膜纤毛转运功能，给氧、肺水肿、吸入异物和应用皮质激素等都会影响肺泡巨噬细胞的活性。患者术后呼吸活动受到一定限制，肺底部、肺泡和支气管内容易积聚分泌物，如不能咳出，就会堵塞支气管，引起肺不张、肺感染，表现为术后早期发热、呼吸急促、心率增快等。查体时病侧胸部叩诊呈浊音或实音，听诊呼吸音减弱或消失，或有局限性湿啰音。胸部X线检查或CT扫描有助于诊断。在术后死亡的患者中，约一半直接或间接与术后肺炎有关，50%以上的术后肺炎是由革兰氏阴性杆菌引起。

防治措施：术前2周戒烟，做呼吸功能锻炼。术后避免限制呼吸的固定或绑扎，拍击胸背部，鼓励患者咳嗽和深呼吸，便于排痰。可用祛痰剂、超声雾化吸入，使痰液变稀，易于咳出。使用有效抗生素治疗。有气道阻塞时，应行支气管镜吸痰，必要时考虑气管切开。

3．肺栓塞

肺栓塞（pulmonary embolism，PE）是由内源性或外源性的栓子堵塞肺动脉主干或分支引起的急性肺循环障碍的临床和病理生理综合征。任何引起静脉损伤、静脉血流停滞及血液高凝状态的原因均是下肢深静脉血栓形成（LEDVT）的高危因素，可分为患者自身和治疗相关因素，包括肺血栓栓塞症、脂肪栓塞综合征、羊水栓塞、空气栓塞、肿瘤栓塞和细菌栓塞。肺栓塞的易患因素较多，如年龄50岁以上、LEDVT、创伤、软组织损伤、烧伤、心肺疾病、肥胖、某些血液病、糖尿病等。临床表现为突发性呼吸困难、胸痛、咯血、晕厥；不明原因的急性右心衰竭或休克、血氧饱和度下降；肺动脉区收缩期杂音、P_2音亢进等。

防治措施：①预防静脉血栓栓塞症和/或LEDVT。包括鼓励患者术后早期下床活动，用物理手段（弹力袜、间歇充气加压泵等）和抗凝药物（主要为普通肝素、低分子量肝素）预防，效果明显。此外可考虑口服抗血栓药物，如阿司匹林、华法林、新型口服抗凝药等，使用方便，但应严格把握适应证。②一般处理。重症监护，绝对卧床，适当应用镇静、止痛药物缓解患者的焦虑和惊恐症状。③呼吸支持。吸氧、气管插管机械通气。④循环支持。⑤溶栓、抗凝治疗等。其预后与呼吸功能不全的严重程度相关。

4．胸腔积液

胸部手术由于放置胸腔引流管而不容易发生胸腔积液，但腹部手术后常有胸腔积液，但由于没有胸腔引流管而延迟被发现，应引起重视。上腹部手术如肝胆外科或胃肠外科手术后患者出现消化道瘘、膈下积液或腹腔感染时容易引起胸腔积液。患者出现发热、胸闷、呼吸急促等表现而难以用腹部并发症解释时则应排除胸腔积液的可能性，可用B超、胸部X线检查或胸部CT扫描证实，以便及时处理。

防治措施：①手术时操作仔细，保证手术质量，避免积血积液，创面大、渗出多时放置引流管，及时引流以免膈下积血、积液和/或感染。②对发现膈下积血、积液者，应及时做B超定位下穿刺置管引流。③对证实为胸腔大量积液者，应及时做B超定位下穿刺置管引流。穿刺液体或引流液体要做培养及药物敏感试验。

（五）泌尿系统并发症

1．尿潴留

手术后尿潴留较为多见，尤其是老年患者、盆腔手术患者、会阴部手术或蛛网膜下腔麻醉后患者。排尿反射受抑制，手术后伤口疼痛引起膀胱和后尿道括约肌反射性痉挛，以及有部分患者不习惯卧床排尿等都是尿潴留常见原因。尿潴留可引起尿路感染，表现为术后6～8h尚未排尿，或尿量甚少，可在下腹部耻骨上区做叩诊检查，发现浊音区即为尿潴留，应及时处理。

防治措施：①术前要训练患者卧位排尿。②在前列腺肥大患者术前应用α肾上腺素受体阻滞剂等药物进行治疗的基础上，术后应适当延长导尿管留置时间。③术后应充分有效地镇痛，以免伤口疼痛引起膀胱和后尿道括约肌反射性痉挛而导致排尿困难。④术后尿潴留时，让患者不要紧张，尽量争取自然排尿；也可下腹部热敷，让患者自行排尿。若上述处理均无效，在无菌技术下进行导尿，可在患者体内留置尿管1～2天，这有利于膀胱肌肉恢复收缩力。若有器质性病变，如骶前神经损伤、前列腺肥大等，需要留置尿管多日。

2．尿路感染

尿路感染是常见的获得性医院内感染。尿路原已存在的污染，尿潴留和各种对尿路的操作是尿路感染发生的主要原因，常见为急性膀胱炎，上行感染可引起肾盂肾炎。急性膀胱炎一般无全身症状，主要表现为尿频、尿急、尿痛，部分患者可有排尿困难。尿液检查可见较多的红细胞和脓细胞。急性肾盂肾炎多见于女性患者，主要表现为发冷发热、肾区疼痛，白细胞计数增高，中段尿镜检可见大量白细胞和细菌。应做尿液培养以明确病原菌，并做药物敏感试验，为选择有效抗生素提供依据。

防治措施：术前处理泌尿系统感染。防止和及时处理尿潴留，其原则是在膀胱过度膨胀前设法排尿。尿路感染的治疗主要是应用有效抗生素，维持充分的尿量，以及保持排尿通畅。留置导尿管和冲洗膀胱时，应严格掌握无菌技术。

（六）应激性黏膜病变

应激性黏膜病变（stress related mucosal disease，SRMD）又称应激性溃疡、急性胃黏膜病变、急性糜烂性胃炎、急性出血性胃炎，多发生在烧伤、颅脑损伤、重度休克、严重全身感染、大手术后。临床表现为呕血或吐出咖啡样胃内容物，或鼻胃管引流出暗红或鲜红色液体。应激性溃疡大多发生在创伤应激后1周左右。胃镜检查能明确诊断，并能了解病变范围及程度。

防治措施：早期给予肠内营养是预防SRMD的有效措施之一。使用制酸药使胃内pH＞4.0是成功预防SRMD的关键，大多数应激性溃疡出血经非手术治疗能得到控制，包括：①病因治疗。②补充血容量。③放置鼻胃管洗胃。用冷盐水250mL加入去甲肾上腺素10mg灌入胃内，留置1～2h，每4～6h重复1次。④制酸药的使用。使用PPI针剂（质子泵抑制剂，如奥美拉唑或艾司奥美拉唑），首剂80mg静脉推注，以后维持8mg/h。⑤垂体后叶素20U加入5%葡萄糖溶液200mL内于30min内滴完。⑥胃镜喷涂止血剂、电灼或激光止血。⑦应激性溃疡需手术的机会不多，仅出血量大且无法维持血压，或怀疑有穿孔的患者才考虑手术。学术界对手术方式至今尚无一致意见，较多学者主张采用迷走神经切断加胃次全切除术。

（七）胃瘫

麻醉、手术后出现胃蠕动消失、胃排空障碍即为胃瘫。胃瘫不一定都是发生在胃肠道手术后，腹部的其他手术（如肝胆手术）后也会发生。腹腔感染，特别是胃周围感染（如重症急性胰腺炎）所致的胃瘫是疾病本身的临床表现之一，不属于术后并发症之列。

在手术创伤和麻醉对胃肠道动力的影响中，胃受累的概率最大，结直肠次之。胃瘫患者有上腹胀和反复呕吐的症状。胃管引流量大且持续不减少。引流液色泽混浊，含有胆汁成分。为进一步明确诊断，口服水溶性造影剂检查可发现胃蠕动消失。胃瘫持续时间长短不一，一般为2～3周，有时甚至会超过4～5周。胃瘫病程长时很容易导致体液失调和营养不良。

防治措施：胃瘫的基本处理方法是放置鼻胃管并予引流，让膨胀的胃得到充分休息。同时保持水、电解质和酸碱平衡，并给予营养支持。为促进胃动力，每天可予红霉素1～3mg/kg静脉滴注。针灸治疗也有辅助作用。病程超过2周者还可以做胃镜。对胃壁和幽门的机械刺激对胃动力的恢复有一定作用。

（八）肠梗阻

任何腹部手术后患者都可能在围手术期发生肠梗阻，其中由于肠粘连所致的机械性肠梗阻最为多见，少数是腹膜炎或血管性病变（肠系膜血管栓塞或血栓形成）所致的麻痹性肠梗阻。严重电解质紊乱也可引起动力障碍，进而发生肠梗阻。

机械性肠梗阻的临床表现包括阵发性腹痛、呕吐、腹胀和肠鸣音亢进。动力性肠梗阻则主要表现为呕吐和腹胀，可有发热、肠鸣音消失。当发现异常时就应及时做血常规和生化测定，腹部X线摄片（立位）有助于诊断。必要时需做腹部CT检查及腹腔穿刺。

不同种类肠梗阻的处理原则不同。腹膜炎或血管性病变所致的肠梗阻常需立即手术。粘连性肠梗阻则以非手术治疗（包括胃肠减压、输液等）为主。有学者主张短期使用生长抑素，有利于症状的缓解。由于电解质紊乱所致的肠动力障碍并不少见，应及时检查发现并予以纠正。

（陈创奇）

第十一章
外科疼痛治疗

第一节　疼痛概述

一、学习目的与要求

（1）掌握疼痛的定义与分类。

（2）了解疼痛的产生机制。

（3）熟悉外周敏化和中枢敏化的概念。

（4）掌握疼痛评估的常用方法。

（5）了解疼痛对人体的影响和意义。

二、学习方法与内容

（一）疼痛的定义与分类

国际疼痛学会（International Association for the Study of Pain，IASP）对疼痛（pain）最早的定义是人类大脑对自身机体组织损伤或潜在的组织损伤产生的一种不愉快的感受和情感体验。

2016年IASP把疼痛定义修改为"一种与组织损伤或潜在组织损伤相关的感觉、情感、认知和社会维度的痛苦体验"。这个定义重申疼痛是主观感受的重要性，综合考虑生理感觉、情感、认知和社会四个维度，这与世界卫生组织对健康是指一个人在身体、精神和社会等方面都处于良好状态的定义相匹配。

2020年IASP对疼痛的最新定义为"与实际或潜在的组织损伤相关的不愉快的感觉和情感体验，或与此类似的经历"。最后的修正进一步扩展和强化了疼痛的不愉快情感体验的内涵。

疼痛有不同的分类方法。按持续时间，可分为急性与慢性疼痛；按部位，可分为躯体痛、内脏痛和中枢痛；按发生机制，可分为创伤性、炎症性和神经病理性疼痛。按疼痛程度，可分为轻度、中度、重度疼痛。

1．依疼痛持续时间

（1）急性疼痛：一般少于3个月。多起源于新近的躯体损伤，是损伤的直接症状，如手术、创伤、炎症后疼痛。急性疼痛多数为疾病的一个症状，对患者有保护作用，提醒患者寻求医疗帮助。

（2）慢性疼痛：持续3个月或以上，或超过疾病正常愈合时间1个月以上的疼痛。慢性疼痛多数与以往的损伤有关，但还受许多损伤以外的因素影响，如神经系统、心理、社会、经济等。目前，许多慢性疼痛被认为本身就是一种疾病，而不是一种症状。

2. 依疼痛发生部位

（1）躯体痛：如在皮肤、肌肉、骨、关节、外周神经等处发生的疼痛，且一般疼痛定位较清晰固定。

（2）内脏痛：如在血管、胃肠道、实质脏器等处发生的疼痛，且疼痛部位较模糊伴游走。

（3）中枢痛：为椎管内、颅内神经系统病变所致。

3. 依疼痛产生机制

（1）伤害感受性疼痛：各种物理、化学创伤即刻产生的强刺激。

（2）炎症性疼痛：又可分为病毒、细菌、微生物、异物、代谢结晶等炎症，自身免疫性炎症，创伤后无菌性炎症。多伴随一定程度的红、肿、热等症状。

（3）神经病理性疼痛：指躯体感觉系统的损伤或功能障碍引起的疼痛。多描述为电击、烧灼、针刺、蚁噬样疼痛。特征性表现有痛觉过敏、触诱发痛和自发痛。

（二）疼痛的产生机制

疼痛属于意识的范畴，是人体神经系统，尤其是完整的大脑皮质与情绪中枢对伤害性刺激的终极产物。目前疼痛生理学研究认为急性疼痛的产生主要包括以下4个环节。

1. 疼痛感受器

感觉神经游离末梢是产生痛觉信号的外周换能装置。

2. 疼痛在周围神经的传导

损伤导致局部致痛物质（前列腺素类、组胺、缓激肽、P物质等）释放，兴奋疼痛感受器，通过Aδ纤维和C纤维神经轴传入到脊髓后角，在此交换神经元并进行疼痛信号的调整。

3. 疼痛在中枢的传导

部分冲动经脊髓前柱和前侧柱产生节段性反射效应。另一些冲动经脊髓丘脑束、脊髓网状束和脊颈束等上传至丘脑的有关核团、下丘脑和脑干网状结构，导致脊髓节段以上的反应。

4. 疼痛的感知和识别

大脑中央后回负责感知疼痛部位，网状结构、大脑边缘系统及广泛大脑皮质等负责综合分析，并对疼痛产生情绪反应。

慢性疼痛，多涉及神经病理性疼痛，机制尤为复杂，是目前医学研究的热点和难点。有的疼痛可以没有伤害刺激存在，如出现自发痛或触诱发痛，此时没有伤害性感受器和神经信号转导参与。目前主要认为是外周敏化和中枢敏化的结果。

（三）外周敏化和中枢敏化的概念

外周敏化：指组织损伤导致炎性介质局部释放［如缓激肽、组胺、ATP、5-羟色胺（5-hydroxytryptamine，5-HT）和一氧化氮等］，激活炎性反应，使伤害性感受器产生敏化，这样原先低强度的阈下刺激也可导致疼痛。

中枢敏化：伤害刺激经初级传入神经元C纤维，再传入脊髓，并释放谷氨酸、神经肽、神经营养因子等，使临近脊髓神经元致敏，从而引起损伤区周围正常组织对阈上刺激的反应，痛敏区范围扩大，持续时间延长，强度增加，兴奋阈值下降而出现疼痛超敏。

（四）疼痛的评估

目前常用的疼痛评估方法有疼痛数字评分法（numeric rating scale，NRS）、Wong-Banker面部表情评分法（face rating scale，FRS）、主诉疼痛分级法（verbal rating scale，VRS）、视觉模拟评分法（visual analogue scale，VAS）、简明疼痛评估量表（brief pain inventory，BPI）和McGill疼痛评分等。

1. 疼痛数字评分法

将疼痛程度用数字0～10表示，0表示无疼痛，10表示最剧烈的疼痛。由患者自己选择一个最能代表自身疼痛程度的数字。按照疼痛对应的数字将疼痛程度分为轻度疼痛（1～3）、中度疼痛（4～6）、重度疼痛（7～10）（图11-1）。

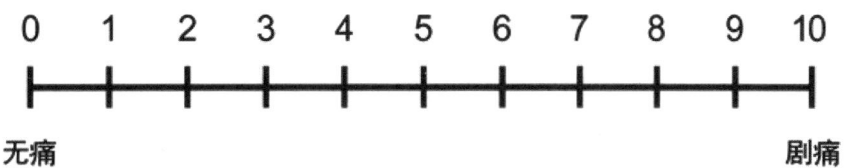

图11-1　疼痛数字评估量表

2. Wong-Banker面部表情评分法

由医护人员根据患者疼痛时的面部表情状态，对照"面部表情疼痛评分量表"（图11-2）进行疼痛评估，适用于表达困难的患者，如儿童、老年人、存在语言或文化差异，以及存在其他交流障碍的患者。

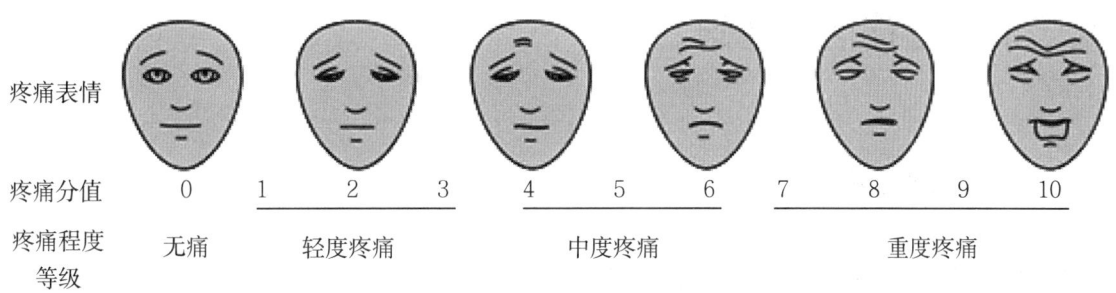

图11-2　面部表情疼痛评分量表

3．主诉疼痛分级法

根据患者对疼痛的主诉，将疼痛程度分为轻度、中度、重度三类。

（1）轻度疼痛：有疼痛但可忍受，生活正常，睡眠无干扰。

（2）中度疼痛：疼痛明显，不能忍受，要求服用镇痛药物，睡眠受干扰。

（3）重度疼痛：疼痛剧烈，不能忍受，需用镇痛药物，睡眠受严重干扰，可伴自主神经紊乱或被动体位。

4．视觉模拟评分法

视觉模拟评分法其实属于科研版的数字分级法，是目前临床科研使用较多的方法。其使用一条长约10cm的游动标尺，一面标有10个刻度，两端分别为"0"分端和"10"分端，0分表示无痛，10分代表难以忍受的、最剧烈的疼痛。将有刻度的一面背向患者，让患者在直线上标出自己疼痛的相应位置，测量者能够立即在尺的背面看到具体数字，可以精确到毫米。依据研究的精准度选用0~10分或0~100分值。不足之处是使用前需要对患者作详细的解释工作，耗时多。另外，对于标定坐标位置能力不足的老年人（如重症帕金森病患者），因误差大，不适合用此方法。

疼痛评估注意事项：相信患者，尽可能让患者自己评估分值。疼痛评估贯穿诊断和治疗全程，应动态评估。

（五）疼痛对人体的影响和意义

疼痛是双刃剑，既有预警机制，可保护机体避免和减少伤害，也有一系列生理、心理上的弊端，即有"好"痛和"坏"痛。

有利的一面，即疼痛是机体对周围环境的保护性反应方式。人体根据疼痛能避免危险，做出防御性保护反射，它也是促使患者就诊和医师诊断疾病的主要症状。真实存在的基因缺陷无痛儿童，因缺乏疼痛的警报系统，多数会因外伤而夭亡。

疼痛也有不利的一面，即疼痛本身是疾病状态，是不健康的。如剧烈的疼痛可引发休克等一系列机体功能变化，长时间疼痛常可使患者生活质量严重下降，甚至可继发抑郁致病，自杀致残、致死，不但影响到自己，还可祸及家人和社会。因此，疼痛类似应激反应，过犹不及，需要及时诊治。

第二节 疼痛治疗基础

一、学习目的与要求

（1）掌握创伤性疼痛和炎症性疼痛的诊断。

（2）了解神经病理性疼痛的诊断。

（3）了解混合性疼痛相关的要点。

（4）熟悉常用的疼痛药物。

（5）了解疼痛的其他治疗方法。

二、学习方法与内容

（一）疼痛的诊断

疼痛的诊断就是明确疼痛的定时、定位、定性和定量，从而决定疼痛的治疗方案。具体而言，疼痛的诊断就是对疼痛进行分类组合、治疗。

定时，即定义为是急性疼痛还是慢性疼痛。

定位，即定义为是躯体痛、内脏痛还是中枢痛。

定量，就是疼痛程度，即是轻度疼痛、中度疼痛还是重度疼痛，或各种评估数值或量表。

定性，是最核心内容，即疼痛机制，是创伤性疼痛、炎症性疼痛、神经病理性疼痛还是混合性疼痛。

本部分主要介绍疼痛的定性。

1．创伤性疼痛

指各种物理化学的伤害性刺激导致机体直接损伤的疼痛（如软组织挫裂伤、骨折、烧伤、蜂毒、强碱强酸直接刺激等），包括外伤、手术、医源性穿刺和胃肠镜等侵入性检查。创伤性疼痛很容易通过病史和创伤体征明确诊断。

2．炎症性疼痛

各种炎症导致的疼痛。包括感染性炎症、自身免疫性炎症、异物性炎症和创伤修复期的无菌性炎症。红肿热痛是炎症的经典体征。病史、查体、理化实验室检查有助于明确诊断。另外，还要明确是全身性炎症还是局部性炎症。

3．神经病理性疼痛

这类疼痛相对创伤和炎症性疼痛少见，但也不罕见，它们是顽固性疼痛的重要原因，其诊断相对复杂，具体如下：

（1）病史、体查、各种检查或病理学确定的周围神经损伤。

（2）疼痛的性质：烧灼痛、放射痛、刺痛、电击样痛等，并可能出现疼痛高敏或疼痛异常。

（3）对阿片类药物或非甾体消炎药等常规治疗只有部分敏感。

（4）神经病理性疼痛的诊断工具：

1）神经病理症状和体征评估疼痛量表（Douleur Neuropathique 4 questions，DN4）：包括4个问题、10个选项。

①疼痛是否存在下列特点?

烧灼痛/冷痛感/电击样。

②同一部位的疼痛是否有一种或多种下面情况?

刺痛觉/针刺觉/麻木感/瘙痒感。

③体格检查时，在同一疼痛区域内是否暴露出以下某种特征？

触觉减退/针刺触觉减退。

④在疼痛区域，是否有下列因素引起疼痛或是使疼痛增强？

触摸。

每个选项回答"是"则得1分，反之则得0分，然后计算总得分。

分值≥4分，考虑是神经病理性疼痛；分值<4分，不考虑是神经病理性疼痛。诊断敏感性82.9%，特异性89.9%。

2）神经病理性疼痛自评问卷：

神经病理性疼痛自评问卷包括6个问题，如表11-1所示。以下内容得分或扣分，计算总分。-1分不是神经病理性疼痛；0～1分不大可能是；2～3分应考虑神经病理性疼痛；4～5分高度提示神经病理性疼痛。

表11-1　神经病理性疼痛自评问卷

问题	是	否
痛像针刺样吗？	+1	0
痛像热或烧灼样吗？	+1	0
痛时感到麻木吗？	+1	0
痛像电击样吗？	+1	0
接触衣服床单后痛加重吗？	+1	0
因痛而限制关节活动吗？	-1	0
总分		

4．混合性疼痛

临床上许多疾病随着病情的变化，疼痛的原因和性质也发生动态变化，甚至数种机制混杂在一起，表现为混合性疼痛。这也是某些疑难或顽固性疼痛的主要原因。

手术后静息不动时的伤口疼痛主要是机体修复的无菌性炎症所致，抗炎镇痛治疗可有效减轻疼痛，但伤口被呼吸、咳嗽或肢体活动牵拉时就表现为伤害性疼痛，需要阿片类药物或局部麻醉药神经阻滞才能有效镇痛。

肿瘤早期通过释放活性物质导致炎症，炎症性疼痛是其主要疼痛机制，中后期主要为侵蚀性破坏其他器官组织，表现为伤害性疼痛，后期反复刺激神经又合并有神经病理性疼痛。

带状疱疹在急性期为神经根病毒感染性炎，炎症性疼痛是主要原因，在抗病毒和修复神经的同时，进行抗炎就有明显的镇痛效果。而当带状疱疹发展至后遗神经痛时，神经炎症已减轻或消失，疼痛机制变成病理性神经疼痛，此时抗炎药物就可能没有镇痛作用。

（二）疼痛的治疗

疼痛治疗的基本准则跟其他临床疾病一致，即去除病因，标本兼治。

具体包括：药物疗法、微创介入疗法、物理疗法、针灸疗法、心理疗法、手术疗法等。其中，药物、神经阻滞和微创介入是最常用、最有效的方法。

1. 药物治疗

药物治疗是最基本、最常用的方法。

（1）非甾体消炎药：是临床上最常用的镇痛药物，其可通过抑制环氧化酶（cyclo-oxygenase，COX）使最重要的致痛炎症介质前列腺素（prostaglandin，PG）生成减少，同时也能降低外周伤害性感受器对其他致痛因子的增敏作用，从而产生镇痛作用；也可调节体温中枢而具有退热作用，因此被称为解热消炎镇痛药。对各种炎症性疼痛，包括病毒性、细菌性、免疫性肌肉关节炎和组织创伤后的修复性无菌性炎症效果较好，对创伤性剧痛和内脏痛效果差。前列腺素参与人体多系统生理功能，因此长期或过量使用非甾体消炎药必然导致广泛的不良反应。最常见的不良反应包括消化性溃疡出血、高血压、出凝血障碍、肝肾功能损伤等，老年患者要特别慎用。选择性抑制COX-2活性的昔布类胃肠道等副作用较少。

（2）麻醉性镇痛药：主要指阿片类镇痛药，通过与神经系统的阿片受体结合发挥镇痛作用。阿片类镇痛药没有显著的脏器损害，镇痛无封顶剂量。镇痛有效剂量和不良反应个体差异显著。常见不良反应为眩晕、恶心、呕吐、瘙痒、便秘。严重的不良反应是呼吸抑制，见于初次使用或非口服患者，应监测呼吸，出现呼吸抑制时应用纳洛酮对抗。主要用于伤害性剧痛和癌性疼痛，使用不当将引发成瘾性问题。

依赖性是持续应用阿片类药物后突然停药产生的一些戒断症状。耐受性指药理特性，随着用药时间的延续，同样剂量的阿片类药物产生的镇痛作用逐渐降低。成瘾性是尽管知道滥用药物以后有极其不良的后果但仍不择手段想方设法获取药物，属于一种精神依赖。

阿片类镇痛药用于慢性疼痛患者时，患者虽可发生药物耐受，但极少发生成瘾现象。缓控释剂型和透皮贴剂，可减少血药浓度剧烈波动，成瘾性更低。

（3）局麻药：通过阻断钠离子通道，降低或阻断神经兴奋性，减弱或阻断疼痛信号的传导达到镇痛作用。神经周围浸润，可完全阻断神经信号传导，是最强最有效的抗伤害性疼痛的药物。不超量的局部使用，不良反应最少。酰胺类中效局麻药利多卡因可通过静脉滴注，用于治疗神经病理性疼痛，也有制成乳膏或透皮贴剂用于表皮或黏膜的无创给药。

（4）肾上腺糖皮质激素：是强效的广谱甾体类抗炎药，对于病原体、化学、物理或免疫反应等原因引起的炎症，包括炎症发展过程的不同阶段都有明显的特异性抑制作用。因此对各种炎症性疼痛效果确切。因它对机体的发育、生长、代谢及免疫功能等起着重要调节作用，同时还具有广泛的生理作用，大剂量或长期使用会出现血糖血压增高、库欣综合征、骨质疏松、股骨头坏死等严重不良反应，应小剂量、短期规范化使用。局部使用可显著减少不良反应的发生。

（5）辅助型镇痛药：对于某些慢性神经病理性疼痛，如糖尿病神经痛、三叉神经痛、带状疱疹后神经痛（post-herpetic neuralgia，PHN）、复杂性区域疼痛综合征（complex regional pain syndrome，CRPS）等有效，辅助型镇痛药已作为一线治疗用药。

1）抗抑郁类药：可分为三环类抗抑郁药（tricyclic antidepressants，TCAs）、选择性血清素摄取抑制药（selective serotonin reuptake inhibitor，SSRI）、血清素-去甲肾上腺素摄取抑制药（serotonin and noradrenaline reuptake inhibitor，SNRI）、单胺氧化酶抑制药（monoamine oxidase inhibitor，MAOI）等。

阿米替林是最常用的三环类抗抑郁药，镇痛作用比抗抑郁作用出现早，但口干、眩晕、排尿困难等不良反应较大是其主要缺陷。

2）抗惊厥类药：抗惊厥类药是治疗神经源性疼痛如三叉神经痛、幻肢痛等较为有效的药物之一，如苯妥英钠和卡马西平。目前副作用较少的药物有钙离子通道调节剂加巴喷丁和新一代的普瑞巴林。

3）α2-肾上腺素能受体激动剂：活性位点主要在脊髓，鞘内给药效果更好。包括可乐定和副作用更小的右美托咪啶。

（6）其他药：

1）氯胺酮：是一种N-甲基-D-天冬氨酸（N-methyl-D-aspartate，NMDA）受体拮抗剂，对慢性神经源性疼痛、疼痛超敏和周围神经受压或损伤者，镇痛效果尤为良好。主要副作用为注射部位瘙痒感、局部硬结以及恶心、疲劳及头晕等。

2）曲马多：弱的阿片受体激动药，同时抑制中枢5-羟色胺和去甲肾上腺素的释放和再摄取，增强中枢对疼痛下行性传导的抑制。适用于各种急性或慢性疼痛，主要不良反应为恶心呕吐和眩晕。

（7）疼痛药物的治疗原则：

1）尽量口服（无创）给药。

2）除暴发痛、可预见创伤痛按需用药，一般有规律按时给药。

3）按阶梯给药。第一阶梯，非阿片类镇痛药，用于轻度疼痛，主要药物指阿司匹林、扑热息痛等非甾体消炎药。第二阶梯，弱阿片类镇痛药，用于当非阿片类镇痛药不能止痛时或中度疼痛，主要药物有可待因、曲马多等。第三阶梯，强阿片类镇痛药，用于治疗中度或重度疼痛，包括吗啡、羟考酮、哌替啶（杜冷丁）、氢吗啡酮、芬太尼、舒芬太尼、瑞芬太尼等。

4）用药应该个体化。

5）注意使用抗焦虑、抗抑郁类药和激素等辅助药物的细节。

2. 神经阻滞治疗

神经阻滞（nerve block）是治疗急慢性疼痛的重要手段，是指对脑和脊神经末梢、神经丛和交感神经节等注入药物或以物理方法阻断或破坏神经传导功能。

（1）暂时性神经阻滞：

1）神经阻滞的作用选择：药物保守治疗无效或出现严重副作用，而又无手术适应证时，选择神经阻滞治疗。

2）神经阻滞与激素：肾上腺糖皮质激素联合低浓度局麻药和神经营养药注射可减轻神经根周围的炎症、粘连，尤其是新近出现的炎症和粘连。硬膜外腔激素注射治疗仍是目前慢性腰腿痛首选的微创治疗方法之一。

3）神经阻滞有助于疼痛的诊断与治疗，确定疼痛的起源。

（2）永久性神经阻滞：是针对某根神经采用化学或物理的破坏方法以达到长期或永久性神经传导阻滞的治疗方法。在实行永久性神经阻滞前必须先做暂时性神经阻滞。

1）无水乙醇、酚甘油和苯酚：使神经破坏变性坏死，从而达到长期镇痛的目的，但可能发生严重并发症，只有其他各种疗法均失败后才考虑使用。

2）冷冻治疗：用冷冻探头产生极低温度阻滞外周神经，或用极低温破坏神经末梢来缓解疼痛。

3）射频热凝术：射频热凝术是利用可控温度作用于神经节、干、根等部位，使其蛋白质凝固变性，阻滞神经冲动的传导。具有温度可控、定位精确的特征，可区分穿刺针所在组织，防止损伤无关组织。如三叉神经半月节或分支射频治疗原发性三叉神经痛，脊神经后内侧支射频毁损治疗顽固性腰痛。

（3）交感神经阻滞和毁损：特别适用于交感张力过高导致的血管源性疼痛，如星状神经节阻滞和胸、腰交感神经阻滞。用于治疗偏头痛、顽固性动脉硬化闭塞症、雷诺病、糖尿病足等，也可用于某些顽固性内脏痛，如腹腔神经丛毁损治疗顽固性胃癌、胰腺癌疼痛、痛经。

3. 疼痛微创介入疗法

疼痛微创介入疗法指采用靶点穿刺为核心技术，对感觉神经系统相关的目标区域进行物理或化学干预的有创治疗方法。适用于各种全身用药效果欠佳或不良反应难以耐受的顽固性急慢性疼痛。广义的微创也包括上述的各种物理或化学的神经阻滞。

目前，随着影像技术的发展，超声、X线（C臂、DSA）、CT，甚至MR引导下穿刺得到普及，微创介入技术也越来越安全、便捷和精准，成为治疗顽固疼痛的主流方法。因损伤小，安全度高，可重复性强而被誉为"针管里的手术"。

（1）脊髓电刺激（spinal cord stimulation，SCS）：通过放置在硬膜外腔的电极提供电流或产生磁场，作用于脊髓，此可缓解某些顽固性神经病理性疼痛，如腰椎手术后疼痛综合征、带状疱疹后遗神经痛、复杂性区域性疼痛综合征（CRPS）。

（2）外周神经调控：通过干扰痛觉传导和调节达到镇痛目的。如外周神经电刺激、外周神经根（神经节）脉冲射频调节。

（3）疼痛中枢用药：枕大池、蛛网膜下腔、硬膜外植入输注系统后给药，可显著降低阿片类药物的用量及相关全身不良反应的发生率。如吗啡等效镇痛剂量，口服是中枢给药的300倍，即严重疼痛口服吗啡300mg，患者可出现严重便秘或头晕、恶心、呕吐等不良反应，蛛网膜下腔、硬膜外腔分别给药1mg、10mg，不良反应明显减少。尤其适用于晚期顽固性癌症疼痛。

（4）经皮颈腰椎间盘突出微创疗法：臭氧、胶原酶椎间盘内外注射，椎间盘内射频、等离子、超激光、旋切，椎间孔镜神经根松解术等，这可使98%以上的椎间盘突出症相关疼痛无须进行开放手术即可得到缓解和根治。

4．物理疗法

电疗、光疗、磁疗等具有消肿、止痛、解痉、改善血液循环和提高组织新陈代谢等作用，也可以单独或辅助参与各种轻中度疼痛治疗。尤其是关节软组织损伤或退变的炎症性疼痛。

5．针灸疗法

针灸疗法是中医学的重要组成部分，适用于各种轻中度疼痛治疗。针刺方法分为体针和耳针两种。

6．心理治疗

疼痛患者均伴有不同程度的心理障碍，如焦虑、紧张、抑郁，严重的可出现异常人格特性甚至自杀倾向。心理治疗有助于打断疼痛-情绪睡眠障碍-疼痛的恶性循环。

7．手术治疗

手术治疗包括交感神经切断术、周围神经切断术、脊髓前外侧束切断术、脊神经后根切断术和脊髓前连合切断术等。因创伤大，有导致新发神经病理性疼痛的可能，目前已极少使用。

第三节　术后镇痛

一、学习目的与要求

（1）了解术后疼痛的原因和对机体的不良影响。

（2）掌握术后镇痛的目的和常用药物类别。

（3）了解术后镇痛常用方法。

（4）了解患者自控镇痛术的优点和分类。

二、学习方法与内容

1．术后疼痛

外伤和手术后的疼痛是外科常见的疼痛，属于急性创伤性和炎症性疼痛。

术后疼痛的主要原因：切口组织损伤、内脏牵拉和术后病理生理改变（修复性无菌性炎症改变）。其影响因素主要包括如下方面。

（1）手术部位：一般来说，胸部手术后疼痛最剧烈，持续时间最长。其余依次为上腹部手术、下腹部手术、肢体手术，神经末梢支配丰富的指（趾）手术也常常伴有剧痛。

（2）性别、年龄：不同手术后疼痛程度相似，但随着年龄的增大，疼痛阈值也提高。

（3）心理因素：过度焦虑、高度神经质的患者术后疼痛更剧。

术后疼痛对机体的不良影响有：

1）精神情绪变化：焦虑、烦躁、精神抑郁。

2）内分泌系统：血糖升高或负氮平衡。

3）循环系统：血压升高、心动过速、心律失常、心脏负荷增加或血压下降、脉率减慢、虚脱、休克。

4）呼吸系统：低氧血症、肺不张、肺炎。

5）消化系统：食欲不振、消化功能障碍、恶心、呕吐。

6）凝血机制：高凝状态、血栓形成。

7）其他：免疫机能下降、易感染、尿少、尿路感染。

术后镇痛目的：减轻应激反应，有利于患者休息和早期活动，促进术后加速康复和促使伤口急性疼痛转化为慢性疼痛。

2．镇痛药物

（1）阿片类镇痛药：是最常用的术后镇痛药。对各种疼痛有效。最严重的不良反应是呼吸抑制，对用药患者应监测呼吸，出现呼吸抑制时应用纳洛酮治疗。最常见不良反应为恶心、呕吐、瘙痒。镇痛有效剂量和不良反应个体差异显著。

（2）非阿片类镇痛药：曲马多，严重副作用较阿片类药物少。

（3）非甾体消炎药：主要作用于外周，有封顶效应，无耐受性和生理依赖性。禁用于有消化性溃疡、肾功能不全或出血倾向病史的患者及12岁以下儿童。

（4）局麻药：主要用于硬膜外间隙、区域神经阻滞时的术后镇痛。罗哌卡因、丁哌卡因作用时间长，有感觉神经-运动神经阻滞分离特点。

（5）辅助镇痛药：包括可乐定、氯胺酮、苯二氮䓬类等，与上述药物联合使用有协同作用。

3．镇痛方法

（1）口服：口服给药方便，易于接受。

（2）肌内注射：与口服给药相比，肌注给药起效快，但它不能完全有效镇痛。

（3）静脉注射：静脉注射镇痛药物后，起效迅速，但作用时间短。

（4）皮下注射：小剂量持续皮下输注优于肌内注射。

（5）椎管内注射：阿片类药物注入蛛网膜下腔或硬膜外间隙后，药物可直接作用于脊髓和神经根，镇痛效果好，剂量明显少于全身给药，副作用更小。局麻药和阿片类药物有协同作用，是目前临床上最常用的配方。禁忌证主要有：椎管内穿刺禁忌者，如局部感染、凝血障碍；休克未纠正者；哮喘、呼吸功能不全者；高龄且全身情况欠佳的老年患者。

（6）周围神经阻滞：优点在于简单安全，对术后心血管、呼吸及神经内分泌功能影响较小；尤其适用于不能用椎管内镇痛的抗凝患者。效果确切，可减少术后静脉血栓形成。

（7）其他给药途径：经口腔、鼻腔、直肠黏膜给药，经皮肤吸收给药，手术部位局部给药。

（8）多模式镇痛或联合镇痛：指联合使用作用于不同部位和水平的镇痛药，达到协同的镇痛作用，其目的在于以最小剂量来获得最理想的镇痛效果，而副作用最小。

1）术前、术中、术后联合应用，如围手术期全程使用非甾体消炎药。

2）联合作用于外周神经末梢、脊髓水平、大脑皮质水平的镇痛药，如非甾体消炎药＋阿片类药物。

3）在某一部位联合不同机制的镇痛药，如硬膜外罗哌卡因＋吗啡。

（9）非药物治疗方法：如神经电刺激、冷冻镇痛、心理治疗等可单独用于术后镇痛，或作为辅助治疗手段。

4．患者自控镇痛术（PCA）

（1）优点：①使用镇痛药物能真正做到及时、迅速。②基本消除不同患者对镇痛药物需求的个体差异，有更高的满意度。③减少剂量相关性不良反应发生。④减少医护人员工作量。

（2）通常PCA装置包括三部分：储药泵、按压装置和连接导管。

（3）给药模式：①单纯PCA，患者完全自控。②持续输注量＋PCA；无负荷剂量。③负荷剂量＋持续输注量＋PCA，是最常用的模式。

（4）PCA给药途径：包括经静脉、硬膜外、皮下和外周神经阻滞等。其中，静脉和硬膜外最为常用。

（张劲军）

第十二章

外科感染

第一节 概述

一、学习目的与要求

（1）了解外科感染的定义、病因和病原微生物学。

（2）掌握外科感染的临床分类。

（3）熟悉外科感染的治疗原则。

二、学习方法与内容

感染是病原体入侵机体引起的局部或全身炎症反应。外科感染（surgical infection）通常是指需要外科处理的感染，包括与创伤、烧伤、手术相关的感染。外科感染可分为非特异性感染和特异性感染。非特异性感染又称化脓性感染或一般性感染，常见如疖、痈、丹毒、急性乳腺炎、急性阑尾炎等，常见致病菌有葡萄球菌、大肠埃希菌、铜绿假单胞菌、链球菌等。特异性感染如结核病、破伤风、气性坏疽、念珠菌病等，因致病菌不同，可有独特的表现。

根据病程长短可分为急性感染、亚急性感染和慢性感染。通常病程在3周之内的为急性感染，超过2个月的为慢性感染，两者之间的为亚急性感染。感染亦可以按发生条件来分类，如条件性（机会性）感染、二重感染、医院内感染等。

外科感染的发生发展受致病菌的毒力、局部因素、全身因素、治疗处理等多方面的影响。外科感染致病菌通常来源于外部。近些年来，肠道细菌移位与外科感染的关联引起了广泛关注，严重者可导致脓毒症甚至脓毒性休克（感染性休克）。

外科感染处理的关键在于准确的病因诊断、恰当的外科干预和抗菌药物的合理应用。去除病因、清除感染灶、通畅引流是外科感染治疗的基本原则。抗菌药物不能取代病灶清除、引流等外科处理。

第二节 浅部组织细菌性感染

一、学习目的与要求

（1）掌握疖和痈的病因病理、临床表现和治疗原则。

（2）掌握急性蜂窝织炎的病因病理、临床表现和治疗原则。

（3）熟悉丹毒的病因病理、临床表现和治疗原则。

（4）熟悉浅部急性淋巴管炎和淋巴结炎的病因病理、临床表现和治疗原则。

二、学习方法与内容

（一）疖和痈

1. 病因和病理

疖（furuncle）和痈（carbuncle）都是毛囊及其周围组织的急性细菌性化脓性炎症。大多为金黄色葡萄球菌感染，少数为表皮葡萄球菌或其他致病菌感染。

疖累及单个毛囊及其周围组织，与局部皮肤不洁、擦伤、毛囊和皮脂腺分泌物排泄不畅或机体抵抗力降低有关。因金黄色葡萄球菌多能产生血浆凝固酶，可使感染部位的纤维蛋白原转变为纤维蛋白，以限制细菌的扩散，炎症特征表现为局限性且有脓栓形成。

痈累及多个相邻毛囊及其周围组织，也可由多个疖融合而成。炎症通常从毛囊底部开始，并沿阻力较小的皮下组织、深筋膜浅层蔓延扩散，可破溃形成多个脓头。炎症范围往往比较大，累及深层皮下结缔组织，可使表面皮肤血运障碍甚至坏死，全身反应较重，有的甚至发展为脓毒症。

2. 临床表现

疖好发于头面、颈项和背部，初始局部皮肤出现红、肿、热、痛的小硬结，数日后肿痛范围扩大，中央组织坏死、软化，出现黄白色脓栓，触之稍有波动，随后大多数脓栓可自行破溃、脱落，脓液流尽后炎症逐步消退愈合。少数疖无脓栓，被称为无头疖。此外，全身多处同时出现几处疖，或一段时间内反复发生疖，称为疖病。与患者的抗感染能力较低（如有糖尿病、应用免疫抑制剂等）或皮肤不洁有关。

痈多发于中老年患者，大部分患者原有糖尿病。好发于皮肤较厚的项部或背部，俗称"对口疮"或"搭背"。初起表现为小片皮肤硬肿、热痛，肤色暗红，可有数个微凸硬结或脓点，一般疼痛较轻，可有畏寒、发热、食欲不振、全身乏力。随后皮肤硬肿范围增大，周围呈浸润性水肿，局部疼痛加剧，全身症状加重。随着病变部位脓点增大、增多，中心处可坏死溃破流脓，疮口呈蜂窝状，其间皮肤可因组织坏死呈紫褐色。若延误治疗，则病变继续扩大加重，可出现严重的全身反应。

发生在颌面部特别是鼻区、上唇及周围"危险三角区"的疖/痈，称作面疖和唇痈，临床症状明显，病情严重。如果处理不当被挤压时，病菌可经内眦静脉、眼静脉进入颅内海绵状静脉窦，引起化脓性海绵状静脉窦炎，出现颜面部进行性肿胀，可有寒战、高热、头痛、呕吐、昏迷的症状甚至危及生命。

3．诊断和鉴别诊断

本病易于诊断，需与皮脂腺囊肿感染、痤疮感染等鉴别。诊断时要特别注意有无糖尿病、低蛋白血症、肝肾疾病、长期应用激素或免疫抑制剂。如有发热等全身反应，应做血常规检查；老年、疖病、痈患者还应查血糖、白蛋白和感染组合，视情况做脓液细菌培养及药物敏感试验。

4．预防和治疗

保护与清洁皮肤，炎热天气时避免汗渍过多，勤洗澡、勤更换内衣，婴幼儿多注意保护皮肤避免受伤。

疖在红肿阶段可外用热敷、超短波、红外线等理疗，也可敷贴中药金黄散或鱼石脂软膏。疖头见脓点时可点涂苯酚或碘酊，也可用消毒针头挑破，剔除脓栓，面颈部禁忌挤压。破溃出脓后可外敷百多邦、聚维酮碘软膏或去腐生肌的中药膏。

痈初期仅有红肿时，可外用50%硫酸镁液（湿敷）、鱼石脂软膏或中药金黄散。出现多个脓点、皮肤紫褐色或触诊有波动感时，要及时切开引流。可在局麻或静脉麻下做深达筋膜的十字形切口，边缘应超出病变周边，清除脓液及变性坏死组织，局部填塞聚维酮碘乳膏纱条，注意创面渗血，定期换药。较大创面难以愈合者，可换药待肉芽组织长好后清创植皮。

若有发热、头痛、全身不适等症状，可选用青霉素类或头孢类抗菌药物，有糖尿病者要注意控制饮食和血糖。

（二）急性蜂窝织炎

1．病因和病理

急性蜂窝织炎（acute cellulitis）是指发生在皮下、筋膜下、肌间隙或深部蜂窝组织的急性、弥漫性、化脓性感染。致病菌主要是溶血性链球菌，其次为金黄色葡萄球菌、大肠埃希菌等。由于溶血性链球菌可释放溶血素、链激酶、透明质酸等，炎症不易局限，与正常组织分界不清，扩散迅速，短期内即可引起广泛的皮下组织炎症、渗出、水肿，可导致全身炎症反应综合征（systemic inflammatory response syndrome，SIRS）和内毒素血症，但血培养常为阴性。

2．临床表现

急性蜂窝织炎浅表者初起时患处红、肿、热、痛，随后沿皮下向四周迅速扩散，肿胀明显，可出现大小不等的水疱，疼痛加重，红肿边缘界限不清，邻近淋巴结常有肿痛。病变加重时，皮肤水疱溃破，有水样液，部分肤色变褐。深部的急性蜂窝织炎表面病状可不明显，易延误诊治，常有寒战、高热、头痛、乏力等全身症状，严重时体温极高或过低，甚至有意识改变等中毒表现。

由于病菌的种类与毒性、患者的状况和感染部位的不同，可有如下几种特殊类型。

（1）产气性皮下蜂窝织炎：致病菌以厌氧菌为主，如肠球菌、兼性大肠埃希菌、变形杆菌或产气荚膜梭菌。下腹与会阴部多见，常在皮肤受损伤且污染较重的情况下发生。病变主要局限于皮下结缔组织，不侵及肌层。初期表现类似一般性蜂窝织炎，但病变进展快且可触及皮下捻发音，破溃后可有臭味，全身状态较快恶化。

（2）新生儿皮下坏疽：亦称新生儿蜂窝织炎，其特点是起病急、发展快，病变不易局限，极易引发广泛的皮下组织坏死。致病菌主要为金黄色葡萄球菌，病变多发生于背、臀、枕部等容易受压处。冬季易发，与皮肤不洁、擦伤、受压受潮和粪便浸渍等有关。初起时皮肤发红，触之稍硬。病变扩大时，中心部分变暗变软，皮肤与皮下组织分离，触诊时有皮下浮动感。皮肤坏死时呈灰褐色或黑色，并可破溃。严重时可有高热、拒乳、哭闹不安或昏睡、昏迷等全身感染症状。

（3）口底、颌下蜂窝织炎：小儿多见，感染多起源于口腔或面部。炎症肿胀可迅速向颌下或颈深部蔓延，导致喉头水肿，压迫气管，阻碍通气，病情甚为危急。检视颌下皮肤轻度红热、肿胀明显，伴有高热、呼吸急迫、吞咽困难、不能进食，全身反应较重。

3．诊断和鉴别诊断

可根据病史、体征、白细胞计数增多等表现诊断。浆液性或脓性分泌物涂片可检出致病菌，血和脓液细菌培养与药物敏感试验有助诊断与治疗。

鉴别诊断：①新生儿皮下坏疽初期有皮肤质地变硬时，应与硬皮病区别。后者皮肤不发红，体温不升高。②小儿颌下蜂窝织炎引起呼吸急促、不能进食时，应与急性咽喉炎区别。后者颌下肿胀稍轻，而口咽内红肿明显。③产气性皮下蜂窝织炎应与气性坏疽区别。后者发病前创伤背累及肌肉，病变以产气荚膜梭菌引起的坏死性肌炎为主，伤口常有某种腥味，X线平片可见肌肉间气体影；脓液涂片检查可大致区分病菌形态，细菌培养有助确认致病菌。

4．预防和治疗

重视皮肤卫生，防止皮肤受伤。婴儿和老年人的抵抗力较弱，要重视生活护理。

（1）抗菌药物：可用青霉素或头孢类抗生素，疑有厌氧菌感染时加用甲硝唑。根据临床治疗效果或细菌培养与药敏调整用药。

（2）局部处理：早期急性蜂窝织炎，可用50%硫酸镁液湿敷，或敷聚维酮碘乳膏、鱼石脂膏等。若形成脓肿应及时切开引流；口底及颌下急性蜂窝织炎则应争取及早切开减压，以防喉头水肿，压迫气管；对于其他各型皮下蜂窝织炎，为缓解皮下炎症扩展和减少皮肤坏死，也可在病变处做多个小的切口减压；产气性皮下蜂窝织炎患者必须及时隔离，伤口可用3%过氧化氢液冲洗、碘伏液湿敷等。

（3）对症处理：注意改善患者全身状态和维持内环境的稳定，高热时可予冷敷物理降温，对于进食困难者，可予输液维持营养和体液平衡，呼吸急促时给予吸氧或辅助通气等。

（三）丹毒

1．病因和病理

丹毒（erysipelas）是乙型溶血性链球菌侵袭感染皮肤淋巴管网所致的急性非化脓性炎症。好发于下肢与面部，大多常先有病变远端皮肤或黏膜的某种病损，如足趾皮肤损伤、足癣、口腔溃疡、鼻窦炎等。发病后淋巴管网分布区域的皮肤出现炎症反应，病变蔓延较快，常累及引流区淋巴结，局部很少有组织坏死或化脓，但全身炎症反应明显，易治愈但常有复发。

2．临床表现

起病急，开始即可有畏寒、发热、头痛、全身不适等症状。病变多见于下肢，表现为片状微隆起的皮肤红疹，色鲜红，中间稍淡，边界清楚，有的可起水疱，局部有烧灼样疼痛；病变范围向外周扩展时，中央红肿消退而转变为棕黄。附近淋巴结常肿大、有触痛，但皮肤和淋巴结少见化脓破溃。病情加重时可出现全身性脓毒症。此外，丹毒经治疗好转后，可因病变复发而导致淋巴管阻塞、淋巴液淤滞。最终形成淋巴水肿、肢体肿胀、局部皮肤粗厚，甚至发展成"象皮肿"。

3．预防和治疗

注意皮肤清洁，及时处理小创口；在接触丹毒患者或换药前后，应洗手消毒，防止交叉感染；与丹毒相关的足癣、溃疡、鼻窦炎等应积极治疗并避免复发。治疗时注意卧床休息，抬高患肢。局部可用50%硫酸镁液湿热敷。全身应用抗菌药物静脉滴注如青霉素、头孢类敏感抗生素。

（四）浅部急性淋巴管炎和淋巴结炎

1．病因和病理

浅部急性淋巴管炎（superficial acute lymphangitis）、淋巴结炎（lymphadenitis）指病菌（如乙型溶血性链球菌、金黄色葡萄球菌等）从皮肤、黏膜破损处或其他感染病灶侵入淋巴系统，导致淋巴管与淋巴结出现急性炎症，一般属非化脓性感染。皮下淋巴管分深浅两层，深层淋巴管炎病变隐匿，体表无变化；浅层急性淋巴管炎在皮下结缔组织层内，沿集合淋巴管蔓延，表现为网状淋巴管炎（丹毒）与管状淋巴管炎。浅部的急性淋巴结炎好发于颌下、颈部、腋窝、肘内侧、腹股沟或腘窝，多来源于口咽炎症、足癣、皮损，以及各种皮肤、皮下化脓性感染等。

2．临床表现

管状淋巴管炎多见于四肢，下肢更常见。病变部位表皮下可见红色线条，有触痛，扩展时红线向近心端延伸，中医称"红丝疔"。皮下深层的淋巴管炎不出现红线，可有条形触痛带。病情取决于病菌的毒性和感染程度，常与原发感染有密切关系，全身症状与丹毒相似。

急性淋巴结炎轻者局部淋巴结肿大、疼痛，但表面皮肤正常，可清晰触及肿大触痛的淋巴结，大多能自行消肿痊愈；炎症加重时肿大淋巴结可粘连成团形成肿块，表面皮肤可发红、发热，疼痛加重；严重者可因坏死形成局部脓肿而有波动感，或溃破流脓，并有发热、白细胞增加等全身炎症反应。

3．诊断和鉴别诊断

本病一般不难诊断。深部淋巴管炎需与急性静脉炎鉴别，后者也有皮下索条状触痛，沿静脉走行分布，常与外周血管内长期留置导管或输注刺激性药物有关。

4．预防和治疗

急性淋巴管炎应着重治疗原发感染病灶。发现皮肤有红线条时，可用50%硫酸镁液湿敷；如果红线向近侧延长较快，可在皮肤消毒后用较粗针头沿红线分别选取几个点垂直刺入皮下，并局部再湿敷以控制感染。急性淋巴结炎未形成脓肿时，应积极治疗疖、痈、急性蜂窝织炎、丹毒等原发感染，淋巴结炎多可在原发感染控制后自行消退。若已形成脓肿，除应用抗菌药物外，还需切开引流。一般可先试行穿刺抽脓，然后在局部麻醉下切开引流，注意避免损伤邻近神经、血管。少数急性淋巴结炎没有得到及时有效的治疗，可转变为慢性炎症，迁延难愈。

第三节 手部急性化脓性细菌感染

一、学习目的与要求

（1）了解手部急性化脓性细菌感染的临床病理特点。

（2）掌握甲沟炎和脓性指头炎的病因病理、临床表现和治疗原则。

（3）熟悉急性化脓性腱鞘炎和化脓性滑囊炎的病因病理、临床表现和治疗原则。

（4）熟悉掌深间隙感染的病因病理、临床表现和治疗原则。

二、学习方法与内容

手部急性化脓性细菌感染包括甲沟炎（paronychia）、脓性指头炎（whitlow）、急性化脓性腱鞘炎（acute suppurative tenosynovitis）、滑囊炎（bursitis）和掌深间隙感染，它们通常由微小擦伤、刺伤和切割伤、剪指甲过深等手部外伤后细菌感染所致，致病菌主要为金黄色葡萄球菌。严重感染时会影响手部功能，甚至致残。鉴于手部解剖结构的特殊性，其感染具有如下临床病理特点。

（1）手背皮肤薄而松弛，手掌皮肤角化明显、厚而坚韧，因此掌侧皮下脓肿很难向掌面溃破，而容易通过淋巴管或直接反流到手背，引起手背肿胀，极易被误诊为手背感染。

（2）手的掌面皮下组织在鱼际与小鱼际处比较疏松，而掌心的皮下组织则甚为致密，并有许多垂直的纤维束将皮肤与掌腱膜紧密相连，将皮下组织分隔成许多坚韧、密闭的小腔隙。故掌心发生感染时，炎症不易向周围扩散，而往往向手掌深部蔓延。其炎症可在化脓前就已侵及深层组织，导致腱鞘炎、滑囊炎和屈指肌腱鞘、掌部的滑液囊及掌深间隙感染。

（3）手部腱鞘、滑囊与筋膜间隙相互沟通，三部位间一旦发生感染，感染可能蔓延至全手，甚至累及前臂。

（4）手指末节掌面皮肤与指骨骨膜间有许多纵形纤维束，这些纤维束将皮下组织分成许多致密的小腔隙，腔隙发生感染后组织内张力较高，会压迫神经末梢而致剧烈疼痛，并可迅速压迫末节手指滋养血管，导致手指骨头缺血、坏死，骨髓炎。

（5）肌腱与腱鞘感染后导致病变部位的缩窄或瘢痕，将严重影响手部运动与触觉等功能。

（一）甲沟炎和脓性指头炎

1．病因和病理

甲沟炎是皮肤沿指甲两侧形成的甲沟及其周围组织的化脓性细菌感染，常由微小刺伤、倒刺、剪指甲过深等引起。脓性指头炎为手指末节掌面的皮下化脓性细菌感染，多由甲沟炎加重或指尖、手指末节皮肤受伤后引起。

2．临床表现

甲沟炎常先发生在一侧甲沟皮下，先在局部表现为红、肿、热、痛。化脓时甲沟皮下出现白色脓点，可有波动感，但不易破溃。炎症可蔓延至甲根或扩展到另一侧甲沟，形成半环形脓肿；向甲下蔓延形成甲下脓肿，向深层蔓延可形成指头炎或慢性甲沟炎。感染加重时常有疼痛加剧和发热等症状。

脓性指头炎初起时，指头出现针刺样痛，轻度肿胀；继而肿胀加重，出现剧烈跳痛，可有发热、全身不适、白细胞计数增高的症状。感染加重时，可因神经末梢受压麻痹而使疼痛缓解；皮色由红转白，提示局部缺血趋于坏死；若末节指骨并发骨髓炎，则可能发生皮肤破溃溢脓，指骨坏死，创口经久不愈。

3．治疗

甲沟炎未化脓时，局部可选用鱼石脂软膏、百多邦、聚维酮碘乳膏等外敷或超短波、红外线等理疗，并口服敏感抗菌药物。脓肿形成者应沿甲沟旁纵行切开引流。甲根脓肿常需分离切除部分指甲甚至拔除全部指甲。手术时需注意避免损伤甲床，以利指甲再生；不可在病变邻近处行浸润麻醉，以免感染扩散。

指头炎初发时应悬吊前臂、平置患手。给予敏感抗菌药物，以聚维酮碘乳膏外敷患指。若患指有剧烈疼痛、明显肿胀，且伴有全身症状，应及时切开引流，以免指骨受压坏死和发生骨髓炎。通常采用指根部神经阻滞麻醉，在末节指侧面做纵切口，远侧不超过甲沟的1/2，近侧不超过指节横纹，分离切断皮下纤维索，通畅引流；脓腔较大则宜做对口引流，剪去多余脂肪，有死骨片时应当除去；避免做鱼口状切口，以免产生术后瘢痕影响手指功能。

（二）急性化脓性腱鞘炎和化脓性滑囊炎

1．病因和病理

手的屈指腱鞘炎多为局部刺伤后继发的细菌感染，亦可由掌部感染蔓延所致。手背伸指肌腱鞘的感染少见。拇指与小指的腱鞘分别与桡侧、尺侧滑液囊相沟通，其腱鞘炎可蔓延到桡侧、尺侧滑囊。有时也可经腕部小孔沟通导致感染蔓延。示指、中指与环指的腱鞘不与滑液囊相通，感染一般局限在各自腱鞘内，但可扩散到手掌深部间隙。

2．临床表现

病情发展迅速，24h后即可出现明显的局部与全身症状，患指疼痛非常剧烈，多伴有发热、头痛、白细胞计数增高等急性炎症表现。

（1）典型的急性化脓性腱鞘炎：患指中、近节均匀肿胀，皮肤极度紧张；患指各个指关节轻度弯曲，腱鞘有压痛，被动伸指运动疼痛加剧；若腱鞘内感染不及时切开引流减压，可致肌腱缺血性坏死；感染可蔓延至手掌深部间隙，甚至经滑液囊扩散到腕部和前臂。

（2）化脓性滑囊炎：桡侧和尺侧滑囊感染，分别由拇指和小指的腱鞘炎引起。桡侧滑囊感染时，拇指肿胀微屈、不能外展和伸直，拇指及鱼际处有压痛。尺侧滑囊感染时，小指及小鱼际处有压痛，小指及环指半屈、被动伸直有剧痛。

3. 预防和治疗

避免手外伤，及时妥善处理手外伤，以防继发细菌感染。早期治疗与脓性指头炎相同，若治疗无好转且局部肿痛明显时，需尽早做切开引流减压，以防指肌腱受压坏死。化脓性腱鞘炎时可在肿胀腱鞘之一侧做切口减压或做双侧切口对口引流，避免伤及指神经和血管。切开应避开手指及手掌的横纹，以免伤及肌腱影响患指伸屈。桡侧与尺侧滑囊炎时可分别在大鱼际与小鱼际掌面做小切口引流或对口引流，注意切口近端距离腕横纹不小于1.5cm，以免损伤正中神经。术后抬高患手并将其固定于功能位。

（三）掌深间隙感染

1. 病因和病理

掌深间隙感染可由腱鞘炎蔓延或直接刺伤引起。掌深部间隙位于手掌屈指肌腱和滑囊深面的疏松组织间隙，外侧为大鱼际，内侧为小鱼际。掌腱膜与第三掌骨相连的纤维结构将此间隙分隔成桡侧的鱼际间隙和尺侧的掌中间隙。示指腱鞘炎可蔓延至鱼际间隙，中指与环指腱鞘感染可蔓延至掌中间隙。

2. 临床表现

掌深间隙感染均有发热、头痛、脉搏快、白细胞计数增加等全身症状。还可有肘内或腋窝淋巴结肿大、触痛。掌中间隙感染可见掌心隆起，正常凹陷消失，皮肤紧张、发白、压痛，手背水肿；中指、环指和小指处于半屈位，被动伸指可引起剧痛。鱼际间隙感染时掌心凹陷仍在，鱼际和拇指指蹼处有肿胀、压痛；示指半屈，拇指外展略屈，活动受限不能对掌。

3. 治疗

掌深间隙感染可静脉滴注大剂量敏感抗生素。局部早期处理同急性化脓性腱鞘炎，如无好转应及早切开引流。掌深间隙感染时纵行切开中指与环指间的指蹼掌面，切口不应超过手掌远侧横纹，以免损伤掌浅动脉弓。亦可在环指相对位置的掌远侧横纹处做小横切口，进入掌中间隙。鱼际间隙感染引流的切口可直接做在鱼际最肿胀和波动最明显处，注意避免损伤神经、血管、肌腱。亦可在拇指、示指间指蹼处"虎口"做切口，或在第二掌骨桡侧做纵切口。手掌部脓肿常表现为手背肿胀，应当在掌面而非手背进行切开引流。

第四节　脓毒症

一、学习目的与要求

（1）了解脓毒症的病因。

（2）掌握脓毒症的临床表现。

（3）熟悉脓毒症的诊断和治疗原则。

二、学习方法与内容

脓毒症（sepsis）常继发于严重的外科感染，是机体对感染的反应失调导致危及生命的器官功能障碍。脓毒症合并出现严重的循环障碍和细胞代谢紊乱，称为脓毒症休克（septic shock），其死亡风险显著升高。临床上也常使用菌血症（bacteremia）来描述血培养阳性者。

1. 病因

脓毒症的原因是致病菌数量多、毒力强和机体免疫力低下。它常继发于严重创伤后的感染和各种化脓性感染，如大面积烧伤创面感染、开放性骨折合并感染、急性弥漫性腹膜炎、急性梗阻性化脓性胆管炎等。机体免疫力低下者，如糖尿病、尿毒症、长期大量应用皮质激素或免疫抑制剂的患者，一旦发生化脓性感染，也较易出现脓毒症。

（1）静脉导管相关性感染（catheter-related infection）：静脉留置导管，尤其是中心静脉置管，若护理不当或留置时间过长，极易成为病原菌直接侵入血液的途径。一旦形成感染灶，可不断向机体播散病菌或毒素。

（2）肠源性感染（gut derived infection）：肠道是人体中最大的"储菌所"和"内毒素库"。健康状况下，肠黏膜有严密的屏障功能。重症患者肠黏膜屏障功能受损或衰竭时，肠内致病菌和内毒素可经肠道移位而导致肠源性感染。

脓毒症的常见致病菌包括：革兰氏阴性菌，如大肠埃希菌、铜绿假单胞菌、变形杆菌、克雷伯氏菌、肠杆菌等；革兰氏阳性菌，如金黄色葡萄球菌、表皮葡萄球菌、肠球菌、化脓性链球菌等；厌氧菌，如脆弱拟杆菌、梭状杆菌、厌氧葡萄球菌和厌氧链球菌等；真菌，如白色念珠菌、曲霉菌、毛霉菌、新型隐球菌等。

目前，革兰氏阴性菌引起的脓毒症发病率已明显高于革兰氏阳性菌。由于抗生素的不断筛选，出现了一些此前较少见的机会菌，如鲍曼氏不动杆菌、嗜麦芽窄食单胞等。

2. 临床表现

脓毒症常见表现为：①高热，可伴寒战，少数出现低体温，起病急，病情重，发展迅速。②心率加快、脉搏细速、低血压、腹胀、呼吸急促或困难。③神志改变，如淡漠、烦躁、谵妄或昏迷。④肝脾可增大，可出现皮疹或瘀斑。

不同病原菌引发的脓毒症，其临床特点不同。革兰氏阴性菌脓毒症常继发于腹膜炎、腹腔感染、大面积烧伤感染等，一般比较严重，可出现"三低"现象（低温、低白细胞、低血压），发生脓毒症休克者也较多。革兰氏阳性菌脓毒症常继发于严重的痈、蜂窝织炎、骨关节化脓性感染等，多数为金黄色葡萄球菌感染所致，常伴高热、皮疹和转移性脓肿。厌氧菌常与需氧菌混合感染，其引发的脓毒症常继发于各类脓肿、会阴部感染、口腔颌面部坏死性感染等，感染灶组织坏死明显，有特殊腐臭味。真菌脓毒症常继发于长期使用广谱抗生素或免疫抑制剂，或长期留置静脉导管所致疾病，可出现皮肤坏死斑、结膜瘀斑、视网膜灶性絮样斑等栓塞表现。

3. 诊断

通常使用脓毒症相关的序贯器官衰竭评分（SOFA）来诊断和评估病情，包括呼吸、神经、心血管、凝血系统、肝肾功能等多项评价指标。由于SOFA计算较烦琐且需要血液化验检查，临床上可使用快速SOFA（qSOFA）对感染或疑似感染者进行初步评估。当qSOFA≥2分时，应使用SOFA进一步评估患者情况。如果感染导致患者SOFA比原基线水平高出2分以上，表示患者存在器官功能障碍，即可诊断脓毒症。如果脓毒症患者在充分液体复苏后仍需使用血管活性药物维持平均动脉压≥65mmHg，且伴血清乳酸浓度>2mmol/L，即可诊断脓毒症休克。

致病菌的检出对脓毒症的确诊和治疗具有重要意义。建议尽量在抗生素使用前采集样本。寒战、高热时抽血样，有利于提高阳性率。静脉导管留置超过48h者，如果怀疑静脉导管感染，应从导管内采样送检。用分泌物、脓液、穿刺液等作培养材料，对病原菌的检出也有一定帮助。多次细菌血培养阴性者，应考虑厌氧菌或真菌感染并进行相关检查。

4. 治疗

根据《脓毒症诊断与治疗规范（2023）》，脓毒症的治疗大致可分为以下4个部分。

（1）早期液体复苏：一旦确诊脓毒症或脓毒症休克，应立即进行液体复苏。如果患者有脓毒症导致的低灌注表现（急性器官功能障碍、低血压或高乳酸）或脓毒症休克，在最初3h内应给予不少于30mL/kg的晶体液。对需要使用血管活性药物的脓毒症休克患者，建议复苏初始目标为平均动脉压65mmHg。完成早期液体复苏后，应根据患者血流动力学的检测结果决定进一步的复苏策略。

（2）抗微生物治疗：如确诊或拟诊脓毒症或脓毒症休克，应尽快启动静脉抗菌药物治疗。早期即可经验性地使用广谱高效抗菌药物，以期覆盖可能的病原体；明确致病菌和药敏结果后，即可用针对性的窄谱抗菌药物。抗菌药物的疗程一般至少维持7天，可在患者体温正常、白细胞计数正常、病情好转、局部病灶得到控制后停药。

（3）感染源控制：应尽早明确感染原发灶，并及时采取相应措施控制感染源，如清除坏死组织和异物，消灭无效腔、脓肿切开引流等，如果存在血流障碍、梗阻等致病因素也应及时处理。静脉导管感染时，拔除导管为首要措施。重症患者疑为肠源性感染时，应及时纠正休克，尽快恢复肠黏膜的血流灌注，并通过早期肠道营养促使肠黏膜尽快修复，还可口服肠道生态制剂以维护肠道正常菌群。

（4）其他辅助治疗：早期复苏成功后，应重新评价患者的血流动力学状态，酌情补液和使用血管活性药物。如果血流动力学仍不稳定，可静脉给予氢化可的松（200mg/日）。若血红蛋白低于70g/L，给予输血。若无急性呼吸窘迫综合征，可使用小潮气量（6mL/kg）辅助通气。对于高血糖者，应控制其血糖低于10mmol/L。无禁忌证者可使用低分子量肝素预防静脉血栓。对于存在消化道出血风险的患者，建议给予质子泵抑制剂预防应激性溃疡。对于能耐受肠内营养的患者，应尽早启动肠内营养。

第五节　有芽孢厌氧菌感染

一、学习目的与要求

（1）了解破伤风的病因、病理生理和临床表现。
（2）熟悉破伤风的诊断和鉴别诊断。
（3）掌握破伤风的预防和治疗。
（4）了解气性坏疽的病因、病理生理和临床表现。
（5）熟悉气性坏疽的诊断和鉴别诊断。
（6）掌握气性坏疽的预防和治疗。

二、学习方法与内容

厌氧菌是指只能在低氧分压条件下生长，而不能在空气（18%氧气和/或10%二氧化碳）浓度下的固体培养基表面生长的细菌。根据是否产生芽孢分为两大类：①有芽孢厌氧菌，包括破伤风梭菌、产气荚膜杆梭菌、肉毒梭菌等。②无芽孢厌氧菌，包括脆弱类杆菌、消化链球菌属等。

（一）破伤风

1．病因

破伤风（tetanus）是常和创伤相关联的一种特异性感染，少数发生于不洁条件下分娩的产妇和新生儿。病菌破伤风梭菌为革兰氏染色阳性的专性厌氧菌，平时存在于人畜的肠道，随粪便排出体外，以芽孢状态分布于自然界，尤以土壤中常见。此菌对环境适应性很强，能耐煮沸。创伤伤口的破伤风梭菌污染率很高，但污染者发病率只占10%～20%。当伤口深窄，特别是外口较小，伤口内有坏死组织、血块，或填塞过紧、局部缺血，或者同时存在需氧菌感染，消耗了伤口内残留的氧气时，就形成了一个适合该菌生长繁殖的缺氧环境。

2．病理生理

在缺氧环境中，破伤风梭菌的芽孢发育为增殖体，迅速繁殖并产生大量外毒素，主要是痉挛毒素。菌体及其外毒素在局部并不引起明显的病理改变，但痉挛毒素会被吸收至脊髓、脑干等处，与联络神经细胞的突触相结合，抑制突触释放抑制性传递介质，导致运动神经元因失去中枢抑制而兴奋性增强，致使随意肌紧张与痉挛。破伤风毒素还可阻断脊髓对交感神经的抑制，致使交感神经过度兴奋，引起血压升高、心率增快、体温升高、自汗等。

3．临床表现

破伤风潜伏期一般为7～8天，可短至24h或长达数月甚至数年。潜伏期越短，预后越差。约90%的患者在受伤后2周内发病，偶见在摘除体内存留多年的异物后出现破伤风症状。前驱症状是全身乏力、头晕、头痛、咀嚼无力，局部肌肉发紧、扯痛，反射亢进等。典型症状是在肌紧张性收缩（肌强直、发硬）的基础上，出现阵发性强烈痉挛，通常最先受影响的肌群是咀嚼肌，随后依次面部表情肌，颈、背、腹、四肢肌，膈肌。相应出现的征象为：张口困难（牙关紧闭）、蹙眉、口角下缩、呲嘴"苦笑"、颈部强直、头后仰；当背、腹肌同时收缩，因背部肌群较为有力，躯干因而扭曲成弓，结合颈、四肢的屈膝、弯肘、半握拳等痉挛姿态，形成"角弓反张"或"侧弓反张"；膈肌受影响后，发作时面唇青紫，通气困难，可出现呼吸暂停。上述发作可因轻微的刺激，如光、声、接触、饮水等而诱发。发作时神志清楚，表情痛苦，每次发作时间为数秒至数分钟不等。强烈的肌痉挛可使肌肉断裂，甚至发生骨折；膀胱括约肌痉挛可引起尿潴留；持续的呼吸肌和膈肌痉挛，可造成呼吸骤停。间隙期长短不一，发作频繁者，常示病情严重。患者死亡原因多为窒息、心力衰竭或出现肺部并发症。

病程一般为3～4周，如积极治疗、不发生特殊并发症，发作的程度可逐步减轻，缓解期平均约1周。但肌紧张与反射亢进可持续一段时间；恢复期间还可出现一些精神症状，如幻觉，言语、行动错乱等，但多能自行恢复。少数患者仅表现为受伤部位肌肉持续性强直，可持续数周或数月，预后较好。新生儿患此病时，因肌肉纤弱而症状不典型，表现为不能啼哭和吸乳、活动少、呼吸微弱或困难。

4．诊断和鉴别诊断

实验室检查很难诊断破伤风，因脑脊液检查结果可以为正常，伤口厌氧菌培养也难发现该菌。但破伤风的症状比较典型，诊断主要根据临床表现。凡有外伤史，不论伤口大小深浅，如果伤后出现肌紧张、扯痛，张口困难，颈部发硬，反射亢进等，均应考虑此病的可能性。但需要与下列疾病鉴别：①化脓性脑膜炎，虽可有"角弓反张"和颈项强直等症状，但无阵发性痉挛；有剧烈头痛、高热、喷射性呕吐、神志有时不清；脑脊液检查有压力增高、白细胞计数增多等。②狂犬病，有被狗、猫咬伤史，以吞咽肌抽搐为主。喝水不能下咽，流大量口涎，患者听见水声或看见水，咽肌立即发生痉挛。③其他，如颞下颌关节炎、癫痫发作、癔症等。

5．预防

破伤风是可以预防的。破伤风梭菌是厌氧菌，其生长繁殖必须有缺氧的环境。因此，创伤后早期彻底清创，改善局部循环，是预防破伤风发生的重要措施。通过人工免疫，产生较稳定的免疫力是另一个重要的预防措施。主动免疫指注射破伤风类毒素抗原，使人体产生抗体以达到免疫目的。

被动免疫法指伤前未接受自动免疫的伤员，尽早皮下注射破伤风抗毒素（TAT）1 500～3 000U；其有效期为10日左右，对深部创伤、污染较重的患者，可在1周后追加注射一次量。TAT易发生过敏反应，注射前必须进行皮内敏感试验。如过敏，应按脱敏法注射。自人体血浆免疫球蛋白中提纯或用基因重组技术制备的破伤风人免疫球蛋白（HTIG），一次肌内注射250～500U后在人体可存留4～5周，免疫效能为破伤风抗毒素的10倍。

6. 治疗

破伤风是一种极为严重的疾病，死亡率高，尤其是新生儿和吸毒者，为此要采取积极的综合治疗措施，包括清除毒素来源、中和游离毒素、控制和解除痉挛、保持呼吸道通畅和防治并发症等。

（1）伤口处理：凡能找到伤口且伤口内存留坏死组织、引流不畅者，应在抗毒血清治疗后，在控制痉挛下进行清创，并用3%过氧化氢溶液冲洗，并置放引流物进行充分引流。有的伤口看上去已愈合，而痂下可能存在窦道或无效腔，应仔细检查。

（2）抗毒素应用：常用破伤风抗毒素，目的是中和游离的毒素，所以只在早期应用有效，若毒素已与神经组织结合，则难起效。一般用量是10 000～60 000U，分别由肌内注射与静脉滴入。静脉滴入应将其稀释于5%葡萄糖溶液中，缓慢滴入。用药前应做皮内过敏试验。连续应用或加大剂量并无意义，且易致过敏反应和血清病。人体破伤风免疫球蛋白，剂量为3 000～6 000U，一般只需肌内注射一次。要注意的是，破伤风的发病不能确保对本病形成终生免疫，在确诊破伤风1个月后，应给予0.5mL破伤风类毒素，并完成基础免疫注射。

（3）抗生素治疗：首选青霉素，剂量为80万～100万U，肌内注射，每4～6h 1次；或大剂量静脉滴注，剂量为200万～1 000万U，每日分2～4次给药，可抑制破伤风梭菌。也可每日给甲硝唑2.5g，分次口服或静脉滴注，持续7～10天。如伤口有混合感染，则相应选用抗菌药物。

（4）支持对症治疗：患者应住隔离病室，避免光、声等刺激，避免打扰。可交替使用镇静、解痉药物，以缓解患者的痉挛和痛苦。可供选用的药物有：10%水合氯醛，保留灌肠量为每次20～40mL；苯巴比妥钠肌内注射，每次0.1～0.2g；地西泮10～20mg肌内注射或静脉滴注，一般每日1次。病情较重者，可用冬眠1号合剂（由氯丙嗪、异丙嗪各50mg，哌替啶100mg及5%葡萄糖溶液250mL配成）静脉缓慢滴入，但低血容量时忌用。对于重症患者，可以使用咪达唑仑和丙泊酚，两药联用可收到更好的镇静效果。痉挛发作频繁不易控制者，可用2.5%硫喷妥钠溶液缓慢静注，每次0.25～0.5g，但要警惕发生喉头痉挛和呼吸抑制，用于已做气管切开者比较安全。新生儿破伤风者要慎用镇静、解痉药物，可酌情用洛贝林、尼可刹米等。由于患者不断阵发痉挛、出大汗等，故每日消耗热量和丢失水分较多，因此要十分注意营养（高热量、高蛋白、高维生素）补充和水、电解质平衡的调整。必要时可采用鼻胃管管饲，或中心静脉肠外营养。

（5）并发症防治：主要并发症有窒息、肺不张、肺部感染等。重症患者应尽早进行气管切开，以便改善通气，清除呼吸道分泌物，必要时可进行人工辅助呼吸，还可利用高压氧舱辅助治疗。对于气管切开患者，应注意做好呼吸道管理，包括气道雾化、湿化、冲洗等。要定时帮助患者翻身、拍背，以利排痰，并预防压疮。并发肺部感染者，选用敏感抗生素。严格执行无菌技术，防止交叉感染。应安排专人护理，防止患者咬伤舌，或发作时掉下床摔伤甚至骨折等意外。

（二）气性坏疽

1. 病因

气性坏疽（gas gangrene）是厌氧菌感染的一种，即梭状芽孢杆菌所致的肌坏死或肌炎。此类感染发展急剧，预后严重。引起本病的主要细菌有产气荚膜梭菌、水肿杆菌、腐败杆菌、溶组织杆菌等，往往是几种细菌的混合感染。根据细菌组合的主次，临床表现有所差别，有的以产气显著，有的以水肿显著。这类细菌在人畜粪便与周围环境中（特别是泥土中）广泛存在。因这类细菌在人体内生长繁殖需具备缺氧环境，故伤后污染此菌的机会很多，但发生感染者不多。开放性骨折伴有血管损伤，挤压伤伴有深部肌肉损伤，上止血带时间过长或石膏包扎过紧，邻近肛周、会阴部位的严重创伤等患者，继发此类感染的概率较高。

2. 病理生理

这类细菌可产生多种对人体有害的外毒素与酶。有的酶通过脱氮、脱氨、发酵的作用，产生大量不溶性气体如硫化氢、氮等，积聚在组织间；有的酶能溶组织蛋白，使组织细胞坏死、渗出，产生严重水肿。由于气、水夹杂，急剧膨胀，局部张力迅速增加，皮肤表面可变得如"木板样"硬，筋膜下张力急剧增加，从而压迫微血管，进一步加重组织的缺血、缺氧与失活，更有利于细菌繁殖生长，形成恶性循环。这类细菌还可产生卵磷脂酶、透明质酸酶等，使细菌易于穿透组织间隙，快速扩散。病变一旦开始，可沿肌束或肌群向上下扩展，肌肉转为砖红色，外观如熟肉，失去弹性。如侵犯皮下组织，气肿、水肿与组织坏死可迅速沿筋膜扩散。活体组织检查可发现肌纤维间有大量气泡和大量革兰氏阳性粗大杆菌。

3. 临床表现

通常在伤后1～4日发病，最快者可在伤后8～10h发病，最迟为5～6日。临床特点是病情急剧恶化，患者出现烦躁不安，伴有恐惧或欣快感；皮肤、口唇变白，大量出汗、脉搏快速、体温逐步上升。随着病情的发展，可发生溶血性贫血、黄疸、血红蛋白尿、酸中毒，全身情况可在12～24h内迅速恶化。

患者常诉伤肢沉重或疼痛，持续加重，有如胀裂，程度常超过创伤伤口所能引起者，止痛剂不能奏效；局部肿胀与创伤所能引起的程度不成比例，并迅速向上下蔓延，每小时都可见加重。伤口中有大量浆液性或浆液血性渗出物，可渗湿厚层敷料，当移除敷料时有时可见气泡从伤口中冒出。皮下如有积气，可触及捻发音。由于局部张力高，皮肤受压而发白，浅部静脉回流发生障碍，故皮肤表面可出现如大理石样斑纹。因组织分解、液化、腐败和大量产气（硫化氢等），伤口可有恶臭。局部探查时，如属筋膜上型，可发现皮下脂肪变性、肿胀；如为筋膜下型，筋膜张力增高，肌肉切面不出血。渗出物涂片染色可发现革兰氏阳性粗大杆菌。X线照片检查常显示软组织间有积气。

4．诊断和鉴别诊断

因病情发展急剧，故气性坏疽重在早期诊断。早期诊断的重要依据是局部表现，通过伤口内分泌物涂片检查有革兰氏阳性染色粗大杆菌，以及通过X线检查显示伤处软组织间积气，这些指征均有助于确诊。诊断时应与下列疾病鉴别：①组织间积气并不限于梭状芽孢杆菌的感染。某些脏器如食管、气管因手术、损伤或病变导致破裂溢气，也可出现皮下气肿、捻发音等，但不同之处是不伴有全身中毒症状；局部的水肿、疼痛、皮肤改变均不明显，而且随着时间的推移，气体常逐渐被吸收。②一些兼性需氧菌感染如大肠埃希菌、克雷伯氏杆菌的感染也可产生一定的气体，但主要是CO_2，其属可溶性气体，不易在组织间大量积聚，而且无特殊臭味。③厌氧性链球菌也可产气，但其造成的损害是链球菌蜂窝织炎、链球菌肌炎等，患者全身中毒症状较轻，发展较缓，若及时处理，切开减张、充分引流，加用抗生素等治疗，预后较好。

5．预防

对容易发生此类感染的创伤应特别注意。如开放性骨折合并大腿、臀部广泛肌肉损伤或挤压伤者，有重要血管损伤或继发血管栓塞者；用止血带时间过长、石膏包扎太紧者。预防的关键是尽早彻底清创，包括清除失活、缺血的组织，去除异物特别是非金属性异物；对深而不规则的伤口要充分敞开引流，避免无效腔存在；筋膜下张力增加者，应早期切开筋膜减张等。对疑有气性坏疽的伤口，可用3%过氧化氢溶液或1∶1 000高锰酸钾溶液等溶液冲洗、湿敷。挫伤、挤压伤的软组织在早期较难判定其活力，24～36h后界限才趋明显，这段时间内要密切观察。对腹腔穿透性损伤，特别是结肠、直肠、会阴部创伤，应警惕此类感染的发生。上述患者均应早期使用大剂量的青霉素和甲硝唑。

6．治疗

一经诊断，需立即开始积极治疗。积极治疗可以挽救患者的生命，减少组织的坏死或截肢率。主要措施如下。

（1）急诊清创：深部病变往往超过表面显示及肉眼可见的范围，故病变区应做广泛、多处切开，包括伤口周围水肿或皮下气肿区，术中应充分显露探查，彻底清除变色、不收缩、不出血的肌肉，包括肌肉的起止点整块切除。如感染限于某一筋膜腔，应切除该筋膜腔的肌群。如整个肢体已广泛感染，应果断进行截肢以挽救生命。如感染已部分超过关节截肢平面，其上的筋膜腔应充分敞开，术后用氧化剂冲洗、湿敷，经常更换敷料，必要时还要再次清创。

（2）应用抗生素：对这类感染，首选大剂量青霉素，每日用量应在1 000万U以上。大环内酯类（如琥乙红霉素、麦迪霉素等）和硝唑类（如甲硝唑、替硝唑等）也有一定疗效。已证实氨基糖苷类抗生素（如卡那霉素、庆大霉素等）对此类细菌无效。

（3）高压氧治疗：提高组织间的含氧量，形成不适合厌氧菌生长繁殖的环境，可提高治愈率，降低伤残率。

（4）全身支持治疗：包括输血、纠正水与电解质失衡、营养支持与对症处理等。

第六节 外科抗菌药物的应用原则

一、学习目的与要求

（1）掌握抗菌药物合理应用的基本原则。

（2）掌握围手术期预防用药的原则。

（3）熟悉抗菌药物在特殊人群中的应用。

二、学习方法与内容

抗菌药物在预防、控制与治疗外科感染中具有重要作用。目前临床滥用抗菌药物的现象时有发生。抗菌药物的不合理使用，有可能会引起毒副作用、过敏反应、二重感染和细菌耐药等不良反应。

（一）抗菌药物合理应用的基本原则

1. 尽早确定病原菌

应尽早从患者的感染部位、血液、痰液等取样培养分离致病菌，并进行抗菌药敏感试验，有针对性地使用抗菌药。危重患者在未获知病原菌及药敏结果前，可在临床诊断的基础上预测最有可能的致病菌种，并结合当地细菌耐药情况，选择适当的药物进行治疗。

2. 选择最佳抗菌药物

抗菌药物均有特定的抗菌谱与适应证，不同的致病菌对药物的敏感性不同。要根据临床诊断、细菌学检查、药物的效应及药代动力学特点（吸收、分布代谢和排泄过程），选择疗效好、毒性小、应用方便、价廉易得的药物。

3. 制订合理的用药方案

应综合患者病情、病原菌种类及抗菌药物特点制订个体化抗菌药物治疗方案。在制订治疗方案时应遵循以下原则。

（1）给药途径：轻症感染可接受口服给药者，应选用口服吸收完全的抗菌药物。重症感染应予静脉给药，以确保药效。

（2）给药剂量：按各种抗菌药物的治疗剂量范围给药。治疗重症感染和抗菌药物不易达到的部位，抗菌药物剂量宜较大（治疗剂量范围高限）。氨基糖苷类、喹诺酮类等剂量依赖型抗菌药，其杀菌效应与药物浓度相关，给药剂量宜偏向高限；β-内酰胺类、大环内酯类等时间依赖型抗菌药，给药剂量宜偏向低限。

（3）给药次数：应根据药代动力学和药效学的原则确定给药次数。半衰期短者，如青霉素、头孢菌素类、克林霉素等，应一日多次给药；喹诺酮类、氨基糖苷类等可一日给药一次，重症感染者可增加给药次数。

（4）用药疗程：多数外科感染经有效抗菌药治疗5~7天即可控制，对于脓毒症一般则需10~14天。因感染不同而异，一般用至体温正常、症状消退、病情好转、白细胞计数正常后停药。脓毒症、骨髓炎、感染性心内膜炎、深部真菌感染等则需较长的疗程方能彻底治愈。

（5）联合用药：联合用药时宜选用具有协同或相加抗菌作用的药物。其应用指征有：①病因未明的严重感染，包括免疫缺陷者的严重感染。②单一抗菌药物不能控制的混合感染或严重感染，如腹膜炎、感染性心内膜炎或脓毒症等。③需长时间治疗，而病原菌易产生抗药性的感染，如结核病、深部真菌感染等。④减少某药用药剂量，以降低药物的毒性和不良反应。

（二）围手术期预防用药的原则

目的在于预防和减少手术相关的外科感染，包括术后切口感染、手术深部或腔隙的感染及可能发生的全身性感染。主要是用于清洁-污染手术和污染手术，根据手术野污染或可能的污染菌种类选用。

1. 清洁手术

手术野无污染，通常无需预防用抗菌药物，仅在下列情况时考虑预防用药：手术范围大、时间长、污染机会增加；手术涉及重要脏器，一旦发生污染将造成严重后果者，如头颅手术、心脏手术、眼内手术、异物植入手术等患者；高龄或免疫缺陷者等高危人群。

2. 清洁-污染手术

指呼吸道、消化道、泌尿生殖道手术，或经以上器官的手术，由于手术部位存在大量人体寄生菌群，手术时可能污染手术野，进而造成感染，因此需预防应用抗菌药物。

3. 污染手术

指由于胃肠道、尿路、胆道体液大量溢出或开放性创伤未经扩创等已造成手术野严重污染的手术，需预防应用抗菌药物。

（三）抗菌药物在特殊人群中的应用

患者的病理、生理及免疫状况可影响药物的作用，即使是同一种抗菌药物，在不同的患者体内其吸收、分布、代谢与排泄过程也有差异，用药时应予重视。特别是对特殊人群，用药需遵循个体化原则。

1. 肾功能减退患者

根据感染的严重程度、病原菌种类及药敏试验结果等，选用低肾毒性或无肾毒性的抗菌药物。尽量避免使用肾毒性抗菌药物，确有应用指征时，要调整给药剂量及方法。

2. 肝功能减退患者

①主要经肝脏清除的药物，肝功能减退时清除明显减少，若无明显毒性反应，仍可正常应用，但治疗过程中需严密监测肝功能，必要时减量。②经肝、肾两途径清除的药物，严重肝病时

应减量应用或不用。③主要经肾脏清除的药物，无须调整用药剂量。

3．老年患者

老年患者肾功能呈生理性减退，因此给药时应按轻度肾功能减退情况减量，即可用正常治疗量的1/2～2/3；宜选用毒性低、杀菌作用强的抗菌药物，如必须用毒性大的药物，应同时行血药浓度监测，并及时调整剂量。

4．新生儿患者

新生儿患者应避免应用毒性大的抗菌药物，确有应用指征者，必须同时行血药浓度监测，并及时调整剂量；避免使用可能发生严重不良反应的抗菌药物；需减量应用主要经肾代谢的药物；给药方案应按日龄调整。

5．小儿患者

尽量避免使用有耳毒性、肾毒性的抗生素，如氨基糖苷类、万古霉素等，如确有明确指征，需在使用过程中严密观察不良反应；四环素类抗生素可致牙齿黄染及牙釉质发育不良，不可用于8岁以下小儿；喹诺酮类对骨骼发育可能产生不良影响，避免用于18岁以下未成年人。

6．妊娠期患者

应避免使用对胎儿有致畸或明显毒性作用的抗菌药，如四环素类、喹诺酮类；避免使用对母体和胎儿均有毒性的药物，如氨基糖苷类和万古霉素。确有应用指征时，须行血药浓度监测。可选用青霉素类、β-内酰胺类等毒性低、对母体和胎儿均无明显影响且无致畸作用的抗菌药物。

7．哺乳期患者

药物可通过乳汁对哺乳期幼儿产生潜在影响，因此哺乳期应用任何抗菌药物时均宜暂停哺乳。

总之，应合理应用抗菌药物，既要依据不同药物的抗菌谱、使用方法与剂量及其在体内的药代动力学特点，并注意结合药敏试验结果，还要考虑患者生理病理的具体状况。

（徐盈斌）

第十三章

外科疾病的多学科协作诊疗模式

一、学习目的与要求

（1）掌握多学科协作诊疗模式的定义。

（2）了解多学科协作诊疗模式产生的临床背景及目前外科临床工作中存在的问题。

（3）熟悉多学科协作诊疗模式解决问题的目标。

（4）掌握多学科协作诊疗模式的适用范围。

（5）了解多学科协作诊疗模式团队的组成和多学科协作诊疗模式的分类。

（6）了解多学科协作诊疗管理制度的总体要求。

（7）了解多学科协作诊疗管理制度的工作流程和职能部门职责。

（8）熟悉多学科协作诊疗专家意见的书写记录要求。

二、学习方法与内容

随着社会的快速发展和医疗技术的日新月异，外科各专业领域也得到长足发展，特别是许多新理念、新技术、新方法被应用于外科临床诊疗中，包括多学科协作诊疗（multi-disciplinary treatment，MDT）模式、微创外科、围手术期处理、营养支持、加速康复外科理念、损伤控制性外科等，使外科（特别是肿瘤外科）进入一个以MDT模式、微创外科、加速康复外科理念为代表的新时代。

MDT模式起源于英国，20世纪90年代初开始在英国全国范围内推广，如今MDT在欧美国家已得到普遍运用。随着MDT模式的不断发展，它的内涵也在不断充实和完善。MDT模式不仅是对患者进行多学科会诊，而且是对整个医疗过程的全程指导，包括诊疗前、诊疗中以及诊疗后的随访，通过全过程的跟踪观察，掌握第一手资料并对其进行统计分析、积累经验，有利于医学科研工作的开展和医务工作者业务水平的提高，从而更好地为患者服务。同时，不同于多学科会诊的临时性，MDT模式是有固定地点、固定人员、固定科室的协作。

（一）多学科协作诊疗模式的定义

MDT模式是指由多学科专家围绕某一疾病或病症进行讨论，在综合各学科意见的基础上为患者提供个性化、连续性、高质量的诊疗方案的临床诊疗模式。规范MDT管理的相关制度被称为多学科协作诊疗管理制度。MDT模式是现代临床重要的诊疗模式。

MDT模式与疑难危重病例讨论既有联系，又有区别，不能简单将其等同于疑难危重病例讨论，即不是将专科诊断困难的所有疑难危重病例讨论当作MDT模式，MDT模式是疑难危重病例讨论的一种形式。

（二）多学科协作诊疗模式产生的临床背景

MDT模式已成为国际医学领域的重要医学模式之一，其目的是使传统的个体式、经验式医疗模式转变为现代的小组协作、决策模式，以患者为中心，针对特定疾病，整合医疗资源，依托多学科团队，为患者确定最佳诊疗方案，不断提高医院的专业水平并进一步推动多学科交叉发展。MDT模式产生的临床背景如下。

1．多学科协作诊疗模式是现代医学模式改变的内在要求

生物医学模式以疾病为中心，以治愈疾病为目标；而MDT模式以患者为中心，摒弃传统的单学科诊疗模式，更加符合"生物-心理-社会"的基本医学模式要求。

2．多学科协作诊疗模式是现代医学发展的需要

以患者为中心的MDT模式能较好地解决综合医院"专"与"全"的矛盾，使传统的个体式经验性医疗模式转变为现代的小组协作规范化决策模式，由此推动全方位专业化、规范化诊治策略与合理化医疗资源整合配置。

3．多学科协作诊疗模式符合国际上肿瘤诊治的新趋势

癌症属于慢性病，发病的原因复杂多样，在治疗过程中往往涉及多个学科。传统诊疗模式已不能适用于癌症的诊疗，MDT模式符合肿瘤诊疗的国际新趋势。

4．多学科协作诊疗模式可以满足患者就医的需求

MDT模式是根据患者病情需要，由不同专业背景的专家为患者量身定做诊治方案，能更好地为各种不同层次的人群服务，并改善患者的临床预后，可在一定程度上缓解医患矛盾。

（三）目前外科临床工作中存在的问题

尽管外科发展迅速，但目前外科临床工作中仍然存在许多的问题，如对患者的心理、精神、社会等因素关注较少；专科治疗为主，综合治疗较少；治疗中存在最佳时机和最佳手段选择的问题；医师业务知识和技能不足，缺乏综合治疗和团队协作的意识；患者对医疗水平和服务质量满意度不高；各临床科室或亚专业水平普遍发展较高，但仍无法满足医患双方对高效率医疗流程和高质量整体疗效的需要；医疗投诉或纠纷较多等。MDT模式可以帮助解决这些问题。MDT模式不仅受到临床各学科的重视和应用，而且有关MDT模式的学术交流、MDT病例分享也广泛受到业界的推崇并被激烈探讨。

（四）多学科协作诊疗模式解决问题的目标

MDT模式是建立在有循证医学证据基础上的诊疗模式，即将医院内不同科室的医师聚集在一起，通过定期、定时、定点的会议，汇集各科室的最新发展动态，并结合患者的疾病分期、身体状况、家庭经济状况和心理承受能力，经讨论、权衡利弊后确定科学、合理、规范的个体化最佳诊疗方案。MDT模式解决问题的目标是汇集不同专业背景的专家一起为患者量身定做最佳诊疗方案，从而提供专业化、精准化、个体化、规范化和全程、全方位的"一站式"诊疗服务，其有助于解决临床疑难杂症，减少误诊或漏诊，确保诊疗的准确性、安全性，缩短患者的诊疗时间，提高外科疾病治愈率，特别是肿瘤的治愈率和远期生存情况等；其有助于提升肿瘤学科诊疗能力和学术水平，打造肿瘤学科品牌；也可以实现医疗、教学、科研的融合发展；MDT模式有助于改善患者就医体验，为患者提供优质的医疗服务，有助于减少或避免医疗纠纷或投诉，提高患者的满意度；MDT模式有利于整合医疗资源，有效避免治疗不足、过度治疗、重复治疗、无效治疗，节约时间及经济成本；MDT模式有利于整合医院各学科之间的医疗资源，整合各学科专业技术的团队优势，实现资源共享；MDT模式有助于提升医院和外科各专科的管理水平及临床诊治水平；MDT模式有利于外科学尤其是肿瘤专科人才的培养和学科团队建设，通过MDT交流会或学术沙龙，可以进行学术交流、MDT经验分享，提高临床诊治水平，促进学科进步，造福患者。

（五）多学科协作诊疗模式的适用范围

1．住院患者多学科协作诊疗模式的适用范围

（1）诊断类：诊断涉及多学科专业的或需进一步明确诊断的病例。

（2）治疗类：诊断明确但需多学科共同讨论确定治疗方案的病例。疗效不满意的疑难、重症病例。高龄合并多种基础疾病的患者的外科手术或毁损性手术，或患者伴有重要脏器功能衰竭的手术。

（3）新技术类/研究类：涉及新开展的医疗技术项目（包括手术、有创操作），或诊疗措施有较大风险的病例，或具有较强临床研究价值的病例。

（4）为恶性肿瘤患者制订合理的诊疗方案和最佳优化治疗流程，特别是解决晚期和临床疑难病例的诊断与治疗问题。

（5）急诊多发伤、复合伤或危重批量伤的救治。

（6）拟请院外专家会诊或院内多个科室（超过3个专业）会诊的病例。

（7）出现严重并发症，特别是手术并发症的病例，或非计划再次手术。

（8）已发生医疗纠纷、医疗投诉或可能出现纠纷的病例。

（9）重要患者的外科疾病诊疗。

2．门诊患者多学科协作诊疗模式的适用范围

（1）同一科室就诊3次以上仍不能确诊的患者或3个专科就诊仍未明确诊断的患者。

（2）恶性肿瘤诊治困难者，包括：①晚期肿瘤的诊疗，如升结肠癌伴肝、肺转移者。②肿瘤

术后复发的复杂患者。③巨大肿瘤累及邻近大血管、重要脏器或重要组织者。

（3）经多次治疗后效果不佳的患者。

（4）合并多系统疾病，需要多个专科的专家协同会诊的患者，包括：①外科疾病合并多种严重的内科系统基础疾病患者，如胃癌合并心肌梗死、肺气肿等患者。②多个外科疾病并存患者，如结直肠癌合并一侧肺癌，或结直肠癌合并一侧肾癌等患者。

（5）由专科发起的需多学科专家确定治疗方案的患者。

（6）重要患者（包括外籍）的外科疾病诊疗。

（六）多学科协作诊疗模式团队的组成

一般情况下每个MDT团队由3个或3个以上的专科医务人员参与组成，原则上要求有相对稳定的团队，即"三固定"（固定人员、固定时间、固定地点）模式，成员间有充分的交流合作和业务能力的提升，可以提供"一站式"的医疗服务。如胃肠肿瘤伴肝转移病例的MDT团队一般是由胃肠外科或结直肠外科、影像科、肿瘤内科或化疗科、放疗科、病理科、介入科、内镜科、麻醉科、肝胆外科等专家共同组建，一般由不同专科领域（病理、影像、外科、放化疗等）的顶级专家共同参与，他们对各自专业的知识与技术认识最深，一般具有学历高、职称高、诊疗经验丰富的条件，具有独立进行相应专科疾病或病情诊疗的能力。MDT团队一般设置MDT中心主任或团队负责人1名，MDT核心团队成员数名，MDT支持团队成员数名及记录员、秘书各1名。成员的职责如下。

1. MDT中心主任或团队负责人职责

MDT中心主任一般是由MDT病例所在科室的主任担任。MDT中心主任的职责包括：制订专科MDT制度及其管理、进行业务绩效考核、对MDT项目全权负责、主持并参与MDT讨论等；在民主精神基础上，综合各专家讨论的意见，形成最终专业性意见，包括诊治方案、每种诊疗手段参与时机和比重；负责审核MDT记录并签名；督导、追踪诊治意见的落实情况；负责MDT的对外宣传，组织MDT相关讲座、MDT学术交流会议和品牌建设。

MDT团队负责人可以由MDT病例所在科室的高级职称医师（主任医师或副主任医师）担任。需具备主持和领导MDT讨论的能力、MDT会议的组织和实施能力，以及熟悉团队文化建设和临床决策程序。

2. MDT核心团队成员职责

MDT核心团队成员是指MDT病例所在科室的资深专家。外科学章节内容中MDT核心团队成员指的是主治医师或以上职称的医师。其职责如下。

（1）负责MDT病例的提供，包括疑难、新发、复发及少见、罕见病例。

（2）安排患者预约MDT讨论的时间、地点、参与讨论的相关科室专家，准备病例临床资料，如影像科专家、病理科专家提前阅片或提供讨论需要的特殊检查项目等。

（3）按时参加MDT讨论，确因特殊情况不能亲自参加者，需指派另外一位相应专家代替参加（代替者应为高年资主治医师及以上职称医师）。

（4）对患者进行相关的体格检查，对每个MDT病例进行讨论时能够解答其他专家的问题，提出本专业领域的独立观点，达成共识，为患者量身打造全程、综合、系统的个体化诊疗方案。

（5）负责对自己提交讨论的MDT患者的讨论结果作最终的总结，并按讨论意见安排患者的下一步处理。

（6）审核医疗记录，负责签名。

（7）申请MDT讨论的科室主任未参加时，该科室参加的专家应将讨论结果向科室主任报告，由科室主任根据讨论意见安排患者的下一步处理。

3．MDT支持团队成员职责

MDT支持团队成员是由MDT病例涉及的不同专科领域（如病理科、影像科、外科、放疗科、化疗科等）的顶级专家共同组成。

根据患者病情需要，请某个学科的专家参与讨论。由MDT秘书提前发出会诊邀请，受邀专家不得拒绝、推诿，应按时参加讨论，解答其他专家的问题，并给出相关专业诊治意见。确因特殊情况不能亲自参加者，需指派另外一位相应专家代替参加（代替者应为高年资中级职称以上医师）。

4．记录员职责

记录员可以是医师，也可以是护士或行政助理人员。其职责是：对MDT会诊讨论过程进行全程记录，包括专家讨论的发言（至少记录3位专家发言意见）及最终意见等，然后填写"MDT病例讨论意见书"，提交参会专家签名后存档。

5．秘书职责

MDT模式中秘书的职责是协助中心主任进行MDT讨论的全程操作，包括会诊前准备、会诊中协调、会诊后跟踪等工作。具体工作如下：①统一受理各专家推荐的患者预约，收集资料，按先后顺序或病情轻重缓急安排讨论顺序。②负责通知MDT成员会诊时间、特殊安排、注意事项等。③负责协调专家的参会、签到工作，负责MDT工作的考核，并将考核表上报医院。④负责保管、存档讨论记录及相关资料。⑤统计MDT病例的临床资料和负责MDT微信群的维护。⑥协助中心主任做好MDT相关讲座、学术会议的组织协调工作。

（七）多学科协作诊疗模式的分类

1．按诊治目的分类

（1）疾病诊治的MDT：为了解决临床上出现的疑难杂症、危重疾病的诊治而由知识和技能互补的多个临床学科的专业人员组成群体并制订最佳的、合理的个体化诊疗方案。其主要目的是解决临床诊断和/或治疗问题。

（2）手术团队的MDT：为完成外科疾病（如肿瘤）累及邻近器官或组织的复杂手术或重大手术，在施行手术前往往需要邀请相关的多个专科的医师共同讨论手术治疗中的困难和细节问题，或手术中探查发现手术部位病变，涉及多个专科，需要相应的多个专科医师共同参与手术操作。其主要目的是解决重大手术、复杂手术问题。

（3）加速康复外科的MDT：ERAS多学科团队是指由知识和技能互补的多个学科医疗专业人员组成的群体，以患者为中心，相互协作、集束化施行一系列ERAS措施，减少手术麻醉的创伤应激，并持续进行效果评估和质量改进，以促成手术患者的身心康复，其终极目标是实现"手术无痛零风险"。其主要目的是减少手术创伤的应激，促进手术患者的快速康复。

2. 按患者是否住院分类

有住院患者MDT模式和门诊患者MDT模式两种。

3. 按患者是否急诊手术分类

（1）普通MDT模式：疑难杂症的限期或择期手术患者需要多个学科协作诊治并预约合适时间进行讨论的MDT模式。

（2）急诊MDT模式：涉及多个学科的急诊外科疾病患者需要多个相应专科紧急协作会诊并共同参与手术治疗的MDT模式，如涉及多个外科专科的多发伤、复合伤救治会诊讨论。

4. 按会诊地点和途径分类

（1）医院MDT：是指临床科室医师在诊疗过程中根据患者病情需要或者应患者要求，请本院其他3个以上科室的医师为患者开展的执业范围内的集体诊疗活动。各位会诊医师可以亲自询问患者病史，诊查患者及调阅患者所有的临床资料。

（2）远程网络MDT：院内专家与院外（一个或多个）专家通过网络平台等现代通信手段进行MDT讨论或会诊。不足之处在于院外会诊医师不能现场亲自询问患者病史、诊查患者及随意调阅患者所有的临床资料。

5. 按会诊时间是否集中分类

（1）松散会诊的MDT：外科疾病涉及多个其他学科诊治问题时，需要相应的专科医师进行会诊协助处理，他们分散前往，各自提出诊疗意见，通常由各专科主治医师或以上职称医师完成会诊任务，解决常见临床问题。但不足之处在于各会诊医师不能集中讨论并得出对患者最佳、最合适的综合性诊疗方案。

（2）集中讨论的MDT：外科疾病（疑难杂症、危重疾病、复杂手术）涉及多个其他学科诊治问题时，需要相应的高年资专科医师进行集体会诊，他们在同一时间、同一地点现场集中讨论，各自提出诊疗意见，并汇总形成统一的最佳、最合理的诊疗方案。通常是由各专科副主任医师或主任医师参加并完成会诊任务，解决比较重要、复杂病情或重大手术的临床问题，是高层次的会诊，往往反映一个医院的综合诊疗水平。

6. 按诊疗主体对象不同分类

（1）医师的MDT模式：从医师角度进行疑难杂症、危重疾病、复杂大手术等诊断和治疗问题的多学科协作会诊讨论，制订最佳、最合理的诊疗方案，重点在医疗上，有助于提高诊疗效果。

（2）护理的MDT模式：从护理角度进行疑难杂症、危重疾病、复杂大手术等护理问题的多学科协作会诊讨论，制订最佳、最合理的护理方案，重点在护理上，有助于提高医疗服务质量。

（八）多学科协作诊疗管理制度的总体要求

1. 住院患者MDT

（1）申请成立MDT的科室，应选择MDT适用病种，拟定参与MDT的学科与专家团队，在获得参与科室主任同意后，填写"多学科协作诊疗（MDT）申报表"（见附件1），向医院MDT管理部门（医务科）提交申请。

（2）每个多学科协作诊疗组应由3个或3个以上的专科参与组成，且原则上只针对一个病种。

（3）MDT首席专家（牵头人）应具备正高职称。

（4）MDT讨论专家原则上应由相关学科正高职称或在相关领域具有特长的富有经验的副高职称专家担任。

（5）MDT组设立MDT协调员（助理/秘书），负责患者资料的初步审核，并提前将相关资料交至讨论专家审阅。

2. 门诊患者MDT

（1）会诊专家原则上须为副高以上职称的临床医师，一般情况不安排主治医师会诊。

（2）发起会诊的专科需设立MDT协调员（助理/秘书），负责患者资料的初步审核，并提前将相关资料交至会诊专家审阅。

（3）会诊专家应按时参加会诊，认真观察患者并查看相关资料，做体检，及时提出会诊意见，并按要求填写会诊记录。

（九）多学科协作诊疗管理制度的工作流程

1. 住院患者MDT

（1）主管医师对MDT病例应详细采集患者的病情信息（包括病史摘要、临床检验、检查结果及影像资料等），填写"多学科协作诊疗（MDT）申请表"（见附件2），由主管教授签名，经MDT首席专家或指定的团队成员审核确认后，启动MDT流程。

（2）主管医师与患者及家属做好沟通工作，签署"多学科协作诊疗（MDT）知情同意书"（见附件3）。

（3）主管医师将"多学科协作诊疗（MDT）申请表"提交给MDT协调员，由协调员通知专家并确定MDT时间、地点。

（4）完成MDT后，临床科室按照MDT收费标准方案进行相关收费。

（5）首席专家主持MDT讨论，科室协调员或主管医师负责原始记录，填写"多学科协作诊疗（MDT）讨论原始记录表"（见附件4）。MDT讨论结束后，参与讨论的专家分别填写"多学科协作诊疗（MDT）专家意见表"（见附件5）并签字，随"多学科协作诊疗（MDT）讨论原始记录表"共同装册另行归档。主管医师需按规定在病历中完成疑难病历讨论记录，并由首席专家签名确认。

（6）MDT首席专家对患者的综合诊治方案有最终的决定权，对治疗方案负责，并负责告知患者MDT结论性意见（含诊断、诊疗计划与医嘱）。

（7）实施MDT方案。

2．门诊患者MDT

（1）符合门诊MDT条件的患者准备好会诊资料（内容包括病历及相关检查结果等）与门诊办公室联系。

（2）门诊办公室负责人审核患者会诊资料，如符合MDT条件，即与患者或其委托的家属签订"多学科协作诊疗（MDT）知情同意书"，确定MDT预约。

（3）门诊办公室与发起MDT专家或专科确定会诊时间及会诊专家，并通知患者。

（4）会诊当天，患者提前到门诊办公室办理会诊缴费等手续。

（5）参加MDT会诊的专家应按时到达会诊地点，查看患者病历材料，进行问诊和体格检查，然后集中讨论，各专家综合意见后形成诊疗方案，书写MDT会诊病历，并填写"门诊疑难疾病多学科协作会诊单"（见附件6）。

（6）会诊结束后，会诊专家向患者反馈会诊意见。

（十）多学科协作诊疗管理制度的职能部门职责

由医务处（科）负责修订和实施MDT管理制度，并由该科登记和审批住院患者多学科协作诊疗项目，并对MDT开展情况进行协调和指导，加强监督和检查，持续改进工作。

门诊患者MDT流程由门诊办公室负责修订和实施，并由门诊办公室具体负责会诊相关资料的存档、会诊服务、总结分析及持续改进、患者资料的收集准备以及患者随访登记等。

由财务与资产管理处（科）负责依据国家物价管理政策进行收费管理并完成相关财务事宜。

（十一）多学科协作诊疗会诊记录及其范例

1．多学科协作诊疗的组织及其记录内容

应由MDT病例所在科室组织开展讨论，原则上由专科主任或副主任主持，各级医师参加；必要时由医务部门组织，请本院相关科室人员或院外人员参加；及时记录MDT病例讨论的过程及其讨论意见，主持者须在24h内审核并签字，专册保管，不纳入病历归档；讨论的结论须在24h内记入病历中，内容包括讨论时间、地点、主持人、各专科专家发表的诊疗意见及结论等。

2．多学科协作诊疗讨论及其记录的范例

MDT示范病例的简要病情：患者陈××，男，75岁。因"尿频、尿急3月余，发现降结肠肿物1周"于2019年12月8日入院。有"反复发作的慢性支气管炎、阻塞性肺气肿"病史30年和"高血压病"病史15年，口服"络活喜"可以控制血压。外院胸腹部CT平扫及增强检查示"右肺上叶尖段病灶，右肺下叶外基底段病变，考虑炎症可能，但要治疗后复查，排除恶性病变；左肾盂积液、左侧输尿管上段扩张并积水，狭窄段位于左侧输尿管中段，左肾萎缩；降结肠远端肿物，注意肿瘤性病变；另外增强扫描时有优维显过敏"。结肠镜检查发现降结肠见一菜花状肿物并堵塞肠腔，病理活检示结肠管状腺瘤，重度不典型增生癌变。入院后血常规示血红蛋白9.3g/L，红细胞

3.35×10^{12}/L；血肌酐190μmol/L，轻度升高；心脏彩色超声检查示主动脉窦部增宽，彩色多普勒未见明显异常；左心室收缩及舒张功能正常，右心室收缩功能正常。目前诊断降结肠癌合并左侧输尿管梗阻，高血压病2级，轻度肾功能损害，慢性支气管炎，阻塞性肺气肿。MDT讨论的目的是协助诊断、治疗及围手术期的处理。

多学科协作诊疗会诊讨论后24小时内填写"多学科协作诊疗（MDT）专家意见表"并签字，随"多学科协作诊疗（MDT）讨论原始记录表"共同装册另行归档。主管医师需按规定在病历中完成疑难病历多学科协作诊疗会诊记录，并由主持人或主任签名确认。下列是病历中多学科协作诊疗会诊记录范例。

2019年12月11日下午4时　　多学科协作诊疗（MDT）会诊记录（范例）

患者姓名：陈××　　性别：男　　年龄：75岁　　住院号：××××

MDT会诊时间：2019年12月11日上午10时

MDT会诊地点：胃肠外科会议室

主持人：胃肠外科王××主任

参加人员：胃肠外科黄××教授、陈××教授、余××副教授，泌尿外科丘××教授，心血管内科王××教授，呼吸科黄××教授，肾科李××教授，影像科林××教授，麻醉科冯××教授，重症监护室管××教授，主管医师陈××主治医师，以及胃肠外科中级及初级医师。

讨论经过：

主管医师陈××主治医师：简要介绍患者的病情及其临床资料（略）。

影像科林××教授：从影像学CT片看，结合结肠镜及其病理活检结果，诊断降结肠癌明确，其病灶比较小，没有明显的淋巴结肿大。左侧输尿管中段狭窄致使近端左肾盂积液、左侧输尿管上段扩张并积水，梗阻原因可能为肿瘤性或炎症性狭窄，但以肿瘤性可能性最大。由于外院做CT增强扫描检查时对碘剂过敏，在本院再做CT检查意义不大，也不能做静脉肾盂造影，可以做磁共振水成像检查协助诊断左侧输尿管中段狭窄的原因。外院胸部CT检查示右肺上叶尖段病灶，右肺下叶外基底段病变，考虑炎症可能，但要治疗后复查，排除恶性病变；可以做全身PET-CT检查，排除是否有远处转移。

泌尿外科丘××教授：同意影像科林××教授的分析和意见，目前考虑左侧输尿管中段狭窄、梗阻原因可能为肿瘤性或炎症性，但以肿瘤性可能性最大。由于同时合并降结肠癌，手术时先摆截石位，我们泌尿外科医师先做左侧输尿管镜检查，了解左侧输尿管狭窄情况，必要时术中取活检明确输尿管梗阻性质，这样可以避免术中切取狭窄段的肿瘤组织导致肿瘤播散，从而影响预后；然后做根治性左半结肠癌切除术，并根据冰冻病理报告决定左侧输尿管梗阻的手术，即良性病变则行左侧输尿管狭窄段切除吻合术，恶性肿瘤则行左侧肾及其输尿管根治性全切除术。若术中冰冻病理报告无法判断病变的良恶性，由于左侧输尿管梗阻导致肾盂扩张积水，几乎丧失该侧肾功能，也可以按恶性肿瘤行左侧肾及其输尿管根治性全切除术。

胃肠外科陈××教授：从临床表现及其影像学资料分析，诊断结直肠癌毫无问题，但左侧输尿管梗阻性质不明，若是恶性肿瘤，则要进一步筛查是否林奇综合征。由于患者75岁高龄且有慢性支气管炎、阻塞性肺气肿等多种基础疾病，腹部又有两种外科不同专科的疾病需要同时处理，为了避免腹腔镜气腹手术和麻醉对心肺功能造成大的影响，要尽快结束手术，不建议做腹腔镜的微创手术，宜行开腹手术。手术前需要做好肠道准备，降结肠癌的手术方式为根治性左半结肠切除术。除了告知根治性左半结肠切除术的风险及其并发症外，还要同时将切除左肾的可能性告知患者及其家属。手术后建议转重症监护病房监护。

心血管内科王××教授：患者乙状结肠癌合并左侧输尿管梗阻，且有高血压病2级多年，目前使用络活喜控制血压，手术尽管大且有一定风险，但术前要顿服降压药一次，以免患者进入手术室时精神紧张、焦虑，使患者血压升高，要避免术中血压大起大落，术后转到重症监护病房处理，围手术期充分、有效地控制血压应该是相对安全的。

呼吸科黄××教授：患者有慢性支气管炎、阻塞性肺气肿多年，但目前没有肺部感染表现，术前要做肺功能检测和血气分析，需加强呼吸功能锻炼、体位排痰训练，尽可能减少手术引起的呼吸道并发症风险，特别是肺部感染。以开腹手术较为安全，对心肺功能干扰小，有助于术后康复。

肾科李××教授：入院后血肌酐190μmol/L，有轻度升高，轻度肾功能损害，高血压病2级，手术可能会切除几无功能的左肾，对侧健肾可以代偿肾功能，不会造成大的影响。

麻醉科冯××教授：高龄患者需要同时手术处理降结肠癌和左侧输尿管中段狭窄，建议用气管内麻醉检测麻醉过程，避免术中血压大起大落，麻醉中选用起效快、作用时间短的麻醉药，有利于患者手术结束后尽快清醒，早期下床活动，这样可以促进术后康复。

重症监护室管××教授：高龄患者需要同时做两种腹部大手术，创伤大，而且合并多种基础疾病，手术麻醉风险增高，术后转入重症监护病房是有指征的。

讨论汇总意见：

（1）目前诊断乙状结肠癌合并左侧输尿管梗阻明确，左侧输尿管梗阻原因可能为肿瘤性或炎症性狭窄，但以肿瘤性为主。患者年龄大且合并高血压病2级、轻度肾功能损害、慢性支气管炎、阻塞性肺气肿，需要重视围手术期处理。

（2）申请进一步检查，完善诊断。要筛查是否林奇综合征；做磁共振水成像检查协助诊断左侧输尿管梗阻的原因；做全身PET-CT检查，排除是否有远处转移；做肺功能检测和血气分析。

（3）手术方式：先做左侧输尿管镜检查，必要时取活检明确输尿管梗阻性质；然后再做根治性左半结肠切除术，并根据冰冻病理报告决定手术方式。若术中冰冻病理报告左侧输尿管梗阻是恶性肿瘤则行左侧肾及其输尿管根治性全切除术；若是良性病变则行左侧输尿管狭窄段切除吻合术；若术中冰冻病理报告无法判断病变的良恶性，由于左侧输尿管梗阻导致肾盂扩张积水，几乎丧失该侧肾功能，也可以按恶性肿瘤行左侧肾及其输尿管根治性全切除术。手术复杂，又是高龄患者，以开腹手术为稳妥。

（4）75岁老年患者合并有高血压病、慢性支气管炎、肺气肿等多种基础疾病，同时行两种外科大手术，创伤大，术后到重症监护室监护。

（5）加强围手术期处理和采取加速康复外科措施，促进手术患者的快速康复。

记录医师签名：刘××

附录MDT各种记录表格：

（陈创奇）

第十四章

显微外科

一、学习目的与要求

（1）了解显微外科发展史，以及中国对世界显微外科的贡献。

（2）掌握显微外科的定义。

（3）了解显微血管吻合的基本原则与方法。

（4）熟悉显微外科的临床应用范围。

（5）了解血管危象发生原因、预防及处理。

二、学习方法与内容

随着人类文明程度的日益提高，人们对组织器官损伤修复和重建的要求越来越高，而外科学自身的发展，也对外科操作技术的微创性、精细性不断提出更高的要求，这就使得外科操作技术从宏观视野进入微观领域成为必然。显微外科早期出现在外科学领域时仅是一种微观操作技术，经过不断开拓完善，直至拥有系统的理论体系后，才于20世纪60年代正式成为外科学领域中的一门新兴的专科。

（一）显微外科发展简史

1902年，Alexis Carrel首次提出3定点连续贯穿缝合法缝合大血管并取得成功。

1916年，McLean发现了抗凝药物"肝素"，肝素被纯化后安全地应用于临床患者。

1921年，Nylen设计单目显微镜治疗耳硬化症并取得成功。

1960年，Jacobson J.H. 和Suarez E.L. 采用手术显微镜进行管径1.6～3.2mm小血管吻合，取得100%的通畅率，标志着现代显微外科技术的诞生。

1963年，上海第六人民医院陈中伟完成世界首例成功的断肢再植（前臂离断）。

1964年，中山医学院附属第一医院邝公道、黄承达等完成世界首例下肢离断再植。

1966年，上海华山医院杨东岳等报道世界首例足趾移植再造手指。

1972年，国际显微重建外科学会（WSRM）成立。

20世纪70年代初，世界首例吻合血管的颞部游离皮瓣（1972，Harri）、腹股沟游离皮瓣

（1973，Taylor/杨东岳）、前臂皮瓣（1978，杨果凡）等被报道。

1972年，广州中山医科大学附属第一医院举办全国断肢（指）再植经验交流会，断肢再植存活率65.8%，断指再植存活率31.1%。

1978年，朱家恺任主编的《显微外科》杂志创刊。

1980年，*Microsurgery*创刊。

1984年，南方医科大学的徐达传等首创股前外侧皮瓣，以股前外侧皮瓣为代表的一大批新的皮瓣设计涌现，使皮瓣、肌瓣、骨瓣供区达到近百处之多。

1986年，我国的《显微医学杂志》正式更名为《中华显微外科杂志》。

1986年，上海华山医院顾玉东首创健侧颈7神经移位术治疗全臂丛神经损伤。

1989年，中华医学会显微外科学分会成立。

20世纪80年代末90年代初，穿支皮瓣、神经营养血管皮瓣等一批以不破坏肢体主干血管来设计切取皮瓣的概念被提出。

1995年，哈尔滨召开全国断肢再植专题会议总结了32年来全国断肢再植手术的经验。

21世纪前后，皮瓣供区选择趋向优化，股前外侧皮瓣被认为是"万能皮瓣"，前臂皮瓣被认为是修复口腔颌面部组织缺损的最佳皮瓣。

2004年，中国台湾魏福全提出"自由型游离皮瓣（free type free flap）"概念。

2010年，日本Koshima提出"超级显微外科"的概念。

（二）显微外科的定义

现代显微外科技术就是利用光学放大设备（手术放大镜、手术显微镜或其他光学放大装置）和精细的手术器械，按显微外科的相关技术流程进行外科手术的方法。这种技术可运用到几乎所有术科领域，在一定程度上是一项基本的现代外科技术。现代显微外科学是研究现代显微外科技术及其应用的独立学科，它以创伤再植、功能重建、修复再造等为主要研究领域，解决该领域内以显微外科技术为核心治疗手段的临床问题和相关基础问题，并不断吸纳现代科学技术的最新研究成果，以促进现代显微外科技术在其他领域的应用。我国显微外科的奠基人之一朱家恺教授将显微外科技术的主要临床应用范围总结为"五小"，即小血管、小神经、小淋巴管、小管道和小器官。

（三）显微外科基本技术

显微外科基本技术包括显微血管吻合技术、小神经吻合技术、小淋巴管吻合技术、小管道吻合技术和小器官移植技术。其中，显微血管吻合技术是核心技术，临床应用也最广泛。

1. 显微血管吻合的基本原则

（1）正常血管原则：要求吻合两端的血管为正常血管组织，实际操作中要求血管吻合前将受损伤的血管断端彻底清除，变钝性损伤为锐性损伤。

（2）正常血流原则：血管吻合前应保证动脉近端有喷射性出血，静脉近端无阻力回血。

（3）口径近似原则：口径近似可最大程度避免吻合口血液涡流的产生，从而降低诱发吻合口血栓形成的概率。

（4）张力适当原则：吻合口纵向张力既不可过大，也不可过松，过大易撕裂血管，过松又易使血管产生纤曲，以上状况均易导致吻合口血栓形成。消除吻合口旋转张力，这就要求吻合血管前要调整好血管的位置，避免血管在扭曲状态下缝合。

（5）微创操作原则：由于血管组织柔嫩，尤其是血管的内膜，因此，在血管吻合的整个操作过程中，都应时刻保持警惕，避免对血管组织造成人为损伤，尤其是不能钳夹内膜。

（6）管壁平整对合（小动脉）或外翻（小静脉）的缝合原则：小动脉要求管壁平整对合缝合，小静脉要求管壁外翻缝合，二者的基本要求都是不可使管壁内翻，以免诱发血栓形成。

（7）针距和边距的均匀对称原则：在这一原则下，无论是大血管还是小血管的吻合，都应尽可能用较少的缝针数来完成，因为缝合的针数越多，对血管的损伤也就越大，从而增加了吻合口血栓形成的概率。

2．显微血管吻合的基本方法

对口径小于2mm的血管，两定点的端-端间断吻合是金标准。端-侧吻合法或连续缝合法仅适用于口径大于2mm的血管。目前，临床上已有血管吻合器可替代手工血管吻合，但仅适用于1mm以上血管。

两定点的端-端间断吻合法：即180°等距两定点显微血管吻合法（图14-1和图14-2）。将两侧待吻合的血管端-端对合后，在吻合口缘术者侧和对侧各缝一针，分别打结并留有10～15mm的线做牵引，根据缝合针数在其前壁顺序均匀加缝2～4针；然后将血管翻转180°，用同样的方法缝合后壁。

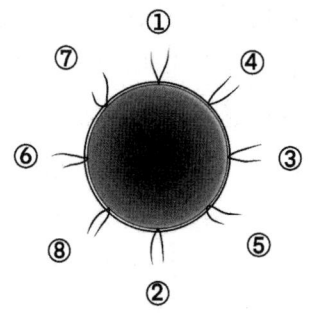

图14-1 两定点8针缝合分布

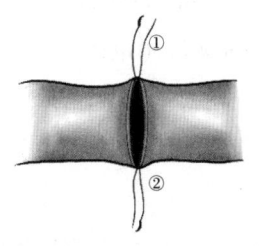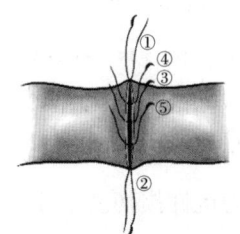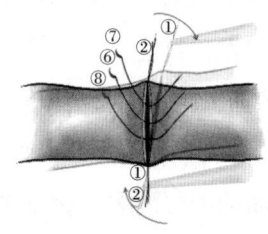

图14-2 两定点端-端血管吻合法

3．其他组织的缝合技术

在各种管道结构中，淋巴管因管壁菲薄且透明，缝合难度最大，但缝合方法基本同血管的吻合方法；小神经的缝合方式主要采用外膜缝合法；小管道如输卵管、输精管等，因具有管壁厚、管腔小的特点，常常需要采用先缝合内壁再缝合外壁的双层缝合方法，以保证缝合管腔的通畅。

（四）显微外科技术的临床应用范围

根据显微外科技术工作范围为"五小"的特点，其应用范围可分为如下几个方面。

1．吻合小血管的显微外科手术

（1）断肢/指再植术。

（2）吻合血管的足趾移植再造手指术。

（3）吻合血管的游离组织移植术。

2．神经系统的显微外科手术

脑外科应用显微外科技术进行各种颅内操作。显微镜下操作，已成为脑外科常规技术。周围神经外科应用显微外科技术进行周围神经的松解和缝合手术。由于带血运的神经移植效果明显优于不带血运的神经移植，因此，对于肢体长段主干神经缺损，需要行带血运的神经移植进行修复或重建，常用的供区有带小隐静脉的腓肠神经、带桡动脉的桡浅神经及带尺动脉的尺神经等。

3．吻合淋巴管的显微外科手术

淋巴系统负责收集全身的淋巴液并回流至静脉。淋巴管发生病变后，可引起四肢淋巴水肿或乳糜尿等顽固性疾病。通过淋巴管-静脉吻合、淋巴结-静脉吻合、吻合血管的带淋巴结游离组织移植术等可明显改善上述疾患。但由于淋巴系统疾患的发病机制尚不完全明确，上述疾患的远期疗效仍不确切。随着肿瘤发病率增高，而保命、保肢率增高，以及淋巴结清扫手术和放疗的普及，肢体淋巴水肿尚需更多的基础和临床研究，以提高其防治疗效。

4．吻合小管道的显微外科手术

输精管或输卵管结扎后的复通术，采用显微外科技术，较传统的缝合方法，可为患者提供再生育的机会；其他还包括鼻泪管外伤的吻合术、输尿管吻合术等。

5．吻合血管的小器官移植手术

在实验外科领域，该技术是成功建立各种器官移植动物模型的关键手术技术。临床已开展有为避免放射性损伤而进行的吻合血管的自体性腺（睾丸、卵巢）异位移植术、为治疗肾动脉狭窄性高血压而进行的自体肾异位移植术、为治疗干眼症而进行的自体颌下腺移植再造泪腺术等。目前随着异体器官移植的规范化发展，临床异体器官移植数量日益增多，涉及器官种类广泛，其血供的建立、功能管道的重建、变异血管的处理等，对熟练掌握显微外科技术有着巨大的现实需求。

（五）显微血管吻合术后血管危象的观察与处理

对于采取显微血管吻合的手术，术后处理的重点是通过对重建血运组织血循环的观察，来判断是否发生血管危象，并通过采取相应的措施尽可能预防血管危象的发生，对已发生的血管危象及时采取有效的措施，对于短期不能解除并持续加重的血管危象，应积极地进行吻合血管的手术探查和处理，否则通过血管吻合重建的组织可能会坏死而导致手术失败。

1. 什么是血管危象

任何原因引起的重建血循环通道（包括动脉和静脉）痉挛或栓塞所致的血循环障碍。

2. 为什么会出现血管危象

（1）血管吻合血运重建后30min时，吻合口处血小板吸附充填最为明显，此时也是血管内血栓形成的好发时间。

（2）血管吻合后2～48h为纤维素覆盖期，此期血小板充填物逐渐被纤维素覆盖，虽然形成血小板血栓的机会明显减少，但纤维素仍能网罗血液中的血细胞而形成混合血栓（红血栓），特别容易发生在血流缓慢的静脉吻合口处。

（3）术后3天左右伤口内炎性反应明显，可刺激吻合口痉挛或血栓形成。

（4）创伤和手术后肾上腺素介质释放、血小板黏着度升高、血液凝固物质增加，这是机体的保护性生理反应，在术后24～48h达高峰，这与临床观察血循环危象发生的高峰基本一致。

（5）术后一周内皮下层炎性细胞浸润已消除，内皮下层是继续增生还是开始消退，主要取决于吻合口质量的高低；创伤重、吻合口质量差、异物反应多者，内皮下层可明显增生，从而引起管腔狭窄或继发性吻合口闭塞。

（6）缺血再灌注损伤是血管痉挛和栓塞的始动因素：①氧自由基可引起微血管内皮肿胀，血管内阻断微循环。②微血管内皮细胞损害，破坏了微血管屏障的完整性，使血管通透性增加，组织肿胀。③白细胞尤其是粒细胞肿胀、聚集与管壁附着，形成微循环栓塞。

（7）其他外来因素，如：冷刺激、伤口疼痛、体位变化、血容量不足、吸烟、早期突然停用抗痉挛药物等。

3. 血管危象的鉴别

血管危象分为两种，一种为动脉危象，一种为静脉危象，其中静脉危象更易发生且临床常见。

（1）动脉危象和静脉危象的鉴别（表14-1）。

表14-1　动脉危象和静脉危象的鉴别

鉴别内容		动脉危象	静脉危象
发生时间		术后1～3h内多见	术后2～48h内多见
病变速度		突起，变化快	逐渐发生，变化慢
皮肤变化	颜色	苍白	发绀
	张力	瘪陷	丰满膨胀
	皱纹	加深	不明显或消失
	温度	下降	下降
	脉搏	减弱或消失	存在
毛细血管充盈时间		延长或消失	缩短/晚期消失
皮缘渗血		减少或不出血	较多为紫色

（2）血管痉挛和血栓形成的鉴别（表14-2）。

表14-2　血管痉挛和血栓形成的鉴别

鉴别内容	血管痉挛	血栓形成
原因	疼痛、血容不足、冷刺激等	管壁粗糙、血流缓慢、吻合口质量差、局部压迫
时间	术后48h内多见	术后24h内多见
病理	管腔缩小，大部分闭塞	管腔内被血栓阻塞
舒张药	有效	无效
交感阻滞	有效	无效
加温	有帮助	有害（增加代谢、氧耗）
指端针刺	可能有少量血液渗出	不出血
高压氧	有效	无效
处理	抗凝、解痉，严密观察	一经确诊，早期行手术探查

4．术后如何预防血管危象

（1）基础措施：保持充足有效循环血容量，避免贫血、低血压等。

（2）基本措施："四抗"治疗、制动、保暖（表14-3）。

表14-3　显微外科术后常规护理基本措施

抗炎			抗生素应用及保持创口清洁
"四抗"治疗	抗痉挛	罂粟碱	用法　30～60mg im q6h；3-5-7-14原则
			副作用　抑制心脏传导、肝脏毒性、头疼
		其他药物	妥拉苏林、654-2、烟酸、硝苯地平、丹参等
	抗凝	低分子右旋糖酐	用法　500mL iv drip bid 7天
			作用　降低细胞间凝集和附壁、增加血容量、降低血液黏稠度
		其他药物	阿司匹林　50mg或0.3 qd po 可同服胃舒平或苏打
			双嘧达莫　25～50mg tid po 既抗凝又抗痉挛
			新双香豆素　头24h 0.6～0.9 tid，之后0.3～0.6 tid
			肝素　用法　每4小时用1/6支，im或iv
			肝素　适应证　血管直径小于1mm；内膜病变者；血管吻合差或有危象者；再次探察术后
	抗痛	持续镇痛	留置臂丛镇痛泵-0.75%丁哌卡因5mL q6～8h 3～5天；或镇痛消炎药序贯治疗3～7天
		临时止痛	常用曲马多，半量开始

（续表）

	抗炎	抗生素应用及保持创口清洁	
制动	躯体制动	绝对卧床7~10天，避免血压变化	其后逐步行床上和室内活动
	肢体制动	患指抬高与心同一水平，促血液回流	
保暖	室温	25℃最佳，≥30℃可避免烤灯	
	烤灯	方法　25~60W，距离30~40cm，持续1周	
		缺点　烧伤、影响血运观察、静脉危象时促组织缺氧	

注：im-肌肉注射，iv-静脉注射，iv drip-静脉滴注，bid-每天2次，tid-每天3次，qd-每天1次，po-口服。

（3）其他注意事项：①观察患者情绪是否稳定。②观察大小便是否通畅。③绝对禁止任何形式的主、被动吸烟。

5．如何处理血管危象

（1）动脉危象：立即寻找可能造成动脉痉挛的原因并加以消除。

1）室温偏低、患者感到寒冷时应立即加强保暖措施，使室温达到要求的温度。

2）对于疼痛所致的动脉痉挛，成人可注射镇痛剂止痛，亦可视情况给予臂丛神经阻滞麻醉。

3）小儿再植术后往往因哭闹不安而出现血管痉挛，可采取亚冬眠或应用适量镇静剂使其安静入睡。临床上常见小儿一旦入睡，血管痉挛亦即告缓解的现象。小儿有时烦躁不安，系憋尿、睡眠不适或强制仰卧过久、劳累不适而不会诉说所致。若采取相应措施能解除其不适并使其安静，则不用给药。

4）针对原因采取上述措施的同时，应立即肌注罂粟碱或其他血管解痉药，并严密观察移植组织的变化情况（肤色由苍白转为红润，组织张力恢复，皮温回升，出现毛细血管充盈反应，切开或针刺处重新流出鲜血），一般经过20~30min动脉痉挛即可缓解。如果经上述处理30min后仍无变化，应怀疑为动脉栓塞，可采取手术探查。

5）手术探查见痉挛的动脉，应局部及时作3%罂粟碱或2%普鲁卡因湿热敷，一般5~10min后痉挛能缓解。遇顽固性痉挛时，将局部外膜对抗性撕拉以求松弛。需要时，血管外膜下注射少量罂粟碱，并做持续湿热敷等综合处理，均可解除痉挛。应切除已栓塞的血管后重新吻合，或做血管移植进行修复并重建血运。

（2）静脉危象：由于静脉管壁薄，压力低，临床上静脉危象的发生率远大于动脉危象的发生率，且绝大多数为静脉栓塞。首先应打开敷料，观察有无敷料包扎过紧，皮下有无引流不畅、积血压迫血管等，组织肿胀造成皮肤张力过大者可拆除部分缝线并抬高患肢。若处理2h后，血液回流仍无明显改善，应急诊行血管探查。对于末节断指再植术后发生的静脉危象，除早期急诊行血管探查术外，亦可行再植指体末端（多选择在吻合动脉的对侧皮肤）切开放血，必要时结合全身肝素化抗凝。

（六）创面修复的方法及其选择原则

组织缺损创面的修复方法主要为皮片移植和皮瓣修复两种方法。有关皮片移植和皮瓣移植的适应证已在其他章节有较详尽的叙述，此处不再赘述。其中，皮瓣修复又包含带蒂皮瓣修复和吻合血管的游离皮瓣移植修复两类方法。其各自又包含很多的具体设计各不相同的皮瓣修复方法，亦可在设计中包含不同的组织，如肌肉、肌腱、骨或关节等，经过近半个世纪的发展，皮瓣外科已总结出许多具有高度共识、带有规律性的普遍原则，对临床实际工作有重要的指导意义。如在皮瓣的选用上，"以次要组织修复重要组织；先带蒂移位，后游离组织移植；先分支血管，后主干血管；先简后繁，先近后远；重视供区美观和功能保存"。

1. 受区需要

需考虑受区创面的部位、性质、面积以及感觉和运动功能需求。

（1）通常选用邻近创面的皮瓣：因邻近创面皮瓣肤色、质地、厚薄近似，转移方便，修复后效果最好，应优先选用。如足跟部创面，可选用多种足部的带蒂皮瓣或肌皮瓣修复，如足底内侧皮瓣、足底外侧皮瓣、拇展肌肌皮瓣、趾短屈肌肌皮瓣等。

（2）遵循缺什么补什么的原则：依据受区组织缺损的性质来决定移植组织的种类。临床大约80%的皮瓣移植是单为覆盖创面的，对不伴骨或肌肉缺损的浅创面，一般选用轴型皮瓣或肌肉较薄的肌皮瓣；而伴有骨及肌肉缺损的深创面，则应选用肌皮瓣，以便在修复皮肤缺损的同时充填缺损，消灭无效腔。

（3）供区皮瓣要大于受区创面：由于皮瓣切取后有缩小，而创面切开后有扩展，因此切取的供区皮瓣要大于受区创面10%～20%。对于巨大受区创面，若一块皮瓣不能覆盖时，可选用多块皮瓣组合移植。

（4）注意感觉、运动功能：如需同时重建缺损部肌肉功能时，应选用带有运动神经的肌皮瓣；需重建缺损部感觉功能时，应选用包含感觉神经的皮瓣或肌皮瓣；如需同时进行肌腱或骨缺损修复时，应选用带有肌腱或骨的复合皮瓣。

2. 供区条件

理想的皮瓣供区应具备的主要条件是：

（1）供区部位组织应健康：局部做过手术，接受过放射治疗，血管近期做过静脉药物通道，存在血管基础性疾病或有炎症的不宜采用。

（2）所选皮瓣或肌皮瓣在切取后，应对供区外形及功能无明显影响。故应选择位置相对隐蔽、切取后对供区影响较小的皮瓣。

（3）应选择血管恒定、变异较小、易于切取的皮瓣或肌皮瓣。若行游离移植，尚需考虑供区皮瓣的血管口径、长度是否与受区血管匹配，通常要求游离皮瓣血管外径在1mm以上，蒂长2cm以上，以便血管吻合。如受区要求恢复感觉功能，皮瓣内必须有可供对接的皮神经。

（编者 戚剑 绘图 郑剑文）

第十五章

整形外科

一、学习目的与要求

（1）了解整形外科的诊治内容与特点。

（2）掌握整形外科操作的基本原则和基本技术。

（3）了解皮瓣移植的种类、手术适应证。

（4）了解激光、注射治疗在医学整形美容中的应用。

二、学习方法与内容

（一）整形外科的诊治内容和特点

1. 再造修复整形外科

即对那些被烧伤、创伤、感染、畸形缺损和肿瘤根治手术等破坏的体表器官或部位进行修复重建，使其达到正常或接近正常的形态和功能的外科。

2. 美容整形外科

美容整形外科可使正常的体表器官或部位经过手术变得更好、更美，是由传统整形外科分化出的一门学科。

（二）整形外科操作的基本原则

1. 无菌技术

手术范围广，操作复杂，手术时间长，造成创伤污染的机会增多。组织移植后，局部血运受到影响，抗感染能力低。因此，应严格遵守无菌操作原则，积极做好术前准备和术后护理。

2. 无创操作

无创操作是指术中注意爱护组织，尽量避免不必要的挤压、钳夹等创伤，将手术创伤发生降到最低。如创伤过大、过多，轻则影响创口愈合，重则引起感染。

3. 适度的无张力缝合

任何伤口缝合均不宜过分松弛或过分紧张。过松的缝合常致组织对合不齐。缝合过紧，张力过大，可产生下列不良后果：①形成宽广的瘢痕组织。②过紧缝合皮瓣时，尖端易发生坏死。

③如在面部，由于过大张力的牵引，可致器官移位而造成畸形。④可引起创口裂开。因此，缝合时应力求勿在切口上造成过大的张力。

4．无血肿发生，无效腔存在

手术后发生出血或由于组织内有无效腔存在而造成血肿或积液，是手术失败的常见原因。因此，在手术中除进行彻底止血外，还必须严密缝合创口，确保没有无效腔存在；必要时放置引流物。术后包扎要加适当压力。如遇组织缺损过多，估计缝合后仍然不能消灭无效腔时，可利用组织转移或移植充填之。

5．无创面遗留

在整复术中，如有创面遗留，则势必会发生感染，增加水肿概率，随后产生较多的瘢痕组织。手术时应尽一切可能消灭不应存在的创面。这在手部和面部创面修复时尤为重要，否则会增加更多的瘢痕，影响最终的功能和外貌的恢复。

（三）手术操作的基本技术

1．切口

（1）为减轻切口瘢痕，切口方向应选择与皮纹或蓝格纹相平行的方向，面部尚可选择发际线和轮廓线等隐蔽部位（图15-1）。

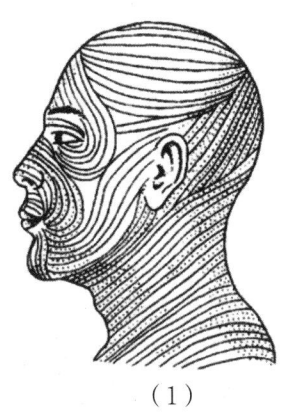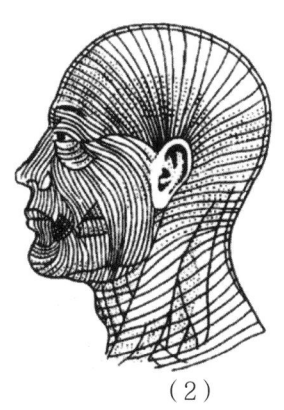

（1）　　　　　　　　　　　　（2）

图15-1　面部皮肤蓝格纹及皱纹走向

（1）面部皮肤蓝格纹；（2）面部皮肤皱纹走向

（2）切口方向尽量与神经和血管平行，以免损伤。

（3）四肢关节附近不可做与其长轴平行的切口，可设计S形弧形或锯齿形切口，以免造成线形瘢痕挛缩，影响关节活动。

（4）切口应用锋利刀片，全层皮肤一次切透，切忌反复拉锯式切开，造成切口不整。

2．剥离

剥离组织层次清楚，以锐性剥离为主。

3．止血

止血时须遵循轻巧、细微和无创技术原则。包括结扎止血法、电凝止血法和压迫止血法。局麻药液中加入1：10万或1：20万的肾上腺素，能达到减少创面出血及止血的目的。

4．缝合

（1）缝合方法：缝合操作时，不仅要用细针细线，在充分游离创缘以减少张力后，还要分层（皮下、真皮层和皮肤）整齐严密缝合。间断缝合法（图15-2）、真皮层缝合法（图15-3）、连续真皮层缝合法（图15-4）、连续毯边缝合法（图15-5）、褥式缝合法（图15-6）、皮瓣三角尖端缝合法（图15-7）。

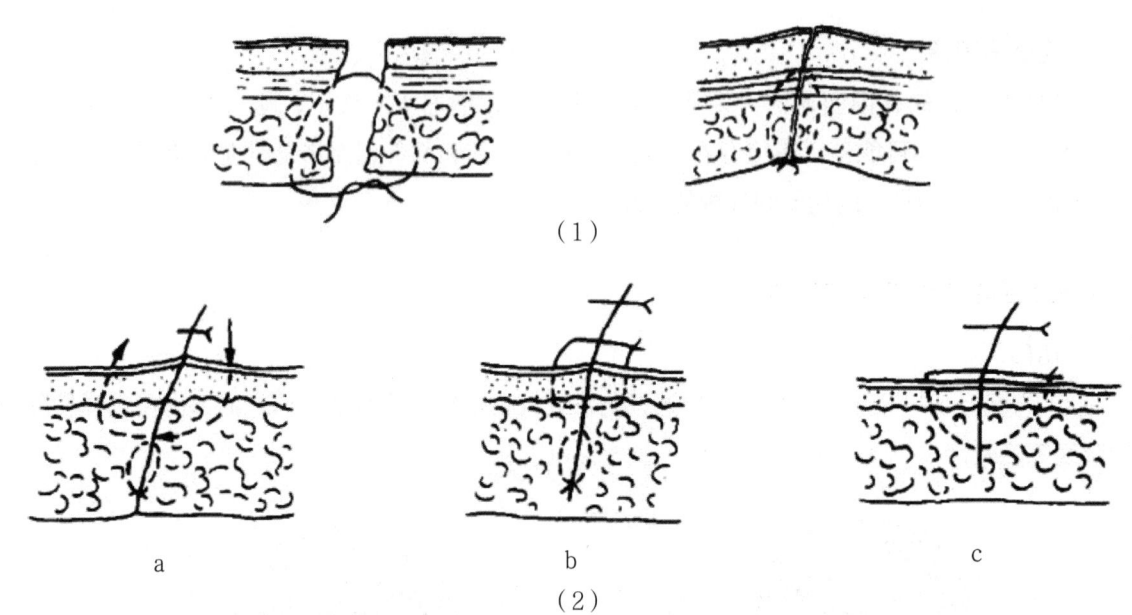

（1）

a　　　　　　　　　b　　　　　　　　　c
（2）
图15-2　间断缝合法
（1）皮内、皮下间断缝合；（2）间断缝合进针方法（a、b垂直进针、分层缝合；c斜面进针）

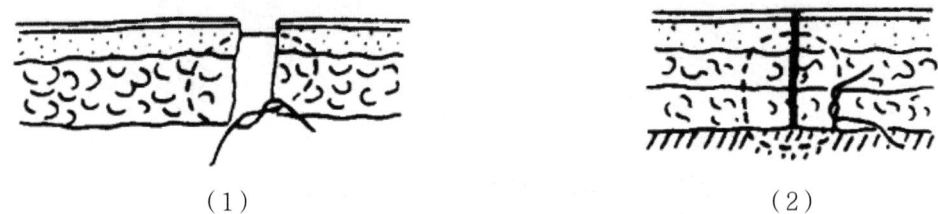

（1）　　　　　　　　　　　　　　（2）
图15-3　真皮层缝合法

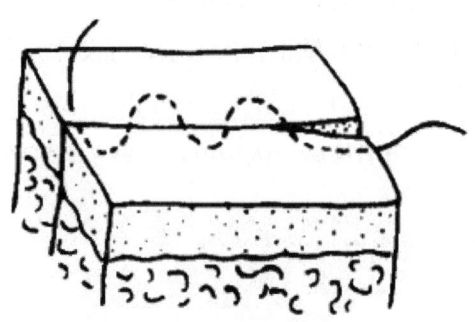

图15-4　连续真皮层缝合法

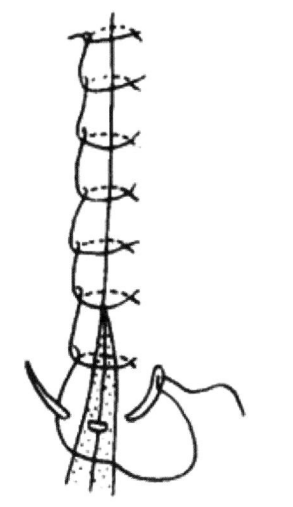

图15-5 连续毯边缝合法

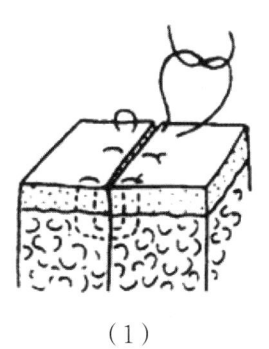

（1） （2）

图15-6 褥式缝合法

（1）横褥式缝合法；（2）纵褥式缝合法

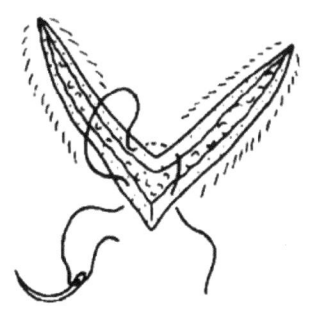 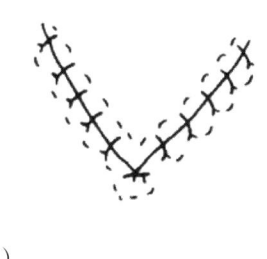 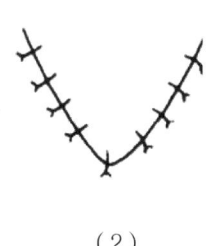

（1） （2）

图15-7 皮瓣三角尖端缝合法

（1）皮瓣三角尖端皮内缝合；（2）皮瓣三角尖端直接缝合

（2）缝合线类型：丝线、肠线、Vicryl及Dexon线、尼龙线，皮肤创口黏合剂，胶纸粘贴代替缝合法。

（四）整形外科的几项常用手术方法

分次切除法、"猫耳朵"的修整、V-Y成形术（图15-8）、Z成形术（图15-9）、W成形术。

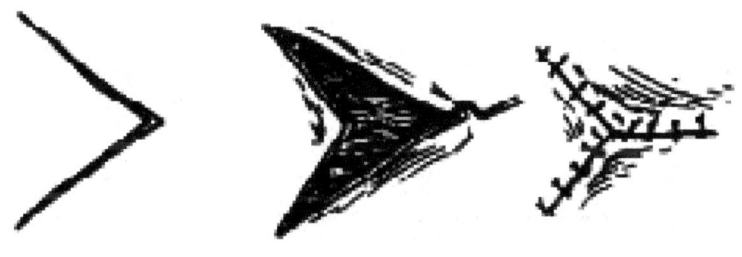

图15-8 V-Y成形术

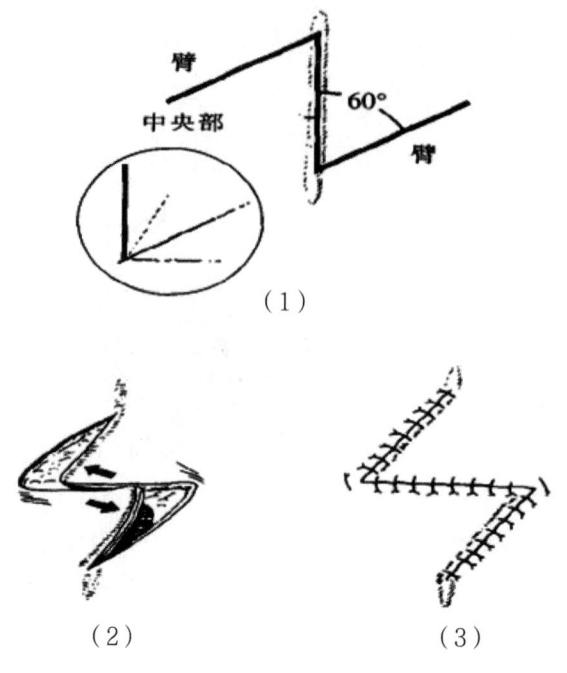

图15-9　Z成形术

图示如何画出60°角，首先画出一个90°，然后将其三等分。"Z"的两边必须与中轴等长。
（1）设计；（2）皮瓣调位；（3）最终结果

（五）皮片移植的概念与分类

常根据皮片厚度来分类（依据皮片组织学相对厚度而不是绝对厚度来分类，同时介绍真皮生物学模板的概念）。

1．刃厚皮片

包括表皮层和真皮的乳头层，为最薄皮片。

（1）优点：①切取容易，可用剃刀、刀片等切取。②容易成活，对受皮区血供要求较低。③供区能自行愈合，愈后不致形成增生瘢痕。

（2）缺点：①不耐磨，不宜用于手、足经常受磨部位。②成活后收缩较大，不适宜用于关节部位。③移植后颜色较深，不宜用于面部植皮。

（3）应用：适用于供皮区缺乏、受皮区的功能及外形要求不高，或受区的血供欠佳、厚皮片移植难以成活等情况。头皮是最常用的刃厚皮片供区，可反复多次取皮。

2．全厚皮片

包括表皮层和真皮全层。

（1）优点：①皮片生长后柔软有弹性，耐磨耐压。②皮片愈合后收缩小。③色泽质地较好，能保持皮肤原来的色泽外观。

（2）缺点：①较难成活。对受皮区血供要求较高。②取皮后供区创面缺乏上皮组织，不能自行愈合，必须用缝合创面或植皮方法消灭创面。

（3）应用：多用于面部、眼睑、手足和关节等功能及外形要求高的部位的植皮修复。

3．中厚皮片（又称断层皮片）

包括表皮层和部分真皮网状层。因所含真皮网状层组织厚度的不同又分薄的中厚皮片、一般中厚皮片和厚中厚皮片。其优、缺点介于刃厚皮片和全厚皮片之间。

（1）优点：①较全厚皮片容易成活。②中厚皮片含较多的真皮层组织，生长后也能耐磨耐压。③生长后收缩较少。④植皮成活后颜色、质地较好。⑤供皮区还有皮肤附件（皮岛）遗留，创面能自行愈合。

（2）缺点：①薄的中厚皮片生长后皮肤颜色仍较深，收缩也较多。②供区有瘢痕形成，甚至出现病理性瘢痕。

（3）应用：中厚皮片优点多，临床应用较广泛，为最常选用的皮片。

（六）皮瓣移植的概念和分类

1．皮瓣的定义

皮瓣是自带血运的一块皮肤和皮下组织，在形成与转移的过程中，有一部分组织与本体相连，此相连的部分称蒂，被转移的部分称为瓣，故称皮瓣。皮瓣的血运与营养在早期完全依赖蒂，蒂又有多种形式，如皮肤皮下蒂、肌肉蒂、单纯血管蒂（包括吻接的血管蒂）等，皮瓣转移到受区，待与受区创面建立新的血运后，始完成皮瓣移植的全过程。

2．皮瓣使用的适应证

在软组织的修复再造中，皮瓣具有广泛的使用价值，由于其有自身血供，具有一定的厚度，在很多方面胜过皮片。

（1）有骨、关节、肌腱、神经、主要血管等外露的创面，无法利用周围皮肤直接缝合时，应考虑选用皮瓣转移手术进行创面的修复。

（2）对于外露部位的修复重建，为获得皮肤色泽、质地等方面的满意效果，可利用局部或邻近部位皮瓣移植的方法。

（3）对于主要的功能活动部位（如关节、颈部等），为获得修复后良好的功能效果，可选用皮瓣转移术。

（4）不稳定的贴骨性瘢痕或合并有溃疡形成，为加强局部软组织的厚度或为后期进行肌腱、神经、骨、关节的修复亦可选用皮瓣移植术。

（5）对于慢性溃疡、压疮等局部营养贫乏，很难愈合的伤口，可通过皮瓣输送血液来改善局部营养状态。

（6）洞穿性缺损的修复，如面颊、鼻、上腭等部位的洞穿性缺损，除制作衬里外亦常需要有丰富血运的皮瓣覆盖。

（7）器官再造，如鼻、唇、眼睑、耳、乳房、阴茎、眉毛、手指等的再造均以皮瓣为基础。

3．皮瓣的分类

（1）按形态分为扁平皮瓣与管形皮瓣（皮管）。

（2）按皮瓣转移部位的远近分为局部皮瓣、邻位皮瓣及远位皮瓣。

（3）按皮瓣的血供类型分为任意皮瓣与轴型皮瓣。轴型皮瓣又称动脉性皮瓣，即以知名动脉及伴行静脉为轴心形成的皮瓣。无知名血管干包含在内，其血液供应来自基部附近的皮下血管丛的皮瓣称为任意皮瓣。

4．皮瓣的设计原则

（1）缺损的判断。

（2）供瓣区与皮瓣类型的选择。

（3）皮瓣长宽比例的要求。

（4）血管的方向性。

（5）逆行设计。

（七）人体美学基础及美容整形外科美学原则

简要介绍黄金分割与人体美学、容貌美学、美容整形美学原则及人体的美学观察。

（八）激光治疗

初步了解激光等光电技术在治疗皮肤色素增加性疾病、血管性皮肤疾病和面部年轻化等方面的适应证（如表15-1）。

表15-1　激光治疗常见临床适应证

激光治疗常见临床适应证
血管性皮肤疾病
血管瘤
血管畸形（如鲜红斑痣）
毛细血管扩张
皮肤色素增加性疾病
表皮色素增加：雀斑、咖啡斑、雀斑样痣、交界痣、脂溢性角化病（老年斑）等
真皮色素增加：蓝痣、太田痣、伊藤痣
表皮和真皮均出现色素增加：黄褐斑、贝克痣、复合痣
文身
多毛症
皮肤良性增生性疾病
脂溢性角化病
汗管瘤

（续表）

激光治疗常见临床适应证
软纤维瘤（皮赘）
睑黄瘤
疣
鸡眼
腋臭
皮角
粟粒疹
瘢痕
浅表性瘢痕
萎缩性凹陷性瘢痕
痤疮瘢痕
增生性瘢痕及瘢痕疙瘩
皮肤重建
色素沉着、肤色不均
光老化：皮肤皱纹、晦暗、毛孔粗大、轻度皮肤松弛、皮肤粗糙
敏感性皮肤
酒渣鼻
激光溶脂

（九）注射美容

注射美容俗称微整形，近年在美容专业领域发展迅猛，新注射材料也不断推出。目前临床常用的是以脂肪、玻尿酸为代表的组织填充剂和治疗动力型皱纹的肉毒毒素。初步了解两类注射材料单独或联合应用的指征、注射技巧、风险防控。

（十）选择典型病例

从病因、病理、临床表现、系统检查、诊断与鉴别诊断、治疗原则，以及手术适应证等方面系统介绍与讨论。

（唐庆）

第十六章

烧　伤

第一节　热力烧伤

一、学习目的与要求

（1）掌握烧伤面积估算和深度判定。

（2）熟悉烧伤病理生理和临床分期。

（3）熟悉烧伤现场急救和入院后初期处理。

（4）掌握烧伤休克的病因、临床表现与治疗。

（5）熟悉烧伤全身性感染。

（6）熟悉烧伤常见内脏并发症的防治。

（7）了解烧伤创面处理。

二、学习方法与内容

由火焰、热液、高温气体、热金属、激光等热力引起的组织损伤统称烧伤。习惯上将热液、蒸汽所致烧伤称为烫伤。电、化学物质（如酸、碱、磷等）及射线所致的损伤属于特殊原因烧伤。

（一）烧伤面积估算

指烧伤部位占全身体表面积的百分数。为便于记忆和计算，将体表区域划分为若干个9%，即中国新九分法，见表16-1。

表16-1　中国新九分法

部位		占成人体表面积（%）	
头面颈	发区	3	1×9%
	面部	3	
	颈部	3	
双上肢	双手	5	2×9%
	双前臂	6	
	双上臂	7	
躯干	前躯干	13	3×9%
	后躯干	13	
	会阴	1	
双下肢	双臀	5	5×9%
	双足	7	
	双小腿	13	
	双大腿	21	

注：小儿头面颈面积（%）＝9＋（12－年龄）。

小儿双下肢面积（%）＝46－（12－年龄）。

成年女性臀部和双足各占6%。

手掌法：不论年龄、性别，患者自己五指并拢的掌面约占1%体表面积。手掌法和中国新九分法可联合应用。

（二）烧伤深度判定

我国目前广泛采用的是三度四分法，即将烧伤深度划分为Ⅰ度、浅Ⅱ度、深Ⅱ度和Ⅲ度烧伤。Ⅰ度和浅Ⅱ度为浅度烧伤，深Ⅱ度和Ⅲ度为深度烧伤。

（1）Ⅰ度烧伤：仅伤及表皮浅层，基底层（生发层）健存。表面红斑、干燥，有烧灼感。再生能力强，3～7天脱屑痊愈，少数患者在短期内会有色素沉着。

（2）浅Ⅱ度烧伤：伤及表皮生发层和真皮乳头层。局部红肿、湿润，创面渗液，疼痛明显。因乳头层血管通透性增高，可出现大小不一的水疱，内含淡黄色清亮液体，少数可呈软胶冻样。如无感染，由残留的基底细胞及皮肤附件（毛囊、汗腺）上皮再生，一般可在1～2周愈合。可有较长时间的色素沉着，一般无瘢痕形成。

（3）深Ⅱ度烧伤：伤及真皮乳头层以下，但残留部分网状层。可有薄痂形成，可有或无水疱，创面微湿，红白相间，有时可见细网状浅表血管栓塞，痛觉较迟钝。如无感染，创面可依靠残存皮肤附件的上皮再生而修复，一般3～4周愈合。愈合后常有瘢痕增生。如发生感染，或创面较大，则需清创植皮。

（4）Ⅲ度烧伤：伤及皮肤全层，深达皮下脂肪及肌肉、骨骼、内脏等。创面苍白、蜡黄或暗红、灰黑，干燥，无渗液，皮温凉冷，痛觉消失；有的出现凝固性坏死，焦痂形成，硬如皮革，可见较粗大的树枝状真皮下血管栓塞。肌肉烧伤后呈暗红色或黑色，质坚韧，弹性消失，刺激无收缩。骨骼烧伤呈黑褐色，甚至炭化。由于皮肤及附件全部损伤，3～4周后焦痂脱落形成肉芽创面，较小创面靠创缘上皮生长修复，如创面较大则需清创植皮才能愈合。

近些年，有人将伤及肌肉和骨骼等深筋膜以下的烧伤称为Ⅳ度烧伤（四度五分法）。

（三）烧伤严重性分度

（1）轻度烧伤：Ⅱ度烧伤面积<10%。

（2）中度烧伤：Ⅱ度烧伤面积10%～29%，或Ⅲ度烧伤面积<10%。

（3）重度烧伤：烧伤总面积30%～49%；或Ⅲ度烧伤面积10%～19%；或烧伤面积不达百分比，但合并了休克、吸入性损伤、应激性溃疡或复合伤等。

（4）特重烧伤：烧伤总面积50%以上；或Ⅲ度烧伤面积20%以上。

（四）吸入性损伤

既往称"呼吸道烧伤"，除热力可损伤呼吸道外，大量的有害化学物质如烟雾颗粒、一氧化碳、一氧化氮、氰化物等，也可加重局部损伤或引起全身中毒。

吸入性损伤的诊断依据：①发生在密闭环境的烧伤，特别是受伤时有呼喊或哭闹。②面颈和前胸部烧伤，特别是口鼻周围深度烧伤。③鼻毛烧焦，口唇肿胀，黏膜发白或变硬，有的外翻如鱼嘴状。④刺激性咳嗽，炭末样痰。⑤声嘶、咽部疼痛或吞咽困难；⑥呼吸困难或哮鸣。⑦胸片可有渗出性病变。⑧纤维支气管镜检查发现气道黏膜充血、水肿、苍白、有出血点、溃疡、坏死或脱落等。⑨动脉血气分析异常。

（五）烧伤病理生理和临床分期

根据烧伤病理生理特点，病程大致分为4期，各期可互相重叠。

1．体液渗出期（休克期）

烧伤后可迅速发生体液渗出，通常伤后2～3h加快，6～12h达高峰，随后逐渐减缓，可持续24～48h或以上。小面积浅度烧伤的体液渗出主要表现为局部组织水肿，对全身影响小；大面积烧伤则体液渗出量大，伴血流动力学改变。烧伤后释放多种血管活性物质，如组胺、5-HT、激肽、前列腺素类、儿茶酚胺、氧自由基、肿瘤坏死因子等，可引起毛细血管通透性增加和微循环变化，导致体液大量渗出，进而发生低血容量性休克。

2．急性感染期

烧伤水肿回收期开始后，感染占主导地位，其威胁将持续到创面愈合。浅度烧伤早期创面处理不当可出现创面周围炎症；严重烧伤由于皮肤-黏膜生理屏障功能受损，组织广泛坏死、缺血、缺氧，机体免疫力功能受抑制，全身抵抗力低下及受病原菌、内毒素等的影响，容易发生全身性感染、脓毒血症。烧伤感染可来自创面、肠道、呼吸道或静脉导管等。

3. 创面修复期

烧伤后不久即可开始组织修复，创面愈合时间与烧伤深度、是否并发感染等多种因素有关。浅Ⅱ度烧伤多可自行愈合；部分深Ⅱ度可依靠残存上皮修复。深Ⅱ度和Ⅲ度烧伤溶痂时，大量坏死组织液化，利于细菌繁殖，容易发生感染；脱痂后创面裸露，体液和营养物质大量丢失，机体抵抗力下降，又可加重感染。一般创面直径大于3cm，不经植皮多难愈合。

4. 康复期

深Ⅱ度和Ⅲ度烧伤创面将愈合时或愈合后，可在较长时期内反复出现水疱、破溃、局部感染，形成残余创面。深度创面愈合后往往形成瘢痕，影响外观和功能，需要接受瘢痕综合治疗和康复治疗。某些器官功能损害和心理异常也需要一个恢复过程。

（六）治疗原则

小面积浅度烧伤若及时给予清创、保护创面，大多数情况下能自行愈合。大面积深度烧伤的全身反应重、并发症多、伤残率和死亡率高，治疗原则是：①早期及时补液，迅速纠正休克。②维持呼吸道通畅，积极治疗吸入性损伤。③使用有效抗生素，及时、有效地防治全身性感染。④尽早去除深度烧伤组织，用自体或异体皮移植覆盖，促进创面修复，减少感染来源。⑤采取有效措施防治脏器功能障碍。⑥重视早期救治与功能恢复重建一体化，重视外观、功能和心理的全面康复。

（七）烧伤现场急救

1. 迅速去除致伤原因

尽快脱离热源，包括迅速扑灭火焰、脱去着火或有热液浸渍的衣服，切忌直接用手扑打火焰，以免加重手部烧伤；衣服着火时不要站立或奔跑呼叫；迅速离开密闭和通风不良的现场。

2. 优先处理危及生命的情况

注意心跳及呼吸是否停止，有无复合伤。对大出血、窒息、开放性气胸、骨折、严重中毒等危及生命的情况，应先施行相应的急救处理。

3. 冲淋冷疗

对于中小面积烧伤，特别是四肢烧伤，及早冷疗可使伤处血管收缩，降低局部温度，避免热力继续作用于创面，并可减轻疼痛，减少渗出和水肿。方法是将烧伤创面在自来水下淋浴或浸入10~20℃水中，或用冷水毛巾湿敷，时间为20~40min。

4. 妥善保护创面

清除创面污染物，减少外源性感染。可用干净敷料或布类保护创面，或行简单包扎后送医院处理。避免用有色药物涂抹创面，以防增加对烧伤深度判定的困难程度。

5. 保持呼吸道通畅

火焰烧伤常伴烟雾、热力等吸入性损伤，应注意保持呼吸道通畅，可用毛巾或口罩掩住口鼻。应将合并一氧化碳中毒者转移至通风处，有条件者应予吸氧。

6．其他救治措施

①严重口渴、烦躁不安常提示发生休克，现场不具备输液条件者，可口服含盐饮料，以防单纯大量饮水而致水中毒。②安慰和鼓励患者，使其保持情绪稳定。保持合适的体位及适当制动，防止再次受伤。若患者疼痛剧烈可酌情使用镇痛、镇静药。

7．转送

应避免长途转送严重烧伤早期患者，如不能在伤后1～2h内将患者送到附近大医院，则应在原单位积极进行抗休克治疗，并根据病情加做气管切开，待休克控制后再转送。必须转送者应尽早为其建立静脉输液通道，保证途中继续输液；保证呼吸道通畅；留置导尿管，观察尿量；途中严密监护，最好有医护人员陪同。

（八）入院后初期处理

对疼痛较明显者，给予镇静、镇痛剂，口服或静脉补液，如无禁忌，可酌情进食。创面处理见后叙述。

对于中、重度烧伤：①简要了解受伤史，记录血压、脉搏、呼吸，注意有无吸入性损伤及其他合并伤，严重吸入性损伤应及早行气管切开。②尽早建立静脉输液通道，防治休克。③留置导尿管，观察每小时尿量，并注意有无血红蛋白尿。④简单清创，估算烧伤面积和深度（应绘图示意）。⑤注意肢体、躯干有无Ⅲ度环状焦痂的压迫，如影响血液循环或呼吸，应尽早行焦痂切开减张术。⑥按烧伤面积、深度和补液反应，制订并调整第一个24h的输液计划。⑦注射破伤风抗毒素血清，并用抗生素防治感染。

（九）烧伤休克

1．病因

烧伤休克是严重烧伤常见并发症，主要为烧伤局部或远隔部位毛细血管通透性增加导致体液大量丢失所致。烧伤休克的发生时间与烧伤严重程度关系密切，面积越大、深度越深者，休克发生越早、越重。休克期度过不平稳者多因补液延迟、长途转送、严重复合伤、吸入性损伤影响通气等。较长时间的组织缺血、缺氧，既容易引发感染，又可造成多脏器损害，危及生命。

2．临床表现

主要表现为：①心率增快、脉搏细弱，听诊心音低弱。②早期脉压变小，随后血压下降。③呼吸浅、快。④尿量减少，是低血容量性休克的一个重要标志，成人每小时尿量低于20mL常示血容量不足。⑤口渴难忍，小儿特别明显。⑥烦躁不安，是脑组织缺血、缺氧的表现之一。⑦外周静脉充盈不良、肢端凉，畏冷。⑧血液化验，常出现血液浓缩（血细胞比容升高）、低血钠、低蛋白、酸中毒等。

3．治疗

烧伤休克一般为低血容量性休克，体液丧失量多可通过烧伤严重程度进行估算，若给予及时、适当的处理，常可预防其发生或减轻其严重程度。补液治疗是防治烧伤休克的重要措施。

（1）休克防治：由于严重烧伤后早期出现的心肌损害和功能降低也参与了烧伤休克的发生和发展，因此在按补液公式进行容量补充的同时，还可给予心肌保护或心力扶持药物，以进行"动力扶持"。

通常根据患者的烧伤面积和体重，按下述公式计算补液量。

伤后第一个24h补液量：成人每1%Ⅱ度、Ⅲ度烧伤面积每千克体重补充电解质液1mL和胶体液0.5mL（电解质与胶体比例为2∶1），另加基础水分2 000mL。伤后前8h输入一半，后16h补入另一半。成人特重烧伤和小儿重度烧伤，胶体及电解质比例可改为1∶1（小儿补液量另按年龄、体重计算）。

伤后第二个24h补液量：胶体液及电解质液各为第一个24h实际输入量的一半，续以5%葡萄糖溶液补充水分2 000mL。

应用举例：对于烧伤面积60%、体重50kg患者，其第一个24h补液总量为：60×50×1.5＋2 000＝6 500mL，其中胶体液为60×50×0.5＝1 500mL，电解质液为60×50×1＝3 000mL，水分（5%葡萄糖溶液）为2 000mL。伤后前8h内输入总量的一半，即3 250mL，后16h补入总量的另一半3 250mL。第二个24h，胶体液减半为750mL，电解质液减半为1 500mL，水分仍为2 000mL，24h内均匀补入。紧急抢救暂时无法获得血浆时，可使用低分子量的血浆代用品，利用其暂时扩张血容量和溶质性利尿，但用量不宜超过1 000mL。

对已有明显休克的延迟复苏患者，需要的补液量往往多于立即补液者。此外，大面积深度烧伤者，常伴有较严重的酸中毒和血红蛋白尿，为纠正酸中毒和避免血红蛋白降解产物在肾小管的沉积，输液成分中可适量增配1.25%碳酸氢钠溶液。

（2）病情监测：上述补液公式只是估算量，应根据患者伤情和个体差异，动态监测精神状态、皮肤黏膜色泽、血压、心率、尿量等，特别注意保持呼吸道通畅。有条件者可监测动脉有创血压、中心静脉压、心排血量、细胞外肺水、血气分析等，根据患者对治疗的反应，随时调整输液的速度和成分。电解质液、胶体液和水分应交替输入。一些简便观察指标是：①尿量每千克体重每小时不低于1mL。②患者安静，无烦躁不安。③无明显口渴。④脉搏、心跳有力，脉率在120次/min以下。⑤收缩压维持在90mmHg以上、脉压维持在20mmHg以上。⑥呼吸平稳。⑦如出现血压低、尿少、烦躁不安等现象，排除其他原因后，可予加快输液。

（十）烧伤全身性感染

感染是贯穿烧伤救治的突出问题。不仅是由于病原菌，还因其产物，如内毒素、外毒素等和它们介导的多种炎症介质、细胞因子等对机体有损害。感染如未能控制，可出现一系列并发症，最终导致患者因脓毒血症、脓毒性休克、多器官功能衰竭而死亡。早期诊断和治疗是防治烧伤全身性感染的关键。

1. 病因

烧伤感染的原因主要有：①创面大量坏死组织和渗出液成为微生物良好的培养基。②严重烧伤后肠黏膜屏障应激性损害，肠道微生物、内毒素等均可移位，肠道可成为内源性感染的重要来源。③吸入性损伤后，继发肺部感染的概率高。④长时间静脉输液，静脉导管相关感染发生率高。

2. 临床表现

烧伤全身性感染的主要依据：①性情改变，初始可有兴奋、多语、定向和时空障碍，继而出现幻觉、被害妄想，甚至大喊大叫或表情淡漠。②体温骤升或骤降，波动幅度较大（1~2℃）。体温骤升者起病时常伴有寒战，体温不升者常为严重革兰氏阴性杆菌感染。③心率加快（成人常在140次/min以上）。④呼吸急促。⑤创面骤变。常可一夜之间出现创面生长停滞、干枯、溃烂、出血坏死斑等。⑥白细胞计数骤升或骤降。⑦其他如血糖、感染指标、脏器功能等都可能发生变化。

3. 防治

（1）积极纠正休克：理解烧伤休克和感染的内在联系，防治组织器官缺血、缺氧损害、维护机体的防御功能，保护胃肠道黏膜屏障，对防治感染有重要意义。

（2）正确处理创面：充分认识烧伤感染途径的多样性，烧伤创面特别是深度烧伤创面是主要感染源，在烧伤早期进行切痂、削痂植皮，及早去除坏死组织，同时给予良好的创面覆盖，是防治全身性感染的关键措施。

（3）合理应用抗生素：及时应用敏感抗生素。经常做细菌培养以掌握菌群动态及其药敏情况，一旦发生感染即可针对性用药。对严重烧伤并发全身性感染，可联合应用第三代头孢菌素和氨基糖苷类抗生素静脉滴注，待细菌学复查后，再根据结果予以调整。需要注意的是，要根据烧伤病程特点，合理使用抗生素，滥用抗生素反而可能导致二重感染（如真菌感染）。

（4）其他综合措施：加强对烧伤感染发生和发展规律性的认识，全面综合防治，包括水与电解质紊乱的纠正、脏器功能的维护、营养支持等。营养支持可根据情况应用肠内或肠外营养，尽可能应用肠内营养，因其接近生理，有利于肠黏膜屏障的修复，且并发症较少。

（十一）常见内脏并发症的防治

1. 肺部并发症

肺部并发症发病率位居烧伤并发症之首，多发生于伤后1个月内，与吸入性损伤、休克、全身性感染等有关。肺部感染、肺水肿占多数，肺不张次之。要针对病因积极预防，重在早期诊断与治疗。存在致病因素或不明原因的呼吸、心跳增快时，应仔细进行胸部检查，必要时拍X线胸片和做动脉血气分析。加大呼吸道管理及对症处理力度，选用有效抗生素、体位引流等。

2. 心功能不全

严重烧伤早期，由于应激使心脏局部肾素-血管紧张素和内皮素等释放，引起心肌缺血、缺氧，在因毛细血管通透性增加导致有效循环血容量显著减少之前，即可出现心肌损害及心功能减弱，是诱发或加重休克，导致缺血、缺氧的重要因素之一，这一现象被称为"休克心"。心功能不全多发生于严重休克或感染时，主要因缺血、缺氧和失控性炎症反应造成心肌损害。因此，在抗休克的同时，应常规给予心肌保护和心功能扶持。

3．肾功能不全

主要原因为休克和全身性感染，少数为化学烧伤中毒。休克所致肾功能不全多为少尿型，早期应迅速补充血容量，适当增加输液量，及早应用利尿剂以增加尿量，碱化尿液。因感染所致肾功能不全多为非少尿型，其特点为：①肾小球滤过率随全身性感染的加重而逐渐下降，内生肌酐清除率降低，血尿素氮和肌酐增高。②肾小管对电解质调节功能一般尚能保持正常，但严重者对钠、氯重吸收亢进，可出现高钠与高氯血症，血清钾正常或偏低。③尿量正常或偏多，比重多不低。④控制全身性感染后，肾功能障碍多可恢复。

4．烧伤应激性溃疡

烧伤应激性溃疡（Curling's ulcer）是因烧伤应激导致的消化道黏膜充血、水肿、糜烂、溃疡，早期症状多为腹部隐痛和黑便，其他症状不明显，严重者可发生呕血或便血。消化道出血和穿孔多发生在伤后1～3周。对于严重烧伤，常规给予抗酸、抗胆碱药物以保护胃肠黏膜，并给予H_2受体拮抗剂等，注意防治休克和脓毒血症。一般出血量不大时，可先采用保守治疗。如果出血难以控制或并发穿孔，应采取手术治疗，但有时不易确定出血部位。

（十二）烧伤创面处理

根据创面大小、深度和分泌物等情况，予简单清创，注意无菌操作。清洁创周皮肤，清洗、去除异物，剃除毛发，用生理盐水冲洗2～3次，然后用0.1%或0.5%安多福或碘伏液清洗消毒创面。适当的病房温度、湿度对患者创面修复十分重要。

Ⅰ度烧伤无须特殊处理，能自行消退。如烧灼感重，可涂薄层油脂。

干净完整的浅Ⅱ度水疱皮应予保留，水疱皮可充当生物敷料，保护创面，减轻疼痛，且有利于创面愈合。可用消毒空针抽去水疱液或剪口排液；如疱皮已破，可用无菌油性敷料包扎。如无感染迹象，不必经常换药，以免损伤新生上皮；如已感染，应勤换敷料，清除脓性分泌物，多能自行愈合。深度烧伤的水疱皮及腐皮应予清除。

早期清创后肢体多用包扎疗法，内层贴油质纱布，可添加适量生长因子或外用抗生素；外层用吸水敷料均匀包扎，包扎范围应超过创周5cm。面、颈、会阴部等不适合包扎处予暴露疗法。

深度烧伤由于坏死组织多，组织液化、细菌定植难以避免，常用的外用抗菌药物有磺胺嘧啶银霜剂、聚维酮碘乳膏、碘伏等。烧伤组织由开始的凝固性坏死经液化到与健康组织分离，通常需要2～3周，在这一过程中，随时都存在侵袭性感染的风险，因此多主张采用积极的手术治疗，包括早期切痂（切除深度烧伤组织达深筋膜平面）或削痂（削除坏死组织至健康平面），并进行皮肤移植。早期手术能减少全身性感染发病率，降低脏器并发症，提高大面积烧伤的治愈率，并缩短住院日。

对于大面积烧伤，强调休克好转后才开始清创及手术。由于自体皮源不足，需分期分部位反复多次进行清创植皮手术。头皮是自体皮的重要来源（头皮厚，血运好，取薄断层皮片5～7天即可愈合，可反复切取，不形成瘢痕也不影响头发的生长）。我国学者开创了大张异体皮开洞嵌植小块自体皮、异体（种）皮下移植自体微粒皮等手术方法。

第二节 电烧伤和化学烧伤

一、学习目的与要求

（1）熟悉电烧伤的损伤机制、临床表现和治疗原则。
（2）熟悉化学烧伤的临床表现和治疗原则。

二、学习方法与内容

（一）电烧伤

由电火花引起的烧伤称为电弧烧伤，其性质和处理方法类同火焰烧伤。由电流通过人体引起的烧伤称为电烧伤，其严重程度取决于电流强度和性质（交流或直流、频率）、电压、接触部位的电阻、接触时间长短和电流通过体内路径等因素。

1．损伤机制

电流＝电压/电阻，电压越高，则电流强度越大。电流导入人体后，因不同组织的电阻不同（电阻由大到小顺序为骨、脂肪、皮肤、肌腱、肌肉、血管和神经），其局部损害程度也不同。骨骼电阻大，局部产生的热能也大，所以在骨骼周围可出现"套袖式"坏死。皮肤潮湿、出汗时，电流易迅速沿电阻低的血管通过，全身性损害重；反之皮肤干燥者，局部因电阻高而损害较重，但全身性损害相对较轻。"入口"处邻近的血管易受损害，血管进行性栓塞常引起相关组织的进行性坏死和继发性血管破裂出血。电流通过肢体时，可引发强烈挛缩，关节屈面电阻低，常形成电流短路，所以在腕部、肘部、腋窝、腘窝、腹股沟等处可出现"跳跃式"深度烧伤。此外，交流电对心脏损害较大，如果电流通过脑、心等重要器官，常危及生命。

2．临床表现

（1）全身性损害（电损伤）：轻者有恶心、胸闷、心悸、头晕或短暂意识障碍；重者则昏迷，呼吸、心搏骤停，但如及时抢救多可恢复。电休克恢复后，患者在短期内尚可遗留头晕、心悸、耳鸣、眼花、听觉或视力障碍等，但多能自行恢复。少数患者以后可发生白内障，多见于电流通过头部者。

（2）局部损害（电烧伤）：组织损伤严重，多为Ⅲ度。电流通过人体常有"入口"和"出口"，入口处常炭化形成裂口或洞穴，烧伤常深达肌肉、肌腱、骨骼，损伤范围常外小内大；没有明显的坏死层面，肌肉可出现"夹心样坏死"；局部渗出和组织水肿较一般烧伤程度重且持续时间长；由于邻近血管损害，经常出现进行性坏死，伤后坏死范围可扩大数倍。

3．治疗原则

（1）现场急救：使患者迅速脱离电源，用干木棒、干毛巾等不导电的物体将电源拨开，或立即关闭电源。如患者呼吸、心跳已停止，应立即行口对口人工呼吸和胸外心脏按压等复苏措施。复苏后还应注意心电监护。

（2）液体复苏：早期补液量应多于一般烧伤。应充分估计深部组织损伤，由于肌肉和红细胞的广泛损害，释放大量的血红蛋白和肌红蛋白，在酸血症的情况下，很容易沉积于肾小管而导致急性肾衰竭。因此，在多补充液体的同时，应补充碳酸氢钠以碱化尿液；还可用呋塞米或甘露醇利尿，每小时尿量应高于一般烧伤的标准。

（3）创面处理：清创时应注意切开减张，包括深筋膜切开减压。尽管高压电烧伤早期坏死范围不易确定，仍应尽早做较彻底的探查，切除坏死组织，包括可疑的间生态组织，当组织缺损多，有肌腱、神经、血管、骨骼暴露者应接受皮瓣修复。对坏死范围难以确定者，可以异体皮或异种皮暂时覆盖，2～3天后再行清创探查。在观察过程中，应密切注意继发性出血，床旁常备止血带与静脉切开包。

（4）预防感染：早期全身应用较大剂量抗生素。因深部组织坏死，有局部供血、供氧障碍，应特别警惕厌氧菌感染，可用过氧化氢溶液冲洗、湿敷，加用抗厌氧菌药物。注射破伤风抗毒素。

（二）化学烧伤

可导致烧伤的化学物质种类繁多。化学烧伤的特点是往往除化学物质接触人体后的立即损伤外，还可继续侵入或被吸收，导致进行性局部损害或全身性中毒。损害程度与化学物质的性质、剂量、浓度和接触时间等因素有关。处理时应了解致伤物质的性质，并采取相应的措施。

1. 一般处理原则

立即脱下被化学物质浸渍的衣物，用布或纸巾迅速清除化学物质，然后连续以大量清水冲洗，时间应不少于30min。注意眼睛、头面部、双手、会阴等部位的冲洗，以免角膜损伤严重致盲或导致其他后果。急救时一般不使用中和剂，除耽误时间外，还可因浓度选择不当或中和反应产热而加重损害。早期输液量可稍多，加用利尿剂以排出毒性物质。若已明确致伤化学毒物，应选用相应的解毒剂或对抗剂。

2. 酸烧伤

常见的是硫酸、硝酸和盐酸烧伤，其均可使组织脱水，组织蛋白沉淀、凝固性坏死，故一般无水疱，迅速形成皮革样痂，不继续向深部组织侵蚀。硫酸烧伤后痂多呈深棕色，硝酸烧伤后痂为黄褐色，盐酸烧伤后痂为黄蓝色。一般烧伤越深，痂的颜色越深，质地越硬，痂内陷也越深。早期感染较轻，浅Ⅱ度多可痂下愈合；深度烧伤脱痂较迟，脱痂后肉芽创面愈合较慢，因而瘢痕增生常较一般烧伤明显。创面处理同一般烧伤。

氢氟酸尚能溶解脂肪和使骨质脱钙，继续向周围和深部侵蚀，可深及骨骼。氢氟酸烧伤后早期可用大量水冲洗或浸泡，再用饱和氯化钙或25%硫酸镁溶液浸泡，或10%氨水纱布湿敷或浸泡，也可局部注射小量5%～10%葡萄糖酸钙溶液（0.5mL/cm^2），以缓解疼痛和减轻进行性损害。

3. 碱烧伤

以氢氧化钠、氨、石灰及电石烧伤较常见。强碱可使组织细胞脱水并皂化脂肪；碱离子还可与蛋白结合，形成可溶性蛋白，向深部组织穿透，若早期处理不及时，创面可继续扩大加深，并引起剧痛。

苛性碱烧伤创面呈黏滑或皂状焦痂，色潮红，有小水疱，创面较深。焦痂或坏死组织脱落后，创面凹陷，边缘潜行，常不易愈合。急救时要尽早用大量流动清水冲洗，冲洗时间至少30min。一般不主张用中和剂。如创面pH达7以上，可用2%硼酸湿敷创面，再冲洗。冲洗后最好采用暴露疗法，以便观察创面变化。深度烧伤应尽早切痂植皮。其余处理同一般烧伤。

4. 磷烧伤

除因皮肤上的磷颗粒接触空气自燃引起烧伤外，磷燃烧氧化后还会生成五氧化二磷，对细胞有脱水和夺氧作用，遇水则形成磷酸，造成磷酸烧伤，使创面继续加深。磷是细胞质毒物，吸收后能引起肝、肾、心、肺等脏器损害。急救时应将伤处浸入水中，以隔绝氧气，以免继续燃烧。应在水下移除磷粒。用1%硫酸铜溶液涂抹，可形成无毒性的磷化铜，便于识别和移除；但硫酸铜溶液浓度超过1%，则有铜中毒风险。忌用油脂类敷料，因磷易溶于油脂，而更易被人体吸收；可用3%～5%碳酸氢钠溶液湿敷包扎。对深度磷烧伤，应尽早切痂植皮，受侵犯的肌肉应广泛切除。

（徐盈斌）

第十七章
损伤控制性外科新理念

一、学习目的与要求

（1）掌握损伤控制性外科的理念。

（2）熟悉损伤控制性外科的病理生理和适应证。

（3）掌握损伤控制性外科3个阶段的主要治疗。

二、学习方法与内容

（一）损伤控制性外科的理念

损伤控制性外科（damage control surgery，DCS）是基于严重外科疾病（特别是严重创伤）的一种救治理念，即根据患者全身情况、病损范围、术者的技术、后续治疗条件等，为患者设计最佳的手术治疗方案，以患者的生存为目标，以术后的生活质量为前提，而非追求手术台上"理想和完美的手术操作"。损伤控制性外科的理念适用于外科各个专业，甚至也适用于内科的侵入性治疗。

（二）损伤控制性外科的病理生理

严重腹部损伤的患者的病理生理特征是低体温、代谢性酸中毒和凝血障碍三联征，最终导致机体生理耗竭。正确认识严重损伤后机体的病理生理改变，是实行损伤控制性手术的基础。

1. 低体温

由于受损机体产能减少，开腹后大量热能逸散，大量输血、输液等抢救性治疗，加之多数外科医师容易忽视手术室升温、患者躯体保温、输注液体及腹腔冲洗液加温等环节，故严重损伤的患者普遍存在低温现象。低温对机体的各个环节都有不良影响，包括：①全身细胞代谢障碍。②心律失常。③心排血量减少。④外周血管阻力增加。⑤促使氧离曲线左移而降低组织间氧的释放。⑥影响凝血功能。⑦抑制免疫监视系统功能。故DCS理念下迅速终止剖腹手术的主要作用是限制热量丢失，恢复温度敏感性凝血功能。

2. 代谢性酸中毒

伤者因大量失血、腹腔感染、广泛组织间渗液及腹腔高压等，可出现全身组织低灌注，导致细胞缺氧产生大量的酸性代谢产物（如乳酸堆积），引起代谢性酸中毒。研究证明，对于出血性休克患者，血乳酸清除率可作为氧输送、死亡率及并发症发生率的预后指标。有资料显示，如果患者能够在24h内清除血乳酸，存活率可达100%，而48h内完成清除的患者的存活率仅14%。

3. 凝血障碍

多种因素均可影响严重损伤患者的凝血功能，特别是体温过低，会使机体凝血过程的各个环节都受到不良影响。此外，大量输血、输液后的稀释反应会引起血小板及第Ⅴ、Ⅶ、Ⅷ因子减少，与低温和酸中毒呈协同作用，加剧凝血障碍。

这将导致螺旋式恶化，最终导致机体生理耗竭，以致患者难以耐受手术创伤的二次打击。此时如施行创伤大的复杂手术，虽然手术可能获得成功，但将加重机体的生理紊乱，且增加复苏的难度。

（三）损伤控制性外科的适应证

大多数损伤患者可按常规手术完成处理，只有少数生理潜能临近或达到极限的患者才须接受损伤控制性外科处理。适应证的确定要求手术医师能尽快判断患者的损伤及生理状况，预先做出判断而不是在患者生理耗竭时才被迫实施。因此，正确且熟练地掌握损伤控制性外科的适应证是成功应用这项技术或理念的关键。严重创伤患者如存在公认的致死性低体温、代谢性酸中毒和凝血障碍三联征危险因素，应考虑选择损伤控制性外科手术，重点是控制出血，其次是防治感染。

（四）损伤控制性外科的治疗

损伤控制性外科处理通常由3个治疗阶段组成，即：①首次简短的剖腹手术。②ICU监护综合治疗。③确定性手术治疗。有时可能需增加"计划外再手术"。危重治疗小组包括急诊室、手术麻醉科、外科、ICU、血库、检验科及放射介入治疗室。所在医院必须预先制订有效的协调治疗方案，外科医师应是治疗小组的领导和核心。

第一阶段：简短的剖腹手术。手术目的是解决危及生命的损伤，如控制出血、充分引流、通过肠造口解除梗阻等，尽量缩短手术及麻醉时间，减少手术过程对患者内环境的干扰及影响，以抢救生命为最高目标。

第二阶段：ICU监护综合治疗。现代ICU科室综合治疗能力越来越强，对危重患者的生命支持、重症监护、安全转运、急症抢救技术已日趋完善，包括微量泵、血液透析、重症监护、无创通气等技术，能最大程度纠正患者内环境紊乱。重点包括液体复苏、机械通气、复温、纠正酸中毒及凝血障碍。此阶段治疗主要由重症治疗医师承担，通常需要大量的医护资源。

第三阶段：确定性手术治疗。经过ICU监护综合治疗，患者各项生命体征稳定，内环境稳定，营养状况良好，可以耐受较大型手术时可考虑施行确定性手术，如清除填塞物、消化道重建、恢复胃肠道的连续性和腹壁完整性等。

计划外再手术通常只在患者血流动力学稳定，体温完全恢复及生理指标基本恢复正常后方考虑施行。若存在以下3种情况，可能须行计划外再手术：①进行性出血。②残留消化道损伤导致全身炎症反应综合征和休克。③腹腔间室综合征。此时手术目的在于控制出血和污染，必要时须行腹腔减压。

（陈创奇）

第十八章
麻醉与复苏

第一节　全身麻醉

一、学习目的与要求

（1）通过观摩气管内插管术，了解气管内插管术，认识气管内插管术常用的器械，掌握其优点、适应证、禁忌证、并发症及拔除气管的指征和步骤。

（2）了解循环密闭式麻醉机的基本结构及常用呼吸机的类型。

（3）了解常用吸入全麻药、静脉麻醉药和肌肉松弛药的特性。

二、学习指导方法

先由老师将学生带入手术室观摩，然后回示教室看实物，老师在模型上实际操作并讲授，学生在模型上进行实物练习。

三、教具准备

（1）施行全身麻醉需气管插管的病例文字描述。

（2）循环密闭式麻醉机、容量型呼吸机和压力型呼吸机各1台。

（3）气管内插管术的器械。

（4）吸入全麻药、静脉麻醉药、肌肉松弛药。

（5）经口和经鼻气管内插管术的人体模型。

（6）有关气管内插管术的分类方法、优点、适应证、禁忌证和并发症，以及拔除气管导管的指征及其操作步骤的幻灯片。

四、学习内容

1．在手术室观摩气管内插管术的全过程

包括诱导，面罩吸氧去氮，喉镜暴露声门，置入气管导管，套囊充气，听双肺呼吸音，确定气管导管的深度，固定气管导管，把气管导管与麻醉机连接起来。

2．观察循环密闭式麻醉机的基本结构

（1）高压氧气源及压力表。

（2）减压装置。

（3）氧和气体麻醉药的流量表及调节开关。

（4）挥发性液体麻醉剂的蒸发器及其调节装置。

（5）二氧化碳吸收器。

（6）导向活瓣（吸入和呼出活瓣）。

（7）面罩、呼吸管、贮气囊。

（8）逸气活瓣。

3．了解常用的呼吸机

有容量型和压力型呼吸机。

4．气管内插管术的常用器械

（1）气管导管（三条）。

（2）导管芯。

（3）牙垫。

（4）喉镜（弯喉镜和直喉镜）。

（5）喷雾器。

（6）注射器。

（7）吸引机。

（8）吸痰管。

（9）听诊器。

（10）固定气管导管的胶布。

（11）持气管导管的插管钳（经鼻明视插管用）。

5．麻醉药物

了解常用的吸入全麻药（七氟烷、异氟醚、地氟烷）、静脉麻醉药（异丙酚、咪达唑仑、氯胺酮、吗啡、芬太尼、氟哌利多、地西泮）、肌肉松弛药（维库溴铵、罗库溴铵），并简单复习其特性。

6．在模型上示教

经口和经鼻行气管内插管术的过程。

7．讲授气管内插管术

讲解其分类方法、优点、适应证、禁忌证和并发症，以及拔除气管导管的指征和步骤。

8．轮流在模型上练习气管内插管术

（1）气管插管的方法：

1）根据插管时患者神志是否清醒可分为清醒气管插管和不清醒气管插管。不清醒气管插管又分为无自主呼吸快速插管和保持自主呼吸插管。

2）根据插管路径可分为经口气管插管和经鼻气管插管。

3）根据插管时是否暴露声门裂可分为明视气管插管和盲探气管插管。

（2）气管插管的优点：

1）能保持呼吸道通畅，充分供氧，不受体位的限制。用双腔支气管导管还可使两肺的通气分开，避免患侧肺的分泌物流到健侧，保证健侧通气。

2）可进行辅助或控制呼吸，加压吸气时不会使气体进入胃内。

3）便于清除气管支气管内的分泌物和防止异物进入呼吸道。

4）减少呼吸道无效腔（成人解剖无效腔150mL，小儿2.2mL/kg）。

5）麻醉医师可远离手术区且不影响麻醉和手术的进行。

（3）气管插管的适应证：

1）手术范围大，时间长的手术。

2）术中需辅助或控制呼吸的手术（胸腔手术和呼吸功能不全者）。

3）咽喉部手术或术中难以保持呼吸道通畅的手术（如颈部巨大肿物压迫气管或腭裂修补术）。

4）某些特殊体位容易影响呼吸交换的手术（如俯卧）。

5）术中容易引起反流致误吸的患者（饱食<4h，严重肠梗阻患者）。

6）手术部位靠近呼吸中枢的手术（后颅窝手术）。

7）需采用低温或肌肉松弛剂麻醉的手术。

（4）气管插管的禁忌证：

1）急性喉炎。

2）喉水肿。

3）气管黏膜下血肿。

4）凝血机制障碍患者不宜做经鼻插管。

（5）气管插管术的并发症：

1）插管过程引起的损伤：可损伤口唇、牙齿、鼻腔、咽喉黏膜及声带等。

2）导管本身对喉头和气管的刺激容易造成术后喉头水肿和呼吸道感染。

3）浅麻醉下进行插管可引起咳嗽、屏气或支气管痉挛，有时可因迷走神经受刺激兴奋出现心动过缓、心律失常甚至心搏骤停，因此必须使麻醉达到一定深度或使用肌松剂或用局麻药做喉头和气管表面麻醉后再插管。

4）导管过细使呼吸阻力增加导致CO_2蓄积。

5）导管插入过深误入一侧支气管可引起缺氧和一侧肺不张。

6）导管内被分泌物阻塞或导管扭曲致缺氧和CO_2蓄积。

7）使用紧密循环装置时，吸收CO_2的钠石灰质量不好，或没有定时更换致CO_2蓄积。

（6）拔除气管导管的指征：

1）循环稳定。

2）呼吸交换量满意，恢复到麻醉前水平，停止吸氧后无缺氧。

3）咽喉反射、吞咽反射和咳嗽反射恢复。

4）肌力恢复良好。

5）意识初步恢复，呼之有反应。

6）饱餐急诊手术、插管有困难的手术、咽喉及颈部手术者必须完全清醒后才可拔管。必要时保留导管，待情况许可时再拔管。

（7）拔除气管导管的步骤：

1）将气管内和口腔内的分泌物吸干净。听双肺呼吸音清晰，无啰音（注意：气管内吸引时间不能超过10s，否则会造成缺氧；同时不要把吸痰管放入次级气管内，以防引起肺不张，若需进入，则吸引后要胀肺；吸引力不要太大，以防引起气管黏膜损伤出血）。

2）拔管前要使肺充分膨胀，防止术后肺不张。

3）拔管前排尽气管导管套囊内的气体。

4）使患者头侧向一边，拔出气管导管。

5）拔出气管导管后，牙垫仍留在口腔内，继续用吸痰管吸净口腔和咽喉部的分泌物。

6）拔管后观察患者的呼吸情况，并听双肺呼吸音是否对称、清晰。如有舌根后坠，可放入口咽通气导管；若有缺氧或轻度喉痉挛可先给面罩吸气，不能改善应立即重插气管导管进行辅助呼吸。

第二节 复苏

一、学习目的与要求

（1）掌握初期心肺复苏的内容和具体操作方法（A、B、C程序）及心肺复苏后期处理的原则。

（2）熟悉常用的复苏药物。

二、学习指导方法

在示教室由老师用实物示教及讲授，学生练习。

三、教具准备

（1）可进行人工呼吸和胸外心脏按压的模型1个。

（2）关于初期心肺复苏程序和后续性处理原则的幻灯片。

（3）心脏电击除颤器1架。

（4）关于心脏电击除颤方法的幻灯片。

（5）常用的复苏药物（肾上腺素、异丙肾上腺素、去甲肾上腺素、多巴胺、阿托品、氯化钙、利多卡因、溴苄胺、碳酸氢钠）。

四、学习内容

1．呼吸心跳停止初期复苏的A、B、C程序

（1）畅通呼吸道：清除口腔、咽喉及气管内的分泌物、呕吐物及异物，头后仰，呈反咬状托起患者下颌，防止舌根后坠。

（2）建立有效的人工呼吸：可采用口对口人工呼吸法，使患者头后仰，一手把患者下颌向上后方托起；另一手捏住患者鼻孔，然后深吸一口气，对患者口内用力吹入（注意：吹入的气量远比吹入的频率重要，成人每次吹气约2s，10～12次/min，约每5s1次，少儿20次/min）。有条件者可采用简易人工呼吸器。有效的人工呼吸标志为在吹气时患者胸廓膨起。

（3）建立有效的人工循环：如无肋骨、胸骨骨折等禁忌，可即行胸外心脏按压，让患者仰卧于硬板或地上，于患者胸骨中、下段1/3交界处垂直向下按压，成人100次/min，小儿100～120次/min。心脏按压有效指征为大动脉可扪及搏动，发绀消失，皮肤转红润。

2．心肺复苏后期的处理原则

（1）继续做好呼吸道的管理：使用口咽通气导管或施行气管内插管，应用呼吸器进行机械呼吸。

（2）迅速开放静脉：接上三通开关，给予静脉输液。

（3）安装各种监测仪器：心电图、无创血压、脉搏、氧饱和度监测，置入中心静脉导管，监测中心静脉压和施行桡动脉穿刺置管，直接监测动脉压及采动脉血进行血气分析等。

（4）根据心电图的情况继续进行心脏复苏工作：若显示室性停搏，应行胸外或胸内心脏按压，若显示室颤则应行胸外或胸内电击除颤。

（5）根据实际情况应用药物治疗。

（6）脑复苏（头降温、脱水及皮质激素的应用）。

3．运用人体模型进行人工呼吸和胸外心脏按压

每个学生均须练习至合格为止。

4．介绍心脏电击除颤方法

（1）胸外除颤电极板放置位置：一电极板置于胸骨右缘第2肋间，另一电极板置于左侧第4或

第5肋间（相当于心尖部）。

直流电电能：成人200～300W/s；小儿2W/s。

交流电：成人200～800V、5A、0.2～0.25s；小儿50～220V、5A、0.2～0.25s。

（2）胸内除颤电极板放置位置：一电极板放于左心室（心后壁），另一电极板放于右心室（心前壁）。

直流电电能：成人10～40W/s；小儿5～20W/s。

交流电：成人150～220V、1.5A、0.1～0.2s；小儿20～100V、1.5A、0.1s。

5．常用的复苏药物

包括肾上腺素、血管升压素、阿托品、氯化钙、利多卡因、溴苄胺、胺碘（呋）酮等。

第三节 椎管内麻醉

一、学习目的与要求

（1）通过硬脊膜外腔阻滞麻醉（简称硬外麻）或蛛网膜下腔阻滞麻醉（简称腰麻）的示范，了解椎管内麻醉。

（2）了解硬外麻与腰麻的区别。

（3）了解椎管内麻醉常用的药物。

（4）熟悉椎管内麻醉的适应证、禁忌证和并发症。

二、学习指导方法

（1）学生由老师带入手术室观摩麻醉操作示范。

（2）在示教室用幻灯片示教。

（3）在示教室观看大体解剖标本。

三、教具准备

（1）常用的局部麻醉药：利多卡因、丁哌卡因、罗哌卡因。

（2）椎管内麻穿刺包。

（3）有关硬外麻和腰麻操作过程幻灯片。

四、学习内容

（一）硬外麻或腰麻操作示范

1．硬外麻或腰麻操作前的准备

（1）麻醉药物。

（2）消毒穿刺包（内含穿刺针、局麻针头、注射器、小方纱布、消毒钳等）。

（3）麻醉机（氧气）和气管插管的用具。

（4）常用急救药：升压药和抗过敏药（肾上腺素）。

（5）适合硬外麻或腰麻的病例。

2．穿刺点选择

根据手术部位、所用药物和麻醉方法的不同而不同。

3．脊椎间隙定位标志

（1）颈部最突出棘突——颈7棘突。

（2）肩胛上角联线——胸7棘突。

（3）两侧髂嵴联线——腰4棘突或腰3～4棘间隙。

4．操作过程

包括体位、消毒、局麻、穿刺（直入或侧入法），判定进入脊髓腔或硬膜外腔，置入硬外导管（硬外麻）或注药（腰麻），退针，覆盖皮肤穿刺针口，固定硬外导管（硬外麻）。

5．麻醉平面测定

根据脊神经在体表的节段分布，确定麻醉平面。

（二）幻灯片示教硬外麻与腰麻的区别

包括操作方法、穿刺部位、用药剂量和优缺点。

（三）椎管内麻醉的适应证、禁忌证和并发症

1．蛛网膜下腔阻滞麻醉

（1）适应证：2～3h以内的下腹部、盆腔、下肢和肛门会阴部手术。

（2）禁忌证：①中枢神经系统疾病（如脑脊膜炎、脊髓前角灰白质炎、颅内压增高）。②休克或怀疑腹内出血。③穿刺部位或附近皮肤感染。④败血症。⑤脊椎外伤或结核。⑥急性心力衰竭或冠心病发作。

（3）并发症（引起的原因及处理方法详见教科书）：

术中并发症：①血压下降。②呼吸抑制。③恶心、呕吐。

术后并发症：①头痛。②尿潴留。③脑神经麻痹（很少发生）。④粘连性蛛网膜炎（可引起下肢瘫痪，但极罕见）。⑤马尾丛综合征（极罕见）。⑥化脓性脑脊膜炎。

2．硬脊膜外腔阻滞麻醉

（1）适应证：颈以下除胸腔内各部位的手术。

（2）禁忌证：基本与腰麻相同，凝血机制障碍者忌采用此方式。

（3）并发症：引起的原因及处理方法详见教科书。

术中并发症：①全脊髓麻醉。②局麻药的毒性反应。③血压下降。④呼吸抑制。⑤恶心、呕吐等。

术后并发症：①神经损伤（神经根、脊髓）。②硬膜外血肿。③硬膜外脓肿。④脊髓前动脉综合征。

第四节 麻醉期间监测

一、学习目的与要求

了解麻醉期间的一般监测项目和一些特殊的监测项目。

二、学习指导方法

（1）观摩在麻醉期间监测的实际操作。

（2）通过幻灯片讲解。

三、学习内容

（一）一般监测

（1）无创动脉压：使用袖带听诊法和电子血压计。

（2）心率与心律：听心音和触摸脉搏（颈动脉、桡动脉、足背动脉、颈总动脉）。

（3）呼吸：观察胸腹部呼吸动作（次数和幅度）、麻醉机贮气囊胀缩情况和患者的口唇、指甲及术野血液颜色。

（4）心电图示波：可监测心率、心律、传导功能及心肌供血情况。

（5）体温：一般体温计，可测量腋温、鼻咽温或直肠温；电子测量计（连续监测），可测量鼻咽温、直肠温、周围皮肤温、食管温等。

适应证：小儿、老年人、长时间大手术者、体外循环手术与控制性降温手术者、发热患者。

（6）尿量：正常1mL/kg·h，不得少于0.5mL/kg·h。

适应证：①严重创伤、休克。②手术创伤大或时间长的手术。③颅脑手术。④体外循环手术。

（7）脉搏——血氧饱和度监测（脉搏氧量计）。

（8）呼出气二氧化碳浓度监测。

（9）潮气量（正常8～12mL/kg）。

（10）气道压力监测。

（二）特殊监测

（1）直接动脉压：使用桡动脉穿刺法及简单的测压装置。

适应证：①麻醉中及术后需连续观察患者血压。②间接法测血压困难的患者。③需多次采集动脉血样的患者。

（2）中心静脉压：（正常值5～12cmH$_2$O，接近右心房压力）。

常用测压途径：腋静脉、颈内静脉、锁骨下静脉、股静脉。

中心静脉压测压装置示教。

适应证：①严重创伤、失血。②严重休克、心肺功能不全。③大手术、特殊性或需大量输血液者。④体外循环手术。

颈内静脉穿刺术示教。

（3）肺动脉漂浮导管与血流动力学监测：利用Swan-Ganz漂浮导管从周围静脉或颈内静脉插入，经腔静脉—右心房—右心室—肺动脉—肺小动脉。可以了解右心及肺动脉压力，例如右心房压（6～12cmH$_2$O），肺动脉收缩压（15～20mmHg），舒张压（6～12mmHg），平均压（9～17mmHg），肺毛细血管楔压（5～12mmHg），相当于左心房压。

应用温度稀释原理测心排血量（正常5～6L/min），并推算出心脏指数（3L/min·m^2）每搏指数，每搏功、肺血管阻力、外周血管阻力等。

（4）血液气体和酸碱值监测。

（5）吸入氧气及麻醉剂浓度监测。

（6）血清电解质监测。

（7）血细胞比容、血红蛋白监测。

（8）血糖监测。

（徐康清）

第十九章
外科医嘱开立

一、学习目的与要求

（1）掌握外科常用医嘱的开立方法。

（2）能够结合每个患者的具体情况，开出适合每个患者的个体化医嘱。

二、学习方法与内容

（一）入院医嘱

1. 明确诊断

在开立医嘱前应该明确疾病的诊断，对一些未能明确诊断的疾病，可先开一些常规医嘱以作处理；部分疾病在诊断明确后可以选择是否进入临床路径。进入临床路径后，可以按临床路径所示规范地开立该疾病的不同阶段的医嘱，也可以根据实际病情选择退出路径。

2. 按不同手术进行术前护理

外科各专科均有常用术式，对于择期手术的患者，按具体术式开立术前医嘱；急诊手术的患者常常无须具体说明术式，如剖腹探查术、腹腔镜探查术等。

3. 根据基础疾病开立护理级别、饮食、基础用药

（1）护理级别：根据患者实际病情开立，分为特级护理、一级护理、二级护理及三级护理。

（2）饮食：分为基本饮食和治疗饮食，基本饮食包括普食、半流质、流质、清流质；治疗饮食则需要根据患者所患具体基础疾病的需要来开立特殊饮食医嘱，如糖尿病患者的糖尿病饮食、高血压患者的低盐饮食、急腹症患者的禁食等。

（3）基础用药：开立基础用药常常需要详细询问病史，如高血压患者的降压药物、糖尿病患者的胰岛素或者降糖药物等；若是医院没有但患者自备的药物，也要在医嘱里有所记录。

4. 入院检验与检查

（1）入院检验：血型、血常规、尿常规、大便常规、肝肾功能、各电解质（包括钠、钾、钙、氯等离子）、出凝血功能、术前感染筛查组合（一般包括梅毒、乙肝、丙肝、艾滋病4项）、肿瘤指标等。

（2）入院检查：胸部X线检查及心电图检查为术前必检项目；外科各专科为了进一步明确诊

断或者手术需要进行的影像学检查有胃肠镜、计算机体层成像（CT）、磁共振成像（MRI）、超声造影、正电子发射计算机断层显像（PET-CT）等。

（二）术前医嘱

术前1天需要开立次日手术医嘱，包括但不限于以下内容。

临时医嘱
×年×月×日送/或在何种麻醉下行××手术
术区备皮（需要时）
术前禁食、禁水
术前肠道准备：如服用泻药、灌肠、留置胃管等
根据入院血型配血及备血（血浆）××毫升
预防性抗生素种类及用法（如有需要）

（三）术后医嘱

手术完成后在将患者送回病房后需要开立的医嘱，包括但不限于以下内容（以左半肝切除术后为例）。

长期医嘱	临时医嘱
按外科术后常规护理	
一级护理	
禁食	
低流量吸氧	血常规
心电和氧饱和度监测	血肝功能
留置导尿管接尿袋并计量	凝血功能
留置腹腔引流管接引流袋并计量	血基础代谢生化组合 I
记24h出入量	术中脓液或标本送细菌培养＋药敏（如有需要）
5%葡萄糖氯化钠注射液（GNS）250mL　iv drip bid	5%葡萄糖注射液 500mL iv drip qd
头孢呋肟 1.5g	0.9%氯化钠注射液 100mL iv drip qd
氯化钠注射液 100mL　　iv drip qd	注射用奥美拉唑 40mg
注射用奥美拉唑 40mg	镇痛药物（如有必要）：
5%葡萄糖氯化钠注射液 500mL	氟比洛芬酯（凯纷）50mg iv qd或盐酸曲马多（舒
10%氯化钾溶液10mL　　iv drip qd	敏）50～100mg im qd
5%葡萄糖注射液 500mL	
10%氯化钾溶液10mL　　iv drip qd	
维生素C 2g	

注：术后应根据实际病情或治疗方案的变化及时开立相应医嘱。

iv-静脉注射，drip-静脉滴注，qd-每天1次，im-肌肉注射。

（黄力）

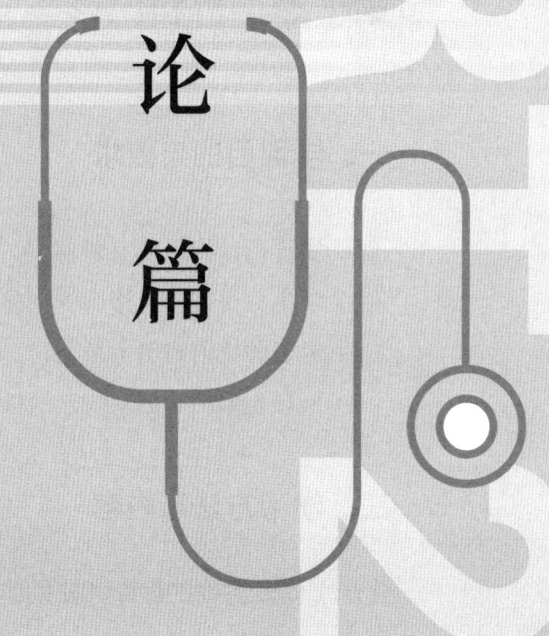

第二部分

各 论 篇

临 床 外 科 学 入 门

第二十章
外科门诊、急诊

第一节　外科门诊

一、学习目的与要求

（1）讲授门诊病历书写要求。

（2）学生分组查看初诊病例及书写病历。

（3）体表肿物的病例示教。

（4）肛门疾病的病例及检查示教。

二、学习方法与内容

（一）体表肿瘤的诊断和鉴别诊断

1．皮脂腺囊肿

皮脂腺导管阻塞，皮脂排出受阻，潴留形成囊肿（图20-1），有感染时应先做抗感染治疗，炎症控制后才能手术切除。其临床特点是：①和皮肤表面粘连。②基底可移动。③多在中心有一黑点。④囊肿性质。⑤囊内为皮脂与表皮角化物集聚的油脂样"豆渣物"。

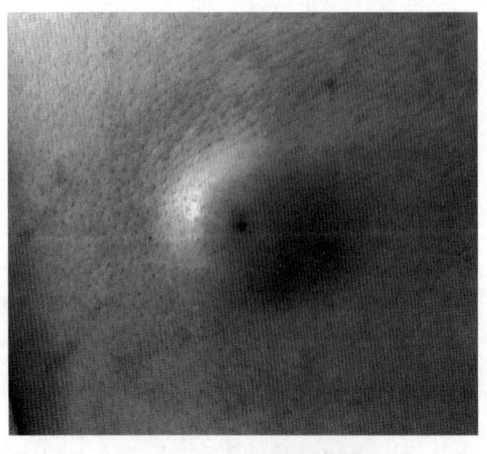

图20-1　背部皮脂腺囊肿

2．皮样囊肿（囊肿畸胎瘤）

囊壁为皮肤，内容为皮肤排出物，有毛发（图20-2）。其临床特点是：①多在颅骨或眉梢。②和皮肤无粘连。③基底不可移动。④可使局部颅骨稍下凹，应手术切除。

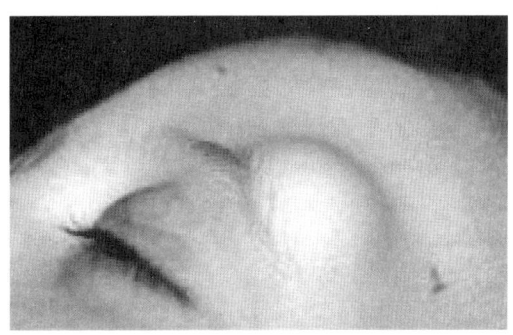

图20-2　左侧眼眉皮样囊肿

3．表皮样囊肿

有明显或不明显的外伤，导致表皮进入皮下生长而成的囊肿，囊壁为表皮，内容为角化鳞屑（图20-3）。其临床特点是：①多有抓损或磨损外伤史。②囊肿边界清楚。③和皮肤瘢痕有粘连。④基底多可移动，应手术切除。

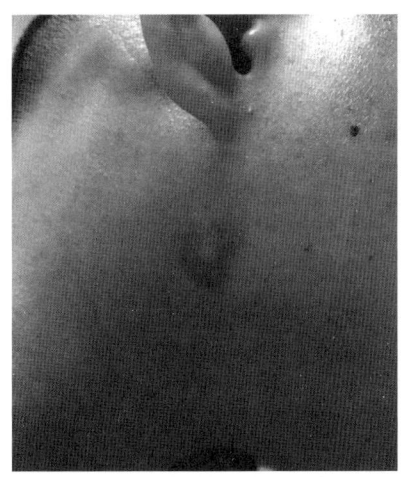

图20-3　表皮样囊肿

4．脂肪瘤

脂肪样组织的瘤状物，可增大，生长缓慢，多为良性肿物（图20-4）。其临床特点是：①和皮肤有小部分粘连。②基底多可移动。③边界清，多为分叶状。④质软，多发，个别有家族史。其中深部脂肪瘤和迅速增大硬化的脂肪瘤有恶变风险，应及时手术切除。

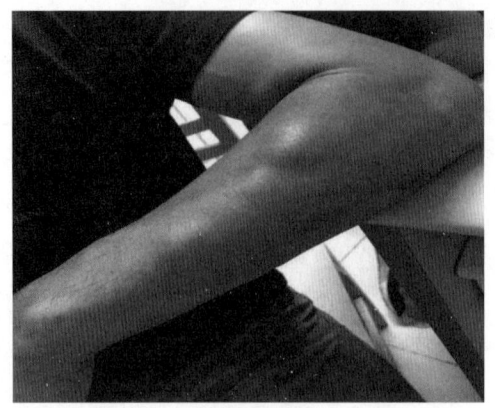

图20-4　左侧前臂皮下脂肪瘤

5.纤维瘤

发生在皮肤、皮下纤维组织或乳腺的肿瘤，特点是边界清、硬，可移动（图20-5）。应手术切除。

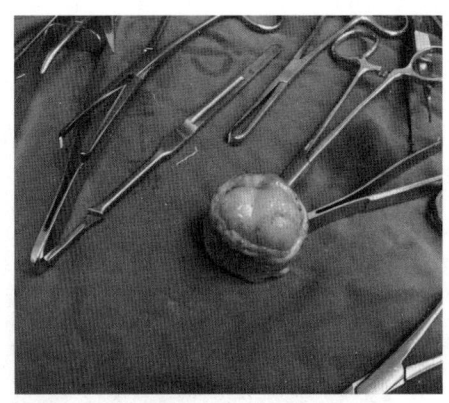

图20-5　乳腺纤维瘤

6.腱鞘囊肿

浅表或较深之滑囊慢性劳损引起，多在手腕或足背，关节附近（图20-6）。多无自觉症状，较大者可有酸胀等不适感。

治疗方法：①击破、加压包扎。②抽滑液后注入醋酸氢化可的松类。③手术切除。但需注意无论采用何种治疗方法均有复发可能。

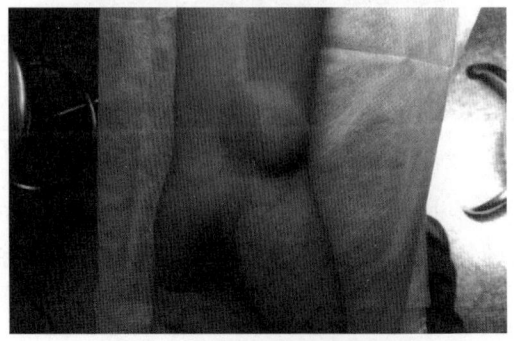

图20-6　左侧腕部腱鞘囊肿

7．皮肤癌

（1）基底细胞癌：来源于皮肤或附件之基底细胞，呈浸润性生长，可同时伴色素增多，呈黑色，可被误诊为黑色素瘤。质硬，蜡状表面，发展可呈鼠咬状溃疡，好发于头面部（图20-7）。对放射线敏感，故可行放射治疗；早期也可手术治疗。

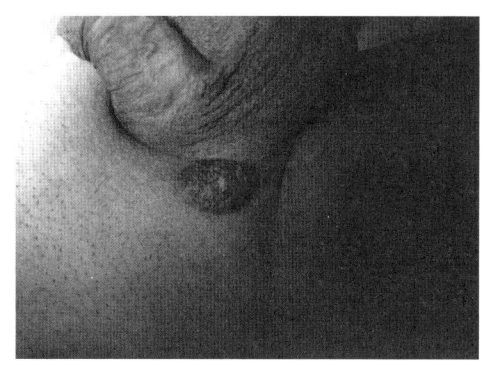

图20-7 阴囊皮肤基底细胞癌

（2）鳞状细胞癌：早期即可呈溃疡，或慢性溃疡、慢性窦道开口、瘢痕部溃疡不愈，最终癌变成鳞状细胞癌（图20-8）。菜花样，不平、易出血，感染时可致恶臭。应手术治疗和区域淋巴结清扫。鳞状细胞癌对放射治疗敏感，但此法不易根治。

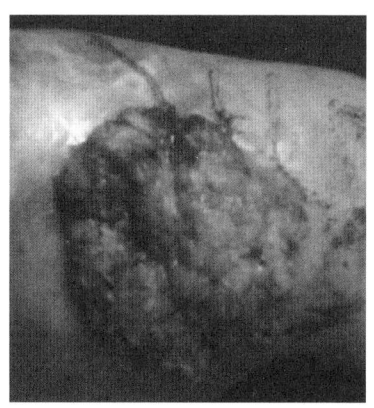

图20-8 皮肤鳞状细胞癌

8．黑痣

黑痣见图20-9。

（1）皮内痣：位于真皮层，表面光滑，很少恶变。

（2）交界痣：位于基底细胞层，向表皮下延伸，局部扁平，色素较深，可恶变。

（3）混合痣：皮内痣与交界痣合并存在的情况。

当痣出现变化（如色素加深、变大、出现卫星小灶、破溃、毛发脱落）、长痣部位长期受到磨损或有症状（如瘙痒不适、疼痛）等时，都应尽快手术切除。

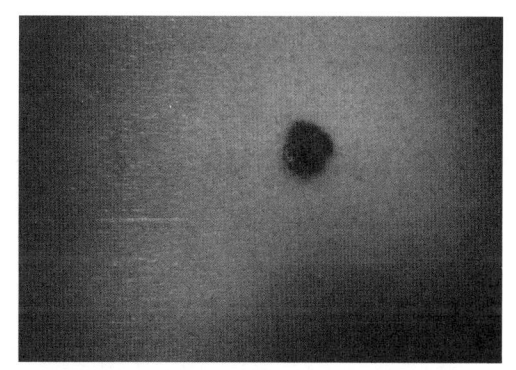

图20-9 色素分布不均匀并有瘙痒的痣

9. 黑色素瘤

高度恶性，应做广泛切除治疗，区域淋巴结清扫（图20-10）。免疫治疗为卡介苗治疗。

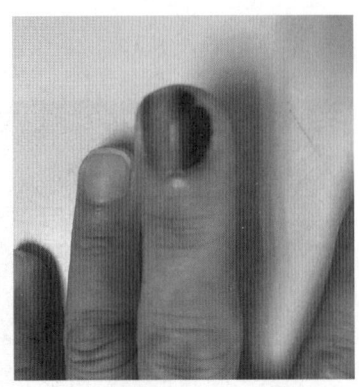

图20-10 恶变为黑色素瘤的手指甲下色素痣

10. 血管瘤

（1）毛细血管瘤（图20-11）：皮肤有红色隆起，边清，玻璃片加压色退，释手复红。可行手术切除、冷冻、放射性敷贴等治疗。

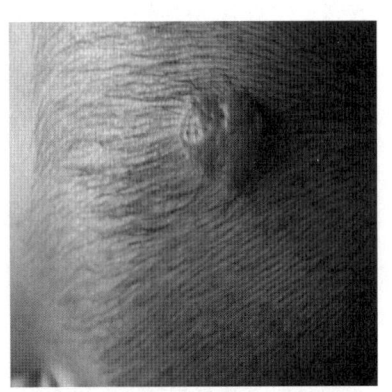

图20-11 头皮毛细血管瘤

（2）海绵状血管瘤（图20-12）：一般由小静脉和脂肪组织构成，生长在皮下组织中则皮肤血管扩张呈紫红色，也可生长在深部（如肌肉和内脏处），则皮肤颜色正常。肿块质地软而边界欠清，按压皮肤，海绵状血管瘤可压缩，穿刺可抽出血。造影可更明确诊断。治疗上应早期手术切除，以免血管瘤增长过大影响周围组织功能及增加治疗难度。

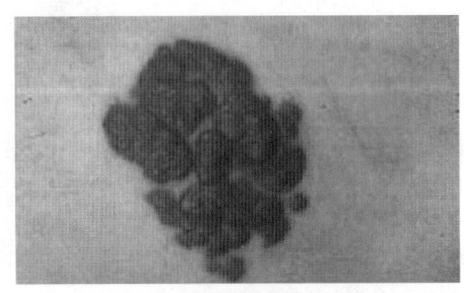

图20-12 海绵状血管瘤

（3）蔓状血管瘤（图20-13）：为较粗静脉丛或动、静脉性肿瘤，范围较大，有明显的压缩性和膨胀性，可有震颤和血管杂音，可造影诊断了解范围以利手术切除。

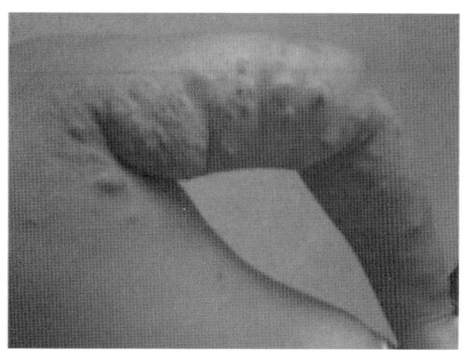

图20-13　蔓状血管瘤

（二）体表感染和肛门直肠疾病

1. 体表感染

注意全身中毒反应，予并存的全身性疾病治疗，如局部理疗、湿敷，切开排脓，全身消炎，支持疗法。

（1）疖（图20-14）：单个毛囊及其所属皮脂腺的急性化脓性感染。表现为局部皮肤红、肿、热、痛，可外涂莫匹罗星软膏（百多邦软膏）或鱼石脂软膏治疗。位于"危险三角区"（鼻、上唇的区域）的面疖要尤其注意，慎防挤压引起化脓性海绵状静脉窦炎。

图20-14　疖

（2）痈（图20-15）：多个相邻的毛囊及所属皮脂腺、汗腺的急性化脓性感染。局部皮肤红、肿、热、痛，中心可坏死、破溃、流脓，引流区淋巴结肿痛，可出现畏寒、发热等全身症状。治疗上早期可用莫匹罗星软膏、鱼石脂外敷，出现脓点需切开引流并外敷聚维酮碘乳膏，同时使用青霉素类或头孢类抗生素。

（3）蜂窝织炎（图20-16）：浅筋膜下，肌间隙

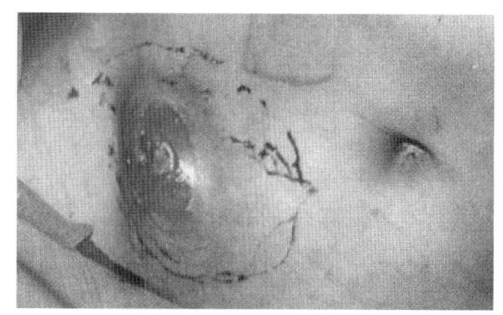

图20-15　痈

或深部蜂窝组织的急性弥漫性化脓性感染，皮肤红、肿、热、痛。指压后皮肤可稍有褪色，红肿边缘界限不清楚，引流区出现淋巴结肿痛，可出现畏寒、发热、头痛等全身症状。治疗上早期可用莫匹罗星软膏、鱼石脂外敷，出现脓肿需切开引流并外敷聚维酮碘乳膏，同时使用青霉素类或头孢类抗生素。若为厌氧菌引起，皮下可触及捻发音，伤口可用3%过氧化氢溶液冲洗并加用甲硝唑治疗。

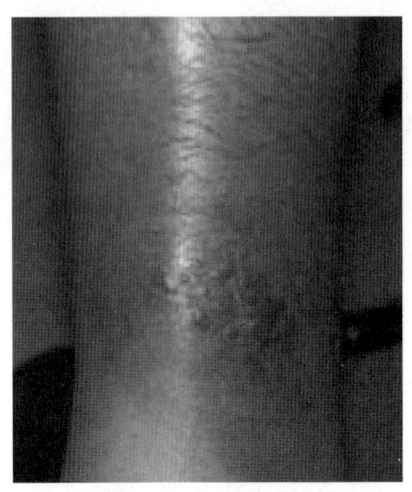

图20-16　小腿蜂窝织炎

（4）皮下局部脓肿（图20-17）：急性感染后局部组织坏死、液化而成，波动明显时可穿刺确诊。局部皮肤红、肿、热、痛，皮下脓肿形成，触之有波动感。治疗上主要是切开引流，聚维酮碘乳膏外敷，并口服抗生素。

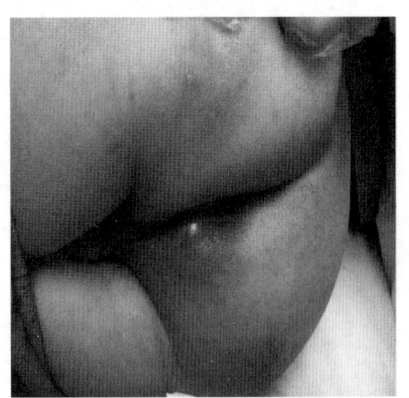

图20-17　肛周皮下脓肿

（5）急性淋巴管炎（图20-18）：浅层淋巴管炎皮下可见红色线条，有触痛，向近心端延伸，伴区域淋巴结肿痛。可用呋喃西林湿敷并用青霉素类或头孢类抗生素治疗。

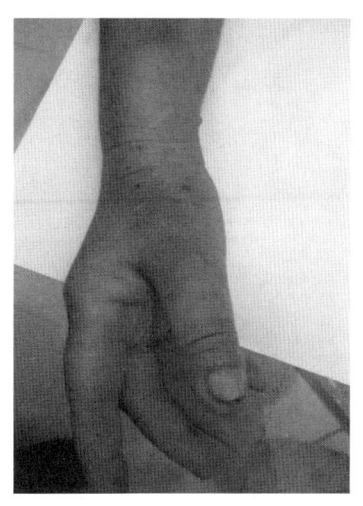

图20-18　右侧前臂急性淋巴管炎

（6）丹毒（图20-19）：为皮肤及其网状淋巴管急性炎症。皮肤片状红疹，色鲜红，中间稍淡，边缘较清楚，局部疼痛并伴有畏寒、发热、头痛等全身症状。可用50%硫酸镁溶液湿敷并使用青霉素类或头孢类抗生素治疗。

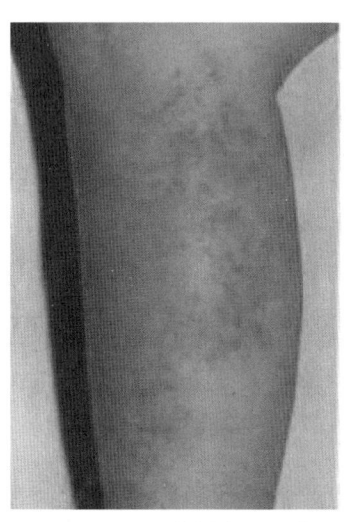

图20-19　右侧小腿丹毒

（7）淋巴结炎：治疗时应注意淋巴接纳区域的原发感染病灶。体查可扪及肿大淋巴结，有压痛，可有畏寒、发热等全身症状。可用青霉素类或头孢类抗生素治疗。

2．肛门直肠疾病

根据患者的身体情况和检查目的，选择不同的体位。

（1）胸膝位：最常用体位，肛门部显露清楚，肛门镜检查方便。

（2）左侧卧位：常用体位，患者检查时舒适，检查肛门也方便。

（3）截石位：直肠肛管手术的常用体位，双合诊检查也用截石位。

（4）蹲位：用于检查内痔脱出、脱肛、直肠脱垂等情况。

（5）弯腰俯卧位：肛门视诊常见体位，尤其常用于年老体弱患者。

肛门直肠检查方法：视诊、直肠指检、肛门镜检查。

（1）肛裂：是齿状线下肛管皮肤裂伤后形成的小溃疡（图20-20）。裂口纵轴与肛管纵轴平行，长0.5～1cm，典型症状为便秘、便后剧痛伴出血。绝大多数肛裂位于肛管的前后正中线上，如裂口出现在肛管侧方要考虑到患者可能合并肠道疾病。

慢性肛裂有"三联征"——前哨痔、肛裂、肥大肛乳头。

新鲜肛裂治疗：1∶4 000高锰酸钾溶液（1g高锰酸钾加入4 000mL水中）坐浴，清洁伤口；口服缓泻剂或石蜡油，软化大便，肛门塞太宁栓，保护创面并保持排便通畅。

陈旧肛裂治疗：手术切除不健康的组织，把陈旧肛裂变为新鲜肛裂。对于肛门口较紧的患者，可同时切断部分外括约肌皮下部或内括约肌。

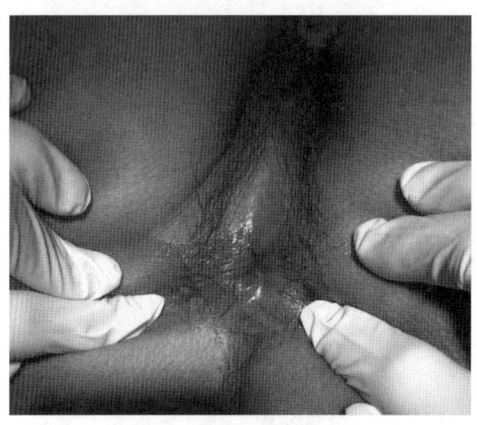

图20-20 新鲜肛裂

（2）痔：以齿状线为界分为外痔、内痔和混合痔。

1）外痔：由齿状线下肛管皮下的静脉丛发生病理性扩张或血栓而形成（图20-21）。外痔的主要临床表现是肛门不适、潮湿不洁，如发生外痔内血栓形成则有剧痛。

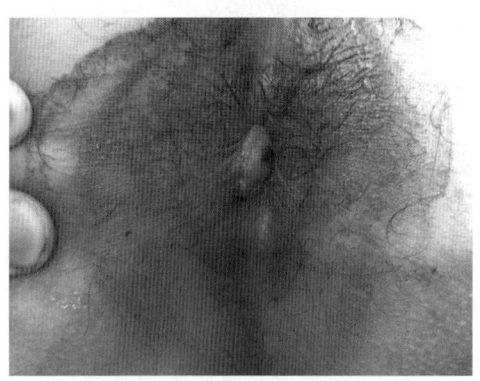

图20-21 血栓性外痔

2）内痔：由齿状线上直肠末端黏膜下（肛垫）的静脉丛发生病理性扩张、淤血或移位而形成（图20-22）。表现为排便时出血，痔块脱出、疼痛、瘙痒。

内痔分为：

Ⅰ度：便时带血、滴血或喷射状出血，便后出血可自行停止。无痔脱出。

Ⅱ度：常有便血；排便时有痔脱出，便后可自行还纳。

Ⅲ度：偶有便血；排便或久站、咳嗽、劳累、负重时痔脱出，需用手还纳。

Ⅳ度：偶有便血；痔脱出不能还纳或还纳后很快又脱出。

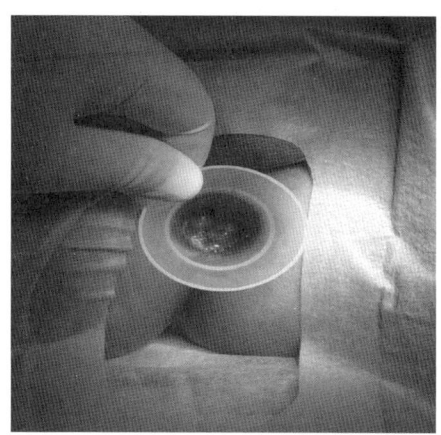

图20-22　内痔

3）混合痔：内痔逐渐加重通过静脉丛与外痔融合则形成混合痔（图20-23）。表现为内、外痔症状可同时存在。

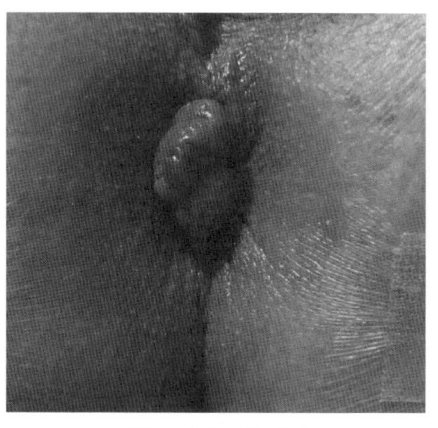

图20-23　混合痔

治疗原则：无症状的痔无须治疗，不能见痔就治。有症状的痔无须根治，意在减轻或消除症状。以保守治疗为主，保守治疗失败才考虑手术。根据痔的不同情况，选择不同的治疗方法。增加纤维饮食，保持排便通畅，热水坐浴。

外痔治疗：保持局部清洁，小的血栓外痔可热水坐浴、消炎止痛散淤处理。疼痛明显的较大血栓外痔则需切开取血栓或切除外痔处理。

内痔治疗：

Ⅰ度内痔：软化粪便（通便饮食、通便药），将痔疮膏塞入肛内，口服地奥司明或消脱止。或硬化剂内痔注射治疗。

Ⅱ度内痔：可用硬化剂内痔注射治疗或胶圈套扎治疗。

Ⅲ度内痔：胶圈套扎治疗或手术治疗。

Ⅳ度内痔：手术治疗。

（3）肛瘘：指肛门周围的肉芽肿性管道，由内口、瘘管、外口组成。多由肛周脓肿引起，少数由结核、克罗恩病、溃疡性结肠炎、肿瘤或外伤感染等引起。

1）分类。按瘘管位置高低分为：①低位肛瘘，瘘管位于外括约肌深部以下。②高位肛瘘，瘘管位于外括约肌深部以上。

按皮肤瘘口的数量分为：①单纯肛瘘，只有一个瘘管和瘘口的肛瘘。②复杂肛瘘，有两个或两个以上瘘管和瘘口的肛瘘（图20-24）。

2）临床表现：肛周皮肤瘘口流出少量脓性、血性、黏液性分泌物为主要症状。瘘管炎症慢性期，外口闭合，症状不明显；瘘管炎症急性期，分泌物增多，可有疼痛、低热等症状，瘘管压力增高冲破瘘口皮肤，分泌物流出后症状缓解。

检查肛瘘的内口、外口及瘘管的数目、部位，对肛瘘的分类诊断有帮助。

3）治疗：肛瘘不能自愈，需手术治疗。

①堵塞法：用肛瘘塞填充瘘管。方法简单，不损伤肛门括约肌，但治愈率不高。

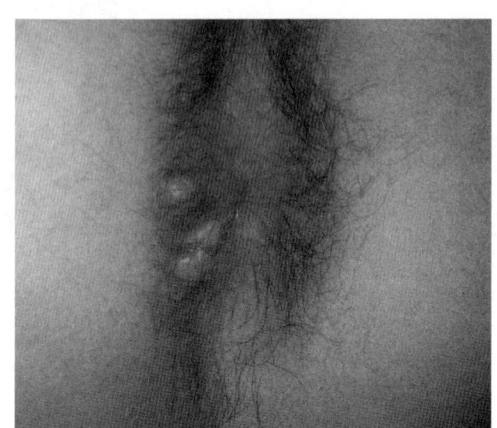

图20-24　复杂肛瘘

②手术治疗：主要有瘘管切开、瘘管切除和挂线疗法。

（4）直肠息肉（图20-25）：多为带蒂良性肿物，一般无症状，较大的息肉可在粪块上划出凹陷，尤其是较大的肥大肛乳头。若息肉多发或息肉的直径>2cm，则癌变风险较大，需及早手术切除。

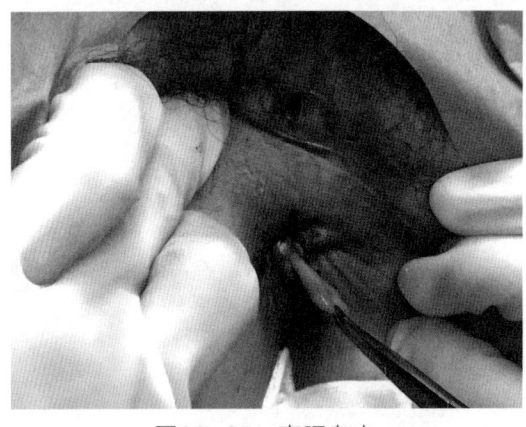

图20-25　直肠息肉

（5）直肠癌（图20-26）：早期缺乏特异性的表现，癌肿破溃或感染后才出现症状。直肠指检可以发现约75%的直肠癌。

1）直肠刺激症状：便意频繁，排便习惯发生改变。

2）肠腔狭窄的症状：粪便变形、变细。

3）腹部隐痛或腹胀，肿块较大者可扪及包块。

4）癌肿破溃症状：血便、黏液便、脓血便。

5）晚期转移症状：侵犯膀胱、前列腺、骶前神经丛和肝转移。表现为消瘦、腹水、恶病质等。

肠镜及活检可确诊直肠癌，治疗原则为以手术切除为主的综合治疗。

CEA的检查：对于直肠癌的早期诊断缺乏特异性价值，但是对于预测直肠癌的预后和监测复发有重要意义。

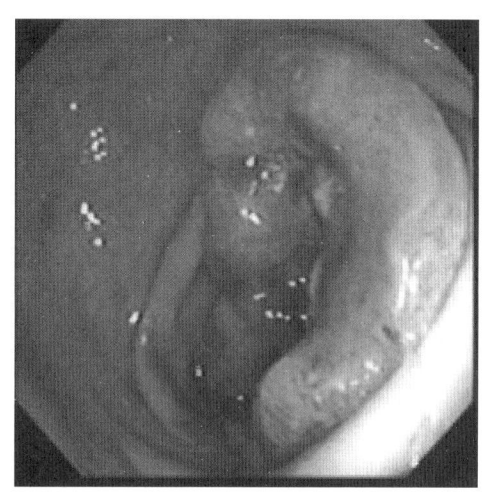

图20-26 直肠癌

附一：外科门诊换药术

1. 目的

检查伤口，清除伤口分泌物，去除伤口内异物和坏死组织，通畅引流，控制感染，促进伤口愈合。

2. 方法

（1）用手取下外层敷料，再用无菌镊子取下内层敷料。与伤口粘住的最里层敷料应用盐水湿润后再揭去，以免损伤肉芽组织或引起创面出血。

（2）用两把镊子操作，一把镊子接触伤口，另一把接触干净敷料。用酒精棉球清洁伤口周围皮肤；用盐水棉球清洁创面，轻蘸吸除分泌物。

（3）分泌物较多且创面较深时，宜用生理盐水冲洗；如坏死组织较多，可用消毒液（如碘伏）冲洗。

（4）高出皮肤或不健康的肉芽组织，可用剪刀剪除；肉芽组织有明显水肿时，可用高渗盐水湿敷。

（5）一般创面可用优拓、凡士林覆盖，必要时用引流物，上面以纱布或棉垫包扎固定。

（6）伤口拆线：伤口消毒后用镊子将线头提起，将埋在皮内的线段拉出针眼之外少许，在该处用剪刀剪断，以镊子拉出缝线，再按照上述方法逐个拆除缝线，然后再用乙醇消毒皮肤并覆盖纱布。

附二：门诊示范病历

例一（普外）

主诉：发现颈前部肿物近1个月余。

近1个月，患者无意中发现颈前部有一肿物，不红、不痛，初约花生米大，渐增大。无发热、心悸、脾气改变，无怕热、多汗表现，食欲正常，体重未见减轻。曾在当地诊治，谓"甲状腺肿物"转诊。近2周未服用过含碘食物及中药、西药。

无结核病史，家人无相同病史。

体检：脉搏（P）80次/min，血压（BP）16/12kPa。神清，未见眼球突出，眼球活动正常，无复视。发音清晰，颈前甲状腺不大，右叶下极可扪及一圆形结节，直径约1.5cm，质中等、光滑、边缘清楚，随吞咽上下活动，无压痛，无血管杂音。颈周围淋巴结不大，心肺正常，双手无震颤。

初步诊断：右叶甲状腺肿物查因，①甲状腺腺瘤？②结节性甲状腺肿？

处理：

（1）甲状腺摄131碘检验测定。

（2）甲状腺功能五项。

（3）B超（探查甲状腺肿物及其颈部淋巴结）。

（4）甲状腺核素扫描。

（5）嘱上述检查有结果后复诊。

医师签名：×××（全名）

例二（普外）

主诉：反复发作性右上腹疼痛2年。

2年来右上腹疼痛反复发作10多次，多为隐痛，有时阵发绞痛，向腰背部放射，每次发作持续3～5天。伴恶心，有时呕吐，呕出酸水及苦胆水。无畏寒，未见发热、黄疸。无反酸、嗳气，无黑便。平时厌食油腻。发作时曾在当地卫生院诊治，诊断为"胆囊炎"，服用抗生素、消炎利胆片及打针后缓解。现为进一步诊治而转诊。

无肝炎、痢疾、伤寒史，无泌尿感染及结石史。

体检：神清，发育、营养正常，皮肤、巩膜无黄染，锁骨上淋巴结无肿大。心肺未见异常。腹平软，右上腹轻度压痛，无反跳痛，Murphy's征阴性。肝脾未能触及，未扪及包块。无移动性浊音，肠鸣音正常。双肾区无压痛及叩击痛。

初步诊断：右上腹疼痛查因，①慢性胆囊炎？②胆囊结石？

处理：

（1）三大常规（血常规、尿常规、大便常规）。

（2）肝酶学组合＋肝代谢组合。

（3）肝胆脾胰B超和泌尿系B超。

（4）嘱上述检查有结果后复诊，避免进食油腻食物。

处方：

（1）Tab. Cephalexin 0.125×24#，

Sig：0.25 qid。

（2）消炎利胆片 36#，

Sig： 4#tid。

（3）Tab. probanthine 15mg×9#，

Sig：15mg tid。

医师签名：×××（全名）

例三（普外）

主诉：上腹隐痛伴食欲减退、体重减轻半年。

近半年来觉上腹部不适、隐痛，呈持续性，无向他处放射。伴反酸、嗳气、食欲日渐减退，体重减轻约5kg。未见发热、黄疸，无黑便。在当地医院诊治，谓"胃痛"。曾服胃得乐、三九胃泰等药，症状无缓解，反而日渐加重，遂来诊。

无肝炎史，近亲中无肿瘤病史。

体检：神清、贫血外貌，皮肤、巩膜无黄染，甲状腺无结节。锁骨上淋巴结不大。心肺未见异常，腹平软，未见胃肠蠕动波，脐上约5cm的左上腹部隐约可扪及约5cm×4.5cm的硬实肿物，边缘不清，活动度差，轻压痛。肝、胆囊未扪及。无移动性浊音，肠鸣音正常，无振水音。双肾区无叩痛。下肢无浮肿。

初步诊断：上腹部肿物查因，①胃癌？②胃溃疡？

处理：

（1）三大常规（血常规、尿常规、大便常规）。

（2）肝酶学组合＋肝代谢组合。

（3）电子胃镜。

（4）胸部、上腹部、下腹部及盆腔的CT平扫、增强和三维检查。

（5）嘱上述检查有结果后复诊。

处方：

（1）Cap. Ranitidine 0.15×14#，

Sig：0.15#bid。

（2）多酶片 63#，

Sig：3#tid。

（3）Tab. Vit B₁ 10mg×21#，

Sig：10mg tid。

医师签名：×××（全名）

例四（泌尿外科）

主诉：右腰部剧痛2小时。

2小时前，无明显诱因突然出现右腰部疼痛，呈阵发性绞痛，剧烈难忍，放射至右中下腹部，伴恶心，有呕吐胃内容物之表现。未见发热、黄疸。无尿频、尿急、尿痛，无肉眼血尿。腰痛发作后曾搽过药油，疼痛无缓解，即来诊。

2年前有同样发作史1次。无结核史，无发热黄疸史，无转移性右下腹痛史。家族中无同样病史。

体检：T 37℃，P 86次/min，BP 18/12kPa。神清、痛苦面容，心肺正常，腹平软，右中腹输尿管行径有压痛，无反跳痛，肝胆脾未触及。右肾区有叩痛，左肾区无叩痛，外生殖器无异常。

初步诊断：右肾绞痛查因，①上尿路石？②肾结核？

处理：

（1）血常规、尿常规。

（2）B超（泌尿系）。

（3）腹平片（嘱痛缓解后到放射科预约检查）。

（4）嘱上述检查有结果后复诊。

处方：

（1）Inj. Dolantin 75mg im st。

（2）Inj. Atropine 0.5mg im st。

（3）Tab. Cifran 0.25×6#，

Sig: 0.25 bid。

（4）Tab. Soda 0.5×12#，

Sig: 1.0 bid。

医师签名：×××（全名）

例五（骨科）

主诉：左小腿上段反复发作红肿热痛和流脓3年。

3年前患儿（8岁）因畏寒、高热、左小腿上段剧痛，肿胀、红热，不能站立且左膝无法活动，在当地和本院接受治疗，按"急性骨髓炎"曾用大剂量抗生素、全身支持，局部切开引流和固定等治疗，2个月后治愈出院。前年和去年患处先后复发2次红肿热痛，局部肿胀后穿破流脓，同时出现全身不适及发热表现。经使用抗生素、摘除死骨、病灶搔刮术等治疗后愈合。2天前左小腿上段内侧隐痛，行走后明显，伴全身不适，低热，大小便无异常。服用头孢菌素仍不能缓解后来诊。

否认结核及肝炎病史。

体检：T 38℃，P 96次/min。神志清，全身营养状态一般，轻度跛行，左小腿上段增粗、变形。肤色暗，皮下组织增厚、变硬。左胫前可见原窦道口及切口瘢痕。胫内侧上端局限性肿胀，皮温升高，有压痛。双下肢等长。膝关节活动情况良好。

复查X线：左胫骨上段增粗，骨密度高低不均匀，轮廓不规则。胫骨内侧上方（距平台二横指）有一拇指大透亮区（无效腔）。膝关节影正常。

诊断：左侧小腿慢性化脓性骨髓炎。

处理：

（1）血常规、大便常规、尿常规、出凝血常规、血型测定。

（2）胸片。

（3）肝酶学组合＋肝代谢组合。

（4）卧床休息，加强营养。

（5）候床入院，拟行手术治疗。

处方：

（1）Inj. PG 40万μ×12瓶，

　　　Sig：80万μ　im bid AST。

（2）Inj. Streptomycin 1g×3瓶，

　　　Sig：0.5 im bid。

（3）Tab. VitB$_1$10mg×9$^#$，

　　　Sig：10mg tid。

（4）Tab. VitC 0.1×9$^#$，

　　　Sig：0.1 tid。

医师签名：×××（全名）

（李强）

第二节　外科急诊

一、急腹症

（一）学习目的与要求

（1）熟悉急腹症的定义及其分类。

（2）掌握急腹症的诊断流程：病史采集和体格检查。

（3）掌握急腹症诊断过程中的"降阶梯"思维。

（二）学习方法与内容

1. 急腹症的定义及其分类

（1）急腹症的定义。

急腹症是各种原因导致的腹部脏器急性疾病和以腹部症状为特征表现的疾病的总称。以急性腹痛为特征，常伴有胃肠功能紊乱、急性全身症状，具有起病急、发展快、病情重、变化多、病因复杂的特点。

（2）急腹症的分类。

1）按病变性质分类：

炎症性急腹症、破裂或穿孔性急腹症、梗阻或绞窄性急腹症、出血性急腹症、损伤性急腹症、引起急性腹部症状的其他疾病。

2）按神经支配分类：

①躯体性腹痛：脊神经受刺激所致，特点是痛觉敏感、定位明确、常伴有腹膜刺激征。体检：肌紧张、反跳痛。

②内脏性腹痛：内脏神经受刺激所致，特点是痛阈较高，对切割、针刺不敏感，对炎症、缺血、牵拉敏感，定位模糊，常伴有自主神经反射。体检：压痛。

③牵涉痛：内脏病变时常在体表一定区域产生疼痛，又称感应性腹痛。

2. 急腹症诊断流程

（1）病史采集。

注意提问方式，防止暗示或诱导。采用"OPQRST"顺序并结合"SAMPLE"法。

"OPQRST"顺序：O（onset，发病），P（palliates/provokes，缓解/诱发），Q（quality，性质），R（radiates，部位/放射），S（severity，严重程度），T（time，持续时间）。

腹痛的问诊"SAMPLE"法：

1）signs and symptoms：症状与体征。

2）allergies：过敏史。

3）medications：用药情况。

4）pertinent past history：既往史。

5）last oral intake：最后进食时间。

6）events leading to the injury or illness：导致疾病或外伤的事件/原因。

（2）体格检查。

1）体位：仰卧，屈髋屈膝40°～60°，双手放于躯干两侧。

2）充分暴露，上至乳头线，下到大腿中上段，侧至腹后线。

3）检查顺序：视、听、触、叩、肛、殖、量、穿。

①视诊（内容）：腹部呼吸运动、手术瘢痕、静脉曲张。蠕动波及肠型。腹股沟、外生殖器、会阴。具体见图20-27。

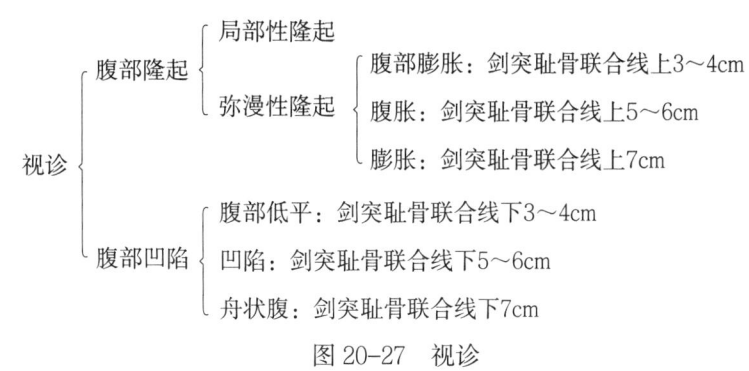

图 20-27 视诊

②听诊（内容）：听诊放在触诊之前是因为触诊、叩诊会影响到肠鸣音的听诊，从而影响体检的准确性。肠鸣音（表20-1）：4个象限，每个象限5min，时间紧迫时以右下象限近脐部为准，不少于1min。振水音，血管杂音。

表20-1 肠鸣音分级

肠鸣音	正常	活跃	亢进	减弱	消失	气过水声	金属音
次/min	4~5	6~9	>10	1~3	0		

③触诊方法：手掌触诊法、指尖触诊法、滑动触诊法、双手触诊法（双合诊）。

内容：腹壁紧张度、压痛、反跳痛（表20-2）。肝、脾、肾、膀胱、肿块、液波震颤。

表20-2 腹壁紧张度、压痛、反跳痛三分度法

程度	腹壁紧张度	压痛	反跳痛
1度（＋）	重按抵抗（肌卫）	重按压痛	重按抬手即痛
2度（＋＋）	轻按抵抗（肌紧张）	轻按压痛	轻按抬手即痛
3度（＋＋＋）	强直或板状腹	轻按剧痛	轻按抬手剧痛

④叩诊（内容）。膨胀性质：气、液、实性。

腹水。少量：移动性浊音（1 000mL左右）。大量：蛙状腹。

肝、脾、肾、膀胱肿块。

⑤"肛、殖、量、穿"检查，无须特殊器械，首诊医师可以独立完成，对提高确诊率，减少误诊、漏诊有很大帮助。"肛"：肛门指检、肛镜检查。"殖"：外生殖器及阴道检查。"量"：量诊，量肝、脾大小和腹围大小。"穿"：诊断性腹腔穿刺，明确适应证、禁忌证、部位、方法、结果判断。

辅助检查。①X线：腹腔异物，肠梗阻，阳性结石。②B超：内脏器官炎症、肿块，外伤出血。③CT等。

（三）急腹症诊断的"降阶梯"思维

急腹症是急诊科的常见病，有6%～7%的患者以腹痛为主诉来急诊科就诊，而20%～30%的急诊患者在症状的描述中会提到腹痛。急诊科医师对于急腹症的误诊率可以达到34%～46%，这也是急腹症让大多数医师觉得棘手的主要原因。

急腹症患者病情急，变化快，病情复杂，具有很大的随机性和不确定性，而其中一些危及生命的急腹症病程短，给医师思考和诊疗的时间非常有限。这就要求医师在短时间内快速地把一些危及生命的急腹症鉴别和诊断出来，以降低误诊率、防止不良事件的发生。因此，医师在急腹症的诊疗过程中需要具备"降阶梯"思维，及时将危重症患者鉴别出来，这种思维模式同创伤患者的"检伤分类"理念非常相似。因此，我们将急腹症按照危急程度进行了分类（红、黄、绿、灰），具体如图20-28所示。

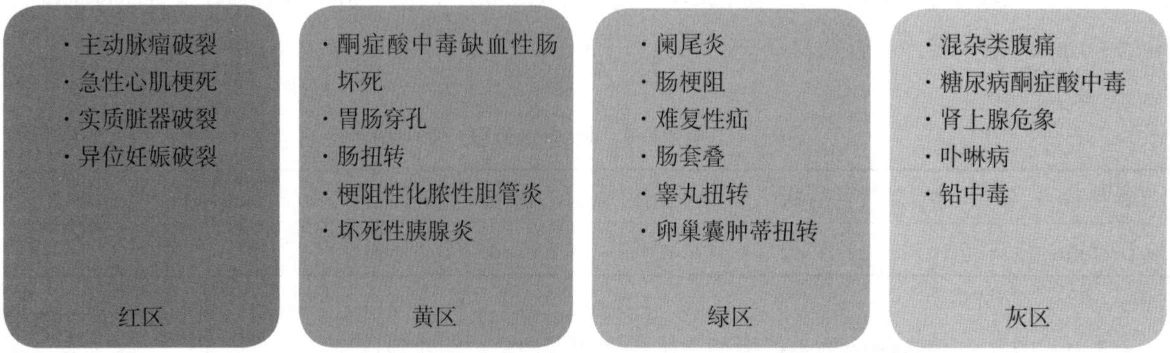

·主动脉瘤破裂 ·急性心肌梗死 ·实质脏器破裂 ·异位妊娠破裂	·酮症酸中毒缺血性肠坏死 ·胃肠穿孔 ·肠扭转 ·梗阻性化脓性胆管炎 ·坏死性胰腺炎	·阑尾炎 ·肠梗阻 ·难复性疝 ·肠套叠 ·睾丸扭转 ·卵巢囊肿蒂扭转	·混杂类腹痛 ·糖尿病酮症酸中毒 ·肾上腺危象 ·卟啉病 ·铅中毒
红区	黄区	绿区	灰区

图20-28　急腹症危急程度

急腹症的诊断和治疗需要长期、反复的临床实践、思考和总结，但必须要强调的是，在面对生命体征不稳定的患者时要先救命、后诊断，采用"降阶梯"思维证明或排除了红区的疾病后，详细询问病史和查体以佐证，采用有针对性和必要的辅助检查证实自己的初步诊断，最终形成自己独特的诊疗思维。

二、创伤

（一）学习目的与要求

（1）熟悉创伤后发生局部和全身反应的主要特点，创伤愈合的类型、创伤修复的过程及影响因素。

（2）掌握危重创伤患者的救治步骤，以及开放性创伤的伤口处理原则和清创方法。

（二）学习方法与内容

1. 创伤概论

（1）创伤的定义。

创伤（trauma）主要是指机械力作为致伤因素作用于人体所造成的组织结构完整性的破坏或功

能障碍（狭义概念）。若将致伤因素扩大为物理、化学或心理等因素，则为广义定义。

（2）创伤的评分。

创伤评分：分为院前和院内评分两类。院前评分常用的有院前指数（pre-hospital index，PHI）、创伤指数（trauma index，TI）、Glasgow昏迷分级（glasgow coma scale）、CRAMS分级标准（circulation，循环；respiration，呼吸；abdomen，腹部；motor，运动；speech，语言）等。院内评分是指伤员到达医院后，依损伤的解剖部位定级，常用的有简明损伤定级（abbreviated injury scale，AIS）和损伤严重度评分（injury severity score，ISS）。

（3）创伤后局部和全身反应。

1）局部反应：

①反应分期：组织损伤后，局部依损伤程度而有不同程度的反应。大体上可分为3期：局部炎症反应期、细胞增殖分化和肉芽组织增生期、组织塑形期。

②愈合类型：分为一期愈合、二期愈合与痂下愈合3种。

③影响创伤修复的因素：感染，血液循环障碍，营养状况，免疫抑制，药物及其他物理、化学因素。

2）全身反应：

①神经内分泌反应：创伤发生后，疼痛、失血、缺氧可通过压力、容量、化学等感受器将刺激传递至中枢神经系统，兴奋交感神经—肾上腺髓质、下丘脑—垂体—肾上腺皮质系统，交感神经兴奋后，释放儿茶酚胺（肾上腺素、去甲肾上腺素），它与组织器官α受体、β受体结合，可调节心血管功能，保证心、脑、肺等生命器官的血液供给。

②炎症介质：机体受致伤因子作用后，细菌毒素、异物等刺激组织细胞和免疫细胞释放大量炎症介质和细胞因子，引起全身炎症反应综合征（systemic inflammatory response syndrome，SIRS）。

2．创伤的诊断和治疗

（1）创伤的诊断。

1）病史询问：①致伤时间、原因、机制、作用部位、受伤时的体位。②伤后症状。③了解处理经过和既往史、药物过敏史。

2）检查：

①初步检查：按照气道（airway）、呼吸（breathing）、循环（circulation）、神经功能障碍（neurological dysfunction）、暴露/环境（exposure/environment）和骨折（fracture）顺序对伤员身体完成体检的流程（ABCDEF），以便及时开展复苏治疗。存在大量创伤患者时，尤其应注意安静患者，因为窒息、深度休克或昏迷的患者已不能呻吟、呼吸。

②后续（二期）检查：在危及生命的情况得到初步处理后，应认真进行全面系统的体检和其他辅助检查，以确定损伤部位、性质。

③辅助检查：对创伤诊断有一定意义，但切记不能延误救治。

（2）创伤的治疗。

院前急救和院内救治是否及时和正确直接关系到伤员的生命安全和功能恢复。

1）急救：主要包括复苏、通气、止血、包扎、固定和搬运等。

①复苏：心跳、呼吸骤停时，应立即行体外心脏按压及口对口人工呼吸；有条件时用呼吸面罩及手法加压给氧或气管插管接呼吸机支持呼吸；在心电监护下行电除颤，紧急时可开胸心脏按压并兼顾脑复苏。

②通气：呼吸道发生阻塞可在很短时间内使伤员窒息死亡，故抢救时必须争分夺秒地解除各种阻塞原因，维持呼吸道的通畅。常用的解除气道梗阻的方法有：手指掏出、抬起下颌、环甲膜穿刺或切开、气管插管、气管切开。

③止血：常用的止血方法有指压法、加压包扎法、填塞法和止血带法等。

④包扎：包扎的目的是保护伤口减少污染，压迫止血，固定骨折部位、关节和敷料并止痛。急救包扎材料有绷带、三角巾和四头带。

⑤固定：骨关节损伤时必须固定制动，以减轻疼痛，避免骨折端损伤血管和神经，并有利于防治休克和搬运后送。肢体骨折固定前应尽可能牵引伤肢和矫正畸形，固定范围应包括骨折远和近端的两个关节，松紧适度，以免影响肢体血液循环，除使用制式固定器材外，还应就地取材固定。

⑥搬运：对于骨折伤员，特别是脊柱损伤者，搬运时必须保持伤处稳定，切勿弯曲或扭动，避免加重损伤。搬运昏迷伤员时，应将头部偏向一侧，或采用半卧式或侧卧式，以保持呼吸道通畅。

2）进一步救治：

①判断伤情：简单将伤情分为三类。第一类：致命性创伤，如危及生命的大出血、窒息、开放性或张力性气胸。第二类：生命体征尚属平稳的创伤。第三类：潜在性创伤，性质尚未明确，有可能需要手术治疗。

②呼吸支持：维持呼吸道通畅，必要时行气管插管或气管切开。张力性气胸行穿刺排气或闭式引流；开放性气胸封闭伤口后行闭式引流。

③循环支持：主要是积极抗休克。

④镇静止痛和心理治疗。

⑤防治感染：遵循无菌术操作原则，使用抗菌药物。

⑥密切观察。

⑦支持治疗：主要是维持水、电解质和酸碱平衡，保护重要脏器功能，并给予营养支持。

3）急救程序：基本原则是先救命，后治伤。可分为5个步骤：①把握呼吸、血压、心率、意识和瞳孔等生命体征，检查伤部，迅速评估伤情。②对生命体征的重要改变迅速做出反应，如心肺复苏、抗休克及外出血的紧急止血等。③重点询问受伤史，分析受伤情况，仔细进行体格检查。④实施各种诊断性穿刺或安排必要的辅助检查。⑤进行确定性治疗，如手术等。

4）批量伤员的救治。批量伤员处理的优先顺序一般为：①危重患者（第一优先）。②重症患者（第二优先）。③轻症患者（第三优先）。④死亡者或濒死者（第四优先）。

5）损伤控制外科策略：对于损伤严重、处于生理极限的伤员需要采用损伤控制外科（damage

control surgery，DCS）的策略，其是针对严重创伤患者处于生理极限时采用的早期简化手术、复苏等，待患者生理紊乱得到适当纠正、全身情况改善后再行确定性手术的救治策略。

6）闭合性创伤的治疗：临床上多见软组织挫伤、扭伤等。

7）开放性创伤的处理：

①浅表小伤口的处理：对皮肤、皮下浅层组织长约1cm的小伤口，用等渗盐水棉球蘸干净组织裂隙，以碘伏、75%乙醇消毒周围皮肤，用蝶形胶布固定创缘使皮肤完全对合，外加包扎，一般一周左右就能愈合。如仅有皮肤裂口可用创可贴。

②一般伤口的处理：需要做清创缝合的伤口，应按照清创术要求实施。术中应仔细检查伤口内各层受损组织，除去可能的异物、凝血块和失活组织，结扎或缝扎活动出血点。皮肤和皮下结缔组织切割伤，可做单层缝合。若深筋膜有裂口，应先缝合深筋膜，然后缝合皮下组织和皮肤，勿留下无效腔，最后消毒皮肤，无菌敷料覆盖固定或包扎。若伤口污染明显或处理时间已超过8～12h，但尚未发生明显感染，清创后伤口内留置盐水纱布条引流。24～48h后伤口若仍无明显感染，可取出引流物缝合伤口。若伤口已感染，则按感染伤口处理。

③感染伤口的处理：对因伤口严重污染和处理时间超过8～12h或因伤口处理不当发生化脓感染的伤口，处理原则是控制感染，加强换药，逐步达到二期愈合的目的。缝合的伤口发生感染时，应拆除缝线，用等渗盐水或呋喃西林等药液纱条敷伤口，引流脓液促使肉芽组织生长。观察创面情况，视情况1～2天换药1次。

8）康复治疗：主要包括物理治疗和功能练习，特别是骨折和神经损伤者更应进行康复治疗。

三、蛇咬伤

（一）学习目的与要求

（1）了解蛇毒的分类。

（2）掌握蛇咬伤的救治步骤。

（二）学习方法与内容

1. 毒蛇的分类

按照蛇毒的作用机制，毒蛇大致可分成三大类。

（1）以神经毒为主的毒蛇：有金环蛇、银环蛇及海蛇等，可引起肌肉麻痹和呼吸麻痹。

（2）以血液毒为主的毒蛇：有竹叶青、蝰蛇和龟壳花蛇等，可引起溶血、出血、凝血及心脏衰竭。

（3）兼有神经毒和血液毒的毒蛇：有蝮蛇、眼镜蛇和眼镜王蛇等，其毒液具有神经毒和血液毒两种毒的特性。

2. 蛇毒的有效成分

（1）神经毒：主要作用于神经系统，引起肌肉和呼吸麻痹。

（2）心脏毒：主要作用于心脏，引起心衰。

（3）溶细胞毒：可使血细胞被破坏，血管内皮细胞发生坏死。

（4）凝血素：可引起血栓形成。

（5）各种酶：可引起溶血和组织破坏。

3．救治处理措施

（1）阻止毒液吸收。

被毒蛇咬伤后，蛇毒在3～5min内就迅速进入体内，应尽早采取有效措施，防止毒液吸收。

1）结扎：是一种简便而有效的方法，也是现场容易办到的一种自救和互救的方法。被毒蛇咬伤后，立即用布条类、手巾或绷带等物，在伤肢近侧5～10cm处或在伤指（趾）根部予以结扎，以减少静脉及淋巴液的回流，从而达到暂时阻止蛇毒吸收的目的。在送医途中应每隔15～20min放松1次，每次1～2min，以防伤肢淤血及组织坏死。待伤口得到彻底清创处理和服用蛇药片3～4h后，才能解除结扎带。

2）冲洗：结扎后，迅速用洁净水冲洗伤口，以清洗伤口周围皮肤表面的残留毒液，阻止其继续吸收。若现场无洁净水源，也可用新鲜尿液、唾液代替。

3）冰敷：有条件时，在结扎的同时用冰块敷于伤肢，使血管及淋巴管收缩，减慢蛇毒的吸收。也可将伤肢或伤指（趾）浸入冷水中，3～4h后再改用冰袋冷敷，持续24～36h即可，但局部降温的同时，要注意全身的保暖。

4）伤肢制动：受伤后患者要保持安静，走动要缓慢，不能奔跑，以减少毒素的吸收，最好是将伤肢临时制动后放于低位，送往医疗机构。

（2）促进蛇毒的排出及破坏。

最简单的方法是用嘴吸吮，每吸1次后要用清水漱口，吸吮者口腔黏膜及唇部应无溃破之处。也可用吸乳器械、拔火罐等方法，吸出伤口内的蛇毒。

伤口较深并有污染者，应彻底清创。刀具消毒（野外可用火烧灼锋利的小刀来消毒）后，以牙痕为中心，将伤口做"＋"或"＋＋"形切开，使残存的蛇毒便于流出，但切口不宜过深，以免伤及血管。常用的外敷药有30%盐水或明矾水，用于伤口冲洗的外用药有1∶5 000高锰酸钾溶液及5%～10%盐水。

胰蛋白酶局部注射有一定作用，它能分解和破坏蛇毒，从而减轻或抑制患者的中毒症状，用法是以生理盐水2～4mL溶解胰蛋白酶后，在伤口基底层及周围进行注射，12～24h后可重复注射。注射呋塞米、利尿酸钠或甘露醇等，可加速蛇毒通过尿液排出。

（3）抑制蛇毒作用。

主要是内服和外敷对蛇毒有效的中草药和蛇药片，达到解毒、消炎、止血、强心和利尿作用。此外，抗蛇毒血清已广泛用于临床，对同种毒蛇咬伤效果较好。

（4）全身支持疗法。

毒蛇咬伤后的数日内病情较重，中毒症状明显，常伴有不同程度的水、电解质紊乱和休克，严重者会出现呼吸衰竭、心力衰竭、急性肾衰竭、溶血性贫血。因而积极地全身治疗及纠正主要脏器的功能损害很重要。血压低时及时输血和补液，行抗休克治疗；呼吸微弱时给予呼吸兴奋剂和吸氧，必要时进行辅助性呼吸。肾上腺皮质激素及抗组胺类药物的应用，对中和毒素和减轻毒性症状有一定的作用。使用全身抗感染药物有助于防治局部组织坏死和感染。常规注射疫苗或破伤风抗毒素（TAT）以预防破伤风的发生。

四、蜂蜇伤

（一）学习目的与要求

（1）了解蜂毒的分类。

（2）掌握蜂蜇伤的救治步骤。

（二）学习方法与内容

被黄蜂、蜜蜂蜇伤后，一般而言，轻者只在蜇伤的部位出现红肿、疼痛，数小时后可自行消退。如果被成群的蜂蜇伤，可出现头晕、恶心、呕吐，严重时可导致休克、昏迷甚至死亡。被蜂刺伤后，如创口内有折断的蜂刺，可用消毒的针或小刀片挑出。

黄蜂的毒液为碱性，伤口可用酸性物质如食醋、3%硼酸溶液、1%醋酸溶液等冲洗，以中和毒液。

蜜蜂的毒液为酸性，伤口可用苏打水、氨水、肥皂水及碱水等冲洗。出现全身症状的严重患者应去医院治疗。

不可挤压伤口以防毒液扩散，也不能用红汞、碘酊之类药物涂擦患处，这样只会加重患处的肿胀程度。

被蜂蜇伤后局部症状严重，出现全身性过敏反应，如神志障碍、呼吸困难或血尿者，除了给予上述处理外，如有携带蛇药可口服解毒，并立即送往医院救治。

如果有过敏反应，轻者可口服氯苯那敏或开瑞坦，症状严重的要及早按全身过敏救治。

（刘江辉）

第二十一章
普 通 外 科

第一节 腹外疝

一、学习目的与要求

（1）熟悉腹外疝的检查和诊断方法。

（2）掌握腹股沟斜疝与腹股沟直疝的鉴别诊断。

（3）掌握腹股沟疝的治疗原则和手术方法。

（4）掌握嵌顿性疝和绞窄性疝的处理原则。

（5）通过腹外疝的手术示教，熟悉腹股沟管的解剖结构与疝修补术的原理、注意事项、术前准备和术后处理。

（6）了解股疝、切口疝、脐疝和白线疝的临床特点及其治疗。

二、学习方法与内容

（一）检查与诊断

1．病史

注意成人疝发生的诱因，如慢性咳嗽、便秘、排尿困难、腹水、腹腔肿瘤及腹部手术、妊娠等情况。还需注意疝发生的时间、发展情况及既往是否发生过疝嵌顿。

2．一般检查

腹部应特别注意有无腹胀、腹水、腹块等；注意有无胃肠型或蠕动波，肺部有无肺气肿、支气管炎；老年男性注意有无前列腺增生引起的排尿困难。

3．局部检查

（1）疝突出的部位：能否复位，疝外环口大小，有无冲击感、肠鸣，与耻骨结节的位置关系。如是能复位的腹股沟疝，复位后压住内环口站立时能否再突出。如肿物坠入阴囊内应触摸睾丸是否存在，有无压痛，并做透光试验检查。注意鉴别诊断疝与阴囊肿物。

（2）如腹股沟疝仅能实现部分复位，注意滑动性疝的可能，或因疝内容物肠袢或网膜与疝囊发生粘连所致。

（3）疝有绞窄而无肠梗阻症状者，则考虑疝囊内含网膜或仅为部分肠壁，或疝内容物为梅克尔憩室。

（4）有肠绞窄之症状，而检查时未能发现有疝块者，应考虑到闭孔疝或内疝的可能。有怀疑时应做肛门直肠指检。

4. 鉴别斜疝和直疝

临床上要想确定是腹股沟斜疝还是直疝，有时并不容易。儿童及青壮年多为斜疝，很少为直疝；直疝多见于老年人。斜疝经内环突出，位于腹壁下血管外侧，可以进入阴囊，也容易嵌顿；直疝位于腹壁下血管内侧，很少进入阴囊，很少发生嵌顿（表21-1）。

表21-1　腹股沟斜疝与直疝的鉴别诊断

区别点	斜疝	直疝
好发年龄	儿童及青壮年	老年
突出径路	经腹股沟管突出，由外上方斜行向内下方，可进入阴囊	由直疝三角直接自后向前突出，从不进入阴囊
疝块外形	椭圆或梨形，上部呈蒂柄状	半球形，基底部宽
疝内容回纳后，压住内环	疝块不再突出	疝块仍然突出
精索与疝囊关系	精索在疝囊后方	精索在疝囊前外方
疝囊颈与腹壁下动脉关系	疝囊颈在其外侧	疝囊颈在其内侧
嵌顿发生率	较高	较低

5. 临床类型

可分为易复性疝、难复性疝、嵌顿性疝和绞窄性疝4种。滑动性疝属于难复性疝。此外还有肠管壁疝（Richter疝）、小肠憩室疝（Littre疝）和逆行性嵌顿疝（Maydl疝）等。

（二）腹股沟管的解剖概要

腹股沟管是容纳精索或子宫圆韧带的通道，大体相当于联合腱与腹股沟韧带之间的间隙。内、外环分别是腹股沟管内、外口。内口，即腹环或深环，为腹股沟韧带中点上方腹横筋膜的卵圆形裂隙，位于腹股沟韧带中点上方一横指处，内环内侧界为腹壁下动脉。外口，即皮下环或浅环，为耻骨结节外上方腹外斜肌腱膜的三角形裂隙。

以内环口为起点，腹股沟管的走向为由外向内、由上向下、由深向浅斜行。成人腹股沟管长4~5cm。腹股沟管有4个壁：前壁为腹外斜肌腱膜，外侧1/3部分有腹内斜肌；后壁为腹横筋膜，内侧1/3部分有联合腱；上壁为腹内斜肌、腹横肌形成的弓状缘；下壁为腹股沟韧带和陷窝韧带。

直疝三角（Hesselbach三角，或称海氏三角）：直疝三角的外侧边是腹壁下动脉，内侧边是腹直肌外缘，底边是腹股沟韧带。此处腹壁缺乏腹肌覆盖。腹股沟直疝即在此由后向前突出，故称直疝三角。

（三）治疗原则

1. 治疗原则

除少数特殊情况外，一般腹股沟疝均应尽早施行手术治疗。但1岁以下婴儿的腹股沟疝，可用棉线束带压住内环，仍有自愈机会。年老、体弱或伴有其他严重疾病者，也可用医用疝带阻止疝块突出。有慢性咳嗽、排尿困难、便秘、腹水、妊娠等症状的腹内压增高的腹外疝患者，宜先处理以减少术后复发。手术方法可分为疝囊高位结扎术、传统疝修补术、无张力疝修补术和经腹腔镜疝修补术。

2. 手术方法

（1）疝囊高位结扎术：是修补术的基本内容之一。婴幼儿单纯疝囊高位结扎疗效好，不须行其他修补术。

（2）传统疝修补术：在疝囊高位结扎的基础上，加强或修补薄弱的腹股沟管前壁或后壁。加强腹股沟管前壁最常用的是Ferguson法，加强腹股沟管后壁常用的方法有Bassini法、Halsted法、McVay法和Shouldice法4种。传统疝修补术目前基本已被无张力疝修补术或经腹腔镜疝修补术代替。

1）Ferguson法：精索不移位，在精索前方将腹内斜肌下缘和联合腱缝至腹股沟韧带上，借以消灭腹内斜肌弓状下缘与腹股沟韧带之间的空隙。适用于小儿腹壁未完全发育的疝。

2）Bassini法：提起精索，在其后方把腹内斜肌下缘、联合腱和腹横筋膜缝至腹股沟韧带上，精索位于腹内斜肌与腹外斜肌腱膜之间。

3）Halsted法：与Bassini法相似，但把腹外斜肌腱膜从精索后方缝合至腹股沟韧带上，精索位于腹外斜肌腱膜表面。

4）McVay法：是在精索后方把腹内斜肌下缘和联合腱缝至耻骨梳韧带上。适用于后壁薄弱严重病例，还可用于股疝修补。

5）Shouldice法：将腹横筋膜自耻骨结节处向上切开，直至内环，然后将切开的两叶予以重叠缝合，先将外下叶缝于内上叶的深面，再将内上叶的边缘缝于髂耻束上，以再造合适的内环，发挥其括约肌作用，然后将腹内斜肌下缘和联合腱缝于腹股沟韧带深面。这样既加强了内环，又修补了腹股沟管薄弱的后壁，其术后复发率低于其他方法。适用于较大的成人腹股沟斜疝和直疝。

上述手术的切口均为腹股沟韧带中点上方1.5cm处至耻骨结节的连线。

（3）无张力疝修补术：无张力疝修补术已基本取代传统的加强腹股沟管壁的手术。与传统的加强腹股沟管壁的手术相比，无张力疝修补术具有术后牵扯感轻、疼痛轻、恢复快、复发率低等优点，但有补片感染的风险。常用的无张力疝修补术有3种，手术切口同前述传统开放手术：①平片无张力疝修补术（Lichtenstein手术）：将一张大小合适的补片缝合固定于腹股沟韧带、耻骨结节及联合腱，精索或子宫圆韧带从剪开的补片尾端穿出后缝合关闭剪开的补片尾端，开口刚好容纳精索或子宫圆韧带，补片覆盖了联合腱与腹股沟韧带形成的腹壁薄弱区。②腹膜前修补术：疝囊高位结扎后，充分分离腹膜间隙，用大小合适的补片覆盖耻骨肌孔，同时覆盖内环口、海氏三角和股环，可接着放置一块Lichtenstein手术平片。③巨大补片加强内脏囊手术（giant prosthetic reinforce of the visceral sac，GPRVS）：又称Stoppa手术，类似于经腹腔的腹膜前疝修补，只是补片更大，覆盖范围更广，多用于复杂疝和复发疝。

（4）经腹腔镜疝修补术有4种：①经腹腔的腹膜前修补。②完全经腹膜外路径的修补。③腹腔内网片修补。④单纯疝环缝合法。经腹腔镜疝修补术具有创伤小、术后疼痛轻、恢复快、复发率低、无局部牵扯感等优点，并能检查同时存在的股疝，后3种方法可检查双侧腹股沟疝，有可能发现亚临床的对侧疝并同时予以修补。

3. 嵌顿性疝和绞窄性疝的处理原则

（1）嵌顿性疝应根据急性肠梗阻的处理原则，尽早手术，防止肠坏死。如已出现绞窄性肠坏死并发生休克，应迅速在纠正水和电解质紊乱后手术。

（2）手术时需判断肠管是否发生坏死，注意有无"W"形疝。在切开疝环时，注意嵌顿肠管是否回缩入腹腔，观察嵌顿肠管颜色、光泽、肠蠕动、肠系膜边缘小动脉的搏动情况。如不能确定，可用温热生理盐水纱垫包裹肠管10～20min，再观察肠管的活力。局灶性坏死可做Lembert缝合，多处或整段肠坏死可做肠切除吻合术，如患者情况差，不能耐受肠切除手术，则可做肠外置手术。

（3）如肠管未发生坏死，回纳腹腔后可做疝修补术。

（4）如已切除肠管或穿孔修补后局部并发明显感染或积脓，不宜用无张力疝修补术，可行疝囊高位结扎术，或单纯行Bassini等疝修补术。

4. 复发性腹股沟疝

包括真性复发疝、遗留疝、新发疝。复发性腹股沟疝修补手术应由具有丰富经验、能够做不同类型疝手术的医师施行，手术修补方法应结合既往手术方法采用个体化原则。

（四）手术示教

着重介绍腹股沟疝的局部麻醉方法，切口的选择、手术步骤、手术时的注意事项、术式的选择及其理由。手术后注意观察事项及其并发症的处理。

（五）手术前准备、手术后处理

1. 术前准备

择期疝修补术与一般手术相同，需注意有无股癣等皮肤感染，如有需先做治疗。绞窄性疝手术术前准备同肠梗阻手术一样。

2. 术后处理

以无张力疝修补术且无并发症者为例。

（1）术后当天或第1天即可离床活动。

（2）麻醉清醒后6h或术后第1天可半流质饮食，术后第2天改为普通饮食。

（3）注意伤口及阴囊血肿形成。如血肿没有继续扩大，一般会自行吸收。

（4）术后1～2天可出院，术后5～7天可拆除伤口缝线（皮内缝合可不拆线）。

（5）手术后3个月内避免重体力劳动或剧烈运动。

（六）其他腹外疝

1．股疝

股疝为经过股环、经股管向卵圆窝突出的疝。其发病率占腹外疝的3%～5%，多见于40岁以上女性。股疝位于耻骨结节外下方，由此可与腹股沟疝鉴别。由于股环狭窄、坚韧，股疝极易嵌顿，应尽早手术治疗。

2．切口疝

切口疝是发生于腹壁手术切口的疝，比较常见，其发病率在腹外疝中位列第三。治疗原则是手术修补。可采用开放法、腹腔镜或两者结合的方法进行修补。采用补片修补可以降低疝复发率。

3．脐疝

通过脐环突出的疝称为脐疝，有小儿脐疝和成人脐疝之分。

（1）小儿脐疝：如无嵌顿或穿破等情况，小儿脐疝可在患儿满2岁后手术，因2岁后很少能自行闭锁。一般采用直接缝合法进行修补。非手术疗法的原则是在回纳疝块后，用一大于脐环的、外包纱布的硬币或小木片抵住脐环，然后用胶布或绷带加以固定勿使移动。6个月以内的婴儿采用此法治疗，疗效较好。

（2）成人脐疝：为后天性，较少见，多见于中年经产女性。临床检查时，平卧位嘱患者抬头时更容易诊断。疝内容物为大网膜，较少发生绞窄；如疝内容物为小肠，容易发生嵌顿或绞窄，故应采取手术治疗。成人脐疝手术修补的原则是切除疝囊，缝合修补疝环。疝环超过2cm建议采用开放法或腹腔镜补片修补以减少复发。

4．白线疝

特指发生于腹壁正中线（白线）的腹外疝，绝大多数起于脐而向上延展。早期白线疝肿块小而无症状，不易被发现。疝块较小且无明显症状者，可不必治疗。症状明显者应行手术治疗。可以采用直接修补，大于2cm的白线疝采用补片修补可以降低术后疝复发率。术式可选择开放法或腹腔镜法修补。

附：疝修补补片的种类和用途

按材料分类，疝修补补片大体分为人工合成材料补片和同种异体或异种异体脱细胞后的基质材料（生物）补片。

一、人工合成材料补片

人工合成材料包括不可吸收合成材料、可吸收合成材料、复合型材料。合成补片的原理是除了提供机械的物理支撑外，补片还在与人体组织接触后诱发炎症性异物反应和连续增强的纤维化增生，在补片周围及间隙内填充胶原形成瘢痕组织，构成机械性稳定的人工腹壁结构。

（一）不可吸收合成材料补片

不可吸收合成材料补片主要有聚丙烯补片、聚酯补片、膨化聚四氟乙烯补片。

1. 聚丙烯补片

聚丙烯（polypropylene，PP）是由单体丙烯通过加成反应聚合而成。聚丙烯补片由单股、双股和多股聚丙烯编结而成，或由非编织聚丙烯热压成形而成。聚丙烯是目前最常用的疝修补材料。但聚丙烯如与肠管直接接触，有发生肠瘘的风险，因此聚丙烯补片不能置入腹腔内用于疝修补术。

2. 聚酯补片

聚酯是聚对苯二甲酸乙二酯（polyethylene terephthalate，PET）的简称，是乙烯二醇和对苯二甲酸的聚合体。聚酯补片为纤维结构，可由单丝或多丝编织而成。由于聚酯丝为纤维结构，其抵抗感染能力不及单丝的聚丙烯补片，一旦感染通常需要去除补片，且聚酯材料引起的炎性和异物反应也较严重。但可通过改变聚酯工艺使其组织相容性大大改善，采用单丝的聚酯补片也可以减少感染的风险。目前聚酯补片应用范围不如聚丙烯补片广泛。聚酯补片同肠管接触也有发生肠瘘的风险，也不能置入腹腔内进行疝修补。

3. 膨化聚四氟乙烯补片

膨化聚四氟乙烯（expanded polytetrafluoroethlyene，ePTFE）补片是一种基于碳氟化合物的聚合物，由聚四氟乙烯自由基聚合而成，具有疏水性及化学惰性高等特点。此补片为微孔材料，优点是与腹腔脏器接触时不易发生粘连。然而，其微孔允许细菌进入，而吞噬细胞和白细胞不能通过，组织不能长入，故修补后的牢固性和抗感染能力不及聚丙烯和聚酯补片。补片一旦感染就要取出，否则伤口很难愈合。另外，由于价格较高，目前国内外已逐渐减少此补片的使用。

（二）可吸收合成材料补片

可吸收合成材料补片也称生物可吸收补片。可用于制作生物可吸收补片的材料有：聚乙醇酸、聚乳酸、聚羟基丁酸酯和聚碳酸酯等。这些材料在体内经过90天左右就会被完全吸收。它们本身不能作为单一的永久性疝修补材料，补片可作为支架为组织长入和宿主细胞增殖提供环境。由于补片会降解，所以降低了感染风险。这类补片一般仅在污染情况下作为暂时性腹腔关闭材料，较少单独用于疝修补术。

（三）人工合成复合补片

人工合成复合补片是指充分利用上述不同材料的特点复合而成的补片。主要有以下几种。

1. 聚丙烯或聚酯与生物可吸收材料相结合的补片

这些补片以聚丙烯或聚酯网为骨架，再用可吸收人工材料进行复合，目的是减少聚丙烯的含量、防止粘连和耐受感染。用于制作合成补片的可吸收人工合成材料包括β-葡聚糖、聚对二氧环己酮、氧化再生纤维素、聚羟基乙酸、透明质酸、羟甲基纤维素、聚多糖、壳聚糖等。这些补片在疝修补术中可被置入腹腔或腹膜外。

2. 聚酯或聚丙烯与聚乳酸相结合的自固定补片

聚酯或聚丙烯与聚乳酸结合形成复合补片，其中聚乳酸被制作成有很多细小的微钩的结构，当其与组织接触时可自动固定补片。这些补片可置入腹膜外进行疝修补术，而且可免于固定，但会增加术后疝复发的风险。

3. 聚丙烯与膨化聚四氟乙烯材料相结合的补片

这种补片一面由聚丙烯材料组成，一面由ePTFE组成。用于置入腹腔内的疝修补术。修补时，聚丙烯面贴壁腹膜，ePTFE面朝向腹腔。由于补片含有ePTFE，抗感染能力低，一旦补片感染，需要取出补片。再加上价格昂贵，需要使用疝钉枪固定，目前较少用于疝修补手术。

4. 聚丙烯和聚偏二氟乙烯复合补片

该补片由两层组成，一层由聚丙烯组成，另一层由不可吸收的聚偏二氟乙烯组成。此补片可被置入腹腔内。补片的聚丙烯面紧贴腹壁，聚偏二氟乙烯面是防止粘连面，朝向内脏。

二、同种异体或异种异体脱细胞后的基质材料（生物）补片

生物补片主要以同种或异种真皮、肠黏膜下层、心包为材料，通过各种方法去细胞作用，保留了细胞外基质，形成了以胶原、弹性蛋白、糖蛋白、粘连蛋白构成的细胞外基质纤维网状支架。其疝修补的原理是以这些可吸收的基质作为骨架，刺激或诱导患者自身的成纤维细胞或胶原的长入来修复腹壁的缺损。其材料自身完全可被机体吸收和利用，通过机体对这类修补材料重塑而发挥作用。生物补片可置入腹腔或腹膜外进行疝修补术，但由于生物补片是可吸收的，疝修补术后长期的复发率有待进一步研究。

（谭进富）

第二节 急性阑尾炎

一、学习目的与要求

（1）熟悉阑尾的解剖与生理。
（2）熟悉急性阑尾炎的病因及临床病理分型。

（3）掌握急性阑尾炎的检查、诊断与鉴别诊断。

（4）掌握急性阑尾炎的治疗原则。

（5）通过阑尾切除手术示教（急性或慢性阑尾炎），了解其手术方法及术前、术后处理。

二、学习方法与内容

（一）阑尾的解剖与生理

阑尾是位于盲肠下端后内侧的一条蚓状盲管，长5~10cm，直径0.5~0.7cm。阑尾系膜呈三角形，可在沿升结肠纵行走向的结肠带回盲部交汇处寻到阑尾根部，该交汇处是手术中找到阑尾的解剖标志，其腹壁投影相当于麦氏点（McBurney点），即右髂前上棘至脐连线中外1/3交点处。麦氏点是阑尾手术切口的标记点。但阑尾尖端可指向各个方位，以回肠前位、盆位、盲肠后位、盲肠下位、盲肠外侧位及回肠后位多见。阑尾的血运由阑尾动脉供给，属肠系膜上动脉之回结肠动脉的分支，是一条缺乏侧支的终末动脉，故易因血供障碍发生阑尾坏死。阑尾静脉经回结肠静脉和肠系膜上静脉回流入门静脉，因此阑尾炎时可经此导致门静脉炎和细菌性肝脓肿。阑尾的感觉冲动，由交感神经纤维经腹腔丛和内脏小神经传入，其传入的脊髓节段在第10、第11胸节，故阑尾炎症初始时，常有脐周及上腹部牵涉痛，属内脏性疼痛。

（二）阑尾炎病因及临床病理分型

急性阑尾炎（acute appendicitis）为外科最常见的急腹症。好发于青少年，早期诊治，恢复顺利，死亡率已降至0.1%以下。少数患者因病情变化多端可延误诊治时机，致使并发症多而严重。

1. 阑尾炎的病因

（1）阑尾管腔阻塞：阑尾管腔细窄、卷曲成弧形，开口狭小，壁内有丰富的淋巴组织，易为食物残渣、粪石、异物、蛔虫、虫卵或肿瘤阻塞，使腔内黏膜分泌液积聚，发生炎症。

（2）胃肠道疾病影响：如急性肠炎、炎性肠病、血吸虫病等，直接蔓延至阑尾，或引起阑尾壁肌肉痉挛，造成血供障碍而致炎症。

（3）细菌入侵：阑尾腔被阻塞和发生炎症，黏膜损伤，使细菌侵入，伺机繁殖生长而加剧感染发生。感染多为多种革兰氏阴性杆菌和厌氧菌所致的混合性化脓感染。

2. 阑尾炎的临床病理分型

根据病程和病理改变，急性阑尾炎可分为4种临床病理类型。

（1）急性单纯性阑尾炎：属轻型阑尾炎或病变早期。感染局限于黏膜及黏膜下层，阑尾轻度肿胀，表面充血，浆膜失去光泽，附有少量纤维素性渗出物，腔内有少量渗液。

（2）急性化脓性阑尾炎：又称急性蜂窝织炎性阑尾炎，临床症状和体征较重。病变扩展到肌层和浆膜层，阑尾明显肿胀、充血，表面覆盖脓性分泌物，腔内有积脓。阑尾周围的腹腔内可有稀薄脓液，形成局限性腹膜炎。

（3）急性坏疽性及穿孔性阑尾炎：是一种重型阑尾炎。炎症进一步加剧，阑尾管壁坏死或部分坏死，呈紫色或紫黑色。合并穿孔，穿至腹膜腔时如无局限，将导致弥漫性腹膜炎。

（4）阑尾周围脓肿（periappendicular abscess）：化脓性阑尾炎及坏疽性阑尾炎穿孔后，阑尾被大网膜和周围肠管包裹粘连，则可形成阑尾周围脓肿。

以上4种类型对应阑尾炎症发展的不同阶段。机体抵抗力弱时，炎症将加重、扩散；抵抗力强时，炎症则可被局限并消散、吸收。

（三）病史采集

1. 详细了解腹痛特点及其伴随症状

注意腹痛初起时的部位及其转移过程、疼痛性质、持续时间，有无伴随症状、全身症状，特别是有无出现转移性右下腹痛的急性阑尾炎腹痛特点。另需注意既往有无同样腹痛史，有无消化性溃疡病史。

（1）腹痛：多起始于脐周或上腹部，位置不固定，呈阵发性，是阑尾腔阻塞、扩张和收缩引起的内脏神经反射痛，然后逐渐加重，经数小时或十几小时后转移并固定在右下腹，呈持续性。这是阑尾炎症侵及浆膜，使壁腹膜受刺激引起的体神经定位痛。70%～80%的急性阑尾炎患者具有这种典型的转移性右下腹痛特点，亦有部分病例和慢性阑尾炎患者一开始即出现右下腹痛。因阑尾位置变异，其转移的腹痛部位可有不同，如盲肠后位阑尾炎痛在右腰部；盆腔位阑尾炎痛在耻骨上区；肝下位阑尾炎可为右上腹痛；罕见的左侧腹阑尾炎呈左下腹痛。腹痛的程度与阑尾炎病理类型有关，单纯性阑尾炎呈轻度隐痛，化脓性、坏疽性阑尾炎呈阵发性绞痛和持续性剧痛；如果腹痛突然减轻，常为阑尾穿孔后腔内压减轻所致，但全身症状和体征在减轻不久后便逐渐加剧。

（2）胃肠道症状：恶心、呕吐常出现在早期，一般并不严重，有的病例可有便秘和腹泻，同时伴有食欲不振。盆腔位阑尾炎可因炎症刺激直肠和膀胱，进而出现排便里急后重和尿频尿痛症状。继发腹膜炎时则出现腹胀等麻痹性肠梗阻症状。

（3）全身症状：早期有头痛、乏力等，如炎症加重则可出现畏寒、发热、口干、出汗等全身感染中毒症状。单纯性阑尾炎体温轻度升高，一般不超过38℃；如有明显发热和全身中毒症状，常提示阑尾有化脓、坏疽；发生腹膜炎时可有畏寒、高热。如发生门静脉炎还可有寒战、高热和轻度黄疸。

2. 了解诊疗经过

起病后是否用过止痛药（特别是吗啡、哌替啶类）、泻剂或灌肠，是否用过抗生素，如已用过，需注明其剂量、时间等。

3. 询问月经史

应详细询问女性患者的月经情况、有无阴道出血，诊断有疑问时，须请妇科医师会诊，以排除妇科疾病（如卵巢囊肿破裂、宫外孕等）。注意询问是否有泌尿系结石、胆囊炎等病史。

（四）体征

1. 腹部体征

检查腹部时注意腹壁肌肉的抵抗程度，压痛范围及最痛点，压痛点是否恒定，背部有无压痛，尤其需要做比较性检查，以查出紧张部位及最痛点，需检查有无反跳痛，有无隆起及硬块触及。右下腹固定的压痛点是诊断阑尾炎的重要体征，一般该压痛点在麦氏点。但可因阑尾位置不同而略有偏移。当炎症扩散到阑尾以外时，压痛范围也随之扩大，但仍以阑尾部位最为明显。

2. 腹膜刺激征

早期或单纯性阑尾炎可无腹膜刺激征。当阑尾炎发展到化脓、坏疽或穿孔时，可因壁腹膜受炎症刺激而出现腹肌紧张、反跳痛，甚至有肠鸣音减弱或消失等。腹膜刺激征可因炎症扩散而扩大，甚至是弥漫性腹膜炎，但仍以阑尾部位最明显。但小儿、老人、孕妇、肥胖患者或盲肠后位、盆位阑尾炎患者，腹膜刺激征可不明显。

3. 其他体征

（1）结肠充气征（Rovsing's sign）：检查者先用一手压降结肠，再以另一手压近侧结肠，并逐步向近侧结肠移动，将结肠内气体赶向盲肠和阑尾，引起右下腹痛则为阳性。

（2）腰大肌试验：左侧卧位将右下肢向后过伸，引起右下腹痛则为阳性。表明阑尾位置深在盲肠后近腰大肌处。

（3）闭孔内肌试验：仰卧位，右髋、右大腿及膝关节前屈90°并内旋，诱发右下腹痛为阳性，表明阑尾位置较低，靠近闭孔内肌。

（4）右下腹包块：坏疽性阑尾炎被大网膜或周围肠管包裹后再穿孔，常形成右下腹疼痛性固定之肿块。

（5）直肠指检：盆腔位阑尾炎，直肠右前方有触痛，如形成盆腔脓肿，则可触及有波动感的痛性包块。

（五）实验室检查及辅助性检查

1. 实验室检查

以白细胞总数及中性粒细胞比例增高为指标。如白细胞计数在$18×10^9/L$、中性粒细胞比例在0.90以上，应考虑阑尾有化脓坏疽可能。尿液检查注意有无红细胞，以排除输尿管结石（但输尿管受炎症刺激时亦可出现少量红细胞、白细胞）。

2. X线检查

胸透或胸片注意有无右下肺炎、右侧胸腔积液。腹平片注意有无膈下游离气体及肠麻痹征。

3. CT扫描或B超检查

可发现阑尾有无肿大、周围有无积液、包块等征象和阑尾腔内有无低回声影像等，有助于急性阑尾炎的诊断和鉴别诊断。

4. 诊断性腹腔穿刺

超声引导下的腹腔穿刺，适用于阑尾脓肿或穿孔性腹膜炎患者，亦适用于其他急腹症鉴别，但一般较少用于急性阑尾炎的诊断。

（六）诊断与鉴别诊断

根据转移性右下腹痛、右下腹固定的压痛点、体温及白细胞计数升高，多数急性阑尾炎可得到确诊。诊断特别困难时，可考虑选用B超检查和/或CT检查，有助于阑尾炎特别是包块性质的诊断。必要时可用腹腔镜（laparoscope）做探查性诊断，并同时做阑尾切除术。

急性阑尾炎尚需与下列疾病进行鉴别诊断：外科疾病的右输尿管结石、胃和十二指肠溃疡穿孔、急性胆囊炎、胆石症、肠伤寒溃疡穿孔、局限性肠炎、Meckel憩室炎、盲肠癌或升结肠癌；妇科疾病的急性输卵管炎、急性盆腔炎、右侧输卵管妊娠破裂、卵巢滤泡破裂或黄体破裂出血、宫外孕或卵巢囊肿扭转；内科疾病的急性肠系膜淋巴结炎、急性胃肠炎、右下肺炎。此外，尚有腹膜后病变（右侧肾穿刺活检后的血肿、右侧肾挫裂伤、自发性腹膜后血肿等）误诊为急性阑尾炎，子宫内膜异位症异位到阑尾引起腹痛的报道。

急性阑尾炎有三大并发症，即：①腹腔脓肿。②内、外瘘形成。③门静脉炎。

（七）治疗原则

急性阑尾炎一经确诊应尽早行阑尾切除术（开腹或腹腔镜手术），以免反复发作或并发穿孔。如超过72h，炎性阑尾及盲肠组织脆，加之网膜肠管粘连，手术困难、并发症多。如阑尾炎症已趋局限，最好先行非手术治疗。

1．非手术治疗

（1）适应证：①急性单纯性阑尾炎，因伴有其他严重器质性疾病而有手术禁忌证者。②急性阑尾炎发病已超过72h，已形成阑尾周围脓肿并有局限趋势者。

（2）治疗措施：禁食或进流质饮食，静脉补液，全身应用抗生素。

（3）如为急性化脓性阑尾炎，经非手术治疗炎症消退3个月后可择期行阑尾切除，以防复发。

2．手术疗法

不同临床病理类型急性阑尾炎的手术方法选择亦不同：急性单纯性阑尾炎行阑尾切除术；急性化脓性或坏疽性及穿孔性阑尾炎行阑尾切除术。如手术时腹腔渗液不多，则吸净腹腔液体后无须放置引流物。如果脓液较多或阑尾根部水肿严重、结扎或缝合不可靠，可于局部及盆腔放置烟卷式引流（一般不冲洗腹腔），腹壁切口可按照污染程度决定是否引流、缝合或做延期缝合。对进行阑尾炎手术切除时额外发现阑尾肿物或囊肿者，千万不要弄破肿物或囊肿，以免造成不良临床后果（如肿瘤扩散）。

常见的阑尾切除术后并发症有：①切口感染，其为最常见，未穿孔组发生率在10%以下，穿孔组可达20%以上。疗法为剪去缝线，扩大切口，排出脓液，清除异物并充分引流。②腹膜炎、腹腔脓肿。③出血，阑尾系膜的结扎线松脱可引起腹腔内大出血，需紧急再次手术止血。④粪瘘。⑤阑尾残株炎。⑥粘连性肠梗阻。

（1）术前处理：急性阑尾炎除不灌肠外，与一般手术前准备相同；如阑尾已穿孔有弥漫性腹膜炎，按腹膜炎处理。

（2）术后处理：术后全身应用抗生素治疗。早期离床活动。术后早期鼓励进食，从术后当日开始流质饮食，逐渐过渡到半流质、普通饮食。并发阑尾炎穿孔并弥漫性腹膜炎者的处理与急性腹膜炎相同。伤口定期换药，术后5～7天可拆除伤口缝线。

（陈创奇）

第三节　急性腹膜炎

一、学习目的与要求

（1）熟悉腹膜及腹膜腔的解剖和生理。

（2）掌握急性弥漫性腹膜炎的诊断和治疗；腹腔间隔室综合征的定义及病理生理改变。

（3）熟悉急性弥漫性腹膜炎的病因、病理生理改变、临床表现和病程演变。

（4）了解腹腔脓肿的临床表现和治疗。

二、学习方法与内容

（一）腹膜与腹膜腔的解剖和生理

腹膜分为壁腹膜和脏腹膜两部分，彼此延续。两者之间的间隙即为腹膜腔，是体内最大的腔隙，可容纳数升气体或液体，但正常情况下仅有少量黄色透明液体，起润滑作用。腹膜腔在男性体内密闭，在女性体内通过生殖系统与外界相通。腹膜腔分大、小腹膜腔两部分，经由网膜孔（又称Winslow孔）相连。连接胃大弯及横结肠的脏腹膜折叠融合形成大网膜，下垂覆盖于小肠上。大网膜的脂肪与血管丰富，活动度大，腹腔有炎症时，大网膜会相应移动并将其包裹、局限、修复。如表21-2所示，两层腹膜的神经支配各有不同，受刺激时的表现也不同，共同构成了腹膜炎临床表现的解剖和生理基础。

表21-2　腹膜的神经支配

腹膜	神经支配	对何刺激敏感	定位	受刺激时的表现
壁腹膜	肋间神经和腰神经的分支	各种刺激	准确	定位准确的局部疼痛 压痛、反跳痛和腹肌紧张 膈肌中部壁腹膜受刺激引起肩部放射性痛或呃逆（经膈神经）
脏腹膜	交感神经和迷走神经末梢	牵拉、胃肠道压力增加、炎症、压迫	不准确	集中在脐周和中腹部的钝痛，严重时可以引起心率变慢、血压下降和肠麻痹

腹膜皱襞丰富，其面积几乎与体表皮肤面积相等，约有1.5m²，且是双向半透性膜，能够透过水、电解质、尿素及一些小分子物质。平时腹膜能够渗出少量含有淋巴细胞、巨噬细胞和脱落上皮的液体。在发生炎症时，腹膜则大量分泌渗出液体，以稀释毒素和减少刺激，其中的巨噬细胞则可以吞噬细菌、异物及被破坏的组织，纤维蛋白在病变处沉积、粘连，能够防止感染扩散，并修复损伤，但也可能导致腹腔及肠管粘连，严重时可引起肠梗阻。同时腹膜还具有强大的吸收功能，能够吸收腹腔内的积液、血液、空气和毒素，当吸收大量毒性物质时可能引起感染性休克。

（二）急性弥漫性腹膜炎的病因

急性化脓性腹膜炎累及整个腹腔时即称为急性弥漫性腹膜炎，可分为继发性和原发性两大类，其中以继发性腹膜炎最为常见。

1．继发性腹膜炎

继发性腹膜炎是指腹膜炎症继发于腹腔内的原发病灶，最常见的病因是腹腔空腔脏器穿孔、腹壁或内脏的外伤性破裂。消化道自发或外伤性穿孔、破裂时，消化液外溢导致化学性腹膜炎，继发感染后成为化脓性腹膜炎。发生开放性腹外伤时腹腔被外界或伤及的消化道细菌污染，也会发展为腹膜炎。另外，腹腔内的脏器炎症，如急性阑尾炎、急性胰腺炎等，在渗出液体较多时也可以导致急性继发性腹膜炎。医源性因素如术中缺乏无菌观念导致的腹腔污染、消化道手术后吻合口瘘等也是继发性腹膜炎的原因之一。而腹壁的严重感染亦可继发腹膜炎。继发性腹膜炎的致病菌主要是胃肠道内的菌群，最常见的是大肠杆菌，其次为厌氧拟杆菌、链球菌、变形杆菌等，多呈混合性感染，毒性强，脓液呈黄绿色，有粪臭味。

2．原发性腹膜炎

原发性腹膜炎即腹腔内无原发病灶的腹膜炎，故又称为自发性腹膜炎。其病因有以下4种：①血行感染。细菌从呼吸道或泌尿道的感染病灶入血，播散至腹膜腔，在婴幼儿中常见。②上行感染。女性生殖道细菌通过输卵管上行进入腹腔，如淋菌性腹膜炎。③直接扩散。尿路感染的细菌可以直接透过腹膜进入腹腔。④透壁性感染。肝硬化腹水、肾病、风湿性疾病、营养不良等导致机体抵抗力低下时，肠道细菌可能透过肠壁进入腹腔，导致腹膜炎。原发性腹膜炎常见的致病菌为溶血性链球菌、肺炎双球菌或大肠埃希菌，常见的溶血性链球菌所致的感染，其脓液稀薄无臭。

（三）急性弥漫性腹膜炎的病理生理改变

以消化道穿孔导致的急性弥漫性腹膜炎为例（图21-1），当胃肠道内容物及细菌进入腹腔后，化学性刺激导致腹膜充血、水肿，并产生大量浆液性渗出液以稀释减少刺激，随后大量的巨噬细胞、中性粒细胞和坏死组织、细菌、凝固的纤维蛋白等使渗出液变混浊而成为脓液。细菌及其产物（内毒素）刺激患者的细胞防御，激活大量炎性介质，如肿瘤坏死因子α、白介素-1、白介素-6和弹性蛋白酶等，在腹腔渗出液中浓度很高。在病程后期，腹腔内细胞因子的终末介质NO将阻断三羧酸循环而导致细胞缺氧；吸收入血的细菌和毒素将导致感染性休克。此外，腹膜严重充血、水肿并渗出大量液体，患者势必出现水、电解质紊乱，低蛋白血症，贫血；而发热、呕吐、肠管麻痹，肠腔内大量积液将使细胞外液进一步减少，机体出现尿量减少、心排血量减少、微循环障碍等低血容量性休克表现；肠管因麻痹而扩张、胀气，可使膈肌抬高而影响心肺功能，使血液循环和气体交换受到影响，导致代谢性酸中毒。多种情况互为因果、互相加重，最终导致死亡。

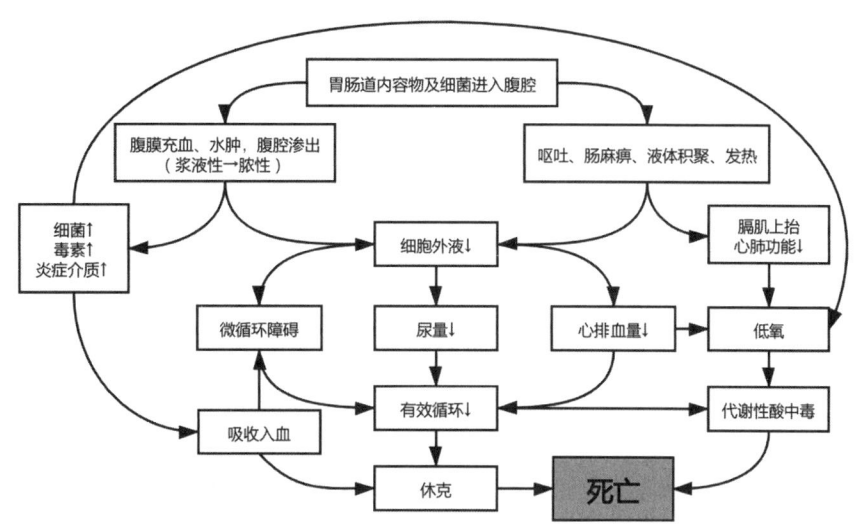

图21-1　消化道穿孔导致的急性弥漫性腹膜炎病情进展的病理生理改变

在临床上，急性弥漫性腹膜炎的结局主要取决于患者腹膜局部和全身的防御能力，以及致病菌的性质、数量和感染时间。年轻体壮、抵抗力强者，对抗病菌的能力较强；而病变轻的感染病灶能被邻近的肠管、脏器及大网膜粘连包裹，使之局限而逐渐被吸收、修复，最终痊愈，遗留不同程度的粘连。大多数粘连无严重后果，但有的粘连可造成肠管扭曲、成角，影响蠕动及通畅性，由此导致的机械性梗阻称为粘连性肠梗阻。当腹膜炎的脓液积聚包裹未能被吸收时，则可形成局限性脓肿。

（四）急性弥漫性腹膜炎的临床表现、诊断和治疗

1．临床表现

腹膜炎症状出现的过程可急可缓，与病因有关。穿孔、外伤所致者为突然起病，由腹腔脏器炎症波及者则先有原发病的症状，随后才逐渐出现腹膜炎表现，在询问病史时需要特别注意。查体方面则以腹膜刺激征为典型体征。

（1）症状：

1）腹痛：腹痛是腹膜炎最重要的临床表现，其程度与病因、病情、体质、年龄等均有关系，但多数为剧烈、持续、难以忍受的疼痛，且在活动、咳嗽、深呼吸时加重。为了减轻疼痛，患者多保持强迫体位。腹痛多从原发病部位开始，可逐渐波及全腹。

2）恶心、呕吐：腹膜刺激会导致反射性恶心、呕吐胃内容物。随着炎症发展，出现肠麻痹时，呕吐物可含黄绿色胆汁，甚至棕褐色粪水样肠内容物。

3）体温、脉搏的变化：原发病为穿孔、外伤等急性损伤时，早期体温可正常；若原发病为炎性疾病如阑尾炎、胰腺炎等，出现腹膜炎表现时体温可能已经升高。随着病情进展、炎症加重，大多数腹膜炎患者体温将逐渐升高。需要注意的是老年人因机体反应差，体温可不升高，切不可因此不予重视。腹膜炎患者脉搏通常与体温同向变化（即加快），但若发现脉搏加快而体温下降，则提示病情恶化。

4）感染中毒症状：患者可有高热、脉搏细速、呼吸浅快、大汗淋漓等感染中毒表现。随着感染进一步加重，循环血量不足、脱水严重、出现休克和代谢性酸中毒时，可表现为面色苍白、虚弱、眼窝凹陷、皮肤干燥、四肢冰凉、口唇发绀、舌干苔厚、脉细微弱、呼吸急促、体温骤升或骤降、血压下降、神志恍惚等。

（2）腹部体征：腹膜刺激征是腹膜炎的标志性体征。婴幼儿、老人或极度虚弱者，其腹膜刺激征可能不明显，应予重视。

1）视诊：腹部膨隆、腹式呼吸减弱或消失，腹部膨隆加重是病情恶化的重要标志，在临床中应注意动态监测腹围。

2）听诊：听诊要先于触诊和叩诊。肠鸣音减弱甚至消失，提示肠麻痹。

3）触诊：压痛、反跳痛和腹肌紧张，提示腹膜刺激征，是腹膜炎的典型体征。

4）叩诊：肝浊音界缩小或消失，提示存在腹腔积气；移动性浊音，提示存在腹腔积液。

5）直肠指诊：直肠前窝饱满并有触痛时提示盆腔感染或脓肿形成。

2. 辅助检查

（1）实验室检查：白细胞计数、中性粒细胞百分比升高或有中毒颗粒。病情重时可能出现白细胞迅速下降。

（2）X线（立卧位腹平片）：小肠积气扩张、多个气液平是肠麻痹的征象；消化道穿孔则可见膈下游离气体影。

（3）超声：主要用于显示腹腔积液的部位和量，并引导腹腔穿刺或灌洗，获取腹腔积液样本帮助诊断。但肠道积气严重时会干扰检查。

（4）CT：能够很好地显示原发的实质性脏器病变，如急性胰腺炎，肝、脾、肾损伤等，对腹腔积液的诊断也比较准确。

（5）诊断性腹腔穿刺：可根据叩诊或B超检查进行定位，也可在麦氏点或反麦氏点（也即髂前上棘与脐连线中、外1/3交点）进行诊断性腹腔穿刺抽液。常用的其他穿刺点还有脐水平线与腋前线交点处。根据病情和致病菌不同，抽出液可表现为透明、混浊、脓性、血性、含食物残渣或粪便等，也可能有不同的气味。除直接观察外，抽出液还应作涂片镜检、细菌培养加药敏试验进一步帮助诊断及指导抗感染治疗。当腹腔积液少于100mL时，直接穿刺常无法抽到，可注入500～1 000mL无菌生理盐水进行灌洗后再收集检查。

（6）经直肠或阴道后穹隆穿刺：直肠指检触及直肠前窝饱满及触痛者，考虑已有盆腔脓肿，可经直肠穿刺抽液或经阴道后穹隆（已婚女性）穿刺抽液检查。

（7）如仍无法诊断，必要时行腹腔镜或剖腹探查。

3．诊断

（1）病史：询问时需要特别注意起病前有无腹部外伤史，以及有无原发疾病如消化性溃疡、阑尾炎、胰腺炎等。对起病后的治疗情况、治疗效果也要注意询问。

（2）具有腹痛、恶心、呕吐、中毒症状。

（3）具有典型腹部体征：以腹膜刺激征为代表。

（4）完善必要的辅助检查：血常规（白细胞及分类），腹部X线检查（肠麻痹、腹腔游离气体），超声检查或CT（腹腔积气积液、原发疾病），腹腔穿刺液分析（性状、涂片、培养）等。

（5）必要时以腹腔镜或剖腹探查协助诊断，并可同期进行治疗。

4．治疗

（1）非手术治疗：适用于病情较轻或病程较长（超过24h）、腹部体征逐渐减轻，或伴有严重基础疾病不能耐受手术者。非手术治疗也可以作为手术治疗前的观察和准备。

1）体位：半坐卧位可促进腹腔积液流至盆腔，有利于感染局限、减少毒素吸收及中毒症状；还可下移脏器、松弛膈肌，改善呼吸、循环。应嘱患者多活动双腿，防止下肢深静脉血栓形成。当患者出现休克时，应取平卧位或休克体位。

2）禁食、胃肠减压：禁食、胃肠减压可减轻腹胀，改善循环；对于胃肠穿孔患者则还可减少内容物进一步漏出。

3）纠正水、电解质紊乱及抗休克治疗：禁食、胃肠减压、腹腔渗出不可避免地会导致水、电解质紊乱，应注意根据出入量及需要量进行补充。治疗过程中注意监测生命体征、尿量、血常规、血气等，并据此对补液进行调整。可输注血浆、白蛋白纠正低蛋白血症。休克严重时补液无法改善，可酌情应用激素减轻中毒症状、控制炎症，必要时应用血管活性药物如多巴胺等。

4）合理应用抗生素：继发性腹膜炎多为混合感染，以大肠杆菌、肠球菌和厌氧菌为主，以往倾向于大剂量联用抗生素，但目前观点改变为应用单一广谱抗生素，注意覆盖常见致病菌即可。经验性用药在早期固然重要，但仍应积极获得细菌学和药敏结果，及时调整方案。应注意抗生素治疗不可替代手术。

5）补充热量及营养：感染情况下代谢率增加，消耗较大，需要及时补充肠外营养，注意所需营养素均应补给。手术后患者肠道功能恢复可予肠内营养。

6）镇静、止痛、吸氧：已明确诊断及治疗方案的患者可使用镇静、镇痛药物。对于诊断不清、需继续观察病情变化的患者，尽量不使用强镇痛药物；如确有必要，可酌情使用非甾体类药物，但应密切观察病情，避免延误诊疗。

（2）手术治疗：绝大多数继发性腹膜炎患者需要手术治疗。

1）手术指征：非手术治疗6～8h腹膜炎症状体征不缓解反而加重者；腹腔内原发病严重者，如胃肠穿孔、胆囊坏疽、绞窄性肠梗阻、腹腔内脏器损伤破裂、胃肠道手术后短期内吻合口瘘导致的腹膜炎；腹腔内炎症较重，有大量积液，出现严重的肠麻痹或中毒症状，尤其是休克者；腹膜炎病因不明确，且无局限趋势者。

2）麻醉方法：多采用全麻或硬膜外麻醉，危重、休克者可用局麻。

3）原发病的处理：根据可能的原发病选择切口，不确定时可采用正中或右旁正中切口，方便延长。开腹时注意勿损伤胀大的肠管。探查要细致、轻柔，查明原发病后根据具体情况决定处理方法。常见的原发病如消化性溃疡穿孔，可考虑胃大部切除或穿孔修补，阑尾炎可行阑尾切除，肠坏死可考虑肠切除后吻合或造口。

4）彻底清洁腹腔：开腹后先吸净积液，清除食物残渣、粪便、异物、脓苔、假膜等，轻柔地钝性分离早期粘连，注意对原发灶周围、膈下、结肠旁沟、盆腔等容易积液的部位的清洁。关腹前需用大量温生理盐水冲洗腹腔至清亮。

5）充分引流：根据具体情况，将剪有多个侧孔的引流管放置在病灶附近、吻合口周围、腹盆腔低点等位置，一方面有利于引流无法完全清除的坏死物、脓肿或渗液，另一方面则可以减少吻合口瘘。

6）术后处理：术后密切监护，观察病情，预防并发症。暂禁食，胃肠减压，维持水、电解质平衡，应用抗生素和营养支持治疗，根据胃肠道功能的恢复情况更改饮食。保证引流管通畅，根据引流液的性状和引流量决定是否拔管。

近年来，在加速康复外科理念下，少放引流管、术后早期饮食、早期下床活动等举措已逐渐成为围手术期的标准措施。

（五）腹腔脓肿的临床表现和治疗

腹腔脓肿一般继发于急性腹膜炎或腹腔手术，是因为脓液在腹腔内被肠管、网膜或肠系膜等器官粘连包裹后与游离腹腔隔离而形成。可分为膈下脓肿、盆腔脓肿和肠间脓肿。

1. 膈下脓肿

膈下是人体平卧时的最低点，故脓液容易积聚包裹在膈肌下、横结肠及其系膜以上的区域。患者的全身症状明显，表现为腹部手术或腹膜炎治疗好转后再次出现弛张热或持续发热，特别是高热。患者可出现盗汗、乏力、纳差、消瘦等情况。局部症状则较为隐匿，主要有肋缘下、剑突下持续钝痛、肩颈部放射痛、呃逆、咳嗽、胸痛等。查体时可发现季肋区叩痛，局部皮肤水肿、皮温升高，患侧肺底部呼吸音减弱或消失，肝浊音界扩大等。血常规提示白细胞及中性粒细胞比例增高。超声或CT作为重要的检查手段，通常可显示明确脓腔位置，必要时还可以引导穿刺引流；X线透视及平片现已少用，可见患侧膈肌抬高、膈下阴影、胸腔积液、部分肺不张等，有时还可显示脓腔气液平。治疗上多以局麻超声或CT引导下经皮穿刺置管引流为首选，该法创伤小，可获取样本做细菌学及药敏试验，可经管冲洗。拔管需根据超声或CT复查结果及每日引流量、形状具体分析决定。如脓腔小也可仅穿刺抽脓而不置管。如位置特殊无法穿刺，或脓腔存在分隔无法有效引流，可考虑切开引流，但现已较少应用。

2. 盆腔脓肿

立位或半坐卧位时盆腔位于腹腔最低点，故脓液同样容易于此积聚包裹形成脓肿。由于盆腔腹膜吸收能力弱，故全身症状轻，更多表现为直肠刺激症状，如里急后重、便频量少、排黏液便等；或膀胱刺激症状，如尿频、尿急、排尿困难等；患者有时还可有下腹坠胀不适感。指检时可感觉肛门括约肌松弛，直肠前壁向腔内膨出，有时可触及波动感、触痛等。治疗方面，小脓肿可应用抗生素、温水坐浴、热敷、温水灌肠等方法帮助吸收。大脓肿则可在骶管麻醉或硬膜外麻醉下经直肠穿刺、扩创并置管引流。已婚女性患者可行妇检协助诊断，必要时还可经后穹隆穿刺或切开引流。

3. 肠间脓肿

脓液被包裹于肠管、肠系膜与大网膜间。可单发也可多发，多发者常可导致广泛肠粘连、梗阻，有时脓肿破溃入肠腔可形成内瘘。临床表现以腹胀、腹痛及感染为主，查体可有腹部压痛、可触及包块，可有梗阻体征。肠间脓肿多采用非手术治疗，如抗生素、热敷等疗法。如治疗无效，或出现严重梗阻，再考虑剖腹探查以清除脓肿，解除梗阻。但清除脓肿时很容易弄破肠管，术后再发脓肿及粘连的可能也较大，故术前决定需慎重，术中操作需小心，必要时应切除受累肠段。脓肿表浅者也可考虑超声或CT引导下穿刺抽脓或置管引流。

（六）腹腔间隔室综合征

正常人的腹腔内压力（intra-abdominal pressure，IAP）为5～7mmHg，当IAP超过12mmHg时即称为腹腔内高压（intra-abdominal hypertension，IAH），而当腹腔内压力大于20mmHg且伴有与腹腔高压有关的器官功能衰竭时即称为腹腔间隔室综合征（abdominal compartment syndrome，ACS）。引起IAH和ACS的主要原因即腹腔内容量增加或腹腔容积相对减少，而腹膜炎导致的腹腔积脓、肠道扩张、肠壁水肿均可增加腹腔内压力，故在腹膜炎患者中需要警惕IAH和ACS的发生。ACS的主要病理生理改变参见图21-2。

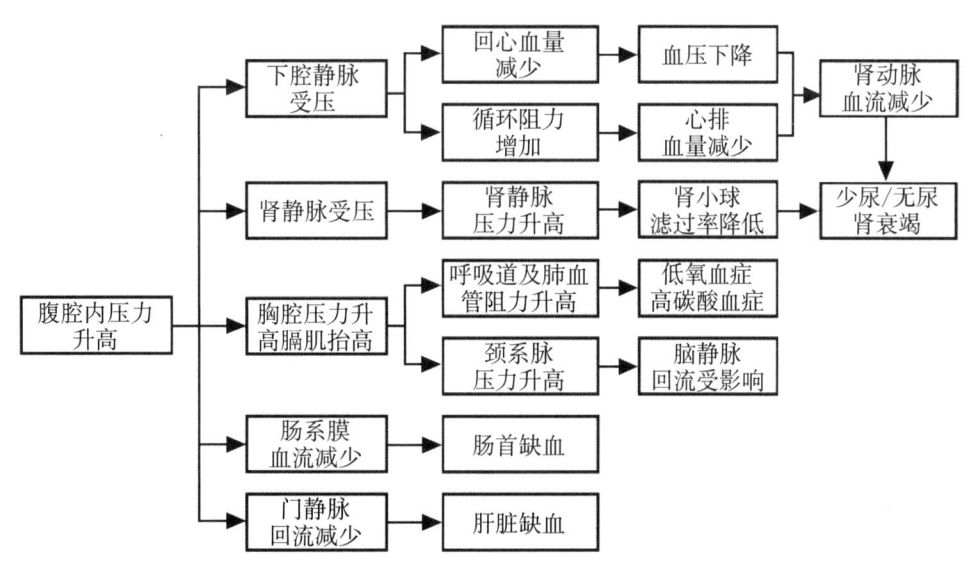

图21-2　腹腔间隔室综合征的病理生理改变

对于怀疑ACS者应通过膀胱测压来监测腹腔压力，积极行综合治疗；对难以通过非手术治疗处理的ACS者应及时手术，开放腹腔减压、挽救生命，待病情稳定后再根据实际情况行决定性手术。

（侯洵）

第四节 消化道穿孔

一、学习目的与要求

（1）熟悉消化道穿孔常见病因与病理。

（2）掌握消化道穿孔的临床表现、检查与诊断方法。

（3）掌握消化道穿孔的治疗原则。

（4）熟悉消化道穿孔的术前准备、术后处理及手术注意事项。

二、学习方法与内容

（一）病因与病理

消化道穿孔常见原因有胃和十二指肠溃疡穿孔、肿瘤破裂、炎症（如急性坏疽性阑尾炎穿孔）或憩室炎穿孔、外伤、火器伤、缺血性坏死、医源性穿孔（如胃肠镜检查）、消化道尖锐异物及其他一些少见病变。按病变部位可分为食管病变、胃和十二指肠溃疡、小肠病变、结直肠病变穿孔。

消化道穿孔最常见的原因是消化性溃疡，多发生于冬春季节，可发生于所有年龄人群。溃疡在活动期可以逐渐加深侵蚀胃或十二指肠壁，由黏膜至肌层，穿破浆膜导致溃疡穿孔，多数穿孔只有一处，多在幽门附近的胃或十二指肠球部前壁，穿孔直径一般在0.5cm左右。位于后壁的溃疡，在侵蚀到浆膜层前，多已与邻近器官粘连，形成慢性穿透性溃疡，因而一般不会有急性穿孔表现。少数溃疡可穿入空腔脏器形成内瘘。急性穿孔时，胃和十二指肠内大量酸性或碱性内容物突然流入腹腔，引起化学性腹膜炎，导致腹部剧烈疼痛及大量腹腔液渗出。经6～8h后，由于病原菌滋生，化学性腹膜炎转变为细菌性腹膜炎，甚至发生感染性休克。病原菌多为大肠杆菌和厌氧菌。消化道肿瘤由于肿瘤侵蚀、坏死导致消化道破溃穿孔，也可由于肿瘤堵塞肠管导致近端肠管破裂，甚至是肿瘤引起肠套叠进而发生肠管缺血性坏死穿孔。结肠憩室是结肠黏膜通过肠壁薄弱部位向外突出形成的袋状结构，憩室引流不畅可并发憩室炎，炎症发生后很容易穿孔，本病在欧美比较常见，在我国少见。外伤引起的消化道穿孔常发生于肠管，多由闭合性损伤所致。

（二）临床表现

1. 症状

消化道穿孔最为突出的症状是急性腹膜炎引起的腹痛，表现为突发性剧烈腹痛，迅速波及全腹。

（1）腹痛：突然发生剧烈腹痛是消化道穿孔的最初、最经常和最重要症状。患者多有较长期的胃和十二指肠溃疡病史，穿孔前常有溃疡症状加重的情况，在暴食、进食刺激性食物、情绪激动、过度劳累等诱因下，突然发生刀割样剑突下、上腹部持续性剧痛，常伴有恶心、呕吐，很快波及脐周，以至全腹，可放射到肩部呈刺痛或酸痛感觉。此外还有轻度休克症状，如面色苍白、出冷汗、肢体冰凉、呼吸浅快、脉搏细速等。

（2）休克症状：穿孔初期，患者常有一定程度休克症状；病情发展至细菌性腹膜炎和肠麻痹，患者可再次出现中毒性休克现象。

（3）恶心、呕吐：约有半数患者有恶心、呕吐，但并不剧烈，肠麻痹时呕吐加重，同时有腹胀、便秘等症状。

（4）其他症状：消化道穿孔可出现发热、脉快及白细胞增加等感染现象，但一般都在穿孔后数小时出现。

2. 腹部体征

体温逐渐升高，患者表情痛苦，仰卧拒动，全腹有明显的肌紧张、压痛和反跳痛等腹膜刺激征，以穿孔部位最明显，严重时可出现"板状腹"。肝浊音界缩小或消失，肠鸣音明显减弱或消失。脱水者有唇干舌燥、眼窝内陷、皮肤弹性减退表现，可有尿少或无尿表现。病情进一步发展，可出现寒战、高热、血压下降、肠麻痹，进而发生感染性休克。

（三）实验室检查及辅助检查

1. 实验室检查

一般情况下血白细胞计数及中性粒细胞比例增高，但极少数重症感染者出现白细胞减少现象。急性腹膜炎严重时可出现脱水、电解质紊乱，血红蛋白值及血细胞比容可因缺水、血液浓缩而升高，并出现血钾异常、代谢性酸中毒。

2. X线检查

消化道穿孔典型的X线照片（腹部立位片）表现为膈下游离气体影。有75%～80%患者X线立位检查可见膈下半月形游离气体影。没有膈下游离气体影并不能排除消化道穿孔。此外，由于穿孔后消化道内容物进入腹腔引起的化学性和细菌性腹膜炎征象包括使相邻胁腹脂线变模糊、肠曲反应性淤积、肠麻痹等。

3. 螺旋CT扫描

同普通X线相比，合理选择多排螺旋CT检查对胃肠道穿孔的定位、定性价值显著，有助于提高胃肠道穿孔患者的临床诊断准确率。螺旋CT扫描除了可以发现腹腔内气体影外，尚可以确定消化道穿孔后腹腔积液的部位、量，特别是能显示少量积液，这些也有助于明确穿孔的病因。

4. 腹腔穿刺

对临床高度怀疑消化道穿孔的患者可行腹腔穿刺，若抽出脓性液体或消化道内容物，则可确定有消化道穿孔。

（四）诊断

对病史上多有溃疡病史，突发性剧烈腹痛且迅速波及全腹，有全腹肌紧张、压痛、反跳痛的腹膜炎体征的患者，结合X线照片表现为膈下游离气体影，诊断消化道穿孔并不困难。但对临床高度怀疑消化道穿孔的患者可以留置胃管后经胃管注入气体，若X线片新出现膈下游离气体影，或行定位下抽出脓性液体或消化道内容物，则可确定有消化道穿孔。此外，通过CT检查也可确诊这类疾病。

消化道穿孔需要与急性胃炎、急性胆囊炎、急性阑尾炎、肾绞痛、急性胰腺炎、肠梗阻等疾病相鉴别。

（五）治疗原则

（1）非手术治疗的适应证：对单纯性胃和十二指肠溃疡空腹小穿孔者，小的憩室炎穿孔者，胃肠镜检查导致的医源性小穿孔者，或症状、体征轻，腹膜炎比较局限，一般情况好者，可以先予非手术治疗。方法为以禁食、胃肠减压和制酸配合输液，纠正水、电解质、酸碱失衡，抗感染；同时密切观察患者病情变化，如治疗6~8h后病情无好转反而加重，应立即改为手术治疗。

（2）手术治疗的适应证：凡不适合非手术治疗的急性穿孔病例，应及早进行手术治疗。可以选用开腹手术，也可以使用腹腔镜探查手术。如：①饱食后穿孔。②腹腔渗液较多，就诊时间较晚，发生局限或弥漫性化脓性腹膜炎。③一般情况欠佳或有休克表现。④溃疡病史较长，有顽固性疼痛且发作频繁。⑤伴有幽门梗阻、出血等并发症。⑥保守治疗效果不佳。⑦肿瘤破裂、炎症（如急性坏疽性阑尾炎穿孔）或大的憩室炎穿孔、外伤、火器伤、缺血性坏死者。⑧不能局限的医源性穿孔者。

可选用的手术方式有：①彻底的溃疡手术，适用于患者一般情况较好，有幽门梗阻或出血史，疑有癌变，穿孔在12h以内，腹腔内炎症和胃、十二指肠壁水肿较轻者。方法有胃大部切除术、十二指肠溃疡穿孔修补＋高选择性迷走神经切断术。②穿孔修补术，适用于不宜做彻底性手术者。③肠切除吻合，或肠切除、肠造口，或不能切除的病灶行肠造口。手术注意事项：不管进行何种手术，手术中都要清洗彻底，同时要充分放置引流管引流。对消化道穿孔时间久、消化道水肿明显的患者要注意修补失败的可能性，可充分利用大网膜进行加固覆盖穿孔灶。对不明原因的消化道穿孔，特别是胃溃疡穿孔者，手术时一定要取病灶活检，以明确诊断，排除肿瘤的可能性。

（六）术前准备与术后处理

1. 术前准备

消化道穿孔诊断明确后大多数患者需即行手术探查。应迅速矫正水、电解质、酸碱紊乱；配血，必要时输血；禁食、留置胃管减压、插尿管和应用抗生素。有休克者争取抗休克好转后再行手术。但病情危重者，应一边进行抗休克抢救，一边进行手术。

2. 术后处理

（1）禁食、胃肠减压持续至肠鸣音恢复，有肛门排气为止，同时通过静脉输液进行抗休克、肠内营养治疗，维持水、电解质、酸碱平衡及补充热量。

（2）停止胃肠减压之后，可进食清流质，之后按病情及手术性质，逐渐调整为流质、半流质和普通饮食。

（3）应用抗生素治疗腹腔感染。

（4）胃和十二指肠溃疡穿孔者用质子泵抑制剂治疗。

（5）保持腹腔引流管的通畅和护理，密切观察引流管性质和引流量。对负压引流者，负压不宜过大，以免吸住大网膜等内脏组织从而影响引流效果，避免个别情况下长时间负压吸引导致的消化道穿孔。

（6）有肠造口者须观察造口的血运、有无造口回缩、排便等情况。

（7）溃疡穿孔修补者须注意再次穿孔的可能性，必要时可在患者口服亚甲蓝后观察引流管引流液颜色变化，或口服碘剂进行上消化道造影，了解有无修补失败或消化道瘘的情况。

（8）术后尽快下床活动，防止发生粘连性肠梗阻等并发症，有利于康复。

（陈创奇）

第五节　胃和十二指肠溃疡

一、学习目的与要求

（1）熟悉胃和十二指肠溃疡并发症的诊断与检查方法。

（2）掌握胃和十二指肠溃疡的外科治疗原则。

（3）掌握胃和十二指肠溃疡的手术适应证，了解各种手术方法的原理、术式选择。

（4）掌握胃大部切除术并发症及其处理。

二、学习方法与内容

（一）十二指肠溃疡的手术适应证

（1）十二指肠溃疡严重并发症：急性穿孔、大出血、瘢痕性幽门梗阻。

（2）内科治疗无效的顽固性十二指肠溃疡。

（3）特殊类型溃疡：巨大溃疡、球部严重变形、穿透性溃疡。

（4）有穿孔及多次小出血病史，且溃疡仍为活动期者。

（二）胃溃疡的手术适应证

（1）正规内科治疗4～6周未愈或愈后复发。

（2）有一次大出血及急性穿孔史者。

（3）不能排除或已证实为溃疡恶变者。

（4）巨大溃疡、穿透性溃疡、高位溃疡。

（5）胃幽门管或胃和十二指肠复合溃疡。

（三）胃和十二指肠溃疡急性穿孔的诊断和治疗

1．检查与诊断

（1）病史：多数患者有溃疡病史，往往有溃疡症状加剧，突然出现上腹剧痛，迅速波及全腹。

（2）体检：可有轻度休克表现。患者平卧，不能翻动。腹式呼吸减弱或消失。腹肌紧张，呈"板状腹"。全腹有压痛、反跳痛，仍以上腹部最明显。肝浊音界缩小或消失，腹部叩诊有移动性浊音。肠鸣音减弱或消失。

（3）辅助检查：①立卧位腹平片，75%～80%的病例立位或坐位可观察到膈下有游离气体。②血常规示白细胞升高。③腹腔穿刺抽出消化液或者脓性渗出液。

2．治疗原则

（1）非手术治疗适应证：①单纯性空腹小穿孔，症状、体征轻，一般情况好者。②需手术的患者术前辅助。

治疗方法：禁食、胃肠减压、使用制酸剂制酸，补充水、电解质，抗感染。对于暂时不手术的患者，在行保守治疗的同时，须密切观察患者病情变化，治疗6～8h后病情无好转，反而加重者，应立即改为手术治疗。

（2）手术治疗适应证：①饱食后穿孔。②腹腔渗液较多，就诊时间较晚，发生局限或弥漫性化脓性腹膜炎。③一般情况欠佳或有休克表现。④溃疡病史较长，有顽固性疼痛且发作频繁。⑤伴有幽门梗阻、出血等并发症。⑥保守治疗效果不佳。

手术方式：①穿孔修补术，是最常采用的一种术式。②胃大部切除术，适用于患者一般情况较好，有幽门梗阻或出血史，疑有癌变，穿孔在12h以内，腹腔内炎症和胃、十二指肠壁水肿较轻者。③十二指肠溃疡穿孔修补+高选择性迷走神经切断术。

（四）胃和十二指肠溃疡大出血的诊断和治疗

1．检查与诊断

（1）病史：短时间内大量呕血或排泄柏油样大便，以致发生休克前期表现或已进入休克期者。多数患者有胃、十二指肠溃疡病史。

（2）体征：心率快、血压低等休克表现；腹部体征可有上腹部轻压痛，肠鸣音减弱或消失。

（3）辅助检查：血红蛋白及红细胞数、红细胞比积进行性下降为活动性出血表现，必要时可作紧急电子胃镜检查确诊。

（4）鉴别诊断：注意与下消化道出血、食管静脉曲张破裂出血、胃癌出血、应激性溃疡出血和胆道出血鉴别。

2．治疗原则

（1）非手术治疗：①应用镇静、制酸、解痉剂。②止血药。③补充血容量。④胃镜检查既可以明确出血的部位、原因，以及是否有活动性出血等情况，也可以进行内镜下的止血治疗。

（2）手术治疗：非手术治疗无效，出现下列情况者，应尽早手术治疗。①出血迅猛，短期内发生休克者。②6～8h内输血600～800mL未见好转者。③年龄＞60岁，血管硬化，估计难以止血者。④同时有溃疡穿孔或幽门梗阻者。⑤胃小弯或球部后壁溃疡或者胃镜止血无效者。⑥原来已有溃疡手术指征或患有其他严重疾病，难以耐受出血者。

手术方式：①包括溃疡在内的胃大部切除术。②如切除溃疡有困难，则行溃疡旷置的胃大部切除术，且应贯穿缝扎溃疡基底出血动脉或结扎其主干。③患者情况危重，不允许做胃大部切除术者，可行单纯贯穿缝扎止血。

（五）胃和十二指肠溃疡瘢痕性幽门梗阻的诊断和治疗

1. 检查与诊断

（1）病史：多年溃疡病史，大量呕吐宿食，不含胆汁。

（2）体征：上腹部隆起，胃蠕动波，振水音。

（3）辅助检查：清晨插胃管，抽出大量酸臭胃液及食物残渣；严重者有失水、低钠、低钾、低氯性碱中毒及营养不良，贫血、低蛋白血症；上消化道X线造影检查（造影剂用可吸收的碘剂，如优维显等）、胃镜可确诊。

（4）鉴别诊断：痉挛性或水肿性幽门梗阻、胃窦癌致幽门梗阻及十二指肠球部以下的梗阻性病变。

2. 治疗原则

本病为外科手术治疗的绝对适应证。术式多采用胃大部切除术。对于全身情况差、胃酸少的老年患者，可行胃空肠吻合术。

（六）胃大部切除术并发症

1. 早期并发症

（1）腹膜炎：多由十二指肠残端破裂、胃肠吻合口破裂或瘘、胃壁缺血性坏死等引起。

（2）胃出血：多见于术后24h以内。胃管内抽出较多鲜血，甚至呕血。小量出血可行非手术治疗；出血过多，非手术治疗无效时，应施行手术。

（3）吻合口及输出袢、输入袢梗阻：给予禁食、持续胃肠减压、输液，纠正水、电解质紊乱等。如无效可行X线造影检查（造影剂用碘剂），观察梗阻部位和程度，确诊后考虑手术。

（4）倾倒综合征：分早期倾倒综合征和晚期倾倒综合征。

1）早期倾倒综合征（early dumping syndrome）：表现为进食流质后10～30min，出现上腹不适、心慌、乏力、气短、出汗、头晕、恶心、呕吐、腹胀、腹痛及腹泻。主要原因为吻合口过大，大量食物进入空肠速度过快，导致肠膨胀牵拉系膜，刺激腹腔神经丛；肠管释放5-羟色胺，肠蠕动加速；大量高渗性食物进入肠腔，将大量细胞外液吸入肠腔，血容量减少。处理方法：平卧，减少活动；避免食用过甜、过咸、过浓食物与乳制品；少量多餐，食后平卧30min；用抗组胺药、抗痉挛药、镇静剂及生长抑素。若上述方法无效，可行手术治疗。

2）晚期倾倒综合征（低血糖综合征）：表现为进食后2～4h，心血管舒张；心慌、无力、出汗、眩晕、手颤及嗜睡。原因为食物过快进入空肠，葡萄糖吸收过快，血糖骤然（一过性）升高刺激胰腺分泌大量胰岛素；而血糖下降后，胰岛素仍在分泌，引起反应性低血糖。处理上，发生后稍进食（或糖类）即可缓解。预防上，给高蛋白、低糖半固体食物，少量多餐，渐渐增加食量；进食速度宜慢。

（5）胃排空障碍：胃切除术后排空障碍也称胃术后"胃瘫"，属动力性胃通过障碍，其发生机制尚未完全明确。

2. 远期并发症

（1）碱性反流性胃炎：临床表现为三联征，即上腹烧灼痛、呕吐胆汁和体重减轻。呕吐后不能缓解腹痛。内科治疗效果不明显。诊断明确，症状持续影响日常工作和生活者，应手术治疗。

（2）溃疡复发：选择性迷走神经切断术后溃疡复发率较高。溃疡常于术后2年内复发，症状与原来溃疡相似，但疼痛更剧，易出血。溃疡复发可先行保守治疗，无效者宜再次手术治疗。治疗术式是迷走神经干切断术加再次胃切除术。

（3）营养性并发症：包括体重减轻、贫血、代谢性骨病等。治疗上宜针对病因，调节饮食，进食营养食物，必要时加用药物治疗。

（4）迷走神经切断术后腹泻：腹泻是迷走神经切断术后的常见并发症，以迷走神经干切断术后最为多见。多数患者口服抑制肠蠕动的药物洛哌丁胺（易蒙停）能有效控制腹泻。

（5）残胃癌：详见本章第六节内容。

（蔡世荣）

第六节 胃癌

一、学习目的与要求

（1）掌握胃癌的检查与诊断方法。

（2）熟悉胃癌浸润和转移的途径，了解胃周淋巴结分组和胃癌的临床分期。

（3）掌握胃癌的临床处理原则。

二、学习方法与内容

（一）胃癌的病因

（1）癌前疾病和癌前病变：癌前疾病包括慢性萎缩性胃炎、胃溃疡、胃息肉、胃黏膜巨大皱襞症、胃切除术后残胃等；癌前病变主要指胃的非典型增生。

（2）幽门螺杆菌感染。

（3）环境、饮食因素。

（4）遗传和基因。

（二）病理

1．肿瘤位置

（1）初发胃癌：将胃大、小弯各等分为3份，连接其对应点，可分为上、中、下3区。其中胃下区最为多见，占半数左右。

（2）残胃癌：指因良性病变施行胃部分切除术后5年以上发生在残胃的原发癌。多发生在术后20～25年。一旦确诊，应按胃癌行手术治疗，但切除率较低。

2．大体类型

（1）早期胃癌：指病变仅限于黏膜和黏膜下层，而不论病变的范围和有无淋巴结转移。癌灶直径在10mm以下称小胃癌，在5mm以下称微小胃癌。早期胃癌形态上分为3型：隆起型、浅表型、凹陷型。

（2）进展期胃癌：指病变深度已超过黏膜下层胃癌。按Bormann分型法分为四型，即：Ⅰ型，息肉（肿块）型；Ⅱ型，无浸润溃疡型；Ⅲ型，有浸润溃疡型；Ⅳ型，弥漫浸润型。

（3）按组织类型分类主要包括：①腺癌（包括乳头状腺癌、管状腺癌、低分化腺癌、黏液腺癌及印戒细胞癌），此种类型最多见。②腺鳞癌。③鳞状细胞癌。④未分化癌。⑤不能分类的癌。

3．胃癌浸润和转移的途径

浸润和转移的途径包括：①直接浸润。②淋巴结转移。③血行转移。④腹腔种植转移。

淋巴结转移是胃癌最主要的转移途径。胃周淋巴结分为以下23组：第1组（贲门右区）；第2组（贲门左区）；第3组（沿胃小弯区）；第4sa组（胃短血管旁）；第4sb组（胃网膜左血管旁）；第4d组（胃网膜右血管旁）；第5组（幽门上区）；第6组（幽门下区）；第7组（胃左动脉旁）；第8a组（肝总动脉前）；第8p组（肝总动脉后）；第9组（腹腔动脉旁）；第10组（脾门）；第11p组（近端脾动脉旁）；第11d组（远端脾动脉旁）；第12a组（肝固有动脉旁）；第12p组（门静脉后）；第12b组（胆总管旁）；第13组（胰头后）；第14v组（肠系膜上静脉旁）；第14a组（肠系膜上动脉旁）；第15组（结肠中血管旁）；第16组（腹主动脉旁）；第17组（胰头前）；第18组（胰下缘）；第19组（膈下）；第20组（食管裂孔）；第110组（下胸部食管旁）；第111组（膈上）；第112组（中纵隔后）。

（三）胃癌TNM分期

2017年美国癌症联合委员会/国际抗癌联盟（AJCC/UICC）TNM分期标准（第8版）如下：

1．肿瘤浸润深度

肿瘤浸润深度为T。

T_X：原发肿瘤无法评价。

T_0：无原发肿瘤证据。

T_{is}：原位癌，肿瘤位于上皮内，未侵犯黏膜固有层。

T_1：肿瘤局限于黏膜及黏膜下层。

T_{1a}：肿瘤侵犯黏膜固有层或黏膜肌层。

T_{1b}：肿瘤侵犯黏膜下层。

T_2：肿瘤侵犯固有肌层。

T_3：肿瘤侵及浆膜下层结缔组织，未侵犯脏腹膜或邻近结构（其中：侵及大小网膜且尚未穿透脏腹膜视为T_3）。

T_{4a}：肿瘤穿透浆膜层（脏腹膜）。

T_{4b}：肿瘤侵犯邻近组织结构（包括：膈肌、肾上腺、肾脏、横结肠、小肠、胰腺、脾、肝、腹壁、腹膜后间隙）。

2．淋巴结转移

淋巴结转移为N。

N_0：区域淋巴结无转移。

N_1：区域淋巴结转移1～2个。

N_2：区域淋巴结转移3～6个。

N_{3a}：区域淋巴结转移7～15个。

N_{3b}：区域淋巴结转移16个及以上。

3．远处转移

远处转移为M。

M_0：无远处转移。

M_1：存在远处转移。

注：远处转移包括腹腔种植、腹腔细胞学检测阳性以及非持续性延伸的大网膜肿瘤。

4．胃癌分期

胃癌的TNM分期见表21-3。

表21-3　胃癌的TNM分期

	N_0	N_1	N_2	N_{3a}	N_{3b}
T_1	I A	I B	II A	II B	III B
T_2	I B	II A	II B	III A	III B
T_3	II A	II B	III A	III B	III C
T_{4a}	II B	III A	III A	III B	III C
T_{4b}	III A	III B	III B	III C	III C

（四）检查与诊断

1．病史

早期症状没有特异性，包括上腹隐痛不适、食欲减退、厌食油腻、消瘦等。到了后期，部分患者会出现疼痛性质改变、出血（黑便或呕血）以及腹部包块；更严重的会出现贲门或幽门梗阻症状。部分患者既往史中会有胃溃疡、萎缩性胃炎、胃息肉、胃酸缺乏、恶性贫血史等。少数患者会有家族胃癌史。

2．体征

多数患者没有特异性体征。病情严重的会有程度不等的贫血、恶病质、黄疸、腹水、肝肿大、上腹部包块。如果发现锁骨上淋巴结肿大、脐周肿物、直肠前窝肿物，则意味着患者已到晚期，手术根治机会不大。

3．辅助检查

（1）胃镜检查，此项检查使用频率最高，可以取活检做定性诊断。

（2）X线钡餐检查。

（3）胃脱落细胞检查。

（4）其他，包括胃液分析和粪便隐血试验。

4．胃癌早期诊断

胃癌的治愈率与其能否早期诊断，有着十分密切的关系，早期诊断的方法有如下几种：

（1）电子胃镜检查：为确诊的主要手段。病灶四周分点多处取材做活组织病理检查确诊。

（2）X线钡餐检查：是早期诊断胃癌的主要手段之一。

（3）细胞学检查：通过胃镜直接冲洗或摩擦法，检查胃液中有无癌细胞。

上述三者的联合应用，可使早期诊断率提高到98%。

（五）临床处理原则

1．手术治疗

胃癌根治术是目前唯一有可能治愈胃癌的方法。原则上，对进展期病例应争取行胃癌根治术。

胃癌根治术应遵循如下3点要求：①充分切除原发癌灶。②彻底清除胃周淋巴结。③尽可能消灭腹腔游离癌细胞和微小转移灶。

胃癌的根治度分为三级，A级（绝对根治术）：D＞N（D表示淋巴结清楚范围，N表示胃周淋巴结站别），即手术切除的淋巴结站别大于已有转移淋巴结的站别，切除胃组织切缘1cm内无癌细胞浸润；B级（相对根治术）：D＝N，或切缘1cm内有癌细胞浸润；C级（非根治性手术）：有肿瘤残留。

2．治疗方法选择

治疗方法应根据胃癌的部位、分期、生物学特性及患者的全身状况来选择。

（1）没有远处转移的早中期患者：原则上应行根治手术。胃窦癌行胃窦癌根治术（远端胃次全切除术）；胃体癌行全胃切除术；贲门胃底癌行下端食管和近端胃的胃大部切除术或全胃切除术。淋巴结应清扫到第2站，即D$_2$根治术。局限于黏膜内的早期胃癌可行D$_1$根治术。

（2）局部晚期患者或者远处有转移但转移灶较少的患者：应积极地给予术前新辅助化疗或放疗，条件成熟时及时尽力行根治手术，术后再辅以化疗或免疫治疗等以提高疗效。

（3）远处多发转移而无梗阻、出血等并发症的晚期患者：应进行以化疗为主的综合治疗，原则上不考虑手术。

（4）晚期患者合并有严重幽门或贲门梗阻：对肿瘤切除无困难、可耐受手术的患者，可做姑息切除手术，以缓解梗阻；有严重梗阻但胃癌已无法切除时，胃窦癌可做胃空肠吻合术，贲门癌可做胃造口术，以缓解梗阻。

3. 化疗

用于术后辅助治疗或晚期无法切除的癌肿患者。目前认为较好的联合化疗方案为：SOX方案（替吉奥和奥沙利铂）和CapeOX方案（卡培他滨和奥沙利铂）。其他如紫杉醇类、拓扑异构酶 I 抑制剂（伊立替康）等联合用药也可取得比较好的效果。

4. 靶向治疗

研究显示，靶向药赫赛汀对*HER*突变的患者有一定疗效，但胃癌患者中*HER*突变的患者不足20%，这种比例阻碍了赫赛汀在胃癌患者中的广泛使用。

5. 术后随访

术后5年内定期随访。第1、2年每隔3个月复查1次CT、胃镜、X线胸片及胃肠肿瘤标记物。从第3年开始，每隔半年复查1次上述项目。

（蔡世荣）

第七节　胃肠间质瘤

一、学习目的与要求

（1）熟悉胃肠间质瘤的病机病理和临床表现。
（2）熟悉胃肠间质瘤的病理诊断、恶性危险度分级和治疗原则。

二、学习方法与内容

（一）胃肠间质瘤的流行病学特点和发病机制

胃肠间质瘤（gastrointestinal stromal tumor，GIST）是胃肠道最常见的间叶源性肿瘤，在生物学行为上可从良性至恶性，免疫组化检测通常表达CD117和DOG1，显示卡哈尔细胞（Cajal cell）分化，大多数病例具有*KIT*或*PDGFRA*活化突变，少数病例涉及其他分子改变，包括*SDH*、*BRAF*、*NF1*、*KRAS/NRAS*和*PIK3CA*等基因突变。GIST起源于胃肠道有分化潜能的间质干细胞或调控胃肠道蠕动功能的Cajal细胞。以前曾被误诊为平滑肌瘤或平滑肌肉瘤等，直到1998年发现其存在*KIT*基因的突变并且特异性表达KIT蛋白而被重新认识和单独分类。

GIST发病率为每年6.8~14.5人/100万人，占所有胃肠道肿瘤的比例不到3%。主要发生于胃（60%~70%）和小肠（20%~30%），也可发生在结直肠、食管和胃肠道外（腹膜后、网膜、肠系膜等）。发病中位年龄60岁左右，男女发病率接近。80%以上的GIST可检测到*KIT*（80%~85%）或血小板源性生长因子受体*PDGFRα*基因（5%~7%）突变。基因突变导致其编码的跨膜酪氨酸激酶受体蛋白不再依赖配体结合而持续激活细胞内促进增殖的信号通路，是导致GIST发生的关键机制。

（二）病理

GIST起源于胃肠道黏膜下层或固有肌层，可以向腔内、腔外或位于肌壁间膨胀性生长，有假包膜。肿瘤大小从几毫米到几十厘米不等，质韧。瘤体较大者可以造成肿瘤内部出血、坏死呈囊实性；部分可侵及黏膜表面形成溃疡。组织学上，GIST可表现为梭形细胞型（70%）、上皮样细胞型（20%）和梭形细胞/上皮样细胞混合型（10%）。免疫组化检测是诊断GIST的重要依据，CD117为其重要标志物，阳性率为94%~98%；DOG1是一种在GIST中特异表达的细胞膜表面蛋白，阳性率为94%~96%，CD117与DOG1具有高度一致性。

（三）临床表现

GIST症状主要取决于肿瘤部位、大小和生长方式。消化道出血最常见，其他常见的症状包括腹部不适、腹胀等非特异性症状。较大的GIST可以压迫邻近器官引起相应症状，腹部也可能会扪及包块。少部分患者也可能因为肠梗阻、消化道穿孔或肿瘤破裂等急诊情况而就诊。GIST极少通过淋巴转移，主要通过血行转移和种植转移。转移主要发生在肝脏和腹腔，疾病晚期也可转移到肺和骨骼等部位，引起相应症状，如骨骼或者关节部位持续性疼痛。

（四）诊断

内镜检查可以发现黏膜下隆起改变，表面黏膜通常光滑。少数合并黏膜溃疡者，可以直接在内镜下活检而确诊。超声内镜有助于判断肿瘤起源于胃肠壁的哪个层次，测量大小，必要时可以在内镜超声引导下行细针抽吸活检，明确诊断。近年，超声内镜在小的胃GIST（<2cm）的生物学评估上有重要价值。增强CT和/或MRI能够清晰显示肿瘤形态、部位和毗邻关系，明确是否合并远处转移，是GIST辅助诊断最重要的检查方法。影像学检查也用于术后复查随访和药物治疗后的疗效评估。

根据临床表现、辅助检查结果，临床上通常不难做出疑似GIST的初步诊断。GIST的确诊依赖于病理学检查，需要与胃肠道其他间叶源性肿瘤，如平滑肌瘤、平滑肌肉瘤、神经鞘瘤等相鉴别。临床上有时候还需要与淋巴瘤、异位胰腺等鉴别。首诊合并远处转移的GIST占20%左右，属于高度恶性。80%左右的GIST首诊时通常表现为单发局限病变，可依据肿瘤大小、核分裂象、肿瘤部位和肿瘤是否破溃（包膜破溃）区分其恶性危险度，具体参见表21-4。

表21-4 GIST切除术后危险度分级（NIH 2008改良版）

危险度分级	肿瘤大小（cm）	核分裂象（/50HPF）	肿瘤原发部位
极低	≤2	≤5	任何部位
低	2.1～5.0	≤5	任何部位
	2.1～5.0	6～10	胃
中等	≤2	6～10	非胃原发
	5.1～10.0	≤5	胃
	任何	任何	肿瘤破裂
	>10	任何	任何部位
高	任何	>10	任何部位
	>5	>5	任何部位
	2～5	>5	非胃原发
	5～10	≤5	非胃原发

（五）治疗

对于局限性GIST，手术切除是首选的治疗方法。手术应完整切除肿瘤，术中避免肿瘤破裂。由于GIST淋巴结转移罕见，通常无须进行淋巴结清扫。术后中、高危GIST推荐接受伊马替尼辅助治疗以降低复发风险。对于肿瘤巨大、切除困难和特殊部位（例如直肠下段、十二指肠等）的GIST，可以先进行伊马替尼术前辅助治疗，通过缩小肿瘤体积，提高手术切除率，有利于保全脏器功能。复发和/或转移性GIST对传统放化疗不敏感，因此选伊马替尼治疗。伊马替尼属于小分子酪氨酸激酶抑制剂，其通过与ATP竞争性结合酪氨酸激酶催化部位的核苷酸结合位点，使得激酶不能发挥催化活性，下游通路不再激活，从而导致细胞增殖受抑，诱导细胞凋亡。由于区别于传统化疗，类似作用机制的治疗方式又称为"靶向治疗"。大约85%的GIST患者可以从治疗中获益，其中部分缓解的占50%～70%，疾病稳定的占15%～30%。伊马替尼出现后，晚期GIST中位生存期从原来的9～18月，延长至46～57月，显著改善了晚期患者的预后。用伊马替尼治疗肿瘤进展期的患者时，患者可以接受二线药物和三线药物治疗。

（张信华）

第八节 胆道感染与胆石症

一、学习目的与要求

（1）掌握胆管炎、胆管结石、急性及慢性胆囊炎、胆囊结石及急性梗阻性化脓性胆管炎的检查与诊断要点。

（2）通过急性胆囊炎、胆石症的学习，与胆道蛔虫病进行鉴别诊断。

（3）介绍急性胆囊炎、胆道感染及胆石症的治疗原则。

（4）介绍肝内结石病的概念和诊治原则。

（5）胆道手术前后的处理原则。

（6）示教腹腔镜胆囊切除术。

二、学习方法与内容

（一）检查与诊断

1. 病史

应详细询问腹痛的部位（多发生在右上腹或剑突下）、性质（钝痛或绞痛、可呈持续性伴阵发加剧，绞痛也可呈间歇性，可向右肩背部放射），有无恶心、呕吐，有无发热、寒战、黄疸出现。留意疼痛发作与饮食关系（多于饱餐或进食含脂肪多的食物后出现）。Charcot三联征（上腹部剧烈疼痛、寒战发热、黄疸）是肝外胆管结石梗阻合并感染的表现。如胆管梗阻和感染加重，在Charcot三联征基础上出现低血压和神志改变，统称为Reynolds五联症，是诊断急性梗阻性化脓性胆管炎（acute obstructive suppurative cholangitis，AOSC）不可缺少的依据。询问过去有无同样发作及蛔虫病病史。注意患者的性别与年龄。

2. 体检

注意巩膜、皮肤有无黄疸，右上腹及剑突下有无压痛及腹肌紧张的程度。如胆囊管或胆总管下段有阻塞则可扪及肿大的胆囊。Murphy's征阳性是急性胆囊炎的典型体征。合并AOSC时，常可出现尿少、血压下降、神志改变等感染性休克表现。

3. 实验室检查

血、尿常规；肝功能检查包括：AKP、γ-GT、ALT、AST、ALB、TBIL、DBIL、IBIL等。降钙素原、凝血酶原时间、肾功能等检查。如果行经皮肝穿刺胆道引流（percutaneous transhepatic cholangial drainage，PTCD）或内镜逆行胰胆管造影（endoscopic retrograde cholangiopancreatography，ERCP），可留取胆汁送细菌培养检查。

4．影像检查

（1）X线检查：部分患者腹部平片可发现胆囊阳性结石影。术中及术后胆道造影有助于术中及术后胆道病变的诊断。

（2）超声检查：作为胆道感染和胆石症的首选检查方式。

（3）CT、MRI或磁共振胆胰管成像（magnetic resonance cholangiopancreatography，MRCP）。

5．ERCP

除诊断作用外，部分胆总管结石患者可以在行ERCP检查的同时行内镜下乳头括约肌切开术（EST）及套篮取石术取出胆总管结石。

6．PTCD

7．内镜超声检查

8．胆道镜检查

术中及术后行胆道镜检查的同时可以进行取石治疗。

（二）急性胆囊炎、胆石症与胆道蛔虫病的鉴别要点

急性胆囊炎、胆石症与胆道蛔虫病的鉴别见表21-5。

表21-5　急性胆囊炎、胆石症与胆道蛔虫的鉴别

	急性胆囊炎、胆石症	胆道蛔虫病
1. 年龄	成人多见	小孩多见
2. 疼痛性质	阵发性绞痛、间歇期较长，间歇期痛虽减轻但仍有疼痛	阵发性绞痛、痛甚剧，痛间歇期较短，间歇期可完全无痛
3. 呕虫史	呕吐物内一般无蛔虫	呕吐物内常有蛔虫
4. 体温	常有发热	无并发症存在，时常无发热
5. 黄疸	常有黄疸出现	常无黄疸出现
6. 体征	右上腹或剑突下有压痛、反跳痛腹肌紧张，可扪及肿大之胆囊	往往仅有剑突下深压痛，腹膜刺激征不明显
7. 血象	白细胞计数常增高或左移	无并发症存在时，血象变化不明显
8. 吞钡十二指肠检查	一般于十二指肠内无蛔虫影发现	于十二指肠内可见蛔虫所致的充盈缺损

（三）其他胆道感染及胆石症的临床表现

（1）通过临床病例示教，了解胆囊结石、肝外胆管结石及肝内胆管结石不同的临床表现。

（2）了解急性梗阻性化脓性胆管炎的临床表现。

（四）急性胆囊炎、慢性胆囊炎、胆道感染和胆石症的治疗原则

1．急性胆囊炎

确诊后应外科治疗，手术时机视具体情况而定。

（1）病情轻的急性单纯性胆囊炎，先用非手术疗法控制感染，待病情缓解后再择期手术。发病在72h内、病情允许、无禁忌证者，可行腹腔镜胆囊切除术。非手术疗法包括：静脉补液，纠正水、电解质、酸碱平衡失调，广谱抗生素等。

（2）病情危重或已出现并发症（如急性化脓性胆管炎、胆囊穿孔、肝脓肿等），经短期积极术前准备和处理后，应尽早手术治疗。

1）高度危重，不能耐受较复杂手术者；或胆囊局部炎症重、渗血多，解剖界限不清；或手术技术、设备等条件不允许行胆囊切除术时则行胆囊造瘘术。

2）有条件的单位可行超声引导性胆囊穿刺引流术。

2．慢性胆囊炎

（1）诊断明确、症状明显、伴胆石症者：腹腔镜胆囊切除术。

（2）年迈体衰并有全身严重器质性病变者：综合治疗（限制脂肪饮食，口服胆汁酸及利胆药物，中西医结合治疗）。

3．有下列情况时应考虑做胆总管切开探查

（1）患者现在有黄疸或过去有黄疸史。

（2）胆总管增粗、增厚者。

（3）胆总管内扪及结石或蛔虫。

（4）胆总管内为脓性胆汁。

（5）合并有慢性复发性胰腺炎。

4．急性梗阻性化脓性胆管炎

（1）积极术前准备：大量广谱抗生素、肾上腺皮质激素、维生素，及时使用多巴胺等升压药物。

（2）紧急手术解除梗阻，切开胆总管减压、引流，力争取净结石，缩短手术时间。

5．治疗胆道感染和胆石症的手术方式选择

（1）胆囊切除术。

（2）胆总管切开引流术。

（3）胆囊造瘘术。

（4）胆总管探查及Oddi氏括约肌成形术。

（5）各种胆肠内引流术。

（五）术前准备与术后处理

1．术前准备

（1）急性胆囊炎术前准备同急性腹膜炎，有明显黄疸者应肌注大量维生素K。

（2）急性梗阻性化脓性胆管炎患者，除了抗休克，纠正水、电解质和酸碱平衡紊乱，以及控制感染外，关键是解除胆道梗阻、胆道减压。一般主张在积极进行抗休克治疗的同时，在早期进行胆道减压手术。术前须配血。

（3）慢性胆囊炎、胆石症患者如有黄疸，术前应注意肝功能、凝血酶原检查。护肝治疗，注射维生素K。有肝胆道感染症状时，给予广谱抗生素。

2．术后处理

（1）术后常规禁食，待肠蠕动恢复后再进食。

（2）静脉补液及应用抗生素。单纯腹腔镜胆囊切除术一般术后无须应用抗生素。

（3）黄疸患者应用维生素K、B族维生素和护肝药物。

（4）腹腔引流管根据引流量情况一般在手术后2～3日拔除。

（5）若有胆总管"T"形引流管或胆囊造瘘管应接床边瓶，并记录每日胆汁量。

（6）拔除胆总管"T"形引流管的指征。

1）手术后14日以上（腹腔镜下放置的"T"形引流管要适当延长）。

2）胆道已无明显感染，发热、黄疸消退。

3）胆汁能通畅流入十二指肠。证实方法：抬高或钳闭引流管24～48h后，无腹痛、发热、黄疸等情况。或做"T"形引流管造影证实。

4）每日引流胆汁量少于300mL。

（7）术后经胆总管"T"形引流管胆道造影。

1）指征：凡是胆道多发结石、肝内结石、胆道狭窄或疑有胆道结石残留者。

2）方法：①应用水溶性造影剂如优维显，用生理盐水1∶1稀释，在无菌操作下，每次20～30mL，自引流管注入，边注药边拍片。②注入造影剂时应避免注入气泡，以免误诊为胆道残余结石。③头低卧位时，肝内胆管显影较好。④造影完毕后，随即抽吸出胆道内残留的造影剂。造影后，继续开放引流1～2天，以减少胆道感染。如有残余结石，应考虑下一步治疗方案（如6周后行胆道镜检查取石术）。

（郑朝旭）

第九节 胰腺疾病

一、学习目的与要求

（1）了解胰腺的解剖与生理。

（2）掌握胰腺炎的种类与处理原则。

（3）熟悉胰腺囊性疾病的种类与外科治疗。

（4）掌握胰腺癌的定义与处理原则。

（5）了解胰腺神经内分泌肿瘤的种类与外科治疗。

二、学习方法与内容

（一）胰腺的解剖与生理

胰腺是位于腹膜后的一个狭长器官，从右向左横跨第1～2腰椎的前方。胰腺长10～20cm，宽3～5cm，厚1.5～2.5cm，重75～125g，分为胰头、胰颈、胰体、胰尾4部分，各部分无明显界限，临床上常将体、尾部作为一个解剖单位。胰头膨大，被C形十二指肠包绕，其下部经肠系膜上静脉后方向左突出至肠系膜上动脉右侧，称为钩突。肠系膜上静脉前方的部分胰腺为胰颈。胰颈和胰尾之间为胰体，占胰腺的大部分。胰尾是胰腺左端的狭细部分，向左上方抵达脾

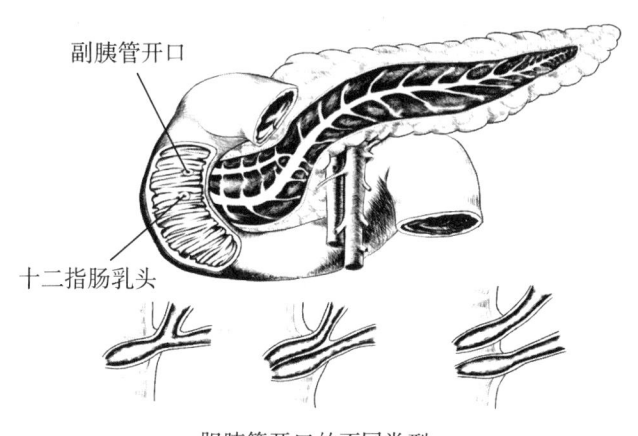

图21-3 胰管的解剖关系

门，重要解剖标志是其后方也有腹膜包绕。主胰管（Wirsung管），直径2～3mm，横贯胰腺全长，由胰尾至胰头，沿途接纳小叶间导管。约85%的人胰管和胆总管汇合形成"共同通道"，下端膨大部分称Vater壶腹，开口于十二指肠乳头，其内有Oddi括约肌；一部分人虽有共同开口，但两者之间有分隔；少数人两者分别开口于十二指肠（图21-3）。在胰头部胰管上方有副胰管（Santorini管），通常与胰管相连，收纳胰头前上部的胰液，开口于十二指肠副乳头。

胰头血供来源于胃十二指肠动脉和肠系膜上动脉的胰十二指肠前、后动脉弓。胰体尾部血供来自脾动脉的分支胰背动脉和胰大动脉。通过胰横动脉构成胰腺内动脉网（图21-4）。胰的静脉多与同名动脉伴行，最后汇入门静脉。

胰腺的淋巴引流起自腺泡周围的毛细淋巴管，在小叶间汇成稍大的淋巴管，沿伴行血管达

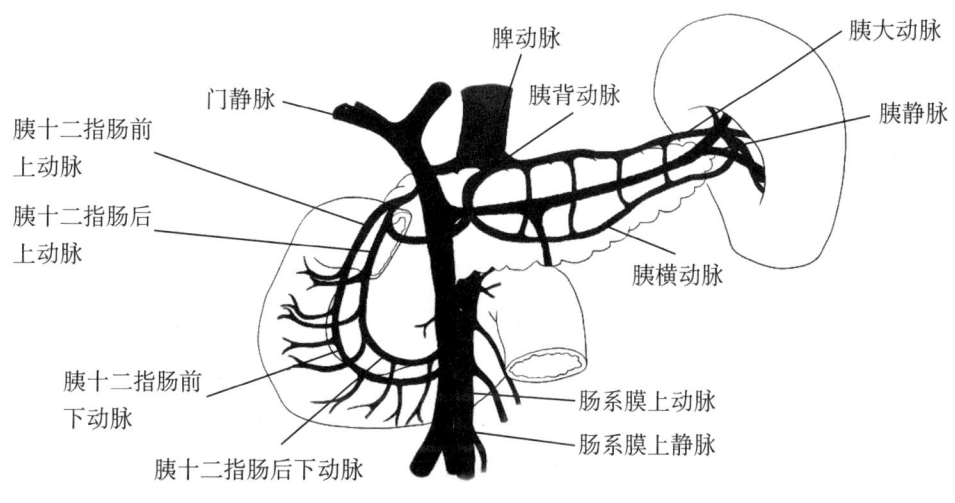

图21-4 胰腺的血液供应

胰腺表面，注入胰上、下淋巴结与脾淋巴结，然后注入腹腔淋巴结。胰腺的多个淋巴结群与幽门上下、肝门、横结肠系膜及腹主动脉等处淋巴结相连通。胰腺受交感神经和副交感神经的双重支配，交感神经支配胰腺的疼痛，副交感神经传出纤维对胰岛、腺泡和导管起调节作用。

胰腺具有外分泌和内分泌两种功能。胰腺的外分泌液为胰液，是一种透明的等渗液体，每日分泌750～1 500mL，pH为7.4～8.4。其主要成分为由腺泡细胞分泌的各种消化酶以及由中心腺泡细胞、导管细胞分泌的水和碳酸氢盐。胰消化酶主要包括胰蛋白酶、糜蛋白酶原、胰脂肪酶、胰淀粉酶等。

生理状态下，腺泡细胞合成的酶是以酶原的形式存储在细胞内的酶原颗粒中，有些酶如胰蛋白酶和糜蛋白酶原释放到胰管及十二指肠腔内可被十二指肠黏膜合成、分泌的肠激酶激活，激活的胰蛋白酶在蛋白消化中起到重要作用。

胰液分泌受迷走神经和体液双重控制，以体液调节为主。

胰腺的内分泌来源于胰岛。胰岛是大小不等、形状不定的细胞团，散布于腺泡之间。胰腺约有100万个胰岛，主要分布在胰体尾。胰岛有多种细胞，以β（B）细胞为主，分泌胰岛素；其次是α（A）细胞（分泌胰高血糖素），以及δ（D）细胞（分泌生长抑素）；还有少数PP细胞（分泌胰多肽）、G细胞［分泌促胃液素（胃泌素）］和D1细胞［分泌血管活性肠肽（VIP）］等。

（二）胰腺炎

1. 急性胰腺炎

急性胰腺炎是一种常见的急腹症，按病理改变过程可分为水肿性胰腺炎和出血坏死性胰腺炎两种，前者占大多数。按临床病情分为轻症、中症和重症急性胰腺炎，重症急性胰腺炎约占10%。重症急性胰腺炎病情险恶，常常涉及全身的多个脏器，死亡率高达10%～30%。急性胰腺炎有多种致病的危险因素，国内以胆道疾病为主，占50%以上，称为胆源性胰腺炎。

（1）轻症急性胰腺炎：为水肿性急性胰腺炎，常不需要外科治疗，临床上以抑制胰液分泌、预防感染、防止向重症发展等保守治疗为主。

（2）中症急性胰腺炎：伴有一过性的器官功能衰竭（48h内可以自行恢复），伴有局部或全身并发症。

（3）重症急性胰腺炎：治疗应根据病程不同，采取相应的治疗措施。

1）急性反应期：先行非手术治疗，包括加强监护治疗与器官支持，若出现感染者应转手术治疗；对疾病发展迅猛非手术治疗无效者应及时引流，如无手术条件可以先采用腹腔灌洗（peritoneal lavage）治疗。

2）全身感染期的治疗：有针对性地选择敏感的、能透过血胰屏障的抗生素，结合临床征象作动态CT监测，明确感染病灶所在部位，对感染病灶进行积极的手术处理。针对坏死感染病灶的手术治疗的基本措施是行坏死组织清除术（necrectomy）和局部灌洗引流术（local irrigation and drainage surgery）。对于坏死广泛，无法一次性达到彻底清除坏死和满意引流效果的病例，可选择切口部分敞开，选择部分敞开时要用油纱布将胃和结肠分别保护在切口的上下缘，创口用多根多孔引流管充分引流。术后通过持续灌洗和冲洗达到有效引流和去除脱落坏死组织的目的。

3）腹膜后残余感染期的治疗：通过窦道造影明确感染残腔的部位、范围及毗邻关系，注意有无胰瘘、胆瘘及消化道瘘的存在。应加强全身支持疗法，采用肠内营养支持改善营养状况，创造条件，实施残腔扩创引流。

4）主要并发症的治疗原则：

急性胰周液体积聚：多会自行吸收，无须手术或穿刺。

胰腺及胰周组织坏死：坏死感染需手术，具体手术为坏死组织清除术和局部灌洗引流术；对无临床症状的无菌坏死，严密观察，不要急于穿刺或手术，因为坏死组织有可能被吸收，也有可能液化包裹。如果出现消化道压迫症状或感染症状应行手术治疗。

胰腺假性囊肿：囊肿小于6cm、无症状，不做处理，随访观察；若出现症状、体积增大或继发感染则需要行手术引流；囊肿经过6个月仍不被吸收者，可以考虑做内引流术。

胰腺脓肿：胰腺及胰外区域经临床及CT证实有脓肿形成者应做手术引流。

（4）急性胆源性胰腺炎：在制订治疗方案前一定要区分胆道是否有梗阻或有无梗阻病变，同时要区分临床表现是以胆道病变为主还是以胰腺病变为主。

1）胆道无梗阻并以胆道疾病为主的类型：主要采用非手术治疗，与治疗轻症急性胰腺炎相同。待急性炎症消退后，再处理胆道病变，其间要避免胆道炎症再次发作。

2）胆道有梗阻并以胆道疾病为主的类型：应尽快解除胆道梗阻，如胆总管切开取出结石，行T形管引流术，若胆囊未切除则同时切除胆囊。手术中在处理好胆道病变后，再沿胃结肠韧带打开小网膜腔探查胰腺，做小网膜腔灌洗引流。若有条件，也可以做ERCP内镜下Oddi括约肌切开取石和鼻胆管引流或PTCD引流。

3）临床症状以胰腺炎为主的类型：此类病例的胰腺病变往往都属于重症急性胰腺炎伴有感染的病例，需要行手术以治疗其胰腺病变并做胆道引流。

2.慢性胰腺炎

慢性胰腺炎又称慢性复发性胰腺炎，特征为反复发作的上腹部疼痛伴有程度不同的胰腺外分泌和内分泌功能失调，胰腺实质发生各种进行性的不可逆的组织病理变化。

慢性胰腺炎的治疗一般以非手术治疗为主，手术治疗以止痛为目的。若切除全胰，又会带来终身胰腺内分泌功能缺失的问题。

（1）非手术治疗：戒酒、饮食控制、治疗糖尿病、胰酶治疗、缓解疼痛、营养支持等。

（2）手术治疗：外科手术不可能从根本上治愈本病，仅能够解决慢性胰腺炎所造成的结果，即解除或缓解疼痛或梗阻，因此，在手术治疗的同时要采取一系列非手术疗法来治疗胰腺的功能不全及控制疾病的发展。

手术适应证：①经非手术疗法仍不能解除的难以忍受的顽固性疼痛。②伴有胆总管梗阻，持续性黄疸。③并发直径大于5cm的胰腺假性囊肿。④内科治疗无效的胰源性胸腹水。⑤十二指肠梗阻。⑥并发脾静脉栓塞或胃底静脉曲张。⑦无法排除胰腺癌。

手术治疗原则：①纠正原发疾病。②解除胰胆管梗阻。③解除或缓解疼痛。

手术方法：①胰管空肠侧侧吻合术（Partington手术），将胰管全程纵行切开，取出胰石，再与空肠做侧侧全口吻合。②胰腺切除术，根据病变范围做胰腺体尾切除术、胰腺次全切除术或全胰切除术。胰腺切除术的效果不及有胰管扩张做内引流的效果好。③保留十二指肠的胰头切除术（Beger手术）。④胰头局部切除、胰管切开及胰肠吻合术（Frey手术）。⑤内脏神经破坏手术。⑥内镜下治疗。

（三）胰腺囊性疾病

1. 胰腺囊肿

胰腺囊肿分为胰腺真性囊肿和胰腺假性囊肿，前者又分为先天性胰腺真性囊肿与后天性胰腺真性囊肿两种。

（1）先天性胰腺真性囊肿：临床罕见，属胰腺外分泌腺的先天性病变，通常需要外科治疗。

（2）后天性胰腺真性囊肿：一般以手术治疗为主，即针对囊肿进行处理，可以在排除囊性肿瘤后做内引流术，并处理胰管梗阻病因。

（3）胰腺假性囊肿：是继发于急性、慢性胰腺炎或胰腺损伤后的并发症。对于囊壁已成熟、随访观察不吸收的假性囊肿需要手术治疗。如不及时手术，可发生囊内出血、破裂、感染等并发症。手术治疗的方式以外引流术与内引流术为主，以后者常用，有时选择超声或内镜下穿刺引流。

2. 胰腺囊性肿瘤

随着现代诊疗技术的发展，胰腺囊性肿瘤（pancreatic cystic tumor）患者近年来有增多的趋势。胰腺囊性肿瘤通常分为浆液性和黏液性囊腺瘤、导管内乳头状黏液瘤（intraductal papillary mucinous neoplasm，IPMN）、实性假乳头状瘤。浆液性囊腺瘤是最常见的胰腺囊性肿瘤，恶变倾向低；黏液性囊腺瘤恶变倾向高。

胰腺囊性肿瘤临床上可表现为上腹疼痛或腹部肿块，当病情发展到后期出现压迫症状时，可同时出现梗阻性黄疸、继发性急性胰腺炎、脾静脉受压导致的区域性门脉高压症及消化道不完全性梗阻等，囊性病变广泛可以累及胰腺内分泌功能并发糖尿病。囊肿本身可能继发囊内出血、感染和破裂，引起失血性休克和急性弥漫性腹膜炎。

胰腺囊性肿瘤手术治疗适用范围：①直径超过6cm或者有症状的浆液性囊腺瘤。②直径超过3cm或者有症状的黏液性囊腺瘤，不能排除恶变者。③主胰管型IPMN或怀疑有恶变者。④实性假乳头状肿瘤。

（四）胰腺癌

胰腺癌是一种较常见的恶性肿瘤，其发病率占全身恶性肿瘤的1%～2%，近年来国内外发病率均有明显增加的趋势。胰腺癌恶性程度高，早期不易发现，切除率低和预后差为本病的特点。因此，胰腺癌强调早期诊断。

胰腺癌一经诊断，若无禁忌证，应首选手术治疗，术前PTCD及营养支持等的围手术期准备对患者的预后有利。术后结合患者情况可行化疗、放疗、靶向药治疗及免疫治疗等。

胰腺癌好发于胰腺头部，因此，根治性手术多选择胰、十二指肠切除术（Whipple手术）。目前认为合理的切除范围是：胰头（包括钩突）、远端胃、十二指肠、空肠上段10～15cm、胆囊和胆总管，同时清扫相应区域的淋巴结。

姑息手术的目的是解除黄疸和十二指肠梗阻，缓解腹痛和腰背部疼痛。可采用胆囊空肠Roux-en-Y吻合术解除胆道梗阻，同时行胃空肠吻合术解除或预防十二指肠梗阻。也可以采用介入治疗方法解除梗阻。

（五）胰腺神经内分泌肿瘤

胰腺神经内分泌肿瘤（pancreatic neuroendocrine tumor，PNET）是以胰岛的某一种细胞为主形成的肿瘤。目前发现8种以上胰腺神经内分泌肿瘤，其分泌激素并产生相应的临床综合征。实际上许多肿瘤是混合型的，可以分泌多种激素，但以某一种为主引起症状。关于胰腺内分泌肿瘤的病理、临床表现、诊断等，这里不再赘述。以下简要介绍各种胰腺神经内分泌肿瘤的外科治疗。

1. 胰岛素瘤

明确诊断后应尽早手术摘除肿瘤，手术关键包括：①彻底探查胰腺各部，术中配合B超检查可显著提高肿瘤的检出率。②摘除一个肿瘤后应术中立即复查血糖，警惕有多发肿瘤的存在，避免遗漏。③行术中冰冻切片检查证明摘除物肿瘤组织，避免误切。④如术中探查未发现肿瘤，行胰体尾切除术应持谨慎的态度。

2. 胃泌素瘤

胃泌素瘤的治疗首先要确定胃泌素瘤是散发型还是MEN I型。对于散发型，应行手术治疗切除肿瘤；MEN I型则选用抑酸药和生长抑素药物治疗。直径大于3cm的肿瘤常伴有肝转移，切除原发病灶后再联合药物治疗可提高患者生活质量。如果术中未找到肿瘤，可行高选择性迷走神经切断术。如术中发现肿瘤已广泛转移不能切除，切除作为靶器官的全胃可解除临床症状。

3. 其他胰腺神经内分泌肿瘤

胰高血糖素瘤治疗上与其他PNEN相似。另外可补锌、氨基酸等加速皮损愈合；血管活性肠肽瘤未转移时可手术切除，术后腹泻即止，若已有肝内广泛转移则预后不佳，可选择姑息治疗；胰多肽瘤、生长抑素瘤等罕见的PNEN也以手术切除为主要治疗手段。

（赖佳明）

第十节 肠梗阻

一、学习目的与要求

（1）熟悉肠梗阻的病因和分类。

（2）掌握肠梗阻的临床表现及其诊断。

（3）掌握单纯性肠梗阻与绞窄性肠梗阻的鉴别方法。

（4）掌握肠梗阻的治疗原则。

（5）掌握肠梗阻的术前、术后处理及手术注意事项。

二、学习方法与内容

任何原因引起的肠内容物通过肠道障碍，都可称为肠梗阻（intestinal obstruction或ileus）。肠梗阻是外科常见的急腹症之一，临床病象复杂多变，如发生绞窄性肠梗阻则死亡率显著增高。

（一）病因和分类

肠梗阻按基本病因分为三大类，见图21-5。

（1）机械性肠梗阻：

最为常见，是由于各种原因引起肠腔变狭小，使得肠内容物通过发生障碍，如肠管本身病变、肠管外病变和肠管内异物阻塞等。

（2）动力性肠梗阻：

是由于神经反射或毒素刺激引起肠壁肌功能紊乱，使肠蠕动丧失或肠管痉挛而引起的肠梗阻，如麻痹性肠梗阻和痉挛性肠梗阻等。

（3）血运性肠梗阻：

是由于肠系膜动脉栓塞或静脉血栓形成，使肠管血运障碍而引起的肠麻痹。

肠梗阻又可按肠壁有无血运障碍，分为单纯性肠梗阻和绞窄性肠梗阻。

也可根据梗阻程度分为完全性或不完全性肠梗阻；还可按梗阻的部位分为高位（如空肠）、低位（如回肠）和结肠梗阻；按发展过程的快慢又可分为急性和慢性肠梗阻。

此外，临床上还有一类特殊的肠梗阻，即闭袢性肠梗阻，是指一段肠管因两端均受压且不通畅形成闭袢，易发生肠坏死和穿孔。

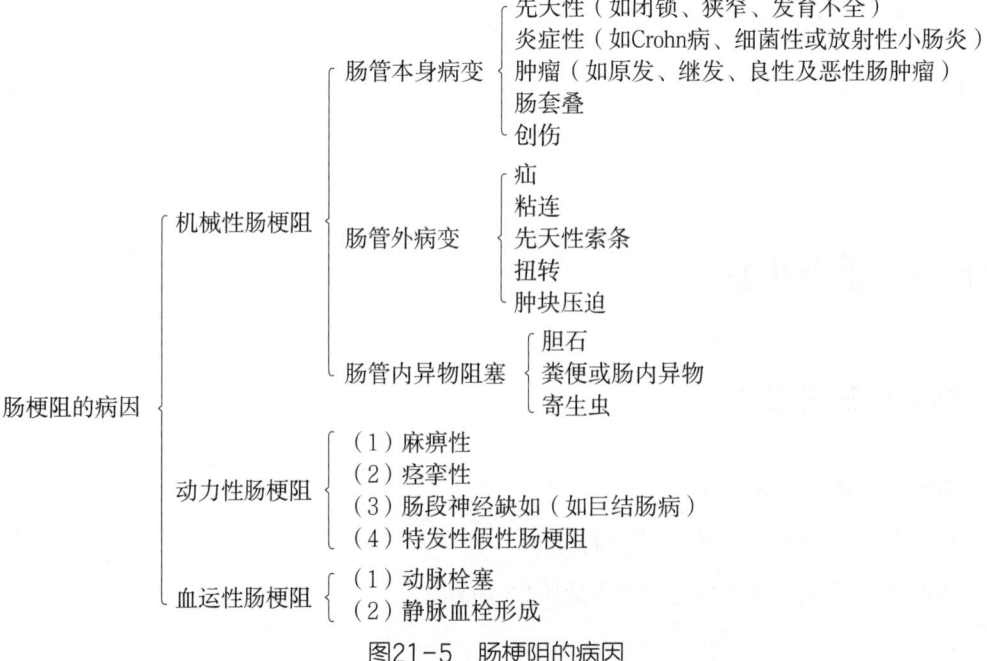

图21-5 肠梗阻的病因

　　小儿严重的急性肠套叠属于机械性绞窄性肠梗阻，腹部手术后早期的肠梗阻多属于动力性肠梗阻中的麻痹性肠梗阻，早期蛔虫性肠梗阻多属于机械性单纯性肠梗阻，单纯肠系膜血管栓塞属于血运性肠梗阻，慢性铅中毒引起的肠痉挛属于动力性肠梗阻中的痉挛性肠梗阻。

　　在肠梗阻不断变化的病理过程中，上述各种类型有时可同时存在，并可在一定条件下互相转化。

（二）病理生理改变

1. 局部改变

　　单纯性肠梗阻时，梗阻以上肠蠕动增加，肠腔因气体和液体积贮而膨胀，肠梗阻部位愈低、时间愈长，肠膨胀愈明显。梗阻以下肠管则瘪陷、空虚或仅存少量肠内容物。膨胀与瘪陷肠管交界处即为梗阻所在，这对手术中寻找梗阻部位至关重要。

　　急性完全肠梗阻时，肠管迅速膨胀，肠壁变薄，腔内压不断升高，至一定程度，可使肠壁出现血运障碍。开始为静脉回流受阻，肠壁毛细血管及小静脉淤血，肠壁充血、水肿、增厚，呈暗红色。加上组织缺氧，毛细血管通透性增加，使血性渗出液渗入肠腔和腹腔。继而发生肠动脉血运受阻，血栓形成，肠壁变成紫黑色而失去活力。最后肠管可坏死而溃破穿孔。

　　慢性肠梗阻起初一般是不完全梗阻，梗阻以上肠腔逐渐扩张，由于长期肠蠕动增强，肠壁呈代偿性肥厚，腹部呈现扩大的肠蠕动波。痉挛性肠梗阻因是暂时性的，肠管多无明显改变。

2. 全身改变

　　（1）水、电解质紊乱及酸碱失衡：胃肠道每日分泌液约为8 000mL。急性肠梗阻时，由于不能进食和大量呕吐，加上肠管过度膨胀，肠壁水肿，血浆向肠壁、肠腔和腹腔渗出。如有肠绞窄，更会丢失大量血液，同时潴留在肠腔内的液体导致体液在第三间隙丢失。这些均可引起血容量不足和严重的水、电解质紊乱。高位肠梗阻患者大量、频繁呕吐，更易发生缺水，同时丢失大量胃酸和氯离子，可引起代谢性碱中毒；低位小肠梗阻患者丢失大量碱性消化液，组织灌注不足导致酸性代谢产物大量增加，可引起代谢性酸中毒。

　　（2）感染和脓毒症：梗阻以上肠腔内细菌大量繁殖，产生多种强烈的毒素，通过受损的膨胀肠壁渗透至腹腔，引起严重的腹膜炎和脓毒症。

　　（3）休克：缺水、血液浓缩、血容量减少、电解质紊乱、酸碱平衡失调、细菌感染和中毒，可致严重的低血容量性休克和中毒性休克，最后患者可因急性肾衰竭及循环、呼吸衰竭而死亡。

　　（4）呼吸和循环功能障碍：肠腔膨胀使腹压增高，膈肌上抬，影响肺内气体交换和下腔静脉血液回流，加上全身血容量骤减，使心排血量明显减少。

（三）病史与体格检查

1. 详细询问病史

　　典型肠梗阻的共同症状是"腹痛（痛）、呕吐（吐）、腹胀（胀）、肛门停止排便排气（闭）"四大表现。但并非每一个肠梗阻患者都会出现这四大症状，可能以其中1个或2个症状为主，也可能会出现3个症状，应综合分析其表现。

（1）腹痛：单纯性肠梗阻一般为阵发性绞痛，伴有肠鸣音和"气流"在腹中窜动。如腹痛间歇期逐渐缩短，变成持续性剧烈腹痛伴阵发性加剧，应考虑为绞窄性肠梗阻。麻痹性肠梗阻一般为持续性胀痛或不适。

（2）呕吐：肠梗阻一般早期为反射性呕吐，进食和饮水均可引起呕吐。梗阻部位愈高，呕吐愈早、愈频繁，但呕吐物量较少；低位肠梗阻时，呕吐发生晚而量大，呕吐物可呈粪样。肠管有绞窄时，呕吐物呈血性；麻痹性肠梗阻时，呕吐物呈溢出性。

（3）腹胀：其程度与梗阻时间和部位有关。高位肠梗阻腹胀不明显，但低位肠梗阻及麻痹性肠梗阻腹胀显著，严重时可遍及全腹。结肠梗阻时，表现为腹周膨胀显著。腹部不均匀隆起，常是肠扭转的表现。

（4）肛门停止排便排气：完全性肠梗阻，特别是低位梗阻时，患者多不再排便排气；但梗阻早期，特别是高位梗阻时，可因梗阻以下肠内残存粪便或气体，仍可由肛门排便排气。绞窄性肠梗阻时，尚可排出血性黏液便。

询问肠梗阻患者时须注意腹痛的性质是阵发性、持续性还是持续性疼痛阵发性加剧，腹痛出现的部位、程度、持续时间，有无伴肠鸣音，发作与间歇期时间长短的关系。呕吐出现时间、频度，呕吐物的性质和量，有无蛔虫。有无停止肛门排便排气，部分肠梗阻的患者仍然会有肛门排气或排便情况，甚至是排出血便。腹胀情况如何，究竟是全腹胀，还是腹部周围胀或局部膨隆，需要密切观察。注意以前有无腹部外伤或手术史、腹腔感染史。

2. 腹部体征

腹壁手术切口瘢痕提示可能为粘连性肠梗阻。常见腹外疝的部位如出现疼痛性包块可能是肠梗阻的原因。腹胀是否均匀、对称（定时测量经脐的腹围），有无肠型、蠕动波，有无腹内肿块（部位、形状、硬度、压痛、活动度）及腹膜刺激征，肠鸣音有无改变（高亢、减弱或消失，金属音，气过水音）。单纯性肠梗阻时腹壁软，有轻度压痛；绞窄性肠梗阻由于伴有腹膜炎，可有显著压痛和腹肌强直，有时可扪及痛性包块，常为绞窄的肠袢，也可能是肿瘤、肠套叠或粪块。腹腔内有较多渗出液时，可叩出移动性浊音。直肠指检有无肿块或血迹。听诊可闻及肠鸣音亢进，有气过水音或金属音，为机械性肠梗阻的表现。麻痹性肠梗阻时，肠鸣音减弱或消失。

3. 全身表现

观察有无脱水、休克征象。肠梗阻早期患者全身情况改变不明显，肠梗阻晚期或绞窄性肠梗阻时，可有唇干舌燥、眼窝内陷、皮肤弹性减退表现，可有尿少或无尿，严重时可出现脉搏细速、血压下降、四肢发凉等中毒和休克征象。

（四）实验室检查及其辅助检查

1. 血常规

血红蛋白值及血细胞比容可因缺水、血液浓缩而升高。发生绞窄性肠梗阻或出现感染中毒症状时，白细胞计数和中性粒细胞数亦明显升高。

2．尿常规

由于肠梗阻导致缺水、血液浓缩，患者尿量减少，尿比重增高。

3．大便常规及隐血试验

呕吐物和粪便中有大量红细胞或隐血试验阳性，应考虑有肠绞窄可能。

4．血电解质紊乱、酸碱失衡、出凝血功能障碍

血清钾、钠、氯可因呕吐而失衡，可出现低钾血症、等渗性脱水等异常。酸中毒时血pH值和二氧化碳结合力下降。肠绞窄细菌感染和中毒严重时可致低血容量性休克和中毒性休克，可致出凝血功能障碍，腹水细菌培养可呈阳性，最后可因急性肾衰竭及循环、呼吸衰竭而死亡。

5．X线检查

小肠梗阻4～6h后，腹部X线立卧位平片可见多个气液平及胀气肠袢，而结肠内气体减少或消失。空肠胀气可显示"鱼肋骨刺"状，回肠则无此表现。结肠胀气位于腹周边，显示结肠袋形。肠套叠、乙状结肠扭转或结肠肿瘤时，做钡灌肠可显示结肠梗阻的部位和性质。除可见肠梗阻的基本征象外，尚可见弹簧征、鸟嘴征、假肿瘤征、咖啡豆征（指一段小肠显著扩大，横径6cm以上或是邻近胀气扩大的小肠肠曲横径的一倍以上，有如马蹄形，相邻的边缘紧靠，形似咖啡豆）、小跨度蜷曲肠袢、小肠内长液平征、空回肠换位征。

6．CT扫描检查

CT扫描可以发现小肠扩张，以≥3cm的肠外径为标准，肠管内积气积液，梗阻以下的肠管塌陷，其交界处即为梗阻的部位。CT尚可以发现肠壁环形增厚（＞3mm），肠壁积气征，肠壁异常增强，缆绳征，肠系膜模糊、积液，漩涡征，腹水等肠梗阻表现。CT还可以发现肿瘤引起的肠梗阻，肠套叠套入的肠管征象，腹内疝等病变征象。

（五）诊断

对肠梗阻患者的诊断，必须明确下列6个问题。

1．是否有肠梗阻的存在

根据腹痛、腹胀、呕吐、停止肛门排便排气，以及腹部可见肠型或肠蠕动波，肠鸣音亢进或闻及气过水音，腹部X线平片（立位或侧卧位）见肠腔积气积液，有多个气液平，可以确诊为肠梗阻。

2．是机械性肠梗阻还是动力性肠梗阻

机械性肠梗阻有上述典型临床表现；动力性肠梗阻（也称之为麻痹性肠梗阻或假性肠梗阻）无阵发性绞痛，腹胀显著，肠蠕动减弱或消失，常继发于腹膜炎、腹膜后出血和腹部大手术后，X线检查可见大、小肠均普遍胀气扩张，而机械性肠梗阻只是梗阻以上的肠管胀气。

3．是单纯性肠梗阻还是绞窄性肠梗阻

此项是临床上最为重要的鉴别诊断（表21-6），它有助于判断是否需要急诊手术解除肠梗阻及切除绞窄坏死的肠管。

绞窄性肠梗阻表现为：

（1）腹痛发作急骤，起始即为持续性剧烈疼痛，或在阵发性加重之间仍有持续性疼痛。肠鸣音可不亢进。有时出现腰背部痛，呕吐出现早、剧烈而频繁。

（2）病情发展迅速，早期出现休克，经抗休克治疗后不易改善。

（3）有明显腹膜刺激征，体温上升，脉率增快，白细胞计数常超过18×10^9/L。

（4）腹胀不对称，腹部有局限性隆起或触及有压痛的肿块（胀大的肠袢）。

（5）呕吐物、胃肠减压抽出液、肛门排出物为血性，或腹腔穿刺抽出血性液体。

（6）腹部X线检查发现孤立、突出胀大的肠袢，不因时间而改变位置，或有假肿瘤状阴影；或肠间隙增宽，提示有腹腔积液。

（7）经积极非手术治疗而症状、体征无明显改善。

表21-6　单纯性肠梗阻与绞窄性肠梗阻的鉴别诊断

项目	单纯性肠梗阻	绞窄性肠梗阻
腹痛	缓慢、疼痛轻	发作急骤、剧烈疼痛
呕吐	迟而少	早、剧烈而频繁
腹胀	多对称	不对称，有局部隆起或肿块
病情发展	缓慢而无休克	迅速而早期出现休克
腹膜炎	无	有
T、P、WBC	正常或轻度升高	明显升高
血性液	无	有
抗休克	病情有改善	改善不显著
非手术治疗	症状体征改善	改善不显著
腹部X线	肠管积气积液	孤立、胀大的肠袢，假肿瘤状阴影，肠间隙增宽

4．是高位肠梗阻还是低位肠梗阻

高位肠梗阻呕吐出现早而频繁，腹胀不明显，低位肠梗阻与之相反。腹部X线检查可鉴别低位肠梗阻和结肠梗阻。前者扩大肠袢在腹中部，见"阶梯状"液平面，结肠内无积气。结肠梗阻时扩张肠袢在腹部周围，盲肠胀气最明显，可见结肠袋。

5．是不完全性肠梗阻还是完全性肠梗阻

不完全性肠梗阻患者症状、体征轻而不典型，肛门仍有少量排便排气，X线见肠袢胀气不明显，结肠内仍有气体。而完全性肠梗阻患者症状、体征重而典型，腹胀明显，肛门停止排便排气，X线见肠梗阻以上肠管明显扩张胀气。

6．什么原因引起肠梗阻

根据年龄、病史、体征、X线检查综合分析。临床上粘连性肠梗阻最常见，常见于有腹部手术、外伤或感染史的患者。嵌顿疝也是常见原因。婴儿多为肠道先天畸形，儿童多为肠套叠（2

岁以内）或蛔虫性肠梗阻，老年结肠梗阻多为癌肿或粪块堵塞。

（六）治疗原则

肠梗阻治疗原则是纠正因肠梗阻引起的全身性生理紊乱和解除梗阻。

1．基础治疗

（1）禁食、胃肠减压：插入胃管，持续吸引。

（2）纠正水、电解质和酸碱平衡紊乱（多为低钠、低钾、代谢性酸中毒）。病情严重者须输注血液或血浆。

（3）应用抗生素防治感染（一般单纯性肠梗阻可不用）。

（4）诊断不明时一般不宜用哌替啶一类的止痛药物，以免妨碍病情观察，但可用解痉剂和镇静剂。

（5）严密观察病情：注意腹痛、腹胀、呕吐是否减轻，有无出现腹膜刺激征，有无肛门排便排气。如病情无好转或反而加重，要及时手术治疗。

（6）梗阻解除后，停止胃肠减压，并给予清流饮食，以后按病情逐渐改为半流质和普通饮食。

2．手术治疗

（1）手术解除梗阻：手术的目的是在最短时间内，以最简单的方法解除梗阻或恢复肠腔的通畅。手术适应证为：①各种类型的绞窄性肠梗阻。②肿瘤性肠梗阻。③先天性肠道畸形引起的肠梗阻。④非手术治疗无效的肠梗阻。

手术方式可归纳为4种。①解除梗阻病因：如粘连松解，肠切开取出异物、肠套叠或肠扭转复位术等。②肠切除肠吻合术：适合肠肿瘤、肠狭窄、肠坏死的患者。③短路手术：梗阻近端与远端肠祥的短路吻合术。④肠造口或肠外置术：适合病情严重，或局部病变所限，不能耐受和进行复杂手术者。

（2）手术注意事项：

1）小肠极度膨胀时可行肠切开减压术，但应注意防止肠内容物外溢，污染腹腔。

2）对活力有怀疑的肠祥，应用湿热的生理盐水纱布垫湿敷，对肠系进行膜封闭，观察其色泽及末梢小动脉搏动情况。如小肠祥已坏死，应做坏死肠祥切除吻合术。

3）右半结肠癌梗阻或坏死时，可行一期右半结肠切除，回肠、横结肠吻合术。左半结肠癌梗阻一般不宜行一期切除吻合术，应做梗阻近侧的横结肠造口术，如有肠坏死，则行坏死结肠切除后两断端外置造口术，或近侧结肠造口，远端结肠缝合。有条件的医院，左半结肠癌梗阻可行术中洗肠，彻底清除粪便，然后再行一期切除吻合术。

4）绞窄性肠梗阻手术在解除梗阻原因后有下列表现，则说明肠管已无生机：①肠壁已呈黑色并塌陷。②肠壁已失去张力和蠕动能力，肠管麻痹、扩大，对刺激无收缩反应。③相应的肠系膜终末动脉无搏动。④如有可疑，可用等渗盐水纱布热敷，或用0.5%普鲁卡因溶液做肠系膜根部封闭等，倘若观察10～30min仍无好转，说明肠管已坏死，应做肠切除术。

（七）术前准备与术后处理

1．术前准备

急性肠梗阻需即行手术者，应迅速矫正水、电解质平衡紊乱；配血，必要时输血；留置胃管减压、插尿管和应用抗生素。有休克者需待休克好转后再行手术。但病情危重者，应一边抢救休克，一边进行手术。

2．术后处理

（1）禁食、胃肠减压持续至肠鸣音恢复，有肛门排气为止，同时予静脉输液，维持水、电解质、酸碱平衡及补充热量。

（2）停止胃肠减压之后，可进食清流质，以后按病情及手术性质，逐渐调整为流质、半流质和普通饮食。

（3）酌情应用抗生素以防治感染。

（4）广泛小肠切除之后，患者多有腹泻和消化吸收不良等短肠综合征表现，宜少量多餐，低脂高蛋白饮食，腹泻严重者可给予复方地芬诺酯1～3片口服，每日3～4次，或短期口服鸦片酊0.5mL，每日3次。结肠切除吻合者10天内禁止灌肠。

（5）术后尽快下床活动，防止发生粘连性肠梗阻。

（陈创奇）

第十一节　消化道出血

消化道出血（gastrointestinal bleeding）指从食管到肛门之间消化道的出血，需要迅速评估和积极的紧急治疗，为消化科常见的危重症，范围是从轻度无症状到危及生命的大出血。如果一次失血量超过全身总血量的20%（800～1 200mL），并引起休克的相关症状和体征，即为消化道大出血（gastrointestinal hemorrhage）。消化道出血按解剖部位以屈氏韧带（ligament of Treitz）为界，可分为上消化道出血（upper gastrointestinal bleeding，UGIB）和下消化道出血（lower gastrointestinal bleeding，LGIB）。

一、上消化道出血

（一）学习目的与要求

（1）熟悉上消化道出血3个部位的出血特点。

（2）掌握上消化道出血的常见病因。

（3）掌握上消化道出血的诊断方法、辅助检查及处理原则。

（二）学习方法与内容

上消化道出血是指多种病因导致屈氏韧带以上的消化道出血，发生部位包括食管、胃、十二指肠、胆、胰，同时也包括胃空肠吻合术后在空肠上段、胆、胰等位置发生的出血。其主要临床表现是呕血和便血，或仅有便血。上消化道出血是临床常见的急腹症之一，中国成年人的年发病率为（100～180）人/10万人，病死率可高达5%～10%。上消化道出血起病急，来势汹涌，是广大医务工作者高度重视的对象。寻找出血原因，确定出血部位，迅速止血是抢救此类患者成功的关键。

1. 病因和诱因

上消化道出血的病因大致可归纳为以下几个方面：①胃和十二指肠疾病，如胃和十二指肠溃疡、胃癌、炎症、物理及化学损伤等。②肝硬化门静脉高压引起的食管胃底静脉曲张破裂出血（esophageal variceal bleeding，EGVB）或门静脉高压性胃病（portal hypertensive gastropathy，PHG）。③食管疾病（食管炎、食管癌、食管贲门黏膜撕裂综合征等）。④邻近上消化道组织或器官疾病，如胆管结石、胆管肿瘤、胰腺疾病、动脉瘤破裂至上消化道等。⑤血管或全身性疾病，如血液系统疾病、结缔组织病、感染性疾病、血管性疾病等。上消化道出血按发病率从高至低排序，最常见的病因分别是胃和十二指肠溃疡、食管胃底静脉曲张、急性糜烂性胃炎、胃癌、肝内局限性慢性感染、肝肿瘤、肝外伤。

（1）胃和十二指肠溃疡：

胃和十二指肠溃疡占上消化道出血病因的40%～50%，其中3/4为十二指肠溃疡。十二指肠溃疡出血以十二指肠球部后壁溃疡和球后溃疡更为常见。胃溃疡出血的好发部位为胃小弯。有10%～20%的消化性溃疡患者以出血为首发症状。胃和十二指肠溃疡出血大多是因溃疡基底部血管被侵蚀破裂，故出血量与被溃疡侵蚀的血管类型及其大小有关。侵袭动脉时，出血量大且急；溃疡基底肉芽组织的渗血或溃疡周围黏膜糜烂出血的量一般不大。胃和十二指肠溃疡出血常伴上腹痛，出血后上腹痛可稍缓解，但在部分患者尤其是老年患者中，消化性溃疡出血可无前兆症状。

（2）食管胃底静脉曲张：

上消化道出血次要发病原因是食管胃底静脉曲张破裂出血，占上消化道出血病因的20%～25%。门静脉高压导致食管下段和胃底静脉曲张程度增加；当处于肝硬化失代偿期时，肝功能继续恶化，凝血酶原合成受损，血小板功能下降，凝血功能降低。进食粗糙食物、饮酒、胃酸反流等将导致食管胃底静脉曲张破裂出血。食管胃底静脉曲张破裂出血，临床上常表现为呕吐大量鲜血，易导致失血性休克，病情凶险且预后较差。

（3）急性糜烂性胃炎：

急性糜烂性胃炎（acute erosive gastritis），或称急性胃黏膜病变、急性糜烂出血性胃炎、急性应激性黏膜病变，是指机体在各类严重创伤、危重疾病或严重心理疾病等应激状态下发生的急性胃肠道黏膜糜烂、溃疡等病变，是上消化道出血的常见原因，严重者甚至伴胃穿孔。急性糜烂性胃炎的常见致病原因主要有2个：非甾体抗炎药（如阿司匹林、西乐葆）和酒精。一些大手术、危重疾病，如严重颅脑外伤（Cushing溃疡）、严重创伤、多发伤、脓毒症、严重烧伤（Curling溃疡）、重要器官的功能衰竭等严重应激状态更是常见的病因。

（4）胃癌：

胃癌（gastric cancer）引起的上消化道大出血多发生在进展期的患者中，由于癌组织糜烂或溃疡侵蚀血管而引起大出血。但大部分胃癌伴有慢性、少量出血。因此对于有上消化道出血的中老年人，应警惕患有胃癌的可能性。

（5）其他：

如肝内局限性慢性感染、肝肿瘤、肝外伤等。

2．诊断

上消化道出血主要根据发病的病因或诱因、临床表现、体格检查、实验室检查及辅助检查诊断。急诊就诊做病因诊断时应用降阶思维，即先考虑严重疾病、致命性疾病，再考虑致命风险相对较低的疾病的思维方式。

3．临床分析

（1）确定消化道出血。

上消化道出血往往以呕血、黑便、伴或不伴失血性周围循环衰竭为临床表现，如呕吐物或粪便潜血试验阳性，即可做出初步诊断，血红蛋白浓度、红细胞计数、血细胞比容下降等检验证据可支持诊断。但需要排除消化道以外的出血因素：①上消化道外出血，如呼吸道出血、口鼻咽喉部出血。②进食血制品、铁剂等引起的黑便。

（2）估计出血量。

对出血量的估计是制订最初治疗方案的依据之一。粪便OB试验阳性提示每日出血量为5~10mL；如每日出血量达到50~100mL及以上可出现黑便；呕血提示胃内积血量达到250~300mL以上。如一次总出血量不超过400mL，机体可代偿而无全身症状；若急性失血量超过400mL，可出现头晕、心慌、全身及四肢乏力等症状；若急性失血量超过1 000mL，可出现失血性休克的表现，如脉搏细速、四肢发凉、烦躁、尿量减少等症状。若休克指数（脉率与收缩压的比值）等于1，提示急性失血量达全身总血量的20%~30%，失血量为800~1 200mL；若休克指数超过1.5，提示失血量超过全身总血量的30%~50%，失血量预计达1 200~2 000mL。

（3）评估是否为活动性出血及出血有无停止。

活动性出血，包括继续出血和再出血。如有下列情况，考虑活动性出血：①反复呕血或黑便频次多、肠鸣音活跃。②血红蛋白浓度、红细胞计数或血细胞比容呈进行性下降。③经积极增加及补充血容量后，周围循环状态未见明显好转或虽暂时好转但又继续恶化。④肾功能正常且充分补液的情况下，血尿素氮持续或再升高。⑤内镜显示病灶处或周围有新鲜出血或渗血。⑥选择性动脉造影有阳性表现。但应注意的是，血红蛋白浓度、红细胞计数或血细胞比容在出血的早期并无变化，出血后一般需经3~4h及以上才能反映失血的程度。

如经严密观察，未见呕血或便血复发，或排便间隔时间延长，黑便次数和量减少、由稀转稠，结合血压及脉搏平稳，血红蛋白浓度、红细胞计数或血细胞比容维持稳定，可初步评估出血停止。由于肠道内积血需数日排净，故不能以黑便作为单独判断指标。

（4）评估上消化道是否出血及出血部位的初步判断。

上消化道出血的特征性表现为呕血与黑便，其临床表现主要取决于出血量、出血速度，也与出血的部位、患者的基础情况、循环代偿能力密切相关。呕血对上消化道出血的诊断有直接提示作用，但单纯呕血的患者并不占大多数，呕血伴黑便更为常见。有便血的患者可无呕血，但呕血患者多伴有便血；呕血伴便血意味着出血量较大，患者容易伴随循环衰竭、休克等严重的症状。

出血的患者如既往有慢性、周期性、节律性上腹痛病史，多提示由消化性溃疡引起；有服用非甾体消炎药或处于应激、严重创伤或烧伤状态，提示有急性糜烂性胃炎并出血可能；既往有胃切除吻合病史的患者，应考虑有吻合口溃疡并出血可能。如因消化性溃疡、急性糜烂性胃炎、胃癌等引起的胃及十二指肠球部出血，出血较急，但一次出血量一般不大，临床上可以呕血为主，也可以便血为主，很少并发休克。如患者有乙肝、肝硬化等病史，体查时发现有蜘蛛痣、肝掌、身目黄染、腹水等表现，肝功能（谷草转氨酶、谷丙转氨酶、胆红素、碱性磷酸酶等）或凝血功能检查异常，多考虑食管胃底静脉曲张出血，出血急，且一次出血量可达到500～1 000mL，常引起休克等并发症，临床上主要表现是呕血，单纯便血的较少。球部以下出血以胆道出血多见，常发生于既往有胆管系统病变的患者，如结石、炎症等，出血量一般不多，一次为200～300mL，临床表现以便血为主，很少引起休克，但常呈周期性发作，间隔期为1～2周。如上述具有特征性病史的患者发生上消化道出血，容易做出相应诊断。然而部分患者既往无任何自觉症状，或上述常见引起出血的疾病诊断明确，但并非出血的直接原因，如患者有肝硬化门脉高压，出血原因可能是消化性溃疡。因此，要明确出血的病因和部位，必须依靠客观的临床、检查结果。

无禁忌证的患者可行急诊胃镜检查明确诊断及治疗，伴禁忌证或拒绝胃镜检查者可于出血停止数天后行X线钡餐检查。若有循环衰竭应先积极抢救，在血流动力学稳定时行胃镜检查。

4．检查

（1）内镜检查。

内镜检查是明确上消化道出血的诊断、部位和性质的关键，并可同时进行内镜下局部止血治疗（双极电凝、激光、套扎和注射硬化剂等）。若因出血合并消化道穿孔、消化道急性炎症、明确的胸主动脉瘤、精神疾病等因素无法配合或拒绝胃镜检查，严禁行内镜检查。危重或休克患者主张先纠正循环衰竭，在血流动力学稳定、凝血功能相对正常的状态下行胃镜检查。内镜检查须把握时机，出血后24h胃镜检查的诊断阳性率高达80%～95%，伴随着出血时间的推移，诊断阳性率下降。若胃内有较多血液、血凝块，具体出血部位难以通过胃镜观察，可先用冰盐水洗胃再行胃镜检查。如发现十二指肠壶腹部开口处溢出血性胆汁，即可诊断为胆道出血。

（2）X线钡餐检查。

行X线钡餐检查有诱发原止血的病灶再出血或加重出血可能，因此不宜在上消化道出血急性期进行。对于内镜检查不能明确出血病因者，在病情平稳时，为进一步查找病因，可行X线钡餐检查。但目前较少应用。

（3）选择性动脉造影。

出现不明原因反复消化道出血时，如内镜检查结果无阳性发现，可行选择性腹腔动脉或肠系膜上动脉造影以及超选择性肝动脉造影明确出血部位，前提是动脉出血，且出血量相对大（血流速度至少0.5mL/min），血管造影的阳性率为50%～75%。选择性动脉造影在诊断的同时，可将导管置入出血血管进行动脉栓塞止血。

（4）核素扫描。

通过核素^{99m}Tc标记红细胞，血管内有核素标记的血液漏出血管外并形成核素浓集区，通过消化道出血显像可观察到隐蔽、出血速度慢的出血，尤其适用于间歇性出血的患者。该方法较选择性动脉造影创伤小，但无法明确出血的具体部位，且需要出血速度在0.5mL/min以上才能有较高的阳性率。

（5）影像学检查。

上腹部CT或MRI有助于了解是否有食管胃底静脉曲张，上消化道脏器（胃、肝、胆囊、胰腺）是否有占位性病变、结石或脓肿等；肝胆彩超无放射性，价廉，有助于了解肝胆疾病，了解是否有肝硬化、胆囊炎、胆结石、肝管和胆管结石、腹水等。

（6）三腔二囊管。

将三腔二囊管的食管气囊和胃气囊充气压迫食管下段和胃底后，用冰盐水灌洗胃腔将积血冲洗干净，如无新发出血则考虑为食管胃底静脉曲张破裂出血；如仍有活动性出血，排除食管气囊和胃气囊压迫不充分后，则考虑非食管胃底静脉曲张破裂出血可能。

（7）手术探查。

非手术治疗不能明确诊断，积极手术探查有助于明确诊断。

5. 治疗

目前急性上消化道出血的治疗主要分为内科药物治疗、内镜下止血治疗、介入治疗、外科手术治疗。根据患者初始状态、病因、出血量和出血速度的不同，治疗方法亦不尽相同。

（1）危重症或休克患者。

上消化道出血的危重症或休克患者，急诊诊治先以纠正外周循环衰竭及抗休克为基础，实行先治疗后评估的诊疗策略。如短期内无法明确病因，应在紧急评估患者基础生命体征后，迅速采取抢救措施，包括心电监护、吸氧、深静脉置管建立静脉通道、液体复苏、初始药物治疗及积极补充血容量，同时留置尿管监测每小时尿量，必要时联合血管活性药物及心肺复苏治疗。待外周循环稳定后，再进行二次评估及相关的治疗措施。

（2）生命体征平稳者。

1）一般治疗：一般治疗是药物治疗、内镜治疗、介入治疗及手术治疗的前期准备，急性上消化道出血的首要措施为抗休克、迅速补充血容量、稳定生命体征。如出血量较大致失血性周围循环衰竭，应迅速建立静脉输液通道，必要时开放深静脉通道（如颈内静脉、锁骨下静脉或股静脉）以助于后续快速扩充血容量。初诊的上消化道出血患者可先输注平衡盐液或葡萄糖盐水等渗液体，同时完善血型鉴定，为后续交叉配血做准备，同步进行血常规、电解质生化、肝肾功能、出凝血状态的检测，在扩容的同时根据生命体征及外周循环情况调整扩容液体的注输速度、性质及评估是否需要输血。如上消化道出血量不超过400mL，患者的血压脉搏变化不明显；若出现黏膜苍白、皮肤湿冷等休克的临床表现，伴心率快（＞90次/min）或收缩压低（＜90mmHg），表示出血量超过全身总血量的25%，此时需要外源性补充晶体、胶体，必要时予以输血。输血的指征为：①收缩压＜90mmHg，或较基础收缩压降低幅度＞30mmHg。②血红蛋白浓度＜70g/L，血细胞比容＜0.25。③改变体位出现晕厥、血压下降（15～20mmHg）、心率增快（＞120次/min）。输血量依据患者周围循环动力学及贫血程度而定，但应注意避免输液、输血过快、过多而引起肺水肿。

其他的基本措施包括卧床，保持呼吸道通畅，呕血时头偏向一侧以避免因呕血引起误吸，留置胃管为胃肠减压，禁食禁饮，必要时吸氧，动态监测神志、血压、呼吸、脉搏、血氧、体温等基础生命体征，记录24h出入量等。

2）药物治疗：药物治疗是治疗上消化道出血最基础的治疗措施，主要根据不同出血病因选择合适的药物治疗方法，包括采用抑酸药物、血管收缩剂、外源性止血药物等进行止血治疗。

抑酸药物治疗上消化道出血主要是通过抑制胃酸的分泌，使胃内pH＞6，促使胃蛋白酶失去活性，稳定纤维蛋白血栓，从而达到治疗上消化道出血的目的。目前抑酸药物类型主要是H_2受体抑制剂和质子泵抑制剂（proton pump inhibitor，PPI）。PPI能迅速提高胃内pH值并使其维持在6以上，目前认为PPI的止血效果优于H_2受体抑制剂，且能降低再出血率，故PPI广泛应用于上消化道出血的治疗中。

血管收缩剂主要有血管升压素和生长抑素及其类似物两类。血管升压素可收缩内脏血管，减少门静脉的血流量，从而达到控制食管胃底静脉曲张破裂出血的目的。但单独使用血管升压素的效果一般，其止血率为45%～90%，且再出血率高。生长抑素及其类似物选择性地作用于内脏血管平滑肌上，不仅能降低门静脉压力，止血效果明显，而且无血管升压素导致的心血管不良反应，逐渐成为控制食管胃底静脉曲张破裂出血的首选药物。同时，生长抑素及其类似物亦具有抑制胃酸分泌，抑制促胃液素和胃蛋白酶的作用，还能协同前列腺素保护胃黏膜。因此，其也可应用于消化性溃疡、急性胃黏膜病变引起的出血治疗。

外源性止血药物包括全身用药及局部用药。可采用静注维生素K_1治疗凝血功能障碍者；止血芳酸等抗纤溶药防止继发性纤溶；巴曲酶加强出血部位的血小板聚集。除全身用药外，局部用药也有不错的疗效，常用的局部止血药有冰盐水联合去甲肾上腺素、云南白药、凝血酶直接注药。

此外针对不同的病因，药物治疗有助于预防出血。如非选择性β受体阻滞剂通过减少门脉系统的压力，达到预防食管胃底静脉曲张再出血的目的。PPI或H_2受体抑制剂也可预防长期服用非甾体抗炎药物引起的上消化道出血。

但实际工作中，针对不同病因和病情，止血药物往往联合多药使用，协同增强止血效果。

3）内镜治疗：内镜既可以诊断上消化道出血、明确出血部位及病因，亦可以达到治疗的目的。近年来随着内镜治疗技术的发展，内镜处理上消化道出血的成功率可达75%～90%，并发症少，降低了外科手术的必要程度，是上消化道出血止血较理想的治疗选择。内镜治疗对是否为食管胃底静脉曲张出血，其治疗方法不尽相同。

食管胃底静脉曲张出血的内镜治疗：对于食管胃底静脉曲张破裂引起的急性上消化道出血，内镜治疗的方法主要分3种。①硬化剂疗法：注射硬化剂至曲张静脉内，使静脉内血栓形成，静脉管壁增厚，静脉周围组织发生凝固性坏死形成纤维化，通过增厚静脉管壁的方法防止曲张静脉出血。常用的硬化剂有1%乙氧硬化醇、无水乙醇等。该疗法由有经验的内镜医师操作相对安全，但亦可发生食管穿孔、血管栓塞等炎症并发症。②组织黏合剂注射疗法：组织胶遇到水即可凝聚成固体物质并与周围组织紧密相连，碘油可减轻曲张血管压力，在静脉瘤体内注射组织黏合剂及碘油特别适用于胃底静脉瘤破裂出血。但需要注意注射组织黏合剂后需立刻用水注射，避免组织黏膜与注射管相连把组织黏合剂从血管内带出。③套扎法：套扎橡皮圈使曲张血管形成血栓，黏膜和黏膜下层组织发生缺血性坏死，后曲张静脉管腔闭塞、血管纤维化、瘢痕形成，最终达到止血目的，这是食管下段静脉曲张破裂出血最常用的方法，首次止血有效率可达95%。但需要注意的是，套扎法由于橡皮圈脱落可引起继发性出血或延迟性出血，出血量大，危害性高。

非食管胃底静脉曲张出血的内镜治疗：对于急性非食管胃底静脉曲张破裂引起的上消化道出血，内镜治疗的方法主要分4种。①止血药局部喷洒：可用于溃疡边缘出血、急性糜烂性胃炎伴出血等，但对动脉性出血的止血效果差，局部用药主要有冰盐水联合去甲肾上腺素、凝血酶等。②药物注射疗法：主要适用于溃疡出血，通过内镜引导将止血药物或硬化剂注射至病变部位的黏膜下层，使血管收缩、血小板聚集并达到止血目的，常用的注射剂有无水乙醇、1:10 000肾上腺素溶液等。③热凝法：通过高温将局部组织血管凝固并形成血栓从而达到止血效果，主要应用于血管显露性出血及有直接出血征象的病变，常用的措施包括高频电凝法、激光止血法、微波法和热探头法。内镜下热凝法需要充分暴露出血血管并尽可能保证病灶周围清晰、干净，因有消化道穿孔的风险，所以若血管正在出血可先用冰水洗胃再进行止血。④机械止血法：指通过内镜活检孔，将皮圈、金属夹等送入患者机体内，夹闭出血部位血管或损伤黏膜，常用于活动性出血或血管裸露者。上述各种内镜止血方法可单独使用或多种方法联合使用，具有起效快、效果明显、简单易行等特点。

4）气囊压迫法：三腔二囊管压迫仍是治疗肝硬化导致的食管胃底静脉曲张破裂出血的有效方法，特别是对于出血量大的危重症患者，或伴随有效循环不稳定者，三腔二囊管压迫是紧急止血、争取抢救时间窗的关键措施，其早期治疗有效率可达85%～95%。但三腔二囊管压迫属于侵入性操作，一方面要做好并发症预防，避免长时间压迫食管下段及胃底静脉导致黏膜糜烂、缺血性坏死，呼吸道分泌增多时易引起吸入性肺炎；另一方面需要对患者进行心理疏导，使其认识操作的必要性和重要性，提高其配合度。

5）介入治疗：介入治疗近年在上消化道出血方面的应用越来越多，其具有微创、操作简单易行、恢复快、安全系数高等优点。介入技术不仅可以了解出血原因及部位，还可通过导管对出血血管进行局部止血药物滴注或血管栓塞治疗，从而达到止血目的，尤其适用于无法或不适合行内镜或手术治疗的患者。局部止血药物常用于胃肠道弥漫性或多部位出血，血管栓塞治疗可靶向精准阻断血管出血。目前在上消化道出血方面应用较广泛的介入治疗手段包括经颈静脉肝内门体静脉分流术（transju-gular intrahepatic portosystemic shunt，TIPS）、部分脾动脉栓塞术（partial splenic embolization，PSE）、经皮经肝穿刺胃冠状静脉栓塞术（percutaneous transhepatic variceal embolization，PTVE）、**球囊阻断逆行静脉血管栓塞术**（balloon-occluded retrograde transvenous obliteration，BRTO）、经肠系膜上动脉灌注垂体后叶素治疗术等。其中TIPs较为常用，适用于食管胃底静脉曲张经药物联合内镜治疗失败者、早期食管胃底静脉曲张破裂出血者（<72h）、外科术后静脉曲张再度破裂出血者、肝移植等待过程发生食管胃底静脉曲张破裂出血者。但介入治疗也存在误伤血管造成局部血肿、误伤脏器及造成组织缺血性坏死等风险，因此介入治疗前必须做好充足的术前准备，仔细评估病情，操作者必须接受严格的专科化培训，避免手术并发症，实现最优诊疗目标。

6）手术治疗：由于药物治疗、内镜治疗及介入治疗技术的进步，手术治疗上消化道出血的重要程度逐渐降低。对于内科药物积极治疗下仍有活动性的上消化道大出血，存在禁忌证或不宜行急诊胃镜检查，完善相关检查后仍不能明确病因，伴有消化道穿孔、幽门梗阻或疑有癌变等并发症的患者，如不能及时明确出血原因，可能会出现失血性休克甚至死亡，应尽快手术治疗进行止血。根据不同病因采取不同的手术方式。

胃和十二指肠溃疡出血的手术方式主要是胃大部切除术，切除出血的溃疡和溃疡的好发部位是防止消化性溃疡出血最可靠的办法。但如球后溃疡合并出血则可根据术中情况及术者经验，采用残端后壁覆盖溃疡法、残端前壁覆盖溃疡法、胃大部切除＋溃疡肠外置＋间置空肠胃、十二指肠吻合术等多种术式。但Bancroft术式并不适用于治疗球后溃疡并大出血的患者。

胃空肠吻合口溃疡并出血需手术治疗时，除了要切除原胃空肠吻合口再次行胃空肠吻合外，尚需行迷走神经干切断术。

对于食管胃底静脉曲张破裂出血的患者，如肝功能储备良好（Child A级或B级），应积极采用手术止血的方式，不但可以有效预防再出血，而且可预防肝性脑病。目前手术方式主要有3种：①门体分流术，包括非选择性分流术（如门静脉与下腔静脉分流术）及选择性分流术。两者各有优缺点，前者治疗食管胃底静脉曲张破裂出血效果好，但远期并发症严重；后者保留门静脉血流量，但降低门静脉压力不如前者，止血效果也相对较差。②门体断流术（如贲门周围血管断流术），不仅能有效阻断食管胃底曲张静脉的血流，而且对保护肝功能、维持肝脏血液循环具有一定作用。③肝移植术，是终末期肝衰竭治疗唯一有效的重要手段，食管胃底静脉曲张破裂出血是最常见的临床表现之一。但由于与肝移植相匹配的供体短缺，费用高昂，无法成为上消化道出血的常用术式。目前常用的术式为分断联合术，如脾切除联合贲门周围血管离断术，通过完全离断食管下段和胃底曲张静脉的异常血流，以达到确切止血的目的。

急性糜烂性胃炎伴出血较少需要外科止血，必要时可采用胃大部切除术，或选择性迷走神经切断术联合幽门成形术。

胃癌伴大出血的患者，需要行根治性胃切除术或姑息性胃切除术，力争达到止血的目的。

胆道出血多可通过保守治疗或介入治疗成功止血。若需要手术治疗，需要准确评估肝内病变的性质和部位，施行肝叶切除去除引起出血的病灶。但有时出血部位不易定位，可在术中观察左右肝总管是否有血性胆汁或在术中行胆道造影、胆道镜检查协助明确出血部位。有时结扎患侧的肝动脉分支或肝固有动脉也可达到止血目的。

二、下消化道出血

（一）学习目的与要求

（1）了解下消化道出血的病因及处理原则。

（2）掌握下消化道出血的诊断及治疗措施。

（二）学习方法与内容

下消化道出血是指发生在屈氏韧带以下部位的消化道出血，包括小肠、盲肠、阑尾、结肠与直肠，通常不包括痔疮、肛裂等出血。下消化道出血约占消化道出血的20%，其中以结肠出血最为常见。下消化道出血主要表现为便血、黑便或粪便OB阳性，下消化道大出血发生率低。下消化道出血病因较多，定位困难，易漏诊或误诊。

1. 病因

导致下消化道出血的原因很多，主要分为原发于肠道本身的病变及累及肠道的全身疾病引起出血。

（1）肠道本身的病变：

主要包括肠道内占位性病变、肠道炎症性病变、肠壁结构性病变、肠道血管性病变。此外还有其他肠道本身病变。

1）肠道内占位性病变：如原发于下消化道的息肉、良性肿瘤、恶性肿瘤等，如家族性息肉病、小肠腺癌、结肠癌、直肠癌、小肠胃肠间质瘤等，亦包括腹腔邻近脏器的恶性肿瘤浸润侵入肠腔。

2）肠道炎症性病变：如细菌性痢疾、溃疡性结肠炎（ulcerative colitis，UC）、克罗恩病、急性坏死性小肠炎、肠结核、缺血性肠炎、放射性肠炎、白塞病等。

3）肠壁结构性病变：如梅克尔憩室、结肠憩室等。

4）肠道血管性病变：如肠系膜动脉栓塞、肠系膜静脉血栓形成、肠壁血管畸形等。

5）其他：如肠套叠、肠扭转、肠外伤等。

（2）可累及肠道的全身疾病：

主要包括血液病、风湿性疾病、淋巴瘤、尿毒症等，亦包含传染病（如有流行性出血热）与中毒、机体处于严重应激状态等情况。

2. 诊断

（1）下消化道出血的临床表现。

尽管下消化道出血症状不如上消化道出血严重，但其临床表现各异，从病情隐匿到危重症均可能存在。下消化道出血主要表现为便血或黑便，取决于出血部位、出血量及速度。出血速度慢、横结肠以上的下消化道出血，多表现为黑便；邻近肛门、大量或快速出血通常表现为便血。大出血的患者可伴有心慌、心悸、面色苍白、心率增快等低血容量性休克表现。故初次接诊考虑下消化道出血患者，需进行全面的病史询问，包括：是否有特殊用药史，如抗凝药、抗血小板聚集药及非甾体消炎药；是否存在全身基础疾病（循环系统疾病、血液系统疾病、肝病、肿瘤、免疫相关性疾病、血管炎性疾病等）；是否存在遗传性疾病的家族史，如家族性息肉病、Peutz-Jegher综合征；近2周内有无结肠镜检查及息肉切除病史；有无大便习惯或性状改变、贫血或消瘦（需考虑肠道恶性肿瘤）；有无肠梗阻指征（多见于结肠癌、直肠癌等）；有无发热及腹痛（需排除感染性肠炎、肠伤寒等）；既往是否有消化道出血的病史及其具体病因。

（2）体格检查：

查体应注意生命体征的稳定性，特别注意腹部专科查体，关注是否有腹部包块，腹部有无压痛、反跳痛，肠鸣音的听诊有无异常。除此之外，还需要做常规直肠指检，仔细的直肠指检可发现直肠下段病变及肛周疾病引发的下消化道出血。

（3）实验室检查：

应动态观察血常规、出凝血常规以评估出血量、是否有活动性出血及出血是否已停止；炎症指标（如白细胞、中性粒细胞占比、降钙素原、C反应蛋白）升高有助于诊断炎症性肠病。

（4）辅助检查：

1）结肠镜：下消化道出血中的病变大部分来源于结肠，因此结肠镜检查是下消化道出血的首选检查方法，结肠镜可直接观察是否存在末段回肠以下肠道的活动性出血，了解病灶的部位、范围，直接取病理活检明确诊断，同时可直接在镜下治疗。

2）小肠镜及胶囊内镜检查：小肠镜包括双气囊小肠镜、气囊辅助式小肠镜和螺旋外套管式小肠镜等。其中以双气囊小肠镜最常用，对可疑小肠出血和其他小肠疾病的诊断率为60%～80%。胶囊内镜检查属于非侵入式检查，对可疑小肠出血的诊断率为83%，是常规结肠镜检查阴性、怀疑小肠血管性疾病或黏膜疾病出血患者的首选检查方法。胶囊内镜的不足之处在于无法精确定位病灶、不能进行活检或治疗等操作、容易遗漏等。

3）腹部CT/MRI检查：属于非侵入性检查，可在相对短的时间内观察到腹部实质脏器和肠腔内外情况，显示病变部位及其与毗邻血管、组织脏器之间的关系。此外，CT血管造影（CT angiography, CTA）对急性小肠出血的诊断价值较高，适用于活动性出血（速率≥0.3mL/min）患者。

4）X线钡剂检查：随着腹部CT/MRI、胶囊内镜和小肠镜的广泛应用，X线钡剂检查在下消化道出血方面的地位正在逐步降低。对于胃肠道肿瘤、小肠憩室等病变引起的出血有一定的诊断价值，但敏感性及特异性不高。因为X线钡剂检查需按压腹部，有引起出血或加重出血的风险，所以往往建议在出血停止一周后谨慎进行。

5）血管造影及核素扫描：临床意义与上消化道出血相同。

3. 治疗

下消化道出血的治疗原则同上消化道出血，在积极纠正外周循环紊乱的同时，尽早明确出血部位，针对出血病因选择合适的治疗方案，可显著减少出血量及相关并发症。大部分下消化道出血患者可通过非手术治疗止血，或明确出血部位与病变性质后择期实行手术，只有少数需要急诊手术治疗。

（1）下消化道出血的非手术治疗。

包括一般治疗、液体复苏、快速补充血容量维持有效循环、药物治疗、内镜治疗或介入治疗，与上消化道出血的非手术治疗相似。结肠镜下止血的方法与非食管胃底静脉曲张破裂出血相似，包括止血药局部喷洒、药物注射疗法、热凝法、机械止血法。急诊结肠镜检查及治疗的并发症发生率低，仅为0.6%，主要并发症为肠穿孔。选择性动脉介入治疗可采用栓塞的方法堵塞出血血管，但因下消化道的肠管侧支循环少，动脉介入栓塞后容易引起肠坏死，故可作为手术前的暂时止血措施。

（2）下消化道出血的手术治疗。

包括择期手术和急诊手术。

1）择期手术：对出血部位明确的下消化道出血，在保守治疗效果不佳的前提下，可择期手术切除原发病灶，消除病因，防止再次出血；如病灶性质为恶性肿瘤，争取行根治手术；若肿瘤晚期无法行根治手术，可争取姑息性切除原发癌灶从而控制出血。

2）急诊手术：对于出血量较大或出血难以控制，需依赖输血维持血液循环稳定，或经多种方法检查仍未能明确出血部位与病变性质者，应实行急诊剖腹探查手术。若出血部位明确，可施行相应的手术治疗。若出血部位不明，胃镜明确排除上消化道出血者，术中需有序地由空肠起始部位由近及远按顺序进行探查，必要时术中进行选择性动脉造影或术中结肠镜、小肠镜以明确出血部位，切忌盲目切除肠段并抱侥幸心理，必要时可重复探查及重复术中结肠镜和小肠镜，以求明确出血部位。

（陈剑辉）

第十二节　门静脉高压症

一、学习目的与要求

（1）掌握门静脉高压症的定义，了解门静脉系统的解剖概要。

（2）了解门静脉高压症的病理生理改变和4个交通支扩张的临床意义。

（3）掌握门静脉高压症患者的临床表现和诊断方法。

（4）熟悉门静脉高压症的治疗原则，了解常用外科治疗方法。

（5）了解门静脉高压症手术的术前准备和术后处理。

（6）了解三腔二囊管压迫止血法的原理及方法。

二、学习方法与内容

（一）门静脉高压症的定义

门静脉高压症是指由于各种原因使门静脉血流受阻和/或血流量增加导致门静脉系统压力增高，从而继发的一系列临床症候群：脾脏增大、脾功能亢进、食管胃底静脉曲张、呕血或黑便、腹水等。所以门静脉高压症并不是一种单独的疾病，而是一个综合征。

（二）门静脉系统的解剖概要

从解剖结构上看，门静脉系统（图21-6）与腔静脉系统的主要区别如下：门静脉系统位于两个毛细血管网之间，相对独立；门静脉系统内没有瓣膜。门静脉主干由肠系膜上静脉、肠系膜下静脉和脾静脉汇合（脾静脉血流占20%～30%）而成，主要收集来自胃、肠、脾、胰的毛细血管网内的血流。门静脉主干在近肝门处分成左、右两支，分别进入左、右半肝，在肝内逐级分支直至与肝动脉末梢分支的血流汇合于肝窦。肝窦的血流则继续汇入肝小叶的中央静脉，再经由小叶下静脉、肝静脉，最终汇入下腔静脉。

门静脉血流压力由流入血流量和流出阻力形成并维持。正常门静脉血流压力为13～24cmH$_2$O（平均18cmH$_2$O），较肝静脉血流压力高出5～9cmH$_2$O。当门静脉血流压力大于25cmH$_2$O时，即为门静脉高压。在大多数已出现症状的病例中，门静脉压力可高达30～50cmH$_2$O。

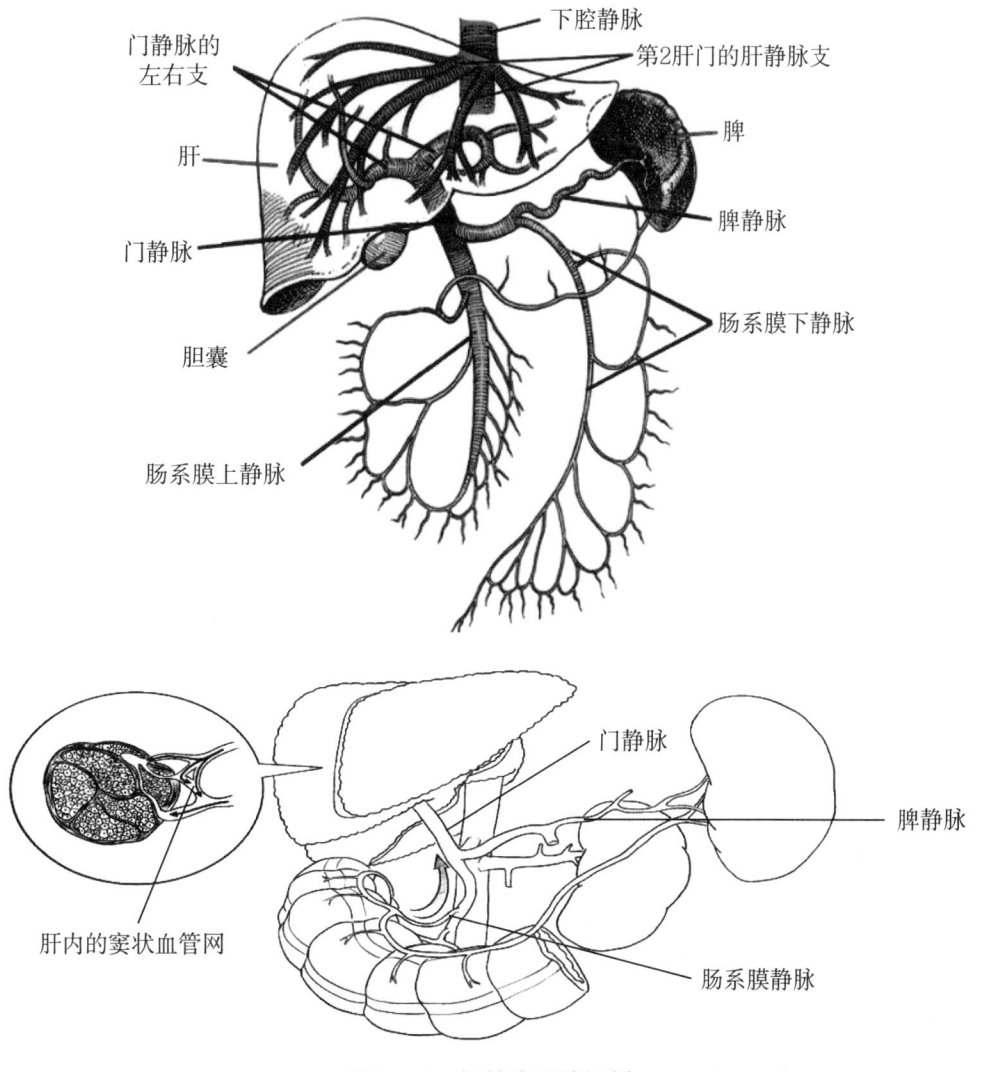

图21-6　门静脉系统解剖

（三）门静脉系统与腔静脉系统间的4个主要交通支

正常情况下门静脉系统与腔静脉系统仅有少量细小、血流量很少的交通支，主要包括4个交通支（图21-7）：

（1）胃底、食管下段交通支：门静脉血流可经胃冠状静脉、胃短静脉，通过食管胃底静脉丛与奇静脉、半奇静脉的吻合分支，最终汇入上腔静脉。

（2）直肠下端、肛管交通支：门静脉血流可经肠系膜下静脉、直肠上静脉与肛管静脉、直肠下静脉吻合，最终纳入下腔静脉。

（3）前腹壁交通支：门静脉血流经脐旁静脉与腹上深静脉、腹下深静脉吻合，分别汇入上、下腔静脉。

（4）腹膜后交通支：门静脉血流可经肠系膜上、下静脉分支与下腔静脉分支在腹膜后的吻合支进入下腔静脉。

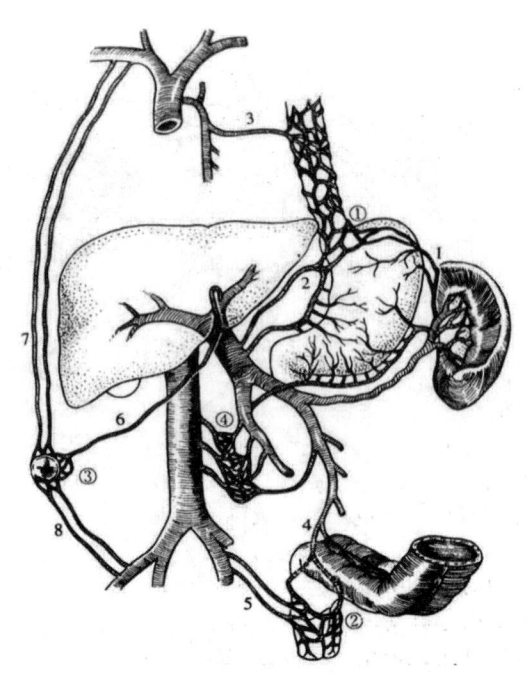

①胃底、食管下段交通支；②直肠下端、肛管交通支；③前腹壁交通支；④腹膜后交通支。
1—胃短静脉；2—胃冠状静脉；3—奇静脉；4—直肠上静脉；5—直肠下静脉；6—脐旁静脉；
7—腹上深静脉；8—腹下深静脉。
图21-7　门静脉系统与腔静脉系统的主要交通支

（四）门静脉高压症的病理生理改变

门静脉高压症的最常见病因是门静脉流出阻力增加。按照流出阻力增加的位置，将门静脉高压症分为肝前型、肝内型和肝后型3种。其中肝内型还可细分为窦前、窦后和窦型。

1．肝前型

入肝血流受阻（肝外门静脉阻塞）引起的门静脉高压症。常见于肝外门静脉血栓形成、先天畸形和外在压迫等导致的肝外门静脉血流受阻。此时肝外门静脉阻塞，门静脉血流将通过重新开放的侧支循环入肝或经由门静脉系统与腔静脉系统的交通支直接进入体循环。此类患者往往肝功能正常或仅受轻度损害，预后较肝内型好。

2. 肝内型

肝内窦前阻塞性门静脉高压症的最常见病因是血吸虫病，由于虫卵或虫体堆积堵塞窦前门静脉终末支，从而造成门静脉高压。而我国较常见的肝炎后肝硬化所引起的门静脉高压，则属于窦型和窦后阻塞型。这是因为肝硬化时再生的肝细胞结节和增生的纤维束挤压肝小叶内的肝窦结构，从而导致门静脉血流受阻，造成门静脉高压。此外，正常情况时，门静脉、肝动脉小分支汇入肝窦，两者之间存在细小的交通支，但并不开放；而在肝硬化时，此部位交通支开放，导致肝动脉血流直接注入门静脉，使门静脉压力进一步增高。

3. 肝后型

出肝血流（如肝静脉、下腔静脉血流）受阻导致的门静脉高压。常见病因有巴德-吉亚利综合征（Budd-Chiari syndrome）、缩窄性心包炎、严重右心衰竭等。

此外，门静脉压力持续升高，还将继发一系列病理生理改变。

（1）脾大及脾功能亢进：门静脉压力升高致使脾静脉血流受阻，脾窦扩张，皮髓组织增生，脾脏肿大。由于脾脏增大，脾内血流驻留时间延长，血细胞遭到吞噬细胞吞噬的机会增大；同时巨噬细胞吞噬功能增强，吞噬大量血细胞，导致外周血白细胞、血小板和红细胞减少，称为脾功能亢进。

（2）交通支的扩张：由于门静脉血流受阻，4个交通支大量开放并扩张、扭曲形成静脉曲张，由此继发一系列病理改变。其中胃底、食管下段交通支扩张最有临床意义，也是下消化道出血最常见的病因之一。由于此段交通支与门静脉主干和腔静脉较近，压力差最大，因而受门静脉高压的影响较早且静脉曲张最明显。在肝硬化患者中，由于常合并反流性食管炎，食管下端黏膜破损，在进食坚硬粗糙食物或咳嗽、呕吐、用力排便、负重等使腹腔内压突然升高时，易引起曲张静脉破裂，导致致命性的下消化道大出血。这是因为患者往往还合并有肝功能损害所引起的凝血功能障碍，又因脾功能亢进引起血小板减少，因此出血不易自止。此外，大出血还会引起肝组织严重缺氧，易致肝性脑病。

直肠下端、肛管交通支开放可致直肠上、下静脉丛曲张，继而引起继发性痔。前腹壁交通支扩张可形成腹壁静脉曲张特有体征"海蛇头"征（图21-8）。腹膜后交通支扩张的临床意义相对较小，偶有曲张静脉破裂引起腹膜后血肿的报道。

（3）腹水：门静脉高压将使门静脉系统毛细血管网滤过渗透压增加，同时由于肝硬化低蛋白血症，血浆胶体渗透压下降而淋巴液生成增加，促使液体成分从肝表面、肠浆膜面漏入腹腔从而形成腹水。此外，门静脉高压时，门静脉系统内血流淤积增多，导

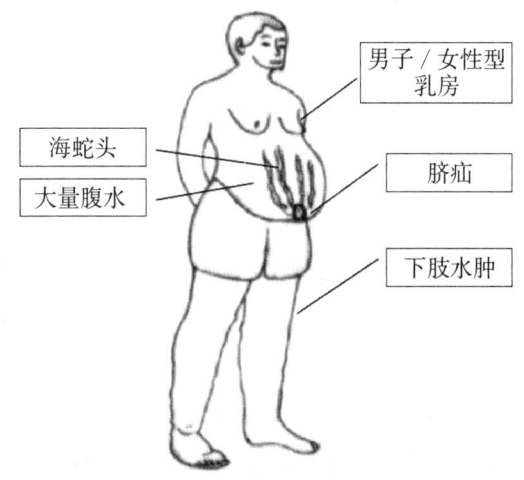

图21-8　门静脉高压症常见体征

致有效循环血量减少，引起醛固酮分泌过多，再加上慢性肝病时，醛固酮、抗利尿激素等在肝内灭活减少，最终导致水、钠潴留而加剧腹水生成。

（4）门静脉高压性胃病：门静脉高压时，由于胃黏膜下层的动-静脉交通支广泛开放，胃壁淤血、水肿，胃黏膜微循环发生障碍，导致胃黏膜屏障机制被破坏，形成门静脉高压性胃病（发生率约20%），也是门静脉高压症上消化道出血的病因之一（占5%～20%）。

（5）肝性脑病：患门静脉高压症时由于门静脉系统与腔静脉系统交通支大量开放或手术分流，大量门静脉血流绕过肝脏或因肝实质细胞功能严重受损，致使有毒物质（如氨硫醇、γ-氨基丁酸）进入体循环，对脑神经产生毒性作用，从而出现精神神经系统综合征，称为肝性脑病。临床上常由消化道出血、感染、过量摄入蛋白质、镇静药物或利尿药物等因素诱发。

（五）主要临床表现及诊断方法

门静脉高压症患者除了会出现肝功能不良的非特异性全身表现（如疲乏、嗜睡、厌食等），主要的临床表现为：脾大和脾功能亢进、呕血或黑便、腹水等。

1. 病史采集

包括患者食欲及营养状况，有无发热、黄疸，有无痢疾、呕血、便血、黑便，有无腹胀、左上腹不适、腹痛史，有无精神异常，以及既往是否有长期饮酒史（包括每日乙醇摄入量及持续时间）、病毒性肝炎史（包括活动性肝损害过程）、血吸虫病史（尤其是疫区重复感染者）。此外还需注意询问长期相关药物摄入或毒物接触史，既往腹部感染性疾病或手术史，使用血制品及输血史，口腔疾病治疗史，文身、穿刺、冶游史等。其目的除了辨析门静脉高压症患者的主要症状外，还需进行病因的识别。

2. 体格检查

包括患者一般营养状态，有无黄疸、皮肤出血点或蜘蛛痣、肝掌、男性乳房发育、贫血、水肿、腹水（移动性浊音）、腹壁静脉曲张，脾脏触诊（包括脾肿大的程度，脾下界的位置，脾脏活动度及听诊有无摩擦音）、肝脏触诊（包括肝脏大小、质地、边缘情况等），有无痔疮等。门静脉高压症患者，体检最常见体征为脾大。如同时出现黄疸、腹水、前腹壁静脉曲张等体征，往往提示门静脉高压症较为严重。门静脉系统与腔静脉系统交通支扩张、腹水及脾肿大同时存在，是典型的门脉高压症三联征，其中交通支扩张最具有诊断特异性。

3. 辅助检查

（1）实验室检查：

1）血常规：血细胞计数减少。常见白细胞计数小于3×10^9/L和血小板计数小于100×10^9/L［常见（70～80）$\times 10^9$/L］。此外，除了脾功能亢进，出血、营养不良、溶血或骨髓抑制等因素也可引起贫血，导致红细胞计数及血红蛋白浓度下降。

2）肝功能、凝血功能及病原学检查：慢性肝病患者可出现一系列肝功能指标变化。常见血浆白蛋白降低而球蛋白增高，白蛋白/球蛋白比例倒置，凝血酶原时间延长，血清胆红素浓度升高。临床常用Child-Pugh分级（临床上常用来对肝硬化患者的肝脏储备功能进行量化评估的分级标准）

评价肝功能（表21-7）。还可用CT或磁共振肝脏体积检查、吲哚菁绿（indocyanine green，ICG）试验等方法对肝功能尤其是肝储备功能进行评价。

［附：吲哚菁绿内源性肝脏清除率测定试验（ICG-IHC）。ICG-IHC是一种良好的肝功能定量指标，与Child-Pugh分级密切相关。ICG由肝脏分泌入胆汁而不被转化，不受肝酶诱导，亦不依赖于肝血流量］

表21-7　Child-Pugh分级

指标	分值		
	1	2	3
血清胆红素（μmol/L）	<34.2	34.2～51.3	>51.3
血浆白蛋白（g/L）	>35	30～35	<30
凝血酶原延长时间（s）	1～3	4～6	>7
腹水	无	轻度～中度	重度
肝性脑病（级）	无	1～2	3～4

A级：5～6分；B级：7～9分；C级：≥10分。

还应做肝炎病原（HCV、HBV、HBV/HDV等）免疫学及甲胎蛋白检查。慢性肝病患者，肝纤维化标记物如血中Ⅲ型前胶原肽（P-Ⅲ-P）、纤维连接蛋白（fibronectin，FN）、层粘连蛋白（laminin，LN）、透明质酸（hyaluronic acid，HA）等增高。自身免疫性肝炎、原发性胆汁性肝硬化患者，血清还可出现自身免疫抗体阳性合并滴度升高，抗核抗体（antinuclear antibody，ANA）、抗线粒体抗体（anti-mitochondrial antibody，AMA）与抗平滑肌抗体（anti-smooth muscle antibody，ASMA）阳性。

3）骨髓检查：排除骨髓纤维化等疾病髓外造血引起的脾大，避免误切脾脏。还可用于脾切除术后评估患者血细胞恢复情况。

（2）影像学检查：

1）腹部超声：可显示腹水、肝脏密度、门静脉增宽及扩张（门静脉高压症患者门静脉内径≥1.3cm）、交通支开放、门静脉系统有无血栓等情况，同时可进行门静脉、肝动脉血流测定。

2）X线食管吞钡检查：行食管吞钡检查时，曲张的静脉在钡剂充盈时使食管的轮廓呈虫蚀状改变；在钡剂排空时，曲张的静脉表现为蚯蚓样或串珠状负影；钡剂还可进入胃、十二指肠中显示有无胃底静脉曲张、鉴别有无溃疡形成。

3）内镜检查：胃镜、超声内镜和腹腔镜等内窥镜技术是目前直接诊断门静脉高压症、食管胃底静脉曲张的最重要手段。除用于诊断外，内镜技术还是目前门静脉高压症上消化道出血患者的首选治疗手段，包括内镜下行曲张静脉注射硬化剂、食管曲张静脉套扎术等，其临床意义非其他无创技术所能替代。

腹腔镜检查虽属侵入性技术，临床应用受到较多限制，但对于病因未明的肝硬化门静脉高压症患者，可通过腹腔镜行肝穿刺活检以明确病因。

4）CT、CT血管造影（CTA）或磁共振门静脉血管成像（MRPVG）：此类影像学检查对于门静脉高压症的诊断及其病因判断具有重要意义。可以明确显示门静脉高压症三联征，了解肝硬化程度（包括肝脏体积计算）、肝内及肝外血管结构、入肝血流及出肝血流情况、门静脉系统与腔静脉系统交通支情况等，有助于指导手术方式选择。

4. 诊断与鉴别诊断

根据肝病病史（如肝炎、自身免疫性肝炎和血吸虫病等）和典型临床表现（脾大、脾功能亢进、呕血或黑便、腹水等），结合辅助检查，诊断并不困难。本病需注意与以下几种类型疾病鉴别。

（1）脾大及脾功能亢进的鉴别诊断：需排除血液病脾大、骨髓纤维化等疾病髓外造血所引起的脾大。需与其他导致血细胞减少的疾病鉴别，如溶血、骨髓抑制等。

（2）上消化道出血的鉴别诊断：需与其他原因所致出血相鉴别，包括胃和十二指肠溃疡、应激性溃疡、糜烂出血性胃炎、胃癌等。

（3）腹水的鉴别诊断：需结合病理类型对分别导致肝前型、肝内型、肝后型门静脉高压症的不同病因进行鉴别，如缩窄性心包炎、Budd-Chiari syndrome等。需与其他原因所致腹水鉴别，如结核性胸膜炎、慢性肾炎、腹腔肿瘤、巨大卵巢囊肿等。

（4）肝硬化及其并发症的鉴别诊断：除上消化道出血外，还需对肝硬化本身及肝性脑病、肝肾综合征等肝硬化并发症的临床表现进行鉴别。如肝内局限性慢性感染、肝肿瘤、肝外伤；上消化道血管畸形；上消化道损伤；贲门黏膜撕裂综合征；急性胃扩张、扭转；内疝等。

（六）治疗

由于门静脉高压症患者病因多元、继发改变复杂，治疗主要从4个方面考虑，即原发病治疗、腹水治疗、脾大及脾功能亢进治疗、食管胃底静脉曲张破裂出血治疗。由于原发病及腹水治疗并无有效的外科治疗手段，因此本节主要介绍门静脉高压症上消化道大出血的治疗。

1. 食管下段、胃底静脉曲张破裂出血的治疗

（1）非手术治疗：用于一般状况不佳、肝功能较差、无法耐受手术的患者，或作为术前准备。

1）禁食、补液、输血：急性出血时要建立静脉通道迅速补充血容量，同时监测生命体征。出血量大、血红蛋白低于70g/L时需同时输血，但需避免过量。

2）药物治疗。①加压素类：血管收缩类药物。常用垂体加压素（一般用20μg，溶于200mL5%葡萄糖溶液内，20～30min内经静脉滴注。必要时4h后可重复使用）或特利加压素（terlipressin/glypressin，首剂2mg静注，然后4h重复1次，若出血已控制可减量至1mg，每4h注射1次）。有高血压和冠心病史患者慎用。②生长抑素类（如思他宁、善宁）：目前认为是首选药物，首剂250μg静脉冲击注射，随后以250μg/h持续用药，连续3～5天。③β受体阻滞剂（如普萘洛尔）：长期用药可预防出血。④预防感染：广谱抗生素（如三代头孢类）。⑤其他：包括质子泵抑制剂（如奥美拉唑）、利尿药物、预防肝性脑病药物、护肝药物等。

3）内镜治疗：主要包括内镜下食管静脉曲张硬化术（endoscopic injection sclerotherapy，EIS）

和内镜下食管静脉曲张套扎术（endoscopic variceal ligation，EVL）。EIS和EVL与药物联合治疗更为有效，成功率可达80%～100%，其中EVL是目前公认的控制急性出血的首选方法。治疗过程中，两种方法往往需要反复进行，其中EIS间隔时间为7天，EVL为10～14天。

4）三腔二囊管压迫止血：利用充气的两个气囊（胃囊和食管囊），分别压迫胃底、食管下段扩张的静脉，达到止血目的，同时还可利用胃腔通道对胃腔进行吸引、冲洗、注药治疗。此法是紧急情况下暂时控制出血的常用方法。

5）经颈静脉肝内门体分流术（transjugular intrahepatic portosystemic shunt，TIPS）：通过介入放射方法，经颈静脉途径在肝内肝静脉与门静脉之间建立人为通道（支架或导管），实现门-体分流术。因TIPS术后肝性脑病发生率较高（20%～40%），且肝衰竭发生率为5%～10%，仅适用于内科治疗无效、手术后再出血或肝移植等待期的患者。

（2）手术治疗：用于一般情况好，无黄疸、腹水、肝功能Child-Pugh分级为A级或B级，能耐受手术的患者。

如患者经非手术治疗后，出血仍不停止，应争取及早手术治疗。急诊手术指征：除满足手术治疗指征外，既往有大出血史、出血凶猛、短期止血治疗后再出血者；内科保守治疗48h无效、短暂止血后再出血者，均可经积极准备后尽早手术止血。

此外，对于曾经有过出血史的患者，应在充分术前准备后择期手术。但对于食管胃底静脉曲张不明显者，不主张做预防性手术；仅对于内镜检查提示食管胃底静脉重度曲张，静脉表面可见"红色征"者，和同时伴有明显脾大及脾功能亢进者，可考虑做预防性手术。常用手术方式主要包括断流术和分流术两类。

2．手术治疗方式的选择

门静脉高压症手术方式较多，因治疗目的不同而选择不同手术方式或复合手术。

（1）脾切除术：适用于脾肿大、合并脾功能亢进、过去无呕血及黑便史的患者。

（2）分流术：适用于有食管下段、胃底静脉曲张，有出血史的患者，在门静脉与腔静脉之间建立通道，使高压的门静脉血流直接进入腔静脉，降低门静脉压力。一般有下列4种。①脾-肾静脉分流术：脾切除后将脾静脉断端与左肾静脉端侧吻合。②门-腔静脉分流术：包括侧侧吻合和端侧吻合两种方法。③脾-腔静脉分流术：脾切除后将脾静脉断端与下腔静脉端侧吻合。④肠系膜上静脉-下腔静脉分流术：将下腔静脉断端与肠系膜上静脉端侧吻合或两静脉之间桥式或"H"吻合。

（3）断流术：又称"贲门周围血管离断术"，即在进行脾切除的同时，结扎切断胃冠状静脉及其在食管贲门的分支（包括高位食管支和胃支），以阻断门奇静脉间的反常血流，达到止血目的。因其手术难度低、创伤小，手术死亡率及并发症发生率较低，适应证较多，对门静脉血供影响较小，因此术后生存质量较高，是目前我国临床应用最为广泛的手术。但术后门静脉压力仍较高，再出血率高。

（4）肝移植术：对终末期肝硬化患者，如肝硬化损害严重，内科治疗无法改善，则应考虑肝移植术。

（5）顽固性腹水的治疗：顽固性腹水（指量大、持续时间长、内科治疗无效的腹水）最有效的外科治疗手段是肝移植术。其次，可采用腹腔穿刺引流、经颈静脉肝内门体分流术（TIPS）、腹水皮下转流术等缓解症状。

3. 门静脉高压症手术的术前准备和术后护理

（1）术前准备：

1）手术条件：患者肝功能Child-Pugh分级为A级、B级。

2）高热量、高蛋白、高维生素、低脂肪饮食。

3）护肝治疗：静脉滴注25%～50%葡萄糖溶液，应用维生素C、维生素K_1，以及其他护肝药物。

4）术前配同型浓缩红细胞800～1 200mL。

5）有食管下段静脉曲张的患者，可选用硅胶胃管，涂抹充足的润滑油，以减少对曲张静脉的损伤。

6）术前灌肠。

7）其他准备与一般腹部手术相同。

（2）术后处理：

1）注意胃管引流胃液的颜色，以了解有无活动性出血。

2）术后禁食至肠蠕动恢复及肛门排气后，可进食流质，一般在术后3～4天。

3）注意腹腔引流管的引流量和颜色，观察有无术后腹腔内活动性出血。

4）术后每隔2～3天测定血红蛋白浓度和血红细胞、白细胞和血小板计数。

5）观察患者有无黄疸、腹水，观察尿量及颜色，观察是否有精神症状。

6）适当应用抗生素以预防感染。

7）术后继续护肝治疗，可应用降低血氨的药物，特别是分流术后的患者，必要时监测血氨浓度。

8）适当给予白蛋白及血浆等支持治疗。

9）术后一周复查肝功能。

10）术后发热患者，首先应排除体内感染病灶存在，如发热低于38℃，持续3周以上者，可考虑用皮质激素或消炎镇痛类药物。

11）术后患者定期去医院复查基本情况、肝功能、食管吞钡或胃镜（一般为3个月1次）。

附：三腔二囊管压迫止血法

（一）原理

利用充气的气囊（胃囊和食管囊），分别压迫胃底和食管下端的曲张破裂出血的静脉，达到止血目的。

（二）构造

该管有三个腔两个囊，一腔通食管囊，一腔通胃囊，一腔通胃管。食管气囊呈椭圆形，胃气囊呈圆形，充气后分别压迫食管下段及胃底。主管通胃腔，可抽吸胃液、冲洗胃腔及注入止血药。食管气囊充气量为100～150mL，胃气囊充气量为150～200mL（图21-9）。

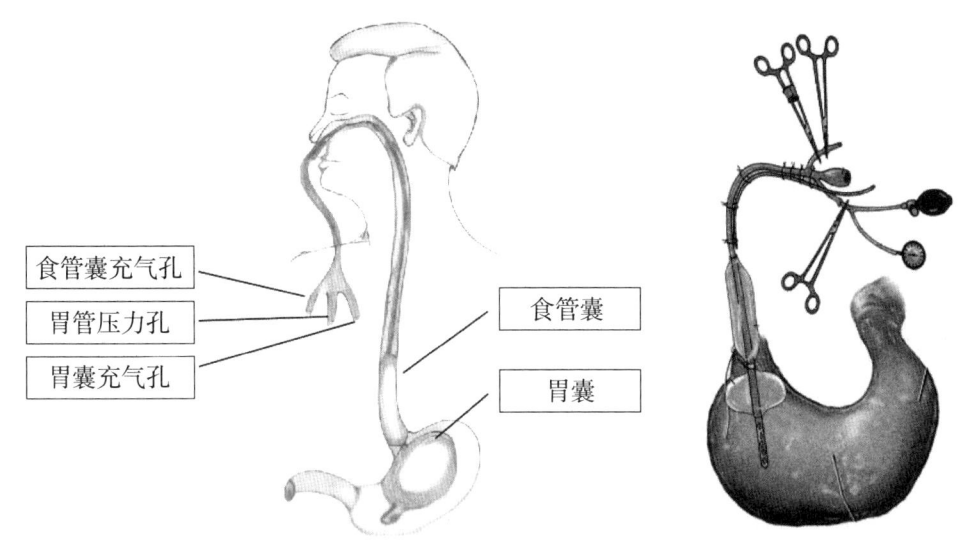

食管囊充气孔

胃管压力孔

胃囊充气孔

食管囊

胃囊

图21-9　三腔二囊管压迫止血法

（三）用法

（1）先向各气囊内充气约150mL，了解气囊膨胀是否均匀、气囊是否漏气。

（2）将试注入的空气抽空，涂上石蜡油，从患者鼻孔慢慢插入，经食管入胃腔。直至管插入50～60cm，主管抽出胃液为止。

（3）向胃气囊充气150～200mL后，用钳扎住其管口，以免空气逸出。将管向外拉提，感到管子不能再被拉出并有轻度弹力时，利用滑车装置，在管端悬以质量约0.5kg的重物作牵引压迫。观察止血效果，如仍有出血，再向食管气囊充气100～150mL。

（4）通过胃腔管抽吸胃内容物，并可用冷生理盐水冲洗观察是否继续出血。

（四）注意事项

（1）患者应侧卧或头部侧转，便于吐出唾液，以免发生误吸。

（2）三腔二囊管放置后每隔12h，应将气囊放空10～20min，观察有无出血，如有出血，即再充气压迫。

（3）三腔二囊管放置时间一般为24h，不宜超过3～5天，如出血停止，可先排空食管气囊，后排空胃气囊，再观察12～24h，如确已止血，可考虑拔管。

（4）严密观察有无气囊上滑，以免造成气管堵塞而窒息。

（5）拔管时必须将充气抽空，口服石蜡油30mL后将管慢慢拉出，切忌暴力。

（6）三腔二囊管达不到止血目的时，应尽早行内镜下止血或手术止血。

（张昆松）

第十三节 原发性肝癌

一、学习目的与要求

（1）了解原发性肝癌的发病因素、临床表现、早期诊断的方法及早期诊断的重要性。

（2）掌握原发性肝癌的诊断方法及鉴别诊断。

（3）掌握原发性肝癌的治疗方法，包括手术切除、消融治疗（包括化学消融和物理消融）、经导管肝动脉化疗栓塞术、放射治疗、生物免疫治疗和中医药治疗等综合治疗措施。

二、学习方法与内容

原发性肝癌是我国目前第四常见的恶性肿瘤致死病因及排名第二的肿瘤致死病因，其主要包括肝细胞癌（hepatocellular carcinoma，HCC）、肝内胆管癌（intrahepatic cholangiocarcinoma，ICC）和HCC-ICC混合型3种不同病理学类型，三者在发病机制、生物学行为、组织学形态、治疗方法以及预后等方面差异较大，其中肝细胞癌占85%～90%，因此本节中所指原发性肝癌主要是肝细胞癌。

（一）筛查与诊断

1. 高危人群的筛查

在我国，肝癌高危人群主要包括：乙型肝炎病毒（hepatitis B virus，HBV）和/或丙型肝炎病毒（hepatitis C virus，HCV）感染、过度饮酒、非酒精性脂肪性肝炎、长期食用被黄曲霉毒素污染的食物、各种其他原因引起的肝硬化及有肝癌家族史、年龄大于45岁等人群。建议高危人群至少每隔6个月进行1次检查，主要包括肝脏超声检查和血清甲胎蛋白（alpha fetoprotein，AFP）检查。

2. 病史采集和体格检查

由于肝脏代偿能力强，且神经主要分布于肝包膜表面，而非肝实质内部，所以大多数原发性肝癌患者在早期并无明显症状。采集病史时除上述高危因素外，还需注意询问患者有无右上腹部疼痛、疼痛的性质，以及有无体重减轻、胃纳减少、疲乏、腹泻等临床表现。体检注意检查巩膜有无黄染，有无红绛舌，上肢、颈、胸部皮肤有无蜘蛛痣，有无肝掌，有无腹壁静脉曲张。触诊要注意肿块的位置、大小、表面情况、硬度，有无血管杂音，随呼吸运动的移动情况等；脾脏有无肿大，肝脏及肿物情况需画图表示。叩诊重点检查有无移动性浊音、肝脏浊音界有无变化。伴有腹水者要测量腹围，检查下肢浮肿程度等情况。

3. 血液、影像学等检查

（1）血清AFP≥400μg/L，排除妊娠、慢性或活动性肝病、生殖腺胚胎源性肿瘤以及消化道肿瘤后，高度提示肝癌。血清AFP轻度升高者，应做动态观察，并结合影像学，有助于诊断。血清甲胎蛋白异质体（lens culinaris agglutinin-reactive fraction of AFP，AFP-L3）、异常凝血酶原（protein induced by vitamin K absence/antagonist-Ⅱ，PIVKA Ⅱ）也可作为肝癌早期诊断标志物，特别是对血清AFP阴性人群。

（2）B型超声检查：具有实施简便、实时、无创等特点，可早期敏感辨认出肿瘤位置、大小、范围，有无腹水，有无肝内血管和胆管侵犯，有无肝门部淋巴结转移。有条件的单位可行超声造影检查，对诊断本病及鉴别诊断有较大帮助。

（3）CT或MRI检查：是肝脏超声和AFP筛查异常者明确诊断的首选方法，既可以应用于肝癌的诊断分期，也可以应用于局部治疗的疗效评价。肝癌影像学诊断主要根据造影剂"快进快出"的强化方式。动态增强CT和MRI动脉期肝肿瘤大多呈现均匀或不均匀明显强化，门静脉期和/或平衡期肝肿瘤强化低于肝实质。多模态MRI检出和诊断直径≤1.0cm肝癌的能力优于动态增强CT，但对患者肺功能有一定要求，且体内不得携带钢板等植入物。使用肝细胞特异性对比剂钆塞酸二钠（Gd-EOB-DTPA）可提高直径≤1.0cm肝癌的检出率及对肝癌诊断与鉴别诊断的准确性。

（4）对上述检查仍不能确诊者，必要时可做肝穿刺活检，进行组织学诊断，但存在出血、肿瘤针道种植转移、假阴性率等风险。

4．诊断标准

（1）有乙型病毒性肝炎或丙型病毒性肝炎，或有任何原因引起肝硬化者，如发现肝内直径≤2cm结节，可做动态增强MRI、动态增强CT、超声造影或肝细胞特异性对比剂Gd-EOB-DTPA增强MRI检查，以上4项检查中至少有2项显示动脉期病灶明显强化、门静脉期和/或平衡期肝内病灶强化低于肝实质即"快进快出"的肝癌典型特征，则可做出肝癌的临床诊断；对于发现肝内直径＞2cm结节的患者，则上述4种影像学检查中只要有1项典型的肝癌特征，即可临床诊断为肝癌。

（2）有乙型病毒性肝炎或丙型病毒性肝炎，或有任何原因引起肝硬化者，随访发现肝内有直径≤2cm结节，若上述4种影像学检查中无或只有1项检查有典型的肝癌特征，可进行肝病灶穿刺活检或每2～3个月做1次影像学检查随访并结合血清AFP水平以明确诊断；对于发现肝内直径＞2cm结节的患者，若上述4种影像学检查无典型的肝癌特征，则需进行肝病灶穿刺活检以明确诊断。

（3）有乙型病毒性肝炎或丙型病毒性肝炎，或有任何原因（如血清AFP升高，特别是持续升高）引起肝硬化者，应进行影像学检查以明确肝癌诊断；如未发现肝内结节，在排除妊娠、慢性或活动性肝病、生殖腺胚胎源性肿瘤以及消化道肿瘤的前提下，应密切随访血清AFP水平及每隔2～3个月进行1次影像学复查。

（二）鉴别诊断

原发性肝癌诊断主要依据临床表现和实验室检查，大多数患者可获确诊，但应与肝脏的转移性癌、肝硬化结节、肝脏局灶性结节增生（focal nodular hyperplasia，FNH）、肝脓肿、肝包虫病、肝脏良性肿瘤（如肝腺瘤）、邻近肝区的肝外肿瘤等相鉴别。其鉴别要点应根据其病史、实验室和影像学检查及临床过程综合分析。

（三）治疗方法

早期诊断，早期治疗，根据不同病情进行综合治疗，是提高疗效的关键；而早期施行手术切除是最有效的治疗方法。

1．手术切除

为该病治疗的首选方法。一般情况好，肝功能Child-Pugh分级中A级或部分B级，无肝外转移，病变局限于肝脏一侧，可考虑施行肝切除术。采用吲哚菁绿清除试验和残余肝体积进行综合评估，可显著降低围手术期肝衰竭发生率。

2．消融治疗

局部消融治疗是借助医学影像技术的引导对肿瘤靶向定位，局部采用物理或化学的方法直接杀灭肿瘤组织的一类治疗手段。主要包括射频消融（radiofrequency ablation，RFA）、微波消融（microwave ablation，MWA）、无水乙醇注射治疗（percutaneous ethanol injection，PEI）、冷冻消融（cryoablation，CRA）、高强度超声聚焦消融（high intensity focused ultrasound ablation，HIFU）、激光消融（laser ablation，LA）、不可逆电穿孔（irreversible electroporation，IRE）等。其优点是操作方便、住院时间短、疗效确切、消融范围可控性好，特别适用于高龄、合并其他疾病、严重肝硬化、常规切除手术风险高、肿瘤位于肝脏深部或中央型小肝癌（≤3cm）的患者。

3．经导管肝动脉化疗栓塞术

经导管肝动脉化疗栓塞术（transarterial chemoembolization，TACE）适用于肿瘤数目超过3个或有重要血管侵犯，或剩余肝体积不够、不适宜手术切除的病例，如肝代偿功能尚好，可考虑此方法。

4．放射治疗

放射治疗适用于全身情况尚好，肝功能良好，肿块较局限而又不愿手术切除，或肝叶切除后肝切面有残癌或手术切除后又复发的患者。

5．系统治疗

适用于合并有大血管侵犯或肝外转移，且不适合手术切除的患者，可根据患者情况进行FOLFOX4方案化疗、索拉菲尼或仑伐替尼为主的靶向治疗或免疫检查点抑制剂（PD-1、PD-L1）免疫治疗、生物免疫治疗、中医药治疗等。

6．肝移植

对于早期肝癌（符合米兰标准：单个肿瘤≤5cm；肿瘤多发，≤3个；结节≤3cm；无血管侵犯和肝外转移）伴有严重肝硬化（终末期肝病）者，推荐行肝移植手术。

（四）病例示教

对诊断为原发性肝癌的患者进行临床示教，主要了解原发性肝癌的临床表现、诊断方法和处理，巩固课堂教学的效果。在条件许可下参观肝癌手术切除、消融治疗或经导管肝动脉化疗栓塞术。

（五）术前、术后处理

（1）肝脏的病变常引起胃纳减退及消瘦，手术前应给予优质蛋白饮食；如合并有乙型或丙型病毒性肝炎，需从术前开始抗病毒治疗；肝功能Child-Pugh分级为B级者，积极进行护肝治疗。

（2）术后预防性应用抗生素，积极给予药物进行护肝治疗，若无合并胃肠道手术，应早期经口进食；注意腹部引流液情况，观察有无出血和胆汁。右肝手术后常合并右侧胸腔积液，如有呼吸困难、反复咳嗽等症状，可进行胸腔穿刺抽液。

术后应密切注意血压、脉搏、尿量的情况和精神状态，观察巩膜有无黄染、有无腹水，为出现低蛋白血症者补充外源性白蛋白。半肝切除术后的患者如肝硬化较明显应给予富含支链氨基酸的氨基酸。术后第3天、第5天应复查肝功能、凝血功能，术后第5～7天应复查AFP含量的改变。

患者康复后，要定期规律复查，检测AFP、肝功能及超声检查，注意肿瘤是否复发。

（李绍强）

第十四节 甲状腺功能亢进症

一、学习目的与要求

（1）掌握甲状腺功能亢进症的病史采集、体检及辅助检查。
（2）掌握甲状腺功能亢进症的治疗选择。
（3）掌握甲状腺功能亢进症的术前准备和术后注意事项。
（4）掌握甲状腺功能亢进症的术后常见并发症及其处理。

二、学习方法与内容

（一）病史采集、体检、辅助检查

1. 病史采集

甲状腺功能亢进症（简称甲亢）的主要表现是由于分解代谢亢进而导致循环系统的一系列改变以及交感神经兴奋性增强。因此，病史采集需要关注患者是否有心率、食欲、体重及情绪状态的变化。病史中还要特别注意患者第一次诊断是通过什么检查确定的，是否已服用抗甲亢药物，是间断不规则服药，还是连续规则服药，服药后反应如何。此外还应注意起病时甲状腺是否肿大，甲亢症状是与甲状腺肿大同时发生的，还是肿大后才出现甲亢症状的。

2. 体检

评估甲状腺大小、质地、是否对称、有无结节、是否疼痛、有无震颤和杂音，评价气管是否

移位。检测患者脉搏、呼吸、血压、心率、心律、心界，以及有无心脏杂音。注意患者有无凸眼及其他眼征，有无面部浮肿、胫前黏液性水肿等表现。

3. 辅助检查

（1）基础代谢率测定：基础代谢率＝（脉率＋脉压）－111。正常值为10%，增高20%～30%为轻度甲亢，增高30%～60%为中度甲亢，增高60%以上为重度甲亢。

（2）甲状腺功能5项（总T_3、总T_4、游离T_3、游离T_4、TSH）、甲状腺自身抗体、促甲状腺激素受体抗体（thyrotrophin receptor antibody，TRAb）检查。

（3）核素扫描：检测甲状腺的摄取功能。

（4）超声心动图、心电图、心肌灌注实验：评估患者心脏功能。

（二）治疗选择

参见表21-8。

表21-8　甲亢患者的治疗选择

甲亢患者临床状态（治疗方式选择）	放射碘治疗	抗甲状腺治疗	手术
怀孕	禁忌	优先选择	可选
年龄大、预期寿命短、手术风险高	优先选择	可选	禁忌
有过手术、颈部放射史	优先选择	可选	谨慎选择
缺乏有经验的手术医师	优先选择	可选	谨慎选择
颈部压迫症状	可选	非一线选择	优先选择
怀疑或确诊恶性结节	禁忌	非一线选择	优先选择
甲状腺结节较大	可选	非一线选择	优先选择
胸骨后甲状腺肿	可选	非一线选择	优先选择
伴有甲状旁腺功能亢进	非一线选择	非一线选择	优先选择

（三）甲亢的术前准备及术后注意事项

1. 术前准备

（1）合理休息，保证睡眠充足。

（2）合理膳食，保证营养充足。

（3）适当服用镇静药物。

（4）适量补充钙剂或维生素D。

（5）抗甲状腺药物治疗，使甲状腺功能恢复正常。

（6）术前10天左右，开始使用碘化钾溶液，每日3次，每次5~7滴（0.25~0.35mL）或饱和碘化钾溶液，每日3次，每次1~2滴（0.05~0.1mL），并同时停用抗甲状腺药物。

2. 术后注意事项

（1）注意观察患者声音是否有嘶哑。

（2）严密观察患者的生命体征变化，并注意患者的神态。

（3）注意伤口有无血肿形成，引流管是否通畅，引流液的颜色如何及量的多少。

（4）注意患者是否有胸闷，唇、面及手足麻木、抽搐等低钙表现。

（5）甲状腺全切的患者，注意补充甲状腺素，起始剂量依据体重而定，通常为1.6μg/kg。

（四）甲亢术后常见并发症及其处理

1. 伤口出血

多发生在术后24h内，可表现为窒息或引流量增多，多为结扎线脱落或止血不彻底，特别是颈前肌群切断后止血不彻底所致。必要时需重新打开伤口进行止血。

2. 呼吸困难与窒息

多发生于术后48h内，一般为切口血肿、喉头水肿、气管软化塌陷、痰液堵塞等所致，必须立即行气管切开。为了避免这种致命的并发症，凡术中估计无把握保持患者后呼吸道通畅，都应行预防性气管切开。

3. 喉返神经损伤

如术后即出现声音嘶哑则为手术误伤单侧喉返神经所致。多于半年后代偿恢复一般的发音。如术后发音清晰，而在术后第二天后才出现声嘶，多由水肿、粘连所致，理疗和发音锻炼等措施可促进其恢复。双侧喉返神经损伤可出现失音及呼吸困难，需要行永久性气管切开。

4. 喉上神经损伤

声调变低，进食时容易出现误咽呛咳，多于短期内代偿恢复。

5. 手足搐搦

多由甲状旁腺被误切、被挫伤或暂时性供血不足所致。患者血清钙多低于8mg/dL，严重时降至4~6mg/dL以下。Chvostek征及Trousseau征阳性。如为误切则可能在术后24h内出现；如为挫伤或供血障碍所致则多于术后第2~3天出现。患者应予低磷饮食，予口服钙500~1000mg，每日4次；逐渐改为500mg，每2日1次。如出现抽搐，应给10%葡萄糖酸钙10mL静脉注射。如以上措施效果不佳，则要考虑甲状旁腺移植术。

6. 甲状腺危象

多在12~48h内发生，患者表现为高热、烦躁、谵妄、昏迷、脉快及心律不齐、血压升高、呕吐腹泻等。其治疗药物及方式如下。

（1）β受体阻滞剂。

（2）抗甲状腺药物。

（3）碘剂。

（4）肾上腺皮质激素。

（5）对乙酰氨基酚或物理降温。

（6）容量复苏。

（7）营养支持。

（8）呼吸支持。

（9）ICU监护。

（胡作军）

第十五节 乳腺癌

一、学习目的与要求

（1）了解乳腺的解剖与生理。

（2）了解乳腺癌的病因及临床病理分型。

（3）掌握乳腺肿物的检查及诊断方法。

（4）掌握乳腺癌的治疗原则。

（5）掌握乳腺癌改良根治术后的注意事项。

（6）示教乳腺癌改良根治术。

二、学习方法与内容

（一）乳腺的解剖与生理

成年女性乳房是两个半球形的性征器官，位于胸大肌浅面，在第2至第6肋骨水平的浅筋膜浅、深层之间。乳腺组织由15～20个腺叶组成，以乳头为中心呈放射状排列，每个腺叶又分成许多腺小叶，而腺小叶又由许多腺泡组成，每一腺叶有其单独的乳管，各级小乳管汇至乳管并开口于乳头。腺泡、腺叶等之间有结缔组织相隔。外上方形成乳腺腋尾部伸向腋窝。乳头位于乳房的中心，周围的色素沉着区称乳晕。

乳房的淋巴管十分丰富，是乳腺癌转移的重要途径。小叶间毛细淋巴管汇集至乳晕下淋巴管，并和深筋膜淋巴管互相交通，向乳腺外的区域淋巴结引流。外科通常以胸小肌为界将腋窝淋巴结分为3个水平：Ⅰ水平（level Ⅰ）又称腋下组，指胸小肌外侧，以及胸大、小肌间（Rotter's）淋巴结；Ⅱ水平（level Ⅱ）即腋中组，指胸小肌深面的淋巴结；Ⅲ水平（level Ⅲ）为腋下组，即锁骨下淋巴结，指位于胸小肌内侧的腋窝淋巴结。解剖学研究提示腋窝淋巴结一般遵循远心端即Ⅰ水平向近心端即Ⅲ水平引流的途径，且较少发生跳跃性转移（为1%～3%）。正是该理论奠定了腋窝前哨淋巴结（引流至腋窝的第一站淋巴结，通常位于Ⅰ水平乳房外缘上一横指处）活检的基础。

（二）乳腺癌的病因及临床病理分型

乳腺癌的病因尚不清楚，但与性激素、遗传因素等有很大关系。如更年期女性的卵巢功能逐渐减退，以致腺垂体活动加强，促使肾上腺皮质产生雌激素，可引起乳腺上皮细胞过度增生。已知易感因素包括乳腺癌家族史、晚育、初潮年龄<12岁或绝经较晚、胸部放射治疗史、乳腺不典型增生病史、乳腺癌病史等。近年来发现多种基因突变与遗传性乳腺癌相关，如*BRCA1/BRCA2*、*PALB2*、*ATM*等。

乳腺癌属于上皮来源的肿瘤，乳腺癌有多种分类系统和标准，目前采用2019年正式发行的第5版WHO乳腺肿瘤病理分型。

1. 非浸润性癌

包括导管内癌（癌细胞未突破导管壁基底膜）及乳头乳晕湿疹样癌（Paget's carcinoma of the breast）。此型属早期，预后较好。

2. 浸润性特殊癌

包括乳头状癌、实性乳头状癌、小管癌（高分化腺癌）、腺样囊性癌、黏液腺癌、大汗腺癌、鳞状细胞癌等。此型分化一般较高，预后尚好。

3. 浸润性非特殊癌

包括浸润性小叶癌、浸润性导管癌、硬癌、髓样癌（无大量淋巴细胞浸润）、浸润性微乳头状癌等，此型一般分化低，预后较上述类型差。浸润性导管癌是乳腺癌中最常见的类型，占80%。但预后判断尚需结合疾病分期和肿瘤分型等因素。

（三）病史采集

1. 现病史

乳房有无不适；乳房肿块的发现时间、增大速度，有无伴随症状，如疼痛等，与月经、妊娠、哺乳的关系；乳头有无溢液及溢液的性质。

2. 既往史

了解乳房在青春、成年、妊娠、哺乳、闭经等时期的变化；有无外伤、炎症、手术及乳头溢液等病史。

3. 月经史、婚育史、哺乳史

了解月经史，如初潮时间、绝经时间、是否规律；婚育史，包括妊娠和生产、流产等；哺乳史及总时长。

4. 家族史

三代亲属中有无乳腺及其他器官（尤其是卵巢、胃肠道、前列腺、胰腺等）的肿瘤。

（四）体格检查

1. 视诊

细致地视诊可获得有诊断意义的体征。检查乳房要在光线明亮处，让患者坐正或平卧，解开或脱去上衣，两臂下垂，使双乳充分显露，以利对比。

（1）一般观察：双乳的大小、位置和外形应对称，不对称提示可能有病变存在。乳房有较大肿块时，外形可显示为局限性隆起；乳腺癌或脂肪坏死灶侵及乳房悬韧带（Cooper韧带）时，可出现乳腺的局限性凹陷，称"酒窝征"，在患者双臂交叉于颈后，或前俯上半身，或用手抬高整个乳房时，局限性凹陷较明显；一侧乳房表浅静脉扩张时，可能存在乳腺恶性肿瘤；妊娠、哺乳或颈根部静脉受压，如胸骨后甲状腺肿时，也可引起乳房浅表静脉扩张，但常为双侧性。

（2）乳头：正常乳头双侧对称，指向前方并略向外下，乳腺癌或乳腺慢性炎症时，乳头可被牵拉移位，表现为两侧乳头高低不一；先天性乳头内陷多是发育不良所致，近期内发生乳头内陷，可能是乳腺癌；产妇哺乳期乳头皲裂可因婴儿吸吮或咬破乳头而出现，周围可有炎性渗出物，乳头乳晕湿疹样改变如为双侧，注意检查其他部位皮肤是否有类似表现，应与乳头湿疹样癌相鉴别。

（3）乳房皮肤：乳房皮肤发红应首先考虑化脓性炎症，特别是未用过局部刺激性药物外敷或热敷者；大范围发红充血伴水肿时，应警惕炎性乳腺癌的可能；浅表慢性炎症病灶，如慢性乳腺炎或乳腺结核时常使皮肤呈暗红色；乳腺癌细胞侵入乳房淋巴结可导致淋巴水肿，乳房皮肤呈橘皮样改变。

2.扪诊

重点是了解乳房有无肿块。检查者应在患者侧面，或让患者平卧；扪诊外侧乳房时嘱患者将双臂下垂于身旁。乳房扪诊宜用手指掌面，循序检查乳房各区，即内上、外上、外下、内下和包括乳头、乳晕在内的中央区。小的肿块不易扪及，可用左手托乳房，用右手扪查。乳房下部肿块常被下垂的乳房掩盖，可托起乳房或让患者平卧举臂，然后进行扪查。乳房深部肿块如扪不清，可让患者前俯上半身再次扪查。挤压乳头有无分泌物，可轻挤乳晕或肿块，注意乳头有无溢液，了解溢液来自哪一乳管，追踪该乳管所属腺叶有无肿块。检查乳房后，必须扪查区域淋巴结。

（1）乳房肿块：应注意其大小、硬度、形状是否规则、边界是否清晰、表面是否光滑、与周围组织是否粘连等情况。

（2）腋窝淋巴结：腋窝淋巴结有5组，应依次检查。检查者面对患者，用右手扪查其左腋窝，用左手扪查其右腋窝。以左腋为例，举起患者的左上肢，用右手伸入其腋顶，手指掌面对着患者的胸壁，然后嘱患者放下上肢，搁置在检查者的左前臂上，然后用轻而稳的滑移动作从腋顶自上而下扪查中央组淋巴结。继而将手指掌面转向腋窝前壁，在胸大肌深面扪查胸肌组淋巴结。扪查腋窝后壁肩胛下组淋巴结时，可站在患者的背后，扪摸其背阔肌前内面。最后扪查锁骨下及锁骨上淋巴结。检查完患侧，还应扪查对侧。扪到淋巴结时，要注意其位置、数目、大小、硬度和活动度。

另外，要注意炎性乳腺癌及乳头湿疹样癌的临床特点。

（五）特殊检查

1.乳腺超声

乳腺超声检查价廉、有效、无创，不仅可以鉴别乳腺肿块的实性或囊性，而且可以进行良、恶性的鉴别诊断。对于乳腺肿块的超声检查，可以了解肿块的形状、大小、边缘、边界、回声模式、后方声像特征、与周围组织的关系、钙化情况、血流分布情况，以及淋巴结的情况，从而初步判断乳腺肿物的性质。

2. X线检查

乳腺钼靶X线检查是鉴别乳腺肿物良恶性的有效检查方法。但对于年轻的致密型乳腺诊断率欠佳。近年开展的乳腺数字化摄影技术，在乳腺癌的早期诊断中优越性更高。X线检查乳腺病灶的敏感性对于年轻的致密型乳腺稍低，而对脂肪型乳腺较高。早期乳腺癌的主要X线表现是不均质的微小、成簇、针尖钙化，结构扭曲和小结节。乳腺X线检查是国际公认的乳腺癌的主要筛查手段。

美国放射学会建议的乳腺影像报告和数据系统（breast imaging reporting and data system，BI-RADS）完善了乳腺X线检查报告，BI-RADS中的影像评价有7个类别，包括：阴性（Ⅰ类）、良性病变（Ⅱ类）、需短期随访的良性病变（Ⅲ类）、可疑恶性病变（Ⅳ类）、高度怀疑恶性病变（Ⅴ类）、已知为恶性病变（Ⅵ类）、需要参考其他影像学检查的病变（0类）。

有资料发现，仅仅使用乳腺X线检查能诊断出48%的乳腺癌，但合用乳腺X线和超声检查后诊断的敏感性提高，可以发现97%的乳腺癌。

另外，乳腺导管X线造影，可帮助判断腺管堵塞部位和大小。

3. 乳腺的MRI检查

乳腺MRI检查的优点是无放射损伤、对乳腺癌有较高敏感性、双侧乳腺同时成像、可进行断层及任意三维成像，使病灶定位更准确、显示更直观。乳腺MRI检查不作为乳腺癌诊断的常规检查项目，通常作为X线检查和超声检查不能确定病变性质时的进一步检查方法。MRI可用于乳腺癌分期评估，确定乳腺肿瘤范围，判断是否存在多灶或多中心性肿瘤。初诊时可用于筛查对侧乳腺肿瘤。同时，有助于评估进行新辅助治疗前后肿瘤范围、治疗缓解状况，以及是否可以进行保乳治疗。

4. 乳头溢液涂片或乳管内镜检查

主要针对有乳头溢液者。乳头溢液是乳腺疾病的常见症状，可分为生理性和病理性溢液。了解溢液性质有助于推断病因：鲜红色血性溢液多见于乳管内乳头状瘤，也可见于乳腺癌；咖啡色或黑色溢液提示血液曾被阻于乳管内未能及时流出，这种情况多见于有乳管阻塞的乳管内乳头状瘤或因上皮增生而有乳头状体形成的乳腺囊性增生病；黄色或绿色溢液常是乳腺囊性增生的表现；乳汁样溢液多见于终止哺乳后；如合并闭经，可能是腺垂体功能亢进；浆液性无色溢液可见于正常月经期、早期妊娠或乳腺囊性增生病。

通过溢液涂片找癌细胞有助于确定溢液的原因，但阴性者不能完全排除乳腺癌的可能。乳管内镜检查能直观显示导管内病变，有助于手术定位。

5. 活检

活检是乳腺疾病确诊方法。乳房活检方法有开放手术活检和穿刺活检。开放手术活检是指切除乳房肿块行病理检查。对于临床考虑乳腺癌的患者，首选穿刺活检。穿刺活检包括细针抽吸（fine needle aspiration，FNA）、空芯针穿刺活检（core needle biopsy，CNB）、真空辅助微创活检（vacuum assisted biopsy，VAB）等方法。FNA的局限性是只能获得细胞学的诊断，难以提供足够的组织标本以确定组织学类型，不能进行免疫组化检查判断激素受体（ER、PR）和HER2的状态，因而FNA一般不作为原发性乳腺癌的诊断依据。CNB创伤小、操作时间短、恢复速度快、只需要局麻下操作，可以在术前取得较准确的病理诊断，是安全简单的实用方法。VAB由旋转切割活检针、真空抽吸装置、控制器等组成，可在超声、钼靶、MRI引导下进行活检，一次穿刺能切取多个邻近标本，更能完全切除较小的病灶，与手术活检相比，VAB恢复时间短、操作简便。

（六）诊断

组织病理学诊断是乳腺癌确诊和治疗的依据，要通过组织标本证实乳腺癌的病理分型、组织学分级、淋巴结是否转移，以及其他器官的远处转移。通过免疫组化法检测性激素受体（ER和PR）、Ki67水平和HER2/neu蛋白，或荧光原位杂交法（fluorescence in situ hybridization，FISH）检测*HER2/neu*基因。

为了更好地治疗和估计预后，完善的诊断除确定乳腺癌存在外，还需进一步估计病变发展的程度，美国癌症联合委员会（AJCC）修订的乳腺癌TNM分期（2017年，第8版）将乳腺癌分期分为组织学分期（anatomic stage groups）和预后分期（prognostic stage groups）。其中，组织学分期即是以T（原发瘤）、N（局部淋巴结）、M（远处转移）为标准的TNM分期，分为临床分期（cTNM）和病理分期（pTNM）。预后分期则包含ER/PR和HER2状态。

（七）治疗原则

乳腺癌是一种全身性疾病，单纯靠手术治疗不能将其治愈。目前对于早期乳腺癌的治疗策略是手术治疗为主，化学抗肿瘤药物、放射、内分泌、分子靶向、免疫及生物治疗等措施为辅的综合治疗。对于晚期乳腺癌患者，治疗的主要目的不是治愈肿瘤，而是延长患者生存时间、提高患者生活质量。治疗手段以全身系统治疗为主，必要时考虑手术或放射治疗等其他治疗方式。

1. 手术治疗

（1）手术治疗原则：乳腺癌手术范围包括乳腺和腋窝淋巴结两部分。乳腺手术有保乳手术和全乳切除。腋窝淋巴结可行前哨淋巴结活检和腋窝淋巴结清扫，除原位癌外均需了解腋窝淋巴结状况。选择术式时，应综合考虑肿瘤的临床分期和患者的身体状况。

（2）乳腺手术：

1）切除乳房的根治手术：适应于TNM分期为0、Ⅰ、Ⅱ期及部分Ⅲ期且无手术禁忌的患者。乳腺癌改良根治术指全乳房切除加上腋窝淋巴结清扫（一般为Ⅰ、Ⅱ水平），保留胸大、小肌，适用于没有保乳意愿，同时腋窝淋巴结考虑转移的病例。乳腺癌根治术切除全乳房和Ⅰ、Ⅱ、Ⅲ水平的全腋窝淋巴结，还需要切除胸大、小肌，创伤较大，且相较于改良根治术，未能提高患者生存率，已被逐渐弃用。

2）保留乳房的根治手术：保乳手术（breast-conserving surgery）适用于有保乳意愿的患者，其特点是乳腺肿瘤可以完整切除，达到阴性切缘，并可获得良好的美容效果。保乳手术后一般需要进行术后全乳房放射治疗。保乳手术的绝对禁忌证包括：无保乳意愿者；炎性乳腺癌；妊娠期无法接受放疗者；病变广泛无法完全切除或难以达到理想外形者；无法达到切缘阴性者。

（3）腋窝淋巴结的外科手术：处理腋窝淋巴结是浸润性乳腺癌标准手术中的一部分。其主要目的是了解腋窝淋巴结的状况，以确定分期，选择最佳系统治疗方案。

1）腋窝前哨淋巴结（sentinel lymph node）活检：前哨淋巴结即最先接受肿瘤淋巴引流、可能最早发生肿瘤转移的哨兵淋巴结。对于腋窝淋巴结临床体检或影像学检查无明确转移的患者进行前哨淋巴结活检评估腋窝淋巴结状况，若前哨淋巴结活检阳性，再进行腋窝淋巴结清扫；若前哨淋巴结阴性，则免除腋窝淋巴结清扫，减小手术范围和减少患者创伤，尤其大大降低了上肢淋巴水肿的发生概率，可提高患者生存质量。前哨淋巴结的示踪剂有放射性胶体和蓝色染料等。

2）腋窝淋巴结清扫：腋窝淋巴结清扫的标准切除范围包括背阔肌前缘至胸小肌外侧缘Ⅰ水平、胸小肌外侧缘至胸小肌内侧缘Ⅱ水平的所有淋巴结；当Ⅱ水平淋巴结显著转移时，才需要切除包括胸小肌内侧缘的Ⅲ水平淋巴结。清扫腋窝淋巴结一般要求在10个以上，以保证能真实地反映腋窝淋巴结的状况。在切除的标本中尽量寻找淋巴结，逐个进行组织学检查。

2．放射治疗

与手术治疗均为乳腺癌局部治疗手段，放射治疗防止术后局部复发的疗效肯定。对于有辅助化疗指征的患者，术后放射治疗应该在完成辅助化疗后开展。

（1）保乳术后放射治疗：原则上所有保乳手术后的患者均需要放射治疗。70岁以上、TNM分期为Ⅰ期、激素受体阳性患者也可以考虑选择豁免放射治疗。

（2）全乳房切除术后具有下列高危因素之一者需放射治疗：原发肿瘤最大直径≥5cm，或肿瘤侵及乳腺皮肤、胸壁；腋淋巴结转移≥4个；T_2、淋巴结转移1～3个。包含某一项高危复发因素，如年龄≤40岁，激素受体阴性，淋巴结清扫数目不完整或转移比例大于20%，*HER2/neu*过表达等患者，可以考虑术后放射治疗。

3．化学药物治疗

（1）手术后的乳腺癌辅助化疗：适应证是腋窝淋巴结阳性的浸润性乳腺癌；对淋巴结转移数1～3个的绝经后患者，如果具有激素受体阳性、HER-2阴性、肿瘤较小、肿瘤分级Ⅰ级等其他多项预后较好的因素，或者患者无法耐受或不适合化疗，也可考虑单用内分泌治疗；对淋巴结阴性乳腺癌，术后辅助化疗只适用于具有以下至少一个高危复发风险因素的患者，如肿瘤直径≥2cm、TNM分期为Ⅱ～Ⅲ级、脉管瘤栓、HER2阳性、ER/PR阴性等。近年来，基因检测手段也逐渐用于辅助化疗决策，如*Oncotype 21*、*Mamaprint 70*等，对于基因检测低危患者，即使肿瘤较大，甚至淋巴结1～3个转移，也可免除化疗。

化疗时首选含蒽环类或紫杉类药物联合化疗方案。不同化疗方案的周期数不同，一般为4～8个周期。若无特殊情况，不宜减少周期数和剂量。对70岁以上的患者进行辅助化疗时，需个性化考虑；辅助化疗不应与内分泌治疗或放射治疗同时进行。所有化疗患者均需要先行签署化疗知情同意书。化疗前应无明显的骨髓抑制表现，化疗期间和化疗前应定时检查血常规及肝、肾功能。

（2）晚期乳腺癌化疗：符合下列某一条件的患者可考虑首选化疗。疾病进展迅速，需要迅速缓解症状；ER/PR阴性；存在有症状的内脏转移；激素受体阳性但对内分泌治疗耐药。治疗乳腺癌的化学药物较多，应根据患者特点和治疗目的制订方案。序贯单药化疗适用于转移部位少、肿瘤进展较慢、无重要器官转移的患者，注重考虑患者的耐受性和生活质量；联合化疗适用于病变广泛且有症状，需要迅速缩小肿瘤的患者；既往耐药的药物应避免再次使用。

4．内分泌治疗

内分泌治疗适用于激素受体ER和/或PR表达阳性的患者。常用药物包括结构与雌激素相似、可在靶器官内与雌激素争夺雌激素受体的他莫昔芬（三苯氧胺）；第三代芳香化酶抑制剂，如来曲唑、阿拉曲唑、依西美坦等，以及ER降解剂氟维司群。

（1）辅助内分泌治疗：绝经前患者通常选择他莫昔芬，高复发风险的患者可以联合卵巢切除或其他有效的卵巢功能抑制；他莫昔芬治疗期间，如果患者已经绝经，可以换用芳香化酶抑制剂。绝经后患者可选择第三代芳香化酶抑制剂；不能耐受芳香化酶抑制剂的绝经后患者，仍可选择他莫昔芬；术后辅助内分泌治疗的治疗期限为5～10年。ER和PR阴性的患者，不宜进行辅助内分泌治疗。

（2）晚期乳腺癌的内分泌治疗：对于肿瘤缓慢进展、无内脏危象的激素受体阳性晚期乳腺癌，内分泌治疗是首选治疗方法。应根据患者月经状态选择适当的内分泌治疗药物，绝经前患者可采取卵巢手术切除或其他有效的卵巢功能抑制治疗（药物卵巢功能抑制：包括戈舍瑞林、亮丙瑞林），随后遵循绝经后患者内分泌治疗指南。绝经后患者优先选择第三代芳香化酶抑制剂，通过药物或手术达到绝经状态的患者也可以选择芳香化酶抑制剂。雌激素受体调节剂氟维司群也有较好疗效。内分泌药物联合CDK4/6抑制剂等靶向药物还能进一步延长患者生存期。

5．靶向治疗

靶向治疗指针对特定靶定的药物治疗。广泛来说，内分泌治疗也属于靶向治疗。抗HER2治疗显著改善了HER2阳性乳腺癌患者的预后，主要药物有曲妥珠单克隆抗体、帕妥珠单克隆抗体、ADC类药物。治疗前必须获得HER2阳性的病理学证据；多与紫杉类药物联合使用。其他针对PI3K、CDK4/6、EGFR等信号通路的靶向药物也已应用于晚期乳腺癌的治疗。

6．新辅助治疗

新辅助治疗是指对于早期乳腺癌在手术治疗前先进行全身治疗，包括化疗、内分泌治疗和靶向治疗。目的包括降低肿瘤临床分期，提高切除率、保乳率、保腋窝率，以及了解药敏信息。新辅助化疗的化疗方案多与术后辅助化疗方案相同，推荐选择同时含蒽环类和紫杉类药物的联合化疗方案，HER2阳性患者化疗时，应联合抗HER2治疗。对于新辅助治疗后手术标本仍有残存浸润癌者，通过辅助强化治疗能够进一步提高生存率。

（八）手术后注意事项

（1）创面加压包扎牢固可靠。

（2）保乳术后可不放置引流。全乳切除和腋窝淋巴结清扫术后进行常规负压引流，观察引流液的颜色、量，注意有无活动性出血；术后3～5天，如引流液不多，可以拔除引流胶管；引流胶管拔除后继续加压包扎敷料数天，以免引起皮瓣与胸壁分离，形成积液或皮瓣坏死。行乳房重建者可适当延迟引流时间。

（3）行腋窝淋巴结清扫的患者在术后应避免患侧肩关节上抬，第5天开始锻炼患侧上肢的功能活动，如梳头、手指爬墙动作。前哨淋巴结活检者可于术后第2天开始锻炼。

（4）术后第2天开始观察皮瓣血运情况，行保留乳头乳晕复合体的全乳切除术时还需要密切观察乳头乳晕复合体血运。如有坏死，待其分界清楚后予以切除。定期换药至伤口愈合，必要时给予植皮，愈合创口。

（5）术后4～6h可下地活动，饮食可自由选择富含维生素和蛋白质的类型。

（林颖）

第十六节 腹主动脉瘤

一、学习目的与要求

（1）掌握腹主动脉瘤的定义及预后。
（2）掌握腹主动脉瘤的检查和诊断方法。
（3）掌握腹主动脉瘤的手术指征。
（4）了解腹主动脉瘤的治疗方法。

二、学习方法与内容

（一）主动脉瘤的定义及预后

主动脉瘤被定义为"主动脉永久性局限性扩张"，其特征是血管直径超过正常动脉管径的50%。正常胸主动脉及腹主动脉的直径分别为24～28mm及10～24mm，胸主动脉直径超过42mm或腹主动脉直径超过36mm即可诊断为主动脉瘤。最常见的主动脉瘤是动脉硬化性的腹主动脉瘤（abdominal aortic aneurysm，AAA）。按照其与肾动脉开口的关系把这些动脉瘤分成肾动脉下腹主动脉瘤、近肾动脉腹主动脉瘤和肾动脉上腹主动脉瘤。破裂大出血是主动脉瘤的致命性结局，腹主动脉瘤破裂的死亡率高达90%。

（二）检查和诊断

1. 症状与体征

症状：①腹部搏动性肿物。②腹部、腰部疼痛。突发性剧烈腹痛为瘤体急剧扩张或者破裂的先兆。③压迫症状。④栓塞症状。⑤破裂症状：突发性剧烈腹痛、失血性休克及腹部存在搏动性肿物。腹主动脉瘤可直接破入腹腔，患者多于短期内死亡；若破入腹膜后腔，则形成限制性血肿，血肿一旦破裂，将导致死亡。

体征：一部分患者为无症状者，常于体格检查中发现。

2. 辅助检查

（1）多普勒超声检查：对于腹主动脉瘤的筛选非常有益。

（2）计算机横断扫描动脉造影（CTA）或磁共振血管造影（magnetic resonance angiography，MRA）：可以清晰地描绘出腹主动脉瘤的解剖形态，包括瘤腔内的血栓范围，对于协助制订手术方案，尤其是腔内治疗非常重要。

（3）血管造影：由于CTA和MRA的广泛应用，血管造影目前已经很少用于腹主动脉瘤的诊断，主要用于腹主动脉瘤的腔内治疗。

（三）手术指征

目前认为具有下列情况的主动脉瘤应考虑手术修复：①腹主动脉瘤瘤体最宽处大于5.5cm，或瘤体迅速增大（每年直径增大10mm以上）。②动脉瘤趋于破裂。③有症状者，包括疼痛（夹层血肿、感染、压迫邻近器官）、远端动脉栓塞等。④破裂腹主动脉瘤。无症状的偏心性动脉瘤或感染性动脉瘤，由于破裂风险增加，可适当放宽指征。

（四）手术方法

1. 术前评估

（1）腹主动脉瘤形态：腹主动脉瘤外科治疗前需要了解瘤体的形态，包括瘤颈宽度即低位肾动脉开口至腹主动脉瘤瘤体上界的距离，远端髂动脉的累及情况和扭曲程度，血管钙化程度等。明确动脉瘤的形态对于腔内治疗至关重要。

（2）术前脏器功能：腹主动脉瘤多发于高龄患者，且常合并其他心脑血管等疾病，因此，术前要全面了解患者全身状况，如心、脑、肺、肝功能状况，以评价其是否可耐受手术，宜采用何种手术方式，预计手术并发症及相应预防措施等。

2. 手术方式

（1）传统方式（即腹主动脉瘤切除人工血管移植，图21-10）：1951年，Dubst首次成功切除腹主动脉瘤并行同种异体动脉移植术。1952年，Blakemore和Voorhees首次运用人工血管移植物修复腹主动脉瘤。随后，由于多种人工血管材料的问世，腹主动脉瘤的切除、人工血管移植成为唯一有效的方法，但手术相关的死亡率仍近20%。20世纪70年代，随着麻醉和手术技术的改

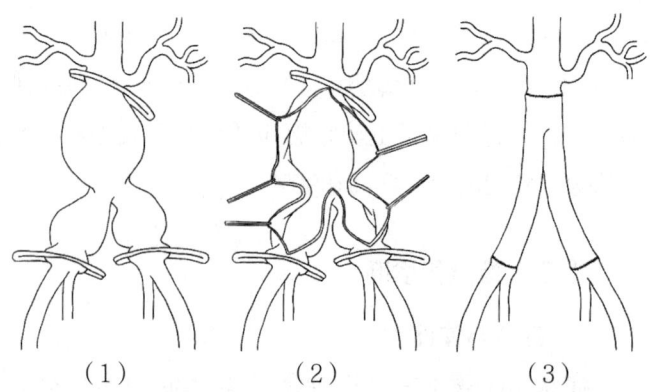

（1）腹主动脉瘤切除的病灶范围；（2）腹主动脉瘤切开后的病灶；（3）腹主动脉瘤切除后的人造血管移植重建。

图21-10 腹主动脉瘤切除人工血管移植

进，围手术期死亡率降至4%～9%。随着术前心功能评估得到重视，加之麻醉技术改进、术后重症监控完善，目前，腹主动脉瘤围手术期死亡率在经验丰富的血管外科中心已降至4%以下。

（2）腔内修复术：1991年，阿根廷医师Parodi成功地对肾动脉水平以下腹主动脉瘤采用人工血管支架腔内修复术（图21-11），腹主动脉瘤的治疗进入微创阶段。近年来，随着腔内技术的进步，该方法得到广泛开展。目前每年开展的腹主动脉瘤腔内手术量已经超过传统开放手术。由于比较低的围手术期死亡率和并发症发生率，该术式在国内外均已形成治疗腹主动脉瘤的规范方案，并有逐渐取代传统开放手术的趋势。由于腹主动脉瘤的腔内修复术受限于解剖学形态，因此对于一些解剖学不适合的病例，开放手术仍是首选治疗方案。

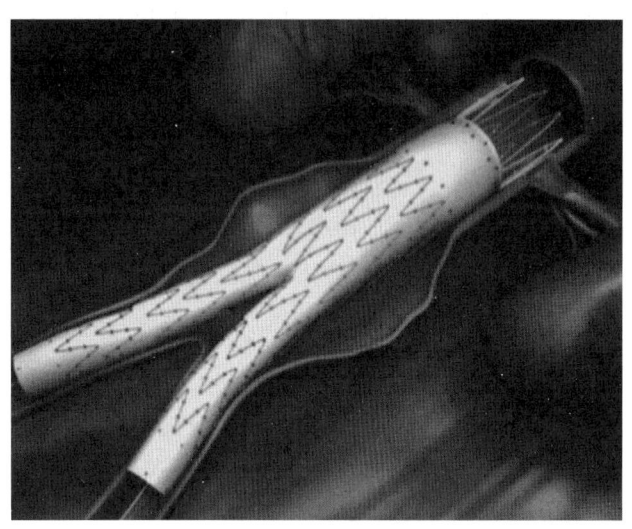

图21-11　人工血管支架腔内修复术

（王劲松）

第十七节　下肢动脉缺血

一、学习目的与要求

（1）了解下肢动脉缺血的病因。
（2）掌握下肢动脉缺血的检查与诊断方法。
（3）了解下肢动脉缺血的治疗原则。

二、学习方法与内容

（一）下肢动脉缺血的病因

（1）慢性下肢动脉缺血：动脉粥样硬化、血栓闭塞性脉管炎。
（2）急性动脉栓塞等。

（二）检查与诊断

1．病史采集和体征

（1）详细询问症状的时间与性质（间歇跛行、肢体痛的部位及程度和其与肢体活动的关系、怕冷、皮肤异常感或麻木、足趾溃疡、坏死、急性感染等），病情发展的过程与治疗史，如有溃疡与坏死，有何诱因。急性动脉栓塞的临床表现（5P）包括疼痛（pain）、感觉异常（paresthesia）、麻痹（paralysis）、无脉（pulselessness）和苍白（pallor）。

（2）对血栓闭塞性脉管炎患者，病史中注意发病前有无肢体暴露于寒冷环境中，有无皮肤感染，有无皮下浅静脉游走性浅静脉炎的历史。本病患者绝大多数为青壮年男性，多有吸烟嗜好。应询问其时间、种类及每日吸烟量。

（3）详细检查肢体血循环的情况，注意皮肤颜色与温度、局部营养、趾（指）溃疡或坏死及感染情况、浅静脉炎、肢体各部位动脉搏动情况。

2. 临床分期及分类

按肢体缺血的程度和临床特点，可用Fontaine法将本病分为4期：

Ⅰ期：患肢无明显临床症状，或仅有麻木、发凉自觉症状。

Ⅱ期：以活动后出现间歇性跛行为主要症状。

Ⅲ期：以静息痛为主要症状。

Ⅳ期：除静息痛外，出现趾端发黑、干瘪、坏疽或缺血性溃疡。

分类：①动脉粥样硬化性闭塞。②血栓闭塞性脉管炎。③糖尿病性坏疽。④多发性大动脉炎。

3. 辅助检查

（1）按照设备条件做下述检查：踝肱指数（ABI，踝部与同侧肱部收缩压比值）、电阻抗血流测定、核素动脉造影、多普勒超声检查。有条件时可行CT动脉造影（CTA）或磁共振动脉造影（MRA），拟行动脉重建手术时，应做动脉造影术。趾（指）有坏死或溃疡疑有骨髓炎时，可做X线摄片检查。

（2）对血栓闭塞性脉管炎患者，可做解张试验。做蛛网膜下腔或硬膜外腔阻滞麻醉，以阻滞腰交感神经，然后进行肢体的皮温测定，对比麻醉前后温度变化，以决定血管痉挛的程度，估计手术治疗方式及效果。

（三）治疗原则

1. 非手术治疗

（1）对动脉粥样硬化的患者：戒烟，降血压，控制血糖，降低血脂，改善高凝状态，扩张血管与促进侧支循环。

（2）对血栓闭塞性脉管炎的患者：

1）严禁吸烟，禁用收缩血管的药物（如肾上腺素等），防止受冷、受潮和外伤。

2）加强下肢锻炼，以促进患肢侧循环的建立，可Buerger运动（即患者先平卧抬高患肢45°以上，维持1～2min，再在床边下垂2～3min，然后患肢放置水平位2min，并做足部旋转、伸屈活动20min，每日数次）。

3）药物疗法。①抗血小板凝聚治疗：阿司匹林、安步乐克、波立维、培达等。②应用前列腺素E1制剂，以扩张血管，改善微循环，抗血小板凝聚。③抗生素：并发溃疡感染者，应选用广谱抗生素。④止痛药：对疼痛的处理，可选用止痛剂，但用药要注意避免成瘾。

4）高压氧疗法：在高压氧舱内，通过血氧量的提高，增加肢体的供氧量，每日1次，每次3~4h，10次为一疗程。

5）中医药：按临床分期，可根据中医辨证施治，如用四妙勇安汤（当归、玄参、银花、甘草）加减、复方丹参针剂等治疗亦有一定疗效。

2．手术治疗

（1）急性动脉栓塞，应及时做手术取栓。

（2）有动脉流出道时，可行血管旁路转流术：①膝上动脉旁路，可采用人工血管或大隐静脉做材料。②膝下动脉旁路，首选大隐静脉做旁路材料。

（3）内膜剥脱术：多用于治疗股动脉粥样硬化闭塞。

（4）血管腔内治疗：经皮腔内血管成形术（percutaneous transluminal angioplasty，PTA）、球囊扩张、支架植入。

目前，由于微创治疗具有患者恢复迅速等特点，已经成为下肢缺血治疗的首选方法之一。采用股动脉或肱动脉穿刺置鞘为入路，利用导管、导丝技术，将导丝通过血管闭塞段，送入远端动脉真腔，采用球囊扩张或支架植入方法，恢复管腔内血流，供应远端肢体血运。

（5）腰交感神经节切除：适用于血栓闭塞性脉管炎患者。先施行腰交感神经阻滞试验，如阻滞后皮肤温度升高超过1~2℃，提示痉挛因素超过闭塞因素，术后效果较好。手术方法是切除同侧第2、3、4腰交感神经节和神经链，可解除血管痉挛和促进侧支循环形成。对男性患者，勿切除两侧第1腰交感神经，以免术后影响性功能。

（6）各种其他手术：适应广泛性闭塞即腘动脉远侧3支都已闭塞。

1）游离血管蒂大网膜移植术。手术原则是：取下整个大网膜后，将游离的胃网膜右动脉作端侧吻合，再将大网膜剪裁延长，经皮下隧道拉到内踝上方，并与深筋膜固定，借建立侧支循环为缺血组织提供血运。

2）分期动、静脉转流术。手术方法：第一期手术在股浅动脉和静脉或腘动脉和胫腓干静脉之间建立动静脉瘘，间隔4~6个月，待高压动脉血破坏静脉瓣阻挡后，结扎瘘近侧静脉，转变动静脉分流为动静脉转流，动脉血通过静脉单向灌流，从而使缺血组织获得血供。

（7）截肢术。对趾（指）端已坏死者，须待坏死界线清楚后，才可将坏死部分切除。截肢术及其截肢部位的决定必慎重考虑，适用肢体有广泛坏死、不能控制的严重感染，会导致其他器官功能不全，经各种治疗无效，患者不能忍受疼痛且经其本人同意后可行截肢术。截肢术可以提高患者的生存率。

（王劲松）

第十八节 下肢慢性静脉功能不全

一、学习目的与要求

（1）了解下肢慢性静脉功能不全的临床表现、病因分类、解剖定位及病理生理改变，掌握CEAP分类。

（2）掌握下肢慢性静脉功能不全的检查及诊断方法。

（3）掌握下肢慢性静脉功能不全的治疗原则。

二、学习方法与内容

（一）下肢慢性静脉功能不全CEAP分类

参见图21-12。

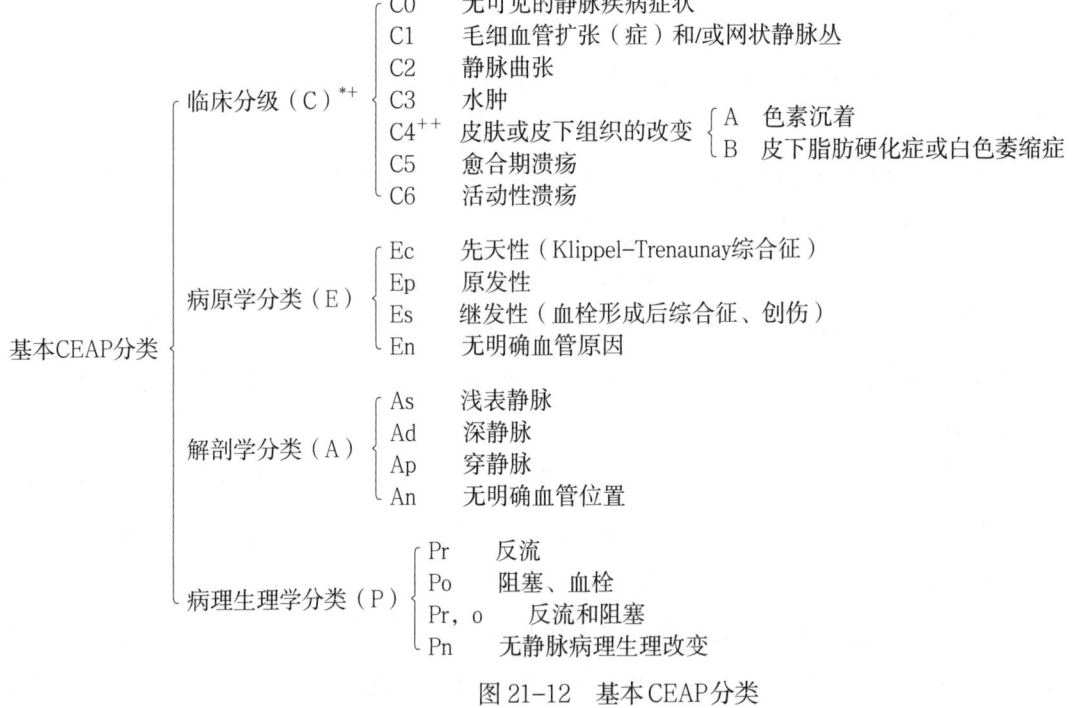

图 21-12　基本 CEAP 分类

注：*，毛细血管扩张<1mm，网状静脉丛在1~3mm，直立体位下曲张静脉>3mm；然而按临床严重程度评分时，曲张静脉>4mm。

+，描述符A（无症状的）或S（有症状的）置于临床分级C之后。

C4++分为A、B级，B级表示疾病程度更高，发生溃疡的风险更高。

提高版CEAP分类中主要的变化是将解剖学分类分为18个部位。

1. 分类——浅静脉

（1）毛细血管扩张/网状静脉。

（2）膝上大隐静脉（greater saphenous vein，GSV）。

（3）膝下大隐静脉。

（4）小隐静脉（lesser saphenous vein，LSV）。

（5）非隐静脉。

2. 分类——深静脉

（1）下腔静脉。

（2）髂总静脉。

（3）髂内静脉。

（4）髂外静脉。

（5）盆腔静脉——性腺静脉、阔韧带静脉、其他。

（6）股总静脉。

（7）股深静脉。

（8）股浅静脉。

（9）腘静脉。

（10）小腿部静脉——胫前静脉、胫后静脉、腓静脉（全部成对）。

（11）肌肉静脉——腓肠肌、足底、其他。

3. 分类——交通静脉

（1）大腿（thigh）。

（2）小腿（calf）。

（二）病史采集

注意职业、家族史、妊娠、下肢外伤及其他导致腹压增高的因素，有无下肢深静脉血栓形成的病史。下肢静脉曲张出现的时间、伴随症状（下肢胀痛、沉重感、乏力、水肿、小腿溃疡、出血等）、发展情况与以往治疗情况，症状与站立、行走或休息的关系。

（三）体格检查

（1）检查病变系大隐静脉和／或小隐静脉，一侧或双侧，曲张程度。

（2）注意患肢，特别是踝部有无营养性改变（色素沉着、脱屑、湿疹性皮炎、溃疡等）。

（3）注意小腿、踝部、足背有无凹陷性水肿，局部有无血管杂音。

（4）检查下肢静脉功能：行大隐静脉瓣膜功能试验（Trendelenburg试验）、深静脉通畅试验（Perthes试验）和交通静脉瓣膜功能试验（Pratt试验），以了解静脉功能情况。

（5）行全身检查时要注意腹部及盆腔内是否有肿块，此外，髂股静脉血栓形成和下肢动静脉瘘也可引起下肢静脉曲张，要加以鉴别。

（四）辅助检查

（1）超声多普勒血管检查。

（2）下肢静脉造影术是诊断的金标准，可明确诊断。

（五）治疗原则

1. 原发性下肢静脉曲张的治疗

（1）非手术治疗：下肢静脉曲张程度较轻、症状不明显者，可穿弹力袜，以减轻症状和防止静脉曲张继续发展。

（2）硬化剂注射。

（3）手术治疗：

1）大隐静脉主干治疗方法：①微创方法（热闭合法），血管腔内激光、腔内射频闭合大隐和小隐静脉主干。②大隐或小隐静脉高位结扎及主干抽剥。

2）皮下曲张静脉治疗方法：①皮下曲张静脉点式剥脱术。②皮下连续螺旋缝合结扎术，适用于小腿静脉蜿蜒曲张甚至成环状的曲张静脉。③TriVex微创静脉旋切术。

3）交通静脉功能不全：筋膜下交通支静脉结扎术。

2. 原发性下肢深静脉瓣膜功能不全的治疗

除需要同时做大隐静脉高位结扎、曲张静脉剥脱外，已有足靴区色素沉着或溃疡者，尚需做交通静脉结扎术，还可根据临床表现的严重程度，考虑做如下手术。

（1）股浅静脉腔内瓣膜成形术。

（2）股浅静脉腔外瓣膜成形术。

（3）带瓣膜静脉段移植术。

（4）半腱肌-股二头肌襻腘静脉瓣膜代替术。

3. 手术禁忌

（1）有急性静脉炎。

（2）继发性的静脉曲张，如腹、盆肿块或女性妊娠期。

4. 术前准备

（1）下肢静脉曲张如并发小腿溃疡且有急性水肿时应先卧床休息，抬高患肢，换药、用抗生素。下床时用弹力绷带包扎，待感染控制、创面洁净、溃疡缩小后方可行手术。

（2）皮肤准备从会阴开始至整个下肢。

（3）术前在皮肤上标出曲张静脉的范围。

5. 术后处理

（1）早活动，压力治疗1周。

（2）术后有残余的曲张静脉可局部注射硬化剂，或再行局部静脉切除。

（王劲松）

第十九节 下肢深静脉血栓形成

一、学习目的与要求

掌握下肢深静脉血栓形成的治疗。

二、学习方法与内容

（一）病史采集

注意起病时间，有无长期卧床、手术、肢体固定、妊娠、创伤、长期服用避孕药、合并肿瘤、糖尿病、免疫性疾病等高危因素。如一侧肢体突然出现肿胀，伴有疼痛、浅静脉扩张等，应怀疑有下肢深静脉血栓形成。掌握股白肿和股青肿的临床表现，警惕这两种严重并发症的发生。

（二）实验室检查及辅助检查

（1）实验室检查：出凝血常规、D-二聚体。

（2）超声多普勒检查。

（3）下肢顺行造影。

（三）治疗方法

1. 抗凝治疗

一旦确诊为下肢深静脉血栓形成，就应开始抗凝治疗，可用的抗凝药物主要有以下几种。

（1）普通肝素：普通肝素是常用的抗凝剂（unfractionated heparin，UFH），是一种高度硫酸化的多聚糖，药用肝素主要来源于猪肠黏膜和牛肺。由相对分子量不一的成分构成，相对分子量为5 000～30 000，平均15 000。通过其戊多糖序列与抗凝血酶（antithrombin，AT）结合，介导AT活性部分构象改变，加速AT对Xa因子的中和。此外，普通肝素还能中和XIa、Xa和IXa因子。抗凝效果可以通过活化部分凝血酶原时间（APTT）、血清肝素和抗Xa因子水平监测，以APTT最为常用。APTT延长至正常对照组的1.5～2.5倍时，抗凝效果最佳而出血风险最小。普通肝素的主要缺点是低剂量时生物利用度低，药效存在个体差异，半衰期与剂量相关，静脉注射25～100U/kg时，其半衰期为30～60min。主要不良反应包括出血和肝素诱导的血小板减少症（heparin induced thrombocytopenia，HIT），应用肝素治疗后，血小板计数进行性减少低于$10×10^9/L$或减少超过30%，为HIT-1型（良性或一过性）和HIT-2型（严重或持久性）。

（2）低分子量肝素（low molecular weight heparin，LMWH）：国内上市的依诺肝素、那屈肝素、达肝素等属于这一类药物。低分子量肝素由普通肝素直接分离而得或由普通肝素降解后再分离而得，其平均分子量为4 000～5 000D，相当于普通肝素的1/3。作用机制和普通肝素一样，LMWH也是通过AT的激活发挥作用，但低分子量肝素分子链较短，很少与AT和凝血酶同时结合成复合物，因此低分子量肝素抑制凝血酶作用弱，主要与AT、Ⅹa因子结合形成LMWH-AT-Ⅹa复合物发挥抗凝作用。低分子量肝素半衰期较长（约4h），一般情况下无须频繁监测凝血指标，生物利用度高（90%），HIT的发生率是普通肝素的1/5，已逐步取代普通肝素。LMWH应用过量，同样会导致严重的出血。

（3）维生素K拮抗剂（vitamin K antagonists，VKAs）：包括双香豆素、华法林、醋硝香豆素等，目前临床应用最广泛的仍是华法林。

1）作用机制：它在结构上类似于维生素K，肝脏在活化全部正常的凝血因子Ⅱ、Ⅶ、Ⅸ、Ⅹ和蛋白C、蛋白S等糖蛋白的过程中，均需要VK存在，因而这些因子统称为VK依赖因子。在正常生理情况下，在VK的形成过程中环氧型VK是一种重要的物质，它必须在VK环氧物还原酶的作用下才能还原成VK。口服华法林具有抑制VK环氧化物还原酶的作用，使VKO转化成VK发生障碍，从而产生抗凝效应。

2）用法用量：第1～3日，1日3～4mg，3日后可根据INR是否达标（2.0～3.0）来调节剂量，在口服抗凝药过程中应常规测定INR，每2～3周1次。

3）不良反应：华法林最严重的不良反应是出血。发生华法林相关出血时，需要考虑INR升高的程度、出血是否具有临床意义以及基础血栓风险（表21-9）。

表21-9　不同情况下华法林相关出血的处理

INR	出血	推荐处理
<5.0	无	降低华法林剂量 停用下1剂华法林，当INR在治疗范围时恢复低剂量华法林 如果INR轻微超出范围可维持现有剂量
5.0～9.0	无	停用下1～2剂华法林，增加检测INR频率，当INR回归治疗范围时，恢复低剂量华法林 停用下1剂华法林，口服1～2.5mg维生素K_1
>9.0	无	停用华法林，口服2.5～5mg维生素K_1，频繁检测INR，根据需要应用维生素K_1，当INR回归治疗范围时，恢复低剂量华法林
任何	严重/危及生命出血	停用华法林，缓慢静脉注射10mg维生素K_1，使用4因子凝血酶原复合物（PCC），如果没有PCC可根据临床情况输入新鲜冰冻血浆（FFP），检测指标，如果需要，此过程可重复进行

（4）直接凝血酶抑制剂：

1）达比加群：为竞争性、直接凝血酶抑制剂（direct thrombin inhibitor，DTI）。因凝血酶（丝氨酸蛋白酶）可促使凝血因子Ⅰ在凝血级联反应中转化为纤维蛋白，抑制凝血酶可阻止血栓的形成。其活性成分可抑制游离和结合的凝血酶，以及凝血酶诱导的血小板聚集。降低非瓣膜性房颤患者脑卒中和全身性栓塞风险，静脉血栓栓塞症（venous thromboembolism，VTE）的治疗剂量为每次口服150mg，每日2次。预防髋关节置换术后VTE：术后1～4h且止血后首剂110mg（第1日），随后220mg，每日1次，口服，连用28～35日，如手术当日未开始使用，止血后应以每日1次、每次220mg开始使用。

2）阿加曲班：是合成的精氨酸衍生物，机制为直接抑制凝血酶产生抗凝作用，可逆地与凝血酶活性部分（FⅡa）呈立体性结合，通过抑制凝血酶催化或诱导的反应（包括纤维蛋白的形成，凝血因子Ⅴ、Ⅷ和ⅩⅢ的活化，蛋白酶C的活化及血小板聚集）发挥抗凝作用。其抗血栓作用不需要辅助因子抗凝血酶Ⅲ。阿加曲班对凝血酶具有高度选择性，对游离的、与血凝块相联的凝血酶均具有抑制作用，对相关的丝氨酸蛋白酶几乎无影响。阿加曲班可以调解内皮细胞功能，抑制血管痉挛，下调各种导致炎症和血栓的细胞因子。对血小板没有影响，不会诱发HIT。

3）比伐芦定：与凝血酶特异结合，产生很强的抑制作用。

（5）Ⅹa因子抑制剂：

1）利伐沙班：

作用机制：通过与Ⅹa因子直接、可逆地结合阻断凝血连锁反应。它对Ⅹa因子的作用具有高度选择性，是其他凝血因子的10 000倍。可抑制游离、结合的Ⅹa因子和促凝血酶原活性而不需要辅助因子。

用法用量。①预防择期髋膝关节置换术后VTE：1次10mg，每日1次，口服。如伤口已止血，首剂应在术后6～10h，髋关节疗程35天，膝关节疗程12天。②治疗静脉血栓：前3周1次15mg，每日2次，口服，之后20mg，每日1次。③降低非瓣膜性心房颤动患者栓塞事件风险：20mg，每日1次。

2）阿哌沙班：

作用机制：为选择性Ⅹa因子抑制剂，可抑制游离或血栓内Ⅹa因子和促凝血酶原激酶活性，减少凝血酶生成和血栓形成。对血小板聚集无直接作用，但可抑制凝血酶诱导的血小板聚集。

用法用量。①髋膝关节置换术患者预防VTE：1次2.5mg，每日2次，口服，术后12～24h给予首剂，髋关节置换术后疗程为35日；膝关节置换术后疗程12日（CFDA批准）。②降低非瓣膜性心房颤动患者栓塞事件风险：1次5mg，每日2次，口服（FDA批准）。③深静脉血栓的治疗：1次10mg，每日2次，口服，7日后调整剂量为1次5mg，每日2次（FDA批准）。④降低深静脉血栓复发风险：治疗VTE至少6个月后给药，1次2.5mg，每日2次，口服。

3）磺达肝癸钠：

作用机制：间接Ⅹa因子抑制剂，是人工合成的抗凝制剂，保留了抗Ⅹa因子的活性成分——戊糖。通过选择性与ATⅢ结合，增强ATⅢ对凝血酶的抗Ⅹa因子活性，阻碍凝血级联反应，抑制凝血酶形成和血栓增大。磺达肝癸钠对Ⅱ因子和血小板无作用。因此，可以用来治疗HIT。

用法用量：VTE的预防剂量为1次2.5mg，每日1次，皮下注射，术后给药，持续至可活动为止，至少5～9日，髋关节术后可再增加24日。

2．溶栓治疗

（1）系统溶栓：是指通过外周静脉途径全身应用溶栓药物。目前经外周静脉进行系统溶栓主要用于急性高危PE患者的治疗。对于DVT患者而言，经外周静脉应用溶栓药物时，由于溶栓药物抵达血栓部位的有效浓度明显降低、作用时间短，因此在临床上很难达到好的治疗效果。

（2）导管接触性溶栓：导管接触性溶栓（catheter-directed thrombolysis，CDT）是在DSA透视下或超声引导下将溶栓导管经深静脉直接插入血栓从而加速血栓溶解的一种接触性溶栓方法，在减少出血风险的前提下进一步提高血栓清除率。其原理是通过溶栓导管把高浓度的溶栓药物直接注射到血栓形成的部位，并使药物与血栓充分接触以取得最大的溶栓效果。与系统溶栓相比，CDT在快速溶解急性深静脉血栓的同时，可以缩短药物的灌注时间、减少溶栓药物的总量，以降低出现全身纤溶状态风险，减少出血等并发症发生率，由于快速开放受阻的静脉从而避免或减少了深静脉血栓后综合征的发生率，所以溶栓效率显著提高，正因为具备了上述以往溶栓方法所无法比拟的优势，近些年来CDT得到了迅速发展。对于急性期中央型或混合型DVT，在全身情况好，预期生存时间≥1年，出血风险较小时，建议首选CDT。CDT时尿激酶的给药方式：先快速给予首剂量，然后每日的剂量有快速泵入和持续泵入两种方法。前者是每日的尿激酶分2～4次，每次1h快速泵入；后者是每日的尿激酶在24h内持续泵入。两种给药方式在血栓溶解率和并发症等方面无显著差异。

（3）药物机械血栓清除（pharmacomechanical thrombectomy，PMT）：是使用专用血栓清除导管将一定量的溶栓药物（通常使用20万～25万U尿激酶，溶于100mL生理盐水中），高压喷射于血栓内部，击碎血栓并增加溶栓药物与血栓的接触面积，再进行血栓抽吸。

（4）溶栓禁忌证：①溶栓药物过敏。②近期（2～4周内）有活动性出血，包括严重的颅内、消化道、泌尿道出血。③近期接受过大手术、活检、心肺复苏等治疗。④近期有严重的外伤。⑤难以控制的高血压（血压＞160/110mmHg）。⑥严重肝肾功能不全。⑦出血性或缺血性脑卒中病史。⑧动脉瘤、主动脉夹层和动静脉畸形患者。⑨妊娠期女性。

（5）溶栓治疗的监测：

1）纤维蛋白原（fibrinogen，Fg）：Fg是溶栓治疗的主要监测指标，Fg＜1.5g/L时应注意出血风险，减少药物剂量，Fg＜1.0g/L时应停药。

2）血小板计数：血小板计数＜80×10^9/L或较基础值降低超过20%时，应注意出血风险；血小板计数＜50×10^9/L时，应停止溶栓及抗凝药物。

3）D-二聚体：能够灵敏地反映溶栓是否有效，若D-二聚体值由治疗中的高点降低并逐渐趋于较低水平，则提示药物不再对残余血栓起效，此时可考虑停用溶栓药物。

3．手术治疗

由于溶栓治疗的快速发展，目前已经比较少用开放手术方法。

4．其他

（1）一般处理：抬高患肢。

（2）穿医用弹力袜。

（3）口服静脉活性药物。

附一：抗凝治疗中药物的选择

在VTE的规范治疗过程中，不同情况下药物的选择存在差异。根据2016年ACCP指南的推荐，VTE抗凝治疗过程中药物的选择有如下几点原则。

（1）对于急性VTE的非肿瘤患者首选直接口服抗凝药（如达比加群、利伐沙班、阿哌沙班或艾多沙班），或使用低分子量肝素联合华法林，在INR达标后24h，停低分子量肝素。

（2）对于肿瘤相关的急性VTE患者首选低分子量肝素行抗凝治疗，也可以使用华法林或新型口服抗凝药物（利伐沙班、达比加群、阿哌沙班、艾多沙班等）。

（3）延长期治疗患者无须更换药物。

附二：抗凝治疗的时长

VTE抗凝的疗程与血栓清除程度及复发率密切相关，VTE的抗凝治疗时长取决于发病诱因类型，以及患者个体的出血风险。

（1）继发于手术的中心型DVT或PE推荐抗凝治疗3个月后停药。

（2）非手术一过性因素引起的中心型DVT或PE推荐抗凝治疗3个月后停药。

（3）对于继发于手术或者一过性非手术危险因素的远端孤立VTE推荐抗凝治疗3个月后停药。

（4）对于特发性VTE推荐抗凝治疗3个月后评估患者情况再行决定。

（5）对于首发的特发性中心型DVT或PE，中低出血风险者推荐长期抗凝治疗，高出血风险者推荐3个月抗凝治疗。

（6）第二次特发性VTE的患者，出血风险低者推荐超过3个月的延长期抗凝治疗（没有规定停药时间），中等出血风险者建议超过延长期的抗凝治疗，出血风险高者建议3个月抗凝治疗。

（7）伴有活动性肿瘤的DVT或PE患者，无论出血风险如何，均推荐抗凝治疗超过3个月（没有规定停药时间）的抗凝疗程。

（王劲松）

第二十节　结肠癌

一、学习目的与要求

（1）熟悉结肠癌的病因、病理与分期。

（2）掌握结肠癌的临床表现、诊断和治疗方法。

（3）掌握右半结肠癌与左半结肠癌的临床鉴别诊断。

（4）熟悉结肠癌的术前准备、术后处理。

二、学习方法与内容

结肠癌（colon cancer）是胃肠道常见的恶性肿瘤。近年来，我国的结肠癌发病率呈明显上升且有多于直肠癌的趋势，尤其是在经济发展较快的城市和地区，发病年龄逐渐老龄化，目前以41～65岁人群居多。好发部位依次是乙状结肠、升结肠、降结肠和横结肠。

（一）病因

结肠癌的发病原因可能是多方面的。近年来，随着分子生物学技术的发展，结肠癌的发生与发展被认为是经过黏膜增生、腺瘤及癌变的一个多步骤多基因起作用的遗传性疾病。

1. 癌前病变的存在

结肠腺瘤、溃疡性结肠炎以及结肠血吸虫病肉芽肿，与结肠癌发病有密切关系。大约80%的结肠癌起源于腺瘤性息肉，腺瘤发展为癌肿的平均时间约为10年。溃疡性结肠炎是一种非特异性炎症，也是一种公认的癌前病变。溃疡性结肠炎病程越长癌变率越高；发病10年后，癌变率在3%～5%的基础上增加10%～20%；病程20年时，癌变率12.5%；病程30年时，癌变率高达40%。结肠血吸虫病肉芽肿是一种与结直肠癌关系非常密切的良性病变，血吸虫卵长期存积于结直肠黏膜上，慢性炎症、反复的溃疡的形成和修复，导致黏膜形成肉芽肿，继而发生癌变。

2. 不良的生活习惯

饮食方式不健康，包括高脂肪、高蛋白、高热量饮食，缺乏新鲜蔬菜及纤维素制品等；久坐不动，缺乏适度的体力活动者容易患结肠癌。此外，阳光照射较少和维生素D的缺乏与结肠癌的发病也有关。

3. 肠道菌群

肠道菌群通过与宿主新陈代谢、免疫相互作用产生的代谢产物和抗原会显著影响结肠癌的发病。例如，乙醛产生菌、硫酸产生菌和7α-脱羟基菌可能与结肠癌的发病相关，它们的代谢产物包括乙醛、硫化氢、胆固醇和次级胆汁酸等，会引起结肠炎和肿瘤。次级胆汁酸是一种致癌物质，与结肠癌的发生相关。

4. 环境因素

下列因素也与结肠癌的发病有关：①精神因素。②钼和硒等微量元素缺乏。③阳光与维生素D的缺乏。④某些化学致癌物质，除上述次级胆汁酸和胆固醇外，亚硝胺是导致结肠癌发生最重要的致癌物质。⑤吸烟。

5. 遗传易感性

抑癌基因突变和遗传不稳定性在结肠癌的发病中也具有重要地位。一代亲属有一例大肠癌，其子代患肠癌风险增加3倍；有2例大肠癌，其子代风险增加9倍。遗传性非息肉性结肠癌（又称林奇综合征）的错配修复基因突变携带者的家庭成员，应视为结肠癌的一组高危人群。家族性肠息肉病已被公认为一种遗传性的癌前病变。

（二）病理与分期

1. 大体类型

根据肿瘤的大体形态可分为：①隆起型（或肿块型），肿瘤向肠腔内生长，易发生溃疡、出血、继发感染和坏死，恶性程度低，转移较晚。好发于右侧结肠，特别是回盲部。②浸润型，肿瘤沿肠壁浸润，易引起肠腔狭窄和肠梗阻，转移早。多发生于左侧结肠，特别是乙状结肠。③溃疡型，肿瘤向肠壁深层生长并向周围浸润，早期即可发生中央部坏死而形成大溃疡。易发生出血、感染和穿孔，转移早，恶性程度高，是结肠癌的最常见类型（图21-13）。

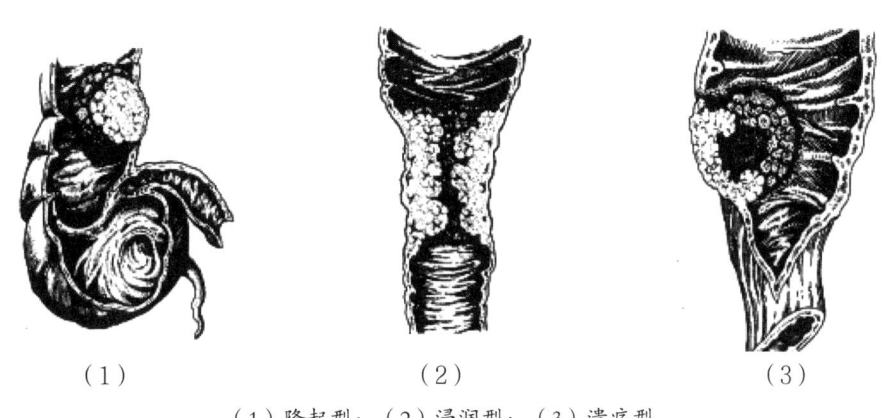

（1）　　　　　　　　　（2）　　　　　　　　　（3）

（1）隆起型；（2）浸润型；（3）溃疡型。

图21-13　结肠癌病理大体分型

2. 病理组织学类型

结肠癌按病理组织学分为管状腺癌、乳头状腺癌、黏液腺癌、未分化癌、腺鳞癌（又称腺棘细胞癌）、鳞状细胞癌等类型。以高分化管状腺癌和乳头状腺癌最为多见。结直肠癌在组织学上有一个特点，即在一个肿瘤中可以同时出现两种或两种以上的组织学类型，在细胞分化程度上也不是均匀一致的。因此术前活组织检查，甚至术中冰冻切片检查均不能完全反映该肿瘤的实际情况，唯有对整个标本进行全面病理检查后，才能做出确切的组织学诊断。

3. 肿瘤恶性程度

按Broders分级，将癌细胞分化程度分为4级，即：①Ⅰ级，2/3以上癌细胞分化良好，属高分化、低恶性。②Ⅱ级，1/2～2/3癌细胞分化良好，属中等分化，一般恶性。③Ⅲ级，癌细胞分化良好者不足1/4，属低分化，高恶性。④Ⅳ级，为未分化癌。

4. 肿瘤播散途径

结肠癌的恶性生物学行为表现为癌肿沿下列播散途径进行转移，给患者带来不良预后。

（1）直接浸润：癌细胞的局部浸润向3个方向扩散，即沿纵轴浸润、环状浸润和肠壁深层浸润。①沿肠壁上下纵向扩散速度较慢，一般局限在5～8cm范围内，很少超越8cm；结肠癌治疗一般要求手术切缘距肿瘤边缘10cm以上。②沿肠壁水平方向呈环状浸润，一般浸润直肠周长1/4约需6

个月，浸润周经1/2约需1年，浸润一圈需历时1.5～2年。③向肠壁深层浸润，自黏膜向黏膜下、肌层和浆膜层浸润，最后穿透肠壁，侵入邻近结构、器官组织，如十二指肠、输尿管、胃、子宫、附件、小肠、膀胱、骶骨、髂血管等。癌肿侵袭神经周围间隙或神经鞘后沿连接结肠的神经扩散，发生这种情况者不多见，但提示预后不佳。肿瘤的脉管（包括血管和淋巴管）浸润也是肿瘤容易发生远处转移、预后不良的重要指标。

（2）淋巴转移：是主要的转移途径。引流结肠的淋巴结可分为4组，即：①结肠上组淋巴结，位于肠壁，常沿肠脂垂分布。②结肠旁组淋巴结，沿边缘血管弓和从弓上发出的短直终末血管分布。③中间组淋巴结，分布于边缘血管弓和结肠血管根部之间。④中央组淋巴结，位于肠系膜上、下动脉根部的周围，前者汇合升结肠、横结肠的淋巴引流，后者汇合降结肠、乙状结肠的淋巴引流，再引流至腹主动脉周围的腹膜后淋巴结。

癌肿的淋巴转移通常是依次通过肠壁内淋巴管由①组向④组逐级扩散，少数可出现跳跃式转移，①和②组淋巴结阴性，而③和④组淋巴结却可阳性，在个别情况下可发生左锁骨上淋巴结转移。

（3）血行播散：结肠的静脉回流分别经肠系膜上、下静脉汇入门静脉。因此，肝脏是首先受累、最常见的血行播散脏器，其次是肺、骨等。结直肠癌手术时有10%～20%的病例已发生肝转移。癌细胞经门静脉进入体循环，播散至全身，导致肺、骨和脑等转移。在极少数情况下可以先出现肺或骨骼的转移。癌性肠梗阻和手术中的挤压，易造成血行转移。

（4）种植转移：腹膜腔种植是临床上常见的一种类型。脱落癌细胞的种植转移通常也是晚期癌肿的一种表现。常见的种植方式有3种情况：①腹腔肿瘤脱落种植。癌细胞侵犯至浆膜外时，可以脱落至腹腔内其他器官表面，引起腹腔种植播散。腹腔种植转移是一个复杂的生物过程，好发部位有大网膜、肠系膜、膀胱直肠陷凹、子宫直肠陷凹等，以盆腔道格拉斯窝（直肠子宫陷凹）附近较为常见；也可以广泛种植于腹腔内，形成癌性腹膜炎或癌性腹水。因此，肛门直肠指检或妇检时可分别触及直肠外盆底结节或阴道硬结。在卵巢种植生长的继发性肿瘤，称为Krukenberg肿瘤。②肠腔内种植。结肠癌灶附近的肠腔内常有脱落的癌细胞附着，在黏膜完整时肿瘤细胞不会种植生长，但若肠黏膜有损伤，则可种植存活。根据最近的认识，即使没有创面，肿瘤细胞还是可以种植存活。这也可能是大肠癌常有多发病灶的原因之一。③手术无瘤技术操作不当引起术后种植扩散。多在手术过程中，种植于吻合口和腹壁切口。在手术时应采取防范措施，加以避免。

5．临床病理分期

既往结肠癌的分期普遍采用Dukes法，目前国内外最通用的肿瘤分期是TNM分期。分为：①A期，癌仅局限于肠壁内。又分为3个亚期，即A_0期，癌局限于黏膜内；A_1期，穿透黏膜达黏膜下层；A_2期，累及黏膜肌层但未穿透浆膜。②B期，癌穿透肠壁但尚无淋巴结转移。③C期，癌穿透肠壁且有淋巴结转移。又分为2个亚期，即C_1期，淋巴结转移限于结肠壁和结肠旁淋巴结；C_2期，肠系膜淋巴结转移，包括系膜根部淋巴结转移。④D期，远处器官如肝、肺、骨、脑等发生转移或腹腔转移，或广泛侵及邻近脏器而无法切除或形成冰冻盆腔；远处淋巴结如锁骨上淋巴结或腹主动脉旁淋巴结有转移。

美国癌症联合委员会/国际抗癌联盟（AJCC/UICC）发布的结直肠癌TNM分期系统（第八版）如下：

（1）原发肿瘤（T）：

T_x：原发肿瘤无法评价。

T_0：无原发肿瘤证据。

T_{is}：原位癌，黏膜内癌（肿瘤侵犯黏膜固有层但未突破黏膜肌层）。

T_1：肿瘤侵犯黏膜下层（肿瘤突破黏膜肌层但未累及固有肌层）。

T_2：肿瘤侵犯固有肌层。

T_3：肿瘤穿透时有肌层到达结直肠旁组织。

T_{4a}：肿瘤穿透脏层腹膜（包括肉眼可见的肿瘤部位肠穿孔，以及肿瘤透过炎症区域持续浸润到达脏层腹膜表面）。

T_{4b}：肿瘤直接侵犯或附着于邻近器官或结构。

（2）区域淋巴结（N）：

N_x：区域淋巴结无法评价。

N_0：无区域淋巴结转移。

N_1：有1~3个区域淋巴结转移（淋巴结中的肿瘤直径≥0.2mm），或无区域淋巴结转移，但存在任意数目的肿瘤结节（tumer deposit，TD）。

N_{1a}：有1个区域淋巴结转移。

N_{1b}：有2~3个区域淋巴结转移。

N_{1c}：无区域淋巴结转移，但浆膜下、肠系膜内或无腹膜覆盖的结肠/直肠周围组织内有肿瘤结节。

N_2：有4个以上区域淋巴结转移。

N_{2a}：有4~6个区域淋巴结转移。

N_{2b}：有≥7个区域淋巴结转移。

（3）远处转移（M）：

M_x：远处转移无法评价。

M_0：影像学检查显示无远处转移，即远隔部位和器官无转移肿瘤存在的证据。

M_1：存在一个或多个远隔部位、器官或腹膜的转移。

M_{1a}：远处转移局限于单个远离部位或器官，无腹膜转移。

M_{1b}：远处转移分布于两个及以上的远离部位或器官，无腹膜转移。

M_{1c}：腹膜转移，伴或不伴其他部位或器官转移。

TNM分期Ⅰ~Ⅳ期如表21-10所示。

表21-10　结肠癌的TNM分期

分期	TNM分期
I 期	$T_1N_0M_0$；$T_2N_0M_0$
II 期	$T_3N_0M_0$；$T_4N_0M_0$
III 期	$T_xN_1M_0$；$T_xN_2M_0$
IV 期	$T_xN_xM_1$

结肠癌的TNM分期基本能够客观反映其预后。国外资料显示：I 期患者的5年生存率为93%，II 期为80%，III 期为60%，IV 期为8%。中国的地区医疗水平有一定差距，因而预后差别也较大。

TNM分期与Dukes、MAC分期的关系如表21-11所示。

表21-11　结肠癌TNM分期与Dukes、MAC分期的关系

期别	T	N	M	Dukes*	MAC*
0	T_{is}	N_0	M_0	—	—
I	T_1	N_0	M_0	A	A
	T_2	N_0	M_0	A	B_1
II$_A$	T_3	N_0	M_0	B	B_2
II$_B$	T_{4a}	N_0	M_0	B	B_2
II$_C$	T_{4b}	N_0	M_0	B	B_3
III$_A$	$T_1 \sim T_2$	N_1/N_{1c}	M_0	C	C_1
	T_1	N_{2a}	M_0	C	C_1
	$T_3 \sim T_{4a}$	N_1/N_{1c}	M_0	C	C_2
III$_B$	$T_2 \sim T_3$	N_{2a}	M_0	C	C_1/C_2
	$T_1 \sim T_2$	N_{2b}	M_0	C	C_1
	T_{4a}	N_{2a}	M_0	C	C_2
III$_C$	$T_3 \sim T_{4a}$	N_{2b}	M_0	C	C_2
	T_{4b}	$N_1 \sim N_2$	M_0	C	C_3
IV$_A$	任何T	任何N	M_{1a}	—	—
IV$_B$	任何T	任何N	M_{1b}	—	—

（三）临床表现

结肠癌早期症状不明显，发展后可出现以下症状。

（1）排便习惯与粪便性状改变：常为最早出现的症状。多表现为排便次数增加、腹泻、便秘和粪便中带血、脓液和黏液。

（2）腹部不适或腹痛：也是早期症状之一，常为定位不确切的持续性隐痛，或仅为腹部不适或饱胀感，出现肠梗阻时则腹痛加重或为阵发性绞痛。

（3）腹部肿块：多为瘤体本身，有时可能为梗阻近侧肠腔内的积粪。肿块大多坚硬，呈结节状。如为横结肠和乙状结肠癌可有一定活动度。如癌肿穿透并发感染，肿块固定，且可有明显压痛。

（4）肠梗阻症状：一般属结肠癌中晚期症状，多表现为慢性低位性不完全性肠梗阻，主要表现是腹胀和便秘，腹部胀痛或阵发性绞痛。当发生完全梗阻时，症状加剧。左侧结肠癌有时以急性完全性肠梗阻为首发症状。

（5）全身症状：由于慢性失血、癌肿溃烂、感染、毒素吸收等，患者可出现贫血、消瘦、乏力、低热等。病程晚期可出现肝大、黄疸、水肿、腹水、直肠前凹肿块、锁骨上淋巴结肿大及恶病质等。

（6）由于癌肿病理类型和部位的不同，临床表现也有区别。一般右侧结肠癌以全身症状、贫血、腹部肿块为主要表现；左侧结肠癌以肠梗阻、便秘、腹泻、便血等症状为主要表现。

（四）诊断

结肠癌早期诊断的难点在于早期症状多较轻或不明显，易被忽视。

为了做到早期诊断，应重视对高危人群和怀疑为结肠癌患者的监测。凡40岁以上有以下任何一种表现者应视为高危人群：①直系亲属中有结肠癌病史。②有癌症史或肠道有癌前病变。③大便隐血试验持续阳性。④具有以下5项中的2项以上者：慢性腹泻、慢性便秘、黏液血便、慢性阑尾炎史及精神创伤史。

1．早期症状

鉴于癌肿部位不同，临床症状各异，故对具有下列任何一组症状的患者都必须予以进一步检查：①原因不明的贫血、乏力、消瘦、食欲减退或发热。②出现便血或黏液血便。③排便习惯改变，便频或有排便不尽感。④沿结肠部位腹部隐痛不适。⑤发现沿结肠部位有肿块。

2．检查

（1）直肠指检：应列为常规检查的首要项目。目前我国大肠癌中直肠癌仍居多数，而直肠癌中75%位于直肠指检可及范围内。另外，通过直肠指检也可以发现盆底是否有种植性转移结节。

（2）结肠镜检查：是诊断结肠癌最主要、最有力的有效检查手段，其可以直接观察到病灶，了解其大小、范围、形态、单发或多发，最后还能通过活组织检查明确病变性质。

（3）X线钡剂灌肠或气钡双重对比造影检查：是诊断结肠癌较常用而有效的检查方法。X线片上共同显示黏膜紊乱、黏膜纹中断、肠壁僵硬、边缘不规则和结肠袋消失。隆起型癌肿常表现为肠腔一侧的充盈缺损；溃疡型癌肿则表现为肠壁不规则并有龛影，其周围较透明；浸润型癌肿当还局限于肠壁一侧时则表现为此侧肠壁的收缩，当癌肿已浸润肠壁一圈时，则可见环状或短管状狭窄。

（4）血清肿瘤标志物测定：结肠癌常见的肿瘤标记物有癌胚抗原（CEA）、糖类抗原125（CA_{125}）、糖类抗原15-3（CA_{15-3}）、糖类抗原19-9（CA_{19-9}）、糖类抗原242（CA_{242}）、糖类抗原72-4（CA_{72-4}）、甲胎蛋白（AFP）等。CEA是结肠癌临床上应用最广泛的一种细胞膜糖蛋白，在结肠癌和其他组织中均可检测到此种抗原，它在患结肠癌和其他非胃肠道癌肿时均可升高。

（5）B超检查：B超不是诊断结肠癌的主要手段，仅在腹部扪及肿块时，对判断肿块属实质性还是非实质性病变有帮助。但腹部B超检查对判断肝脏有无结肠癌转移有一定价值，特别是超声造影检查，故应列为术前常规检查的内容之一。此外，在内镜检查中可用的B超探头，可判断肿瘤的浸润深度甚至局部淋巴结转移情况，对术前病期判断有很大帮助。

（6）CT扫描检查：CT扫描检查对于了解腹部肿块和肿大淋巴结，发现肝内、肺部有无转移等均有帮助，应作为结肠癌的常规检查项目。主要适应证有：①当B超显示肝内有占位病变时，肝脏CT扫描有助于精确判断转移病变的大小、数目、部位，是否有可能手术切除；对CT检查不能确定是否有肝转移者，应做肝脏的MRI或超声造影检查。②临床检查发现结肠肿瘤活动度降低时，为了解癌肿对周围结构或器官有无浸润，判断手术切除的可能性和危险性时。③血液肿瘤标志物指标明显升高者，例如CEA、CA_{19-9}、AFP等，应做腹部CT扫描。④作为结肠癌术后的复查和随访的检查方法，其有助于了解手术后肿瘤有无肝、肺、腹腔等部位转移，吻合口有无复发等情况。

（7）全身正电子发射计算机断层显像（PET-CT）、骨扫描和/或MRI检查：近年来，PET-CT在诊断和指导治疗肿瘤方面已显示出独特的优越性，可以帮助发现恶性肿瘤及其转移灶。由于费用昂贵，不推荐结直肠癌患者常规行全身PET-CT检查，目前其主要用于：帮助判断转移灶的范围及有无肝外等远处转移灶（转移灶潜在可手术切除）；判断远处转移灶的特点（尤其是与CT联合时）；用于普通CT未发现复发病灶而CEA水平升高的患者。伴有骨痛或头痛、恶心、呕吐的患者，需行全身骨扫描或颅脑CT/MRI检查，以明确是否合并骨/脑转移。

（8）肿瘤分子生物学检测：

1）*RAS*、*BRAF*基因检测：结肠癌患者*KRAS*突变率为30%～35%。NCCN结肠癌临床实践指南2018.1版明确指出：①所有转移性结肠癌患者都应检测肿瘤组织*KRAS*和*NRAS*基因状态。②只有*KRAS*野生型患者才建议接受EGFR抑制剂如西妥昔单抗（cetuximab）和帕尼单抗（panitumumab）的治疗；*KRAS* exon2野生型患者生存获益更明显。*RAS*基因突变提示肿瘤对靶向表皮生长因子受体抗体无治疗反应，反而会增加不良反应和治疗费用，因此绝不能使用西妥昔单抗和帕尼单抗治疗。越来越多的证据表明，西妥昔单抗和帕尼单抗对*BRAF* V600E突变患者有效的可能性微乎其微，并提示预后不良。

2）微卫星不稳定性（MSI）或错配修复（MMR）检测：应常规检测MMR或MSI。在*MLH1*基因缺失的情况下，检测存在*BRAF* V600E突变将排除林奇综合征的诊断。MSI-H的Ⅱ/Ⅲ期结肠癌患者可能有良好的预后，不能从5-FU辅助治疗中获益。错配修复缺陷（dMMR）/微卫星高度不稳定（MSI-H）的发生率与结肠癌分期相关，Ⅱ期高达20%，Ⅲ期5%～10%，Ⅳ期低于5%；dMMR/MSI-H者较少发生淋巴结转移，提示dMMR/MSI是预后良好的指标，dMMR/MSI-H者是免疫治疗（PD-1）的有效群体。

3）DNA倍体测定：一般认为DNA倍体表达与结肠癌预后有关。大多数研究者认为DNA二倍体肿瘤患者较异倍体患者有较好的生存期。进一步分析DNA倍体与不同部位和不同期别结肠癌预后的关系，在近侧和Ⅱ期结肠肿瘤中，二倍体组与异倍体组患者的术后生存曲线均有显著性差异，提示DNA异倍体与结肠癌不良的预后有关，可能对近侧和Ⅱ期结肠肿瘤患者的预后判断有一定的价值。

4）癌基因及抑癌基因检测：大量资料表明，癌基因与抑癌基因表达和预后有关。

3．诊断要点

综合临床表现和辅助检查，结肠癌患者诊断要点如下。

（1）右侧结肠癌的诊断要点：①不明原因的贫血和乏力。②消化不良。③持续性右侧腹部隐痛不适。④右侧腹部可扪及肿块。⑤粪便隐血试验阳性。⑥约60%患者血清CEA值高于正常水平，虽特异性差，但对判断复发和预后有帮助。⑦结肠镜检查看到具有特征性的病变，通过病理活检查看结果。⑧气钡灌肠造影可见特征性X线表现。⑨CT、MRI或PET-CT等检查有助于了解癌肿及其与周围组织关系，有无肝、肺等远处转移，肿瘤是否可以根治性切除。

（2）左侧结肠癌的诊断要点：①排便习惯改变，便频、便秘或二者交替。②血便或黏液血便。③结肠梗阻性症状，包括进行性排便困难、便秘和腹部胀痛。④约60%患者血清CEA值高于正常水平，虽特异性差，但对判断复发和预后有帮助。⑤结肠镜或乙状结肠镜检查看到具有特征性的病变，通过病理活检查看结果。⑥气钡双重对比灌肠造影X线片中显示特征性病变。⑦CT、MRI或PET-CT等检查有助于了解癌肿及其与周围组织关系，有无肝、肺等远处转移，肿瘤是否可以根治性切除。

（五）治疗

其原则为实施以手术切除为主的综合治疗。

1．手术治疗

（1）结肠癌根治性手术：手术治疗是结肠癌的首选治疗方案。根治性切除范围包括肿瘤所在肠袢及其系膜和区域淋巴结。可以采取传统开腹手术和微创手术（达·芬奇机器人、腹腔镜或内镜辅助下手术）。根据肿瘤的部位，根治性手术有右半结肠癌根治术、横结肠癌根治术、左半结肠癌根治术和乙状结肠癌根治术（图21-14）。

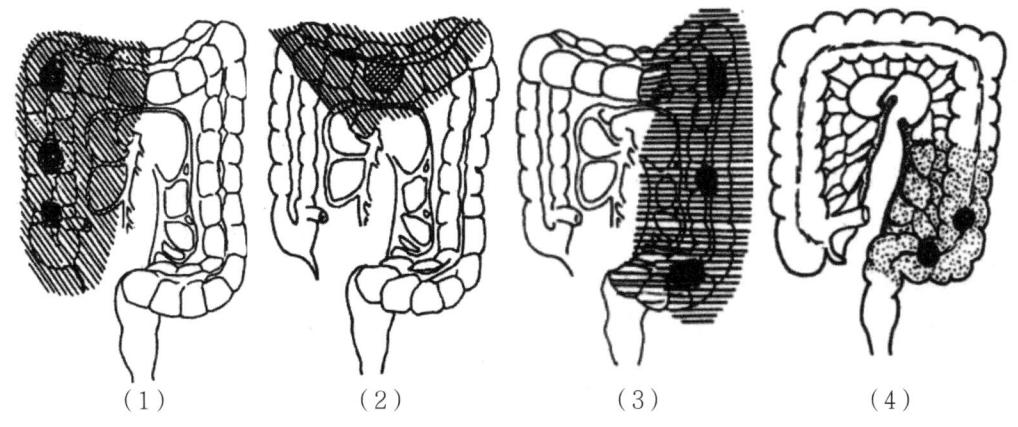

（1）右半结肠癌根治术；（2）横结肠癌根治术；（3）左半结肠癌根治术；
（4）乙状结肠癌根治术。

图21-14　各部位的结肠癌根治性手术切除范围示意图

（2）结肠癌并发急性肠梗阻的手术：右半结肠癌行右半结肠癌根治术，患者情况不许可时，则先做盲肠造口解除梗阻，2～3周后行二期根治性切除。左半结肠癌并发急性肠梗阻时，若肠管扩张、水肿明显，一般行肿瘤及其邻近肠管切除，近端结肠造口、远端封闭（Hartmann术）；若粪便较多可行术中灌洗，清除粪便后予以根治性手术切除，一期吻合；若患者一般情况欠佳，不能耐受长时间手术，可行肿瘤近端结肠双腔造口，以后再视病情决定是否手术切除肿瘤。

（3）结肠癌扩大根治性手术：对肿瘤侵犯邻近组织或器官的结肠癌者可行扩大根治性切除。对同时性多源性结肠癌者可行多个肿瘤所在结肠的扩大根治性切除。

（4）结肠癌穿孔的处理：结肠癌并发穿孔大多发生在急性梗阻后，少数亦可发生在癌肿穿透肠壁后溃破。此时将有大量粪性肠内容物进入腹腔，产生弥漫性粪性腹膜炎，并迅速出现感染性休克。因此，感染和中毒将成为威胁患者生命的两大因素。癌肿溃破性穿孔除粪汁污染腹腔外，尚有大量癌细胞的腹腔播散、种植。因此，首先强调一旦明确诊断即应急诊手术，同时加强全身支持和抗生素治疗。手术原则为不论哪一类穿孔，都应争取一期切除癌肿。右侧结肠癌引起穿孔者可一期吻合，左侧结肠癌并发穿孔者切除后，宜近侧断端造口。对癌肿溃破而不作切除的病例，结肠造口宜尽量选在肿瘤近端肠管，并清除造口远端肠腔内粪便，以免术后粪便随肠蠕动不断进入腹腔。

（5）部分晚期的癌肿治疗：对原发癌肿尚能切除，但已有远处转移且转移病变为单发的病例，在患者可以耐受手术的情况下首先应争取尽量切除原发肿瘤，同时一期或分期切除转移灶；如转移灶为多发，则应先进行化疗，在病灶已控制的情况下争取同期手术切除原发癌肿及转移灶，仍可取得积极的治疗效果。当前对肝转移的切除，在综合治疗的配合下趋向更为积极的态度。

（6）姑息性切除手术：对癌肿已有多发或散在的远处转移，但原发癌肿尚可切除者，应争取做癌肿肠袢切除，然后行结肠吻合或结肠造口，以解除梗阻和排血、黏液便症状。

（7）短路手术或减状手术：对局部癌肿确已无法切除的病例，为防止梗阻或解除梗阻，首选内转流术，即短路手术（癌肿的远、近段肠袢侧侧吻合术）；对无法做内转流术的病例，则可行减状手术（即在癌肿的近端结肠肠袢或回肠末端行双腔造口术）。

2．内镜下治疗

对于早期黏膜层的结肠癌可行内镜下切除，对于晚期癌肿伴梗阻者可内镜下放置支架，减少或缓解结肠的狭窄和梗阻。

3．化学药物治疗

化学药物治疗简称化疗。化疗也是治疗结直肠癌的有效方法，可控制肿瘤的生长和发展，延长患者生命，提高其生存率；其中化疗配合根治性手术，可提高5年生存率。目前一线联合化疗药物的组成主要有3个方案：①FOLFOX方案。②XELOX方案。③Mayo Clinic方案。卡培他滨（Capecitabine）、希罗达（Xeloda）单药的疗效完全可与5-FU/LV（Mayo方案）疗效相比。

（1）术后辅助性化疗：根治性切除的 I 期结肠癌患者不推荐做化疗。对 II 期患者术后是否做化疗存在争议，目前各指南对临床高危 II 期患者推荐术后做化疗，即T4期的组织学分化差（III 或 IV 级，MSI-H除外），存在血管/淋巴管/神经浸润，术前有肠梗阻或肠穿孔，标本检出淋巴结不足（＜12个），切缘阳性或不确定或不足者。对Ⅲ期或以上的结肠癌患者建议术后常规行辅助化疗，可防止肿瘤的复发和转移，延长患者生命，提高其生存率。

（2）新辅助化疗：新辅助化疗是在手术治疗前采用化学药物对肿瘤进行治疗。其目的主要是通过化疗后使肿瘤缩小，使肿瘤易于手术切除，尤其是对于一些不可切除的患者，经化疗后肿瘤变得可切除，降低术后复发率，对进展期结肠癌手术切除率及术后生存率有明显提高。新辅助化疗的作用主要表现为以下几点：①通过术前的化疗可以不同程度地控制和/或减小肿瘤原发灶，减轻肿瘤负荷，降低临床分期，使肿瘤体积缩小，更易于手术切除，使不能切除的肿瘤变得可切除，提高手术治愈率，减少复发率。②控制微小及潜在的转移灶，减少术中播散及术后转移复发，可以清除增殖活跃易发生转移的癌细胞，清除肝内的微小转移灶。③术前的化疗作为有效的药敏筛选试验，通过对化疗后患者的放射学检查及病理学检查，确定有效的方案及药物剂量用于术后化疗。④新辅助化疗作为肿瘤发生后首次受到化疗药物的杀伤，手术瘢痕对血管改变的影响，效果优于术后。⑤对于伴有肝转移的患者，使不可切除肿瘤变得可切除，并且减少肝脏的切除范围，最大限度地保留肝体积。NCCN结直肠癌治疗指南对结直肠癌特别是直肠癌的术前新辅助化疗限定在术前分期局部T_3以上和不论局部浸润程度但淋巴结N_1的患者中，通常对于这类进展期的直肠癌患者均用新辅助化疗。

（3）转移性结肠癌的化疗：转移性结肠癌化疗有助于延长患者生命，缓解症状。

（4）转化性治疗：转化性治疗是指通过化疗、放疗、靶向治疗、免疫治疗等，将不可切除的肿瘤，转变为可以做到R_0切除，延长无进展生存期，提高总体生存率，提高生活质量。2000年后伊立替康、奥沙利铂、卡培他滨、抗血管内皮生长因子（贝伐珠单抗）和抗表皮生长因子受体的单克隆抗体（西妥昔单抗、帕尼单抗）的问世大幅延长了晚期肠癌患者的生存时间。最近获批的阿柏西普静脉剂型和瑞格非尼（VEGF受体1-3激酶、间质激酶和致癌性激酶的活性抑制剂）是最新的靶向治疗药物。

（5）靶向药物化疗：结肠癌治疗的靶向药物临床上主要有两种。①一种是作用于肿瘤细胞表面的EGFR受体的单克隆抗体，叫爱必妥（西妥昔单抗注射液），它使肿瘤细胞信号传导通路被阻断，达到抗肿瘤的效果。使用前要进行基因检测，如果*KRAS*基因是野生型，联合化疗可以明显提高疗效；如果*KRAS*是突变型，效果反而不如单独化疗，所以*KRAS*基因检测结果可作为爱必妥是否有效的生物标志。②另一种是作用于肿瘤血管内皮的表皮生长因子（epidermal growth factor，EGF），叫贝伐珠单抗（或安维汀），与化疗药物联合使用以后，一方面增加肿瘤血管的通透性，使化疗药物能够顺利通过，杀灭肿瘤细胞，另一方面使一些紊乱的肿瘤血管缩小和闭塞。两种靶向药物作用的靶点不同，分别与化疗药物联合以后可以产生很好的效果，特别是可供晚期结肠癌的治疗选用。最近新出现的一些靶向药物如瑞戈非尼、安罗替尼等，也可用于结肠癌的治疗。

4．放射治疗

大肠癌除了乙状结肠癌和直肠癌外，放射治疗作用不大。但是可减轻骨转移的疼痛。

5．介入治疗

结肠癌肝转移的介入治疗包括血管介入和局部微创介入。血管介入途径包括门静脉栓塞、肝动脉灌注化疗、肝动脉化疗栓塞、药物洗脱微球（drug-eluting bead，DEB）和肝动脉放疗栓塞等；局部微创介入治疗方法包括射频消融（radiofrequency ablation，RFA）、微波消融（microwave ablation，MWA）、冷冻消融（cryoablation，CRA）和不可逆电穿孔（irreversible electroporation，IRE）等，是结肠癌肝转移综合治疗的重要补充手段。

6. 免疫治疗

生物细胞免疫疗法是通过提取肿瘤自身外周血中的单个核细胞，在GMP超洁净实验室中进行诱导，分化和增殖而扩增成树突状细胞（dendriticcells，DC）/细胞因子活化杀伤（cytokine-induced killer，CIK）细胞，然后再回输给患者的治疗过程。DC和CIK这两种细胞对肿瘤细胞有特异性识别作用，能够广泛性识别各种肿瘤细胞，对病种没有区别。当DC与CIK联用将恶性肿瘤细胞完全杀灭或降低并稳定在一定水平时，即可达到肿瘤的临床治愈或肿瘤的控制。生物细胞免疫疗法是肿瘤生物治疗的一种，也是目前肿瘤生物治疗领域正在研究的一种技术，其可清除化疗药物无法清除或手术残留下来的癌细胞，达到更加彻底清除癌细胞的目的。

程序性死亡受体1（programmed cell death protein 1，PD-1）是一种重要的免疫抑制分子，其主要作用机制是通过克服患者体内的免疫抑制，解除肿瘤细胞对于机体的免疫抑制作用，重新激活患者自身的免疫细胞来杀伤肿瘤，这也是一种全新的抗肿瘤治疗理念。2017年5月美国FDA批准了PD-1抑制剂之一的派姆单抗（Keytruda）用于具有dMMR缺失或者微卫星高度不稳定（MSI-H）的晚期结肠癌或者含有类似突变的实体瘤；8月底另一代表性的PD-1抑制剂纳武单抗（Opdivo）的疗效也在具有dMMR缺失的结肠癌中也得到认可，并被FDA批准。虽然在临床上具有dMMR缺失或者MSI-H的患者的比例仅为5%，但考虑到结肠癌的患者总数，以及对这一人群使用PD-1抑制剂的有效率高达40%~60%，从而使得晚期结肠癌在靶向治疗上又多了一个有效选择。但目前免疫药物PD-1价格昂贵，正处于临床试用及研究中。

7. 中医药治疗

中医药治疗可作为一种辅助及支持结肠癌治疗的方法。

（六）结肠癌的术前准备、术后处理

1. 术前准备

（1）备皮：对不影响术野手术操作的结直肠手术，术前不需要备皮；对影响术野手术操作的备皮（如低位直肠癌Miles手术时的会阴部备皮、腹部手术部位的备皮等）时机以手术当天开始前进行为宜，这样可以减少备皮时的创伤和应激，减少皮肤感染的机会。

（2）高热量、高蛋白、少渣饮食。纠正贫血、低蛋白血症及水、电解质平衡紊乱。部分肿瘤患者还出现白细胞减少，注意排除血液科疾病、病毒感染、化疗后骨髓抑制等情况，适当使用升白细胞药物进行治疗。

（3）肠道准备：富含细菌的结直肠粪便的污染是结直肠手术后感染的重要原因之一，肠腔积聚的大量粪便也将增加手术难度，因此必须做好肠道准备。

1）传统的肠道准备：包括以下4个方面。

①饮食：术前3天开始半流质饮食，术前1天流质饮食，有不完全性肠梗阻者，可口服要素饮食、安素等流质饮食5～7天。

②口服肠道抗菌药物：术前1天开始口服卡那霉素，1次0.5g，1天3次（或庆大霉素，1次8万U，1天3次）；甲硝唑，1次0.2g，1天3次。同时给予维生素K口服或肌注。

③灌肠：没有肠梗阻时术前1天在口服泻药的基础上，当晚清洁灌肠。有不完全性肠梗阻者，灌肠时间可延长至5～7天（注意：普通灌肠和清洁灌肠是两个不同的概念，前者是灌肠1次至数次，不管流出的粪水是否有渣；后者是不计灌肠次数，灌肠至流出的粪水变清、无粪渣为止）。

④口服泻药：没有肠梗阻表现者，术前1天口服恒康正清、20%甘露醇或和爽散剂。这样可以减少灌肠次数，达到清洁灌肠的目的。目前已较少使用反复清洁灌肠的肠道准备。也可口服泻药延长至3～7天，开始时每日上午口服50%硫酸镁液20～50mL、番泻叶液或蓖麻油10～30mL。如服泻药后引起肠绞痛或完全性肠梗阻，应即停服泻药并做相应处理。若有不完全性肠梗阻，可服用缓泻剂石蜡油。有肠梗阻表现者，应慎用其他泻药，尤其禁用20%甘露醇，以免加重肠梗阻表现引起不良后果。

2）加速康复外科理念下的肠道准备：灌肠作为传统肠道准备的主要措施，会导致患者不适，引起肠道黏膜水肿（特别是直肠黏膜），影响吻合口愈合，个别人员灌肠操作粗暴可致肠穿孔、腹膜炎或出血，增加护理工作量，故灌肠不再作为ERAS术前肠道准备的主要措施。结直肠手术应根据不同情况、病变不同部位做好肠道准备，主要有三方面内容，即饮食控制、口服泻药和口服肠道抗生素。具体包括以下情况：①右半结肠手术患者一般情况下无须灌肠等肠道准备。②横结肠切除，左半结肠、乙状结肠和/或保肛的直肠手术患者需做好肠道准备，即没有肠梗阻的患者，在术前1天给予流质饮食，同时口服泻药联合口服肠道抗生素作为术前肠道准备。③有不全肠梗阻的结直肠手术患者，住院时给予流质饮食或禁食，并口服缓泻剂乳果糖或肠道润滑剂石蜡油，术前1天口服肠道抗生素。④低位直肠癌拟Miles手术患者不需要做肠道准备。⑤开展全腹腔镜或达·芬奇机器人手术（如经自然腔道取出标本的腹腔镜结直肠癌根治术，即NOSES手术）者、结直肠病变小而需术中做结肠镜检查帮助定位者或慢性便秘者需要术前1天给予口服泻药联合口服肠道抗生素作为肠道准备。

（4）术前无须留置胃管，麻醉下留置尿管。

（5）配同型浓缩红细胞200～400mL备用。

（6）对于结直肠手术应选用针对肠道革兰氏阴性菌和脆弱拟杆菌等厌氧菌的抗菌药物，带这些抗菌药物入手术室使用。

（7）估计手术时要做人工肛门者（如低位直肠癌、结肠癌引起肠梗阻不能切除者），要先对患者说明，征得同意后方可实施。

（8）估计要切除膀胱者，术前做静脉肾盂造影和/或膀胱镜检查。

（9）要摆截石位者，术前需做双下肢静脉B超检查，了解有无深静脉血栓形成。

2．术后处理

（1）术后有效的多模式镇痛：目前主张围手术期采用多模式、预防性、按时的全程疼痛管理，即术前预防性镇痛和术后多模式镇痛。

（2）术后恶心呕吐的预防及处理。

（3）鼓励患者术后早期活动：在有效镇痛的情况下，鼓励患者术后尽早开始活动，循序渐进地增加活动量。

（4）术后早期经口进食及营养支持：其主要目的是刺激肠蠕动，维持肠道屏障功能；对不能进食者需要进行肠外营养治疗。

（5）各种引流管的管理：保持引流管的通畅，并密切观察引流液的颜色、引流量和性质，注意腹部情况的变化，引流量变少后尽早拔除引流管。记录尿量，尿量是病情观察的一个指标。

（6）有结肠造口者则按造口护理（见第二十一章第二十一节"直肠癌"）。

（7）观察伤口并定期换药，防止伤口感染。

（8）结肠癌术后视病理分期情况再考虑是否做化疗及术后随访。

限期结肠癌的术前准备、术后处理详见第十章"加速康复外科及其围手术期处理"。结肠癌并发急性肠梗阻的术前准备详见第二十一章第十节"肠梗阻"。结肠癌穿孔的术前准备、术后处理详见第二十一章第四节"消化道穿孔"。

（陈创奇）

第二十一节 直肠癌

一、学习目的与要求

（1）熟悉直肠癌的流行病学特点、病因、病理与分期。

（2）掌握直肠癌的临床表现、诊断和治疗。

（3）熟悉直肠癌的术前准备、术后处理。

二、学习方法与内容

直肠癌（carcinoma of rectum）是指发生在从乙状结肠、直肠交界处至齿状线之间的直肠黏膜上皮细胞源性恶性肿瘤，占我国大肠癌病例的50%～60%，在消化道恶性肿瘤中患病率居第二位。由于直肠特殊的解剖学特征，即位于狭小的骨盆内，下连肛门，具有门、腔2条途径进行静脉回流，3个方向的淋巴引流，较为复杂的神经支配等，所以其手术与解剖相关的问题一直是当今直肠癌临床研究课题。针对保留肛门及其功能的手术，应用消化道吻合器已使许多直肠癌患者免去了人工肛门的苦恼。

（一）流行病学特点

与西方人相比，中国人的直肠癌有3个流行病学特点：①直肠癌的发生率比结肠癌高，大约占大肠癌的60%；最近的资料显示结肠癌和直肠癌发生率逐渐靠近，有些地区已接近1：1，主要是结肠癌发生率增高所致。②低位直肠癌所占的比例高，占直肠癌的60%～75%；绝大多数癌肿可在直肠指诊时触及。③青年人（<30岁）患直肠癌的比例高，占10%～15%。上段直肠癌的细胞生物学行为与结肠癌相似，根治性切除术后直肠癌的5年生存率与结肠癌也相近，中低位直肠癌的生存率在40%左右。

（二）病因与病理

1．病因

直肠癌的发病原因尚不清楚，但已知与下列因素有关：①直肠慢性炎症的刺激，如血吸虫病、慢性溃疡性结肠炎患者发病率较高。②癌前病变，息肉病的恶变倾向已是肯定的事实，如家族性息肉病和绒毛状腺瘤癌变率最高。③高蛋白、高脂肪、少纤维素膳食。④遗传因素，抑癌基因突变和遗传不稳定性。

2．病理大体类型

直肠癌分为溃疡型、肿块型和浸润型3种类型。①溃疡型：占50%以上。形状为圆形或卵圆形，中心凹陷，边缘凸起，向肠壁深层生长并向周围浸润。早期可有溃疡，易出血，此型分化程度较低，转移较早。②肿块型（隆起型）：向肠腔内突出，肿块增大时表面可产生溃疡，向周围浸润少，预后较好。③浸润型：癌肿沿肠壁浸润，使肠腔狭窄，分化程度低，转移早而预后差。

3．病理组织学分类

直肠腺癌占75%～85%，黏液腺癌占10%～20%，未分化癌易侵入小血管和淋巴管且预后最差，其他还有印戒细胞癌、鳞状细胞癌等。

4．扩散和转移

（1）直接浸润：癌肿先直接向肠壁深层浸润性生长，向肠壁纵轴浸润发生较晚。估计癌肿浸润肠壁一圈需1.5～2年。晚期上段直肠癌直接浸润可穿透浆膜层并侵入邻近脏器（如子宫、膀胱等）；下段直肠癌由于缺乏浆膜层的屏障作用，易向四周浸润，侵入附近脏器（如前列腺、精囊腺、阴道、输尿管等）。

（2）淋巴转移：为主要扩散途径。上段直肠癌向上沿直肠上动脉、肠系膜下动脉及腹主动脉周围淋巴结转移。发生逆行性转移的现象非常少见。淋巴液正常流向的淋巴结发生转移且流出受阻时，可逆行向下转移。下段直肠癌（以腹膜返折为界）以向上方和侧方转移为主。齿状线周围的癌肿可向上方、侧方、下方转移。向下方转移可表现为腹股沟淋巴结肿大。

（3）血行转移：可经肠系膜下静脉、门静脉转移至肝，也可由髂静脉转移至肺、骨和脑等。有10%～15%的直肠癌病例手术时已发生肝转移；直肠癌致肠梗阻和手术时挤压，易造成血行转移。

（4）种植转移：上段直肠癌可发生种植转移，下段直肠癌种植转移的概率较小。

5. 临床病理分期

参照结肠癌分期（参见本章第二十节）。

（三）临床表现

直肠癌早期无明显症状，癌肿破溃形成溃疡或感染时才出现症状。

1. 排便异常症状

排便次数增多，肛门下坠感，里急后重等直肠刺激症状；待癌肿表面破溃继发感染时，粪便表面带血、黏液或脓血便。易误诊为肠炎或痢疾。

2. 肠腔狭窄或梗阻症状

癌肿浸润致肠管狭窄，初时粪便变细、变扁，当造成肠管部分梗阻后，可出现腹胀、阵发性腹痛、肠鸣音亢进、排便困难。晚期可发生完全梗阻。

3. 其他

癌肿侵犯周围组织器官，可出现相应症状，如排尿困难，尿频、尿痛等；女性癌肿若侵犯阴道后壁可出现阴道流血；肝转移者可出现肝大、腹水、黄疸、贫血、消瘦，甚至恶病质等表现。

（四）诊断

关键是对排便习惯改变和便血患者予高度重视，认真鉴别，进一步检查排除结肠癌的可能性。为了早期诊断直肠癌，必须重视高危人群筛查、直肠指诊、肛门镜或乙状结肠镜检查。大便潜血检查是普查或对高危人群进行初步筛查的手段，阳性者再做进一步检查。注意癌肿有无转移，如巩膜有无黄染，肝有无肿大，腹腔有无肿块、腹水，腹股沟及左锁骨上淋巴结有无肿大，肺部做X线检查。

1. 直肠指检

简便、易行、较为准确可靠，是诊断直肠癌最重要、最直接的方法。直肠癌大多数位于直肠的中下段，约70%的患者仅靠直肠指检即可发现。直肠指检时可触及直肠壁肿块，判断肿瘤下缘距肛门缘的距离，肿物大小、质地、形状、范围、活动度，有无癌性溃疡、肠腔狭窄、息肉，指套是否带血、黏液等。如果肿块在直肠前壁，对于女性患者应该请妇科医师协助检查阴道和盆腔；对于男性患者如有排尿困难，应行膀胱镜检查。

2. 内镜检查

可选择直肠镜、乙状结肠镜及电子结肠镜检查，其中结肠镜检查最为重要，因为大肠癌有5%～10%为多发癌。直肠指检发现后应在内镜下协助诊断，并取活组织做病理检查，以确定肿块性质。

3. 影像学检查

包括结直肠气钡灌肠造影、内镜检查、腔内超声或超声内镜检查、腹部超声检查或超声造影检查、CT和/或MRI、PET-CT等检查，除了了解肿瘤的部位、大小，有无淋巴结肿大，与周围组织关系等，还可作为排除结直肠多发性肿瘤及远处转移的手段。

（1）结直肠气钡灌肠造影：是大肠癌的重要检查方法，对低位直肠癌的诊断意义不大，用以排除结直肠多发癌和息肉病。

（2）腔内超声或超声内镜检查：用腔内超声或超声内镜检查探头可探测癌肿浸润肠壁的深度及有无侵犯邻近脏器，肠周淋巴结有无肿大，对直肠肛管癌的术前分期有重要意义。

（3）腹部超声检查或超声造影检查：由于大肠癌手术时有10%～15%的患者同时存在肝转移，所以腹部超声检查或超声造影检查应列为常规检查，超声造影检查有助于肝、脾转移灶的发现和诊断。

（4）CT扫描：是术前常用的检查方法。可以了解癌肿的部位、大小，与周围组织或器官（膀胱、前列腺、子宫、阴道、输尿管等）的关系，有无直肠系膜、髂血管周围、腹主动脉旁等部位淋巴结肿大或转移，有无肝、肺、骨转移，有无腹膜转移等情况。对直肠癌的诊断、分期、向外侵犯的程度，有无淋巴结转移或远处转移等的判断有重要临床意义，有助于制订手术治疗方案。

（5）MRI：在判断直肠肛管癌浸润扩散范围、淋巴结肿大、临床分期、放化疗效果，以及术后复发的鉴别诊断、诊断方面较CT检查优越性明显。对发现肝转移灶也有重大临床意义。

（6）PET-CT检查：针对病程较长、肿瘤固定的患者，为排除远处转移及评价手术价值，有条件者可进行PET-CT检查。其可发现原发肿瘤以外的高代谢区域，从而帮助制订治疗方案和判断预后。

4．肿瘤标记物

详见本章第二十节"结肠癌"。

5．肿瘤分子病理学检测

详见本章第二十节"结肠癌"。

（五）治疗

手术治疗目前仍是直肠癌主要的治疗方法，化疗和放疗等辅助治疗可一定程度提高治疗效果。目前，以外科手术治疗为主的肿瘤多学科规范化综合治疗模式已达成共识，进行根治性肿瘤切除术始终是直肠癌治疗的主要方式。随着直肠全系膜切除（total mesorectal excision，TME）、环周切缘（circumferential resection margin，CRM）、保留盆腔自主神经（pelvic autonomic nerve preservation，PANP）等现代手术观点的提出，以及吻合器、微创技术的发展，直肠癌的外科治疗理念已从传统的单纯肿瘤切除、救治生命转变为既要保证最佳的肿瘤根治效果，又要尽可能保护肛门及泌尿生殖等功能，提高患者术后生活质量。随着手术水平的提高、器械设备的改进和升级，以腹腔镜外科为主，机器人外科、内镜黏膜外科等为代表的微创外科技术也有了突飞猛进的发展，较传统的手术方式在肿瘤治疗方面的优势愈发明显，并逐渐受到推崇和重视。

1．根治性切除术

适用于癌肿可以切除且无远处转移者，可以采取传统开腹手术和微创手术（达·芬奇机器人、腹腔镜或内镜辅助下手术）。手术原则为：将癌肿和足够长的远近端肠段（近端距癌肿至少10cm，远端距癌肿下缘至少2cm）及有关的全直肠系膜和淋巴结，以及可能被侵犯的周围组织整块切除。手术方式的选择根据癌肿所在部位、大小、活动度、细胞分化程度以及术前的排便控制能力等因素综合判断。大量的最新临床病理学研究提示，直肠癌向远端肠壁浸润的范围较结肠癌小，只有不到3%的直肠癌向远端浸润超过2cm。这是选择手术方式的重要依据。作为中低位直肠癌的手术金标准，TME的原则为：①直视下锐性解剖直肠系膜周围盆筋膜壁层和脏层之间无血管界面。②切除标本的直肠系膜完整无撕裂，或在肿瘤下缘5cm处切断直肠系膜。③辨认及保护性功能及膀胱功能所依赖的自主神经。④增加保肛手术，减少永久性造口。⑤低位吻合重建，通常用吻合器加结肠贮袋与直肠或肛管吻合。

根治性切除术有以下几种。

（1）经肛门局部切除术：适用于早期瘤体小、局限于黏膜或黏膜下层、分化程度高的直肠癌。具体包括：①肿瘤距肛缘<8cm，直径<3cm，侵犯肠周径<30%，活动度良好。②能确保切缘阴性，切缘距离肿瘤边缘>3mm。③T_{is}和T_1，无血管、淋巴管或神经浸润，术前影像学检查无淋巴结肿大及远处转移。④肿瘤细胞为中、高分化腺癌。术式有：①经肛门局部切除术。②经骶尾部后入路局部切除术。

（2）经肛门内镜微创手术（transanal endoscopic microsurgery，TEM）：由特殊的直肠镜、显示系统和专用的手术器械3个部分组成，可通过肛门实现对直肠及乙状结肠下段腔内病灶的切除、止血和修补等手术操作。因此，除了距肛缘20cm以内的病灶手术外，TEM的适应证与经肛门局部切除术的适应证基本一致。

（3）经结肠镜微创手术治疗：主要包括内镜下黏膜切除术（endoscopic mucosal resection，EMR）和内镜黏膜下剥离术（endoscopic submucosal dissection，ESD）。EMR是通过内镜确定消化道内某病变后，将包括病灶在内的全层黏膜通过内镜专用器械进行大块切除，目前认为只适用于治疗已明确无周围淋巴转移且能整块切除、局限于黏膜层内的原位癌等早期肿瘤。ESD的切除深度可扩大到黏膜下层，其适应证包括：早期肿瘤伴黏膜下层浸润但无淋巴结转移者、内镜活检后基底切缘肿瘤残留者、多发性早期病变者、手术后可辅助性局部放化疗者等。

（4）开腹或微创技术下腹会阴联合直肠癌根治术（Miles手术）：原则上适用于癌肿位于腹膜反折以下、邻近肛门者，切除范围包括乙状结肠下部及其系膜、直肠及其系膜全部、肠系膜下动脉旁淋巴结、肛提肌、坐骨直肠窝内组织、肛管和肛周皮肤直径约5cm。乙状结肠近端拉出左下腹做永久性乙状结肠单腔造口［图21-15（1）］。

（5）开腹或微创技术下经腹直肠癌切除术（Dixon术）：是目前应用最多、保留肛门功能最好的直肠癌根治术［图21-15（2）］。适用于癌肿距离齿状线5cm以上者，亦有更近距离的直肠癌行Dixon术，可保留正常肛门。可用吻合器作乙状结肠、直肠吻合。

（6）开腹或微创技术下Hartmann手术（切除癌肿，远端肠管封闭，近端结肠造口）：适用于全身情况很差，不能耐受Miles手术或急性肠梗阻不宜行Dixon术的直肠癌患者［图21-15（3）］。

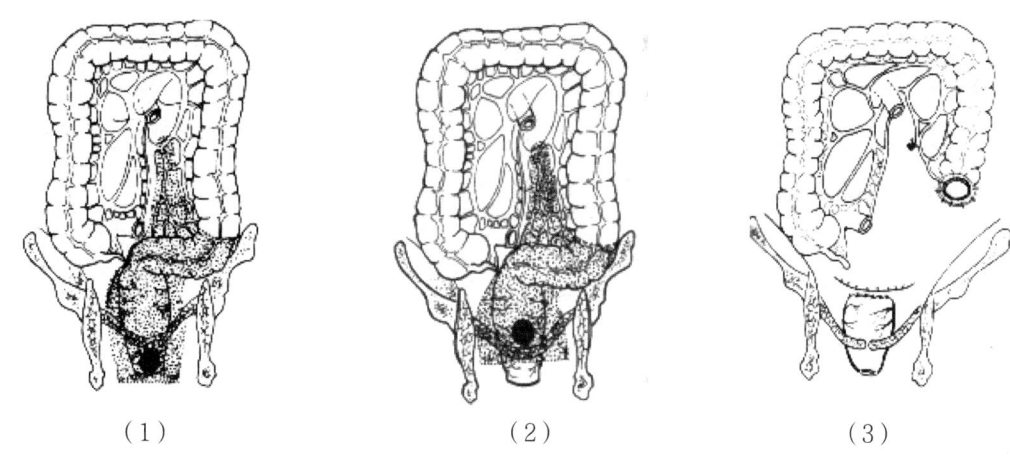

（1）Miles术；（2）Dixon术；（3）Hartmann术。

图21-15　常见的直肠癌根治性手术切除范围示意图

（7）经自然腔道取标本手术（natural orifice specimen extraction surgery，NOSES）的腹腔镜结直肠癌手术：NOSES的定义是使用腹腔镜器械、TEM或软质内镜等设备完成腹腔内手术操作，经自然腔道（直肠、阴道或口腔）取出标本的腹壁无辅助切口手术。该手术与常规腔镜手术最大的区别就在于标本经自然腔道取出，避免了腹壁取标本的辅助切口，术后腹壁仅存留几处微小的戳卡瘢痕。在结直肠外科领域，腹腔镜结直肠癌NOSES手术就是将传统腹腔镜肿瘤根治术与肿瘤标本经自然腔道取出技术相结合，既彻底切除肿瘤，又避免腹壁辅助切口带来的并发症；其NOSES术主要分为经肛门取标本的NOSES术和经阴道取标本的NOSES术两大类。与常规腹腔镜手术比较，NOSES术的主要区别在于取标本途径和消化道重建方式。NOSES术适应证主要包括：肿瘤浸润深度为$T_2 \sim T_3$，经直肠NOSES术的标本环周直径<3cm，经阴道NOSES术的标本环周直径为3~5cm。对于良性肿瘤、T_{is}和T_1期肿瘤病灶较大，无法经肛门切除，或局切失败者，也可行NOSES术。但在临床工作中，还需结合患者的实际情况，根据患者肠系膜肥厚程度、自然腔道解剖结构等情况，适当扩大手术的适应人群。

经自然孔道内镜手术（natural orifice transluminal endoscopic surgery，NOTES）是指使用内镜通过在胃、阴道、直肠、膀胱等空腔器官壁上形成人造穿孔后进入体腔完成相应的诊断或治疗的技术。与传统的手术方式对比，NOTES具有体表无手术瘢痕、术后疼痛减轻、住院时间短等优点。按照手术方法，NOTES可分为完全型和混合型2种，但由于目前技术和器械水平所限，前者在临床上尚未得到广泛的应用，而后者在临床上的应用则多需腹腔镜等技术辅助完成。

经肛门全直肠系膜切除术（transanal total mesorectal excision，taTME）手术，是经肛门途径在内镜或腔镜下自下而上地游离直肠系膜而进行完全直肠系膜切除的直肠癌新术式。taTME是一种特殊的NOSES术，适用于小于或等于T_3期、肿瘤体积不宜过大的中低位直肠癌患者，尤其是对于男性、肥胖、骨盆狭小患者的直肠系膜间隙术野显露有一定优势，可能在提高手术质量和降低副损伤方面具有一定的应用前景。taTME充分地把腹腔镜技术、TME和NOTES结合，既不乏微创外科理念，又遵循了肿瘤根治性原则。目前已有研究结果显示，taTME手术具有较好的手术可行性和安全性，肿瘤根治度不逊于传统开腹手术和腹腔镜手术，而与后者相比，则具有术后疼痛较轻和切口并发症发生率较低等优势。但据2019年挪威的一篇报道，taTME手术由于局部复发率高而被紧急叫停，所以还有很大的争议。

因此，NOSES术在概念上包含NOTES和taTME手术，NOTES又包含taTME手术。它们都是微创手术中的微创技术，符合现代外科的微创理念和加速康复外科理念。

（8）直肠癌扩大根治术：直肠癌侵犯子宫时，可一并切除子宫，称为后盆腔器清扫；直肠癌侵犯膀胱时，可一并切除膀胱；若同时侵犯直肠、膀胱和子宫可行直肠、膀胱和子宫（女性）切除，称为全盆腔清扫。孤立性肝转移可联合做相应肝叶切除。

2. 姑息性手术

癌肿局部浸润严重或转移广泛而无法根治时，亦可进行姑息性切除或减状手术，使症状得到缓解，即视病情对癌肿肠段做局限切除，缝闭直肠远切端，做乙状结肠造口，或仅做乙状结肠双腔造口，使粪便改道。低位直肠癌伴有腹股沟淋巴结肿大时，应行淋巴结活检。术后辅以放疗、化疗及介入治疗等综合治疗。

3. 化疗

具体可参见本章第二十节"结肠癌"。

直肠癌的新辅助放化疗：T_3、T_4期直肠癌行新辅助放疗、化疗得到众多医疗中心的认同。直肠癌在术前行直线加速器适型放疗2Gy/次，5次/周，总剂量46Gy，同时辅以氟尿嘧啶为基础的化疗，如FOLFOX 6方案、MAYO方案2～3个月，术后再辅以化疗。术前放疗、化疗能使直肠癌体积缩小，达到降期作用，从而提高手术切除率、保肛率及降低局部复发率。多中心、随机、大样本资料显示新辅助放疗、化疗对直肠癌的治疗是有益的。大量文献报道，新辅助化疗也可使肿瘤降期，提高手术切除率、保肛率。目前尚无条件行放射治疗的地区，应慎重选择使用。

强烈推荐在III、IV期直肠癌患者中应用辅助化疗、新辅助化疗；而在中低位、中晚期直肠癌患者中建议应用新辅助放疗、化疗，大多数文献报道II期患者也从中获益，I期结直肠癌患者不建议使用辅助化疗。

4. 放射治疗

放射治疗作为手术切除的辅助疗法有提高疗效的作用。直肠癌浸润深度≥T_3或区域淋巴结肿大≥N_1者，术前的放疗可以提高手术切除率，降低患者的术后局部复发率。术后放疗仅适用于局部晚期直肠癌患者，即病理证实有淋巴结转移，癌肿已明显浸润至直肠周围组织（≥T_3）且术前未经放疗的患者，以及术后局部复发的患者，可予术后放疗以降低复发率或控制局部复发的肿瘤。

5. 直肠癌合并梗阻的处理

直肠癌合并不全性梗阻时，若原发肿瘤可以切除，可以先行保守治疗，放置肛管过肿瘤上方肠腔，促进排便，或结肠镜下放置支架管，待梗阻改善、肠道准备充分后行根治性手术；也可以先行暂时性乙状结肠造口术，2～3周后再行二期癌肿切除。若原发肿瘤切除困难，可以先行乙状结肠造口，然后再做术后放化疗，待肿瘤缩小后再考虑是否行二期根治性手术。

直肠癌合并完全性梗阻时，若原发肿瘤可以切除，不考虑保留肛门时则急诊可行根治性Miles手术；须保留肛门时，急诊应先行暂时性乙状结肠造口术，以后再行二期癌肿切除（Dixon术）。

若原发肿瘤切除困难，急诊应先行乙状结肠造口术，然后再通过术后放疗、化疗，视原发癌肿退缩情况再决定是否行二期癌肿切除。晚期直肠癌已有广泛转移和局部固定，不能行根治术切除时，可行乙状结肠造口术。

6. 肛管癌的治疗

多为鳞状细胞癌，是Miles手术的适应证。施行根治术时，若腹股沟淋巴结已证实有转移，须同时清扫已转移的两侧腹股沟淋巴结。如无转移，术后亦应在双侧腹股沟区施行预防性放疗。最近大量文献报道，肛管鳞状细胞癌局部切除联合放化疗可达到与Miles手术相同的治疗效果，且可以保留患者的肛门。

7. 其他治疗

可采用生物治疗、免疫治疗、基因治疗及中药治疗等。还可采用电灼、温热、冷冻、激光等治疗方法。

（六）直肠癌的术前准备、术后处理

1. 术前准备

详见本章第二十节"结肠癌"。

2. 术后处理

（1）术后有效的多模式镇痛：目前主张围手术期采用多模式、预防性、按时的全程疼痛管理，即术前预防性镇痛和术后多模式镇痛。

（2）腹会阴联合切除者可取平卧位或侧卧位，5天后可改半坐卧位，1周后鼓励患者起床活动。对术中缝闭盆腹膜者，过早下床活动，会引起薄弱的盆腹膜撕裂导致盆腹膜疝（一种腹内疝）从而发生肠梗阻。其他手术鼓励患者尽量下床活动，循序渐进地增加活动量。

（3）术后恶心呕吐的预防及处理。

（4）术后早期经口进食及营养支持：其主要目的是刺激肠蠕动，维持肠道屏障功能；对不能进食者需要进行肠外营养治疗。从开始进食流质饮食，逐渐过渡到少渣半流质饮食、普食。

（5）预防性使用抗生素，48h后停药。

（6）各种引流管的管理：保持引流管的通畅，并密切观察引流液的颜色、引流量和性质，注意腹部情况的变化，引流量少后尽早拔除引流管。保肛手术者直肠吻合口放置引流管也要保持引流管通畅，减少吻合口压力。记录尿量，尿量是病情观察的一个指标；除了Miles手术患者需保留导尿管5天外，其他直肠癌手术患者可尽早拔除导尿管。

（7）观察伤口并定期换药，防止伤口感染。注意：Miles手术患者下床后双下肢张开活动时幅度不宜过大，以防缝合的会阴部伤口撕裂。

（8）结肠造口管理及其并发症的处理：

1）结肠行造口术时未开放者，于术后48～72h用电刀切开。如果肠道准备彻底，结肠没有过多粪便，可在术中缝合腹壁切口后一期开放结肠造口。

2）术后密切观察结肠造口有无出血、坏死、回缩或狭窄、造口周围炎等并发症的出现。及时处理相应的并发症，如有狭窄或人工肛袋没有粪便或气体时，应指检结肠造口并每日用手指扩张。

3）保持造口周围皮肤清洁及使用氧化锌软膏保护皮肤。

4）结肠造口开放后，用人工肛袋接纳粪便。

5）有造口师的单位可请造口师协助处理造口。

6）结肠造口并发症的处理可参考相关资料。

（9）Miles手术后会阴部伤口的处理：会阴部引流管视引流液的量、颜色和性质等而于术后拔出。然后用1∶5 000高锰酸钾溶液每日坐浴，直至伤口愈合。

（10）术后并发症的处理：如尿潴留是支配膀胱的神经损伤所致，可留置导尿管，勿使膀胱膨胀，时间长时可行膀胱冲洗，注意控制感染，逼尿肌张力多数能逐渐恢复。

（11）直肠癌术后视病理分期情况再考虑是否做放化疗及术后随访。

限期直肠癌的术前准备、术后处理措施详见第十章"加速康复外科及其围手术期处理"及第二十一章第二十节"结肠癌"，直肠癌并发急性肠梗阻的术前准备详见第二十一章第十节"肠梗阻"。

（陈创奇）

第二十二节　痔

一、学习目的与要求

（1）了解肛肠外科常用的检查方法。

（2）掌握痔的分类及分度。

（3）掌握痔的诊断和治疗原则。

二、学习方法与内容

（一）肛肠外科常用的检查方法

（1）检查的特别体位：应有充分的显露，可采用左侧卧位、胸膝位、截石位等，其中截石位是临床上最常用的检查和手术体位。

（2）直肠指检：是对发现直肠癌最简单、最经济和最有诊断意义的检查。约70%的直肠癌可在直肠指检中发现，误诊或漏诊的病例多数未做直肠指检。

（3）肛窥检查。

（4）乙状结肠镜和电子结肠镜检查。

（5）影像学检查：包括X线、腔内超声、CT和MRI等。

（二）痔的检查与诊断

1．分类及分度

痔可分为内痔、外痔和混合痔。内痔是发生于肛管齿状线以上，直肠黏膜下的血管性衬垫病理性扩张、增生或移位形成的隆起性组织。内痔根据其症状的严重程度分为4度。Ⅰ度：便时带血、滴血或喷射状出血，便后出血可自行停止；无痔脱出。Ⅱ度：常有便血；排便时有痔脱出，便后可自行还纳。Ⅲ度：偶有便血；排便或久站及咳嗽、劳累或负重时有痔脱出，需用手还纳。Ⅳ度：偶有便血；痔脱出不能还纳，或还纳后又脱出。

外痔是直肠下静脉属支在齿状线远侧表皮下静脉丛病理性扩张、血栓或纤维化。外痔根据组织的病理特点，分为结缔组织性外痔、血栓性外痔、静脉曲张性外痔和炎性外痔4类。

混合痔是内痔通过静脉丛和相应部位的外痔静脉丛相互融合，严重时表现为环状痔脱出。

2．便血和痔块脱出的特点及其伴随症状

注意便血出现的时间，便血的色泽、量，有无伴随局部疼痛、排便困难等，痔块脱出的时间、部位，能否自行回纳，是否需要用手还纳，有无伴随出血、疼痛等症状。内痔的主要临床表现是出血和痔块脱出，无痛性、间歇性便后出鲜血是内痔常见的症状。外痔主要表现为肛门不适、潮湿不洁，可有瘙痒，有时表现为血栓性外痔、皮赘及炎性外痔。有时内痔和外痔的症状可同时存在。

3．了解诊疗经过

起病后是否看过医师及做过直肠指检（或肛窥检查），有无做过结肠镜检查，曾诊断为什么病，用过何种药物治疗，是否行手术治疗，疗效如何。

4．询问其他病史

包括有无肝硬化、妊娠、慢性便秘等病史。

5．辅助检查

结肠镜检查排除结直肠癌、息肉等病变引起的出血。

（三）鉴别诊断

临床上常需与直肠癌、直肠息肉、直肠脱垂、肛裂、肛管癌和肛乳头肥大等疾病相鉴别。

（四）治疗

1．治疗原则

痔治疗应遵循的3个原则：①无症状的痔无须治疗。②有症状的痔重在减轻、消除症状，而非"根治"。③以保守治疗为主。

（1）一般治疗：改善饮食，保持排便通畅，注意肛门、会阴部清洁，温水坐浴等对各类痔的治疗都是必要的。高膳食纤维饮食应作为痔的初期治疗。

（2）药物治疗：痔的药物治疗可用于所有痔患者，是Ⅰ、Ⅱ度内痔患者的首选疗法。中医药

辨证与辨病相结合，可促进创面愈合、改善痔急性发作症状，如出血、疼痛、水肿、瘙痒等。

1）局部药物治疗：含有黏膜保护和润滑成分（如复方角菜酸酯等）的栓剂或膏剂等对急性发作的内痔具有治疗作用，如太宁栓、化痔栓等。

2）全身药物治疗：中医主要根据患者的症状辨证论治。西药包括静脉增强剂、抗炎镇痛药。常用的静脉增强剂有：微粒化纯化的黄酮成分、草木犀流浸液片、银杏叶萃取物等，可减轻内痔急性期症状，但数种静脉增强剂合用无明显优越性，如爱脉朗、消脱止等；抗炎镇痛药能有效缓解内痔或血栓性外痔所导致的疼痛。

（3）器械治疗：器械治疗对痔出血和轻度脱垂的近期疗效均较好，各治疗手段之间无明显差异。如患者以出血为主，可首选注射法；如患者以轻度脱垂为主，可首选胶圈套扎法。此外，还需根据患者的年龄、主诉、治疗需求等情况选择个性化治疗方案。目前尚缺乏各器械治疗对Ⅰ、Ⅱ度内痔的多中心疗效评价。

1）胶圈套扎疗法：适用于各度内痔和混合痔的内痔部分，尤其是Ⅱ、Ⅲ度内痔伴有出血和/或脱出者，不适用于有并发症的内痔和肛乳头肥大。套扎部位在齿状线上区域，并发症有直肠不适与坠胀感、疼痛、胶圈滑脱、迟发性出血、肛门皮肤水肿、血栓性外痔、溃疡形成、盆腔感染等。

2）硬化剂注射疗法：适用于Ⅰ、Ⅱ度出血性内痔。并发症有疼痛、肛门部烧灼感、组织坏死溃疡或肛门狭窄、内（混合）痔血栓形成、肛周或直肠黏膜下脓肿、直肠阴道瘘、严重的盆腔或者泌尿生殖系统化脓性感染。外痔、内痔血栓、妊娠期痔禁用。

3）物理治疗：主要适应证为Ⅰ、Ⅱ、Ⅲ度内痔。禁忌证是血栓性内痔和外痔。物理疗法包括激光治疗、直流电疗法和铜离子电化学疗法、微波热凝疗法、红外线凝固治疗、冷冻疗法等。

4）多普勒引导下的痔动脉结扎术：本方法利用多普勒专用探头，于齿状线上方2～3cm处探测到供应痔的动脉，直接进行痔动脉结扎，痔的血液供应被阻断，致痔逐渐萎缩，以此达到治疗的目的。适用于Ⅱ～Ⅳ度的内痔。

（4）手术治疗：手术治疗适用于非手术治疗无效且无手术禁忌证者。

2．手术方式

手术方式分为：

（1）痔切除术：主要适应证为Ⅱ、Ⅲ、Ⅳ度内痔和混合痔。包括创面开放式手术、创面半开放式手术和创面闭合式手术。目前多采用创面开放式手术或其改良术。

（2）吻合器痔上黏膜环形切除钉合术（procedure for prolapse and hemorrhoids，PPH）：本手术用吻合器经肛门环形切除部分直肠黏膜和痔组织。主要适用于Ⅲ、Ⅳ度内痔，混合痔和部分Ⅱ度大出血内痔，PPH可发生吻合口大出血、肛旁甚至盆腔感染、直肠阴道瘘等严重并发症，还可发生肛门坠胀、肛管狭窄、疼痛、尿潴留等轻度并发症，术后6个月内复发率为2%。

（3）其他：对存在内括约肌处于高张力状态的痔病患者，可采用针对肛门内括约肌的手术方式，包括手法或借助球囊扩肛、肛门内括约肌后位或侧位切开术。主要适用于Ⅰ、Ⅱ度出血性内痔伴内括约肌处于高张力状态的痔病患者，并发症主要有肛管黏膜撕裂、黏膜脱垂、肛门失禁。

3．围手术期处理

术前应做常规必要的物理和实验室检查。手术前可采用开塞露或磷酸钠液灌肠或口服泻药进行肠道准备。一般不主张术前预防性使用抗生素，但对体弱、高龄、肛管有炎症、手术创面较大及获得性免疫缺陷综合征和器官移植手术后的患者，建议预防性使用抗生素。

4．术后并发症的防治

（1）出血：各种痔手术都有发生出血的可能，应注意手术中严密止血和术后观察。痔结扎术后7～10天可发生迟发性出血。

（2）排尿障碍：术前排尿、手术结束时避免在肛管内留置敷料、严格控制输液量（尽量控制在1L以内）和输液速度、减少吗啡和布比卡因等麻醉药的应用可减少术后排尿障碍，还可采用针刺关元、三阴交、至阴穴，以及耳压、中药内服的方法治疗。阴部神经阻滞麻醉相较于脊髓麻醉可降低痔术后尿潴留发生率。

（3）疼痛：术后创面局部使用复方利多卡因、复方薄荷脑、解热镇痛栓剂、硝酸甘油膏、黏膜保护剂、自控性镇痛泵等可减轻疼痛。

（4）肛门失禁：过度扩肛、肛管括约肌损伤、内括约肌切开等治疗容易导致肛门失禁。患者原有肛管功能不良、肠易激综合征、产科创伤、神经疾患等疾病可增加肛门失禁发生的风险。

（5）肛门狭窄：多个痔切除手术、注射疗法、痔环形切除、PPH术等有导致术后肛门狭窄的可能。肛门狭窄的治疗措施包括扩肛、肛管成形术。

（6）其他并发症：包括伤口愈合迟缓、便秘、直肠黏膜外翻、肛周湿疹、肛周皮赘等，需注意防治。

5．特殊患者的处理

（1）急性嵌顿痔：嵌顿痔是痔的急症，早期可在局麻下采用手法复位同时应用药物治疗。对嵌顿痔手法复位失败、嵌顿时间长而出现绞窄坏死者，应采取手术治疗以解除嵌顿、去除坏死组织、预防感染。

（2）妊娠期和产后早期的痔：可采用中药坐浴和外用，还可外用黏膜保护剂和口服静脉增强剂，禁用硬化剂注射。对痔的严重并发症和药物治疗无效的患者，应选择简单有效的手术方式。

（3）痔并发贫血：应注意排除导致贫血的其他疾病，对痔导致的贫血首先考虑手术治疗。

（4）痔合并免疫缺陷：免疫缺陷的存在（艾滋病、骨髓抑制等）是硬化剂注射和胶圈套扎的禁忌证。在手术治疗时，建议预防性使用抗生素。

（陈创奇）

第二十三节 直肠肛管周围脓肿

一、学习目的与要求

（1）了解直肠肛管周围脓肿的病因和病理。

（2）掌握直肠肛管周围脓肿的临床表现。

（3）熟悉直肠肛管周围脓肿的治疗。

二、学习方法与内容

直肠肛管周围脓肿（perianorectal abscess）是指直肠肛管周围软组织或周围间隙的急性化脓性感染，并形成脓肿。若处理不当，易转为慢性感染，形成肛瘘。也可以说，脓肿是直肠肛管炎症病理过程中的急性期，肛瘘是慢性期，两者有着密切的联系。

（一）病因和病理

直肠肛管周围脓肿多来自肛窦感染，肛窦底部是肛腺的开口，肛窦感染很易延及肛腺。肛腺形成脓肿后可向上下蔓延至直肠肛管周围组织和间隙。少数直肠肛管周围脓肿可继发于外伤、感染、肛裂、炎性肠病或血液病等而发生于间隙内并形成脓肿。直肠肛管周围脓肿以肛提肌为界，分为肛提肌下部脓肿和肛提肌上部脓肿，前者包括肛门周围脓肿、坐骨肛管间隙脓肿，后者包括骨盆直肠间隙脓肿等。

（二）临床表现

直肠肛管周围脓肿共同症状为肛周持续性疼痛和全身中毒症状。由于脓肿部位不同，又各有不同特点。

1. 肛门周围脓肿

最为常见，位于肛周皮下。局部具有浅部软组织化脓性感染的典型表现，以肛周持续性跳痛为其特点，全身症状不明显。脓肿形成后有波动感，可穿刺抽脓确诊。

2. 坐骨肛管间隙脓肿

坐骨肛管间隙位于肛提肌以下，范围较大，因而炎症范围较大而深。早期有全身感染症状，如畏寒、发热、乏力、食欲不振等。局部由持续性胀痛逐渐转为明显跳痛。初期局部体征不明显，后可出现局部红肿和深压痛。直肠指诊可发现患侧肛管上方局部隆起，触痛，脓肿形成后有波动感，穿刺可抽出脓液。

3. 骨盆直肠间隙脓肿

较前两者少见。该间隙位置深，范围大，因而全身感染中毒症状更明显而局部症状不明显。患者常感直肠坠胀感，便意不尽，可有排尿不适，常无定位症状。直肠指检可发现患侧较深部位有触痛，局限性隆起和波动。诊断主要靠穿刺抽脓。

（三）治疗

1. 非手术治疗

适用于肛管直肠脓肿初期，脓肿尚未形成时。主要采用的治疗方式有：①应用抗生素，本病为多菌种感染，一般宜联合使用，主要选用对革兰氏阴性杆菌有效的抗生素。②温水坐浴和局部理疗。③口服缓泻剂或石蜡油，软化粪便，减轻便时痛苦。

2. 手术治疗

脓肿形成后需及早手术切开引流，手术的关键是保证引流畅通，其方法因脓肿部位不同而异。①肛门周围脓肿。在波动最明显处做肛管口放射状切开引流。②坐骨肛管间隙脓肿。在距肛缘3~5cm处做弧形切口，用手指伸入脓腔内分开间隔，置管引流。③骨盆直肠间隙脓肿。先行穿刺脓肿定位，在距肛缘2.5cm处作切口，在穿刺针引导下做切开，通过坐骨肛管间隙，穿破肛提肌，用止血钳穿入脓腔或用手指分开脓肿间隔，置管引流；或经直肠壁切开，置入软胶管引流。

肛门直肠周围形成的脓肿切开引流后大部分发展成肛瘘，近年来主张采取脓肿切开引流、一期挂线术，不仅引流彻底，而且可以避免二次的肛瘘手术治疗。

（陈创奇）

第二十四节　肛瘘

一、学习目的与要求

（1）熟悉肛瘘的概念和分类。

（2）掌握肛瘘的临床表现、肛瘘的Goodsall规律。

（3）熟悉肛瘘的治疗。

二、学习方法与内容

肛瘘（anal fistula）是肛管或直肠下部与肛周皮肤相通的肉芽肿性管道。多数肛瘘起源于直肠肛管周围化脓性感染，少数为结核性、炎性肠病、肿瘤等，也可由肛管创伤感染所致。内口位于齿状线附近，外口位于肛周皮肤上，经久不愈。为肛管直肠常见病之一，青壮年多见。

（一）分类

有3种分类方法。

1. 根据瘘管数目分类

①单纯性肛瘘：1个外口和1个内口，1个管道。②复杂性肛瘘：1个内口，1个以上外口，管道有多个分支。

2. 根据瘘管位置的高低分类

①低位肛瘘：位于肛管直肠环以下。②高位肛瘘：位于肛管直肠环以上。

3. 根据瘘管与括约肌的关系分类

①肛管括约肌间型：多为低位肛瘘，约占肛瘘的70%，瘘管穿过内括约肌，外口常只有1个，距肛缘为3～5cm。②经肛管括约肌型：可为低位或高位肛瘘，约占肛瘘的25%，瘘管穿过内括约肌、外括约肌浅部和深部之间，外口常有多个，距肛缘约5cm。③肛管括约肌上型：为高位肛瘘，占肛瘘的4%，瘘管向上穿过肛提肌，再向下穿过坐骨直肠窝从肛周远处皮肤穿出。④肛管括约肌外型：最少见，仅占肛瘘的0.5%，瘘管穿过肛提肌与直肠相通，外口在肛周远处皮肤上（图21-16）。

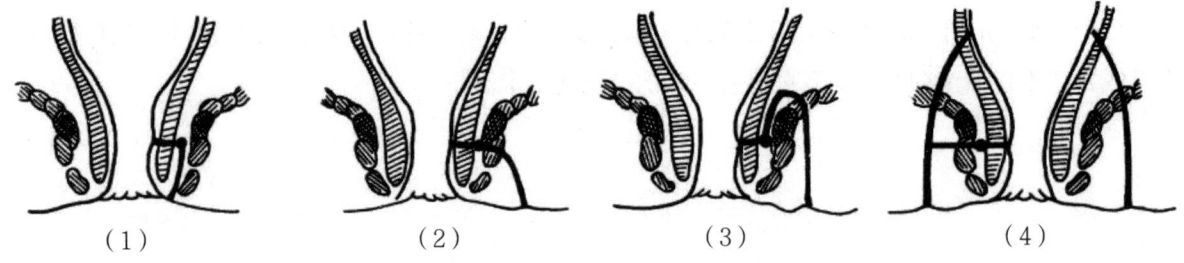

（1）肛管括约肌间型；（2）经肛管括约肌型；（3）肛管括约肌上型；（4）肛管括约肌外型。

图21-16　肛瘘的4种解剖类型

（二）临床表现

肛瘘的主要症状是外口不断有稀薄的脓性分泌物流出，局部皮肤受到刺激有瘙痒或形成湿疹。高位较大的瘘管还可有粪便及气体从外口排出，因为瘘管位于肛管直肠环以上，其不受括约肌限制。外口可因增生表皮覆盖而假性愈合，管内脓液淤积，形成脓肿，出现全身感染中毒症状，不久后脓肿穿破，症状消失。上述表现反复发作，是肛瘘的临床特点。

检查时在肛周皮肤上可找到外口，呈乳头状突起或肉芽组织隆起，挤压时有少量脓性分泌物排出。内口可用肛门镜检查或通过直肠指检发现，内口处有轻度压痛，有时可扪到硬结及条索状瘘管。不能确定时可用探针检查（宜用软质探针，不可暴力造成假道）；也可从外口注入亚甲蓝（美蓝）溶液1～2mL，观察肛管直肠内纱布染色情况，寻找内口。必要时可行X线造影检查，显示瘘管部位及走向。

Goodsall规律，即在肛门中间画一横线，若外口在线的后方，瘘管常是弯型，且内口常在肛管后正中处；若外口在线的前方，瘘管常是直型，内口常在附近的肛窦上（图21-17）。

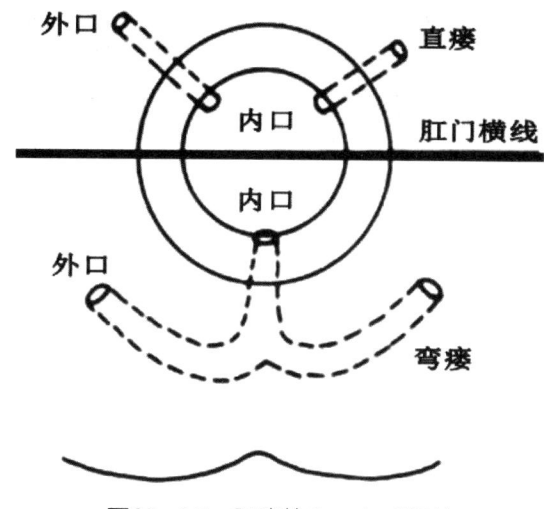

图21-17　肛瘘的Goodsall规律

（三）治疗

肛瘘不能自愈，必须采取手术方法切除病灶或敞开瘘管，暴露创面使其愈合，这是肛瘘处理的原则。手术前确定内口的位置和瘘管与肛门括约肌的关系是手术成功的关键。手术时完全切除，防止复发，避免因括约肌损伤而引起肛门失禁，是肛瘘手术的要点。

1．肛瘘切开或切除术

适用于低位肛瘘。先用探针从外口向内口穿出，沿探针切开或切除瘘管，敞开创面，坐浴换药至愈合。低位复杂性肛瘘可分期处理。

2．肛瘘挂线疗法

利用橡皮筋或有腐蚀作用的药线的机械压迫作用，勒割瘘管壁及括约肌从而发生血运障碍，使组织坏死，割断与组织增生修复同步进行。在对瘘管表面组织进行勒割的过程中，基底创面逐渐愈合，不像手术骤然切断括约肌，断端肌肉回缩，丧失括约功能，因而是一种缓慢切割法。适用于外口距肛缘5cm以内的低位或高位单纯性肛瘘，尤其适用于马蹄形肛瘘，瘘管在肛尾韧带以下者。该方法也作为复杂性肛瘘切开或切除的辅助方法，即肛瘘切开、切除加挂线疗法。

手术在骶管麻醉或局部麻醉下进行，用银质探针由外口沿瘘管缓缓探入，至内口伸出，将探针尖端用手指钩出肛门外，缚上一消毒的橡皮筋或粗丝线（或药线）。再缓慢将探针由内口经瘘管退出外口，线也随之引出（图21-18）。切开外口至内口间皮肤，将挂线嵌入皮肤切口之中，然后扎紧挂线，术后每日温水坐浴，更换敷料，使局部清洁，保持排便通畅，适当使用抗生素防治感染，隔日紧线1次，并注意松紧度适当。一般术后10~14日后被扎组织割裂，挂线脱落而自愈。

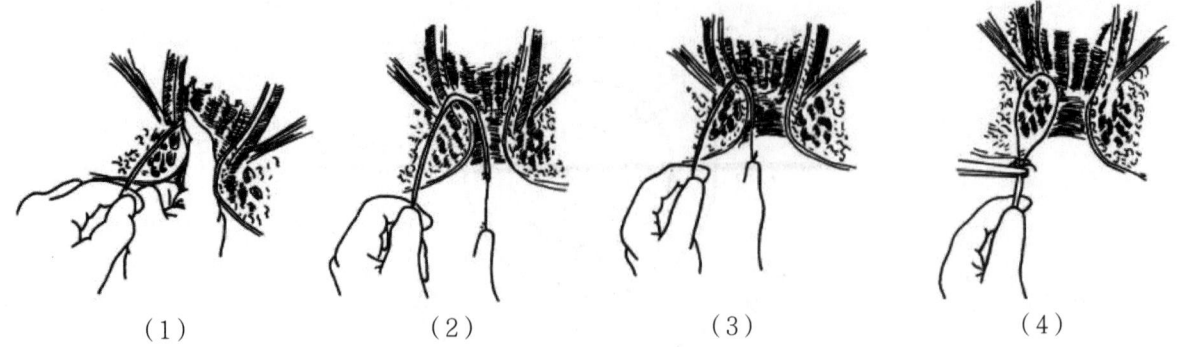

（1）　　　　　　　（2）　　　　　　　（3）　　　　　　　（4）

（1）用探针由瘘管外口探入内口，同时手指插入直肠或肛管内；（2）弯曲探针前端，将其拉出肛门外；
（3）探针前缚一丝线，并接上一橡皮筋；（4）退出探针，使橡皮筋通过瘘管，提起拉紧，以线结扎之。

图21-18　肛瘘挂线疗法

（陈创奇）

第二十二章

泌尿外科

第一节　肾损伤

一、学习目的与要求

（1）掌握肾损伤的病因、临床病理分型。

（2）掌握肾损伤的检查、诊断与鉴别诊断、治疗。

（3）掌握肾损伤的处理原则。

（4）重点掌握选择保守治疗与手术治疗的时机与依据。

二、学习方法与内容

（一）肾损伤的病因及临床病理分型

1. 病因

（1）开放性损伤：枪弹、刀刃及其他锐器致伤，皮肤有创口，损伤复杂且严重，可能伴有其他组织器官损伤。

（2）闭合性损伤：直接暴力（如撞击、跌倒、挤压、肋骨或横突骨折等）或间接暴力（如对冲伤、突然暴力扭转等）致伤，皮肤无创口，伤情隐匿不易被发现。

（3）医源性损伤：经皮肾穿刺活检术、肾造瘘术、经皮肾镜取石术、体外冲击波碎石术等医疗操作有可能造成不同程度的肾损伤。

此外，如果肾本身有病变，如肾积水、肾肿瘤、肾结核或肾囊性疾病等则更易受损，有时极轻微的创伤也可造成严重的"自发性"肾破裂。

2. 临床病理分型

根据损伤程度，肾损伤可分为4种临床病理类型（图22-1）。

（1）肾挫伤：损伤仅局限于部分肾实质，形成肾淤斑和/或包膜下血肿，肾包膜，肾盏、肾盂黏膜完整。

（2）肾部分裂伤：肾近包膜部位裂伤伴有肾包膜破裂，可致肾周血肿。若肾近集合系统部位裂伤伴有肾盏、肾盂黏膜破裂，则可有明显血尿。

（3）肾全层裂伤：肾实质深度裂伤，外及肾包膜，内达肾盏、肾盂黏膜，常引起广泛的肾周血肿，血尿、尿外渗和肾组织缺血。

（4）肾蒂血管损伤：比较少见。肾蒂或肾段血管的部分或全部撕裂，可引起大出血、休克。损伤引起肾急剧移位，肾血管连续性存在但内膜断裂，可形成血栓，造成肾功能丧失。

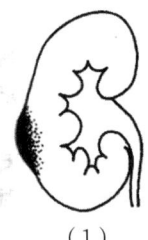 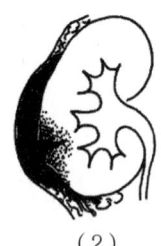 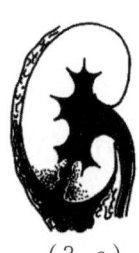 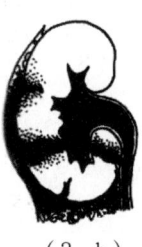 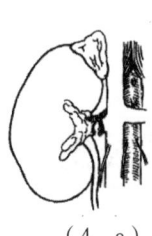 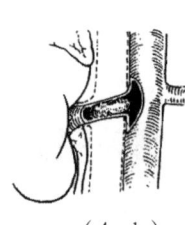

| （1） | （2） | （3，a） | （3，b） | （4，a） | （4，b） |

注：（1）肾挫伤，肾瘀斑及包膜下血肿；（2）肾部分裂伤，表浅肾皮质裂伤及肾周围血肿；（3，a）肾全层裂伤，肾周血肿、血尿和尿外渗；（3，b）肾全层裂伤，肾横断、肾碎裂；（4，a）肾蒂血管损伤，肾蒂血管断裂；（4，b）肾蒂血管损伤，肾动脉内膜断裂及血栓形成。

图22-1　肾损伤的临床病理类型

临床上最多见的为闭合性肾损伤，由于损伤的病因和程度不同，有时多种类型的肾损伤同时存在。晚期病理改变包括：假性尿囊肿、血肿、肾积水、动静脉瘘或假性肾动脉瘤、肾血管性高血压等。

（二）病史采集

1．详细了解受伤的情况

仔细了解既往病史和受伤情况很重要，所有腹部、背部、下胸部外伤或受对冲伤的患者，均要注意排除肾损伤。

2．密切关注出现的症状

肾损伤的临床表现与损伤类型和程度有关，同一肾脏可同时存在多种病理类型损伤。其主要症状如下。

（1）休克：严重肾实质裂伤、肾蒂血管损伤或合并其他脏器损伤时，因损伤和失血时常发生休克，可危及生命。

（2）血尿：并非所有患者都有肉眼血尿，镜下血尿或轻度肉眼血尿有助于诊断。血尿程度并不是绝对与损伤程度成正比。

（3）疼痛：肾包膜下血肿、肾周围软组织损伤、出血或尿外渗可引起患侧腰痛。血液、尿液进入腹腔或合并腹内脏器损伤可出现腹部疼痛。

（4）腰腹部肿块：血液、尿液进入肾周围组织可使局部肿胀，形成肿块，有明显触痛和肌强直。开放性肾损伤时应注意伤口位置及深度。

（5）发热：肾损伤所致肾周血肿、尿外渗易继发感染，甚至造成肾周脓肿或化脓性腹膜炎，伴全身中毒症状。

（三）体格检查

体格检查有助于详细地了解患者的伤情和一般情况，确定是闭合性损伤还是开放性损伤，伤口的性状和深度。一般的闭合性损伤会有肾区的压痛和触痛，损伤形成的血肿可以导致肾区膨隆和皮下瘀斑，同时应该检查腹部、胸部和四肢，排除合并伤。

（四）实验室检查及辅助性检查

1. 实验室检查

尿常规是最基本的检查，大部分患者可有红细胞阳性，但是结果正常不能排除损伤的存在。血常规中的红细胞、血红蛋白和血细胞比容持续降低提示有活动性出血。血肌酐异常升高可能是因为损伤引起的肾功能损害。

2. 超声检查

既是便捷的筛查方式，也是动态了解外伤进展变化的手段。能初步提示肾损伤的部位和程度，须特别注意肾蒂血管和肾脏血供情况。

3. CT平扫与增强扫描

能清晰显示肾实质裂伤程度、尿外渗、血肿范围，以及肾组织的血供，并可了解与其他脏器的关系。CT尿路成像（computed tomography urography，CTU）可发现尿外渗，CT血管成像（computed tomography angiography，CTA）可显示肾动静脉瘘、创伤性肾动脉瘤或肾动脉血栓形成等情况。

4. 其他检查

磁共振成像（MRI）诊断肾损伤的作用与CT类似，静脉尿路造影（intravenous urography，IVU）、动脉造影等检查也可发现肾有无损伤，肾损伤的范围和程度，一般不作为首选。

（五）诊断与鉴别诊断

根据病史，结合尿常规、超声波、CT/MRI等辅助检查一般不难诊断。外伤后腰部疼痛需排查有没有脊柱和腰肌的损伤，同时应该高度警惕肾脏迟发性出血的可能，动态监测患者各方面情况。

（六）肾损伤的治疗

肾损伤的处理与损伤程度直接相关。由于肾脏属于腹膜后器官，出血后多局限于肾包膜内和/或后腹膜间隙，大多数的肾挫伤和肾部分裂伤可通过保守治疗治愈，仅少数需手术治疗。

1. 紧急治疗

有大出血、休克的患者需迅速给予抢救措施，观察其生命体征，进行输血、补液等抗休克治疗，同时明确有无合并其他脏器损伤，做好手术探查的准备。

2．非手术治疗

（1）绝对卧床休息2～4周，病情稳定、血尿消失后才可以允许患者离床活动。

（2）密切观察：定时测量患者的血压、脉搏、呼吸频率、体温，注意腰、腹部肿块范围有无增大。观察每次排出的尿液颜色的变化。定期检测血红蛋白和血细胞比容。

（3）及时补充血容量和热量，维持水、电解质平衡，保持足够尿量，必要时输血。

（4）早期合理应用抗生素预防感染。

（5）适量使用止痛、镇静剂和止血药物。

（6）定期复查，行彩超和CT等辅助检查，以了解病情发展状况，及时调整治疗方案。

3．手术治疗

以下情况需要手术治疗：开放性损伤；积极保守治疗后生命体征不稳定，仍可能有持续活动性出血；合并有胸腹部脏器损伤。

手术方法及原则：手术方式包括肾修补、肾部分切除和肾切除术，手术原则是挽救生命，保护肾功能，预防和减少并发症。

4．并发症处理

由于出血、尿外渗及继发性感染等可导致肾损伤后并发症。腹膜后尿囊肿或肾周脓肿要切开引流。输尿管狭窄、肾积水需施行成形术或肾切除术。恶性高血压要做血管修复或肾切除术。动静脉瘘和假性肾动脉瘤应予以修补，如在肾实质内则可行肾部分切除术。持久性血尿可施行选择性肾动脉栓塞术。

（陈羽）

第二节 尿道损伤

一、学习目的与要求

（1）了解尿道损伤的一般情况。

（2）熟悉尿道的解剖。

（3）了解尿道损伤的病理与临床分型。

（4）掌握前、后尿道损伤的临床表现、诊断与治疗。

二、学习方法与内容

（一）尿道损伤概述

本节所叙述的尿道损伤是指男性尿道损伤，女性因尿道较短而宽，损伤的概率小，且一般后果不严重。因为男性尿道长而外露，所以男性尿道损伤是泌尿系统最常见的损伤，分为开放性、闭合性和医源性损伤三大类。开放性损伤多因弹片、锐器伤所致，常伴有阴囊、阴茎或会阴部贯通伤。闭合性损伤为挫伤、撕裂伤。医源性损伤是由尿道腔内器械直接损伤所致。

（二）尿道的解剖

在解剖学中男性尿道以尿生殖膈为界，分为前、后两段。前尿道包括球部和阴茎部，后尿道包括前列腺部和膜部。球部和膜部的损伤最为多见。

（三）尿道损伤的病理与临床分型

根据损伤程度，尿道损伤可分为挫伤、裂伤和断裂。尿道挫伤时仅有局部的水肿和出血，愈合后一般不形成瘢痕或发生尿道狭窄。裂伤时尚有部分尿道壁完整，愈合后往往会形成程度各异的瘢痕性尿道狭窄。尿道断裂时尿道的连续性中断，断端分离、退缩，血肿较大时导致尿潴留，用力排尿时造成尿外渗。

根据损伤位置，损伤分为前尿道损伤和后尿道损伤。

（四）前尿道损伤

男性前尿道损伤多发生于球部，这段尿道固定在会阴部。会阴部骑跨伤时，将尿道挤向耻骨联合下方，引起尿道球部损伤。反复插导尿管、进行膀胱镜尿道检查也可引起前尿道损伤。前尿道损伤时，如果阴茎筋膜完整，血液及尿液渗入局限于阴茎筋膜内，表现为阴茎肿胀；如果阴茎筋膜损伤，尿外渗范围扩大，血液及尿液渗入会阴浅筋膜包绕的会阴浅袋，使会阴、阴囊肿胀。尿道球部损伤时，血液和尿液渗入会阴浅袋，使会阴、阴囊和阴茎肿胀，有时向上扩展至下腹壁浅筋膜（图22-2）。

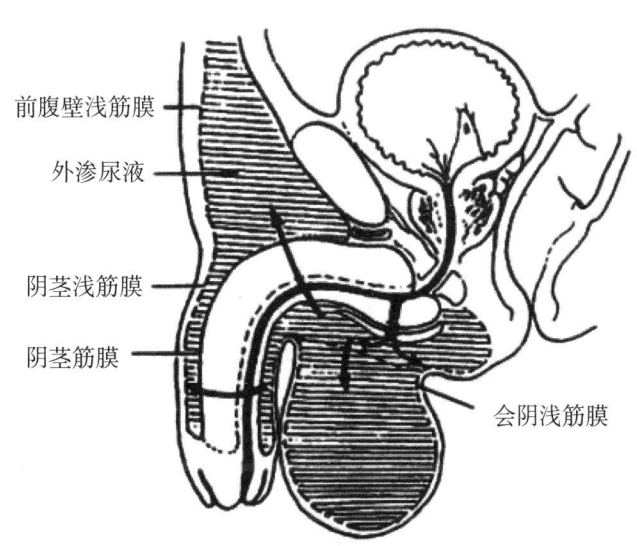

前腹壁浅筋膜

外渗尿液

阴茎浅筋膜

阴茎筋膜

会阴浅筋膜

图22-2　尿道球部断裂的尿外渗范围

1. 临床表现

（1）尿道出血：损伤后即有鲜血自尿道外口滴出或溢出，为前尿道损伤最常见的症状。

（2）疼痛：局部常有疼痛及压痛，也常见排尿痛，并向阴茎头部及会阴部放射。

（3）局部血肿：尿道骑跨伤可引起会阴部、阴囊处肿胀、瘀斑及蝶形血肿。

（4）排尿困难：尿道裂伤或断裂时，可引起排尿困难或尿潴留。因疼痛而致括约肌痉挛也可引起排尿困难。

（5）尿外渗：尿道裂伤或断裂后，尿液可从裂口处渗入周围组织间隙，如不及时处理或处理不当，可发生广泛皮肤及皮下组织坏死、感染及脓毒症。若是开放性损伤，则尿液可从创伤口流出，形成尿瘘。

2. 诊断

（1）病史和体检：尿道球部损伤常有会阴部骑跨伤史，医源性损伤多有尿道器械检查或治疗史。根据病史、典型症状及血肿、尿外渗分布的区域，可确定诊断。

（2）诊断性导尿：可了解尿道的完整性和连续性。如一次导尿成功，提示尿道损伤不严重。保留导尿管引流尿液并支撑尿道，应注意固定导尿管。如果导尿管滑脱，再插有失败的可能。如一次插入困难，说明可能有尿道裂伤或断裂伤，不应反复试插，以免加重损伤。

（3）逆行尿道造影：逆行尿道造影可显示尿道损伤部位及程度。尿道挫伤无造影剂外溢，如外溢则提示部分裂伤；如造影剂未进入后尿道而大量外溢，提示严重裂伤或断裂。

3. 治疗

（1）紧急处理：尿道球部海绵体严重出血可致休克，应立即压迫会阴部止血，并进行抗休克治疗，宜尽早施行手术。

（2）尿道挫伤：因尿道连续性尚存在，无须特殊治疗，可止血、止痛，同时应用抗生素预防感染，必要时插入导尿管引流尿液1周。

（3）尿道裂伤：如导尿管插入顺利，可留置导尿管引流2周左右。如插入失败，可能有尿道部分裂伤，可立即行经会阴尿道修补术，并留置导尿管2～3周。

（4）尿道断裂：球部远端和阴茎部的尿道完全性断裂，会阴、阴茎、阴囊内会形成大血肿，应及时经会阴切口予以清除，然后行尿道端端吻合术，留置导尿管3周。条件不允许时也可先做耻骨上膀胱造瘘术，后期再修补尿道。

4. 并发症处理

（1）尿外渗：尽早在尿外渗的部位做多处皮肤切开引流。必要时做耻骨上膀胱造瘘术，3个月后再修补尿道。

（2）尿道狭窄：晚期发生尿道狭窄，可予尿道扩张、尿道内冷刀切开和尿道端端吻合术等。

（3）尿瘘：可通过清除感染组织、尿流改道和恢复尿道通畅等方法处理。

（五）后尿道损伤

膜部尿道穿过尿生殖膈，当骨盆骨折时，附着于耻骨下支的尿生殖膈突然移位，产生剪切样暴力，使薄弱的膜部尿道撕裂，甚至在前列腺尖处撕断；耻骨前列腺韧带撕裂致前列腺向后上方移位。骨折及盆腔血管丛损伤可引起大量出血，在前列腺和膀胱周围形成巨大血肿。当后尿道断裂后，尿液可沿前列腺尖外渗至耻骨后间隙和膀胱周围（图22-3）。

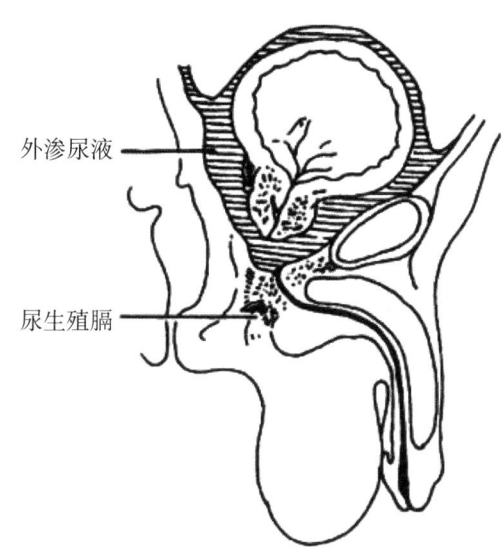

外渗尿液

尿生殖膈

图22-3　后尿道损伤的尿外渗范围

1．临床表现

（1）休克：骨盆骨折所致后尿道损伤，一般较严重，常因合并大出血，引起创伤性休克、失血性休克。

（2）疼痛：下腹部痛，局部肌紧张，并有压痛。随着病情发展，会出现腹胀及肠鸣音减弱。

（3）排尿困难：尿道撕裂或断裂后，尿道的连续性被中断或血块堵塞，常引起排尿困难和尿潴留。

（4）尿道出血：尿道外口常无流血或仅有少量血液流出。

（5）尿外渗及血肿：后尿道损伤后，尿液外渗一般会进入耻骨后间隙和膀胱周围，但是，当尿生殖膈撕裂时，会阴、阴囊部也会出现血肿及尿外渗。

2．诊断

（1）病史和体检：骨盆挤压伤若出现尿潴留，应考虑有后尿道损伤。直肠指检可触及直肠前方有柔软的血肿并有压痛，前列腺尖端可浮动。若指套染有血液，提示合并直肠损伤。

（2）X线检查：骨盆骨折时骨盆前后位X线平片可以显示骨盆骨折的表现，尿道造影提示尿道的连续性中断，可以确诊为后尿道损伤。

3．治疗

（1）紧急处理：骨盆骨折患者须平卧，勿随意搬动，以免加重损伤。损伤严重伴大出血可致休克，须抗休克治疗。

（2）早期处理：

1）插导尿管：对损伤轻，后尿道破口较小或仅有部分破裂的患者可试插导尿管，如顺利进入膀胱，应留置导尿管2周左右。尿道不完全性撕裂一般会在3周内愈合，恢复排尿。

2）膀胱造瘘：损伤较严重或留置导尿管失败而尿潴留者，可行局部麻醉下耻骨上膀胱穿刺造瘘。

3）尿道会师复位术：损伤不太严重，生命体征稳定的一部分患者可早期行尿道会师复位术，恢复尿道连续性。

（3）并发症处理：后尿道损伤后期常并发尿道狭窄。可视具体情况予尿道扩张、尿道内冷刀切开和尿道端端吻合术等治疗。

一般来说，不管是哪种类型的尿道损伤，如果不是十分严重，成功留置导尿管都是简单有效的措施，但是不主张反复多次地尝试。如果常规插管困难，内镜直视下留置导尿管成功率更高，对尿道的再损伤也更小，同时也可以更详细地了解损伤的情况。前尿道损伤的处理相对简单，远期的并发症少，一般容易处理。后尿道损伤由于暴力外伤引起的血肿、骨折、瘢痕、移位等后果使得处理起来困难更多，容易失败，有些患者甚至不得不面对尿失禁、性功能丧失或者尿流改道等后果。

（陈羽）

第三节　尿路感染

一、学习目的要求

（1）熟悉男性泌尿生殖系统感染的流行病学特征。

（2）掌握男性泌尿生殖系统感染的诊断和治疗原则。

（3）掌握上尿路感染中急性肾盂肾炎的诊治。

（4）掌握下尿路感染中急性细菌性膀胱炎的诊治。

（5）掌握男性生殖系统感染中慢性前列腺炎、急性附睾炎的诊治。

二、学习方法与内容

（一）男性泌尿生殖系统感染的流行病学特征

病原微生物通过尿路或者血运等途径侵入泌尿、男性生殖系统内繁殖可导致感染。病原微生物大多为革兰氏阴性杆菌。泌尿系统感染是尿路病原体和宿主相互作用的结果，感染的发生由细菌的毒力、接种量和宿主的防御机制等因素决定。由于解剖学特点，泌尿道与生殖道关系密切，且尿道外口与外界相通，两者易同时引起感染或相互传播。泌尿系统感染又称尿路感染，通常在输尿管和膀胱交界处水平分为上尿路感染和下尿路感染，上、下尿路的感染可相互累及。

尿路感染的发病率很高，在不同性别和年龄的人群中均可发病，其临床表现和结局差异很大（图22-4、图22-5）。

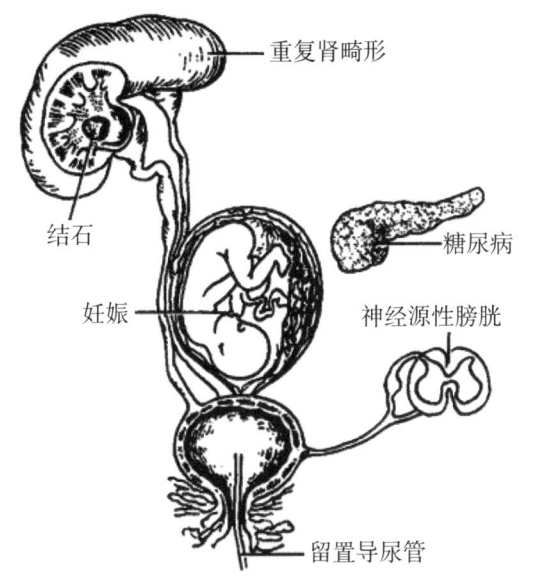

结石

妊娠

重复肾畸形

糖尿病

神经源性膀胱

留置导尿管

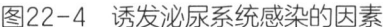

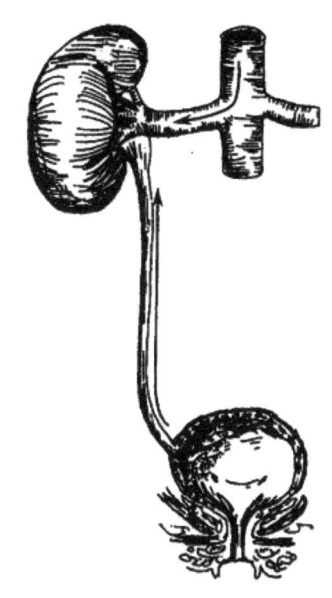

图22-4　诱发泌尿系统感染的因素　　　　图22-5　泌尿系统上行感染和血行性感染

（二）男性泌尿生殖系统感染的诊断和治疗原则

大部分的男性泌尿生殖系统感染都有比较典型的临床表现，诊断并不困难，尤其是急性期，尿液或前列腺液检查通常可以提供证据。但是精准地定位病灶及判断病理改变有一定的难度，而对病原体和病变程度的准确把握则有利于治疗。治疗的原则是明确并治疗病因，选用敏感抗生素进行足量和足期的抗感染治疗，切忌症状好转后随意停药，以免导致病情反复和产生耐药性。

（三）急性肾盂肾炎

急性肾盂肾炎是肾盂和肾实质的急性细菌性炎症。致病菌主要为大肠埃希菌，多由尿道进入膀胱，上行感染经输尿管到达肾。女性的发病率高于男性。尿路梗阻、膀胱输尿管反流及尿潴留等情况可以造成继发性肾盂肾炎。

1. 病理

急性肾盂肾炎时肾肿大及水肿，质地较软，表面散在大小不等的脓肿，肾盂黏膜充血水肿，散在小出血点。早期肾小球多不受影响，病变严重时可见肾小管、肾小球受破坏，愈合和吸收后无损于肾功能。病灶广泛而严重者，可使部分肾单位功能丧失。在致病菌及感染诱因未被彻底清除时，急性肾盂肾炎可因病变迁延、反复发作变为慢性。

2. 临床表现

（1）发热：突发的寒战和高热，可伴有头痛、全身疼痛、恶心、呕吐等。发热呈弛张热，持续1周左右。

（2）腰痛：单侧或双侧腰痛，有明显的肾区压痛、肋脊角叩痛。

（3）膀胱刺激症状：由上行感染所致的急性肾盂肾炎起病时即出现尿频、尿急、尿痛、血尿，之后出现全身症状。血行感染者常先有高热，随后出现膀胱刺激症状。

3. 诊断

一般都有典型的临床表现，老年人症状常不典型，尿液常规检查有白细胞、红细胞、尿蛋白、管型和细菌，尿细菌培养每毫升尿有菌落数10^5以上；血常规检查提示白细胞、中性粒细胞计数升高。尿蛋白和管型通常提示病变来自肾脏，高热和明显的腰痛也是上尿路感染的特征。在明确感染的同时或者急性期症状控制后，应排查感染的原因以便彻底治疗，如尿路梗阻、膀胱输尿管反流等。

4. 治疗

（1）全身治疗：卧床休息，输液、退热、多饮水，维持每日尿量达1.5L以上，有利于炎症产物排出。注意进食易消化、富含热量和维生素的食物。

（2）抗菌治疗：尿培养和敏感性实验结果出来前以广谱抗生素治疗为主。可选用药物包括复方磺胺甲噁唑（SMZ-TMP）、喹诺酮类、青霉素类、头孢菌素等，而去甲万古霉素和亚胺培南-西拉司丁钠（泰能）对革兰氏阴性杆菌杀菌活性好，尤适用于难治性院内感染及免疫缺陷者的急性肾盂肾炎。急性期优先考虑静脉用药，体温正常及症状改善，尿细菌培养转阴后改口服维持，总疗程14天。

（3）对症治疗：包括碱化尿液的药物（如碳酸氢钠、枸橼酸钾）和降低膀胱敏感性的药物（如酒石酸托特罗定、米拉贝隆等），可帮助解除膀胱痉挛和缓解膀胱刺激症状。

（四）急性细菌性膀胱炎

急性细菌性膀胱炎常见于20～40岁的女性。这是因为女性尿道短而直，尿道外口畸形较常见，会阴部常有大量细菌存在，在性交、导尿、个人卫生不洁及抵抗力降低时，就可能发生上行感染。男性患者常继发于其他病变，如急性前列腺炎、良性前列腺增生、包皮炎、尿道狭窄、尿路结石、肾感染等，也可继发于邻近器官感染，如阑尾脓肿等。致病菌多数为大肠埃希菌。

1. 病理

浅表膀胱炎症多见，以尿道内口及膀胱三角区最明显。病变仅累及黏膜、黏膜下层，可见黏膜充血、水肿、片状出血斑、浅表溃疡或脓苔覆盖。治疗不彻底或有异物、残余尿、上尿路感染等情况，炎症可转为慢性。

2. 临床表现

发病突然，有明显的尿痛、尿频、尿急，严重者数分钟排尿一次，且不分昼夜。排空后仍有尿不尽感。患者常诉排尿时尿道有烧灼感，甚至不敢排尿。有时可伴全程血尿、终末血尿及急迫性尿失禁等症状。

全身症状多不明显，体温正常或仅有低热，并发急性肾盂肾炎、前列腺炎或附睾炎时才有高热。

3. 诊断

耻骨上膀胱区以疼痛和压痛为主，尿液中白细胞、细菌菌落计数明显增高，尿细菌培养阳性即可确诊。

膀胱炎应与其他以排尿改变为主要症状的疾病鉴别，包括阴道炎、尿道炎等。阴道炎除伴阴道刺激症状外，常有带恶臭味的阴道分泌物。尿道炎以尿痛为主，尿频、尿急不如膀胱炎明显。

4. 治疗

一般选用SMZ-TMP、头孢菌素类、喹诺酮类等药物抗炎，症状严重者短期静脉用药再改口服。多饮水有利于冲刷掉细菌。碱化尿液和降低膀胱敏感性的药物可以减轻尿路刺激和膀胱痉挛。

绝经期后女性因雌激素缺乏引起阴道内乳酸杆菌减少，会导致病菌的繁殖增加进而经常发生尿路感染。适当的雌激素替代疗法有助于减少尿路感染的发生。

（五）慢性前列腺炎、急性附睾炎

1. 慢性前列腺炎

慢性前列腺炎是一类常见的比较难治的前列腺炎症，指前列腺受到致病菌感染和/或某些非感染因素刺激而出现骨盆区域疼痛或不适、排尿异常、性功能障碍等临床表现。此病常见于31～40岁成年男性。目前，前列腺炎的发病机制、病理生理改变尚不十分清楚。最近有许多学者都认为它不是一个单独的疾病，而是前列腺炎综合征。前列腺腺上皮的类脂质膜是多种抗生素进入腺泡的屏障，也是慢性前列腺炎治疗不理想、难以根治的原因。

（1）临床表现：

1）排尿改变及尿道有分泌物：尿频、尿急、尿痛，排尿时尿道不适或灼热。排尿后和便后常有白色分泌物自尿道口流出，俗称尿道口"滴白"。合并精囊炎时，可有血精。

2）疼痛：会阴部、下腹隐痛不适，有时腰骶部、耻骨上、腹股沟区等也有酸胀感。

3）性功能减退：可有勃起功能障碍、早泄、遗精或射精痛。

4）精神神经症状：出现头晕、头胀、乏力、疲惫、失眠、情绪低落、疑虑、焦急等。

5）并发症：可表现变态反应如虹膜炎、关节炎、神经炎、肌炎、不育等。

（2）诊断：

慢性细菌性前列腺炎的诊断依据有：①反复的尿路感染发作。②前列腺液中持续有致病菌存在。但是，临床上常难以明确。

1）直肠指检：前列腺饱满、增大、质软、轻度压痛。病程长者，前列腺缩小、变硬、不均匀，有小硬结。同时，应用前列腺按摩获取前列腺液送检验。

2）前列腺液检查：前列腺液白细胞>10个/高倍视野，卵磷脂小体减少，可诊断为前列腺炎。但前列腺炎的症状与前列腺液中白细胞的多少无相关性。

分段尿及前列腺液培养检查：检查前充分饮水，取初始尿（VB_1）10mL，排尿200mL后取中段尿（VB_2）10mL，接着做前列腺按摩，收集前列腺液（expressed prostatic secretious，EPS），最后取前列腺按摩后尿液（VB_3）10mL，均送细菌培养及菌落计数。菌落计数EPS或VB_3是VB_1和VB_2

的10倍即可诊断为细菌性前列腺炎。若VB₁和VB₂细菌培养阴性，VB₃和EPS细菌培养阳性，即可确定诊断。此检查方法即Meares-Stamey的"四杯法"。

3）超声：显示前列腺组织结构界限不清、混乱，可提示前列腺炎。膀胱镜检查可见后尿道、精阜充血、肿胀。

（3）治疗：治疗效果往往不理想。首选红霉素、多西环素（强力霉素）等具有较强穿透力的抗菌药物。目前应用于临床的药物还有喹诺酮类、头孢菌素类等，也可以联合用药或交替用药，以防产生耐药性。

综合治疗：①热水坐浴及理疗（如离子透入）可减轻局部炎症，促进吸收。②前列腺按摩，每周1次，以引流炎性分泌物。③忌酒及辛辣食物，避免长时间骑车、久坐，有规律的性生活。④中医治疗，应用活血化瘀和清热解毒药物。

2．急性附睾炎

（1）病因：急性附睾炎多见于中青年人群，常由尿路感染和其他男性生殖器官感染性疾病扩散所致。致病菌多为大肠埃希菌，也有淋球菌、衣原体、病毒等。尿道的梗阻和尿液逆流也可以致病。

（2）病理：炎症可使附睾肿胀，炎症开始于附睾尾部，随后通过附睾体扩散至附睾头部，可形成脓肿。累及睾丸形成附睾睾丸炎。睾丸鞘膜可有渗液，形成继发性睾丸鞘膜积液。精索可增粗，炎症反应可波及腹股沟区。

（3）临床表现：起病突然，一般先有高热和患侧睾丸肿痛，阴囊皮肤潮红。未及时控制时，肿痛可发展至同侧的精索和下腹部，也可出现全身感染症状。可摸及患侧肿大的附睾和增粗的精索，严重时附睾、睾丸界限不清，下坠感明显。血白细胞及中性粒细胞计数升高。

（4）诊断：根据临床表现，易于诊断，急性起病和阴囊肿痛是典型特征。应迅速准确地与睾丸扭转进行鉴别，后者多发于青少年人群，发热和睾丸附睾肿大不明显，多普勒超声显示急性炎症为血流增加，睾丸扭转时为缺血性改变，后者应尽快在发病后6～12h内复位处理，挽救睾丸功能。

（5）治疗：卧床休息，托起阴囊。选用广谱抗生素治疗，辅以止痛、热敷等对症治疗，局部外敷33%硫酸镁溶液有助于消肿止痛。脓肿形成则需要切开引流。

（陈羽）

第四节　尿路梗阻

一、学习目的与要求

（1）熟悉尿路梗阻的病因。

（2）了解尿路梗阻的病理生理改变。

（3）掌握肾积水的诊治。

（4）掌握良性前列腺增生的病因、病理。

（5）重点掌握良性前列腺增生的临床表现及诊治。

二、学习方法与内容

（一）尿路梗阻的病因

排查尿路梗阻的病因需要明确几个问题：①机械性还是动力性。②上尿路还是下尿路。③先天性还是后天性。④完全性还是不完全性。⑤急性还是慢性。

常见的梗阻原因包括：①尿路结石。②泌尿生殖系统肿瘤。③前列腺增生。④先天性发育异常。⑤邻近器官病变的压迫或侵犯。⑥创伤或炎症引起的瘢痕狭窄。⑦中枢或周围神经受损。⑧结核。⑨医源性输尿管损伤等。

（二）尿路梗阻的病理生理改变

根据梗阻部位及程度的不同，尿路梗阻后引起的病理生理改变亦有所差异，但基本的病理生理改变是梗阻部位以上压力增高，尿路扩张积水，长时间梗阻将导致梗阻以上的尿路系统由代偿性增生向失代偿性增生转变，最终导致肾积水和肾功能损害。另外，尿路梗阻后常并发结石和感染，三者互为因果。

（三）肾积水

肾积水（hydronephrosis）是指尿液从肾盂排出受阻，蓄积后肾内压力增高，导致肾盂、肾盏扩张，肾实质萎缩，功能减退。肾积水容量超过1 000mL或小儿超过24h尿液总量时，称为巨大肾积水。

1．临床表现

根据梗阻病因、梗阻部位、程度和时间不同，肾积水的临床表现也不尽相同，甚至可全无症状。

（1）上尿路梗阻：常常表现为肾绞痛、恶心、呕吐、血尿及肾区压痛等。

（2）下尿路梗阻：主要表现为排尿困难和膀胱排空障碍，甚至出现尿潴留，引起肾积水出现的症状常较晚。

（3）急性梗阻起病急，症状明显；慢性梗阻症状不明显或仅有腰部隐痛不适，当发展成巨大肾积水时，腹部可出现肿块；梗阻合并感染可伴随急性肾盂肾炎症状，孤立肾或双侧上尿路梗阻可表现为急性无尿及肾衰竭。

2．诊断

肾积水的诊断原则包括明确肾积水程度、梗阻部位、梗阻病因、有无感染及肾功能损害情况。常用的诊断方法有：超声、肾-输尿管-膀胱摄影（kidney, ureter, bladder, KUB）、尿路造影、MRI及CT等影像学检查，其中超声可确定积水程度及肾皮质萎缩情况，还可以鉴别增大的肾是实性肿块还是肾积水，检查简便、易行、无创，应作为首选的检查方法；内镜检查包括输尿管镜及膀胱镜等，不仅可明确梗阻病因，而且可同时进行治疗，输尿管逆行插管可解除梗阻，输尿管镜下可进行碎石、肿瘤切除等治疗；肾功能的检查包括血肌酐、尿素氮、肌酐清除率等总肾功能及核素肾显像分侧肾功能检查。

3. 治疗

肾积水的治疗总原则：病因治疗，尽早解除梗阻，保护肾功能。

（1）病因治疗：根据不同的梗阻病因，采取不同的治疗策略。如结石引起的梗阻可采用经皮肾镜超声碎石取石术；前列腺增生可行前列腺电切术。

（2）尽早解除梗阻：解除梗阻应优先采取血液透析治疗，在解除梗阻后肌酐不下降或有明显的高钾血症时可考虑行血液透析。病情允许手术解除病因时则解除梗阻，若患者病情危重，可行留置导尿管、膀胱镜放置双J管或超声引导下经皮肾穿刺造瘘术等治疗。

（3）保护肾功能：重度肾积水，肾实质显著破坏、萎缩，引起肾性高血压或合并严重感染，肾功能严重丧失，而对侧肾功能正常时可切除患肾。

（四）良性前列腺增生

良性前列腺增生（benign prostatic hyperplasia，BPH），也称前列腺增生，是引起老年男性排尿障碍的原因中最为常见的一种良性疾病，主要表现为组织学上的前列腺间质和腺体成分的增生、解剖学上的前列腺增大、尿流动力学上的膀胱出口梗阻，临床表现为下尿路症状（lower urinary tract symptoms，LUTS）及相关并发症。

1. 病因

前列腺增生的病因至今仍不完全清楚，认为老龄和有功能的睾丸发病是其中两个重要因素。性激素的调控，前列腺间质细胞和腺上皮细胞的相互影响，各种生长因子的作用，年龄增大，体内性激素平衡失调，以及雌、雄激素的协同效应等，可能是前列腺增生的重要病因。

2. 病理

前列腺增生可分为移行带、中央带和外周带。其中移行带为围绕尿道的腺体，正常仅占前列腺组织的5%。在前列腺增生的患者中，前列腺移行带增生明显，呈多发结节，并逐渐增大。增生的腺体将外周的腺体挤压萎缩形成前列腺外科包膜。增生腺体突向后尿道，使前列腺部尿道伸长、弯曲、受压变窄，尿道阻力增加，引起排尿困难（图22-6）。此外，前列腺内尤其是围绕膀胱颈部的平滑肌内含有丰富的α-肾上腺素能受体，这些受体的激活使该处平滑肌收缩，可明显增大前列腺尿道的阻力。

前列腺增生引起膀胱出口梗阻，膀胱逼尿肌由增生、代偿至失代偿变化。膀胱壁可出现小梁小室或假性憩室。

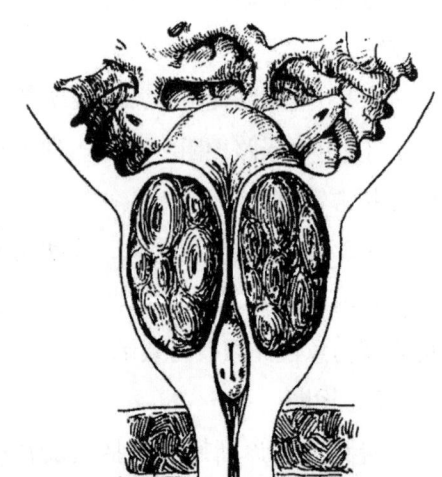

图22-6　前列腺增生时腺体突向后尿道和膀胱颈

随着梗阻进一步加重，远期可引起上尿路扩张积水及肾功能损伤。

3. 临床表现

（1）储尿期症状：尿频是前列腺增生最常见的早期症状，夜间更为明显。梗阻早期与增生的前列腺充血刺激有关；梗阻后期与逼尿肌功能改变、膀胱顺应性下降、逼尿肌不稳定或残余尿量增加等有关，并可出现尿急及急迫性尿失禁等症状。

（2）排尿困难：是前列腺增生最重要的症状，表现多样，典型表现包括排尿迟缓、断续、尿流细而无力、射程短、终末滴沥、排尿时间延长等。随着梗阻加重，可逐渐出现慢性尿潴留及充溢性尿失禁。当气候变化、劳累、饮酒、便秘、久坐等因素诱发前列腺突然充血、水肿时，可表现为急性尿潴留。

（3）其他：合并感染或结石时，可出现明显尿频、尿急、尿痛症状；增生腺体表面黏膜较大的血管破裂时，可表现为无痛性肉眼血尿；当梗阻引起肾积水、肾功能损伤时，可有食欲缺乏、恶心、呕吐、贫血、乏力等症状；长期排尿困难导致腹压增高，还可引起腹股沟疝、内痔与脱肛等。

4. 诊断及鉴别诊断

老年男性出现尿频、排尿困难等下尿路症状时，须考虑有前列腺增生的可能，进一步通过以下检查明确诊断：直肠指检可触及增大的前列腺，明确前列腺大小、质地及硬结情况，并可明确肛门括约肌张力；超声可明确前列腺体积、残余尿量及继发结石和上尿路积水情况；尿流率检测可明确是否存在排尿困难，尿流动力学检查可明确是否存在神经源性膀胱；前列腺特异性抗原（prostate specific antigen，PSA）测定对排除前列腺癌，尤其是当前列腺有结节时，该测定十分必要。

良性前列腺增生主要与前列腺癌及神经源性膀胱功能障碍相鉴别。前列腺癌可通过直肠指检触及前列腺结节及质地，PSA升高，前列腺MRI及前列腺穿刺活检等明确诊断。神经源性膀胱功能障碍可以结合患者是否存在中枢或周围神经系统损害的病史和体征，如有下肢感觉和运动障碍、会阴皮肤感觉减退、肛门括约肌松弛或反射消失等，尿流动力学检查可明确诊断。另外，前列腺增生还需与膀胱颈挛缩及尿道狭窄等鉴别，需结合尿道镜检明确。

5. 治疗

（1）药物治疗：对于梗阻程度轻，症状较轻，未存在并发症的患者，可考虑行药物治疗。包括α-肾上腺素能受体阻滞剂（α受体阻滞剂）、5α-还原酶抑制剂和植物类药物等。

（2）手术治疗：对于症状明显，经药物治疗无效；反复血尿；反复尿潴留；合并膀胱结石、腹股沟疝等的患者，可选择手术治疗，包括经典的经尿道前列腺切除术（transurethral resection of prostate，TURP）、经尿道前列腺剜除术和经尿道前列腺激光切除术等微创方式。开放性手术仅适用于巨大的前列腺或有合并巨大膀胱结石者，多采用耻骨上经膀胱前列腺切除术或耻骨后前列腺切除术。

（3）其他疗法：经尿道前列腺球囊扩张术、前列腺尿道支架及经直肠高强度聚焦超声（HIFU）等对缓解前列腺增生引起的梗阻症状均有一定疗效，适用于不能耐受手术的患者。

（陈羽）

第五节 肾细胞癌

一、学习目的与要求

（1）了解肾细胞癌的概况。

（2）熟悉肾细胞癌的病理。

（3）掌握肾细胞癌的临床表现、诊断与治疗。

二、学习方法与内容

（一）肾细胞癌的概况

肾细胞癌（以下简称"肾癌"）占肾恶性肿瘤的80%～90%，病因仍未明确，可能与吸烟、肥胖、高血压、饮食、职业接触（如芳香族化合物等）、遗传因素（如抑癌基因突变或缺失）等有关。

（二）肾细胞癌的病理

常为单发，有假包膜，切面以黄色、黄褐色和棕色为主。肾癌起源于肾小管上皮细胞，病理类型包括肾透明细胞癌、乳头状肾细胞癌、肾嫌色细胞癌、肾集合管癌、肾髓质癌和基因相关性肾癌。其中肾透明细胞癌占70%～80%。

（三）肾细胞癌的临床表现

随着超声、CT技术的普及，早期肾癌检出率明显提高，60%的肾癌可在健康体检或其他疾病检查时被发现。常见的临床表现如下。

1．肾癌三联征

血尿、疼痛和肿块。血尿表明肿瘤已侵入肾盏、肾盂。疼痛常为腰部钝痛或隐痛，可由肿瘤生长牵张肾包膜或侵犯腰大肌、邻近器官所致；血块引起输尿管梗阻亦可发生肾绞痛。肿瘤较大时在腹部或腰部可被触及。

2．副瘤综合征

发热、高血压、血沉增快等。发热可能因肿瘤坏死、出血、肿瘤物质吸收入血引起。高血压可能因瘤体内动静脉瘘或肿瘤压迫动脉及其分支，引起肾素分泌过多所致。其他表现有高钙血症、高血糖、红细胞增多症、肝功能异常、贫血、体重减轻、消瘦及恶病质等。

3．转移性肿瘤症状

骨转移可引起转移部位的疼痛、持续性咳嗽、咯血、神经麻痹等。肾静脉或下腔静脉内癌可压迫生殖静脉导致精索静脉曲张且平卧位不消失。

（四）肾细胞癌的诊断

大部分患者常于体检时发现，当出现血尿、肾区疼痛和腹部肿块等肾癌典型表现之一时，均应警惕肾癌可能。影像学检查为肾癌提供直接的依据。

超声具有无创、价格低等优点。CT对肾癌的确诊率高，典型的CT表现为肾实质内不均质肿块，平扫CT值常略低于或与肾实质相仿，增强扫描后肿瘤明显强化，是目前诊断肾癌最可靠的影像学方法。MRI对肾癌诊断的准确性与CT相仿。

（五）肾细胞癌的治疗

随着射频消融、靶向药物及免疫治疗的兴起，肾癌的治疗已经由单一外科手术治疗向综合治疗转变。

1. 手术治疗

主要的手术方式包括根治性肾切除术（radical nephrectomy，RN）和保留肾单位手术（nephron sparing surgery，NSS）。根治性肾切除术原则上适用于任何分期的肾癌，手术切除的范围包括：病侧肾周筋膜、肾周脂肪、病肾及髂血管分叉处以上输尿管。保留肾单位手术原则上适用于早期肾癌患者，以及孤立肾、根治性肾切除术将导致肾功能不全或尿毒症的患者。

2. 综合治疗

对于无法耐受手术的小的肾癌，可采用射频消融、冷冻消融、高能聚焦超声（high-intensity focused ultrasound，HIFU）、肾动脉栓塞等。肾癌对放疗、化疗不敏感，目前随着靶向药物及免疫治疗的发展，晚期肾癌可综合采用靶向治疗或免疫治疗。

（陈羽）

第六节　膀胱尿路上皮癌

一、学习目的与要求

（1）熟悉膀胱肿瘤的病因。
（2）掌握膀胱肿瘤的病理。
（3）掌握膀胱肿瘤的临床表现、诊断与治疗。

二、学习方法与内容

（一）膀胱尿路上皮癌的病因

膀胱肿瘤（tumor of bladder）是泌尿系统常见的肿瘤，引起膀胱癌的病因多样，包括：吸烟、长期接触工业化学产品、膀胱慢性感染与异物长期刺激、长期大量服用含非那西丁的镇痛药、食物中或由肠道菌群作用产生的亚硝酸盐，以及盆腔放射治疗等。

（二）膀胱尿路上皮癌的病理

膀胱癌绝大多数来自上皮组织，90%以上为尿路上皮癌，少数来自间叶组织，以肉瘤如横纹肌肉瘤为主。膀胱癌的病理主要涉及肿瘤的组织学分级、生长方式和浸润深度，其中组织学分级和浸润深度对预后的影响最大。

组织学分级目前采用WHO 2004分级法，分为低度恶性潜能的乳头状尿路上皮肿瘤、低级别尿路上皮癌和高级别尿路上皮癌。

生长方式分为原位癌（carcinoma in situ，CIS）、乳头状癌及浸润性癌。原位癌局限在黏膜内，无乳头亦无浸润基底膜现象，但与肌层浸润性直接相关。尿路上皮癌多为乳头状，高级别者常有浸润。不同生长方式可单独或同时存在。

浸润深度目前采用的是2009年TNM分期标准（图22-7），是判断膀胱癌预后最有价值的指标之一。

膀胱癌具有易复发的特点，肿瘤的扩散以向膀胱壁浸润为主，可突破浆膜层侵及邻近器官。淋巴转移是最主要的转移途径。血行转移多在晚期。

膀胱癌2009年TNM分期标准

T（原发肿瘤）
- T_x 原发肿瘤无法评估
- T_0 无原发肿瘤证据
- T_a 非浸润性乳头状癌
- T_{is} 原位癌（扁平癌）
- T_1 肿瘤侵及上皮下结缔组织
- T_2 肿瘤侵犯肌层
  - T_{2b} 肿瘤侵犯浅肌层（内1/2）
  - T_{2b} 肿瘤侵犯深肌层（外1/2）
- T_3 肿瘤侵犯膀胱周围组织
  - T_{3a} 显微镜下发现肿瘤侵犯膀胱周围组织
  - T_{3b} 肉眼可见肿瘤侵犯周围组织（膀胱外肿块）
- T_4 肿瘤侵犯以下任一器官或组织，如前列腺、子宫、阴道、盆壁和腹壁
  - T_{4a} 肿瘤侵犯前列腺、子宫或阴道
  - T_{4b} 肿瘤侵犯盆壁或腹壁

N（区域淋巴结）
- N_x 区域淋巴结无法评估
- N_0 无区域淋巴结转移
- N_1 真骨盆区（髂内、闭孔、髂外、骶前）单个淋巴结转移
- N_2 真骨盆区（髂内、闭孔、髂外、骶前）多个淋巴结转移
- N_3 髂总淋巴结转移

M（远处转移）
- M_x 远处转移无法评估
- M_0 无远处转移
- M_1 远处转移

图22-7　膀胱癌2009年TNM分期标准

（三）膀胱尿路上皮癌的临床表现

（1）间歇性、无痛性肉眼血尿：是膀胱癌最常见的症状，约85%的患者可出现。

（2）尿频、尿急、尿痛：多为膀胱癌的晚期表现，常因肿瘤坏死、溃疡或并发感染所致。

（3）尿路梗阻：三角区及膀胱颈部肿瘤可造成膀胱出口梗阻，导致排尿困难；肿瘤侵及输尿管可致肾积水、肾功能不全。

（4）转移性症状：肿瘤广泛盆腔转移可出现腰骶部疼痛、下肢水肿、贫血、体重下降，骨转移时可出现骨痛等。

（四）膀胱尿路上皮癌的诊断

典型的无痛性肉眼血尿的患者应首先想到泌尿系尿路上皮肿瘤的可能，尤以膀胱癌多见。下列检查有助于确诊。

1. 尿液检查

尿沉渣找肿瘤细胞，尿液中膀胱肿瘤抗原（bladder tumor antigen，BTA）、尿核基质蛋白22（nuclear matrix proteins 22，NMP22）、免疫细胞，以及尿液荧光原位杂交（fluorescence in situ hybridization，FISH）检查等有助于膀胱癌的早期诊断。

2. 影像学检查

B超、静脉肾盂造影、CT及MRI等。其中膀胱MR平扫＋增强及弥散加权成像在诊断肿瘤及浸润深度上具有更大的优势，并可明确肿瘤周围侵犯情况及淋巴结转移情况。核素扫描可了解是否存在骨转移。

3. 膀胱镜检查

可直接观察到肿瘤的部位、大小、数目、形态，初步估计浸润程度等，并可对肿瘤和可疑病变进行活检。

4. 膀胱双合诊

可了解肿瘤大小，浸润的范围、深度及与盆壁的关系。

（五）膀胱尿路上皮癌的治疗

以手术治疗为主，应根据肿瘤的分化程度、临床分期，以及患者全身状况，选择合适的手术方式。

1. 非肌层浸润性膀胱癌（T_{is}、T_a、T_1）

采用经尿道膀胱肿瘤电切术（transurethral resection of bladder tumor，TURBT），术后辅助腔内化疗或免疫治疗。术后24h内需即刻向膀胱内灌注化疗药物。对于中高危患者还应进行维持膀胱腔内化疗或免疫治疗。常用药物有丝裂霉素、表柔比星和吉西他滨等。卡介苗（bacillus Calmette-Guérin，BCG）是最有效的膀胱内免疫治疗制剂，疗效优于膀胱腔内化疗药物，一般在术后第2周时使用。膀胱原位癌TURBT后联合卡介苗膀胱灌注，肿瘤若仍复发、进展，应行根治性膀胱切除术。

2．肌层浸润性膀胱癌（$T_2 \sim T_4$）

采用根治性膀胱切除术（radical cystectomy），必要时行术后辅助化疗或放疗。术后需行尿流改道和重建术，主要包括原位新膀胱术、回肠通道术、输尿管皮肤造口术等。对于身体条件不能耐受或不愿接受根治性膀胱切除术的患者，可考虑行保留膀胱的综合治疗。在接受合适的保留膀胱手术后，应辅以化疗和放疗，并密切随访，必要时行补救性膀胱切除术。

化疗是根治性膀胱切除术的重要辅助治疗手段，主要包括术前新辅助化疗和术后辅助化疗。化疗多采用以铂类为主的联合方案，主要包括顺铂、吉西他滨、紫杉醇和阿霉素等。放疗可单独或联合化疗一起应用。

3．膀胱鳞癌和腺癌

鳞癌和腺癌为浸润性膀胱上皮肿瘤，分化差、侵袭性强，在明确诊断时往往已是晚期，根治性膀胱切除术联合盆腔淋巴结清扫术是其主要治疗方式。

（陈羽）

第七节　前列腺癌

一、学习目的与要求

（1）了解前列腺癌的病因。
（2）熟悉前列腺癌的病理。
（3）掌握前列腺癌的临床表现、诊断与治疗。

二、学习方法与内容

（一）前列腺癌的病因

前列腺癌的致病因素尚未完全阐明，可能与种族、遗传、环境、食物、肥胖和性激素等有关。欧美国家前列腺癌发病率最高，居男性实体恶性肿瘤首位，亚洲前列腺癌发病率远低于欧美。研究显示，双氢睾酮等雄激素在前列腺癌发生过程中起到重要作用。此外，单核苷酸多态性（single nucleotide polymorphism，SNP）与前列腺癌的发病相关。

（二）前列腺癌的病理

95%以上的前列腺癌为腺泡腺癌，其起源于腺上皮细胞，其他少见类型包括鳞状细胞癌、前列腺导管腺癌、黏液腺癌、小细胞癌等。前列腺癌好发于前列腺外周带，常为多病灶起源。最常见的转移部位是淋巴结和骨骼，其他部位包括肺、肝、脑和肾上腺等。

前列腺癌的组织学分级，根据腺体分化程度和肿瘤的生长形态来评估其恶性程度，其中以Gleason分级系统应用最为普遍，根据Gleason评分＜7、7、＞7将患者分为低危、中危、高危组，评分越高，预后越差。

前列腺癌临床分期多采用TNM分期系统，该系统是病情评估的有效工具，目前使用AJCC制订的2009年版（表22-1）。

表22-1 前列腺癌TNM分期系统

T（原发肿瘤）

T_a 原发肿瘤不能评价

T_0 无原发肿瘤证据

T_1 不能被扪及和影像学难以发现的临床隐匿肿瘤

T_{1a} 偶发肿瘤体积＜所切除组织体积的5%

T_{1b} 偶发肿瘤体积＞所切除组织体积的5%

T_{1c} 穿刺活检发现的肿瘤（如由于PSA升高）

T_2 局限于前列腺内的肿瘤

T_{2a} 肿瘤限于单叶的1/2

T_{2b} 肿瘤超过单叶的1/2但限于该单叶

T_{2c} 肿瘤侵犯两叶

T_3 肿瘤突破前列腺包膜[*]

T_{3a} 肿瘤侵犯包膜外（单侧或双侧）

T_{3b} 肿瘤侵犯精囊

T_4 肿瘤固定或侵犯除精囊外的其他邻近组织结构，如尿道外括约肌、直肠、肛提肌和/或盆壁

N（区域淋巴结）

N_x 区域淋巴结不能评价

N_0 无区域淋巴结转移

N_1 区域淋巴结转移

M（远处转移）[**]

M_x 远处转移无法评估

M_0 无远处转移

M_1

M_{1a} 有区域淋巴结以外的淋巴结转移

M_{1b} 骨转移

M_{1c} 其他器官组织转移

[*]侵犯前列腺尖部或前列腺包膜但未突破包膜的定为T_2，非T_3。

[**]当转移多于一处时，为最晚的分期。

（三）前列腺癌的临床表现

前列腺癌好发于老年男性，多数早期无明显临床症状，常因体检或者在其他非前列腺癌手术后通过病理检查发现。

（1）下尿路梗阻症状：随着肿瘤生长，可引起尿频、尿急、排尿费力等下尿路梗阻症状。

（2）转移症状：骨转移可引起骨痛、脊髓压迫症状及病理性骨折等。

（3）其他晚期症状：贫血、衰弱、下肢水肿、排便困难等。

（四）前列腺癌的诊断

前列腺癌早期无症状，且无特异性的症状，常常为体检及筛查时发现。因此其诊断模式多为：体格检查、实验室检查、影像学检查筛选可疑患者，并通过后续的前列腺穿刺病理活检加以确诊。

直肠指检是最常用的体格检查，可发现前列腺腺体变硬，扪及前列腺结节。前列腺特异性抗原（prostate specific antigen，PSA）是前列腺癌的重要肿瘤标记物，也是目前筛查的主要指标。影像学检查，经直肠超声常被用于前列腺癌的诊断；前列腺MR平扫＋增强及弥散加权成像在诊断前列腺癌方面有着较高的敏感性和特异性，并可对肿瘤局部侵犯程度及有无盆腔淋巴结转移做出初步评估；骨扫描可作为前列腺癌骨转移的重要评估检查。前列腺穿刺活检是病理确诊前列腺癌的主要方法，可经直肠、会阴等处活检，目前已逐渐发展出MRI融合定位穿刺等技术。

（五）前列腺癌的治疗

前列腺癌的治疗手段多种多样，应综合患者的预期寿命、肿瘤的分期及分级等综合评估。

1．主动监测

由于肿瘤本身生长缓慢，对于低危、预期寿命低于10年的患者可根据情况选择主动监测（active surveillance，AS），待病情进展再进一步治疗。

2．手术治疗

对于预期寿命大于10年，早中期的前列腺癌患者，手术治疗是治疗前列腺癌最有效的方法，随着机器人辅助手术的发展，目前其已成为前列腺癌根治术的主流术式。

3．放射治疗

分为根治性放疗和姑息性放疗。对于器官局限性肿瘤，根治性放疗能达到近似治愈的效果。姑息性放疗主要用于前列腺癌骨转移病灶的治疗，缓解疼痛症状。

4．雄激素去除治疗

为局部进展期（肿瘤突破前列腺包膜但未发生转移）和转移性前列腺癌重要的综合治疗手段。包括去势治疗和抗雄激素药物。去势治疗包括外科去势和药物去势，前者即将双侧睾丸切除，后者则通过药物干扰下丘脑—垂体—睾丸内分泌轴，从而抑制睾丸分泌睾酮。抗雄激素药物可阻断体内雄激素与受体结合，可与去势治疗共同构成"最大雄激素阻断"。

前列腺癌在雄激素去除治疗初期，多数会表现出理想疗效，但最终仍会出现病情的进一步发展，此时前列腺癌将进入"去势抵抗"阶段，即去势抵抗性前列腺癌（castrate-resistant prostate cancer，CRPC）。

5．其他治疗

冷冻治疗、高聚能超声等新兴物理能量治疗对前列腺癌病灶具有一定控制效果，其远期治疗效果及适合人群尚无定论。

晚期前列腺癌局部压迫尿道引起的排尿梗阻，以及侵犯输尿管开口引起的肾脏积水可通过经尿道前列腺电切术得到缓解。

化疗、免疫治疗、靶向药物治疗等在前列腺癌晚期，尤其是在CRPC的治疗中具有一定价值。

（陈羽）

第八节 尿石症

一、学习目的与要求

（1）了解尿石症的流行病学特点和病因相关知识。

（2）熟悉尿石症梗阻相关的解剖结构和梗阻后病理生理改变。

（3）掌握上尿路结石的临床表现、诊断、检查与治疗方法。

（4）掌握下尿路结石的临床表现、诊断、检查与治疗方法。

二、学习方法与内容

（一）尿石症的流行病学和病因

尿石症又称为尿路结石，为常见的泌尿外科疾病之一。以膀胱输尿管连接处为界，尿路结石分为上尿路结石和下尿路结石，前者指肾结石和输尿管结石，后者指膀胱结石和尿道结石。流行病学资料显示，5%～10%的人在其一生中至少发生过1次尿路结石。欧洲尿路结石的新发病率为（100～400）人/10万人。我国尿路结石的发病率为1%～5%，南方地区高达5%～10%，新发病率为（150～200）人/10万人。男∶女总发病比例为3∶1，上尿路结石男女比例相近，下尿路结石男性明显多于女性。好发年龄在25～40岁。

影响结石形成的因素很多，包括年龄、性别、种族、遗传、环境、饮食习惯和职业等。身体的代谢异常，尿路的梗阻、感染，异物和药物的使用也是结石形成的常见病因。重视和解决这些问题，能够减少结石的形成和复发。

（二）尿石症梗阻相关的解剖结构和梗阻后病理生理改变

绝大多数尿路结石在肾和膀胱内形成，输尿管结石和尿道结石多是结石随尿液排出过程中停留所致。输尿管有3个生理性狭窄，即肾盂输尿管连接处、输尿管跨过髂血管处及输尿管膀胱壁段（图22-8）。结石沿输尿管行径移动，常停留或嵌顿于这3个生理狭窄处，并以输尿管下1/3处多见。尿路结石可引起尿路直接损伤、梗阻、感染或恶性变，这些病理生理改变都与结石部位、大小、数目、继发炎症和梗阻程度等有关。

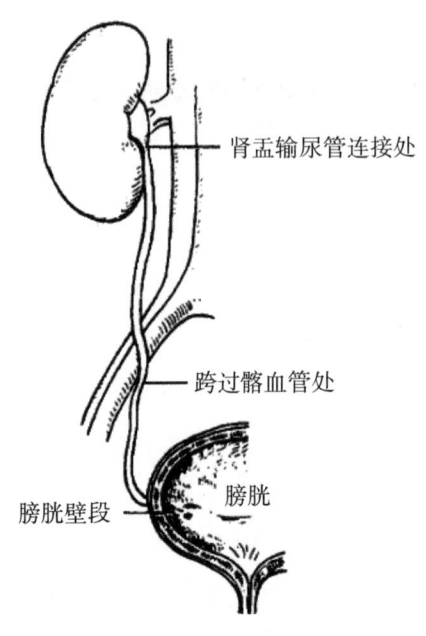

图22-8　输尿管的3个生理性狭窄

肾结石常先发生在肾盏，增大后向肾盂延伸或随尿流移动至肾盂，结石较小时可以通过输尿管排到膀胱，形成下尿路结石，排石的过程刺激平滑肌痉挛可造成肾绞痛。如果结石不能排出，梗阻在肾盏颈部、肾盂口或输尿管，会导致肾盏或整个集合系统积水，合并感染时形成积脓和肾周围感染，梗阻和感染若不解决最终会导致肾实质萎缩和瘢痕形成（图22-9）。急性完全性尿路梗阻如果发现得早，及时解除梗阻后，对肾功能影响不大，慢性不完全性尿路梗阻因症状轻微，肾积水渐进性发生不易发觉，最终可使肾实质受损、肾功能不全。结石逐渐长大，充满肾盂及部分或全部肾盏，可形成鹿角形结石。少数结石因反复感染和损伤集合系统上皮可继发恶性病变。

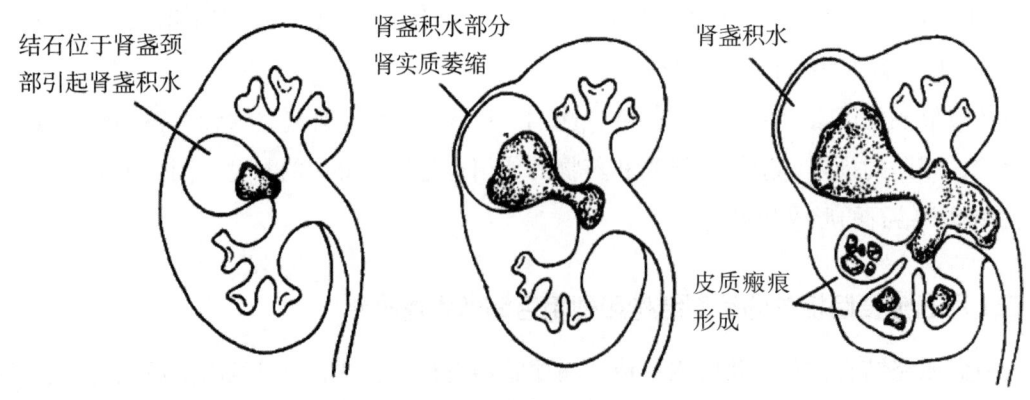

图22-9　肾盏结石的发展

（三）上尿路结石的临床表现、诊断、检查与治疗方法

1. 临床表现

上尿路结石为肾结石和输尿管结石，其主要症状是疼痛和血尿。其程度与结石部位、大小、活动、损伤、感染、梗阻等有关。

（1）疼痛：肾结石可引起肾区疼痛伴肋脊角叩击痛。肾盂内大结石及肾盏结石可无明显临床症状，也可以出现活动后上腹或腰部钝痛。输尿管结石可引起肾绞痛，典型的表现为患侧阵发性绞痛，常伴恶心、呕吐，疼痛可以向同侧输尿管行径、腹股沟、睾丸或阴唇放射。结石梗阻于输尿管膀胱壁段时，还会出现膀胱刺激症状及尿道、阴茎头部放射痛。较大结石梗阻在输尿管时不一定引起肾绞痛。

（2）血尿：通常为镜下血尿，少数患者可见肉眼血尿。有时活动后出现镜下血尿是上尿路结石的唯一临床表现。血尿与结石对尿路黏膜的损伤程度有关。结石梗阻严重时则可能没有血尿。

（3）恶心、呕吐：输尿管结石引起尿路梗阻时，使输尿管管腔内压力增大，管壁局部扩张、痉挛和缺血。输尿管与肠由共同的神经支配而导致恶心、呕吐，常与肾绞痛伴发。

（4）膀胱刺激症状：结石伴感染或输尿管膀胱壁段结石时，可有尿频、尿急、尿痛。

2. 并发症及表现

结石并发急性肾盂肾炎或肾积脓时，可有畏寒、发热、寒战等全身症状。出现结石所致肾积水时，可在上腹部扪及增大的肾。双侧上尿路结石引起双侧尿路完全性梗阻或孤立肾上尿路完全性梗阻时，可导致无尿，出现尿毒症。小儿上尿路结石以尿路感染为重要的表现，应予以注意。

3. 诊断、检查

（1）病史和体检：与活动有关的疼痛和血尿，有助于此病的诊断，尤其是典型的肾绞痛。询问病史时，应详细了解第一次发作的情况，确认疼痛发作及其放射的部位，以往有无结石史或家族史，既往病史包括泌尿生殖系统疾病或解剖异常，或结石形成的影响因素等。疼痛发作时常有肾区叩击痛。体检主要是排除其他可引起腹部疼痛的疾病，如急性阑尾炎、异位妊娠、卵巢囊肿扭转、急性胆囊炎、胆石症、肾盂肾炎等。

（2）实验室检查：

1）血液分析：血肌酐可以反映肾功能，血钙磷、血尿酸和甲状旁腺素等可反映是否有代谢性问题。

2）尿液分析：常能见到肉眼或镜下血尿；感染时伴有脓尿，感染性尿路结石患者应行尿液细菌及真菌培养；尿液分析还可测定尿液pH值、钙、磷、尿酸、草酸等；也可帮助发现晶体尿及尿胱氨酸异常等。

3）结石成分分析：是确定结石组成成分的方法，可间接提示结石的成因，是制订结石预防措施和选用溶石疗法的重要依据。分析方法包括物理分析法和化学分析法两种，物理分析法比化学分析法精确，常用的物理分析法有红外光谱法等。

（3）影像学检查：

1）超声：是筛查结石的首选影像学检查，能显示结石的高回声及其后方的声影，亦能显示结

石梗阻引起的肾积水及肾实质萎缩等，可发现尿路平片不能显示的小结石和X线阴性结石。超声适合于所有患者。但对于输尿管中下段位置的结石有时会探查不到。

2）X线检查：①尿路平片，能发现90%以上的X线阳性结石。正侧位摄片可以排除腹内其他钙化阴影如胆囊结石、肠系膜淋巴结钙化、静脉石等。侧位平片显示上尿路结石位于椎体前缘之后，腹腔内钙化阴影位于椎体之前（图22-10）。若结石过小或钙化程度不高，纯尿酸结石及胱氨酸结石则不显示。②静脉尿路造影，可以评价因结石所致的肾结构和功能改变，有无引起结石的尿路异常，如先天性畸形等。若有充盈缺损，则提示有X线阴性结石或合并息肉、肾盂癌等可能性。急性肾绞痛发作时不推荐行此检查。③逆行或经皮肾穿刺造影，属于有创检查，一般不作为初始诊断手段，往往在其他方

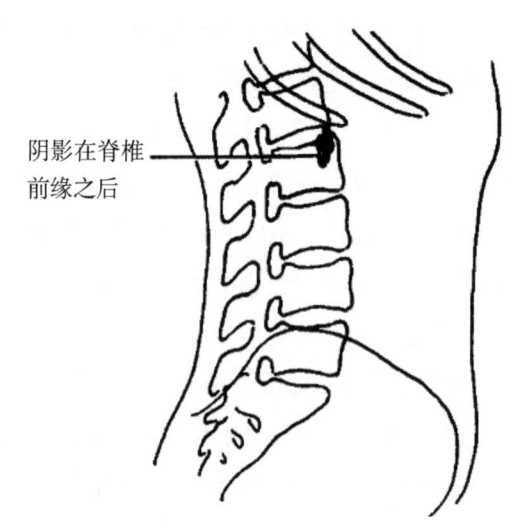

阴影在脊椎前缘之后

图22-10 肾结石X线侧位平片

法不能确定结石的部位或结石以下尿路系统病情不明需要鉴别诊断时采用。④CT平扫，能发现以上检查不能显示的或较小的输尿管中、下段结石。有助于鉴别不透光的结石、肿瘤、血凝块等，以及了解有无先天性畸形。增强CT能够显示肾脏积水的程度和肾实质的厚度，从而反映了肾功能的改变情况。另外，疑有甲状旁腺功能亢进时，应做骨摄片。

3）磁共振水成像（magnetic resonance hydrography，MRH）：MRI不能显示尿路结石，因而一般不用于结石的检查。但是，MRH能够了解结石梗阻后，肾、输尿管积水的情况，而且不需要造影剂即可获得与静脉尿路造影相似的影像，不受肾功能改变的影响。因此，对于不适合做静脉尿路造影的患者（如造影剂过敏者、严重肾功能损害者、儿童和孕妇等）可考虑采用。

4）核素肾显像：核素检查不能直接显示泌尿系结石，主要用于确定分侧肾功能，评价治疗前肾功能情况和治疗后肾功能恢复状况。

5）内镜检查：包括经皮肾镜，输尿管硬、软镜和膀胱镜检查。通常在存在肾积水而尿路平片未显示结石，静脉尿路造影有充盈缺损而不能确诊时，借助于内镜可以明确诊断和进行治疗。

4．治疗

由于尿路结石复杂多变，结石的性质、形态、大小、部位不同，患者个体差异等因素，治疗方法的选择及疗效也大不相同，有的仅多饮水就可自行排出结石，有的却采用多种方法也未必能取尽结石。因此，治疗尿路结石必须采取个体化方案，综合各种方法。

（1）病因治疗：只有少数患者能找到结石形成的确切病因，如甲状旁腺功能亢进和高尿酸血症者，治疗好病因才能防止尿路结石复发；非结石引起尿路梗阻者，只有解除梗阻，才能避免结石复发。

（2）药物治疗：主要有排石和溶石两种手段，针对不同病例可以分开使用，也可以联合使用。一般对于结石横径<0.6cm、表面光滑且结石以下尿路无梗阻者可尝试药物排石治疗。高选

择性的α受体拮抗剂可以松弛输尿管平滑肌，配合大量饮水、中药排石和针灸等方法对结石排出有促进作用。纯尿酸结石及胱氨酸结石可采用药物溶石治疗，如通过使用枸橼酸氢钾钠、碳酸氢钠以碱化尿液，使尿液pH＞7.8，并口服别嘌呤醇及调节饮食降低血尿酸。α-巯基丙酰甘氨酸（α-MPG）和乙酰半胱氨酸有溶石作用。卡托普利（captopril）有预防胱氨酸结石形成的作用。感染性结石需控制感染，口服氯化铵酸化尿液，应用脲酶抑制剂，有抑制结石长大的作用；限制食物中磷酸的摄入，应用氢氧化铝凝胶限制肠道对磷酸的吸收，对结石的形成有预防作用。

肾绞痛是泌尿外科的常见急症，因输尿管水肿和病因不明确，一般不考虑手术治疗，药物治疗时注意与其他急腹症鉴别。肾绞痛的治疗以解痉止痛为主，常用的止痛药物包括非甾体类镇痛抗炎药物（如双氯芬酸钠、吲哚美辛）及阿片类镇痛药物（如哌替啶、曲马多）等，解痉药包括M型胆碱受体阻断剂、钙通道阻滞剂、黄体酮等。

（3）体外冲击波碎石术（extracorporeal shock wave lithotripsy，ESWL）：通过X线或超声对结石进行定位，将高能冲击波聚焦后作用于结石，使结石裂解后随尿液排出体外。实践证明它是一种安全而有效的非侵入性治疗，相当部分的上尿路结石可采用此方法治疗。

1）适应证：适用于直径＜2cm的肾结石及输尿管上段结石。输尿管中、下段结石治疗的成功率比输尿管镜碎石成功率低。

2）禁忌证：结石远端尿路梗阻、妊娠、出血性疾病、严重心脑血管疾病、主动脉或肾动脉瘤、尚未控制的尿路感染等。过于肥胖、肾位置过高、骨关节严重畸形、结石定位不清等，由于技术性原因而不适宜采用此法。

3）碎石效果：与结石部位、大小、性质、是否嵌顿等因素有关。体积较大且无肾积水的肾结石，由于碎石没有扩散空间，效果较差，常需多次碎石。胱氨酸、草酸钙结石质硬，不易粉碎。输尿管结石如停留时间长、合并息肉或发生结石嵌顿，也难以粉碎和排出。为保护肾功能，推荐同侧病灶ESWL治疗次数不超过3～5次。

（4）经皮肾镜取石术（percutaneous nephrolithotomy，PCNL）：在超声或X线定位下，经腰背部细针穿刺直达肾盏或肾盂，扩张并建立皮肤至肾内的通道，在肾镜下取石或碎石。PCNL适用于所有需手术干预的肾结石和部分上段输尿管结石，包括完全性和不完全性鹿角结石、直径≥2cm的肾结石、有症状的肾盏或憩室内结石、体外冲击波难以粉碎及治疗失败的结石，以及部分L4以上较大的输尿管上段结石。此术式并发症有肾实质撕裂或穿破、出血、漏尿、感染、动静脉瘘、损伤周围脏器等。对于复杂性肾结石，单一采用PCNL或ESWL都有困难，可以联合应用，互为补充。

（5）经输尿管镜取石术（ureteroscopic lithotripsy，URL）：输尿管镜经尿道置入，在膀胱内找到输尿管口，在安全导丝引导下进入输尿管，用套石篮、取石钳将结石取出。若结石较大，可采用超声、激光或气压弹道等方法碎石。一般适用于输尿管中、下段结石，输尿管严重狭窄或扭曲，合并全身出血性疾病、未控制的尿路感染等不宜采用此法。结石过大或嵌顿紧密，亦使手术困难。并发症有感染、黏膜下损伤、假道、穿孔、撕裂等。输尿管撕脱或断裂是最严重的并发症，与术中采用高压灌注，进镜、出镜时操作不当有关，应注意防范。如发生该并发症应马上中转开放手术。远期并发症主要是输尿管狭窄或闭塞等。

输尿管软镜主要用于肾结石（直径＜2cm）的治疗。采用逆行途径，向输尿管置入安全导丝后，在安全导丝引导下放置软镜镜鞘，直视下置入输尿管软镜，随导丝进入肾盂或肾盏并找到结石。使用200pm光纤导入钬激光，将结石粉碎成易排出的细小碎石，较大结石可用套石篮取出。

（6）腹腔镜输尿管切开取石：适用于直径＞2cm的输尿管结石；或经ESWL、URL治疗失败者。一般不作为首选方案。手术入路有经腹腔和经腹膜后两种，后者只适用于输尿管上段结石。

（7）开放手术：由于ESWL及内镜技术的普遍应用，现在上尿路结石大多数已不再用开放手术。开放手术的术式主要有以下几种：①肾盂切开取石术，主要适用于肾盂输尿管处梗阻合并肾盂结石，可在取石的同时解除梗阻。②肾实质切开取石术，根据结石所在部位，沿肾前后段段间线切开或于肾后侧做放射状切口取石，目前应用较少。③肾部分切除术，适用于结石在肾一极，结石所在肾盏有明显扩张、实质萎缩和有明显复发因素者。④肾切除术，因结石导致肾结构严重破坏，功能丧失，或合并肾积脓，而对侧肾功能良好，可将患肾切除。⑤输尿管切开取石术，适用于嵌顿较久或用其他的方法治疗失败的结石。手术径路需根据结石部位选定。

双侧上尿路同时存在结石的患者约占15%，其手术治疗原则：①双侧输尿管结石，应尽可能同时解除梗阻，可采用双侧输尿管镜取石术，如不能成功，可行输尿管逆行插管或行经皮肾造瘘术，条件许可也可行经皮肾镜取石术。②一侧肾结石，另一侧输尿管结石时，先处理输尿管结石。③双侧肾结石时，在尽可能保留肾的前提下，先处理容易取出且安全的一侧。若肾功能极差，梗阻严重，全身情况不良，宜先行经皮肾造瘘术。待患者情况改善后再处理结石。④孤立肾上尿路结石或双侧上尿路结石引起急性完全性梗阻无尿时，一旦诊断明确，只要患者全身情况许可，应及时施行手术。若病情严重不能耐受手术，亦应试行输尿管插管，通过结石后留置导管引流；不能通过结石时，则改行经皮肾造瘘术。所有这些措施的目的是引流尿液，改善肾功能。待病情好转后再选择适当的治疗方法。

5. 预防

尿路结石形成的影响因素很多，其发病率和复发率高，肾结石治疗后在5年内约1/3患者会复发。因而采用合适的预防措施有重要意义。

（1）大量饮水以增加尿量，稀释尿中形成结石的物质的浓度，减少晶体沉积，亦有利于结石排出。除日间多饮水外，每夜加饮水1次，保持夜间尿液呈稀释状态，可以减少晶体形成。成人24h尿量在2 000mL以上，这对任何类型的结石患者都是一项很重要的预防措施。

（2）调节饮食，维持营养的综合平衡，避免其中某一种营养成分的过度摄入。根据结石成分、代谢状态等调节食物构成。推荐吸收性高钙尿症患者摄入低钙饮食，不推荐其他含钙尿路结石患者进行限钙饮食。草酸盐结石的患者应限制浓茶、菠菜、番茄、芦笋、花生等的摄入。高尿酸的患者应避免食用高嘌呤食物如动物内脏。经常检查尿pH，预防尿酸和胱氨酸结石时尿pH保持在6.5以上。此外，还应限制钠盐、蛋白质的摄入，增加水果、蔬菜、粗粮及纤维素摄入。

（3）特殊性预防：在进行了完整的代谢状态检查后可采用以下预防方法。①草酸盐结石患者可口服维生素B_6，以减少草酸盐排出；口服氧化镁，增加尿中草酸溶解度。②尿酸结石患者可口服别嘌呤醇和碳酸氢钠，以抑制结石形成。③有尿路梗阻、尿路异物、尿路感染或长期卧床的患者，应及时去除这些结石诱因。

（四）下尿路结石的临床表现、诊断、检查与治疗方法

下尿路结石包括膀胱结石和尿道结石。原发性膀胱结石多发于男孩，与营养不良和低蛋白饮食有关，其发生率在我国已明显降低。继发性膀胱结石常见于良性前列腺增生，膀胱憩室，神经源性膀胱，肾、输尿管结石或异物排入膀胱之后。尿道结石见于男性，绝大多数来自肾和膀胱。有尿道狭窄、尿道憩室及异物存在时亦可致尿道结石。尿道结石多数位于前尿道。

1. 临床表现

膀胱结石的典型症状为排尿突然中断，疼痛放射至远端尿道及阴茎头部，伴排尿困难和膀胱刺激症状。对于小儿，用手搓拉阴茎、跑跳或改变排尿姿势，常能使疼痛缓解，继续排尿。尿道结石典型症状为排尿困难，点滴状排尿，伴尿痛，重者可发生急性尿潴留及会阴部剧痛。除典型症状外，下尿路结石的患者还常常伴有血尿和感染的症状。憩室内结石可仅表现为尿路感染。

2. 诊断、检查

根据典型症状和影像学检查可做出诊断，但需注意引起结石的病因，如良性前列腺增生、尿道狭窄等。前尿道结石可沿尿道扪及，后尿道结石经直肠指检可触及，较大的膀胱结石可经直肠-腹壁双合诊被扪及。

常用辅助诊断方法：①超声检查，能发现膀胱及后尿道强光团及声影，还可同时发现膀胱憩室、良性前列腺增生等。②X线检查，能显示绝大多数结石，怀疑有尿路结石可能时，还需做尿路平片及排泄性尿路造影。③膀胱尿道镜检查，能直接见到结石，并可发现膀胱及尿道病变。

3. 治疗

膀胱结石采用手术治疗，并应同时治疗病因。膀胱感染严重时，应用抗菌药物；若有排尿困难，则应先留置导尿管，以利于引流尿液及控制感染。

（1）经尿道膀胱镜取石或碎石，大多数结石可应用碎石钳机械碎石，并将碎石取出，适用于结石直径小于2～3cm者。较大的结石需采用超声、激光或气压弹道碎石。结石过大、过硬或膀胱憩室病变时，应施行耻骨上膀胱切开取石术。

（2）耻骨上膀胱切开取石术，为传统的开放手术。合并严重尿路感染者，应待感染控制后再行取石手术。

尿道结石的治疗应根据结石的位置选择适当的方法，如结石位于尿道舟状窝，可向尿道内注入无菌液体石蜡，然后将结石推挤出尿道口，或用血管钳经尿道口伸入尿道舟状窝将结石取出。前尿道结石采用阴茎根阻滞麻醉，压迫结石近端尿道，阻止结石后退，注入无菌液体石蜡，再轻轻地向尿道远端推挤，然后钩取或钳出，取出有困难者可选择内镜下碎石后取出。处理切忌粗暴；尽量不做尿道切开取石，以免尿道狭窄。后尿道结石可用尿道探条将结石轻轻地推入膀胱，再按膀胱结石处理。

（陈羽）

第二十三章
骨关节外科

第一节　骨折概论

一、学习目的与要求

（1）了解骨折的发病机制。

（2）掌握骨折的临床表现。

（3）掌握骨折的早期、晚期并发症。

（4）熟悉骨折愈合的过程及影响骨折愈合的因素。

（5）掌握骨折急救原则。

二、学习方法与内容

（一）骨折概况

骨折（fracture）即骨的完整性和连续性的中断。

骨折可由创伤和骨骼疾病所致，后者如骨髓炎、骨肿瘤，导致骨质破坏。受轻微外力即发生的骨折，称为病理性骨折（图23-1）。创伤性骨折根据成因可分为：①直接暴力骨折（图23-2），暴力直接作用使受伤部位发生骨折，常伴有不同程度的软组织损伤。②间接暴力骨折（图23-3），暴力通过传导、杠杆、旋转和肌收缩使肢体远处发生骨折。③疲劳性骨折（图23-4），长期、反复、轻微的直接或间接损伤，可致使肢体某一特定部位骨折。

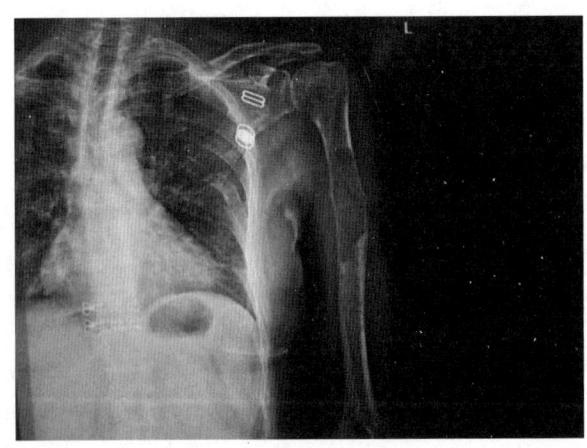

图23-1　病理性骨折

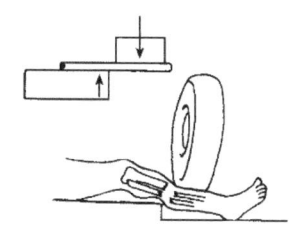
图23-2 直接暴力骨折

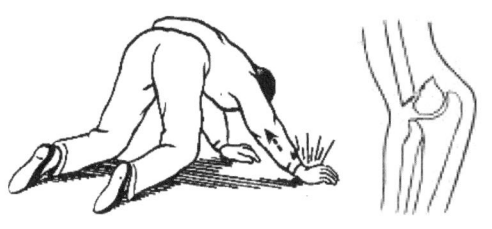
图23-3 间接暴力骨折

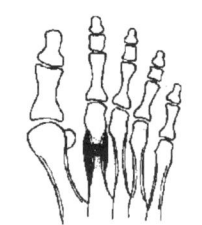
图23-4 疲劳性骨折

（二）骨折的临床表现

骨折一般只引起局部症状，严重骨折和多发性骨折可导致全身反应。全身表现包括休克（出血）及发热（血肿吸收热＜38℃，高热考虑感染可能）。骨折的局部表现包括：一般表现，即局部疼痛、肿胀和功能障碍；骨折的特有体征，即畸形、异常活动、骨擦音或骨擦感。

辅助检查方面，X线检查对骨折的诊断和治疗具有重要价值。骨折的X线检查一般应拍摄包括邻近一个关节在内的正、侧位片，必要时应拍摄特殊位置的X线片。不易确定损伤情况时，尚需拍对侧肢体相应部位的X线片，以进行对比。此外，根据不同情况还可选用CT、MRI等不同的检查方法。

（三）骨折的常见并发症

1．早期并发症

（1）休克：大出血或内脏损伤所致。

（2）脂肪栓塞综合征：骨折处髓腔内血肿张力过大，骨髓被破坏，脂肪滴入破裂的静脉窦内，可引起肺、脑脂肪栓塞。

（3）重要内脏器官损伤：如肝、脾破裂；肺损伤；膀胱和尿道损伤；直肠损伤。

（4）重要周围组织损伤：包括重要血管损伤，如股骨髁上骨折损伤腘动脉、胫骨上段骨折损伤胫前动脉或胫后动脉、伸直型肱骨髁上骨折损伤肱动脉；周围神经损伤，如肱骨中下1/3骨折损伤桡神经；脊椎损伤导致脊髓损伤。

（5）骨筋膜室综合征（osteofascial compartment syndrome）：骨、骨间膜、肌间隔和深筋膜形成的骨筋膜室内肌肉和神经因急性缺血、缺氧而产生的一系列早期证候群（图23-5）。

最多见于前臂掌侧和小腿，常因为创伤骨折的血肿和组织水肿使骨筋膜室内内容物体积增加或外包扎过紧、局部压迫使骨筋膜室容积减小，导致骨筋膜室内压力增大，从而引起骨筋膜室综合征。压力增大导致小动脉关闭，形成缺血—水肿的恶性循环。

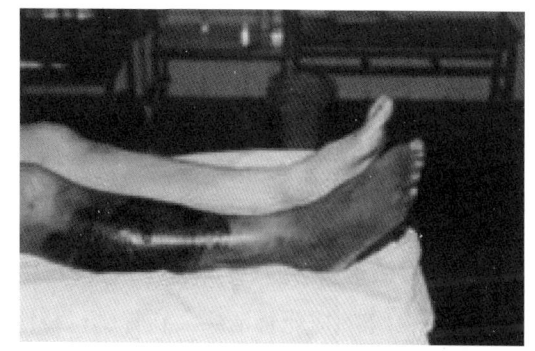
图23-5 骨筋膜室综合征

确诊体征：病肢感觉异常；被动牵拉受累肌肉出现疼痛；肌肉在主动屈曲时出现疼痛；筋膜室及肌腹处有压痛。

若筋膜室压力＞30mmHg，应及时行筋膜室切开减压手术。

2．晚期并发症

（1）坠积性肺炎：长期卧床所致。

（2）压疮：长期卧床所致。

（3）下肢深静脉血栓形成：下肢长期制动，加之创伤引起的高凝状态所致。

（4）感染：开放性骨折处理不当可致。

（5）损伤性骨化（骨化性肌炎）：关节创伤，血肿机化并骨化。

（6）创伤性关节炎：关节内骨折，关节面不平整导致磨损。

（7）关节僵硬：病肢长时间固定导致纤维粘连，同时关节囊及周围肌肉萎缩。

（8）急性骨萎缩（反射性交感神经性骨营养不良）：损伤导致关节附近的疼痛性骨质疏松。

（9）缺血性骨坏死：血液供应受阻导致的骨细胞死亡，常见受损部位有股骨颈、腕舟骨、距骨。

（10）缺血性肌挛缩：骨折最严重的并发症之一，是骨筋膜室综合征处理不当的严重后果（图23-6）。

（四）骨折愈合的过程

骨折愈合是一个复杂的、连续进行的过程。依据组织学和生物学上的变化，可将其分为3个阶段，三者之间不可截然分开，而是相互交织演进。

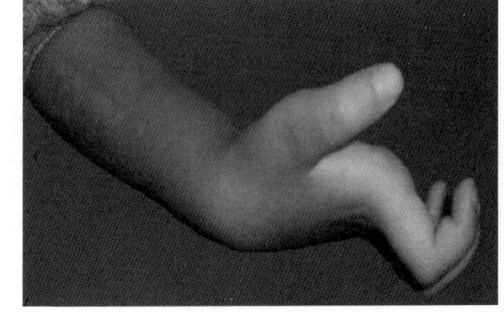

1．血肿炎症机化期

血肿炎症机化形成肉芽组织，纤维连接过程在骨折后2周完成（图23-7）。

2．原始骨痂形成期

图23-6　缺血性肌挛缩

成人一般需要3～6个月。

膜内成骨：新生血管长入，成骨细胞大量增生，合成并分泌骨基质，使骨折端附近内、外形成的骨样组织逐渐骨化，形成新骨。

软骨内成骨：填充于骨折断端间和骨髓腔内的纤维组织逐渐转化为软骨组织，并随着成骨细胞侵入软骨基质，软骨细胞发生变性而凋亡，软骨基质钙化成骨。

骨折愈合过程中，膜内成骨速度比软骨内成骨速度快，而膜内成骨又以骨外膜为主（图23-8）。

3．骨板形成塑型期

需1～2年完成死骨清除，新骨爬行替代过程。随着肢体活动和负重，应力轴线上的骨痂不断得到加强，应力轴线以外的骨痂，逐渐被清除。骨髓腔重新沟通，恢复骨的正常结构（图23-9）。

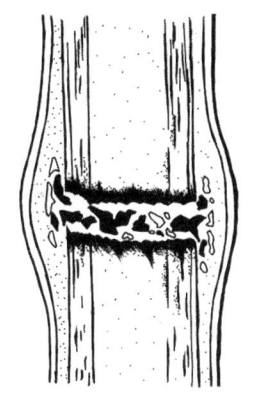

图23-7 血肿炎症机化期

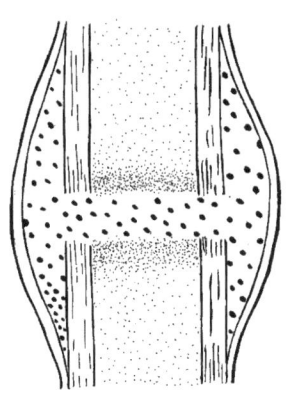

图23-8 原始骨痂形成期

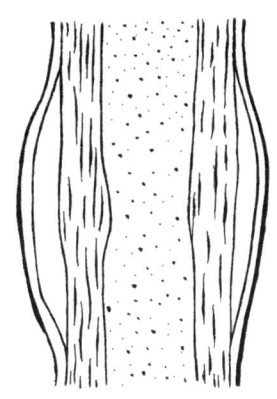

图23-9 骨板形成塑型期

骨折的临床愈合标准：局部无压痛及纵向叩击痛；局部无异常活动；X线片显示骨折处有连续性骨痂，骨折线模糊。

（五）影响骨折愈合的因素

1. 全身因素

（1）年龄：不同年龄人群骨折愈合差异很大，如新生儿股骨骨折2周可达坚固愈合，成人股骨骨折一般需3个月左右。儿童骨折愈合较快，老年人则所需时间更长。

（2）健康状况：健康状况欠佳，特别是患有慢性消耗性疾病者，如糖尿病、营养不良、恶性肿瘤及钙磷代谢紊乱等，骨折愈合时间明显延长。

2. 局部因素

（1）骨折的类型和数量：螺旋形和斜形骨折，骨折断面接触面大，愈合较快。横形骨折断面接触面小，愈合较慢。多发性骨折或一骨多段骨折，愈合较慢。

（2）骨折部位的血液供应：是影响骨折愈合的重要因素，骨折的部位不同，骨折段的血液供应状况也不同。如股骨颈头下型骨折，股骨头血液供应几乎完全中断，容易发生骨折不愈合和/或股骨头缺血性坏死。

（3）软组织损伤程度：严重的软组织损伤，特别是开放性损伤，可直接损伤骨折段附近的肌肉、血管和骨膜，破坏骨折段的血液供应，影响骨折的愈合。

（4）软组织嵌入。

（5）感染。

3. 治疗方法的影响

（1）反复多次的手法复位可损伤局部软组织和骨外膜。

（2）切开复位时，软组织和骨膜剥离过多影响骨折段血供，可能导致骨折延迟愈合或不愈合。

（3）骨质缺损，影响骨折愈合。

（4）骨折行持续骨牵引治疗时，牵引力过大，可造成骨折段分离。

（5）骨折固定不牢固。

（6）过早和不恰当的功能锻炼。

（六）骨折的治疗

1．骨折急救原则

（1）抢救休克：检查患者全身情况，对应处理，保持呼吸通畅。

（2）包扎伤口：加压包扎，必要时可用止血带止血。

（3）妥善固定：可避免骨折端在搬运过程中损伤周围重要组织、减轻患者疼痛、便于运送。可使用特制的夹板，或就地取材，选用木板、树枝等，固定于胸部或对侧肢体。

（4）迅速转运。

2．骨折治疗原则

骨折治疗原则包括复位、固定、功能锻炼及康复。

（1）复位：恢复移位的骨折段正常或近乎正常的解剖关系，重建骨的支架作用。

包括手法复位及切开复位。切开复位指征：骨折端有软组织嵌入；关节内骨折；骨折并发主要血管、神经损伤；多处骨折；四肢斜形、螺旋形、粉碎性骨折及脊柱骨折并脊髓损伤。老年人四肢骨折需尽早离床活动。

（2）固定：包括外固定及内固定。

目前常用的外固定方式分为：小夹板、石膏绷带、外展架固定、持续牵引、外固定器等。

石膏外固定术的使用指征：开放性骨折清创缝合术后；某些部位的骨折切开复位内固定术后；矫形术后及关节融合术后；化脓性关节炎和骨髓炎患肢的固定。

石膏外固定术的注意事项：抬高患肢以消肿；固定过程中以手掌托扶，不可以手指顶压；石膏固定前不可移动；固定后需观察患肢感觉、活动、血液运输情况；患肢消肿后可能出现石膏过松的情况，需及时更换；石膏固定过程中，应作主动肌肉舒缩锻炼，未固定的关节应早期活动。

（3）功能锻炼及康复，是防止并发症发生和及早恢复功能的重要保证。

3．常见骨折及诊疗举例

（1）肱骨髁上骨折：

1）解剖：肱骨干轴线与肱骨髁轴线之间有30°～50°的前倾角，因此容易发生骨折。肱骨髁前内方有肱动脉和正中神经经过，内侧有尺神经、外侧有桡神经，因此此类骨折容易合并神经血管损伤。若骨折穿过骺板，可能影响骨骼发育，导致肘内翻或肘外翻。肱骨髁上骨折可分为伸直型和屈曲型两种，其中伸直型肱骨髁上骨折更常见。

2）病史：患儿有手着地受伤史，跌倒时肘关节伸直，暴力从手掌经前臂传导至肱骨髁。

3）症状：肘部疼痛、肿胀、皮下瘀斑，近折端向前下方移位，远折端向上移位。

4）体征：压痛，骨擦音，异常活动。肘前方可扪及骨折端，肘后三角关系正常。需评估感觉血液运输情况。

5）辅助检查：拍摄肘关节正侧位X线片，必要时可行CT检查。

6）治疗：可予手法复位石膏外固定术，但若手法复位失败或伴有神经血管损伤，应予手术治疗。术中需判断神经血管情况并予相关处理，骨折复位后予交叉克氏针内固定。需注意预防前臂骨筋膜室综合征，如出现需及早切开减压，避免前臂缺血性肌挛缩的发生。

（2）桡骨远端骨折：

1）解剖：桡骨远端骨折是指距桡骨远端关节面3cm以内的骨折。桡骨远端关节面有掌倾角（10°～15°）和尺倾角（20°～25°）。多因间接暴力引起，根据受伤机制，可分为伸直型桡骨远端骨折（Colles骨折）、屈曲型桡骨远端骨折（Smith骨折）和桡骨远端关节面骨折伴腕关节脱位（Barton骨折）

2）临床表现：Colles骨折为"银叉""刺刀样"改变，骨折远端向桡侧背侧移位；Smith骨折移位方向与Colles骨折相反；Barton骨折与Colles骨折相似。

3）治疗：手法复位石膏外固定术，若严重粉碎骨折移位明显、桡骨下端关节面破坏、手法复位失败或外固定不能维持复位，则需考虑切开复位内固定手术治疗。

第二节 骨科查体

一、学习目的与要求

（1）重点讲述骨科查体"视、触、叩、听、动、量"的内容。
（2）了解正常骨科体格检查的表现。

二、学习方法与内容

骨科查体一般分为视、触、叩、听、动、量及特殊检查。

1. 视诊

观察患者的整体情况，如营养、发育、意识、面容、表情等。

看姿态。正常应为双肩平，双肩胛骨下缘等高，骨盆平整无倾斜，脊柱呈一垂线，侧面观耳、肩、髋、踝中心在同一直线上。

看步态。鉴别常见病理步态如跛行步态、麻痹性步态、痉挛步态（剪刀步态）等。

观察患者局部情况。患处有无红肿、创面、畸形等情况。

2. 触诊

触痛点。鉴别疼痛部位、轻重、深浅、局限性等。

触皮肤。用手背触患处皮肤，如皮肤温度升高可能有炎症反应，如皮温降低可能有血液运输障碍等情况。

触肿块。鉴别其位置、形态、深度、大小、质地、压痛、表面、波动、与周围组织的关系和移动度等。

3．叩诊

纵向叩击痛，用拳沿下肢轴线方向叩击患者足跟部，近端受伤部位出现疼痛，提示可能有骨折。

4．听诊

听骨擦音以鉴别骨折。

听血管波动音。以听诊器听诊病变部位，若肿瘤或肿块较大，压迫动脉，可听到动脉搏动音；动脉瘤等能听到与脉搏一致的吹风样杂音。

5．动

关节的主动活动度和被动活动度，屈、伸、外展、内收、内旋、外旋、中立位、功能位，肌肉的肌力及肌张力。

肌力分为6级：0级，肌肉完全无收缩；1级，肌肉有收缩但关节无活动；2级，关节可在床上屈伸活动，但不能对抗重力；3级，肢体可对抗重力，但不能对抗阻力；4级，肢体可对抗一定阻力，但较正常差；5级，正常。

6．量

四肢长度的测量，包括相对长度和绝对长度。下肢的相对长度是指髂前上棘经髌骨中线至内踝下缘的距离，下肢的绝对长度是指股骨大转子经髌骨中线至内踝下缘的距离。若患者患肢相对长度较健侧短缩，但绝对长度无明显改变，则提示可能是髋关节周围的病变，如股骨颈骨折、髋关节脱位等；若患者患肢相对长度和绝对长度均较健侧短缩，提示是髋关节远端的骨折或脱位。

肢体周径测量。常用测量位置为，大腿在髌骨上缘以上10cm，小腿在髌骨下缘以下10cm。

7．特殊检查

（1）肩关节检查：

1）正常运动范围：前屈90°，后伸30°，外展90°，内收30°，内旋80°，外旋30°，上举180°。

2）Dugas征：将病侧肘部紧贴胸壁时，手掌搭不到健侧肩部；或手掌搭在健侧肩部时，肘部无法贴近胸壁。

（2）肘关节检查：

正常运动范围：屈曲135°～150°，过伸10°，内旋80°～90°，外旋80°～90°。

肘后三角：肘关节屈曲呈直角时，肱骨内、外上髁和尺骨鹰嘴3点构成等腰三角形，称肘后三角。

尺神经沟位置：尺神经沟位于肱骨内上髁的后方，位置较靠近体表，沿着肘关节内上髁的方向逐渐向后触摸约0.5cm即可感觉到一个狭长形的凹陷，就是尺神经沟，里面有尺神经走行。

（3）腕关节检查：

正常运动范围：掌屈50°～60°，背伸30°～60°，外展25°～30°，内收30°～40°。

鼻烟窝为位于手背外侧部的浅凹，在拇指充分外展并后伸时明显。其桡侧界为拇长展肌腱和拇短伸肌腱，尺侧界为拇长伸肌腱，近侧界为桡骨茎突，窝底为手舟骨和大多角骨，窝内有桡动脉通过，可扪及其搏动。

（4）髋关节检查：

正常运动范围：前屈110°，后伸40°，外展45°，内收25°，外旋40°，内旋40°。

Thomas征：又称髋关节屈曲挛缩试验。患者仰卧，将健侧髋、膝关节尽量屈曲，大腿紧贴腹壁，使腰部接触床面，以消除腰前凸增加的代偿作用。再让其伸直患侧下肢，若患肢随之翘起而不能伸直平放于床面上，即为阳性体征。说明该患侧髋关节有屈曲挛缩畸形，记录其屈曲畸形角度。

Allis征：患者平卧，屈膝90°，双腿并拢，双侧内踝对齐，两足平放检查台上，病侧膝关节平面低于健侧为阳性。提示较低一侧股骨或胫骨短缩，或髋关节后脱位。

Trendelenburg征：又称单足站立试验。正常情况下，人用单足站立时，臀中小肌收缩，对侧骨盆抬起，才能保持身体平衡；如果站立侧患有先天性髋关节脱位，因臀中小肌松弛，对侧骨盆不但不能抬起，反而下降，为阳性。

望远镜征：四指按住大转子，右手将患者小腿下拉，若能上下移动2~3cm，为阳性。可感到股骨头滑出、滑入髋臼时的弹簧样感觉，亦为阳性。本试验阳性提示有髋关节脱位。

Nelaton线：患者侧卧，髋关节屈90°～120°，自坐骨结节至髂前上棘的连线称为Nelaton线，正常时该线恰通过股骨大转子尖，当髋关节脱位或股骨颈骨折时，大转子尖可移位至此线上方。

Bryant三角：又称髂股三角。患者仰卧，沿一侧髂前上棘向床面作垂线，测大转子与此垂线最短距离，正常时两侧距离相等。连接大转子、髂前上棘，构成直角三角形。

"4"字征：被测试者仰卧平躺，一腿伸直，提起另一侧小腿置于伸直腿的膝上弯曲下压（即两腿构成一个"4"字），观察是否诱发同侧骶髂关节疼痛，正常者盘起的一侧的膝盖是能够很轻易地碰到地面或床面的，这是判断骶髂关节病变的一种检查方法。

（5）膝关节检查：

正常运动范围：屈曲145°，过伸15°。当膝关节屈曲90°时，小腿可有轻度旋转活动。

侧方应力试验：患者在膝关节完全伸直与屈曲20°～30°的位置下做被动膝关节内翻与外翻动作，并与对侧作比较。如果有疼痛，或发现内翻、外翻角度超出正常范围并有弹跳感，提示有侧副韧带扭伤或断裂。

浮髌试验：是确定膝关节损伤时是否出现关节积液的方法。患腿膝关节伸直，放松股四头肌，检查者一手挤压髌上囊，使关节液积聚于髌骨后方，另一手示指轻压髌骨，如有浮动感觉，即能感到髌骨碰撞股骨髁的碰击声，且松压后髌骨又浮起，则为阳性。当关节积液达到或超过50mL时，浮髌试验为阳性，提示关节内有中等量积液。

抽屉试验：包括前抽屉实验和后抽屉实验。患者仰卧位，屈膝90°，双足平置于床上，保持放松。检查者坐于床上，抵住患者双足使之固定，双手握住膝关节的胫骨端，向前后方向推拉小腿，如出现胫骨前移比健侧大5mm为前抽屉试验阳性，提示前交叉韧带部分或完全断裂。胫骨在股骨上向后移动为后抽屉试验阳性，提示后交叉韧带部分或完全断裂。

Lachman试验：患者仰卧或俯卧位，屈膝约30°。检查者用一只手固定大腿，另一只手试图向前移动胫骨。阳性结果提示有前交叉韧带损伤。其阳性率高于抽屉试验。

McMurray试验：患者仰卧，患侧髋膝完全屈曲，检查者一手放在关节外间隙做触诊，另一手握住足跟做小腿大幅度环转运动，在对膝关节联合施加外旋和外翻应力的同时，逐渐伸直膝关节，出现疼痛提示外侧半月板撕裂；同理，检查内侧半月板撕裂时需联合施加内旋和内翻应力。半月板撕裂患者在检查过程中可感受到后内侧或后外侧出现疼痛，有时可出现典型的"弹响"。注意发出响声时关节角度。若在关节完全屈曲下发出响声，表示半月板后角受伤；关节伸直到90°左右时才发出响声，表示体部受伤。再在维持旋转位置下逐渐伸直至微屈曲位，此时触到响声，表示可能半月板前角损伤。

（6）脊柱检查：

颈椎正常运动范围：前屈35°～45°，后伸35°～45°，左右侧屈各35°～45°，左右旋转各60°～80°。

腰椎正常运动范围：前屈90°，后伸30°，左右侧屈各30°，左右旋转各30°。

直腿抬高试验及加强试验：患者仰卧，检查者一手握住患者踝部，另一手置于膝关节上方，使膝关节保持伸直位，抬高到一定角度，患者感到下肢出现放射性疼痛或麻木，或原有的疼痛或麻木加重，为阳性。记录其抬高的角度，必须注明是左侧还是右侧。正常人在仰卧位时下肢伸直，被动抬高的角度为60°～120°，在抬高下肢至30°～70°时，神经根可在椎间孔里拉长2～5mm，并无疼痛感，故以抬高70°以上为正常。在直腿抬高试验基础上，将患者下肢抬高到最大限度后，放下10°左右，在患者不注意时，突然将足背屈曲，若能引起下肢放射痛即为直腿抬高加强试验阳性，该试验可鉴别是神经根性还是肌肉因素引起的直腿抬高受限。后者直腿抬高试验为阳性，加强试验可呈阴性。

（7）外周神经检查：

正中神经：由C_5～C_8及T_1神经根组成，损伤时出现拇指对掌功能丧失，拇、示、中指不能屈曲，大鱼际萎缩，可见猿手畸形，桡侧腕屈肌及旋前圆肌麻痹，手掌桡侧3个半手指感觉障碍。

桡神经：由C_5～C_8及T_1神经根组成，损伤时出现伸腕肌和伸指肌麻痹，垂腕畸形，前臂背侧肌肉萎缩，若损伤平面在桡神经沟以上，则肱三头肌出现麻痹，不能主动伸直肘关节。第一、第二掌骨背侧皮肤感觉障碍，肱三头肌反射及桡骨膜反射消失。

尺神经：由C_8及T_1神经根组成，损伤时出现小指及环指掌指关节不能屈曲，指间关节不能伸直，拇指不能内收，其余四指不能内收外展，小鱼际肌萎缩，呈爪形手畸形，尺侧一个半手指及尺侧手掌手背感觉障碍。

腓总神经：损伤时出现足不能主动外翻，足及趾不能背屈，呈垂足畸形，小腿前外侧及足背皮肤感觉障碍。

（8）血管检查：

毛细血管充盈试验：对皮肤施加一定压力后，局部毛细血管血流中断，血液被挤向周围，皮肤呈白色，去除压力后，血流很快恢复，皮肤又重新变为潮红色。当血压过低、血容量不足、休克时，解除压力后毛细血管血流恢复缓慢，皮肤由白转红的时间延长。本试验可判断血液微循环状态。撤除压力后，局部皮肤颜色由白转红的时间＞3s，或呈斑点状发红为试验阳性，说明循环功能障碍。

第三节　关节外科常见疾病

一、学习目的与要求

了解关节外科常见疾病。

二、学习方法与内容

（一）膝关节骨性关节炎

膝关节骨性关节炎是一种以关节软骨退行性变和继发性骨质增生为特征的慢性关节疾病，累及关节软骨或整个关节，多见于中老年人，女性多于男性。好发于负重较大的膝关节、髋关节、脊柱及远侧指间关节等部位。

（1）病因：多种因素所致，其中年龄是主要高危因素，绝经后女性发病率明显升高，可能与软骨中的雌激素受体有关，与骨质疏松亦相关。

（2）临床表现：

1）关节疼痛。此为主要症状，逐步加剧，活动时明显，上下楼梯困难，休息时缓解，可与天气变化等有关。可有静息痛。

2）关节僵硬。可有晨僵（半小时以内），活动后缓解。

3）关节肿大。可因骨质增生或关节积液引起。

4）骨擦音（感）。关节活动时有响声。

5）关节无力、活动障碍。可有关节交锁。

6）实验室检查：血常规及自身免疫性指标一般为正常，炎症反应明显时C反应蛋白（c-reactive protein，CRP）及红细胞沉降率（erythrocyte sedimentation rate，ESR）可轻度升高。

7）X线检查：非对称性关节间隙变窄，软骨下骨硬化及囊性变，骨质增生。可发现关节积液、游离体、膝关节内外翻或屈曲畸形等。

（3）治疗：

1）非药物治疗：①患者教育。减少运动，减轻体重，可游泳、骑自行车或非负重股四头肌锻炼等。②物理治疗。热疗、针灸、按摩等。③行动支持。使用助行器械。

2）药物治疗：外用非甾体抗炎药（nonsteroidal anti-inflammatory drugs，NSAIDs）；口服

NSAIDs、氨基葡萄糖及硫酸软骨素；关节腔内注射透明质酸钠。

3）手术治疗：关节清理术；截骨术，如胫骨高位截骨术等；人工关节置换术；关节融合术。

（二）类风湿关节炎

类风湿关节炎是一种以关节病变为主的非特异性炎症，以慢性、对称性、多滑膜关节炎和关节外病变为主要临床表现，属于自身免疫性疾病。好发于手、腕、足等小关节，反复发作，呈对称分布。

（1）病因：自身免疫反应；病毒或甲型链球菌感染；遗传。

（2）临床表现：多见于20～45岁女性。

1）关节疼痛与压痛：反复发作。

2）关节肿胀：绝大多数发病初期为关节肿胀。

3）晨僵：晨僵1h以上，活动或温暖后可缓解。

4）关节摩擦音：肘、膝关节典型。

5）多关节受累：对称性、多发性。受累关节以近端指间关节，掌指关节，腕、肘、肩、膝和足趾关节最为多见。

6）关节活动受限或畸形：掌指关节"天鹅颈"样表现。

7）实验室检查：血红蛋白减少，白细胞计数正常或降低，但淋巴细胞计数增加。70%～80%类风湿因子阳性。ESR、CRP等炎症因子升高。

8）X线检查：关节周围骨质疏松，关节间隙逐渐变窄，最终出现骨性强直。

（3）诊断标准：①晨僵1h以上≥6周。②3个或以上关节肿胀≥6周。③腕、掌指关节或近侧指间关节肿胀≥6周。④对称性关节肿胀≥6周。⑤皮下结节。⑥手、腕关节X片骨质疏松。⑦类风湿因子滴度＞1∶32。满足以上4条或以上标准即可诊断。

（4）治疗：

1）非药物治疗：急性期卧床休息；适当运动。

2）药物治疗：一线用药NSAIDs；二线抗疟药、免疫抑制剂等；三线激素。

3）手术治疗：滑膜切除术；人工关节置换术。

（三）髋关节疾病

1. 发育性髋关节发育不良

髋臼、股骨近端和关节囊等均存在结构性畸形引起关节不稳定，直至发展为髋关节脱位。女性与男性发病数量比为6∶1，左侧多于右侧。

（1）病因：遗传；臀位产；生活习惯、环境因素等。

（2）临床表现：

1）站立前期：①两侧大腿内侧皮肤皱褶不对称，患侧加深增多。②患儿会阴部增宽，双侧脱位时更为明显。③患侧髋关节活动少且受限，蹬踩力量较健侧弱，常处于屈曲位，不能伸直。

④患侧下肢短缩。⑤牵拉患侧下肢时有弹响声或弹响感，有时患儿会哭闹。

特殊检查：

髋关节屈曲外展试验：双髋关节和膝关节各屈曲90°时，正常新生儿及婴儿髋关节可外展80°左右。当单侧外展<70°，双侧外展不对称>20°时，称为外展试验阳性，可疑有髋关节脱位、半脱位或发育不良的情况。检查时若听到响声，即刻外展超过80°，表示脱位已复位。

Allis征：见本章第二节。

Ortolani试验：患儿仰卧位，助手固定骨盆，检查者一手拇指置于股骨内侧上段正对大转子处，其余指置于股骨大转子外侧，另一手将同侧髋、膝关节各屈曲90°，并逐步外展，同时置于大转子外侧的四指将大转子向前、内侧推压，此时可听到或感到"弹跳"，即为阳性。这是脱位的股骨头通过杠杆作用滑入髋臼而产生的。

Barlow试验：患儿仰卧位，屈髋屈膝，使髋关节逐步内收，检查者将拇指放在患儿大腿内侧小转子处加压并向外上方推压股骨头，听到股骨头从髋臼内滑出髋臼外的弹响，去掉拇指的压力股骨头又自然弹回到髋臼内，此为阳性。这表明髋关节不稳定或有半脱位。

2）脱位期（站立行走期）：患儿开始行走的时间一般较正常儿晚。单侧脱位时患儿跛行；双侧脱位时，站立时骨盆前倾，臀部后耸，腰部前凸特别明显，行走呈鸭行步态；患儿仰卧位，双侧髋、膝关节各屈曲90°时，双侧膝关节不在同一平面；推拉病侧股骨时，股骨头可上下移动，似打气筒样；内收肌紧张，髋关节外展活动受限。

特殊检查：

Trendelenburg征：见本章第二节。

（3）辅助检查：超声可用于筛查及评估新生儿髋关节发育情况。3个月以上患儿通过X线检查确诊。CT及MRI对于术前评估及制订治疗方案等亦有一定帮助。

X线检查中的重要参数：

髋臼指数：髋关节的发育状况常用髋臼指数（或称髋臼角）来测定。连接双侧髋臼软骨（亦称Y形软骨）中心点并延长，称该线为Y线。从Y形软骨中心点向髋臼外上缘作连线，称该线为C线。C线与Y线的夹角即为髋臼指数或髋臼角。正常新生儿为30°～40°，1岁幼儿为23°～28°，3岁幼儿为20°～25°。大于此范围表明髋臼发育不全。正常儿步行后此角逐年减小，直到12岁时基本恒定于15°左右。

Perkin象限（关节四区划分法）：当股骨头骨骺核骨化出现后可利用Perkin象限，即连接双侧髋臼软骨中心称该线为Y线，再从髋臼外缘向Y线作一垂线P，将髋关节划分为4个象限。正常股骨头骨骺位于内下象限内，若在外下象限为半脱位，在外上象限内为全脱位。

Shenton线：即股骨颈内缘与闭孔上缘的连续线。正常情况下为平滑的抛物线，脱位者此线中断。

（4）治疗：预后的关键在于早期诊断和早期治疗，治疗越早，效果越佳。

1）新生儿期（出生后大约28天内）：首选Pavlik吊带。

2）婴儿期（从出生到满1周岁）：麻醉下闭合复位，石膏或支架外固定。切断长收肌腱，必要时切断髂腰肌，降低股骨头坏死的概率。

3）幼儿期（1～3岁）：切开复位，并行骨盆或股骨截骨术。

4）儿童期及以上（3岁以上）：手术治疗，如Salter截骨术、Pemberton截骨术、Steel三联截骨术、Chiari骨盆内移截骨术。

5）继发髋关节骨性关节炎的患者可在合适的年龄行人工全髋关节置换术。

2．股骨头坏死

股骨头坏死是股骨头血供中断或受损，引起骨细胞及骨髓成分死亡及随后的修复停滞，继而导致股骨头结构改变，股骨头塌陷，引起患者关节疼痛、关节功能障碍的疾病，是骨科领域常见的难治性疾病之一。

（1）病因：创伤性因素，如股骨颈骨折等，致旋股内侧动脉损伤，此类较常见；非创伤性因素，如肾上腺皮质激素大剂量使用、乙醇中毒、减压病、镰状细胞贫血、自身免疫性疾病、特发性股骨头坏死等。

（2）临床表现：非创伤性股骨头坏死多见于中年男性，双侧受累者占50%～80%。早期多为腹股沟、臀部和大腿部位为主的关节痛，偶伴有膝关节疼痛。疼痛间断发作并逐渐加重，如果是双侧病变可呈交替性疼痛。股骨头坏死早期可无临床症状，常通过拍摄X线平片而发现。

股骨头坏死的典型体征为腹股沟区深部压痛，可放射至臀或膝部，"4"字试验阳性；体格检查还可有内收肌压痛，髋关节活动受限，其中以内旋、屈曲、外旋活动受限最为明显。

本病与外伤、酗酒、应用激素等密切相关，诊断时须详细全面地询问外伤史、生活习惯、职业、既往病史和用药史等。

（3）辅助检查：X线片；CT；MRI；核素扫描等。

（4）临床分期：股骨头坏死国际分期（ARCO分期）。

1期：X线片和CT正常，MRI及活检阳性，受累程度为A、B或C（分别为<15%、15%～30%或>30%）。

2期：影像学检查结果为阳性但无塌陷（无新月征），受累程度为A、B、C。

3期：X线片或者CT或断层照片上可见圆顶早期变扁和/或新月征，受累程度为A、B、C，并以塌陷程度进一步表征。

4期：X线片上可见股骨头变扁及关节间隙变窄，以及骨关节炎的其他影像学征象。

（5）治疗：

1）非手术治疗：保护性负重；药物治疗；物理治疗；康复锻炼。

2）手术治疗：髓芯减压术；带血管蒂骨移植；截骨术；人工关节置换术。

3．髋关节骨性关节炎

大体表现同膝关节骨性关节炎，重点在于原发性髋关节骨性关节炎如何与上述发育性髋关节发育不良继发髋关节骨性关节炎及股骨头坏死继发性骨关节炎相鉴别，因为上述病变在X线片上的主要表现都是骨性关节炎的表现，如关节间隙变窄、软骨下骨硬化、骨囊肿形成等。主要鉴别点为：发育性髋关节发育不良继发髋关节骨性关节炎，其髋臼对股骨头的包容不佳，会出现髋臼角增大、CE角减小、髋臼内壁增厚等表现；股骨头坏死继发性骨关节炎，其髋臼侧及股骨侧损伤明显不对等，股骨头明显塌陷，而髋臼侧改变相对较小；原发性髋关节骨性关节炎在国内较为少见，出现于体重较大且从事重体力劳动的患者，X线片上无上述表现。

4．髋部骨折

（1）股骨颈骨折：

1）病因：多发生于中老年人，因骨质疏松遭受轻度暴力，如跌倒等。青少年少见，常因较大暴力，如车祸等。

2）分型：最重要的分型方法为Garden分型。Ⅰ型为不完全骨折；Ⅱ型为完全骨折但不移位或嵌插移位；Ⅲ型为完全骨折部分移位，股骨头与股骨颈有接触；Ⅳ型为完全移位骨折。

3）临床表现：中老年人有跌倒受伤史，伤后感髋部疼痛，下肢活动受限，不能站立和行走，应怀疑股骨颈骨折。有时伤后并不立即出现活动障碍，仍能行走；但数天后，髋部疼痛加重，逐渐出现活动后疼痛更重，甚至完全不能行走的情况，这说明受伤时可能为稳定骨折，以后发展为不稳定骨折而出现功能障碍。检查时可发现患肢出现外旋畸形，一般在45°～60°。这是由于骨折远端失去了关节囊及髂股韧带的稳定作用，附着于大转子的臀中肌、臀小肌及臀大肌的牵拉和附着于小转子的髂腰肌及内收肌群的牵拉，导致患肢发生外旋畸形。若外旋畸形达到90°，应怀疑有转子间骨折。股骨颈骨折伤后很少出现髋部肿胀及瘀斑，可出现局部压痛及轴向叩击痛。

肢体测量可发现患肢短缩，Nelaton线及Bryant三角改变（具体见本章第二节）。

4）辅助检查：X线片可明确骨折的部位、类型、移位情况，是选择治疗方法的重要依据。

5）治疗：年龄过大，全身情况差，合并有严重心、肺、肾、肝等功能障碍不能耐受手术者，要尽早预防和治疗全身并发症，全身情况允许后尽早尽快手术治疗。

①闭合复位空心钉内固定术：牵引床复位后打入三颗空心螺钉。

②切开复位内固定术：对年轻患者的不稳定股骨颈骨折使用。

③人工关节置换术：根据患者年龄、身体情况及预期寿命决定使用人工全髋关节置换术或人工股骨头置换术。

（2）股骨转子间骨折：病因同股骨颈骨折。

1）分型：Ⅰ型，顺转子间骨折，骨折无移位，为稳定性骨折；Ⅱ型，小转子轻微骨折，可获得稳定的复位，为稳定性骨折；Ⅲ型，小转子粉碎性骨折，不能获得稳定的复位，为不稳定性骨折；Ⅳ型，为Ⅲ型加大转子骨折，为不稳定性骨折；Ⅴ型，逆转子间骨折，由于内收肌的牵引存在移位的倾向，为不稳定性骨折。

2）临床表现：受伤后，转子区出现疼痛、肿胀、瘀斑，下肢不能活动。转子间压痛，下肢外旋畸形明显，可达90°，有轴向叩击痛。测量可发现下肢短缩。X线片可明确骨折的类型及移位情况。

3）治疗：

①非手术治疗：对有手术禁忌证者，采用胫骨结节或股骨髁上外展位骨牵引，10～12周后逐渐扶拐下地活动。转子间骨折多发生于老年人，与骨质疏松有关。非手术治疗卧床时间较长，并

发症多，死亡率高，近几年多主张早期手术治疗。

②手术治疗：髓内钉、动力髋螺钉等。

（四）关节感染

1. 急性血源性骨髓炎

多发生于儿童及青少年，常见于胫骨近端及股骨远端，往往有外伤史或身体其他部位感染。常见病原菌为溶血性金黄色葡萄球菌。

（1）临床表现：

1）全身中毒症状：恶寒；高热；呕吐；起病急。

2）局部感染表现：有红、肿、热、痛及功能障碍，因疼痛抗拒活动。可能有病理性骨折。

3）实验室检查：白细胞总数升高；核左移，ESR、CRP升高；血培养可阳性；局部脓肿分层穿刺。

4）X线片：一般发病后2周后才出现改变，表现为软组织肿胀、骨质破坏（骨质疏松、虫蛀样）、死骨、滑膜增生形成包壳。

（2）鉴别诊断：与蜂窝织炎、急性化脓性关节炎、急性风湿热、骨肉瘤和尤因肉瘤鉴别。

（3）治疗原则：早期诊断和治疗是关键。

1）抗生素治疗：5天内敏感足量，选择针对革兰氏阳性菌的抗生素，主张和广谱抗生素联合应用。

2）手术治疗：钻孔引流术；开窗减压术。

3）全身辅助治疗。

4）局部辅助治疗：石膏托固定。

2. 慢性血源性骨髓炎

慢性血源性骨髓炎是急性血源性骨髓炎未能彻底控制，反复发作演变造成的结果。

（1）临床表现：可无症状，局部肿胀，骨质增厚，表面粗糙，肢体增粗变形。有长期不愈合或反复发作的瘘管，可有死骨经伤口排出。急性发作时可有红、肿、热、痛。可有病理性骨折。

X线片：虫蛀样骨破坏，骨质疏松，逐渐出现硬化区，轮廓不规则，死骨形成。

（2）治疗：以手术治疗为主，清除死骨、炎性肉芽组织，消灭无效腔。主要方法包括：①碟形手术。②肌瓣填塞。③闭式灌洗。④病骨整段切除或截肢术。⑤缺损骨修复。⑥伤口一期闭合，留置负压吸引管，石膏外固定。

（五）骨关节结核

（1）临床表现：

1）结核病史或接触史。

2）症状：起病缓慢，症状隐匿。全身结核中毒症状，如午后低热、乏力、盗汗等。关节病变大多为单发性，初起隐痛，活动后加剧；如有急性症状可有剧痛；关节肿胀、积液，并有压痛；

脊柱病变有疼痛、肌肉痉挛、神经功能障碍等。大多有寒性脓肿形成，可出现瘫痪。进一步发展脓肿可破溃，窦道流出米汤样脓液，可有死骨及干酪样物质流出。晚期有各种并发症。

（2）辅助检查：脓液涂片镜检找抗酸杆菌；结核菌素纯蛋白衍生物（purified protein derivative tuberculin，PPD）及 γ 干扰素释放实验；分子生物学检查；穿刺活检及术后病理检查。影像学检查：X线片在起病后6～8周出现改变，特征性表现为区域性骨质疏松和周围少量钙化的骨质破坏病灶，软组织肿胀。

（3）治疗：

1）全身治疗：支持治疗；抗结核药物治疗（早期、联合、适量、规律、全程），一线药物为异烟肼、利福平、吡嗪酰胺、链霉素、乙胺丁醇。

2）局部治疗：局部制动用石膏固定；局部注射药物（异烟肼）；

3）手术治疗：脓肿切开引流术；病灶清除术；其他，如关节融合术、人工关节置换术等。

病灶清除术的适应证：保守治疗效果不佳；有明显死骨及较大脓肿形成；窦道流脓经久不愈；脊柱结核有脊柱不稳定、脊髓马尾神经受压或严重后凸畸形等。

病灶清除术的禁忌证：伴有其他脏器活动结核；全身情况差；合并其他疾病不能耐受手术者。

（六）运动医学

1. 交叉韧带损伤

膝关节伸直位内翻损伤和膝关节屈曲位外翻损伤，或暴力来自膝关节后方使胫骨上端受到向前冲击的力量都可以使前交叉韧带损伤。交叉韧带断裂可以同时合并内侧副韧带与内侧半月板损伤，称为O'Donoghue三联征。而来自前方的使胫骨上端后移的暴力都可以使后交叉韧带损伤。交叉韧带损伤多见于参加竞技运动者。

（1）临床表现：外伤史，青少年多见，男性多见，运动员最多见。受伤时可听到韧带断裂的声音，后出现剧痛及活动障碍。膝关节肿胀、压痛、积血，膝部肌痉挛，患者不敢活动膝部，膝关节处于强迫体位，或伸直，或屈曲。

特殊检查：抽屉试验（见本章第二节），Lachman试验（见本章第二节），轴移试验（患者侧卧，检查者一手握住足踝部，另一手在膝外侧对腓骨头向前施力，使患者充分伸膝，内旋外翻胫骨，然后缓慢屈曲膝关节，至屈曲20°～30°位时突然出现错动与弹跳，为阳性。提示前外侧旋转不稳定。这是因为开始屈膝时会出现胫骨外侧向前半脱位，加大屈膝角度后，胫骨恢复原位）。

（2）辅助检查：普通X线平片检查只能显示撕脱的骨折块。MRI检查可以清晰地显示出前、后交叉韧带的情况，还可以发现意料不到的韧带结构损伤与隐匿的骨折线。

（3）治疗：交叉韧带完全断裂者目前主张在关节镜下行韧带重建手术，可选用自体骨-髌韧带-骨、自体半腱股薄肌腱、同种异体肌腱或人工韧带作为移植材料。

2. 半月板损伤

半月板可分为三个区，即红-红区，红-白区及白-白区。红表示有血液运输，白表示无血液运输。红-红区撕裂位于滑膜缘有血运区，即撕裂两侧缘均有充足血供，愈合能力很强；红-白区撕裂位于有血运和无血运的分界部，也有一定的愈合能力；而白-白区则完全无血运，极难愈合。红-红区及红-白区撕裂在妥善地修复后均可愈合。内侧半月板比较大，近似"C"形；外侧半月板较小，形状似"O"形。

研磨力量是产生半月板破裂的主要原因。产生半月板损伤的四个因素：膝半屈、膝内收或外展、重力挤压和旋转力量。

在胚胎期，半月板为一完整的软骨盘，如果随着发育中心部分没有被吸收而发生椭圆形盘状畸形，称为盘状半月板。盘状半月板可因轻微外伤破裂。

（1）临床表现：

1）只有部分急性损伤病例有外伤史，慢性损伤病例无明确外伤史。

2）多见于运动员与体力劳动者，男性多于女性。

3）受伤后膝关节剧痛，不能伸直，并迅速出现肿胀，有时有关节内积血。

4）急性期过后转入慢性阶段。此时肿胀已不明显，关节功能亦已恢复，但总感到关节疼痛，活动时有弹响。有时在活动时突然听到"咔嗒"一声，关节便不能伸直，忍痛挥动几下小腿，再听到"咔嗒"声，关节又可伸直，此种现象称为关节交锁。

5）慢性阶段的体征有关节间隙压痛、弹跳、膝关节屈曲挛缩与股内侧肌的萎缩。沿着关节间隙扣摸，可以检查出压痛点。根据压痛点部位，可以大致判断是前角、体部还是后角撕裂。前角的水平撕裂在屈伸膝关节时可以看到"膝眼"处在弹跳。膝关节屈曲挛缩则提示撕裂的半月板嵌于股骨髁下，长期难以解锁。股内侧肌的萎缩为失用性，该体征提示膝关节内部结构紊乱。

特殊检查：过伸、过屈试验（膝关节完全伸直并轻度过伸时，半月板破裂处受牵拉或挤压而产生疼痛；将膝关节极度屈曲，破裂的后角被卡住而产生疼痛），McMurray试验（见本章第二节），研磨试验（又称Alpley试验，患者俯卧，膝关节屈曲成90°，检查者将小腿用力下压，并且做内旋和外旋运动，使股骨与胫骨关节面发生摩擦，若外旋产生疼痛，提示为内侧半月板损伤；此后将小腿上提，并做内旋和外旋运动，如外旋时引起疼痛，提示为内侧副韧带损伤），蹲走试验（主要用来检查半月板后角有无损伤，嘱患者蹲下走鸭步，并不时变换方向，或左或右。如患者能很好地完成这些动作，可以除外半月板后角损伤；如果因为疼痛不能充分屈曲膝关节，蹲走时出现响声及膝部疼痛不适，视为阳性）。

（2）辅助检查：主要用MRI。

（3）治疗：急性半月板损伤时可用长腿石膏托固定4周。症状不能消除者，考虑手术治疗。半月板损伤目前主张在关节镜下进行手术，边缘分离的半月板可以缝合，容易交锁的撕裂的半月板瓣片可以局部切除，有条件缝合的亦可以予以修复，破碎不堪的半月板亦可以在关节镜下全部摘除。

（盛璞义）

第二十四章

骨肿瘤

一、学习目的与要求

（1）掌握骨肿瘤的典型X线片表现。

（2）掌握常见骨肿瘤的多发年龄与部位。

（3）熟悉骨肿瘤常见病理活检方式与优缺点。

（4）熟悉骨肿瘤的治疗原则。

（5）了解骨肿瘤常见的手术方式。

二、学习方法与内容

（一）骨肿瘤的临床表现

骨肿瘤是指骨骼系统的原发性肿瘤（良性、恶性）或继发性（转移性）肿瘤，包括部分骨组织或其附属组织内的瘤样病变。正确的骨肿瘤诊断需要根据临床表现、影像学征象和病理检查综合进行。患者年龄、发病部位等常可以提供参考。原发性骨肿瘤中，良性以骨软骨瘤和软骨瘤多见，恶性以骨肉瘤和软骨肉瘤多见。多发年龄：骨肉瘤多发生于青少年，骨巨细胞瘤主要发生于成人，继发性骨肿瘤主要发生于老年人等。多发部位：骨肉瘤等恶性骨肿瘤多见于长骨生长活跃的部位，即干骺端，如股骨远端、胫骨近端；骨巨细胞瘤多发生于骨端，常见桡骨远端、股骨远端；软骨母细胞瘤发生于股骨远近端骨骺；尤因肉瘤则多见于股骨和肱骨骨干；转移瘤多累及血运丰富的中轴骨，如脊柱、骨盆等。

骨肿瘤常见的症状和体征：

（1）疼痛与压痛：良性肿瘤多无疼痛，但有些良性肿瘤，如骨样骨瘤可因反应骨的生长而产生剧痛；恶性肿瘤大都有局部疼痛，开始时为间歇性、轻度疼痛，逐渐发展为持续性剧痛、夜间痛。良性肿瘤恶变或合并病理骨折时，可发生疼痛。

（2）局部肿块和肿胀：良性肿瘤常表现为质硬而无压痛，生长缓慢，通常被偶然发现。恶性肿瘤多见局部肿块和肿胀发展迅速。局部浅静脉怒张反映肿瘤的血运丰富，多属恶性。

（3）功能障碍和压迫症状：邻近关节的肿瘤，由于疼痛和肿胀可使关节活动功能障碍。脊髓肿瘤不论是良性、恶性，都可能引起压迫症状，甚至出现截瘫。位于骨盆的肿瘤可引起肠道和尿道机械性梗阻症状。

（4）病理性骨折：轻微外伤引起病理性骨折是某些骨肿瘤的首发症状，也是恶性骨肿瘤和转移性胃肿瘤的常见并发症。晚期恶性骨肿瘤患者可出现贫血、消瘦、食欲不振、体重下降、低热等全身症状。远处转移多为血行转移。

（二）骨肿瘤的影像学检查

（1）X线片：是诊断骨肿瘤最有价值的影像学检查手段之一，能反映骨与软组织的基本病变。骨内的肿瘤性破坏表现为溶骨型、成骨型和混合型。有些骨肿瘤的反应骨可表现为骨的沉积。临床上将肿瘤细胞产生的类骨称为肿瘤骨。

良性骨肿瘤具有界限清楚、密度均匀的特点。多为膨胀性病损或者外生性生长。病灶骨质破坏呈单房性或多房性，内有点状、环状、片状骨化影，周围可有硬化反应骨，通常无骨膜反应。

恶性骨肿瘤的病灶多不规则，呈虫蛀样或筛孔样，密度不均，界限不清，若骨膜被肿瘤顶起，骨膜下产生新骨，呈现出三角形的骨膜反应阴影，此为Codman三角，多见于骨肉瘤。若骨膜的掀起为阶段性，可形成同心圆或板层状排列的骨沉积，X线片表现为"葱皮"现象，多见于尤因肉瘤。若恶性肿瘤生长迅速，超出骨皮质范围，同时血管随之长入，肿瘤骨与反应骨沿放射状血管方向沉积，表现为"日光射线"形态。某些生长迅速的恶性肿瘤很少有反应骨，X线片

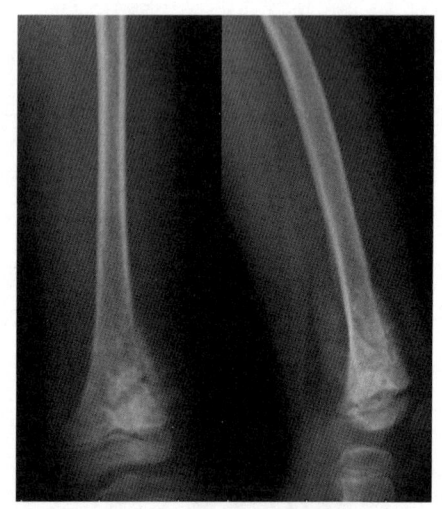

图24-1　骨肉瘤典型X线表现

表现为溶骨性缺损，骨质破坏。而有些肿瘤如前列腺癌骨转移，可激发骨的成骨反应（图24-1）。可见以成骨为主的骨破坏，日光放射状骨膜反应，软组织肿块及Codman三角。

（2）CT和MRI检查：可以为骨肿瘤的存在及确定骨肿瘤的性质提供依据，也可明确肿瘤的范围，识别肿瘤侵袭的程度及与邻近组织的关系，帮助医师制订手术方案和评估治疗效果。

（3）发射计算机断层显像（emission computed tomography，ECT）检查：可以明确病损范围，先于其他影像学检查几周或几个月显示骨转移瘤的发生，但特异性不高，不能单独作为诊断依据，须经X线片或CT的证实。骨显像还能早期发现可疑的骨转移灶，防止漏诊；也可帮助医师了解异体骨、灭活骨的骨愈合情况。

（4）数字减影血管造影（digital subtraction angiography，DSA）检查：可显示肿瘤血供情况，如肿瘤的主干血管、新生的肿瘤性血管情况，以利于作选择性血管栓塞和注入化疗药物；化疗前后对比检查可了解新生肿瘤性血管的改变，监测化疗的效果。

（5）其他检查：超声检查可描绘软组织肿瘤和突出骨外的肿瘤情况，对骨转移癌寻找原发灶有很大帮助。脊髓造影、钡餐造影、关节对比造影、尿路造影术等对了解相邻骨组织的侵犯范围有辅助作用。

（三）骨肿瘤的病理活检

病理组织学检查是最后确定诊断骨肿瘤的可靠检查，分为穿刺活检和切开活检两种。穿刺活检具有简便易行、血肿少、肿瘤自然屏障保留、瘤细胞不易散落、较少造成病理性骨折等优点；切开活检取材充分、准确，但对手术麻醉条件要求较高，同时对肿瘤局部干扰较大，容易造成术野污染和病理性骨折。

（四）骨肿瘤的治疗

骨肿瘤的治疗包括随访观察、外科手术及其他辅助治疗。对于静止期的、无临床症状的良性肿瘤或瘤样病变可以进行观察随访。对于有症状的、随访期内出现进展的或者存在病理性骨折风险的良性骨肿瘤常采用手术治疗，通过外科手术方式切除或刮除病灶，并根据是否存在骨缺损进行自体或异体骨植骨，必要时可进行内固定治疗或预防骨折。

以骨肉瘤为主的恶性骨肿瘤需要手术联合必要的辅助治疗。骨肉瘤的治疗主要是新辅助化疗和手术治疗。新辅助化疗是术前和术后的多药联合化疗，一线药物包括甲氨蝶呤、阿霉素和顺铂。手术治疗包括广泛性切除和根治性切除，现多采用人工假体重建切除后的骨缺损。对于辅助治疗不敏感的或者局部血管神经受累的高度恶性肿瘤，截肢术仍是最佳的选择。

尤因肉瘤等对放疗敏感的肿瘤可采用辅助放疗，骨巨细胞瘤可采用地舒单抗进行辅助治疗。近年来靶向药物的应用使得化疗耐药和远处转移的晚期患者部分收益。对于继发性骨肿瘤，常根据原发肿瘤分期和预计生存期选择合适的手术干预方式和辅助治疗。

（五）骨肿瘤的预后

良性骨肿瘤通常预后良好，恶性骨肿瘤通常通过血行转移至远处，其中肺是最常见的转移部位。经过规范的化疗和手术，骨肉瘤的5年生存率通常可达到60%左右。

（王博　黄纲）

第二十五章

脊柱外科

一、学习目的与要求

（1）熟悉腰椎间盘的解剖与生理。

（2）熟悉腰椎间盘突出症的流行病学特点及分型。

（3）掌握腰椎间盘突出症的临床特点、影像检查、诊断与鉴别诊断。

（4）掌握腰椎间盘突出症的治疗原则。

二、学习方法与内容

（一）腰椎间盘的解剖与生理

成人脊椎骨共26块，包括颈椎7块、胸椎12块、腰椎5块、骶椎1块、尾椎1块；椎间盘为脊椎椎体间的连接结构，由于寰枢椎（即第一、第二颈椎）间和骶尾椎间无椎间盘，故成人脊椎椎间盘共23个，其中腰椎间盘共5个，分别位于腰1/2、腰2/3、腰3/4、腰4/5和腰5/骶1（常见缩写分别为L1/2、L2/3、L3/4、L4/5、L5/S1）。椎间盘由软骨板、纤维环、髓核三部分构成。软骨板由透明软骨构成，覆盖于上下椎体的骨面；纤维环由富含胶原纤维束的纤维软骨构成，包绕于髓核四周，最薄弱处位于后外侧，故髓核突出以后外侧最为常见；髓核是一种弹性胶状物质，富含糖胺聚糖蛋白复合体、硫酸软骨素和大量水分，具有传输和缓冲脊椎负荷的作用。腰骶神经根从硬脊膜囊前外侧穿出，在椎管内斜向外下走行，经椎间孔离开椎管，如L4神经根即经L4/5椎间孔离开椎管。一般情况下，L3/4椎间盘突出压迫L4神经根，L4/5椎间盘突出压迫L5神经根，L5/S1椎间盘突出压迫S1神经根（图25-1）。

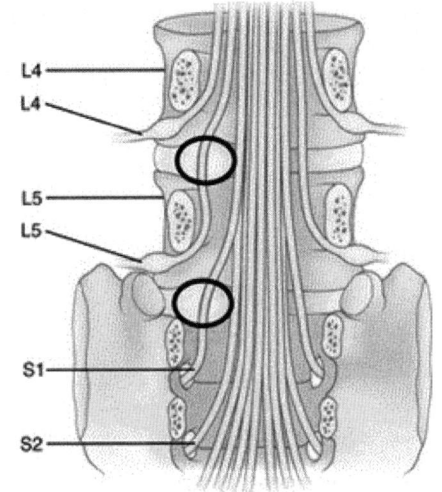

图25-1　腰椎间盘与神经根的关系示意

（二）腰椎间盘突出症的流行病学特点及分型

1. 流行病学特点

腰椎间盘突出症（lumbar disc herniation，LDH）是脊柱外科最常见的疾病，多发于青壮年，男性较女性多见。由于腰骶部活动度大，且处于活动的脊柱与固定的骨盆间的移行部位，承受的压力较大，容易发生损伤及退变，以L4/5、L5/S1椎间盘突出发生率最高，占腰椎间盘突出总数的90%以上。

2. 分型

多根据腰椎间盘突出症的临床、影像、病理特点等进行分型，常见的有以下几种分型。

（1）根据突出位置分型：中央型，即髓核突出位于后方正中央，严重者可造成马尾神经受压引起排大小便功能障碍和鞍区感觉障碍；旁中央型，髓核突出位于椎间盘后方中央偏于一侧；旁侧型，髓核突出位于椎间盘后外侧，压迫该侧神经根引起根性症状，最为常见；极外侧型，髓核突出更偏向外侧，靠近椎间孔，压迫椎间孔内或已出椎间孔的神经根，发生率低（约占3%），受累神经根比上述各型所压迫神经根高一个节段，即L4/5极外侧椎间盘突出压迫L4神经根。

（2）根据突出程度分型：隆起型，纤维环部分破裂，表层完整；破裂型，纤维环完全破裂，髓核由裂口突出；游离型，纤维环完全破裂，髓核由裂口脱出，游离于后纵韧带之下或穿过韧带进入椎管，个别病例甚至破入硬膜囊。

（三）病史采集

1. 详细了解腰椎间盘突出症的特点及伴随症状

（1）腰痛或放射性下肢痛：发生率95%以上，腰痛可出现于腿痛之前、之后，也可以同时发生，疼痛具有以下特点。

1）腰痛特点：主要位于下腰部、腰骶部，为起病缓慢、定位不甚准确的局限或广泛的钝性疼痛，一般腰痛较腿痛症状轻，很少有腰椎间盘突出症患者由于腰痛严重影响工作和生活。

2）下肢痛为根性痛：根性痛，即疼痛沿神经根分布区域放射，L4神经根受压，疼痛放射至大腿前外侧、膝前方和小腿前内侧；L5神经根受压，疼痛沿臀部、大腿后侧放射至小腿前外侧及足内侧、足背、足趾；S1神经根受压，疼痛放射至小腿后外侧、外踝、足跟、足底。

3）诱发及缓解因素：可有腰部扭伤等外伤史；活动或劳累后加重，卧床休息可缓解；打喷嚏、排便等腹压增大的动作可使症状加重；为缓解疼痛，患者常被迫采取某一体位，如侧卧屈髋屈膝、床上跪位、下蹲位等。

（2）下肢麻木无力：受累神经根损害严重，可导致支配皮肤感觉减退、肌肉力量减弱，严重者可出现痛觉过敏、肌肉瘫痪。

（3）排大小便功能障碍：腰椎间盘突出严重者可导致马尾神经损伤，即马尾综合征，患者可出现便秘、排便困难、尿潴留、尿失禁等，以及下肢不全瘫、鞍区感觉障碍、性功能障碍等。

2. 了解诊疗经过

起病后是否接受过治疗，如按摩、牵引、针灸等物理治疗，封闭、止痛、脱水等药物治疗，应详细记录治疗疗程、治疗效果。

3. 询问既往病史

应详细询问患者既往外伤史、感染病史（如结核、布氏杆菌感染等），对于老年患者应注意询问肿瘤病史；另外尚需注意是否有尿路结石等脊柱外疾病情况。

（四）腰椎间盘突出症的体征

1. 一般体征

患者可呈现跛行步态；脊柱腰椎生理性前凸减小或代偿性脊柱侧凸；腰背部局部压痛，或棘突旁1～2cm压痛并向下肢放射，或臀部坐骨神经出口处压痛并向下肢放射；腰椎活动不同程度受限。

2. 受累神经根定位体征

（1）感觉定位体征：

1）小腿内侧感觉减退，提示L4神经根受累。

2）小腿外侧及足部内侧感觉减退，提示L5神经根受累。

3）外踝、足背外侧、足底感觉减退，提示S1神经根受累。

（2）肌力及反射定位体征：

1）股四头肌肌力减弱及膝反射减弱，提示L4神经根受累。

2）踇/趾背伸肌肌力减弱，提示L5神经根受累。

3）小腿三头肌肌力减弱及踝反射减弱，提示S1神经根受累。

3. 特殊检查

（1）直腿抬高试验（straight leg raising test，SLRT），亦称为Lasegue征：患者仰卧，检查者握住患者踝部，一手置于膝上，保持膝关节完全伸直，抬高患肢，出现下肢放射痛时记录抬高度数，抬高小于70°即为阳性。如抬高40°为阳性，则记录为直腿抬高试验40°阳性。稍放低直腿抬高角度，检查者握住患者足部背伸踝关节，若再次引起下肢放射痛，即为直腿抬高加强试验阳性（Bragard征）。L4/5、L5/S1椎间盘突出导致L5、S1神经根受累时，上述检查多为阳性。

（2）股神经牵拉试验：患者俯卧，患侧膝关节屈曲，过伸髋关节，若出现股前侧放射痛即为阳性，提示参与构成股神经的神经根受累。常见于L2/3、L3/4等高位腰椎间盘突出症患者。

（五）辅助检查

1. X线检查

X线检查是脊柱外科最基本的检查，对于腰椎间盘突出症而言，由于椎间盘透光度大，X线检查不能直观显示椎间盘的病理状态，但可以显示脊椎退变的征象（如椎间隙变窄、骨质增生等），并初步排查其他病变，如肿瘤、结核、脊椎发育异常（如峡部裂、脊柱畸形等）等。

2. CT检查

CT检查可清晰显示不同层面椎间盘形态及其与神经根、硬膜囊关系；同时CT能非常准确地显示骨性结构，如椎间盘钙化、椎间关节、椎弓峡部裂等。

3．MRI检查

目前MRI检查是椎间盘突出症较为准确、简单的无创性检查手段。可清晰显示椎间盘突出的位置、类型，以及神经根、硬膜囊的受压情况。

4．其他检查

脊髓造影为有创检查，近年来随着CT和MRI的发展，目前已较少在临床上采用；肌电图主要用于排除椎间盘突出以外的神经病变。

（六）腰椎间盘突出症的诊断与鉴别诊断

根据腰痛及下肢放射痛，下肢感觉、肌力、反射的神经定位特点，直腿抬高试验/股神经牵拉试验，X线、CT、MRI等影像学检查，腰椎间盘突出症可得到确诊。

腰椎间盘突出症尚需同以下疾病进行鉴别：腰椎结核、腰椎肿瘤、腰肌劳损、腰椎管狭窄症、腰椎滑脱症、骨质疏松症及骨质疏松性骨折、腹膜后病变（如泌尿系结石、转移肿瘤等）。

当腰椎间盘突出导致急性马尾神经损伤（即马尾综合征）时，应积极治疗，甚至需急诊手术以挽救神经功能。

（七）腰椎间盘突出症的治疗原则

包括非手术治疗与手术治疗，应根据患者情况进行个体化选择。

1．非手术治疗

卧床休息；药物治疗；牵引、按摩疗法；封闭疗法等。

2．手术治疗指征

①症状严重而经过严格保守治疗无效，症状持续半年以上者。②神经根明显受压，产生神经功能损害者。③多次反复发作者。④中央型突出或有马尾神经压迫症状者。

3．手术方法

目前脊柱外科手术技术发展迅速，尽管传统的开放式髓核摘除术仍为"金标准"术式，但如椎间孔镜下髓核摘除术等微创内镜手术越来越受手术医师青睐。

（苏培强）

第二十六章

胸外科

第一节 肺癌

一、学习目的与要求

（1）熟悉肺癌的致病因素。

（2）掌握肺癌的病理分类及转移方式。

（3）掌握肺癌的常见临床表现。

（4）掌握肺癌的影像和病理诊断与鉴别诊断。

（5）熟悉肺癌的TNM分期。

（6）掌握肺癌的治疗原则和治疗方法。

二、学习方法与内容

（一）肺癌的致病因素

肺癌又称原发性支气管肺癌，是源于支气管黏膜或腺体的恶性肿瘤。近年来，肺癌的发病率明显升高，在发达国家和我国大城市中，肺癌的发病率已位居肿瘤发病的首位，致死率也成为恶性肿瘤死因中的首位。肺癌的发病年龄大多在40岁以上，以男性居多，但女性肺癌的发病率近年明显升高。

肺癌病因至今不完全明确。致病因素包括：①吸烟：长期大量吸烟是肺癌最重要的风险因素，吸烟量越大、开始年龄越早、吸烟年限越长，则患肺癌的危险性越高。戒烟后随戒烟年数的增加，患肺癌的危险性会有所下降，但吸烟的致病效应不会完全消失。②大气污染、烹饪油烟、职业接触（包括砷、镉、铬、镍、石棉、煤炼焦过程、电离辐射等）、饮食因素、遗传易感性基因变异（如nm23-H1、EGFR、Ras等基因突变及表达的变化）。

（二）肺癌的病理分类及转移方式

按起源部位，肺癌分为中心型肺癌和周围型肺癌。起源于肺段支气管开口近端，位置靠近肺门的肺癌被称为中心型肺癌；起源于肺段支气管开口远端，位于肺周围部分的肺癌被称为周围型肺癌。肿瘤可向支气管腔内和/或周围结构浸润生长，也可通过淋巴、血行转移扩散。肺癌的分布：右肺多于左肺，上叶多于下叶。

1. 病理分类

肺癌通常分为小细胞肺癌和非小细胞肺癌两大类。由于小细胞肺癌在生物学行为、治疗、预后等方面与其他类型差别巨大，因此将除小细胞肺癌以外的肺癌统称为非小细胞肺癌。按细胞类型将肺癌分为9种。常见的肺癌有4种，具体阐述如下。

（1）鳞状细胞癌：与吸烟关系密切，男性占多数。大多起源于较大的支气管，常为中心型肺癌。鳞癌的分化程度不一，生长速度较缓慢，病程较长，肿块较大时可以发生中心坏死，形成厚壁空洞。通常先经淋巴转移，血行转移发生较晚。

（2）腺癌：近年来发病率明显上升，已超越鳞状细胞癌成为最常见的肺癌。发病年龄普遍低于鳞状细胞癌和小细胞肺癌，多为周围型，一般生长较慢，但有时在早期即发生血行转移，淋巴转移较晚。

旧称的细支气管肺泡癌是腺癌的一种特殊类型，起源于肺泡上皮，影像学呈特征性的磨玻璃影（ground-glass opacity，GGO），显微镜下见沿细支气管、肺泡管和肺泡壁生长，不侵犯肺间质。

（3）小细胞癌：与吸烟关系密切。多见于老年男性，以中心型多见。因细胞形态与小淋巴细胞相似，形如燕麦穗粒，旧称燕麦细胞癌。小细胞癌为神经内分泌起源，恶性程度高、生长快，可很早出现淋巴和血行转移。其对放射治疗和化学疗法虽较敏感，但可迅速耐药，预后差。

（4）大细胞癌：相对少见，与吸烟有关。多见于老年男性，以周围型多见。肿块往往较大，常见中心坏死。显微镜下特点是多边形大细胞，胞质丰富，排列松散，核大。大细胞癌分化程度较低，预后不良。

部分肺癌病例常同时存在不同类型的癌种组织，如腺癌和鳞癌混合，非小细胞癌与小细胞癌并存等。

近年来随着分子生物学的发展，肺癌（特别是非小细胞肺癌）的分子病理分型取得了重大进展。驱动基因阳性和阴性的分子病理分型在临床指导肺癌治疗（特别是非小细胞肺癌的靶向治疗）中发挥了重要作用。

2. 转移

（1）直接扩散：癌肿沿支气管壁向支气管腔内生长，造成支气管腔部分或全部阻塞；癌肿可穿越肺叶间裂侵入相邻的肺叶；肺癌可突破脏层胸膜，造成胸膜腔种植转移；癌肿可直接侵犯胸壁、纵隔内其他组织和器官。

（2）淋巴转移：淋巴转移是常见的扩散途径。小细胞癌在早期即可经淋巴转移。癌细胞经支气管和肺血管周围的淋巴管道，先侵入邻近的肺段或肺叶支气管周围的淋巴结，然后到达肺门或隆突下淋巴结，或经气管旁淋巴结，最后累及锁骨上前斜角肌淋巴结和颈部淋巴结。纵隔和锁骨上及颈部淋巴结转移一般发生在原发灶同侧，但也可以在对侧，即交叉转移。肺癌也可以在肺内、肺门淋巴结无转移情况下发生纵隔淋巴结转移，即跳跃转移。

（3）血行转移：小细胞癌和腺癌的血行转移较鳞状细胞癌常见。肺癌最常见的远处转移部位是骨、脑、肝、肾上腺。

（三）肺癌的常见临床表现

肺癌的临床表现与癌肿的部位、大小，是否压迫侵犯邻近器官及有无转移等情况密切相关。

1．早期肺癌

早期肺癌特别是周围型肺癌往往无任何症状，大多在行胸片或胸部CT检查时发现。随着肿瘤的进展患者出现不同的症状。

临床常见症状包括咳嗽、血痰、胸痛、发热、气促。其中最常见的症状为咳嗽，癌肿在较大的支气管内长大后，患者常出现刺激性咳嗽。当癌肿继续长大阻塞支气管时，继发肺部感染，痰量增多，伴有脓性痰液。血痰常见于中心型肺癌，通常为痰中带血点、血丝或断续、少量咯血，大量咯血很少见。肿瘤侵犯胸壁等可引起胸痛或背痛。

肺癌的症状没有特异性，如呼吸道症状尤其是血痰、干咳经治疗两周后仍不愈，或原有的呼吸道症状发生改变，要警惕肺癌的可能性。

2．局部晚期肺癌

局部晚期肺癌压迫或侵犯邻近器官时可产生下列症状和体征：①压迫或侵犯膈神经，引起同侧膈肌麻痹。②压迫或侵犯喉返神经，引起声带麻痹，声音嘶哑。③压迫上腔静脉，引起上腔静脉阻塞综合征，表现为面部、颈部、上肢和上胸部静脉怒张，皮下组织水肿。④侵犯胸膜，可引起胸膜腔积液，常为血性积液，导致气促；癌肿侵犯胸膜及胸壁，还可引起持续性剧烈胸痛。⑤癌肿侵入纵隔，压迫食管，可引起吞咽困难。⑥肺上沟瘤，亦称Pancoast瘤，侵入纵隔和压迫位于胸廓入口的器官或组织，如第1肋骨、锁骨下动脉和静脉、臂丛神经、颈交感神经等，会产生剧烈胸肩痛、上肢静脉怒张、水肿、臂痛和上肢运动障碍，也可引起同侧霍纳（Horner）综合征。

3．远处转移的临床表现

侵犯的器官不同，产生的症状不同，脑转移可引起头痛、恶心或其他神经系统症状和体征；骨转移可引起骨痛、碱性磷酸酶或血钙升高；肝转移可导致右上腹痛、肝肿大，以及碱性磷酸酶、谷草转氨酶、乳酸脱氢酶或胆红素升高；皮下转移时可在皮下触及结节。

4．副瘤综合征

少数肺癌病例，由于肿瘤产生内分泌物质，临床上呈现非转移性的全身症状，如骨关节病综合征（杵状指、骨关节痛、骨膜增生等）、库欣（Cushing）综合征、兰伯特-伊顿（Lambert-Eaton）综合征、男性乳腺增大、多发性肌肉神经痛等。这些症状在肺肿瘤切除后可能消失。

（四）肺癌的影像和病理诊断与鉴别诊断

早期诊断具有重要意义。早诊断、早治疗，才能获得较好的疗效。特别是有临床表现者应尽早进行影像学检查。

1.影像学检查

（1）胸部X线正侧位片：是常用的检查方法，可发现大部分肺内病灶。中心型肺癌早期X线胸片可无异常征象。当癌肿阻塞支气管，受累的肺段或肺叶可出现肺炎征象。支气管管腔被癌肿完全阻塞，可产生相应的肺叶或一侧全肺不张。癌肿转移到肺门及纵隔淋巴结可出现肺门阴影或纵隔阴影增宽，不张的上叶肺与肺门肿块联合可形成"反S征"影像。纵隔转移淋巴结压迫膈神经时，可见膈肌抬高，透视可见膈肌反常运动。气管隆嵴下肿大的转移淋巴结，可使气管分叉角度增大。晚期病例还可看到胸膜腔积液或肋骨破坏。

（2）CT检查：胸部CT图像避免了病变与正常组织互相重叠，可发现一般X线检查隐藏区的病变（如肺尖、脊柱旁、心脏后、纵隔等处）。其因薄层扫描，密度分辨率很高，可以显示直径更小、密度更低的病变。CT不但可以显示病灶的局部影像特征，还可以评估肿瘤范围、肿瘤与邻近器官关系、淋巴结转移状况，为制订肺癌的治疗方案提供重要依据，也是发现早期肺癌最有效的手段，因此CT已成为现在最常用检查方法。

常见的CT征象：肺部肿物有中性分叶核粒细胞征、毛刺征、空泡征、细支气管充气征、肿瘤滋养动脉、血管切迹和集束征、胸膜凹陷或牵拉征、偏心空洞等征象。部分早期腺癌在CT中可表现为磨玻璃影。中心型肺癌CT表现为肺门肿块，还可表现支气管内占位，管腔狭窄、阻塞，管壁增厚，同时伴有肺门增大，以及阻塞性肺炎或肺不张等改变。

（3）正电子发射计算机断层显像（Positron emission computed tomography，PET）：PET检查是利用正常细胞和肿瘤细胞对核素标记的脱氧葡萄糖的摄取不同而显像的检查，恶性肿瘤的糖代谢高于正常细胞，表现为局部放射性浓聚。适应证包括：肺结节的鉴别诊断、肺癌分期、转移灶检测、疗效评价、肿瘤复发转移监测等。近年来发展的PET-CT，结合了PFT与CT的优点，弥补了PET对病灶无法精确定位的缺点，提高了诊断的效能及准确性。

（4）MRI检查：并非肺癌诊断的常用检查手段，但MRI对显示肺上沟瘤胸壁侵犯及锁骨下血管和臂丛神经受累情况可提供更准确的诊断信息。此外，对碘过敏不能行增强CT扫描的病例可考虑行MRI检查。

（5）超声检查：超声检查对于肺癌分期具有重要意义，除腹部超声（主要是肝和肾上腺）外，胸腔积液定位、锁骨上区淋巴结超声检查等也是重要的辅助检查手段。

（6）骨扫描：采用Tc标记的二膦酸盐进行骨代谢显像是肺癌骨转移筛查的重要手段。

2.病理学检查

（1）痰细胞学检查：肺癌脱落的癌细胞可随痰液咳出，痰细胞学检查找到癌细胞，可以明确诊断。中心型肺癌，特别是伴有血痰的病例，在痰中找到癌细胞的机会较高。临床可疑肺癌患者，应连续送检痰液3次或3次以上做细胞学检查。

（2）支气管镜检查：临床怀疑的肺癌病例应常规进行支气管镜检查，其主要目的：①观察气管和支气管中的病变，并取得病理学证据（包括在直视下钳取、刷检、肺泡灌洗）。②病灶准确定位，对制订手术切除范围、方式有重要意义。③发现可能同时存在的气管内原发癌。近年新出现的自发荧光电子支气管镜技术能进一步提高对肉眼未能观察到的原位癌或隐性肺癌的诊断。

（3）超声引导下经支气管针吸活检（endobronchial ultrasound-guided transbronchial needle aspiration，EBUS-TBNA）和磁导航系统引导活检术：这是近年来出现的新技术，可对纵隔或肺门淋巴结进行细针穿刺针吸活检，已广泛应用于肺癌病理获取和淋巴结分期。与纵隔镜检查相比，针吸活检具有更加微创的优势。最近应用于临床的磁导航系统可以在磁导航下对更外周和更小结节进行细针穿刺针吸活检，提供更精准定位。

（4）纵隔镜检查：可直接观察气管周围、隆突下区域淋巴结情况，并做组织活检，明确纵隔淋巴结有无转移。由于纵隔镜是在直视下取材，取材量大，诊断准确率高，因此纵隔镜目前仍然是诊断上述区域纵隔淋巴结转移的标准，但需要全麻局部切口，因此较内镜超声引导细针穿刺创伤大。

（5）经胸壁穿刺针口及活检（transthoracic needle aspiration，TTNA）：对于肺部的病变，尤其是靠近周边的肿块，常规的痰细胞学检查或支气管镜检查等难以确诊时，可考虑行TTNA。在CT或超声引导下进行经胸壁穿刺针吸活检，有引起气胸、出血的可能，少数可能会出现针道种植转移，故通常只用于无手术指征的肺癌患者病理取材，以协助指导放疗、化疗方案的制订。

（6）胸腔积液检查：对于怀疑肺癌转移所致胸腔积液，可抽取胸腔积液做细胞学检查，寻找癌细胞。

（7）转移病灶活检：怀疑转移的体表淋巴结（如锁骨上淋巴结）或皮下结节，可切取病灶组织做病理切片检查，或穿刺抽取组织做涂片检查，以明确诊断。

（8）胸腔镜检查：在其他检查未能取得病理诊断且临床高度怀疑肺癌时，可考虑电视胸腔镜外科手术（video-assisted thoracic surgery，VATS）全面探查胸腔内情况，针对胸膜病变、肺的弥漫性病变、肺外周小结节、肺门纵隔淋巴结等进行活检，明确病理诊断及分期，并可同时完成治疗性切除手术。

3. 鉴别诊断

按肿瘤发生部位、病理类型和分期，肺癌在临床上可以有多种表现，需要与下列疾病鉴别。

（1）肺结核：①肺结核球，易与周围型肺癌混淆。肺结核球多见于青年，一般病程较长，发展缓慢。病变常位于上叶尖后段或下叶背段。X线片上块影密度不均匀，可见到稀疏透光区和钙化点，肺内常另有播散性结核病灶。②血行播散型肺结核，易与腺癌混淆。血行播散型肺结核常见于青年，患者全身毒性症状明显，抗结核药物治疗可改善症状，使病灶逐渐吸收。③肺门淋巴结结核，在X线平片上表现为肺门块影，可误诊为中心型肺癌。肺门淋巴结结核多见于青少年，常有结核感染症状，很少有咯血。

肺癌可以与肺结核合并存在。两者的临床症状和X线片征象相似，易被忽视，以致延误肺癌的早期诊断。中年以上肺结核患者出现在原有肺结核病灶附近或其他肺内出现密度较浓的块状阴影、肺叶不张、一侧肺门阴影增宽，以及在抗结核药物治疗过程中肺部病灶未见好转反而逐渐增大等情况时，应引起高度怀疑，需进一步做痰细胞学检查和支气管镜检查以鉴别。

（2）肺部炎症：①支气管肺炎，由肺癌产生的阻塞性肺炎，易被误诊为支气管肺炎。支气管肺炎发病较急，感染症状比较明显。X线片上表现为边界模糊的片状或斑点状阴影，密度不均匀，且不局限于一个肺段或肺叶。经抗菌药物治疗后，症状迅速消失，肺部病变吸收也较快。②肺脓肿，肺癌中央部分坏死液化形成癌性空洞时，其X线平片表现易与肺脓肿混淆。肺脓肿在急性期有明显感染症状，痰量多，呈脓性，X线平片上空洞壁较薄，内壁光滑，常有液平面，脓肿周围的肺组织或胸膜常有炎性病变。支气管造影空洞多可充盈，并常伴有支气管扩张。

（3）肺部其他肿瘤：①肺部良性肿瘤，如错构瘤、纤维瘤、软骨瘤等，有时需与周围型肺癌鉴别。一般肺部良性肿瘤病程较长，生长缓慢，临床上大多没有症状。在X线平片上呈现接近圆形的块影，密度均匀，可以有钙化点，轮廓整齐，多无中性分叶核粒细胞状。②支气管腺瘤，是一种低度恶性肿瘤。发病年龄比肺癌早，女性发病率较高。临床表现可以与肺癌相似，常反复咯血。X线片上的表现有时也与肺癌相似。经支气管镜检查，诊断未能明确者宜尽早行胸腔镜检查或剖胸探查。③炎性假瘤，慢性非特异性炎症疾病引起的类瘤样病变，以青壮年居多，患者多无症状，X线表现为边界清楚的结节状影，阴影近侧可伴有指向肺门的粗大肺纹理，为炎症吸收不全所致。

（五）肺癌的TNM分期

肺癌的分期对临床治疗方案的选择具有重要指导意义。世界卫生组织按照肿瘤（T）、淋巴结转移（N）和远处转移（M）情况对肺癌加以分期（表26-1和表26-2）。适用于非小细胞肺癌和小细胞肺癌，以前小细胞肺癌所用的"局限期"和"广泛期"两分法已不适用。

表26-1 国际抗癌肺癌TNM分期

原发肿瘤T
T_x 原发肿瘤不能评价；或痰细胞学、支气管冲洗液找到癌细胞，但影像学或支气管镜没有可视肿瘤
T_0 没有原发肿瘤的证据
T_{is} 原位癌
T_1 ①肿瘤最大径≤3cm，周围包绕肺组织及脏层胸膜 ②镜下肿瘤没有累及叶支气管以上（即只有累及叶支气管） 　　T_{1a} 肿瘤最大径≤1cm 　　T_{1b} 肿瘤最大径>1cm，≤2cm 　　T_{1c} 肿瘤最大径>2cm，≤3cm
T_2 ①肿瘤最大径>3cm，≤5cm ②累及主支气管（不常见的表浅扩散型，不论体积大小，侵犯限于支气管壁时，虽可能侵犯主支气管，仍为T_1），但未侵及隆突 ③累及脏层胸膜 ④有阻塞性肺炎或部分/全肺性肺不张 符合以上任一条件即归为T_2 　　T_{2a} 肿瘤最大径>3cm，≤4cm 　　T_{2b} 肿瘤最大径>4cm，≤5cm

（续表）

$T_3$①肿瘤最大径>5cm，≤7cm或任何大小的肿瘤已直接侵犯下述结构之一者：胸壁（包括肺上沟瘤）、膈神经、心包

②全肺的肺不张或阻塞性炎症

③原发肿瘤同一叶内出现孤立性癌结节

符合以上任一条件即归为T_3

$T_4$①肿瘤最大径>7cm或任何大小的肿瘤已直接侵犯下述结构之一者：纵隔、心脏、大血管、气管、喉返神经、食管、椎体、隆突、膈肌

②同侧非原发肿瘤所在叶的其他肺叶出现孤立性癌结节

区域淋巴结（N）

N_x 区域淋巴结不能评价

N_0 没有区域淋巴结转移

N_1 同侧支气管周围淋巴结和/或同侧肺门淋巴结及肺内淋巴结转移，包括原发肿瘤的直接侵犯

N_2 同侧纵隔和/或隆突下淋巴结转移

N_3 对侧纵隔、对侧肺门淋巴结、同侧或对侧前斜角肌及锁骨上淋巴结转移

远处转移（M）

M_x 远处转移不能定义

M_0 没有远处转移

M_1 有远处转移

　　M_{1a} 局限于胸腔内，包括胸膜播散（恶性胸腔积液、心包积液或胸膜结节）及对侧肺叶出现肿瘤结节

　　M_{1b} 远处器官单发转移

　　M_{1c} 多个远处器官转移或单发多处转移

表26-2　2017年第8版肺癌国际分期标准

分期		T	N	M
隐匿性癌		Tx	N_0	M_0
I 期	I $_{A1}$	T_{is}，T_{1a}	N_0	M_0
	I $_{A2}$	T_{1b}	N_0	M_0
	I $_{A3}$	T_{1c}	N_0	M_0
	I $_B$	T_{2a}	N_0	M_0
II 期	II $_A$	T_{2b}	N_0	M_0
	II $_B$	$T_{1a}\sim T_{2b}$	N_1	M_0
		T_3	N_0	M_0

（续表）

分期		T	N	M
Ⅲ期	ⅢA	$T_{1a}\sim T_{2b}$	N_2	M_0
		$T_3\sim T_4$	N_1	M_0
		T_4	N_0	M_0
	ⅢB	$T_{1a}\sim T_{2b}$	N_3	M_0
		$T_3\sim T_4$	N_2	M_0
	ⅢC	$T_3\sim T_4$	N_3	M_0
Ⅳ期	ⅣA	任何T	任何N	M_{1a}，M_{1b}
	ⅣB	任何T	任何N	M_{1c}

（六）肺癌的治疗原则和治疗方法

肺癌的治疗方法主要有外科手术治疗、放射治疗、化学治疗、靶向治疗、免疫治疗等。小细胞肺癌和非小细胞肺癌在治疗原则上有很大的不同。小细胞肺癌远处转移早，除早期（$T_{1\sim2}N_0M_0$）的患者适用于手术治疗外，其他以非手术治疗为主。而非小细胞肺癌则依据确诊时的TNM分期进行治疗（表26-3）。

表26-3   非小细胞肺癌分期治疗原则

分期	一般治疗原则
ⅠA	手术治疗
ⅠB	手术治疗，部分患者可考虑术后辅助化疗或辅助靶向治疗
ⅡA	手术治疗＋术后辅助化疗或辅助靶向治疗
ⅡB	手术治疗＋术后辅助化疗或辅助靶向治疗
ⅢA	多学科综合治疗：化疗或靶向治疗、免疫治疗、放疗＋/–手术治疗
ⅢB	多学科综合治疗：化疗或靶向治疗、免疫治疗＋放疗
Ⅳ	化疗、免疫治疗，靶向治疗

1. 外科手术治疗

早期肺癌外科手术治疗通常能达到治愈效果。手术治疗的适应证是Ⅰ、Ⅱ期和部分经过选择的ⅢA期（如$T_3N_1M_0$）的非小细胞肺癌。对于纵隔淋巴结转移（N_2）的患者，可考虑在（新辅助）化疗/放化疗/靶向/免疫治疗后进行手术。ⅢB、Ⅳ期肺癌，手术不应被列为主要的治疗手段。

肺癌手术方式首选解剖性肺叶切除和淋巴结清扫。但由于肿瘤或患者耐受性因素，又可选择扩大切除和亚肺叶切除。扩大切除是指需切除范围不仅局限于一个肺叶的术式。如双肺叶切除、支气管袖状肺叶切除术、肺动脉袖状肺叶切除术、一侧肺切除（全肺切除）、心包内处理肺血管和/或合并部分左心房切除的全肺切除等。扩大切除的风险远高于标准肺叶切除，因此手术适应证的筛选宜谨慎。亚肺叶切除是指切除范围小于一个肺叶的术式，包括肺段切除术和肺楔形切除术。其优点是手术风险低，但与标准的肺叶切除相比，局部复发率增加，主要用于非常早期的肺癌和耐受不良的老年患者。常用的手术路径包括传统的开胸切口（一般指后外侧切口）、小切口辅助和全胸腔镜。小切口辅助和全胸腔镜创伤小，效果好，正逐步替代大部分传统开胸手术。

手术治疗禁忌证：①胸外淋巴结转移。②远处转移。③广泛肺门纵隔淋巴结转移。④胸膜转移。⑤神经血管侵犯。⑥心肺肝肾功能差，全身情况差。

2．放射治疗

放射治疗是肺癌局部治疗手段之一。对有纵隔淋巴结转移的肺癌，全剂量放射治疗联合化疗是主要的治疗模式；对有远处转移的肺癌，放射治疗仅用于对症治疗，是姑息治疗方法。对于一些早期肺癌或术后再发患者，因高龄或心肺等重要器官不能耐受手术者，放射治疗也可作为一种局部治疗手段。手术后放射治疗用于处理术后的切缘残留或局部晚期的病例。放射治疗也可用于控制肺癌的症状，如阻塞性肺不张、上腔静脉阻塞综合征或骨转移引起剧烈疼痛等。在各种类型的肺癌中，小细胞癌对放射疗法敏感性较高，鳞状细胞癌次之。

3．化学治疗

肺癌的化学治疗分为新辅助化疗（术前化疗）、辅助化疗（术后化疗）和系统性化疗。肺癌的标准化疗方案是下列药物之一与铂类药（顺铂或卡铂）的两药联合方案，包括长春瑞滨、紫杉醇、吉西他滨、多西他赛、培美曲塞、依托泊苷、拓扑替康（后两个药用于小细胞肺癌）等。身体耐受较差者也可选择单药化疗。辅助化疗疗程一般是4个周期，系统性化疗的疗程最多不超过6个周期。培美曲塞可用于维持治疗。

4．靶向治疗

针对肿瘤特有的驱动基因进行的治疗称为靶向治疗，其一般有较好的疗效且副作用较小。目前，主要用于非小细胞肺癌，应用靶点主要有表皮生长因子受体（epidermal growth factor receptor，EGFR）、间变性淋巴瘤激酶（anaplastic lymphoma kinase，ALK）、Ros-1、c-Met和血管内皮生长因子（vascular endothelial growth factor，VEGF）。对于非小细胞肺癌患者，最重要的靶向治疗药物是EGFR的小分子抑制剂（如吉非替尼、厄洛替尼、埃克替尼、阿法替尼、达可替尼、奥希替尼）和ALK抑制剂（如克唑替尼、色瑞替尼、阿来替尼、布加替尼、劳拉替尼）。对于携带*EGFR*和*ALK*基因突变的患者，靶向治疗的有效率和疾病控制时间远高于传统化疗。

5．免疫治疗

目前免疫治疗，特别是免疫检查点PD-1/PD-L1单抗的治疗是肺癌治疗的热点。已有多种药物在临床应用中显示出良好的疗效并在各期肺癌治疗（新辅助化疗、术后化疗、晚期治疗）中均取得较好疗效。

当然，目前各种肺癌治疗方法效果尚不令人满意，具体的治疗方案应根据肺癌病理类型、TNM分期和患者的心肺功能和全身情况以及有关因素等，进行认真详细的综合分析后再作决定，采用多学科综合治疗。

（巫国勇）

第二节　食管癌

一、学习目的与要求

（1）熟悉食管的解剖与生理。
（2）掌握食管癌病因、临床病理分型。
（3）了解食管癌的扩散转移途径及分期标准。
（4）掌握食管癌的临床表现、诊断与鉴别诊断。
（5）掌握食管癌的治疗原则。

二、学习方法与内容

（一）食管的解剖与生理

食管（esophagus）是一长管状的肌性器官，上起于咽食管括约肌，下止于胃食管连接部，成人食管全长为25～30cm，门齿距食管入口约15cm。食管有3个生理狭窄部位，即咽部、食管与左主支气管交叉处及膈肌食管裂孔处。这3个狭窄部位是食管异物容易停留的部位，也是食管发生腐蚀伤最严重的部位。为便于食管病变的定位及手术切口和方式的选择，根据美国癌症联合委员会（American Joint Committee on Cancer，AJCC）第8版的食管分段方法，将食管全长分为4段（图26-1）：从食管入口至胸骨切迹为颈段；胸骨切迹至奇静脉弓下缘水平为胸上段；奇静脉弓下缘至下肺静脉水平为胸中段；下肺静脉至胃食管连接部为胸下段。病变部位由其肿瘤中心确定。

食管壁全层厚约4mm，自管腔向外依次为黏膜、黏膜下、肌层和外膜。食管肌层由横纹肌和平滑肌构成，食管上端5%全部为横纹肌，远端54%～62%为平滑肌，中间部分则由横纹肌和平滑肌混合构成，因而食管平滑肌瘤多见于下段。食管外膜为疏松结缔组织，这给食管吻合手术带来一定困难。食管存在2个括约肌，即食管上括约肌和食管末端括约肌。食管上括约肌亦称咽括约肌，主要由环咽肌组成，长约4cm，相当于第5至第6颈椎之间，距门齿约15cm，静息压力为35mmHg；食管末端括约肌为一功能性括约肌，并无解剖括约肌存在，但在食管与胃连接部有一高压区，静息压力为13～30mmHg，明显高于食管腔内压和胃内压。静息状态下，括约肌一般处于关闭状态，避免胃内容物反流。食管的主要功能是将食物迅速送入胃内。

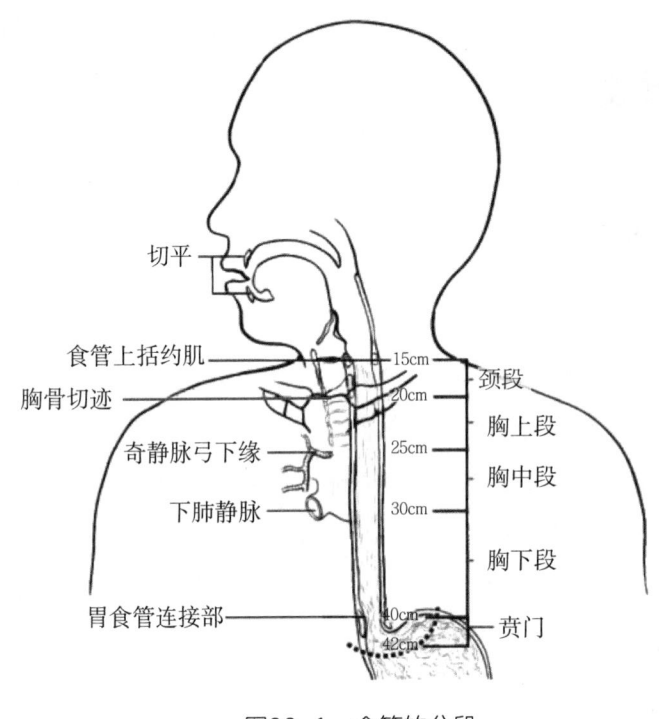

切平

食管上括约肌 —— 15cm —— 颈段

胸骨切迹 —— 20cm

奇静脉弓下缘 25cm 胸上段

胸中段

下肺静脉 30cm

胸下段

胃食管连接部 40cm 贲门
42cm

图26-1 食管的分段
（引自AJCC分期第8版）

（二）食管癌的病因及临床病理分型

食管癌（esophageal carcinoma）是一种常见的上消化道恶性肿瘤。2020年统计数据显示，全球每年新发食管癌病例60万例，发病率居所有恶性肿瘤的第7位，因食管癌死亡人数约54万人，死亡率居肿瘤死因第6位。我国是食管癌高发国家，发病率和死亡率均占全球50%以上，其发病率、死亡率分别居国内肿瘤第3位和第4位，病理类型以食管鳞癌为主。食管癌的发病率男性高于女性，男女比例为1.3∶1至2.7∶1。发病年龄多在40岁以上，以60～64岁年龄组发病率最高。

1. 病因

食管癌的确切病因尚不清楚，但下列因素与食管癌的发病有关。

（1）亚硝胺及真菌：亚硝胺类化合物具有高度致癌性，可使食管上皮发生增生性改变，并逐渐加重，最后发展成癌。一些真菌能将硝酸盐还原为亚硝酸盐，促进二级胺的形成，使二级胺增高50～100倍。少数真菌还能合成亚硝胺。

（2）遗传因素：人群的易感性与遗传有关。食管癌具有较显著的家族聚集现象，在食管癌高发家族中，染色体数目及结构异常者显著增多。食管癌的发生可能涉及多个癌基因（如*Cmyc*、*EGFR*、*int2*等）的激活和抑癌基因的失活。

（3）营养不良及微量元素缺乏：在亚洲和非洲食管癌高发地区调查发现，大多数居民所进食物缺乏动物蛋白质及维生素B_1、维生素B_2、维生素A和维生素C。维生素A及维生素B_2与上皮增生有关，维生素C可阻断亚硝胺的作用。食物中微量元素，如铜、锰、铁、锌含量较低，亦与上皮增生的发生有关。

（4）饮食习惯：食管癌与进食粗糙食物，进食过热、过快有关。这些因素可导致食管上皮损伤，增加了对致癌物易感性。长期饮酒及吸烟者患食管癌的概率明显升高。

（5）其他因素：食管慢性炎症、黏膜损伤及慢性刺激亦与食管癌发病有关，如食管腐蚀伤、贲门失弛缓症及胃食管长期反流引起的巴雷特（Barrett）食管（末端食管黏膜上皮柱状细胞化）等均有癌变的危险。

2. 病理分型

食管癌分食管鳞癌和食管腺癌。我国食管癌绝大多数为鳞状上皮癌，占95%以上；腺癌甚为少见，偶可见未分化小细胞癌。食管癌以胸中段居多，其次为胸下段及胸上段。

根据病理形态，临床上食管癌可分为4型：

（1）髓质型：管壁明显增厚并向腔内外扩展，使癌瘤的上下端边缘呈坡状隆起。多数累及食管周径的绝大部分或全部。切面呈灰白色，为均匀致密的实体肿块。

（2）蕈伞型：瘤体呈卵圆形、扁平肿块状，向腔内呈蘑菇样突起。隆起的边缘与其周围的黏膜界线清楚，瘤体表面多有浅表溃疡，其底部凹凸不平。

（3）溃疡型：瘤体的黏膜面呈深陷而边缘清楚的溃疡。溃疡病灶的大小和外形不一，深入肌层，食管阻塞程度较轻。

（4）缩窄型：瘤体形成明显的环行狭窄，累及食管全部周径，较早出现阻塞症。

（三）食管癌的扩散转移途径及分期标准

食管癌最先向黏膜下层扩散，继而向上、下及全层浸润，很容易穿透疏松的外膜侵入邻近器官。癌转移主要经淋巴途径：首先进入黏膜下淋巴管，通过肌层到达与肿瘤部位相应的区域淋巴结。颈段癌可转移至喉后、颈深和锁骨上淋巴结；胸段癌转移至食管旁淋巴结后，可向上转移至胸顶纵隔淋巴结，向下累及贲门周围的膈下及胃周淋巴结，或沿着气管、支气管至气管分叉及肺门。血行转移发生较晚。

对食管癌进行临床分期，有助于了解病情、设计治疗方案及比较治疗效果。2018年1月1日开始正式实施AJCC第8版食管癌分期标准，见表26-4、表26-5。

表26-4　AJCC第8版食管癌分期系统T、N、M、G分期的定义

分期	定义
T分期	原发肿瘤
T_x	原发肿瘤不能确定
T_0	无原发肿瘤证据
T_{is}	重度不典型增生，定义为恶性细胞未突破基底膜
T_1	肿瘤侵犯黏膜固有层、黏膜肌层或黏膜下层
T_{1a}	肿瘤侵犯黏膜固有层或黏膜肌层
T_{1b}	肿瘤侵犯黏膜下层
T_2	肿瘤侵犯食管固有肌层

（续表）

分期	定义
T_3	肿瘤侵犯食管外膜
T_4	肿瘤侵犯食管周围组织器官
T_{4a}	肿瘤侵犯胸膜、腹膜、心包或膈肌，能够手术切除
T_{4b}	肿瘤侵犯其他邻近结构，如主动脉、气管、椎体等，不能手术切除
N分期	区域淋巴结
N_x	区域淋巴结转移不能确定
N_0	无区域淋巴结转移
N_1	1～2枚区域淋巴结转移
N_2	3～6枚区域淋巴结转移
N_3	≥7枚淋巴结转移
M分期	远处转移
M_0	无远处转移
M_1	有远处转移（包括非区域淋巴结转移如锁骨上淋巴结）
G分期	分化程度
G_x	分化程度不能确定（按G_1分期）
G_1	高分化
G_2	中分化
G_3	低分化

表26-5　食管癌TNM国际分期（鳞状细胞癌及其他非腺癌）

分期	T	N	M	G	部位
0	T_{is}/HGD	0	0	1, X	任何
I_A	1a	0	0	1, X	任何
I_B	1a	0	0	2～3	任何
	1b	0	0	任何	任何
	2～3	0	0	1	任何
II_A	2	0	0	2～3, X	任何
	3	0	0	任何	下段
	3	0	0	1	上、中段
II_B	3	0	0	2～3	中、上段
	3	0	0	X	任何
	1	1	0	任何	任何
III_A	1	2	0	任何	任何
	2	1	0	任何	任何

（续表）

分期	T	N	M	G	部位
ⅢB	3	2	0	任何	任何
ⅣA	4a	2	0	任何	任何
	4b	0~2	0	任何	任何
	任何	3	0	任何	任何
Ⅳ	任何	任何	1	任何	任何

注：HGD（high-grade dysplasis），即重度不典型增生或重度异型增生，其评判标准为恶性细胞未突破基底膜。肿瘤分段X：肿瘤位置不能确定。

（四）食管癌的临床表现、诊断与鉴别诊断

1．临床表现

早期食管癌症状不明显，吞咽粗硬食物时可能偶有不适，如胸骨后有烧灼样、针刺样或牵拉摩擦样疼痛。食物通过缓慢，并有停滞感或异物感。哽噎停滞感常在吞咽水后缓解消失。症状时轻时重，进展缓慢。中晚期食管癌的典型症状为进行性吞咽困难，即先是难咽固体食物，继而难咽半流质食物，最后液体也不能咽下。患者逐渐消瘦、脱水、无力。持续胸痛或背痛表示癌已侵犯食管外组织。当癌肿梗阻引起的炎症水肿暂时消退，或部分癌肿脱落后，梗阻症状可暂时减轻，常被误认为病情好转。食管癌还可外侵周围器官和组织，出现不同临床症状，例如侵犯喉返神经可出现声音嘶哑；压迫颈交感神经节可产生霍纳综合征；侵入气管、支气管，可形成食管-气管瘘，出现吞咽水或食物时剧烈呛咳，并发生呼吸系统感染。由于长期不能正常进食最终出现恶病质。若有肝、脑等脏器转移，可出现相应症状。体格检查时应特别注意锁骨上有无肿大淋巴结，肝有无肿块和有无腹水、胸水等远处转移体征。

2．诊断

（1）食管气钡双重对比造影，早期可见：①食管黏膜皱襞紊乱、粗糙或有中断现象。②小范围的充盈缺损。③局限性管壁僵硬，蠕动中断。④小龛影。中、晚期有明显的不规则狭窄和充盈缺损，管壁僵硬。有时狭窄上方食管有不同程度的扩张。

（2）纤维胃镜检查：纤维胃镜检查可见食管腔内肿物，多呈菜花样改变，病变活检可以确诊。对于食管黏膜浅表性病变可行碘染色检查法，鉴别良恶性病变，即将碘溶液喷布于食管黏膜上，正常食管鳞状上皮因含糖原，与碘反应呈棕黑色；而肿瘤组织因癌细胞内的糖原消耗殆尽，故仍呈碘本身的黄色。

（3）食管超声内镜检查（endoscopic ultrasonography，EUS）：EUS可以通过确定食管癌的浸润深度，以及有无纵隔淋巴结转移进行术前T分期及N分期。

（4）胸、腹部CT，头颅MRI及骨扫描：胸、腹部CT扫描，头颅MRI及骨扫描可以帮助确定食管癌外侵范围及远处转移情况，多用于N分期和M分期。

3. 鉴别诊断

食管癌应与下列疾病鉴别：①贲门失弛缓症。②良性食管肿物。③食管良性狭窄。

（五）食管癌的治疗原则

食管癌的治疗原则是多学科综合治疗，包括手术、放射治疗和化学治疗等方法。

1. 早期食管癌及癌前病变的治疗

早期食管癌及癌前病变可以采用内镜下治疗，包括射频消融、冷冻治疗、内镜黏膜切除术（endoscopic mucosal resection，EMR）或内镜黏膜下剥离术（endoscopic submucosal dissection，ESD）治疗，但应严格掌握手术适应证。

2. 手术治疗

手术治疗是食管癌的首选治疗方法。术前应进行准确的TNM分期。手术方式有肿瘤完全性切除（切除的长度应在距病灶上、下缘5～8cm以上），消化道重建和胸、腹两野或颈、胸、腹三野淋巴结清扫。

手术适应证：①Ⅰ、Ⅱ期和部分Ⅲ期食管癌（$T_3N_1M_0$和部分$T_{4a}N_{0\sim1}M_0$）患者。②放疗后复发，无远处转移，一般情况能耐受手术者。③全身情况良好，有较好的心肺功能储备者。④对较长的鳞癌估计切除可能性不大而患者全身情况良好者，可先采用术前放化疗，待瘤体缩小后再做手术。

手术禁忌证：①Ⅳ_B期及部分Ⅳ_A期食管癌（侵及主动脉及气管的T_{4b}病变）患者。②心肺功能差或合并其他重要器官系统严重疾病，不能耐受手术者。

食管癌切除的手术入路包括单纯左胸切口、右胸和腹部两切口、颈-胸-腹三切口、胸腹联合切口，以及不开胸经食管裂孔钝性食管剥脱术等不同术式。目前临床常用经右胸的两切口或三切口入路，因其淋巴结清扫更符合肿瘤学原则。消化道重建的部位也因为食管癌的位置而有所不同，食管下段癌的吻合口部位通常在主动脉弓上，而食管中段或上段癌的吻合口多选择颈部（图26-2）。消化道重建中最常用的食管替代物是胃，也可根据患者个体情况选择结肠和空肠。目前以胸（腹）腔镜为代表的微创技术已被广泛应用于食管癌外科。各种术式的选择取决于患者的病情和肿瘤的部位。吻合口瘘是较严重的术后并发症之一，其他并发症包括吻合口狭窄、乳糜胸、喉返神经损伤等。

对于晚期食管癌无法手术者，为提高其生活质量，可行姑息性减状手术，如食管腔内置管术、胃造瘘术等。近年来，食管癌术前放化疗（新辅助放化疗）取得了较好的效果，不但提高了手术切除率，也改善了患者远期生存，适用于部分局部晚期食管癌。目前食管癌的切除率为58%～92%，手术并发症发生率为6.3%～20.5%；切除术后5年和10年生存率分别为8%～30%和5.2%～24%。

3. 放射疗法

①术前放疗：可提高手术切除率和远期生存率。一般放疗结束2～3周后再做手术。②术后放疗：对术中切除不完全的残留癌组织在术后3～6周开始术后放疗。③根治性放疗：多用于颈段或胸上段食管癌；也可用于有手术禁忌证且患者尚可耐受放疗者。三维适形放疗是目前较先进的放疗技术。

4．化学治疗

食管癌化疗分为姑息性化疗、新辅助化疗（术前）、辅助化疗（术后）。化学治疗必须强调治疗方案的规范化和个体化。采用化疗与手术治疗相结合或与放疗相结合的综合治疗，有时可提高疗效，或使食管癌患者症状缓解，延长存活期。但要定期检查血常规，并注意药物不良反应。

5．放化疗联合

局部晚期食管癌但无全身远处转移者可以进行新辅助同步或序贯放化疗，然后重新评估疗效以决定是否进行外科手术治疗或继续根治性放化疗。

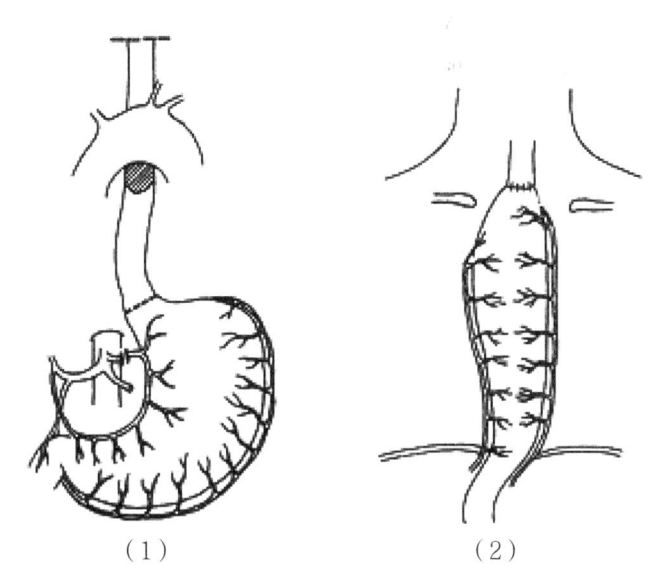

（1）

（2）

（1）上段、中段食管癌的食管切除范围；（2）胃代食管、颈部吻合术。

图26-2　食管癌切除术后胃代食管、颈部吻合术

（程超）

第二十七章

心脏外科

第一节 先天性心脏病

一、学习目的与要求

（1）熟悉常见先天性心脏病的病因和病理生理过程。

（2）掌握常见先天性心脏病的诊断和外科治疗方法。

（3）通过病例示教，以病例讨论形式启发临床思维。

二、学习方法与内容

（一）动脉导管未闭

1．概述

动脉导管是胎儿时期赖以生存的血流通道，通常于出生后10~20h呈功能性关闭。多数婴儿的动脉导管在出生后4周左右闭锁，退化成动脉韧带。由于某种原因造成的婴儿动脉导管未闭合，称为动脉导管未闭（patent ductus arteriosus，PDA）。

2．病理解剖

动脉导管组织结构与动脉不同，中层缺乏弹力纤维，主要由呈螺旋排列、排列紊乱的平滑肌细胞组成，内膜增厚并有许多黏液样结构，其收缩时有利于闭合管腔。新生儿出生后，肺血管阻力下降，动脉血氧含量增加，以及缓激肽等物质的产生，均促使动脉导管闭合。上述因素如果发生改变，可导致动脉导管未闭合。

3．病理生理

在胎儿时期，血液中前列腺素维持动脉导管的开放，出生时呼吸使氧分压增高，抑制前列腺素合成酶，降低循环中前列腺素水平，引起动脉导管收缩。未闭导管是体肺循环的异常血流通道，从而产生主动脉向肺动脉的连续性左向右分流，分流量的大小取决于导管的直径与主肺动脉间的压力阶差。左向右分流使肺循环血流增加，左心回血量增多，左心容量负荷增加；再加上体循环血流减少，左心室代偿性做功，可导致左心室扩大、肥厚，直至出现左心室衰竭。长期的分流使肺循环血量增加，肺小动脉反射性痉挛，肺动脉压力增高，右心室排血受阻，后负荷增加，右心室逐渐肥厚。初期肺动脉高压为动力性，若分流未能及时阻断，随着上述病理生理改变的加重，血管阻力增加，可导致肺小动脉发生硬化阻塞等器质性改变。当肺动脉压等于或超过主动脉压时，可产生双向或右向左分流，即艾森门格综合征，临床上出现差异性发绀。

4. 临床表现

（1）症状：患者的症状取决于导管的大小、肺血管阻力及合并的心内畸形。小的动脉导管未闭，患儿可以无症状。中等大小的动脉导管未闭，分流量随着婴儿出生后数月肺血管阻力下降显著增加，患儿常表现为发育迟缓、反复呼吸道感染、乏力。大的动脉导管未闭，婴儿可在出生后数周内发生心力衰竭伴呼吸急促、心动过速和喂养困难。大动脉导管未闭的早产儿常伴有呼吸窘迫，并需要插管和呼吸机支持。个别患者可能并发亚急性细菌性心内膜炎，伴有相应的临床表现。动脉导管未闭引起的肺动脉高压症状表现为劳力性呼吸困难，无左心心力衰竭。肺动脉扩张可压迫左喉返神经导致声音嘶哑，如患者常有咯血，则预后较差。动脉导管未闭所致的右向左分流，使患者出现差异性发绀。

（2）体征：连续性机械样杂音为本病的特征性体征，杂音最响部位在胸骨左缘第1、第2肋间，向左锁骨下传导。心前区心尖冲动增强，脉压增大。

（3）辅助检查：有上述临床表现，疑为动脉导管未闭的患者，需要进行下列检查。

1）心电图：小的动脉导管未闭患者的心电图可以完全正常。心电图改变取决于左心室负荷增加和右心室压力负荷增加的时间和程度。左心室负荷增加表现为左心室高电压或左心室肥厚；出现肺动脉高压时，表现为双心室肥厚；肺动脉高压严重时，表现为右心室肥厚。

2）胸部X线平片：升主动脉在婴儿期往往正常，年长后渐渐增粗，主动脉结增大，这与其他左向右分流的畸形不同。降主动脉形成漏斗征为本病的特征性改变。心脏的大小与分流量的大小有关，大多数患者心脏轻度增大。分流量很大或肺动脉压增高的患者，肺动脉段突出，左右心室增大，在主动脉结与肺动脉干之间可见动脉导管突出的阴影。

3）超声心动图：二维超声自胸骨上窝探查，在降主动脉与肺动脉之间可以找到动脉导管，其粗细及长度均可测量。用多普勒超声检查可以显示分流的存在。

4）心导管检查：只有当患者出现严重的肺动脉高压，为了明确是否存在手术指征时，才需要做右心导管检查。此检查可以明确分流的方向以及分流量的大小，测定肺动脉的压力，并计算肺血管阻力。另外，检测肺动脉对血管扩张剂的反应，如吸氧试验，是判断手术适应证的重要依据。

5. 诊断及鉴别诊断

通过询问病史，了解症状及体格检查后，可以做出初步诊断，确诊必须经过超声心动图检查。超声检查可以判断动脉导管的大小、肺动脉压力情况及有无合并其他畸形。

本病需与以下疾病进行鉴别。

（1）主-肺动脉间隔缺损：本病发病早期即发生严重肺动脉高压，杂音位置在胸骨左缘第3、第4肋间，收缩期较响；超声、CT和/或MRI可明确诊断。

（2）室间隔缺损合并主动脉瓣关闭不全：杂音为胸骨左缘第3、第4肋间，为不连续的双期杂音，舒张期杂音为哈气样，向心尖传导；超声可明确主动脉瓣反流及心室水平分流征象。

（3）冠状动脉瘘：连续性杂音位置较低且表浅，舒张期较收缩期响，X线胸片显示主动脉结正常或缩小；超声显示分流水平在右心房或右心室，并可见异常扩大的冠状静脉窦；升主动脉造影可见扩大的冠状动脉与瘘口破入的相应的心室同时显影。

（4）主动脉窦瘤破裂：常有突发性胸痛病史，病程进展迅速，易发生心力衰竭；杂音位置较低，舒张期最强；超声可见高度扩张的主动脉窦突入某心腔，以右心室最多见。

6. 治疗原则

诊断明确，辅助检查提示左心容量负荷增加，肺血增多，或心导管检查$Qp/Qs \geq 1.5$，需要尽早进行手术治疗。

（1）婴幼儿出现充血性心力衰竭时应积极手术。

（2）成人患者只要肺血管继发性病理改变尚处于可逆阶段，血流动力学仍以左向右分流为主，均可考虑手术治疗。

（3）合并感染性心内膜炎者，一般需先经抗菌药物治疗，待感染控制4～6周后再行手术治疗。对少数药物治疗不能控制者，特别有赘生物脱落、发生动脉栓塞或有假性动脉瘤形成时，应及时进行手术治疗。

7. 手术方法

（1）结扎术适用于导管直径在1cm以下、导管壁弹性好、无中度以上肺动脉高压的婴幼儿病例。

（2）动脉导管切断缝合术，此方法畸形矫正确实，可避免术后导管再通或结扎线穿透管壁而发生动脉瘤的危险。

（3）体外循环下动脉导管闭合术适用于：动脉导管未闭合并严重肺动脉高压，年龄大的动脉导管未闭，并发细菌性心内膜炎，室间隔缺损或其他心脏畸形合并导管未闭，拟行一期手术；导管结扎术后再通者，常规手术中可能发生意外大出血或急性心力衰竭的病例。

（4）经心导管封堵术适用于大部分患者。

8. 手术结果

动脉导管未闭的外科治疗效果肯定。手术死亡率因年龄、肺动脉高压的程度，以及合并畸形而不同。无肺动脉高压的病例手术死亡率低于1%，成人及合并肺动脉高压者死亡率较高。

（二）房间隔缺损

1. 概述

房间隔缺损（atrial septal defect，ASD）发病率约为1/1 500，发病人数占先天性心脏病人数的6%～10%，多见于女性。

2. 病理解剖

正常的房间隔组织由继发隔和原发隔组成。在胚胎期，原发隔下缘与心内膜垫融合形成房间隔，原发隔向上延伸至继发隔下缘左侧，关闭卵圆孔。

临床上一般将房间隔缺损分为以下几型。

（1）继发孔型，亦称中央型：由继发隔缺损所致。

（2）静脉窦型，亦称上腔型：位置接近上腔静脉与右心房连接处，多并发右上肺静脉畸形引流。

（3）原发孔型位于房间隔的下部，紧邻房室瓣，缺损呈新月状。多合并二尖瓣前叶裂，称部分性心内膜垫缺损。

（4）单心房是由房间隔完全未发育所致，多见于内脏异位综合征。

（5）冠状静脉窦型（无顶冠状静脉窦综合征）。

3. 病理生理

心房水平分流的方向和程度取决于房间隔缺损的大小和左右心房间的压力差。一般情况下，左心房的压力高于右心房，导致左向右分流。大量的左向右分流导致肺血管床的病理改变，肺血管阻力升高，引起肺动脉高压，严重者可能引起三尖瓣反流甚至肺动脉瓣反流。房间隔缺损导致的艾森门格综合征临床上较为少见，临床上所见的发绀多有以下原因：下腔静脉血由大的下腔静脉瓣经房间隔缺损导流入左心房；左上腔静脉回流入无顶冠状静脉窦；单心房所致的体、肺静脉血在心房内充分混合。

4. 临床表现

（1）症状：单纯房间隔缺损的临床症状不典型，大多数患者因为体格检查时发现心脏杂音而就诊。部分患者有活动后心悸、气促，多数在成人期发生。极少数患者在婴幼儿期会出现呼吸急促、多汗、活动受限，充血性心力衰竭罕见。部分患者由于并发房性心律失常而就诊，多为室上性期前收缩或心房扑动、心房颤动。发绀少见。

（2）体征：可以出现心前区隆起。听诊发现胸骨左缘第2、第3肋间Ⅱ～Ⅲ级柔和的收缩期杂音，以及第二心音固定分裂为房间隔缺损的典型杂音。肺动脉压力增高者可有肺动脉瓣区第二心音亢进，缺损较大的患者可有相对性三尖瓣狭窄所致的舒张期隆隆样杂音。

5. 辅助检查

有上述临床表现，疑为房间隔缺损的患者，需进行下列检查。

（1）心电图：心电轴右偏，右心室肥厚。可合并室上性心律失常。

（2）胸部X线平片：肺血增多，肺动脉段突出，右心房和右心室增大。

（3）超声心动图：此项检查可以明确诊断。二维彩色多普勒超声可以估计缺损的大小和部位，确定肺静脉的位置，并可以明确房间隔分流的方向。

（4）右心导管检查：出现严重肺动脉高压的患者，需做右心导管检查。该检查可以明确分流的方向以及分流量的大小，并计算肺血管阻力，从而判断是否有手术指征。

6. 诊断及鉴别诊断

有心悸、气促、活动受限的病史，以及典型的心脏杂音，即可做出初步诊断，确诊须经过超声心动图检查。本病尚需与以下疾病进行鉴别。

（1）室间隔缺损：症状常出现较早且严重。心脏杂音多较粗糙，且位置相对较低。超声心动图检查可以明确诊断。

（2）部分性心内膜垫缺损：症状明显且出现早。在心尖部常可闻及二尖瓣反流引起的收缩期杂音。心电图多显示心电轴左偏，并有左前分支传导阻滞。超声心动图检查可以明确诊断。

（3）单纯的部分肺静脉畸形引流：多无明显症状，仅在查体时发现与房间隔缺损相似的杂音。超声心动图检查可以发现房间隔是完整的，并可以明确肺静脉回流入心房的位置。

7．治疗原则

（1）房间隔缺损：诊断明确，辅助检查提示右心容量负荷增加，肺血增多或心导管检查 Qp／Qs≥1.5时，需要择期进行手术治疗。

（2）血流动力学没有明显改变者，是否手术尚有争议。为防止矛盾性血栓，建议成年患者行经皮介入导管房间隔缺损封堵术。

（三）室间隔缺损

1．概述

室间隔缺损（ventricular septal defect，VSD）是指在室间隔上存在缺口的先天性心脏病。

2．病理解剖

胚胎发育8周内，若肌性室间隔、心内膜垫和球嵴相互融合之间出现偏差，即可在室间隔的任何部位出现缺损。依据解剖学及组织胚胎学，室间隔缺损主要分为4种类型。

（1）膜周型：膜周型是最常见的室间隔缺损类型。缺损位于室上嵴的后下方，上缘邻近主动脉瓣，向下延伸至圆锥乳头肌，传导束走行于其后下缘，右侧邻近三尖瓣隔瓣。

（2）动脉干下型：动脉干下型位于右心室流出道漏斗部，肺动脉瓣的正下方，上缘与主动脉右冠瓣相连。缺损的上缘是肺动脉瓣环和主动脉瓣环，下缘是室上嵴。传导束远离室间隔缺损边缘。

（3）肌型：此型多位于室间隔的小梁部，可多发；也可位于肌性室间隔的任何部位。

（4）混合型：存在上述两种以上类型的缺损。

3．病理生理

室间隔缺损的分流量取决于缺损的大小和肺血管阻力。初生婴儿由于肺血管阻力较高，限制了自左向右的分流量，症状较轻。数周后，肺血管阻力逐渐下降，分流量增加，杂音随之明显，可出现充血性心力衰竭。长期大量的左向右分流，使肺小动脉中层增生，内膜增厚，肺血管阻力进一步增加，形成肺动脉高压。若不及时治疗，肺小动脉病变将进行性加剧，形成不可逆性肺血管阻塞性病变，肺血管阻力甚至超过体循环的阻力，导致右向左分流，患者可出现发绀，即艾森门格综合征。此时，右向左的分流已经成为右心室减压的通道，不能进行缺损的修补。患者最终会死于严重缺氧和右心心力衰竭。

4．临床表现

（1）症状：患者的症状取决于分流量。小分流的室间隔缺损患者可能没有任何症状，仅在查体时发现心脏杂音。大分流的缺损患者，随着出生后肺血管阻力的下降，很快会出现症状，表现为多汗、呼吸急促、喂养困难、反复上呼吸道感染、生长发育迟缓和活动量受限，甚至出现充血性心力衰竭。当肺动脉压力与主动脉压力接近时，左向右分流量减少，患者的症状反而可能会减轻。若病变进一步发展，可出现右向左分流，患者逐渐出现发绀，甚至杵状指，并表现出缺氧的症状。

（2）体征：当出现肺动脉高压、右心室肥厚时，可以出现心前区隆起。大分流的室间隔缺损左心室明显增大时，心尖冲动明显。典型杂音为胸骨左缘第3、第4肋间Ⅲ级以上粗糙的全收缩期杂音。心前区可以触及收缩期震颤。随着肺动脉压力增高，杂音将变短促、柔和，仅限于收缩早期；甚至杂音完全消失，同时伴随肺动脉瓣听诊区第二心音亢进。重度肺动脉高压者可以出现肺动脉瓣反流和三尖瓣反流的杂音。

5. 辅助检查

有上述临床表现，疑为室间隔缺损的患者，需进行下列检查。

（1）心电图：心电轴左偏，常常表现为左心室肥厚。出现肺动脉高压后可以出现双心室肥厚，晚期严重肺动脉高压时表现为右心室肥厚。

（2）胸部X线平片：肺血增多，肺动脉段突出，左心室增大。严重肺动脉高压者以右心室增大为主，此时的肺血减少，尤以双肺外带明显，双侧肺动脉呈残根样改变。

（3）超声心动图：此项检查可以明确诊断。二维彩色多普勒超声可以显示缺损的大小和部位，并可以明确分流的方向。同时，超声心动图可以估计肺动脉的压力，明确缺损与周围组织的解剖关系。

（4）右心导管检查：当患者出现严重的肺动脉高压，为了明确是否存在手术修补缺损的指征，需要做右心导管检查。此检查可以明确分流的方向及分流量的大小，测定肺动脉压力，并计算肺血管阻力，并根据肺动脉对血管扩张剂的反应（如吸氧试验），来判断是否具有手术适应证。

6. 诊断及鉴别诊断

有明显的呼吸急促、大汗、喂养困难、反复上呼吸道感染、活动量受限，甚至出现充血性心力衰竭的病史，以及典型的心脏杂音，心前区触及明显的收缩期震颤，即可做出初步诊断，确诊须经过超声心动图检查。本病尚需与以下疾病进行鉴别。

（1）房间隔缺损：幼时多无明显症状。心脏杂音柔和，且位置相对较高，伴有第二心音固定分裂。超声心动图检查可明确诊断。

（2）完全性心内膜垫缺损：症状较室间隔缺损严重且更早出现严重的肺动脉高压。在心尖部常可闻及由二尖瓣反流引起的收缩期杂音。超声心动图检查可明确诊断。

（3）肺动脉瓣狭窄：虽然可以听诊到粗糙的收缩期杂音，但一般位置较高，肺动脉瓣听诊区第二心音低弱，胸片肺血减少，没有明显的充血性心力衰竭的表现。超声心动图可明确诊断。

（4）法洛四联症：当患者肺动脉压力重度增高，出现艾森门格综合征时，应与此类发绀型先天性心脏病相鉴别。

7. 治疗原则

（1）诊断明确，辅助检查提示左心容量负荷增加，肺血增多，或心导管检查Qp／Qs≥1.5

者，尽早择期行手术治疗。

（2）对于存在严重的肺部感染，经严格的抗菌药物治疗仍然不能改善者，以及严重心力衰竭经强心利尿治疗不能改善者，应该考虑急诊手术。

（3）限制性室间隔缺损的患儿，1岁以内室间隔缺损自发闭合的可能性较大，5岁以后自发闭合的可能性几乎不存在，对于这类患者是否手术仍有争议。

（4）手术结果：大龄患者的手术死亡率已经接近于零。月龄小于6个月特别是体重小于5kg的婴儿，死亡率仍在3%～5%。

（四）肺动脉瓣狭窄

1．概述

肺动脉瓣狭窄（pulmonary stenosis，PS）是指以肺动脉瓣狭窄为唯一畸形的常见先天性心脏病。有别于同时有心室间隔缺损和主动脉骑跨的法洛四联症患者，肺动脉瓣狭窄患者的心室间隔完整但可伴有心房间隔缺损或卵圆孔未闭，心室间隔缺损和法洛四联症这两种疾病患者在肺动脉口狭窄严重时，可出现右心房压增高，引起右至左分流而出现发绀，即法洛三联症。

肺动脉口狭窄有3种类型：右心室漏斗部狭窄、肺动脉瓣膜狭窄和肺动脉主干狭窄，而以瓣膜狭窄最常见，约占90%。肺动脉瓣膜狭窄，三个瓣叶融合成圆锥状，瓣孔变狭，最小仅有2mm；狭窄后的肺动脉壁由于血流喷射旋涡而变薄扩张。右心室漏斗部狭窄，是指右心室流出道有一纤维肌肉或脂膜环狭窄。肺动脉主干狭窄甚为罕见。

2．病理解剖及病理生理

肺动脉瓣狭窄的主要病理改变表现为瓣叶交界粘连融合，瓣叶本身增厚，开启受限。严重的肺动脉瓣狭窄者，其瓣膜是一增厚的圆顶状隔膜，顶部仅有一针状小孔。主肺动脉呈狭窄后扩张改变，右心室不同程度的继发性肥厚或异常粗大腱索形成。严重肺动脉瓣狭窄可产生右心室心内膜下缺血、心肌梗死或纤维化。

根据压力阶差，狭窄程度分为：

（1）轻度狭窄，压力阶差<40mmHg。

（2）中度狭窄，压力阶差为40～100mmHg。

（3）重度狭窄，压力阶差>100mmHg。

重度狭窄患者可合并三尖瓣和右心室发育不良，以及三尖瓣关闭不全、右心房扩大。

3．临床表现

临床症状与肺动脉瓣狭窄程度呈正相关。中度及以上的狭窄可出现活动后气促、胸闷、乏力症状，偶有晕厥。新生儿可表现为呼吸困难、发绀等。重度狭窄可发生心力衰竭。体格检查可在肺动脉瓣区闻及喷射性收缩期杂音，传导广泛，并伴有震颤。重度狭窄患者肺动脉瓣第二音减弱或消失。

4．诊断及鉴别诊断

根据本病的临床表现尤其是闻及肺动脉瓣区杂音，结合必要的辅助检查，尤其是超声心动图可确诊。中度及以上狭窄心电图表现为右心室肥厚，电轴右偏。胸部X线平片提示肺血减少，右心室、右心房增大。二维超声心动图能明确观察到肺动脉瓣发育情况，瓣环大小，跨瓣压差及是否合并其他畸形。右心导管和心血管造影目前仅作为超声心动图检查的补充手段，其能较好地显示肺动脉瓣狭窄的部位和严重程度，但属有创性检查。

由于本病常常是其他复杂性心脏病的病变之一，在鉴别诊断上主要应与其他肺血减少的先天性心脏病，如法洛四联症和其他发绀型右心室流出道梗阻性疾病，如肺动脉闭锁、三尖瓣闭锁等相鉴别。通过超声心动图或心导管和心血管造影可以鉴别。

5. 治疗方案及原则

治疗方案及原则：对中度以上的肺动脉瓣狭窄，心电图提示右心室肥厚，跨瓣压差＞40mmHg者，均应进行手术治疗。

治疗方案主要包括：①经皮球囊肺动脉瓣膜成形术，主要应用于严重肺动脉瓣狭窄的新生儿。②肺动脉瓣交界切开术，主要适用于肺动脉瓣环发育良好，仅仅是肺动脉瓣交界粘连融合的情况。③右心室流出道跨环补片法：适用于扩大肺动脉瓣环后仍存在瓣环发育不良的情况，包括右心室流出道梗阻。

（五）主动脉缩窄

1. 概述

主动脉缩窄（coarctation of aorta，COA）是指在动脉导管或动脉韧带区域附近的先天性狭窄。

2. 病理解剖及病理生理

主动脉缩窄段病变的部位绝大多数在主动脉弓远端与胸降主动脉连接处，即主动脉峡部，邻近动脉导管或动脉韧带区。但极少数病例缩窄段可位于主动脉弓、胸降主动脉甚至腹主动脉。有时主动脉可有两处呈现缩窄。根据狭窄和动脉导管或动脉韧带的关系分为两型：①导管前型，又称婴儿型，动脉导管多开放，常合并心内畸形。②导管后型，也称成人型。动脉导管常闭合，很少合并心内畸形。本部分主要介绍后者。

主动脉缩窄的病理生理主要是缩窄近心端血压增高，左心室后负荷加重，出现肥大劳损；缩窄远心端血压低，严重者因肾和下半身血供不足而出现少尿、低氧和酸中毒。导管前型患者下半身血流来自肺动脉，可出现下半身发绀；导管后型由于狭窄段上下之间逐渐建立丰富的侧支循环，支气管动脉和肋间动脉均有明显扩张。

3. 临床表现

（1）症状：

1）中度至重度的狭窄者在婴儿早期会出现症状，较轻的狭窄患者可能没有症状。

2）婴幼儿可能表现为易激惹、难喂养、体重增长缓慢。

3）有由高血压引起的头痛、头胀、耳鸣、失眠等症状。

4）下肢血供不足引起下肢无力、冷感、酸痛、麻木等症状。

5）可有粗大的侧支循环动脉压迫脊髓引起的下肢瘫痪，压迫臂丛神经引起的上肢麻木与瘫痪等。

（2）体征：

1）上肢血压高，而下肢血压显著低于上肢［正常人用常规血压计测量时腘动脉收缩压较肱动脉收缩压读数高2.7～5.3kPa（20～40mmHg）］。胸骨上窝和锁骨上窝常有显著搏动（由锁骨下动脉增粗引起）。腹主动脉、股动脉、腘动脉和足背动脉搏动微弱或不能触及。上肢血压增高常在10岁以后才明显。缩窄部位在左锁骨下动脉开口的近端者，左上肢血压可低于右上肢。

2）侧支循环动脉曲张、搏动显著和伴震颤，较常见于肩胛间区、腋部、胸骨旁和中上腹部。

3）心脏体征示心脏浊音界向左向下扩大。沿胸骨左缘、中上腹、左侧背部有收缩中后期吹风样杂音（2～4级）；肩胛骨附近、腋部、胸骨旁可听到侧支循环的收缩期或连续性血管杂音。

4．辅助检查

（1）胸部X线片：①左心室增大。②升主动脉扩大并略向右凸出，且搏动明显；缩窄后主动脉段也扩大，形成向左凸出阴影，如同时有左锁骨下动脉扩张，则形成"3"字形向左凸出的阴影。③肋骨下缘因曲张肋间动脉的侵蚀而呈凹陷状，出现在第3肋骨以下的肋骨，且多半在后半段。儿童期常不明显。

（2）心电图：心电图显示正常或有左心室肥大或兼有劳损的表现。

（3）超声心动图：可见左心室向心性肥厚，在胸骨上窝探测可显示主动脉缩窄处及远近端主动脉扩张。连续波多普勒超声可探测缩窄前后部位的压力阶差。

（4）CT检查：使用对比增强CT对主动脉弓降部进行连续扫描，可以显示主动脉缩窄的部位，并可以观察头臂动脉以及纵隔侧支血管。电子束或螺旋CT可通过血管三维重建技术显示主动脉缩窄的解剖外形，但对血管腔内的改变观察有限，如不能较好判断主动脉狭窄为膜状或崤状。

（5）MRI检查：可以显示胸主动脉缩窄的内腔、管壁及左锁骨下动脉、周围软组织结构的关系等形态变化。梯度回波序列（gradient echo sequence，GRE）快速成像上可观察血流通过主动脉缩窄的狭窄部位时快速血流形成的无至低信号区，观察有无合并动脉导管未闭、主动脉瓣关闭不全或室间隔缺损。当婴幼儿合并动脉导管未闭和/或室间隔缺损，临床鉴别为重度主动脉缩窄或主动脉弓中断有困难时，可进行MRI检查，可较好显示侧支血管。

（6）心脏、主动脉导管及造影检查：对于非婴儿期的患者，主动脉缩窄的心导管连续测压和主动脉造影是传统标准诊断方法。同时，主动脉造影还可以显示侧支循环的发育程度。需要注意的是，当合并大的未闭动脉导管和肺动脉高压时，心导管连续测压不能准确显示血流的缩窄压差。

5．诊断及鉴别诊断

通过详细地询问病史和体格检查（尤其是测量四肢血压），结合辅助检查，可以明确诊断。本病尚需与下列疾病相鉴别。

（1）主动脉弓中断：当肺动脉阻力下降、动脉导管闭合后，患者病情危重，有严重的腹腔脏器缺血和酸中毒。新生儿的重度主动脉缩窄与主动脉弓中断的鉴别，主要依靠超声心动图。

（2）大动脉炎：此病多发于女性。一般儿童期以后发病，有发热、血沉快等炎症表现，主动脉及其一级分支均可受累，主动脉管腔的狭窄多为非局限、多发，多数不合并心内畸形。

（3）B型主动脉夹层：此病多发于成年人，患者多有高血压史，发病急，伴有剧烈胸、背、腹部疼痛。需要注意的是，某些患者可以在主动脉缩窄的基础上并发主动脉夹层。

6. 治疗原则

（1）主动脉缩窄处的主动脉管腔横截面积小于正常的50%，或压力阶差≥50mmHg时，应进行外科手术治疗或介入治疗。

（2）由于出生2个月内主动脉缩窄有继续纤维化和发展的趋势，对于无症状的患者，一般不建议选择在此阶段手术。

（3）建议患者在5岁以内手术。5～10岁未行手术治疗，患者成年后高血压的发病率显著提高。

7. 手术结果

目前，国外新生儿单纯主动脉缩窄矫治术的死亡率为2%～10%，非新生儿为1%。对多中心患者的数据进行汇总统计，结果显示，手术后1个月、1年、10年和25年的存活率分别为98%、97%、91%和81%。手术后患者的风险系数虽仍高于正常人群，但显著低于非手术治疗的患者。

（六）法洛四联症

1. 概述

法洛四联症（tetralogy of Fallot，TOF）是临床上最常见的发绀型先天性心脏病。1888年，法洛（Fallot）详细阐明TOF是由4种不同病变，即肺动脉狭窄、室间隔缺损、主动脉骑跨和右心室肥厚组成的心脏畸形，故称为法洛四联症。

2. 病理解剖

法洛四联症的4种病理改变中，最重要的是肺动脉狭窄和室间隔缺损，因为主动脉骑跨与室间隔缺损的位置有关，右心室肥厚则是继发于肺动脉狭窄和室间隔缺损。TOF肺动脉狭窄的特点是几乎包含漏斗部和右心室流出道的其他部位，如肺动脉瓣、主肺动脉或分支。严重的肺动脉狭窄若使右心室至肺动脉的血流完全中断则为肺动脉闭锁，肺血来自未闭的动脉导管和/或体肺侧支。TOF室间隔缺损的特点为大多数位于主动脉或主动脉和肺动脉下方，为嵴下型或干下型缺损；此外，TOF的室间隔缺损较大，直径与主动脉瓣口相近。

3. 病理生理

肺动脉狭窄使右心室排血障碍，右心室压力增高，超过左心室压力，血流通过室间隔缺损右向左分流，动脉血氧饱和度下降，导致患者出现发绀。而血液经室间隔缺损分流的方向和分流量取决于肺动脉狭窄和主动脉骑跨的程度。重度肺动脉狭窄的TOF患儿发绀明显，行动受限制，常有蹲踞或晕厥现象。严重发绀合并红细胞增多症患者，由于血液黏稠可出现脑血栓形成，或由于来源于静脉系统的血栓或细菌栓子通过右向左分流造成脑动脉栓塞或脑脓肿发生偏瘫。支气管侧支血管的破裂引起大咯血。

4．临床表现

（1）症状：

1）新生儿出现发绀或活动后发绀，逐年加重。

2）呼吸困难和活动耐力降低。

3）蹲踞，为法洛四联症患儿劳累及缺氧时的习惯性特征姿态。

4）缺氧性发作。常见于婴幼儿阶段，由哭闹或任何不良刺激诱发。

（2）体征：

1）发育不良。

2）发绀：发绀为法洛四联症的主要体征症状。

3）杵状指（趾）：多发生于发绀出现后数月至2年，并逐渐加重，严重程度与缺氧程度有关，杵状指表明肺动脉狭窄和主动脉骑跨的严重程度。

4）胸骨左缘第2至第4肋间可闻及Ⅱ～Ⅳ/6级收缩期杂音。肺动脉狭窄严重者，杂音主要由于右心室流出道梗阻；狭窄较轻者，杂音主要由于室间隔缺损。右心室流出道梗阻产生的收缩期杂音在胸骨左缘的第3～4肋间最响，呈喷射性。杂音与肺动脉狭窄的程度有关，狭窄愈重，杂音愈低愈短。

（3）实验室检查：血常规显示红细胞计数、血细胞比容、血红蛋白升高。

4．辅助检查

（1）心电图：表现为电轴右偏或右心室肥厚。

（2）X线胸片：①肺野清亮，肺血管纹理减少。②肺动脉段凹陷，右心室肥厚、心尖上翘，呈"靴型心"。TOF的心影比正常小或大致正常，且多见右侧主动脉弓。

（3）超声心动图：绝大多数法洛四联症可通过超声心动图检查明确诊断。超声心动图可确定室间隔缺损的部位和大小，是高位或低位缺损，右心室流出道狭窄及其严重程度，主动脉根部扩大情况和主动脉骑跨程度。

（4）心血管造影：能进一步了解患者的病理改变。有下列情况者应行心血管造影：①超声心动图不能明确诊断者。②疑有大的体肺侧支，需确定其位置或拟行栓堵者。③疑为冠状动脉异常者。④病变复杂者。⑤严重的肺动脉及其分支发育不良者。

5．诊断及鉴别诊断

通过询问病史，了解症状及体格检查后，可以做出初步诊断，确诊需经超声心动图检查。超声心动图检查不仅可以判断病情的轻重程度，还可以明确合并的心内畸形。但对病情复杂或超声不能明确诊断者，需行心室和主动脉造影来明确诊断。本病需与以下疾病进行鉴别。

（1）发绀型先天性心脏病：如右心室双出口。法洛四联症多有蹲踞现象，鉴别诊断要靠仔细的超声心动图检查。超声心动图不能明确诊断者需进行造影检查。

（2）艾森门格综合征：两者基础病变不同。

6．治疗方案及原则

（1）手术指征：手术治疗是法洛四联症治愈的唯一方法。

（2）手术时机：

1）婴幼儿期，如缺氧发作频繁，则必须尽早手术，甚至在新生儿时期手术。

2）多数医疗中心提倡在1～2岁年龄行选择性根治术。

3）对不适宜行根治术者，可选择姑息性手术，为以后行根治术做好准备。

（3）根治手术条件：符合以下条件者，根治手术效果较理想。

1）肺动脉分支和周围肺动脉发育好，左右肺动脉直径之和应至少达到膈肌平面降主动脉直径的1.2倍，达1.5倍以上者手术效果更为理想（即McGoon指数）。

2）左心室舒张期末容积指数要大于$30mL/m^2$，否则宜先行姑息性分流术，二期再行根治术。

（七）病例讨论

1. 病例一

患儿，男，2岁。查体发现心脏杂音1月。患儿1个月前因体检到医院就诊，查体发现心脏杂音。患儿生长发育较正常同龄人无明显差异，无发绀。体格检查：T 36.3℃，P 84次/min，R 21次/min，BP 95/60mmHg，神志清，全身浅表淋巴结未触及肿大，双肺叩诊清音，呼吸音清，未闻及干、湿性啰音，全身皮肤、黏膜无发绀。心前区无隆起，心前区触及震颤，心界增大，心音有力，律齐，心前区广泛闻及收缩期杂音，以胸骨左缘第3～4肋间为著，Ⅳ/6级，P2亢进。无杵状指，周围血管征阴性。心电图示左心室高电压。

（1）作出初步诊断并列出依据。

（2）鉴别诊断及依据。

（3）如需明确诊断可进行哪方面的检查？

答案：

（1）初步诊断及诊断依据：

1）初步诊断：先天性心脏病，室间隔缺损。

2）诊断依据：①查体发现心脏杂音，心前区广泛闻及收缩期杂音，以胸骨左缘第3～4肋间为著，Ⅳ/6级，P2亢进。②心电图示左心室高电压。

（2）鉴别诊断及依据：

1）肺动脉瓣狭窄：室间隔缺损小，尤其位于室上嵴和肺动脉瓣之间或肺动脉干下者，很易与肺动脉瓣狭窄混淆。但后者的震颤和杂音的部位较高，肺动脉瓣区第二心音减弱，放射线照片显示肺动脉狭窄后扩张和肺纹理减少。

2）动脉导管未闭，有两种情况不容易鉴别：一是高位的室间隔缺损合并主动脉瓣脱垂和关闭不全者，易与典型动脉导管未闭相混淆。前者为双期杂音，后者为连续性杂音；前者主动脉脉结不明显，后者主动脉结增大。二是动脉导管未闭伴有肺动脉高压，仅有收缩期震颤和杂音者，与高位室间隔缺损鉴别较为困难。前者脉压较大，杂音位置较高，主动脉结显著。较可靠的鉴别方法是超声心动图检查或心导管检查。

3）继发孔型房间隔缺损：继发孔型房间隔缺损收缩期杂音为吹风样，较柔软，部位在胸骨左缘第2肋间，多半无震颤，P2亢进分裂。心电图示不完全右束支传导阻滞或右心室肥大。

（3）明确诊断的检查手段：

1）超声心动图。

2）心导管检查：左心室或者逆行主动脉造影。

2. 病例二

患儿，男，8个月。患儿出生后2个月，因吮吸无力、喂养困难到医院就诊，医院体检发现心脏有杂音，近来家长发现患儿在哭闹后口唇发绀，无反复呼吸道感染史，大小便正常。体格检查：T 37.2℃，P 130次/min，R 28次/min，BP 86/48mmHg，体重5.5kg，SpO_2 91%。发育基本正常。口唇发绀，双肺呼吸音清晰对称。胸部无畸形，心尖冲动增强。心音有力，心律齐，胸骨左缘第3～4肋间听及Ⅳ/6级收缩期杂音，伴震颤。辅助检查：心电图示窦性心律，心率134次/min，右心室肥厚，ST段下移0.5mV；胸部X线片示心影呈靴型，双肺血管阴影减少。超声心动图示右心房、右心室增大，右心室肥厚，圆锥隔前移，肺动脉瓣及瓣下狭窄，肺动脉瓣环0.7cm，VSD对位不良，双向分流，大小1.5cm，主肺动脉0.64cm，流速4.26m/s，压差73mmHg，左肺动脉开口0.4cm，内径0.52cm，右肺动脉开口0.41cm，内径0.7cm。继发孔型房间隔缺损0.5cm。

（1）根据以上病史资料及检查结果作出诊断，并列出诊断依据。

（2）确定手术方案之前是否还需进一步检查，重点需了解哪方面的内容。

（3）如何判断该患儿适合进行根治性手术还是姑息性手术。

答案：

（1）诊断：先天性心脏病，法洛四联症，房间隔缺损。

（2）诊断依据：

1）近来患儿在哭闹后出现口唇发绀。

2）体检口唇发绀，胸骨左缘第3～第4肋间闻及Ⅳ/6级收缩期杂音。

3）胸部X线：心影呈靴型，双肺血管阴影减少。

4）超声心动图：右心室肥厚，肺动脉瓣及瓣下狭窄，室间隔缺损，圆锥隔前移（主动脉骑跨）。

（3）确定手术方案之前进一步的检查：需进行心血管造影或者高速CT检查以进一步明确。

1）左右肺动脉发育情况。

2）是否存在体肺侧支血管。

3）右心室流出道是否有冠状动脉横跨。

（4）依据左右肺动脉和左心室发育情况进行判断：

评价肺血管发育程度的参数公式：McGoon指数＝（左肺动脉直径＋右肺动脉直径）/横膈水平降主动脉直径。

McGoon指数>1.2，同时左心室舒张期末容积指数>30mL/m²，选择一期根治性手术，否则适合姑息性手术。

（八）病例聚焦

1.先天性心脏病鉴别诊断要点

先天性心脏病的类型主要根据症状、体征、X线检查、心电图及超声心动图检查进行鉴别。根据临床材料，结合各类畸形的共性和各自的特点，通过综合分析即可得出初步诊断。例如，左向右分流型的共同特点是：①肺循环血流量增加，体循环血流量减少，症状取决于分流量。分流小的患者症状不明显；分流量大的患者长期肺血流过多，肺动脉高压持续增加，肺小动脉发生阻塞性病变时，右心压力超过左心，即艾森门格综合征，晚期出现发绀。②心前区有粗糙收缩期杂音，于胸骨左缘最响。此外，它们又有各自的特点。无分流的肺动脉瓣狭窄，有些表现虽与上述一类心脏病相似（如无发绀、杂音位于胸骨左缘第二肋间、杂音响亮且伴收缩期震颤等），但其肺动脉瓣区第二音减低和X线检查肺野清晰，可凭此鉴别。复杂先天性心脏病同时存在多个解剖结构异常，法洛四联症是发绀型先天性心脏病的代表，患者自幼出现发绀。超声心动图对鉴别先天性心脏病的类型有重要意义。

2.先天性心脏病的手术时机

在有经验的先天性心脏病治疗中心，绝大多数的先天性心脏病都可以在新生儿和婴幼儿阶段施行相关手术。

第二节 心脏瓣膜疾病

一、学习目的与要求

（1）熟悉常见心脏瓣膜疾病的病因和病理生理。
（2）掌握常见心脏瓣膜疾病的诊断和外科治疗方法。
（3）通过病例示教，以病例讨论形式启发临床思维。

二、学习方法与内容

（一）二尖瓣狭窄

1.概述

二尖瓣狭窄（mitral stenosis）是二尖瓣叶增厚，交界粘连、融合，瓣下腱索挛缩致使二尖瓣口开放幅度变小或梗阻，引起左心房血流受阻的疾病。

2.病因

二尖瓣狭窄可分为先天性和后天性（获得性）。本部分主要阐述获得性二尖瓣狭窄。临床上所见的获得性二尖瓣狭窄，绝大多数都是风湿热的后遗病变，但有明确风湿热病史者仅占60%。

少见病因中，主要有老年人的二尖瓣环或环下钙化；更罕见的病因为类癌或结缔组织疾病，如系统性红斑狼疮。卢滕巴赫（Lutembacher）综合征为二尖瓣狭窄合并房间隔缺损，其二尖瓣狭窄多为后天性。风湿性心脏病患者中约25%为单纯性二尖瓣狭窄，40%为二尖瓣狭窄合并二尖瓣关闭不全。约2/3的二尖瓣狭窄患者为女性。在风湿热病程中，初次感染到形成狭窄估计至少需要2年，一般5年以上。多数患者的无症状期为10～20年或更长。

3．病理生理

正常的二尖瓣口面积为4～6cm^2，当二尖瓣受风湿病变侵袭后，随着时间的推移，二尖瓣口面积逐渐缩小，二尖瓣口面积缩小至1.5～2.0cm^{2}时为轻度狭窄，1.0～1.5cm^{2}时为中度狭窄，<1.0cm^{2}时为重度狭窄。当二尖瓣口面积缩小至2.0cm^{2}时，左心房压力（正常值4～12mmHg）增高，肺静脉压和肺毛细血管压也同时升高，肺静脉和肺毛细血管发生扩张和淤血，造成慢性肺淤血、肺间质水肿等。长期肺淤血可导致肺动脉压，继发右心室壁肥厚，三尖瓣和肺动脉瓣关闭不全，最终导致右心心力衰竭。随着病程的进展，左心房发生扩张，左心房壁纤维化及心房肌束排列紊乱，容易发生房性期前收缩和心房纤颤。左心房扩大和心房纤颤可导致左心房附壁血栓形成。

4．临床表现

（1）症状：呼吸困难，可为劳累性、阵发性，重者不能平卧或有阵发性夜间呼吸困难。咯血，痰中带血，肺梗死，血栓栓塞。由于左心房扩大压迫喉返神经而出现声音嘶哑，压迫食管而引起吞咽困难。另外可有食欲减退、腹胀、恶心、呕吐、尿少、水肿。

（2）体征：重度狭窄患者常有轻度紫绀，形成所谓"二尖瓣面容"。胸骨左缘心前区处可有收缩期抬举性搏动。二尖瓣狭窄的特征性体征为心尖区的隆样舒张期杂音，第一心音亢进、二尖瓣开放拍击音和肺动脉区的第二心音亢进。急性左心衰竭时出现急性肺水肿。右心室衰竭时，表现为肝脏肿大，水肿、腹水等。

5．辅助检查

（1）心电图：心电图表现为左心房扩大，右心室肥厚或右束支传导阻滞。慢性二尖瓣狭窄患者心房颤动较常见。

（2）X线检查：提示左心房和右心室增大，慢性肺淤血和间质性水肿。

（3）超声心动图：二维及多普勒超声心动图是目前二尖瓣狭窄的主要诊断方法之一。其能评估心脏收缩、舒张功能，测量心腔大小，显示二尖瓣结构和活动情况，评估二尖瓣狭窄的严重程度，测量跨瓣压力阶差、二尖瓣瓣口面积，估测肺动脉压等。同时可显示左心房血栓等。

6．治疗方案及原则

（1）对于明确的二尖瓣狭窄，瓣口面积<1.5cm^2，可闻及明确的开瓣音，超声检查证实瓣膜弹性尚好，无左心房内血栓形成，窦性心律者，可考虑球囊扩张术或二尖瓣交界闭式分离术。

（2）对于有症状，二尖瓣中度狭窄的患者，超声心动图检查证实左心房血栓，或经内科正规治疗后仍有心脏中度以上增大症状的患者，可考虑行二尖瓣替换术。

（3）对于有症状，超声心动图检查证实二尖瓣重度狭窄、瓣叶僵硬、严重钙化，瓣下结构改变严重，修复困难，或同时伴有重度二尖瓣关闭不全的患者，可考虑行二尖瓣替换术。

（二）二尖瓣关闭不全

1．概述

由于二尖瓣在解剖结构和/或功能上的异常，造成左心室内血液部分反流到左心房的疾病即为二尖瓣关闭不全（mitral insufficiency）。

2．病因

二尖瓣关闭不全的病因包括：二尖瓣脱垂；二尖瓣瓣环钙化；风湿热；乳头肌功能不全；感染性心内膜炎；马方综合征；创伤；先天性畸形；系统性红斑狼疮；类风湿关节炎等。

3．病理生理

左心室收缩时，部分血液回流入左心房。回流血量的多少，与二尖瓣关闭不全的程度成正比，也与临床表现成正比。中度以上关闭不全时，可出现临床症状，如左心房扩大增厚。

回流血量大时，可导致左心室有效心排血量明显降低，患者可出现疲倦、乏力症状。此外，在心脏舒张期，左心室的容量负荷增大，致使舒张期延长，进而导致左心室扩大和肥厚。左心房、左心室的扩大和压力的增高，又导致肺部淤血、肺动脉高压和右心负荷增大，可最终引起右心心力衰竭。

4．临床表现

（1）症状：慢性二尖瓣关闭不全的症状主要与关闭不全的程度、左心室和左心房的基本功能状态有关。轻度二尖瓣关闭不全者，多无明显症状。中度以上的二尖瓣关闭不全者，可出现疲倦、乏力、心悸、活动后气促等症状。晚期可出现急性肺水肿、咯血和右心衰竭等症状。

急性二尖瓣关闭不全多由腱索断裂、外伤和急性心肌梗死引起，常伴有急性左心衰，甚至心源性休克。

（2）体征：心尖区第一心音沉闷或减弱。中度以上关闭不全可闻及Ⅲ级以上全收缩期、吹风样杂音，向左腋中线传导。伴有二尖瓣狭窄者，还可听到舒张期滚筒样杂音。肺动脉瓣区第二音亢进和分裂。晚期病例可有淤血性右心衰竭的体征，如颈静脉怒张、肝大和下肢水肿等。

5．辅助检查

（1）心电图：轻度二尖瓣关闭不全者，其心电图可正常，中度以上二尖瓣关闭不全者，其心电图显示电轴左偏，左心室肥大。伴有肺动脉高压者，其心电图示双心室肥大。后期可出现心房纤颤或传导阻滞。

（2）胸部X线：左心室、左心房扩大是二尖瓣关闭不全的主要征象。肺动脉段凸起。肺血增多。

（3）超声心动图：可明确二尖瓣关闭不全的严重程度、基本的病因学、二尖瓣的结构形态及左心室功能。多普勒检查可以对二尖瓣关闭不全的严重程度进行定量分析，并可随访严重的慢性二尖瓣关闭不全患者以决定手术时机，帮助患者选择二尖瓣手术的方式。

（4）心脏导管及心血管造影：多数二尖瓣关闭不全患者不必做心脏导管检查。年龄在50岁以上，或有心绞痛史者，在进行外科手术前，应行冠状动脉造影检查，以明确有无合并冠心病。

6．诊断

根据病史和一般临床表现确诊。可通过体征上心尖区有抬举性搏动和心尖部全收缩期杂音，心电图、放射线示左心房和左心室肥大等诊断。超声心动图对诊断可起决定性作用。

7．手术指征和手术治疗方法

（1）手术指征：①轻、中度无症状者无须手术。②重度二尖瓣反流，有症状，心功能Ⅲ～Ⅳ级，左室射血分数（left ventricular ejection fraction，LVEF）>30%者应手术。③重度无症状二尖瓣反流的患者。④左心室收缩末期内径（left ventricular end systolic diameter，LVESD）≥40mm，30%<LVEF<60%者应手术。⑤若左心室处于代偿期（LVEF>60%、LVESD<40mm）或者新发心房颤动（atrial fibrillation，AF）或者肺动脉收缩压（pulmonary artery systolic pressure，PASP）>50mmHg。手术干预的适用条件：a.瓣膜成功修复的可能性>95%；b.预期手术死亡率<1%。

（2）手术方法：①单纯二尖瓣关闭不全首选二尖瓣修复成形术。②瓣膜严重损害，不适合施行二尖瓣修复术的病例需做二尖瓣置换术。

（三）主动脉瓣狭窄

1．概述

主动脉瓣狭窄（aortic stenosis）是指各种原因导致的主动脉瓣叶结构和形态改变，交界粘连，心脏收缩时主动脉瓣叶运动异常，开放面积减小，血流在主动脉瓣叶水平受阻，出现跨瓣压差。

2．病因

先天性主动脉瓣异常；风湿性主动脉瓣病变；老年钙化性主动脉瓣狭窄。

3．病理生理

正常成人主动脉瓣开口面积为$3.0\sim4.0cm^2$。根据主动脉瓣口面积，狭窄程度分级如下：①轻度狭窄：面积$>1.5cm^2$，且$<3cm^2$。②中度狭窄：面积$1.0\sim1.5cm^2$。③重度狭窄：面积$\leqslant1.0cm^2$，平均跨瓣压差一般>40mmHg或者更高。

轻度主动脉瓣狭窄不产生明显的血流动力学改变，当瓣口面积小于$1.0cm^2$时，一方面，左心室射血阻力增大，左心室逐渐增厚，心肌顺应性下降，室壁张力增加，左心室舒张末期压升高，最终导致左心心力衰竭。另一方面，心肌高度肥厚，心肌耗氧增加，而由于主动脉瓣口狭窄，体循环和冠状动脉血流量减少，出现心肌供血不足。

4．临床表现

（1）症状：轻度狭窄患者没有明显症状，部分中度狭窄患者表现为活动后胸闷、气促。重度狭窄者有胸痛、眩晕、昏厥和心力衰竭的症状，少部分重度狭窄的患者剧烈活动后可发生猝死。

（2）体征：主动脉瓣区可闻及Ⅲ/6级以上收缩期杂音，常伴收缩期震颤，向颈部传导。室间隔明显增厚的患者，二尖瓣可出现SAM征，心尖区可听到收缩期吹风样杂音。对于年轻的患者，应测量上、下肢血压，以排除是否合并主动脉弓缩窄。

5．辅助检查

（1）心电图：电轴左偏，左心室肥厚、劳损，左胸导联中T波倒置，伴有ST段压低。钙化侵及传导束时可呈现左束支传导阻滞、房室传导阻滞，部分病例有心房颤动。

（2）胸部X线：早期心影无改变，病变加重者X线示左心室扩大，心胸比增大，升主动脉可发生狭窄后扩张。有左心室衰竭时出现肺水肿表现。

（3）超声心动图：主动脉瓣叶增厚、钙化。主动脉血流速度增快，跨瓣压差增大。升主动脉呈狭窄后扩张，室间隔和左心室壁增厚。部分患者由于左心室严重肥厚，特别是室间隔上部的严重增厚，可出现左心室流出道狭窄，并有二尖瓣SAM征。

（4）冠状动脉造影：年龄大于50岁；或年龄在40~50岁，有胸痛、其他心肌缺血症状；或有冠心病高危因素者，在进行外科手术前，均应常规行冠状动脉造影检查，以明确有无合并冠心病。

6. 治疗原则

（1）轻至中度狭窄，无症状，心功能Ⅰ级者暂不需手术。

（2）中度狭窄患者，主动脉血流速度峰值V_{max}>3.9m/s，平均跨瓣压差（ΔPm）20~39mmHg，在进行其他心脏手术时，应同时行主动脉瓣置换。

（3）中度狭窄有症状者应进行主动脉瓣置换手术。

（4）重度狭窄，主动脉V_{max}>4m/s，平均跨瓣压差（ΔPm）>40mmHg，或主动脉瓣口面积≤1.0cm²者，均应进行主动脉瓣置换。

（四）主动脉瓣关闭不全

1. 概述

心脏舒张期主动脉内的血液经病变主动脉瓣反流至左心室，即为主动脉瓣关闭不全（aortic insufficiency）。

2. 病因

常见病因包括风湿性病变、退行性病变、先天性二叶主动脉瓣、感染性心内膜炎等。此外，马方综合征和主动脉夹层等主动脉疾病，由主动脉窦管交界和/或主动脉瓣环扩大引起主动脉瓣对合不良，也是造成主动脉瓣关闭不全的原因。

3. 病理生理

舒张期血液从主动脉瓣反流到左心室，导致左心室容量负荷额外增加。左心室充盈过度，肌纤维伸长，收缩壁增加，逐渐扩大、肥厚。心脏功能代偿期，由于前负荷增加和心肌代偿性肥厚，左心室能够维持正常的排血功能；左心室功能失代偿时，射血分数减少，左心房和肺动脉压力升高，导致左心衰竭。另外，由于舒张压低，冠状动脉血流灌注减少和左心室心肌肥厚扩大，心肌氧耗增加，造成心肌供血不足。

4. 临床表现

（1）症状：轻度关闭不全病例，心脏代偿功能较好，可无任何症状。早期症状为心悸、心前区不适，头部有强烈搏动感。重度主动脉瓣关闭不全患者有晕厥、气促、心绞痛，并可出现阵发性呼吸困难、端坐呼吸和急性肺水肿。

（2）体征：左心室扩大，心尖向左下移位，可扪及明显的抬举性搏动。胸骨左缘第3、第4肋间和主动脉瓣区有叹息样早、中期或者全舒张期杂音，向心尖部传导。严重主动脉瓣关闭不全者，心尖部可闻及舒张中晚期滚桶样杂音，为Austin-Flint杂音，其机制是心脏舒张早期主动脉瓣大量反流，左心室舒张压快速增高，二尖瓣口变窄，左心房血流快速流经二尖瓣口时产生杂音。重度关闭不全者，可有典型的周围血管征如颈动脉搏动明显，水冲脉，口唇或指甲有毛细血管搏动征，股动脉枪击音等。

5．辅助检查

（1）心电图：电轴左偏，左心室肥厚伴劳损。

（2）胸部X线：心影向左下扩大，呈"靴型心"，主动脉结隆起、升主动脉和弓部增宽，心胸比例扩大。

（3）超声心动图：可以评估心脏收缩、舒张功能，测量各房室的大小、体积，显示主动脉瓣的解剖和功能状况，判定主动脉瓣关闭不全的原因，估算反流的严重程度。

（4）冠状动脉造影：年龄大于50岁；或年龄在40~50岁，有胸痛、其他心肌缺血症状；或有冠心病高危因素者，在进行外科手术前，均应常规行冠状动脉造影检查，以明确有无合并冠心病。

6．治疗方案及原则

（1）轻度反流者，心功能Ⅰ级者无须手术。

（2）中度反流者，在其他心脏手术时应同时行主动脉瓣置换或者成形手术。

（3）重度反流有症状者，尽早手术；无症状者，如LVEF<50%或者左心室舒张末期内径（left ventricular end diastolic diameter，LVEDD）>65mm或LVESD>50mm应进行手术治疗。

（五）病例讨论

患者，女，26岁，已婚未育，活动性心悸、气促5年，近3个月症状逐渐加重，步行上3层楼即感不适，需短暂休息，无发热，夜间可以平卧入睡。既往有关节痛病史。

体格检查：T 36.5℃，P 70~110次/min，R 20次/min，BP 126/68mmHg。皮肤、黏膜无黄染、无紫绀。腹平软，肝脾肋下未触及。双下肢不肿。呼吸平顺，双肺呼吸音粗，未闻及啰音。心前区无隆起，无抬举性心尖冲动，心界不大，心律绝对不齐，心尖区可闻及收缩期Ⅲ/6级杂音，舒张期Ⅱ/6级隆隆样杂音。

心电图：心房颤动，心室率90次/min。胸部X线片：肺门影增大，双下肺斑片状阴影，左心缘出现四弓征。超声心动图：风湿性心瓣膜病，左心房附壁血栓3cm×5cm，二尖瓣明显增厚钙化，二尖瓣瓣口面积0.9cm^2，多普勒频谱收缩期反流面积8cm^2，左心室舒张末期内径45mm，左心室（LA）60mm，左心房（RV）24mm，右心房（RA）35mm×45mm，肺心脉收缩压（PASP）40mmHg，射血分数（EF）55%。

（1）该患者目前的诊断是什么？

（2）其手术指征有哪些？

（3）应优先选择何种手术方式？

答案：

（1）诊断：风湿性心脏病，二尖瓣狭窄（重度）合并关闭不全（中度），左心房增大，左心房血栓，心房颤动，肺动脉高压（轻度），心功能Ⅲ级。

（2）手术指征：①重度二尖瓣狭窄伴有二尖瓣关闭不全。②心房颤动。③左心房血栓；心功能Ⅲ级。

（3）手术方式：优先选择体外循环二尖瓣人工生物瓣置换术，同时进行左心房迷宫射频消融术。

病例聚焦：

（1）生物瓣和机械瓣的选择：生物瓣的优点是不需要长期抗凝，血流动力学表现更理想，缺点是有使用年限，可发生疲劳性损伤、衰败和钙化。机械瓣优点是不发生衰败，有良好的耐久性，缺点是需要长期抗凝，容易发生抗凝相关并发症，如出血或者血栓等。

该病例为育龄女性，有生育要求，不适合长期抗凝，在同时治疗心房颤动的前提下，宜使用生物瓣。

1）优先选择生物瓣指征：①根据患者的意愿选择生物瓣。②不能进行高质量的抗凝治疗（依从性差，药不易获得），或因为出血风险高存在禁忌（既往大出血史，并发症，或患者不愿意）。③对于因机械瓣膜血栓形成需再次手术的患者，即使采取了很好的长期抗凝治疗，仍推荐使用生物瓣。④对于未来再次瓣膜手术风险低的患者，应考虑生物瓣。⑤对于有妊娠计划的年轻女性应考虑生物瓣。⑥对于>65岁行主动脉瓣置换术或>70岁行二尖瓣置换术的患者，或预期寿命小于生物膜的使用年限的患者，应考虑生物瓣。

2）优先选择机械瓣指征：①如果没有长期抗凝禁忌证，根据患者意愿选择。②对于存在瓣膜结构进展风险的患者，推荐机械瓣。③对于已经置换了另一个机械瓣且接受抗凝治疗的患者，推荐机械瓣膜。④对于<60岁行主动脉瓣置换术患者或<65岁行二尖瓣置换术的患者，考虑机械瓣。⑤预期寿命很长，未来很可能再次接受瓣膜置换的患者，考虑机械瓣置换。⑥存在血栓栓塞高风险且已经长期抗凝的患者，应考虑机械瓣膜。

（2）国内机械瓣膜置换术后，华法林抗凝的强度范围，以及剂量调整的方法。

1）我国机械瓣膜置换术后的抗凝强度，一般采用较低强度抗凝范围［国际标准化比值（international normalized ratio，INR）1.8～2.5］。

2）抗凝不足：如INR低于目标值，可酌情加服维持量的1/4或1/8；如持续发生明显的抗凝不足，应检查药物干扰因素（药物有无变质，服药期间有无呕吐、腹泻等），必要时换用不同批号的药片或改用其他抗凝药。

3）抗凝过度：如INR超过3.0，应予减少维持量的1/4或1/8，24h后复查INR；INR超过5.0，应停用华法林，待INR降到目标范围内，再从小剂量开始使用。有出血征象者可口服维生素K_4，静脉注射维生素K_1或给予新鲜冰冻血浆或凝血酶原复合物。

第三节 冠心病和主动脉夹层

一、学习目的与要求

（1）熟悉冠状动脉粥样硬化性心脏病的诊断和检查方法。

（2）了解冠状动脉粥样硬化性心脏病的病理生理过程。

（3）了解冠状动脉粥样硬化性心脏病的治疗方法，掌握冠脉搭桥的手术指征。

二、学习方法与内容

（一）冠状动脉粥样硬化性心脏病

1．概述

冠状动脉粥样硬化性心脏病（coronary atherosclerotic heart disease，CHD），简称"冠心病"，是指冠状动脉管壁粥样硬化病变引致血管腔狭窄，冠脉循环血流受阻，心肌供血不足，缺血缺氧引起的心脏病，或称缺血性心脏病。近20年来，我国冠状动脉粥样硬化性心脏病的发病率呈快速升高趋势。

2．病理

冠状动脉硬化主要表现为冠状动脉某部位的脂质、糖胺聚糖类、血液成分及钙质的沉着，形成粥样斑块。局部斑块破裂，斑块内出血又可促成冠状动脉局部血栓的形成，由此导致冠状动脉狭窄。一般认为冠状动脉管径狭窄大于50%以上，即管腔面积减少超过75%，可导致相应部位的心肌缺血而出现不同的临床表现。当冠状动脉突然阻塞而又无有效的侧支循环建立时，可导致心肌梗死。严重者可出现心室间隔穿孔，二尖瓣大量反流及左心室室壁瘤的形成。

动脉的粥样硬化可累及冠状动脉中的1、2或3支，甚至4支同时受累，其中以左前降支最多见，病变也最重；然后依次为右冠状动脉、左回旋支和左冠状动脉主干，血管近端病变较远端重。

3．临床表现

由于冠状动脉病变部位、管腔狭窄程度、受累血管支数、侧支循环形成情况不同，其临床表现也不同。最典型的临床症状是心绞痛发作。当冠状动脉急性闭塞、血流中断，引起局部心肌的缺血性坏死，临床表现可有持久的胸骨后疼痛、休克、心律失常和心力衰竭，并有血清心肌酶增高和心电图的改变。出现严重并发症时，如急性心室间隔穿孔等，可出现严重心力衰竭并出现心源性休克。

4．治疗原则和手术适应证

冠状动脉病变的治疗方法主要有药物治疗、介入治疗和冠状动脉旁路移植术（coronary artery

bypass grafting，CABG；或称为冠状动脉搭桥术）治疗。无症状或症状轻的单支和双支病变应选择药物或介入治疗；对于严重的、非左主干单支病变，介入治疗效果优于手术治疗，而左主干单支病变应行手术治疗；无明显症状的3支病变，若核医学运动试验提示左心室功能受损，应行手术治疗。

冠脉搭桥手术的适应证：①左冠脉主干显著狭窄者应行CABG治疗。②左主干等同病变者即左前降支近端和左回旋支近端有显著狭窄者（≥70%）应行CABG治疗。③3支血管病变者应行CABG治疗。④心肌梗死后有并发症如二尖瓣关闭不全、心室间隔穿孔、室壁瘤形成等需手术修复者，应行CABG治疗。

（二）主动脉夹层

1．概述

主动脉夹层（dissection of aorta，AD），又称主动脉夹层动脉瘤，是指主动脉腔内的血液从主动脉内膜撕裂口进入主动脉中膜，使中膜分离，并沿主动脉长轴方向扩展，从而造成主动脉真假两腔分离的一种病理改变。本病发病率有日趋升高之势。AD发病年龄跨度较大，60～80岁为发病高峰。AD发病的性别比例为男性是女性的2～5倍。本病预后凶险，绝大多数患者死于急性期，其主要致死原因为主动脉夹层破裂至胸、腹腔或心包腔，进行性纵隔或腹膜后出血及急性心力衰竭或肾衰竭等。

2．病因

诸多因素可导致主动脉夹层，包括遗传因素、先天性因素、高血压、主动脉中层退行性病变、动脉粥样硬化、主动脉炎症、损伤、妊娠等。其中遗传因素、主动脉中层退行性病变、高血压为常见致病因素。比较肯定的发病机制为：以主动脉中层结构异常为病理改变，血压变化造成血管壁横向切应力（剪切力）增大，引起主动脉内膜撕裂、壁间血肿蔓延，从而导致主动脉夹层。

3．临床表现

（1）症状：发病时胸痛是发病开始最主要的症状，性质为持续性撕裂样痛或刀割样疼痛；向近端剥离的主动脉夹层疼痛特点是疼痛集中于胸骨后；而向远端剥离的主动脉夹层疼痛特点是疼痛经常出现于背部肩胛间区，并可以延续到腹部。急性期大约有1/3的患者出现面色苍白、大汗淋漓、四肢皮肤湿冷、脉搏快而弱和呼吸急促等休克现象。

（2）体征：痛苦病容，重症者有休克表现，神情淡漠、四肢潮凉、苍白，少尿或无尿，但血压多可在正常范围。四肢动脉、双侧颈动脉搏动可不对称，血压可有差别，有主动脉瓣关闭不全者于主动脉瓣听诊区可闻及舒张期杂音，腹部亦可闻及血管杂音。

4．临床分型

（1）DeBakey分型（图27-1）：

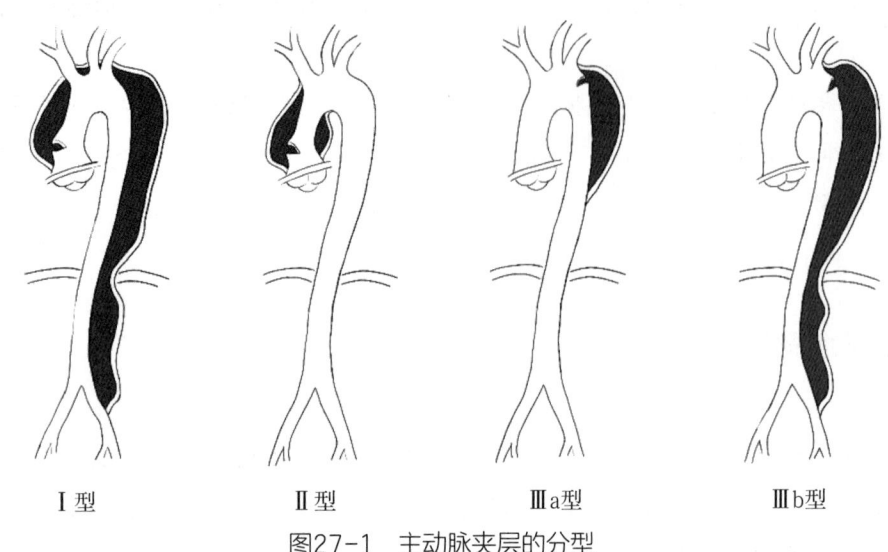

Ⅰ型　　　　　　　Ⅱ型　　　　　　　Ⅲa型　　　　　　　Ⅲb型

图27-1　主动脉夹层的分型

Ⅰ型：原发破口位于升主动脉或主动脉弓部，夹层累及升主动脉、主动脉弓部、胸主动脉、腹主动脉大部或全部。

Ⅱ型：原发破口位于升主动脉、夹层累及升主动脉。少数可累及部分主动脉弓。

Ⅲ型：原发破口位于左锁骨下动脉开口远端，根据夹层累及范围又分为Ⅲa及Ⅲb型。Ⅲa型夹层累及胸主动脉。Ⅲb型夹层累及胸主动脉、腹主动脉大部或全部。

（2）Stanford分型分为两型：

A型：夹层累及升主动脉，无论远端范围如何。

B型：夹层累及左锁骨下动脉开口以远的降主动脉和腹主动脉。

（3）临床分期：发病2周之内者为急性期，超过2周为慢性期，大部分患者于急性期死亡。

5．治疗方案和原则

（1）非手术治疗：持续监护，包括意识、四肢动脉压和脉搏、中心静脉压、尿量、心电图及胸腹部体征等。药物控制血压和心室率，防止主动脉破裂和夹层继续发展。对症镇静止痛、镇咳，控制心力衰竭。卧床，保持排便通畅，纠正水、电解质失衡及调整好营养。

（2）手术适应证：

1）Stanford A型主动脉夹层均应在确诊后行急诊手术。

2）Stanford B型主动脉夹层急性期手术治疗效果与药物治疗大致相同，且截瘫发生率及死亡率较高。如破口与左锁骨下动脉距离大于1.0cm，即适合介入治疗。对不适合介入治疗的Stanford B型急性主动脉夹层应采用积极的药物治疗，出现以下任何一种情况均应行急诊手术：有主动脉破裂征象（大量胸腔积血，出血性休克）；有主动脉破裂倾向者（药物治疗不能控制高血压，疼痛不能缓解，主动脉直径短期内迅速增大）；重要脏器存在存在供血障碍。慢性期患者，如主动脉直径不断增大，或有局部隆起，而不适合介入治疗者也应采用手术治疗。

第四节　心脏外科手术示教

一、学习目的与要求

（1）掌握体外循环的概念，了解体外循环手术操作步骤和术中的心肌保护措施。

（2）了解体外循环心内直视手术术后监护的基本内容。

二、学习方法与内容

体外循环心内直视手术示教或者手术录像演播。

（一）体外循环原理和装置

1. 体外循环的原理

体外循环是指将回心的静脉血从上、下腔静脉或右心房引出体外，在人工心肺机内进行氧合和排除二氧化碳后，再由血泵输回体内动脉进行血液循环，从而为外科治疗方法提供有利条件。在心肺转流下，可阻断心脏血流，切开心脏，进行心内直视手术。

2. 体外循环的装置（人工心肺机及配件）

包括：①血泵。②氧合器（人工肺）。③变温器。④滤器。⑤管道和插管。见图27-2。

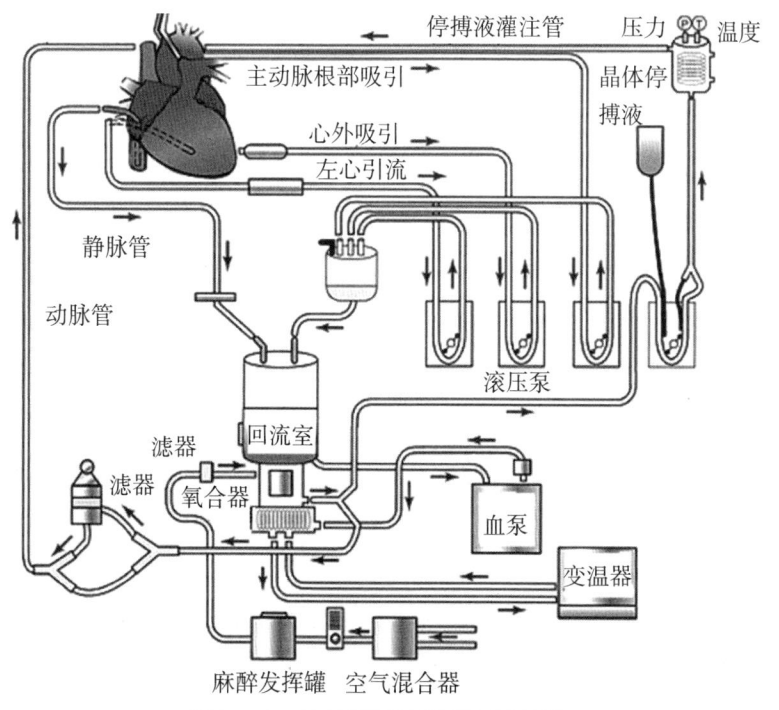

图27-2　体外循环的原理及其装置

（二）体外循环的手术操作步骤

（1）一般采用胸骨正中切口，切开心包，显露心脏。

（2）套绕阻断带。先将主动脉和肺动脉之间的间隙分开，行升主动脉套带，分别游离上、下腔静脉，套带。

（3）动脉插管：在升主动脉远端或者股动脉的外膜处，作双层荷包缝合线，套止血器。向右心耳或者上腔静脉注入肝素（2~3mg/kg），在荷包中央切开动脉，插入动脉插管，妥善固定，并与人工心肺机动脉管道连接。

（4）腔静脉插管（图27-3）：于右心耳（或上腔静脉）和右心房各缝一荷包线，套止血器，然后切开，插入上、下腔静脉插管，收紧止血器，固定。将上、下腔插管与人工心肺机连接。

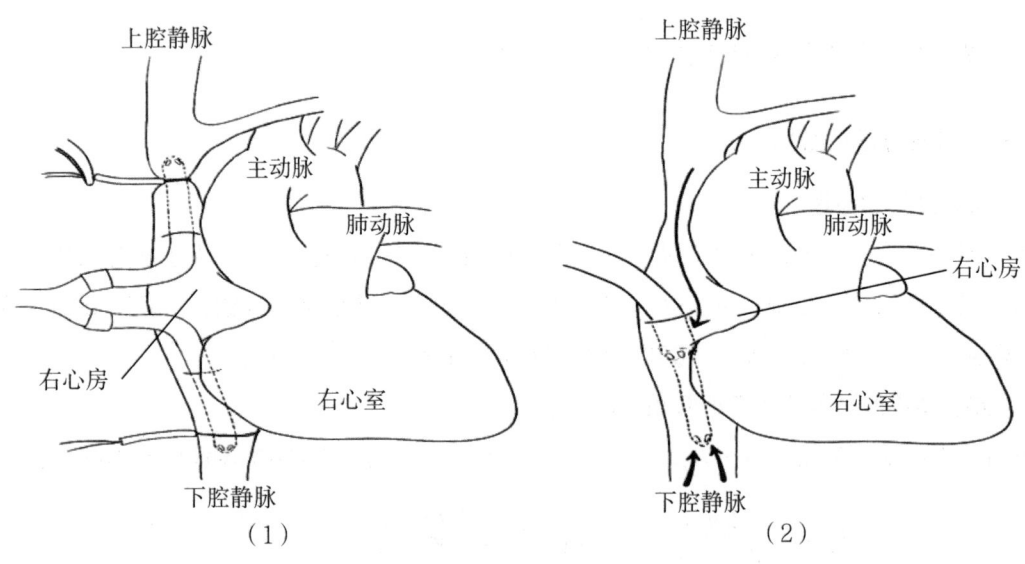

图27-3　体外循环的腔静脉插管

（5）心停搏液灌注插管：在升主动脉根部前侧外膜做褥式缝合，套止血器。将心停搏液灌注针头刺入褥式缝合线的中央部位进入升主动脉内，抽紧止血器，固定，将插管与灌注装置连接。

（6）左心引流插管：于右上肺静脉根部与左心房的连接部做褥式缝合，套止血器，切开，将左心引流管插入左心房，通过二尖瓣置于左心室内，收紧止血器，固定。将引流管与人工心肺机连接。

（7）检查所有管道及其连接无误，测定活化凝血时间（activated clotting time，ACT）至480~600s达标后，开始体外循环，并行循环数分钟后，阻断上、下腔静脉，进入完全体外循环，此时上、下腔静脉血液完全经插管流入人工心肺机，不流入右心房。同时进行血液降温。

（8）阻断升主动脉：提起升主动脉套带，用主动脉阻断钳，阻断升主动脉。立即由主动脉根部的灌注管灌入4℃冷心停搏液（10~15mL/kg），同时还可在心脏表面用4℃冰盐水或冰屑降温，使心脏迅速停搏，便可进行心内直视手术操作。

（9）开放主动脉：心内主要操作完成后，开始复温，心脏切口缝合完毕进行心脏排气，开放升主动脉阻断钳，如心脏不能自动复跳，则用电击去颤。

（10）辅助循环：复苏后开放上、下腔阻断带，使完全体外循环转变成为并行循环，继续辅助心脏搏动，降低心脏负担。心内操作时间越长，需要辅助循环的时间也越长，以利心脏代谢及功能的恢复（图27-4）。

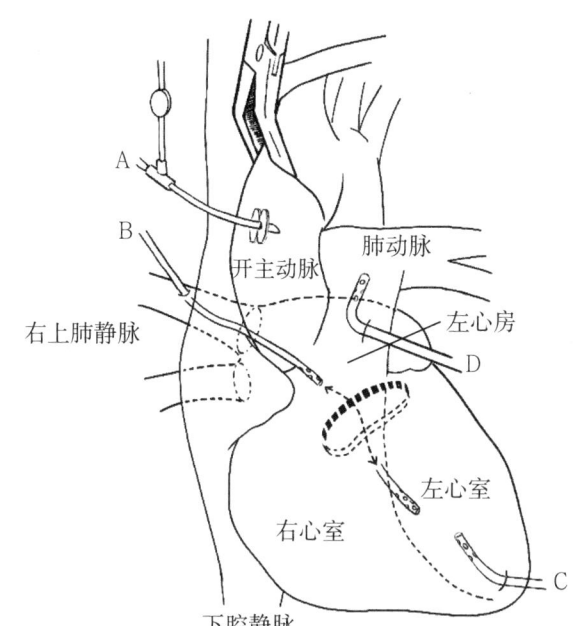

A-升主动脉根部前壁插管，并与心
　停搏液灌注装置连接；
B-右上肺静脉根部与左心房的连接
　部行左心引流管插入左心房；
C-经左心尖插管，左心室引流；
D-经肺动脉插管，肺动脉引流。

图27-4　体外循环的主动脉灌注和心内引流

（11）停止体外循环：逐渐减少人工心肺机转流量，体温达标，血流动力学稳定，内环境正常，可以停止体外循环，停机前先拔出左心引流管。停机之后，如病情继续稳定，拔出腔静脉插管。按1:1的数量给予鱼精蛋白中和体内肝素，根据ACT测定值补充鱼精蛋白。拔除动脉插管。

（三）体外循环期间心肌保护措施

心内直视手术中，实行心肌保护措施是手术成功的关键之一。多年来，心肌保护已形成一整套规范措施，使心内操作的安全时限得以延长，大大降低了心脏手术的病死率，有力地促进了心脏外科的发展。

心肌保护强调术前、术中及术后全面心肌保护。术前心肌保护工作主要为改善心肌功能，增加心肌能量贮备；术中主要是降低心肌氧耗，预防或减轻心肌缺血及缺血再灌注损伤；术后保证冠状动脉血供，控制心脏前后负荷，促进心肌顺应性的恢复。

升主动脉阻断后对心肌缺血的保护措施：采用心脏停搏液进行心肌保护。

（1）心脏停搏液种类：目前临床上采用的停搏液多种多样。按心肌保护侧重点，分为低温降低能量需求和维持有氧代谢提供能量两大类，前者使用不含血和氧的冷晶体停搏液，依赖低温降低能量消耗，停搏液的温度要求为0～4℃。后者使用氧合稀释温血停搏液。根据配制停搏液的基础介质，可将心脏停搏液分为三大类：①晶体停搏液。②氧合血停搏液。③氟碳停搏液，尚处于研究阶段。

（2）晶体停搏液作用机制：采用化学诱导的方法，使心脏迅速停搏，减少心脏在停跳前因电机械做功（跳动或颤动）造成的能量损耗。低温（0~4℃）进一步降低心肌代谢和能量需求，从而延长心脏手术中心肌耐受缺血的安全时限。

（3）晶体停搏液的组成：

1）钾离子：晶体停搏液的主要成分是高钾。晶体停搏液中钾最佳浓度为15~20mmol/L。

2）镁离子：晶体停搏液中理想的镁离子浓度为10~20mmol/L。

3）膜稳定剂：普鲁卡因、糖皮质激素等有一定的细胞膜保护作用，可以增加心肌保护的效果。

4）调节pH＞7.4，通常用5%碳酸氢钠溶液。

5）调节渗量至320~380mmol/L，以减轻心肌水肿。

6）能量代谢底物：研究表明，心肌缺血期间如果提供一定的能量代谢底物，例如葡萄糖、高能磷酸化合物（如ATP、CP）、氨基酸（如谷氨酸）等，有助于对细胞形态及功能的保护，减轻缺血再灌注损伤。

7）钙通道阻滞剂和氧自由基清除剂：心肌缺血再灌注损伤的主要机制是钙超载和氧自由基的作用，在停搏液中加入钙通道阻滞剂（如异搏定、硝苯地平等）或氧自由基清除剂（如甘露醇、别嘌醇等）有良好的心肌保护效果。

（4）停搏液灌注途径：

1）经冠状动脉顺行灌注法：在升主动脉阻断后，经主动脉根部插针灌注停搏液。

2）经冠状静脉窦逆行灌注法：主动脉瓣关闭不全或者冠状动脉有阻塞病变时，顺行灌注法效果差，可选择经冠状静脉窦逆行灌注法。

（四）心脏术后监护

（1）心血管功能监测：观察记录心率、心律、血压、中心静脉压、血氧饱和度；纠正低心排血量，增加前负荷，降低后负荷，加强心肌收缩力；预防和治疗心律失常。

（2）记录纵隔引流量，观察引流液性质，密切监测出血情况，及时处理活动性出血，保持足够的血容量，防止心包压塞。

（3）呼吸功能监测：术后早期呼吸机辅助呼吸，给氧，加强呼吸道管理。

（4）肾功能监测：记录尿量，观察尿液的颜色、性质，控制进出液量。

（5）纠正水、电解质和酸碱失衡。

（6）神经系统监测：观察神志、瞳孔情况，及时发现和治疗脑损伤引起的神经系统症状。

（7）消化系统监测：合理饮食，促进胃肠功能恢复。

（8）合理使用抗生素，预防感染。

（姚尖平）

第二十八章
颅脑外科

第一节　颅内高压

一、学习目的与要求

（1）了解颅内高压的定义、病因、类型。

（2）掌握颅内高压的临床表现、检查方法、诊断步骤和处理原则。

二、学习方法与内容

1. 颅内高压的定义

密闭的颅腔内容纳脑组织、脑脊液和血液三种内容物，形成一定的压力，称为颅内压。一般以脑脊液的静水压为代表，主要通过脑脊液的增减调节。成人正常压力0.7～2.0 kPa，儿童正常压力0.5～1.0kPa。各种病因使密闭颅腔内压力值升高超过正常上限即为颅内高压。

2. 颅内高压的示教典型病例

包括颅内血肿、脑挫裂伤、脑水肿、颅内肿瘤、脑脓肿、肉芽肿（寄生虫、炎症）、脑积水、颅腔狭小病变（狭颅症）、颅内动静脉畸形。

3. 颅内高压的临床表现和检查方法

（1）病史：了解有无头痛、呕吐、肢体面部瘫痪和麻木、癫痫、视力下降、复视、智力或记忆力改变等情况，了解发病经过。注意外伤史、脑炎史、小儿出生史、头颅增大情况、恶性肿瘤和全身疾病史（尿毒症、肝性昏迷、毒血症）等。

（2）体检：一般状态（神志、精神、面容、体位、步态）、生命体征（BP、P、R、T）、神经系统（头颅形态、大小，囟门张力，头皮静脉，破壶音，眼球活动，瞳孔大小及形状，对光反射，眼底视盘情况，其余脑神经改变、四肢肌力和肌张力、深浅感觉、深浅反射、病理反射等）、其他重要脏器情况。

（3）辅助检查：腰椎穿刺（脑脊液压力测定、常规和生化）、脑电图、头颅X线平片、CT和MRI、脑血管造影等。

4．颅内高压的诊断步骤

（1）是否存在颅内高压：

1）病史和体格检查——"三主征"（头痛、呕吐、视盘水肿）等。

2）腰穿测压（易诱发脑疝需慎用）或颅内压监测，成人压力持续＞2.0kPa（正常0.7～2.0 kPa），儿童＞1.0kPa（正常0.5～1.0 kPa）。

3）颅骨平片（慢性颅内高压）。

4）CT或造影等，注意鉴别诊断。

（2）分类：

1）按照病情进展速度，可分为急性、亚急性和慢性。急性多见于外伤所致颅内血肿、脑挫裂伤、高血压和脑血管病所致的脑出血等；亚急性多见于进展迅速的颅内恶性肿瘤、脑转移瘤、颅内炎症等；慢性多见于生长缓慢的颅内良性肿瘤、慢性硬膜下血肿等。

2）按照病因，可分为弥漫性或局限性。

（3）病因：

1）颅内占位性病变（颅内血肿、肿瘤、脓肿、寄生虫、炎症或真菌性肉芽肿）。

2）脑体积增大病变（各种脑水肿如脑挫裂伤、炎症、缺血、缺氧、中毒等）。

3）脑脊液分泌或吸收失调（交通性脑积水或梗阻性脑积水、良性颅内高压等）。

4）颅腔狭小病变（狭颅症、颅底凹陷症等先天性疾病）。

5）脑血流量或静脉压的持续增加病变。

（4）定位：

1）功能定位：根据脑功能区损害的临床表现确定（意识、智力、精神、语言功能、书写、视觉、运动、感觉、反射、脑神经损害等）。

2）CT或MRI、X线平片、脑血管造影，明确病变部位。

（5）颅内压监护（脑室插管法、蛛网膜下腔插管法和直接硬膜外法）：能了解颅内压的持续动态变化，早期发现颅内高压。广泛用于颅脑外伤和肿瘤术后。

5．颅内高压的处理原则

（1）一般处理原则：

1）病情观察（意识、瞳孔、肢体功能、生命体征等）。

2）营养支持和维持水、电解质、酸碱平衡。

3）防止误吸，保持呼吸道通畅，供氧。

4）防止诱发颅内高压的因素（便秘、咳嗽、不良体位、灌肠等）。

（2）病因治疗：手术治疗和非手术治疗。

（3）降低颅内压：可根据临床表现进行或在颅内压监测下进行。

1）脱水利尿（高渗利尿剂和袢利尿剂等）。

2）激素应用。

3）控制补液量。

4）冬眠低温疗法。

5）脑脊液外引流。

6）巴比妥治疗。

7）辅助过度通气。

（4）抗生素应用：预防和控制感染。

（5）对症处理：止痛，禁用呼吸抑制剂，癫痫发作时予抗癫痫治疗。

第二节　急性脑疝

一、学习目的与要求

（1）了解急性脑疝的病因和形成机制。

（2）熟悉小脑幕切迹疝和枕骨大孔疝的临床表现。

（3）掌握急性脑疝的紧急处理原则。

二、学习方法与内容

1．急性脑疝的概念与定义

当颅内病变所致颅内压增高到一定程度时，可使一部分脑组织、血管或神经移位，穿过一些颅内天然孔隙被挤压至低压力部位，进而出现一系列严重的临床症状和体征，即脑疝。按照发生部位和疝出组织，脑疝主要分为小脑幕切迹疝（颞叶沟回疝）、枕骨大孔疝（小脑扁桃体疝）、大脑镰下疝（扣带回疝）。

2．急性脑疝的示教典型病例

由各种颅脑外伤、颅内血肿、颅内肿瘤、颅内寄生虫及慢性肉芽肿、脑脓肿等所致小脑幕切迹疝和枕骨大孔疝。

3．急性脑疝的临床表现和检查

（1）病史询问：了解病因、意识障碍情况、生命体征及瞳孔变化、用药史等。

（2）体格检查：生命体征，重点关注神经系统检查，如意识状态［格拉斯哥昏迷量表（Glasgow coma scale，GCS法）］、瞳孔（大小、形状和光反射）、视盘和眼球活动、眼震情况、去大脑强直、四肢肌力、肌张力、深浅反射和病理反射。

4．急性脑疝的诊断

（1）小脑幕切迹疝：

1）急性颅内高压症状（剧烈头痛、频繁呕吐、烦躁不安）。

2）意识改变：嗜睡至昏迷，反应迟钝或消失。

3）双侧瞳孔不对称，病侧先小后大，光反射减弱或消失。

4）运动障碍，散大瞳孔对侧肢体瘫痪，锥体束征阳性，去大脑强直。

5）生命体征紊乱。

（2）枕骨大孔疝：

1）颅内高压症状：剧烈头痛和呕吐。

2）生命体征紊乱，呼吸早期停止，意识、瞳孔改变相对较晚。

3）颈项部症状：颈项疼痛和颈项强直。

5．急性脑疝的紧急处理原则

（1）降低颅内压：①脱水利尿。②激素。③脑脊液外引流（脑室）。

（2）病因治疗：争取时间进行手术祛除病因。

（3）姑息疗法：病因未明者可行减压术（内、外减压法）、脑脊液分流术（严禁腰穿放液）。

第三节 颅脑损伤

一、学习目的与要求

（1）了解颅脑损伤的机制。

（2）掌握脑震荡、脑挫裂伤、颅骨骨折（颅盖骨和颅底骨折）、颅内血肿（特别是硬膜外血肿）的临床表现和诊断。

（3）掌握颅脑损伤的处理原则。

二、学习方法与内容

1．颅脑损伤的概念与定义

颅脑损伤是一种常见损伤，仅次于四肢伤，主要因外力撞击、坠落跌倒，以及各种锐器、钝器伤。

2．颅脑损伤的示教典型病例

包括脑震荡、脑挫裂伤（特别是对冲伤）、颅内血肿（特别是硬膜外血肿）、颅骨骨折（颅盖骨和颅底骨折）。

3．颅脑损伤的临床表现和检查

（1）病史询问：了解受伤的时间、暴力情况（性质、速度、方向、大小、数量）；伤者姿势、部位和经过（受伤部位与头部关系、伤时头部状态、颅内压增高情况和神经功能受损症状的发展）；伤后处理经过和伤前健康状况。

（2）体格检查：

1）伤口情况：部位、数量、大小、深浅、伴血肿、出血、骨折、异物污染、脑组织溢出或膨出。

2）耳、鼻和口腔情况：脑脊液漏及血块，头面部皮肤、黏膜瘀斑，眼眶及咽后壁情况。

3）神经系统检查：意识状态（GCS法），眼部情况（视力、瞳孔、眼球运动和震颤），运动感觉功能，深浅反射，病理反射，其他脑神经情况，脑膜刺激征等。

4）全身胸、腹、脊柱和四肢情况。

（3）辅助检查（有选择性地进行）：①腰穿（脑脊液压力、脑脊液常规和生化）。②CT检查。③MRI检查。④DSA检查。

4．颅脑损伤的诊断

（1）颅底骨折（主要依据临床综合征）：

1）颅前窝骨折：①头部外伤后脑脊液鼻漏（血水）。②熊猫眼征。③可存在视神经和嗅神经功能损害。④CT可见颅内积气、蝶窦或额窦液平。

2）颅中窝骨折：①头部外伤后出现脑脊液耳漏（血水）或鼻漏。②可存在第8或2、3、4、5、6脑神经损害。部分因损害颈内动脉、海绵窦可出现动静脉瘘而引发搏动性突眼。③CT可见颅内积气、鼓室或乳突蜂房高密度影。

3）颅后窝骨折：①头部外伤后出现乳突（Battle征）或颈项部皮肤淤斑。②可存在后组脑神经（9～12）损伤。③CT可见颅内积气或乳突蜂房高密度。

（2）脑震荡：①头部外伤史。②伤后短暂性意识障碍，一般少于30min。③清醒后头痛、头晕、恶心、呕吐和逆行性遗忘。④神经系统和腰椎穿刺压力正常，脑脊液中无红细胞。⑤CT和MRI未见异常。

（3）脑挫裂伤：①伤后即昏迷，时间长、程度深，一般超过30min，甚至伤后持续昏迷。②醒后有头痛、头晕、呕吐症状。③蛛网膜下腔出血表现（颈抵抗、脑膜刺激征、腰穿血性脑脊液或红细胞增多）。④生命体征不同程度紊乱。⑤局灶性功能损害（运动、感觉、语言、精神异常、癫痫等）或锥体束征阳性。⑥CT有颅内低密度或点状高密度灶，周围水肿。

（4）脑干损伤：①伤后即昏迷，时间长（数周至数年）。②去大脑强直。③双侧锥体束征阳性。④生命体征显著紊乱（高热、脉搏快或慢、呼吸不规则、血压不稳等）。⑤瞳孔极度缩小、对光反射减弱或消失、双眼同向凝视、双眼球固定或分离、内聚。也有一侧眼球活动而另一侧固定。⑥CT示脑干肿胀，环池变窄或消失。

（5）颅内血肿：按时间分为急性（3天内）、亚急性（3天至3周）和慢性血肿（3周以上），按部位分为硬膜外、硬膜下、脑内、脑室内和多发性血肿。

1）急性硬膜外血肿：①有颅脑损伤史，多属于直接加速伤。②伤后意识可有中间清醒期（原发昏迷—清醒—继发昏迷）。③脑受压表现（头痛、呕吐、意识改变、神经系统局灶性体征、癫痫等）或脑疝综合征进行性加重。④生命体征改变（颅内压力增高表现）。⑤头颅X线平片骨折线跨过血管沟（特别是脑膜中动脉沟）。⑥CT骨板下相应骨折部位双凸面镜高度密度影，中线结构向对侧移位。

2）急性硬膜下血肿：①头部外伤史相当于脑挫伤，多为对冲伤。②伤后意识障碍进行性加深，多无中间清醒期。③颅内压力增高和脑疝综合征出现较快。④腰椎穿刺压力高，脑脊液红细胞增多。⑤头颅X线平片示多无颅骨骨折。⑥CT示硬膜下新月形高密度影较为广泛，多伴脑挫裂伤和脑水肿。

5. 颅脑损伤的分类

（1）根据GCS法进行评分（表28-1）：

表28-1　GCS分级表

睁眼反应	得分	言语反应	得分	运动反应	得分
正常睁眼	4	回答正确	5	遵嘱动作	6
呼唤睁眼	3	回答错误	4	定位动作	5
刺痛睁眼	2	含混不清	3	肢体逃避	4
无反应	1	唯有叹息	2	肢体屈曲	3
		无反应	1	肢体过伸	2
				无反应	1

注：
轻型：GCS 13～15分。
中型：GCS 9～12分。
重型：GCS 3～8分。
特重型：GCS 3～5分，伤后持续昏迷。

（2）按照伤情分级：

1）轻型（Ⅰ型）：单纯性脑震荡，伴有或无颅骨骨折。具体表现为：①昏迷20min以内。②仅有轻度头晕、头痛等自觉症状。③神经系统和脑脊液检查无明显改变。

2）中型（Ⅱ型）：轻度脑挫裂伤，有或无颅骨骨折及蛛网膜下腔出血，无脑受压。具体表现为：①昏迷6h以内。②有轻度神经系统阳性体征。③体温、呼吸、脉搏、血压有轻度改变。

3）重型（Ⅲ型）：广泛颅骨骨折，广泛脑挫裂伤、脑干损伤或颅内血肿。具体表现为：①深昏迷，昏迷在6h以上，意识障碍逐渐加重或出现再昏迷。②有明显神经系统阳性体征。③体温、呼吸、脉搏、血压有明显改变。

（3）按性质可分为闭合性和开放性损伤（硬膜破裂、脑脊液与外界相通）。

6. 颅脑损伤的处理

（1）原则：

1）休息：卧床休息，重症患者头高位（休克除外）。

2）保持营养和维持水、电解质、酸碱平衡。

3）病情观察：观察生命体征、瞳孔、意识、肢体活动情况，以及有无新发症状、体征出现。

4）辅助检查：选择性进行腰穿、CT、MRI、X线头颅平片和脑血管造影等。

5）对症治疗：保持呼吸道通畅、纠正休克、止痛、抗癫痫、降温、镇静等。

6）特殊治疗：颅内高压的处理、手术清除病灶或减压术、给予营养神经药物、行腰椎穿刺、并发症（应激性溃疡、感染等）和后遗症（肢体、语言功能损害等）的治疗、伤口处理等。

（2）现场急救：

1）昏迷患者应保持呼吸道通畅、吸氧。

2）伤口处理：止血、包扎，开放性伤口用无菌敷料保护。

3）休克处理，注意合并伤的处理。

4）脑疝时积极脱水，呼吸循环不稳或衰竭时就地抢救。

（3）常见颅脑损伤的处理：

1）头皮损伤：血肿可自行吸收，大血肿可穿刺加压包扎，感染则引流。裂伤72h内无感染Ⅰ期缝合。撕脱伤可吻合血管皮肤再植或植皮（骨膜下撕脱者则Ⅱ期进行）。

2）颅盖骨骨折：线形骨折无须特殊处理，要注意并发症。凹陷性骨折若陷入深＞1cm且在重要功能区或有局灶症状则需手术复位或清创；硬膜撕破的要修补缝合硬膜。凹陷性骨折位于大静脉窦表面且无症状者不手术，如需手术则准备充足血液和止血用具。

3）颅底骨折：绝对卧床休息，半坐卧位（利于引流体位）。脑脊液漏出禁止冲洗、堵塞、腰穿。3～4周不愈合（无自愈倾向）或感染者，行修补术（硬膜修补）。预防性应用抗生素。必要时给予输血、输液。

4）开放性颅脑损伤：纠正患者全身情况，尽早行彻底清创手术（清除骨碎片、血肿、异物和无生机脑组织）消灭创面、彻底止血，关闭伤口，必要时行外引流。之后按闭合性损伤治疗。抗感染。预防破伤风（注射破伤风抗毒素）。密切观察患者病情变化。

5）脑震荡：休息1周，镇静，止痛，予营养神经药物治疗和心理治疗。

6）脑挫裂伤：卧床1～2周，对症治疗并给予营养神经药物，降低颅内压，消除脑水肿，密切观察病情。

7）颅内血肿：确诊后脱水同时迅速准备手术清除血肿和坏死脑组织、减压。术后防治脑水肿（激素、脱水剂，首选甘露醇、呋塞米）、防治感染、神经功能康复治疗。CT确诊幕上血肿量在30mL以内者可在严密观察下行保守治疗。

8）脑干损伤：保持呼吸道通畅，必要时行气管切开。维持呼吸循环功能稳定。控制脑水肿（脱水、激素、限制补液量、止血药、吸氧等）。注意维持水、电解质和酸碱平衡。对症处理（高热、休克控制，去大脑强直的处理）。改善代谢（能量合剂、维生素、脑活素等）。积极防治感染和并发症（肺炎、消化道出血等）。

9）脑干损伤的恢复期：促醒药物的应用。脑功能恢复治疗（予营养神经药物、高压氧、功能锻炼、理疗、针灸等）。加强营养。防治并发症，如压疮等。

（4）颅脑损伤手术后的处理要点：

1）密切观察病情变化（生命体征、神智、瞳孔情况、运动和感觉功能、语言、伤口引流情况、失血情况等）。

2）防治脑水肿（术后3~7天是水肿高峰期）：控制补液量（限制在生理需要量以内），应用激素、脱水剂（首选甘露醇和呋塞米）。如病情需要可在持续颅压监测下进行。

3）保持呼吸道通畅，有梗阻性呼吸困难者行气管切开以改善供氧。

4）维持水、电解质和酸碱平衡。

5）止血药物的应用。

6）抗生素的应用，防治感染。

7）引流管拔出后注意伤口愈合情况。病情稳定后可行腰穿测压，了解脑脊液情况，并释放颅内积血，减少后遗症。

8）注意营养（包括营养神经药物），加强护理防压疮。

9）对症处理（镇静、抗癫痫和止痛——注意避免抑制呼吸中枢的药物）。

第四节 颅脑影像诊断

一、学习目的与要求

（1）了解正常颅骨平片表现及颅骨骨折头颅X线平片的表现。

（2）初步认识脑肿瘤、脑脓肿、脑积水的CT和MRI表现，以及脑血管造影显示颅内病变的表现。

二、学习方法和内容

1. 颅骨平片

（1）正常颅骨X线片见图28-1：颅骨结构、脑膜中动脉沟、骨缝、蝶鞍等。

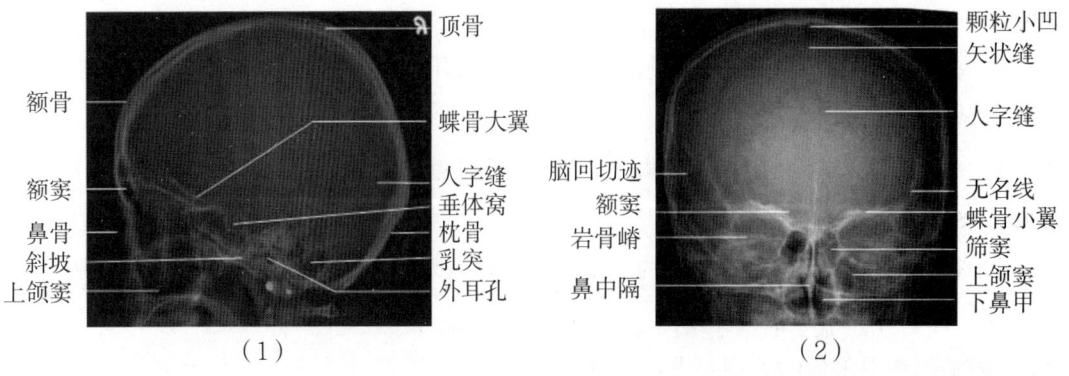

（1）头颅侧位；（2）头颅正位。

图28-1 正常颅骨X线片

（2）颅骨骨折X线片见图28-2：①线性骨折。②凹陷性骨折。

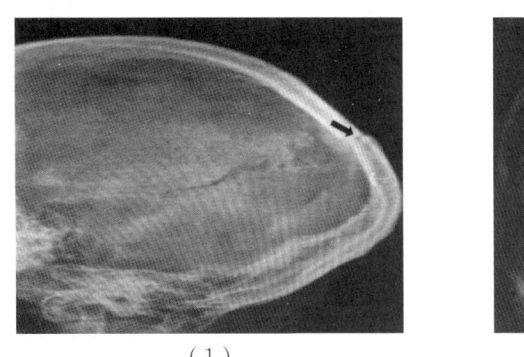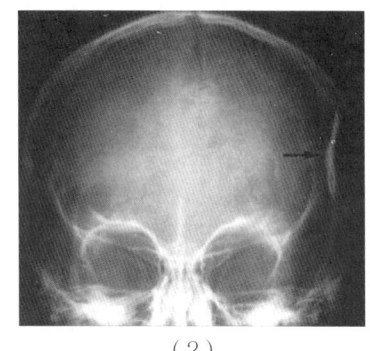

（1）

（2）

（1）线性骨折；（2）凹陷性骨折。

图28-2 颅骨骨折X线片

2．CT扫描片

（1）颅内血肿（密度和形态特点，图28-3）：①脑内血肿。②硬膜下血肿。③硬膜外血肿。

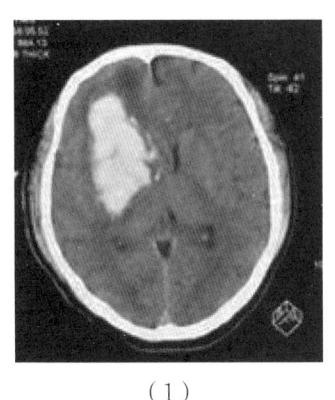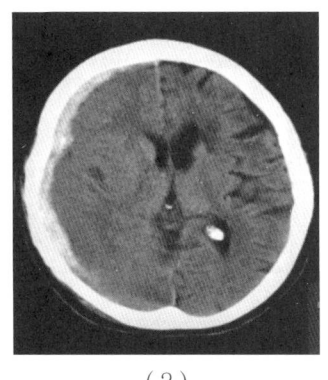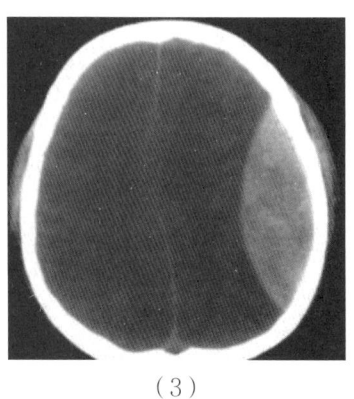

（1）　　　　　　　　　　　　（2）　　　　　　　　　　　　（3）

（1）脑内血肿；（2）硬膜下血肿；（3）硬膜外血肿。

图28-3 颅内血肿CT扫描片

（2）颅内占位性病变（密度、形态和周围水肿特点、部位特点、结合病史，图28-4和图28-5）：①脑膜瘤。②胶质瘤。③垂体瘤。④脑脓肿。⑤脑积水。

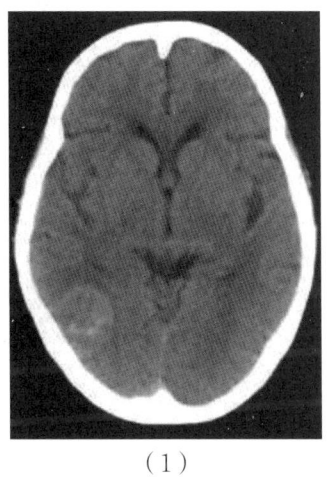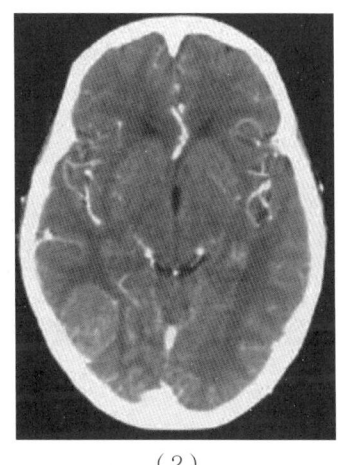

（1）　　　　　　　　　　　　　　　　（2）

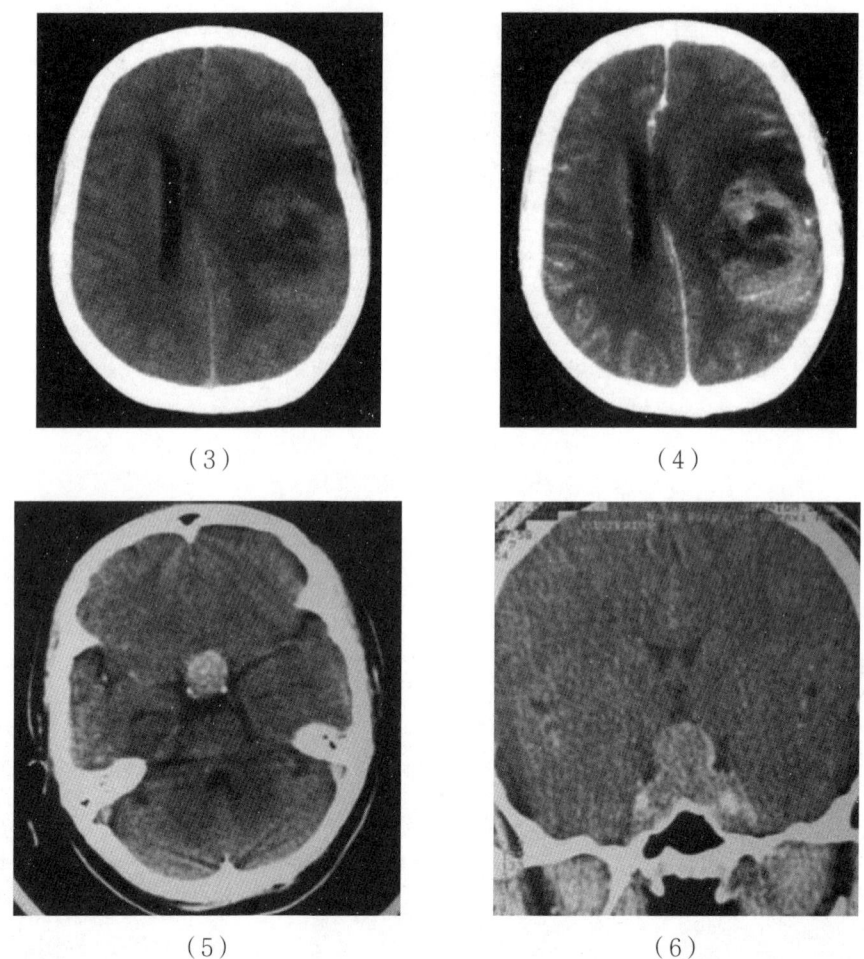

（3）　　　　　　　　　　　（4）

（5）　　　　　　　　　　　（6）

（1）脑膜瘤（平扫）；（2）脑膜瘤（增强）；（3）左侧顶叶胶质瘤（平扫）；（4）左侧顶叶胶质瘤（增强）；（5）垂体瘤（水平位）；（6）垂体瘤（冠状位）。

图28-4　颅脑肿瘤CT扫描片

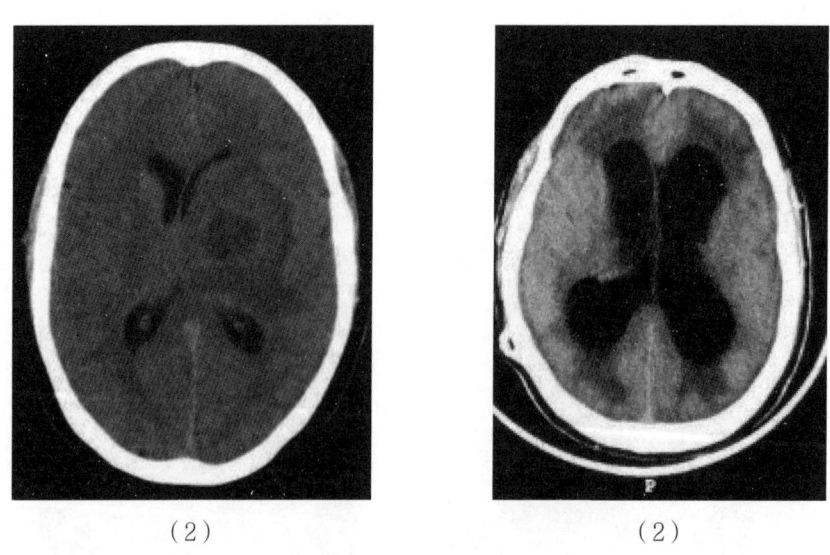

（2）　　　　　　　　　　　（2）

（1）脑脓肿；（2）脑积水。

图28-5　脑脓肿和脑积水CT扫描片

3. MRI片

（1）颅内血肿（密度和形态特点，图28-6）：①硬膜外血肿。②硬膜下血肿。

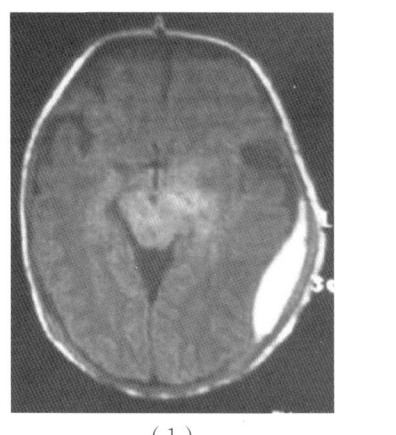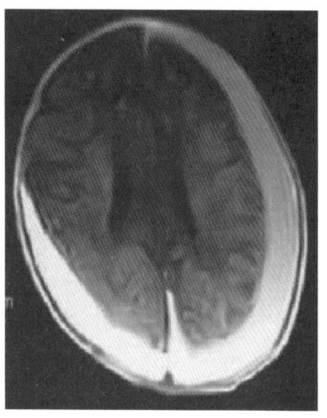

（1）　　　　　　　　　　　（2）

（1）硬膜外血肿；（2）硬膜下血肿。

图28-6　颅内血肿MRI片

（2）颅脑肿瘤MRI片图28-7、颅脑血管病MRI片图28-8。

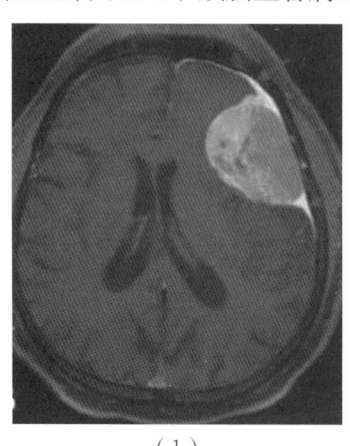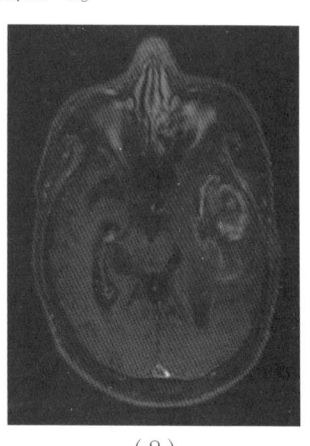

（1）　　　　　　　　　　　（2）

（1）脑膜瘤；（2）胶质瘤。

图28-7　颅脑肿瘤MRI片

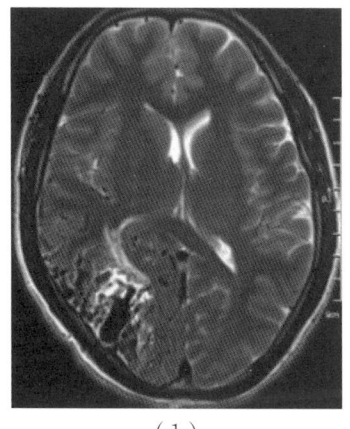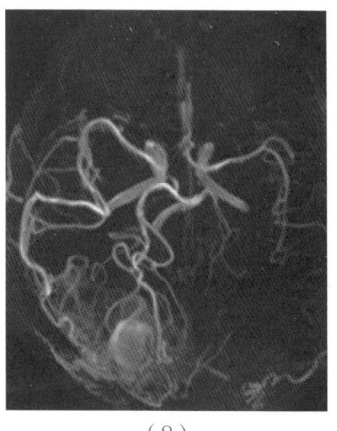

（1）　　　　　　　　　　　（2）

（1）动静脉畸形；（2）颅内动脉瘤。

图28-8　颅脑血管病的MRI片

4．脑血管造影

（1）正常脑血管造影片：大脑前动脉、中动脉位置和形态见图28-9。

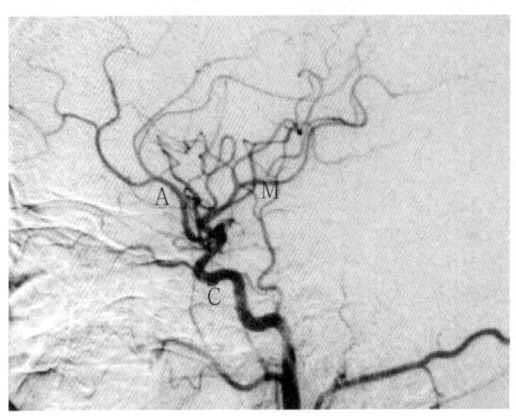

C-颈内动脉；A-大脑前动脉；M-大脑中动脉。

图28-9　正常DSA影像

（2）颅内血管性病变造影片如图28-10所示。

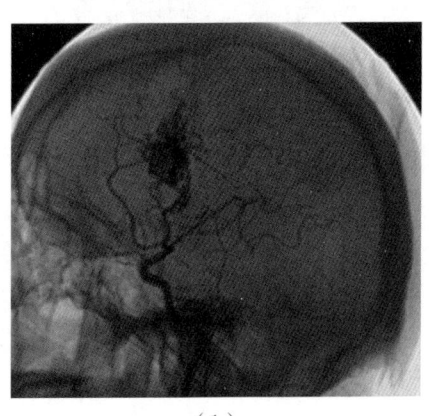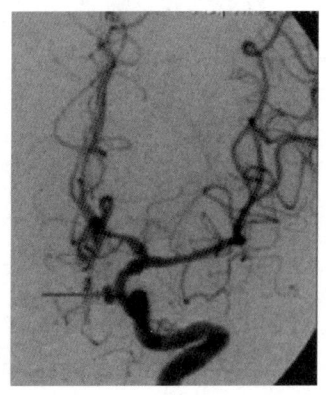

（1）　　　　　　　　　　　　　　（2）

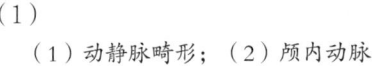

（1）动静脉畸形；（2）颅内动脉瘤。

图28-10　颅脑异常DSA影像

第五节　脑外科病例讨论

一、学习目的与要求

（1）通过讨论掌握颅底骨折、急性硬膜外血肿、急性硬膜下血肿、原发性脑干损伤的受伤机制、临床表现。

（2）加深了解脑挫伤定位诊断和脑外伤的处理原则。

二、学习方法与内容

（一）常见颅脑外科疾病的知识要点

1. 颅底骨折

诊断类型、颅脑损伤程度、受伤机制和损伤定位。

2. 急性硬膜外血肿

（1）诊断和诊断依据（分类、损伤部位、性质、机制等）。

（2）急救措施。

（3）预后估计。

3. 急性硬膜下血肿

（1）诊断和分类。

（2）脑疝的分类。

（3）去大脑强直和锥体束征的临床意义。

（4）手术情况估计。

4. 原发性脑干损伤

（1）诊断和分类。

（2）损伤定位。

（3）治疗方法和预后估计。

（二）脑外科病例讨论

1. 病例一

患者，女，20岁，外伤后头痛、呕吐1h入院。

现病史：患者于1h前骑电动车不慎与轿车相撞，摔倒致枕部着地，当即昏迷5min后清醒，醒后自觉头痛，呕吐2次，吐出为胃内容物。现仍有恶心、头痛、四肢乏力，伤后无抽搐。

既往史：无头部外伤史，无癫痫史。

体检：BP 156/94mmHg，P 90次/min，R 18次/min。神清，对答切题，左枕部头皮有血肿，大小2cm×2cm。双侧瞳孔等大等圆，直径3mm，对光反射迟钝，视力粗测正常，双侧眼睑青紫肿胀，左侧鼻孔有血迹。深浅反射正常，四肢肌力、肌张力正常，病理反射未引出。

CT：左侧枕骨可见3cm线性骨折，额骨双侧眼眶骨折，并颅内及右眼眶内积气，右额底中线旁可见高密度血肿影，大小4cm×1.2cm，周围有低密度水肿带，右侧侧脑室前角略后移，中线稍左移。

入院诊断：①右额极对冲性脑挫裂伤合并脑内血肿。②前颅底骨折、左枕骨骨折。

治疗经过：入院后行保守治疗，绝对卧床休息，半坐卧位，予脱水、预防感染及对症处理等。1周后复查CT，见血肿吸收，症状好转。后痊愈出院。

2. 病例二

患儿，男，9岁，因外伤后头痛2个月加重伴恶心、呕吐7天入院。

现病史：2个月前，与他人相撞，撞伤前额部，感头痛，前额部肿胀。遂于当地医院就诊，未予特殊处理，伤后一直感头痛，但不影响正常学习、生活。7天前感头痛加重，伴恶心、呕吐，当地医院按感冒治疗，效果不佳。当地医院行头颅CT示右侧额顶慢性硬膜下血肿，中线偏移大约1cm，右侧脑室压闭。

既往史：无特殊。

体检：生命体征正常。发育正常，营养中等，神志清楚，双侧瞳孔等大等圆，直径3mm，对光反射灵敏，双侧视力正常，四肢肌力、肌张力正常，GCS评分15分。

入院诊断：右侧额顶部慢性硬膜下血肿。

治疗经过：入院后急诊在局麻下行慢性硬膜下血肿钻孔引流术。术后第二天复查头颅CT，示硬膜下血肿基本清除。患儿痊愈出院。术后1个月后复查头颅CT，可见硬膜下血肿完全消失。

3. 病例三

患者，男，23岁，因被汽车撞倒致头痛、呕吐2h，意识不清10min入院。

现病史：患者2个多小时前因骑车进行中被汽车撞倒，右颞部着地，摔倒后约有5min昏迷，清醒后自觉头痛、恶心，后患者头痛逐渐加重，伴呕吐、烦躁不安，入院前10min出现意识不清。

既往史：无特殊。

体检：T 38℃，BP 160/100mmHg，P 110次/min，R 19次/min，中度昏迷，左侧瞳孔直径3mm，对光反射存在，右侧瞳孔直径4mm，对光反应迟钝。左侧Babinski征阳性。

CT：右侧额颞部颅骨内板下方可见一梭形致密高密度影，边界清楚，颅骨内板与脑组织间隙增宽，脑白质塌陷，右侧脑室受压变形，中线结构向对侧移位，骨窗条件下见右侧额颞骨线性骨折。

入院诊断：①右额颞急性硬膜外血肿伴脑疝。②左枕骨线形骨折。

治疗经过：急诊在全麻下行右额颞开颅硬膜外血肿清除＋去骨瓣减压术，手术顺利，术后患者清醒，予脱水、止血、防治感染、营养支持等，后痊愈出院。

4. 病例四

患者，男，54岁，因外伤后意识障碍伴呼吸困难1h入院。

现病史：1h前因车祸致头面部外伤，伤后即出现昏迷，伴有呼吸浅快及呼吸暂停。无呕吐，无抽搐。

既往史：无特殊。

体检：T 38.4℃，BP 170/100mmHg，P 120次/min，R 25次/min，中度昏迷，左侧瞳孔呈椭圆形，最大直径约5mm，右侧瞳孔呈圆形，直径3mm，双侧对光反应均消失。刺痛双侧上肢可躲避，双下肢屈曲。四肢肌张力略升高，双侧Babinski征阳性。GCS评分7分。

CT：中脑内点片状高密度影，左侧为重，伴环池狭窄。

入院诊断：①重型闭合性颅脑外伤。②原发性脑干损伤。

治疗经过：入院后行保守治疗，予气管切开，维持生命体征及内环境稳定，并予脱水、皮质激素、促醒、神经营养、肢体康复及防治感染等处理。4周后患者清醒，淡漠，计算及定向障碍，右侧瞳孔对光反射消失，右侧肢体偏瘫。

附：脑外科手术示教或录像

一、学习目的与要求

了解颅脑手术的基本方法和途径、手术定位技巧。

二、学习方法与内容

采用原卫生部统一录像教学片《颅脑外伤的手术治疗》，中山大学附属第一医院《硬膜外血肿手术治疗》教学视频，或进入手术室参观颅脑手术。主要了解头皮切口定位、皮肤分离、止血方法、去颅骨骨瓣、硬膜切开、脑组织止血和切除方法的特点。

（林佳平）

第二十九章

移植外科

第一节 肾移植

一、学习目的与要求

（1）掌握肾移植适应证和禁忌证。

（2）了解肾移植的术前准备、手术方式和围手术期处理。

（3）了解肾移植术后常见并发症。

二、学习方法与内容

1. 肾移植的适应证

各种病因导致的终末期肾病，发展到慢性肾功能衰竭，均为肾移植的适应证。如慢性肾小球肾炎、慢性肾盂肾炎、梗阻性肾病、多囊肾、局灶性硬化性肾小球肾炎、IgA肾病、膜性肾病、膜增生性肾小球肾炎、糖尿病肾病、狼疮性肾炎、药物中毒性肾病、肾肿瘤等。

2. 肾移植的禁忌证

（1）肾移植的绝对禁忌证：全身性的严重感染、活动性肺结核、活动性溃疡病、活动性肝炎、顽固性心力衰竭、凝血功能障碍、精神病、结节性动脉周围炎、播散性恶性肿瘤、弥漫性血管炎、遗传性高草酸尿症等。

（2）肾移植的相对禁忌证：急性肾炎（活动期）、系统性红斑狼疮（活动期）、恶性肾肿瘤等。

3. 肾移植的术前准备

（1）组织配型：包括ABO血型、人类白细胞抗原（human leucocyte antigen，HLA）配型、淋巴细胞毒试验、群体反应性抗体（panel reactive antibody，PRA）等。一般要符合输血原则，供者和受者的HLA匹配位点尽可能多（3个及以上），PRA阳性受者的供肾要避开致敏抗原。

（2）术前透析：通过透析可纠正尿毒症期的水、电解质紊乱，排除体内毒素，降低容量负荷，控制高血压，保护心功能。

4．肾移植的手术方式

一般将供肾移植入髂窝，供肾动脉同受体髂外动脉端侧吻合，供肾静脉同受体髂外静脉端侧吻合，输尿管同膀胱黏膜对端吻合，内置"J"形支架管，术后1周拔除。

5．肾移植术的围手术期处理

（1）生命体征监测和一般治疗：术后早期每日监测尿量、肾功能，电解质和血常规，维持水、电解质平衡与内环境稳定。

（2）免疫诱导：围手术期用大剂量甲泼尼龙、抗淋巴细胞球蛋白或人源代抗IL-2受体单克隆抗体等进行免疫诱导，清除或抑制受者体内的T淋巴细胞，减少术后急性排斥的风险。

（3）免疫抑制剂的使用：以环孢素A或他克莫司（FK506）为基础，联合酶酚酸类药物（骁悉、米芙）以及激素（泼尼松），三联抗排斥，长期维持治疗。

（4）预防感染：尿毒症患者抵抗力较低，围手术期应用大剂量免疫抑制剂后易出现各种病毒、细菌和真菌等机会性病原体感染。常见的机会性感染病原体包括巨细胞病毒、卡氏肺孢菌等。预防巨细胞病毒感染可用更昔洛韦治疗。预防卡氏肺孢菌可用复方磺胺甲噁唑治疗。

6．肾移植术后常见并发症

（1）急性排斥反应：常发生在肾移植后几周内。临床表现为不明原因的发热，移植肾肿大和疼痛，移植肾功能减退等。大剂量激素冲击为首选的治疗方法。

（2）慢性排斥反应：多发生在肾移植后6个月以上，特别是1年以后。临床表现为移植物功能逐渐减退，目前尚无有效治疗方法，是影响移植物长期存活的重要因素之一。

（3）急性肾小管坏死（acute tubular necrosis，ATN）及移植肾功能延迟恢复（delayed graft function，DGF）：ATN是导致肾移植后早期DGF的重要原因之一，常见的原因有移植肾热缺血时间过长，术中低温保护不良，术中或术后低血压等。

（4）肾炎复发：多发生在肾移植术后1年以后，少数节段性硬化性肾小球肾炎可以发生在术后早期。主要表现为进行性增加的血尿、蛋白尿，以及肾功能逐渐减退。目前药物只能延缓肾炎复发，是影响移植物长期存活的重要因素之一。

（5）BK病毒相关性肾病：多发生在术后早期，特别是6个月内。表现为肾功能进行性减退，血和尿中BK病毒DNA检测阳性，肾穿刺病理活检可以确诊。目前尚无有效的抗病毒药物，治疗主要依靠减少免疫抑制剂剂量，提高免疫力，大部分可自愈，少数会导致移植肾功能衰竭。

（6）肾移植术后感染：多发生在术后早期，术后2到6个月为高发期。常见的病原体包括巨细胞病毒、细菌和真菌等，严重者可导致重症肺炎和败血症，是导致肾移植术后患者早期死亡的主要原因之一。

（陈国栋）

第二节 肝移植

一、学习目的与要求

（1）了解肝移植的适应证和禁忌证。

（2）了解肝移植的术前准备、手术方式和术后处理。

（3）了解肝移植的常见并发症。

二、学习方法与内容

1. 肝移植的适应证

各种终末期肝病用其他疗法均不能治愈，预计在短期内无法避免死亡者，都是原位肝移植的适应证，可分为以下几大类。

（1）各种原因引起的肝硬化：各种病毒性肝炎肝硬化、原发性或继发性胆汁性肝硬化、酒精性肝硬化、坏死后肝硬化等。

（2）肝脏肿瘤：肝脏恶性肿瘤如肝细胞性肝癌、胆管细胞癌、肝母细胞瘤等；肝脏良性肿瘤如多发性肝腺瘤、多发性或巨大肝囊肿、巨大肝血管瘤等。但肝移植治疗肝脏恶性肿瘤仍存在争议，目前公认的肝癌肝移植适应证为"米兰标准（Milan Criteria）"：单发结节肿瘤直径<5cm或多发结节肿瘤数目<3且肿瘤直径<3cm。

（3）急性肝功能衰竭：由药物、化学毒物、感染等原因引起的急性或爆发性肝功能衰竭。

（4）胆道疾病：原发性硬化性胆管炎、先天性胆道闭锁、肝内胆管闭锁、家族性胆汁淤积症（致死性肝内胆汁淤积综合征）等。

（5）先天性代谢性疾病：肝豆状核变性、肝糖原贮积症、α1-抗胰蛋白酶缺乏症等。

（6）其他：先天性肝纤维化、囊性纤维化、布-加氏综合征和严重难复性肝外伤、复杂的肝内外胆管结石等。

2. 肝移植的禁忌证

（1）肝移植的绝对禁忌证：肝外存在难以根治的恶性肿瘤，存在难以控制的感染（如严重的败血症、活动性肺结核等），难以戒除的酗酒者或吸毒者，艾滋病病毒感染者，难以控制的心理疾病或精神病者，心、肺、脑等重要脏器严重器质性病变者。

（2）肝移植的相对禁忌证：年龄>65岁者，慢性肾病进展期，门静脉血栓、癌栓及海绵样变者，近期行肝动脉栓塞及化疗者，有复杂肝脏、胆道手术史，有心理学或社会学问题者。

3. 肝移植的术前准备

肝移植患者罹患各种终末期肝脏疾病病史长，一般情况差，术前应重视纠正低蛋白血症，纠正凝血机制，维持内环境稳定。

（1）术前检查：

1）血常规；尿常规；大便常规＋隐血；血型；肝肾功能；电解质；肿瘤标志物（AFP、CEA、CA19-9等）；出凝血机制；传染病系列（肝炎系列、HIV、梅毒等）；血气分析等。

2）心电图；X线胸片；腹部B超（了解肝内占位性病变，门静脉、下腔静脉通畅程度，腹水等）；上腹部CT、MRI、MRCP（了解肝内外胆管情况）；PET-CT（肝恶性肿瘤患者可排除远处转移）。

（2）术前准备：

1）一般支持疗法：高蛋白、高热量、高维生素、低脂饮食。

2）纠正低蛋白血症，纠正凝血机制：术前每日输注白蛋白、新鲜冰冻血浆、冷沉淀、凝血酶原复合物、血小板等；纠正凝血紊乱，维持内环境稳态。

3）组织配型：供者血型和受者血型应符合输血原则。

4．肝移植的手术方式

（1）经典式原位肝移植：供肝上下腔静脉和肝后下腔静脉分别与受体下腔静脉端-端吻合后重建第一肝门。

（2）经典背驮式肝移植：病肝切除后保留其肝后下腔静脉及第二肝门处的肝左、中、右静脉，供肝上下腔静脉与受体下腔静脉端－端吻合后重建第一肝门。

（3）改良背驮式肝移植：修整后的供肝上下腔静脉和修剪成倒三角的受体下腔静脉端-侧吻合后重建第一肝门，这种术式有效地降低了移植肝流出道梗阻的发生率。

（4）减体积肝移植：主要用于受者体重较轻，无法使用成人肝脏的儿童患者。根据需要使用不同的供者肝段，重建胆道和血管系统。

（5）活体肝移植：是肝移植发展的最新技术和主要方向，根据供肝/受者体重比、供者剩余肝脏/供者体重比选取供肝左半肝或右半肝移植入受者。

5．肝移植的术后处理

（1）生命体征检测：术后1周内持续心电监护，维持生命体征稳定。

（2）维持水、电解质和酸碱平衡（对于肝硬化患者早期保持负平衡状态），术后每日抽血检测肝肾功能、电解质。

（3）控制高血糖：单次皮下注射短效胰岛素或静脉持续泵入胰岛素，维持血糖在12mmol/L以下。

（4）纠正凝血机制紊乱。

（5）保护肾功能：综合监测受体容量负荷，必要时使用呋塞米、利尿合剂、可利新等利尿药。

（6）抗焦虑：部分肝移植患者术后会出现精神症状，必要时可给予抗焦虑药物。

（7）营养支持：术后尽早开始静脉高营养，一旦胃肠功能恢复，尽早恢复进食，并调整经肠道营养方案，为减少环孢素和类固醇的副作用，所有肝移植患者术后均应低盐饮食。

（8）免疫抑制剂的使用：可采用普乐可复＋激素或普乐可复＋骁悉＋激素的抗排斥方案。

6. 肝移植的常见并发症

（1）原发性移植肝无功能：表现为胆汁量减少，患者出现昏迷、凝血功能紊乱及代谢性酸中毒等，确诊依靠肝细针穿刺活检。

（2）肝动脉栓塞：临床表现为高热、转氨酶升高、胆汁引流减少、胆漏，严重者可出现肝脓肿。彩色多普勒超声有助于血管栓塞的诊断。

（3）胆漏：过分游离胆总管或吻合技术不良易导致术后胆漏。

（4）胆管狭窄：吻合失误、肝动脉血供不足、供肝冷缺血时间过长、慢性排斥等都可导致胆管吻合口狭窄。

（5）乙肝复发：乙肝肝硬化患者肝移植术后乙肝复发率较高，近来采用阿德福韦酯联合乙肝免疫球蛋白治疗肝移植术后乙肝复发，取得了较好的疗效。

（6）急性排斥：多出现在移植术后1周到3个月内，临床表现为肝功能障碍、黄疸、全身倦怠、发热等。确诊依靠肝穿刺活检。一般采用大剂量激素冲击治疗。

7. 器官移植的伦理学问题

因器官移植而导致患者出现一系列心理学问题，如移植受者最常出现抑郁、不顺从医疗、焦虑、表现为器质性脑综合征、物质滥用等心理障碍。移植受者在心理层面上接纳移植器官是一个心理同化过程，也是其自我概念重新整合的过程。器官移植还面临着一些供者来源（活体、尸体、死囚、异种器官）及选择受者的伦理道德问题，并涉及立法冲突。应该提倡专业的精神医学专家和心理治疗家全程参与器官移植手术。知情同意、尊重生命是器官移植所要遵循的伦理原则。器官资源分配的公平公正也应体现社会的公平公正。

（马毅）

第三部分

外科操作篇

PART 3

第三十章
外科手术基本操作

一、学习目的与要求

（1）了解外科常用手术器械的名称和使用方法。

（2）掌握外科缝合线的选择及使用原则。

（3）熟悉外科线结的种类，掌握单手打结法、双手打结法和持钳打结法。

（4）初步掌握组织切开、止血、分离方法，掌握常用的基本缝合方法。

（5）熟悉引流的适应证、引流物的选择、引流物的放置及拔除。

二、学习方法与内容

（一）基本手术器械介绍

基本手术器械及使用时的注意事项介绍如下。

1. 手术刀片

刀片用于切开各种组织。按手术需要选择刀片的形状和型号。

2. 手术刀柄

刀柄用来安装活动刀片，注意用血管钳或持针钳夹持刀片安装或卸下，以防止误伤操作者。刀柄还可用于钝性剥离。

电刀、超声刀等，可以切割组织和凝血，不做实物示教，可待参观手术时介绍。

3. 手术剪

直剪用于剪线、拆线或浅层组织解剖，弯剪用于剪组织或剥离组织，长剪用于深部手术。正确的持剪方式为拇、示、中、环四指持剪。

4. 手术镊

手术镊有长与短、粗齿与细齿及无齿、尖头与钝头之分。粗齿用于夹持轻、坚硬的组织（如皮肤、筋膜），细齿用于精细手术（如肌腱缝合、整形手术），无齿用于夹持内脏或脆弱组织（如血管、神经）。长形用于深部手术。持镊方式是拇、示、中三指持镊。

5. 钳

持钳方式同持剪方式。

（1）血管钳：分大、中、小、蚊式钳，直钳与弯钳，全齿血管钳、有齿血管钳。直钳用于浅层组织钳夹出血点或钝性分离，带针、装卸刀片等。弯钳用于钳夹深部或内脏出血点、深部组织钝性分离。钳尖带牙齿的血管钳（kocher）用于钳夹厚韧或易滑脱的组织，钳夹后组织会坏死。长形或直角血管钳用于深部手术。无损伤血管钳用于钳夹大的血管。

血管钳对组织有压榨作用，不能夹持皮肤、心脏及脆弱组织。松钳时，用拇、示指持一柄环，中、环指顶住另一柄环，二者相对用力，即可松开。

（2）持针钳：用于夹持针来缝合组织。用钳尖夹住缝针的中后1/3交界处，缝线重叠1/3，以便操作。执持针钳可用掌握法，亦可用持血管钳法。

（3）组织钳：用于夹持软组织，使之不易滑脱。有软、硬钳之分，软钳用于夹胃肠道或其他需保留的软组织。硬钳用于夹皮肤、韧实组织或不要保留的组织。

（4）巾钳：用于钳夹并固定无菌布巾，或钳夹组织用作牵引。

（5）海绵钳（圆钳、环形钳）：有直与弯，有齿与无齿之分。有齿用于夹持纱球进行皮肤消毒，深部试探或钝性剥离。无齿用以夹持脏器。

（6）器械钳或敷料钳：钳夹器械或敷料。

（7）内脏用钳：

胃钳：钳夹胃，压榨力强，组织不易滑脱。

胆囊钳：钳夹胆囊作牵引。

阑尾钳：钳夹阑尾系膜，作牵引。

肠钳：夹肠管用，防止肠内容物溢出。使用时外套一根薄胶管，减少对肠壁损伤。

取石钳：用于胆道或泌尿道取石。

6. 缝针

直针多用于胃肠道吻合，用手持针。弯针用持针钳夹持。前半部三棱形的为三角针，用于缝合皮肤、软骨、韧带等坚韧组织，损伤大。前半部圆形的为圆针，用于缝合胃肠及皮下组织，损伤小。

无创伤针：针带线，用于精细手术，如血管、神经吻合。

7. 拉钩

拉钩用于牵开手术野表面组织，以暴露深部组织。使用时应用纱垫隔开组织，拉力均匀，不能突然用力或用力过猛，以免损伤组织。腹部自动拉钩用于牵开腹壁切口，暴露腹腔脏器，节省助手的体力。

8. 探针

双头探针用于探查瘘管与窦道，放引流物或行肛瘘挂线术，有槽探针用于窦道及瘘管切开或切除时引导。另外，尿道探针、胆道探针用于特殊手术。

9. 刮匙

刮匙用于清除肉芽或坏死组织，胆道刮匙用于清除胆道结石。

10. 吸引头

吸引头分单管与套管，用于吸引积血、积液，保证术野的干净，便于手术。

11．消化道缝合器

消化道缝合器包括国产或进口管型吻合器、线型缝合器、侧侧吻合器、荷包缝合器等器械。

（二）外科缝合线

1．不吸收缝线

（1）丝线：最常用。组织反应轻，质软不滑，方便打结，拉力好，价廉。可根据组织的大小、张力等选用不同型号的丝线，如1、4、7、10号丝线。

使用丝线的注意事项：①为永久异物，尽量选用细丝线。感染伤口中，除缝合皮肤外，不宜用丝线缝合或结扎。②胃肠道吻合时避免连续缝合，因易致吻合口溃疡或出血。③一般用黑线，因白线染血后不易识别。④使用时浸湿，以增加张力及便于结扎和缝合。

（2）不锈钢丝：组织反应很少，拉力大，但不易打结，有割裂软组织的可能，价格贵。用于筋膜或肌腱缝合、皮肤减张缝合、骨骼固定。

（3）尼龙线：组织反应小，可制成很细的线，多用于血管和神经缝合、整形，注意线结易滑脱。

2．可吸收缝线

（1）肠线：由绵羊肠壁的黏膜下层组织制成，主要成分是结缔组织和少量弹力纤维。肠线有普通和铬制两种，普通肠线5～7天逐渐被吸收，铬制肠线2～3周被吸收。因肠线属异种蛋白质，吸收过程中组织反应重，易致伤口感染，抗张力强度较差。主要用于胃肠道吻合，胆道、输尿管或尿道黏膜层、膀胱黏膜层缝合，深部感染组织结扎或缝合，感染可能性大的腹膜缝合。

使用肠线的注意事项：①使用前用温盐水浸软。②不能用钳夹钳肠线，否则易断。③缝扎时须做三重结，剪线时保留线头3～5mm，以免线结松脱。一般用连续缝合，以减少线头异物反应。④胰腺手术时勿用肠线结扎缝合，因其易被胰液消化吸收。

（2）合成可吸收缝线：以聚乙二醇等为主要原料经聚合、喷丝、编织制成，它表面有涂层，惰性，无抗原性，无致热性，可降解吸收，降解产物有抗菌作用，克服了羊肠引起异种蛋白反应、张力低、易致感染的缺点。类型有薇乔线、Dexon线、普迪思线等。

（三）线结与打结方法

1．线结

（1）方结（平结）：最常用的一种线结。第一个结与第二个结方向相反，打成结后愈拉愈紧，不易松脱。用于小血管或组织结扎，也可用于缝合后的打结。

（2）外科结：在打第一个单结时多绕一扣，增大摩擦面，便于打第二个结时第一个结不易松开。用于组织有张力的打结。

（3）三重结：在方结基础上再打一个单结，第三个结与第二个结方向相反。三重结在手术操作过程中使用最多，用于重要血管或有张力的组织结扎或缝扎，打结后结扎牢固、可靠。

（4）滑结：两结方向虽相反，但因打结时两手用力不均，最易滑脱。

（5）顺结（假结）：两个结方向相同，易松脱。

要求掌握方结、外科结和三重结的打结方法，避免滑结和顺结（图30-1）。

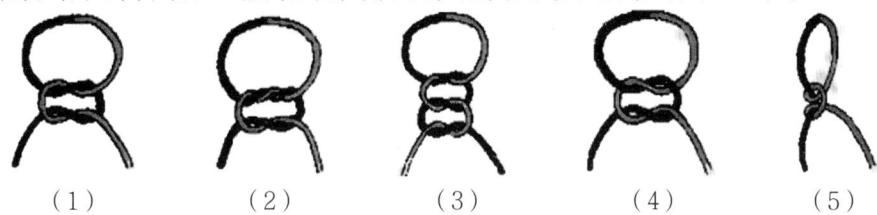

（1）　　　（2）　　　（3）　　　（4）　　　（5）

（1）方结；（2）外科结；（3）三重结；（4）滑结；（5）顺结。

图30-1　线结的种类

2. 打结方法

（1）单手打结：用右手或左手打结，简便且快速，手术时最常用（图30-2）。

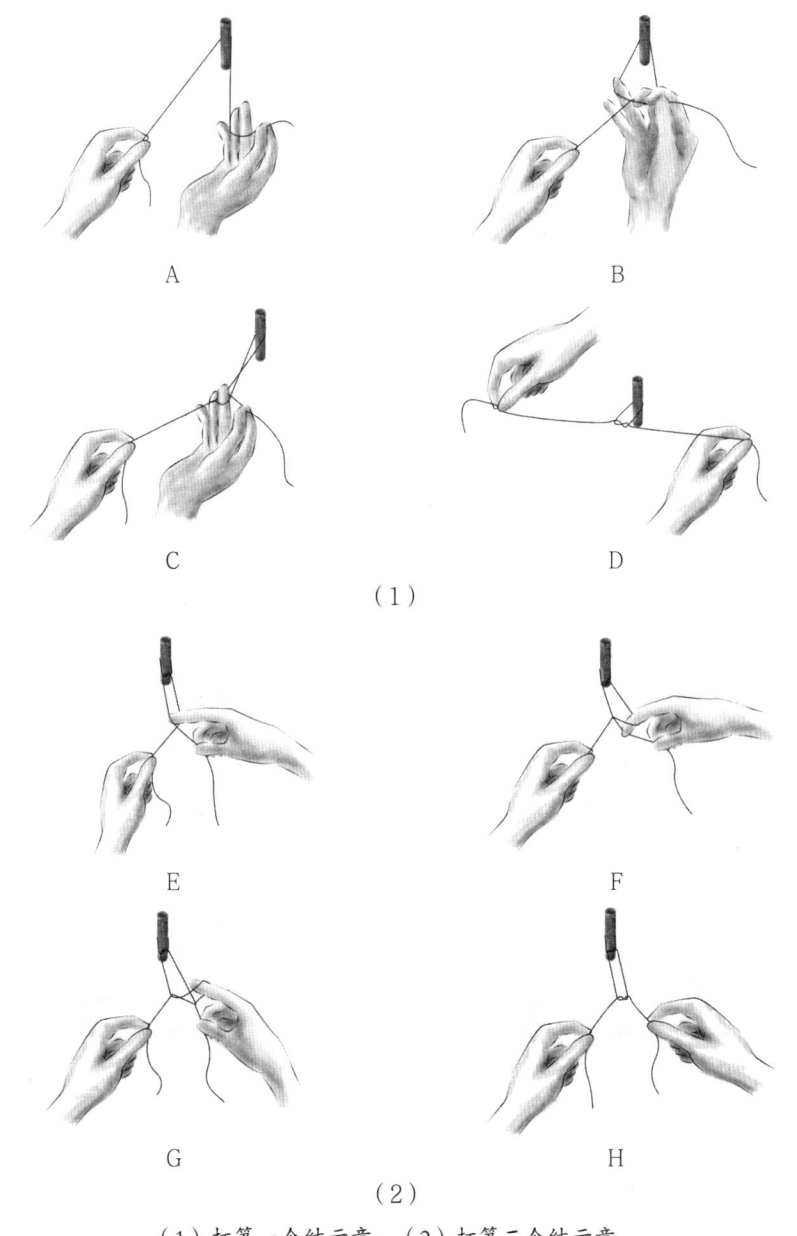

A　　　　　　　　　　　　B

C　　　　　　　　　　　　D

（1）

E　　　　　　　　　　　　F

G　　　　　　　　　　　　H

（2）

（1）打第一个结示意；（2）打第二个结示意。

图30-2　单手打结过程

（2）双手打结：对张力较大的组织结扎时较方便。

（3）持钳打结：用于深部或线头短，用手打结有困难时，或为了节省用线和穿针时间。注意结扎有张力组织时不易扎紧，须助手协助或打外科结防止松脱。

3．打结的注意事项

（1）打结时，拉线的方向应顺着结的方向，否则线易在结扣处折断。

（2）两线忌拉成锐角，应放平后再拉紧，否则易折断。

（3）双手用力应缓慢均匀，手不要离线太远。

（4）深部打结时，在线结近处用一示指将一线压向被结扎的组织之下，与另一线成直线拉紧，不可将组织向上提，以免将线结拉脱或组织撕裂。

（5）打第二个结时，注意不要松开第一个结，必要时可由助手用血管钳或无齿镊轻轻夹住线结，待第二个结靠近第一个结时再放松钳。

（6）勿打成滑结或顺结。

（7）剪线时注意勿破坏线结。

（四）组织的切开、止血、分离与缝合

1．切开

（1）执刀方式：

1）执弓式：常用于一般切口（图30-3）。

2）指压式：以示指压刀背，下刀有力，持刀较稳定。用于较大的切口切开（图30-4）。

3）执笔式：动作主要用力在手指，使操作轻巧、精细。用于小切口或解剖神经血管、腹膜等组织（图30-5）。

4）反挑式：刀刃向上挑开组织，以免损伤深部组织及器官。常用于浅表肿胀的切开（图30-6）。

正确的持刀方式：切开皮肤时，应该垂直下刀、水平走行、垂直出刀，用力要均匀，皮肤和皮下组织一次性切开，避免多次切开和斜切。切开时用左手拇指、示指固定切口部位，必要时由助手协助固定切口处皮肤。切开带毛发部位时，应顺毛根方向切入，以减少术后秃发。如使用电刀，先用传统手术刀切开皮肤表皮层和部分真皮层后，再用电刀切开。

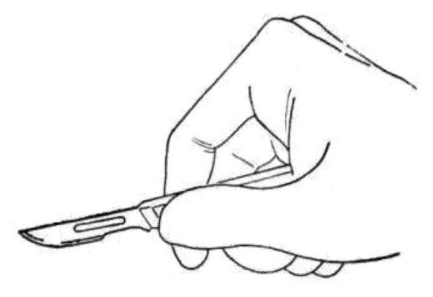

图30-3　执弓式

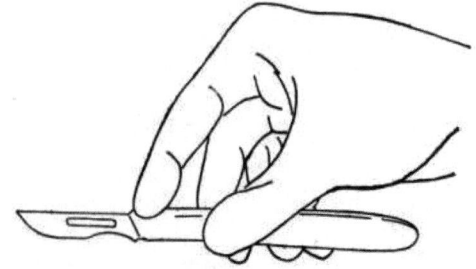

图30-4　指压式

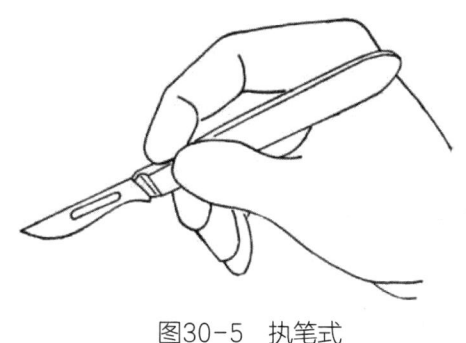

图30-5　执笔式

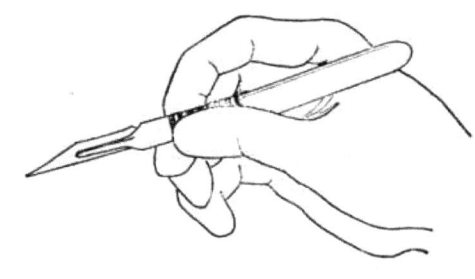

图30-6　反挑式

（2）切口的选择：

1）暴露要充分：切口应选在病变附近，不宜过小，以免暴露不良或术中用力牵拉，造成组织损伤，必要时延长切口。

2）损伤组织少：不要做不必要的大切口，注意避免损伤重要血管、神经、内脏。深部手术的切口应与该处大血管、大神经走向一致。

3）伤口愈合后不影响局部功能和美观：切口尽量与皮肤皮纹一致（特别是面部、关节、手部），避免手掌、足底等敏感或负重的部位作切口。关节部位用弧形切口，使张力小，愈合瘢痕小，且不影响功能。

（3）切开的方法与注意事项：

1）执刀勿过高或过低，过高则控制不稳，过低则妨碍视线。

2）用刀腹切开组织，刀刃与组织面垂直，尽量沿组织纤维走向切开。

3）切开皮肤时，以左手拇指、示指固定切口一端的皮肤，或术者和助手各用左手按压切口两旁，固定皮肤，力求一次切开皮肤和皮下脂肪，避免用力过猛误伤深部组织。

4）切口两端要切透，充分利用切口，皮下组织切开后，可铺两条切口巾，减少污染机会。

5）应逐层切开组织，根据解剖部位的不同，适当控制切开的深度，切开胸腔或腹腔时，要避免损伤内脏。

6）肌肉表面的肌膜切开，顺肌纤维方向钝性分离，或与肌纤维方向垂直切开。

2. 止血

止血的目的是减少失血，保持术野清晰，同时维持术中生命体征的稳定。常用的止血方法有：

（1）压迫止血：用手指或纱布垫压住出血部位，是一种暂时止血法。毛细血管性出血，3～5min可止血。如用温水纱垫（40～45℃，纱垫须拧干）压迫，止血效果更好。压迫不能止血时，再用止血钳止血，大面积渗血用其他方法无效时，可以用长纱布条或碘纺纱填塞压迫止血。术后7～14天，一次或分次将纱布条取出，过早取出会再次出血，过晚会继发感染。

（2）钳夹、结扎止血法：最常用又可靠的方法。用血管钳钳夹出血点或离断的小血管，然后分别在钳下用线结扎，注意钳夹准确，钳夹组织过多会造成组织坏死过多，影响组织愈合。

单纯结扎法：结扎线绕过血管钳后，将钳放平且钳尖朝上，等钳下打好第一个结后慢慢松钳，松钳后第一结需再拉紧一次后，再打第二个结。

贯穿缝合结扎止血法：适用于较大血管或重要部位血管的结扎，或钳夹的血管连带其他组织（如网膜），尤其是周围组织较韧，血管较易退缩，结扎有困难或线结较易滑脱时。操作时将带线的弯针从下方被结扎的组织中央穿过（注意勿穿透血管），绕过一侧，再次将缝针由原处穿过，然后在另一侧打结。对于重要的血管或组织，可以先单纯结扎，在结扎的线结上方再一次钳夹，多做一次单纯结扎或贯穿缝合结扎，这样更牢固可靠。

（3）电凝止血法：利用高频感应电流的热能，使组织蛋白凝固而止血。可用电极棒直接烧灼止血，亦可以先用血管钳钳夹出血点，再用电极棒接触血管钳而止血，此方法适用于较小血管止血，优点是止血快、节省时间、不留线头异物；缺点是烧灼范围大会影响愈合，凝固组织易脱落引起再次出血。而且应注意避免引起易燃麻醉剂（乙醚）或氧气燃烧爆炸。

（4）局部应用止血剂：较广泛的渗血面难以用一般止血方法止血时，用淀粉海绵、明胶海绵、中草药止血粉、止血水、止血纱等敷上加压片刻，常可止血，亦可用肾上腺稀释液湿敷，或自体网膜、捣碎的肌肉等填塞止血。上述药物可以吸收不必取出，多用于体腔出血。

（5）四肢可用止血带止血。

（6）其他止血方法：可选用氩气刀、超声刀等进行止血。

3. 分离

分离方式有锐性分离和钝性分离两种。

（1）锐性分离：用刀、剪进行分离，此法组织损伤少，出血多，常用于较致密的组织（腱膜、鞘膜、瘢痕）或粘连紧密的组织。注意必须在直视下进行锐性分离，动作要求精细准确，遇有血管应钳夹结扎。

（2）钝性分离：用血管钳、剪、刀柄、剥离子（"花生米"）、纱球或手指包裹纱布等器械进行分离。此法出血少，但对组织损伤较大。常用于正常组织间隙、较疏松的粘连、大血管神经或重要脏器附近的剥离；良性肿瘤或囊肿包膜外间隙、疝囊外疏松组织的分离。注意动作轻柔，不得勉强粗暴地分离。

锐、钝性分离法灵活结合应用，交替进行，有时可以局部注入生理盐水或普鲁卡因溶液作水压分离。

注意：①熟悉局部解剖，减少出血和损伤。②轻度牵拉有助于暴露和分离，但要注意用力过猛会造成撕裂。③粘连较多时，由远及近，由易至难分离，器官粘连界限不清时，可由实质器官边缘进行解剖分离。可以用手指摸清分界，借手指引导进行分离，有包膜的器官由于粘连严重不能包膜外分离时，可以包膜下或腹膜外分离。

4. 缝合

缝合技术是将已切开或切断的组织采用缝针和缝线（或吻合器、皮肤钉等）将其对合靠拢的方法，是外科常用的技术之一。正确的缝合方法，能恢复正常的解剖结构，使组织顺利闭合和愈合，否则常可导致愈合不良，甚至导致手术失败。无论哪一种缝合方法均包括以下5个基本步骤：①持针钳夹针与穿线：先用持针钳夹针体的中后1/3处，左手执持针钳，用右手穿线成功后，再缝线1/3与2/3处对折并套入持针钳的尖端内，备用。②进针：左手执镊，右手执持针钳，用腕部和前臂的外旋力量转动持针钳，使缝针进入。要使针尖与被缝合组织垂直，沿针体弧度继续推进，使针穿出组织少许。③出针：当针体前半部穿过被缝合组织后，即用镊夹住针体向外拔针，同时用持针钳夹住针体后半部进一步前拖，协助拔针；也可以由助手用血管钳协助将针拔出；或术者将持针钳松开后，用持针钳夹住将针拔出。④结扎：将针拔出后，使组织靠拢，对齐，然后进行打结。⑤剪线：缝合、结扎完毕后剪去多余的缝线。不同组织、不同部位、不同器官均有不同的缝合方法和缝合要求。常见的缝合方法可分为单纯对合缝合法、内翻缝合法和外翻缝合法3种。

（1）单纯对合缝合法：切口边缘对合（图30-7）。

1）单纯间断缝合：即每缝一针打一个结，各结互不相连。此方法简单、安全，不影响创缘的血液供应，是最常用的缝合方法。通常用于皮肤、皮下组织、筋膜、腹外斜肌腱膜、肌膜和胃肠道吻合内层的缝合。

2）"8"字缝合：为双间断缝合，即缝线斜着交叉缝合，行程如"8"字，其缝线交叉处可在

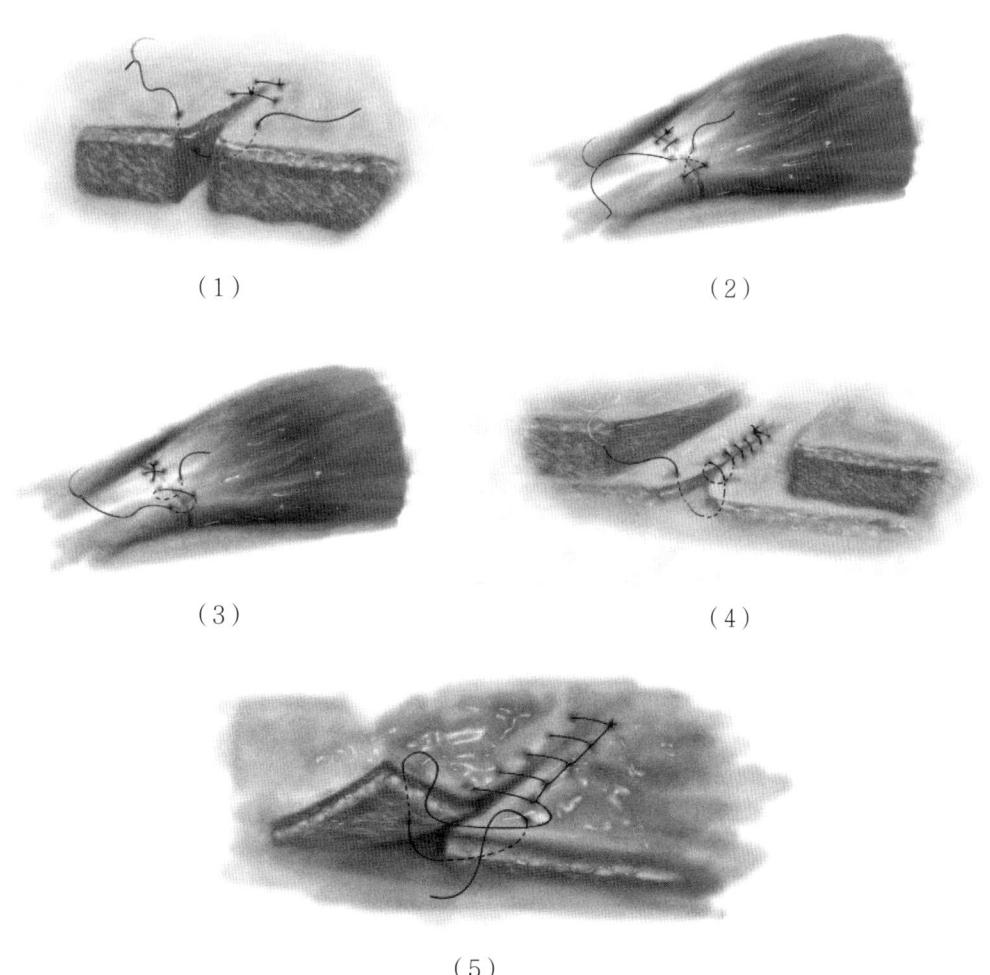

（1）

（2）

（3）

（4）

（5）

（1）单纯间断缝合；（2）内"8"字缝合；（3）外"8"字缝合；
（4）单纯连续缝合；（5）连续交锁缝合（毯边缝合）。

图30-7　各种单纯对合缝合法

组织深面或浅面，故其可分为内"8"字缝合（缝线交叉在组织内）和外"8"字缝合（缝线交叉在组织外）。常用于缝合张力较大的组织、肌腱及韧带，也用于易滑脱组织出血的缝扎。

3）单纯连续缝合：从对合口一端开始，先缝一针打结，不剪断，继续用该线缝合直至切口另一端，缝合完毕再打结。此过程中应注意一边缝合一边收紧缝线，以免缝线松动。拉线应适度，防止过紧或过松。此法省时并可减少组织内存留的线头，但缝好后如有一处断裂，则整个缝线可能松脱。多用于腹膜和胃肠道后壁吻合的缝合，有一定的止血作用。

4）连续交锁缝合（毯边缝合）：此法缝线相互交锁，外形与毛毯边缘的缝合相似，缝好后因缝线交锁，各处松紧适当且不再变动，止血效果好。缝合时每缝一针应随时将缝线收紧至适当程度。此法常用于胃肠吻合时后壁全层的缝合，止血效果好，或整张游离植皮时边缘的固定缝合等。

（2）内翻缝合法：缝合后边缘内翻，外面光滑，对合良好，可减少污染，促进愈合（图30-8）。常用于胃肠道缝合。

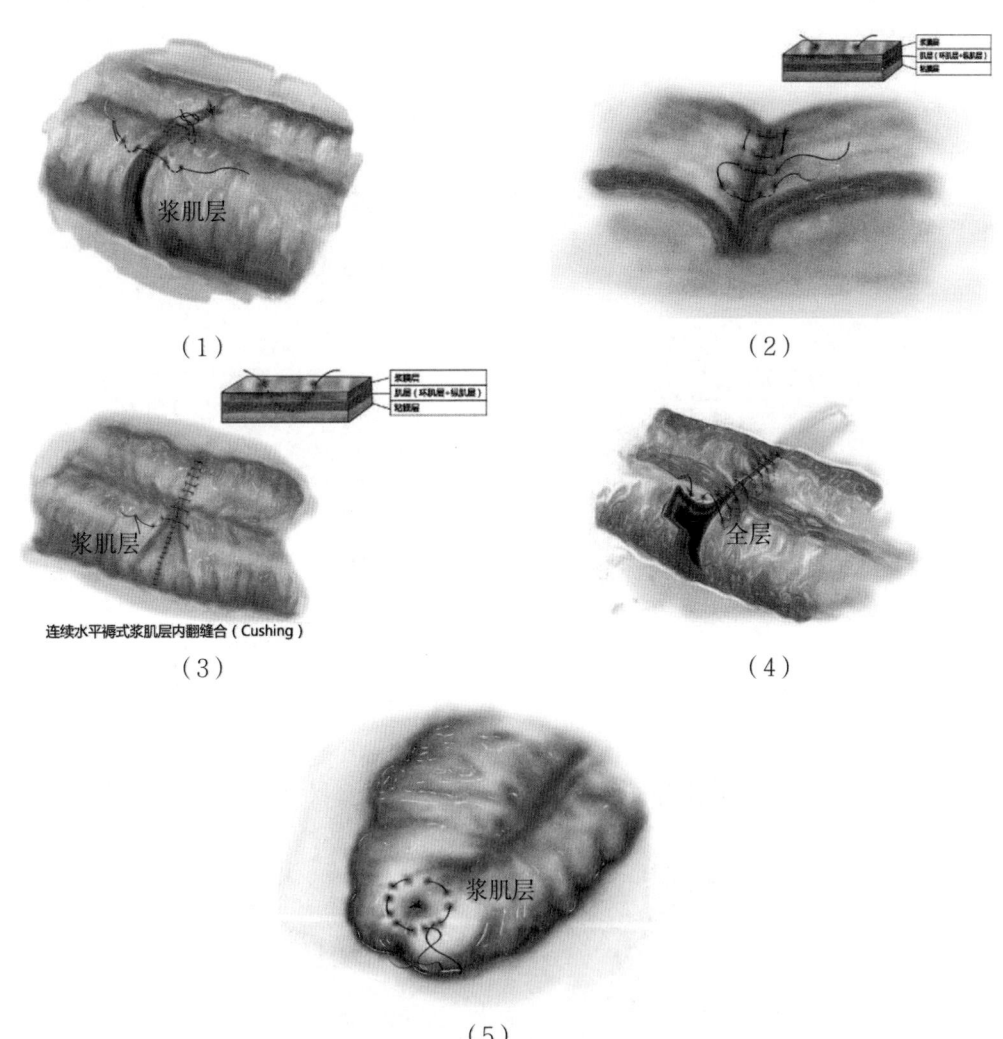

（1）间断垂直褥式内翻缝合；（2）间断水平褥式内翻缝合；（3）连续水平褥式
内翻缝合；（4）连续全层水平褥式内翻缝合；（5）荷包缝合。

图30-8 各种内翻缝合法

1）垂直褥式内翻缝合（Lembert缝合法）：缝线由胃肠道浆膜面穿入，通过肌层后折转向外，越过吻合口内层缝线之上至对侧浆肌层穿出，不进入胃肠腔。分间断与连续两种，胃肠道吻合外层多用间断垂直褥式内翻缝合法缝合浆肌层。

2）水平褥式内翻缝合：缝线由胃肠道浆膜面穿入，通过肌层后折转向外，越过吻合口内层缝线之上至对侧浆肌层穿出，再从对侧另外浆膜面穿入，通过肌层后折转向近侧，并从近侧浆肌层穿出，不进入胃肠腔，呈"U"形。分间断（Halsted缝合法）与连续（Cushing缝合法）两种，多用于胃肠道浆肌层缝合。

3）连续全层水平褥式内翻缝合（Connell缝合法）：将全层连续缝合线自一侧肠腔内穿出，跨至对侧对应位置同样做一针与切口平行的全层缝合，拉紧缝线后使肠壁内翻，然后又转回原来一侧，如此反复直至缝完，最后两根线分别穿出两侧肠壁的浆膜面，打结。本缝法使胃肠壁内翻，浆膜面对合平整光滑。常用于胃肠道吻合时前壁全层的缝合。

4）荷包缝合：缝线行程为环状，只通过阑尾根部周围的盲肠浆肌层，不进入其内腔，将阑尾的残端包埋后收紧缝线并打结。适用于包埋阑尾残端，固定空腔脏器造瘘管等。也可作半荷包缝合。

（3）外翻缝合法：缝合后边缘外翻，内面光滑，用于缝合腹膜、血管、松弛的皮肤（图30-9）。

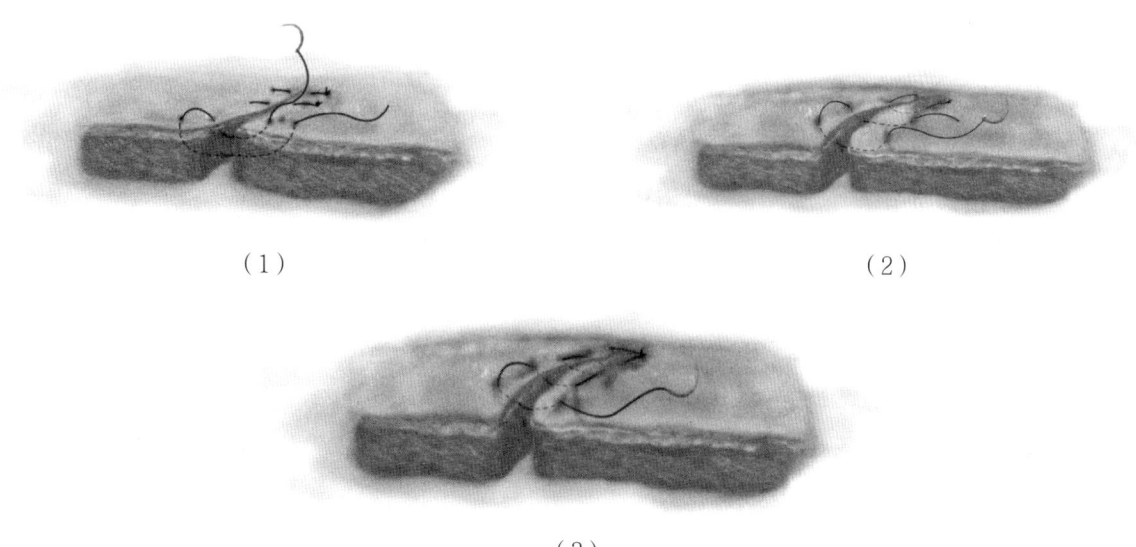

（1）　　　　　　　　　　　　　　　　　　（2）

（3）

（1）间断垂直褥式外翻缝合；（2）间断水平褥式外翻缝合；（3）连续水平褥式外翻缝合。

图30-9　各种外翻缝合法

1）间断垂直褥式外翻缝合：将带线的缝针从切口一侧皮肤穿入，经切口由对侧皮肤穿出，在同一垂直切面上再从靠近切口的对侧皮缘穿入，经切口折回近侧相应皮缘穿出，呈倒"U"形，这样缝合后皮缘外翻，对合好。常用于皮肤缝合。

2）间断水平褥式外翻缝合：将带线的缝针从壁层腹膜近侧穿入，由对侧腹膜穿出，在同一水平面上再从对侧另一处的腹膜穿入，折回近侧相应腹膜穿出，呈"U"形。用于缝合腹膜或吻合血管。

3）连续水平褥式外翻缝合：类似间断水平褥式外翻缝合，只不过是连续缝合，呈多个相邻的"U"形缝合，绕血管一周缝合后打结。常用于吻合血管（图30-9仅示缝合方法）。

（4）各种吻合器吻合、皮肤钉钉合（参见后文）。

（5）缝合时应遵守的几个原则：①良好的组织分层对合（或解剖复位）：良好的组织分层对合或组织的解剖复位是组织最佳愈合的前提，愈合后表面平整，粘连最轻，瘢痕最少，功能影响最小。只有良好的分层对合，才能有良好的愈合和漂亮的外观。②适当的松紧度：组织间的愈合是依靠组织间产生纤维粘连，而不是靠缝线的绑扎。③适宜的针距和边距：要根据具体情况决定边距和针距的大小，做到均匀一致。④组织缝合后不能留无效腔，否则容易形成血肿或积液，导致感染而影响愈合。

（6）缝合的注意事项：

1）缝合整齐，对合严密而无张力，皮肤缝合有时可行间断垂直褥式外翻缝合。

2）尽量减少遗留体内的缝线，肠线宜连续缝合，丝线宜间断缝合。

3）由深至浅，组织逐层对齐。注意防止缝合过浅或过松致组织间残留无效腔，或过深、过紧致皮缘内卷下陷，影响血液循环且肿痛，或伤口对合不齐致伤口感染裂开。

4）缝合间距以二针针间不发生裂隙为准。一般皮肤针距1.0cm，边距0.5cm，视皮下脂肪厚度和皮肤松弛情况调整。

5）切口较长时，可先做定位缝合。

6）患者切口愈合力差或张力很大时，可作减张缝合。减张缝合属单纯缝合法，适用于一般情况较差、腹部切口张力较大者。其目的是为保证组织愈合良好和预防切口裂开（如腹壁切口或已裂开的创口再行缝合）。缝线一般采用粗丝线（7号或10号）、不可吸收尼龙滑线或不锈钢丝（线）。最常用的方法是缝线穿出皮肤后，需套上一段细橡胶管，然后收紧并结扎。一般腹部减张缝合线在术后14天后拆线。

（7）剪线：两线并拢，将线剪尖微张，以一侧刃锋沿线尾下滑至结扎处，将剪微向上偏，上偏的角度依所留线头的长短而异，将线剪断时，勿损伤周围组织，丝线一般留线头1～2mm，重要组织或大血管宜留长些。肠线、尼龙线留线头3～5mm，不锈钢丝留线头6～8mm，且把线头埋于胶管或组织内，以免损伤其他组织或脏器。

（赖佳明）

第三十一章
止血、包扎、固定和搬运

创伤是指各种致伤因素造成的人体组织损伤和功能障碍。轻者造成体表损伤，引起疼痛或出血；重者导致功能障碍、残疾，甚至死亡。创伤现场的急救原则是先抢后救，先重后轻，先近后远，先止血后包扎，先固定后搬运。因此止血、包扎、固定、搬运是创伤急救的4项基本技术。熟练掌握创伤急救的基本技术可以减轻伤员的痛苦，控制出血，预防继发性损伤，减少伤残并发症，为进一步治疗争取时间。现场急救技术的质量直接关系到伤员的生命和预后。因此，熟练掌握现场基本急救技术十分重要。

第一节　止血

一、学习目的与要求

（1）了解出血的原因及分类。
（2）掌握急救止血的目的和原则。
（3）掌握各种急救止血的具体方法。

二、学习方法与内容

（一）出血的定义和原因

1. 定义

血液从破损的血管内溢出或流出到血管外称为出血。

2. 出血的原因

（1）血管壁损伤：多系外伤引起血管壁破裂或断裂，少数由血管附近的炎症浸润或肿瘤侵蚀所致。

（2）血管壁本身病变：如动脉瘤、动脉硬化等血管壁的病变引起的血管破裂。

（3）血管内压突然升高：胸部挤压或剧烈咳嗽可使血压突然升高，引起眼结膜出血；痔静脉或食管下段静脉可因局部静脉压升高而破裂出血；从高气压突然降至正常气压环境（如潜水工人），可引起支气管出血；急速放空膀胱内尿液可引起膀胱内出血。

（4）凝血功能障碍：凝血功能障碍是指由凝血因子缺乏或功能异常所致的出血性疾病。分为遗传性和获得性两大类。遗传性凝血功能障碍一般是指单一凝血因子缺乏，多在婴幼儿期即有出血症状，常有家族史。获得性凝血功能障碍较为常见，患者往往有多种凝血因子缺乏，多发生在成年，临床上除出血外尚伴有原发病的症状及体征。血液内凝血因子含量不足，虽无明确诱因也可自行出血。

（二）出血的分类

1. 按出血来源分类

（1）动脉性出血：主要发生于断裂动脉的近心端，血液从破裂口呈搏动性喷出，由于动脉血的氧含量高，血色鲜红。大的动脉出血可导致患者在极短时间内失尽体内血液，危险性极高。

（2）静脉性出血：主要发生于断裂静脉的远心端，血液呈持续性缓慢流出，血色暗红。

（3）毛细血管性出血：其出血来自细小动脉和静脉，血液自创面均匀地渗出，血色鲜红。

（4）实质器官出血：肝、脾、肾等实质器官内血窦和毛细血管丰富，且与基质相连不易闭合，出血性质与毛细血管性出血类似，血色鲜红，状如泉涌，出血较多，不易止血。

（5）混合性出血：多数情况系动脉、静脉和毛细血管混合性出血，出血情况以动脉性为主，抑或以静脉性为主。

2. 按出血部位分类

（1）外出血：肉眼能见到血液自皮肤创口流出至体表。

（2）内出血：身体内部组织或脏器出血，流出的血液积聚于组织内、脏器内或体腔内。组织内出血根据其出血量分别表现为瘀点、瘀斑、溢血、血肿等；某些脏器出血可直接或间接与外界相通，血液可流出体外，例如鼻衄血、咯血、呕血、血尿、便血等；体腔内出血可根据血液流注体腔的部位分为血胸、腹腔积血、心包积血、关节积血等。

3. 按出血量分类

出血对机体的影响取决于出血类型、出血量、出血速度和出血部位。在救治大批伤员时在急救现场正确估算出血量是十分重要的，以便及时有效地抢救。

（1）小量出血：一般情况下，一个成年人失血量在800mL以内时，不会引起明显的全身反应，表现为伤病员神志清楚，唇色正常，四肢温度无明显变化，脉搏正常，血压正常或升高。

（2）中量出血：出血量较多，失血量在800～1 600mL，会引起明显的全身反应，代偿功能尚健全，表现为伤病员情绪开始烦躁或抑郁，神志淡漠，口唇苍白，四肢湿冷，脉搏加速，血压进行性下降。如治疗及时，仍可得救。

（3）大量出血：出血快，量又多，失血量在1 600mL以上时，伤病员神志模糊不清或躁动不安，反应迟钝，皮肤、黏膜明显发绀，四肢厥冷，脉搏不清，血压无法测出，引起严重的循环衰竭、缺氧和休克。如抢救不及时，可迅速致死。

（三）急救止血的目的和原则

1. 目的

暂时制止出血，方便运送，以便彻底止血。

2. 原则

压迫出血的血管或堵塞出血的破口，既要制止出血，挽救患者生命，又要防止肢体或脏器发生缺血性坏死。在失血量较多甚或出现休克情况下，还要注意及时补充失血量，迅速进行输血和输液。

（四）急救止血的具体方法

1. 抬高患肢

可减少患肢的循环血量，降低出血部位的血压，使损伤的小动脉、静脉或毛细血管出血量减少，甚或自行止血，如与加压包扎并用，则止血更确实。

2. 加压包扎

用无菌纱布和棉垫覆盖伤口，再用绷带缠绕加压包扎。是急救时最实用、最安全的临时止血法。适用于静脉和中小动脉出血。

3. 填塞止血

用无菌纱布、碘仿纱布或可吸收的明胶海绵等止血剂填塞在伤口内，可用绷带加压固定或将伤口边缘皮肤缝合，可制止静脉性、小动脉性及颈部较大血管的出血。填入的纱布应在2~3天内取出。敷料填塞止血容易带入感染和加重伤口组织的损伤，迫不得已时不宜采用。

4. 屈肢加垫

邻近关节屈侧的肢体血管出血时，例如肘前、腘窝血管损伤出血，可在局部用无菌纱布和棉垫覆盖，屈曲固定肢体，起压迫止血作用。

5. 手指压迫

指压止血法（图31-1）是一种简单有效的止血方法。其原理是在出血部位的上方相应的位置上用拇指或其余四指将动脉出血血管的近心端压向邻近的骨面上，以压闭血管阻断血液来源而达到止血的目的。该方法适用于四肢及头面部的大出血、未得到其他有效止血之前、换用止血带或止血手术当时。这种方法虽然方便、快捷，但不能持久，必须尽快将患者送到手术室进行彻底止血。

（1）头顶部、额部出血：对准伤侧下颌关节处，用拇指压迫颞浅动脉。

（2）颜面部出血：颜面部血供来自两侧动脉，对准伤侧下颌角前约1cm凹陷处，用拇指向内上压迫面动脉。

（3）头面部、颈部出血：用拇指或其他4指放在胸锁乳突肌内侧中点，相当于第六颈椎横突处，将颈总动脉压向颈椎椎体上，可制止同侧头面部的出血。

（4）肩部、腋部、上臂出血：在锁骨上窝、胸锁乳突肌前缘处，将锁骨下动脉压向第一肋骨上，可制止同侧上肢的出血。

（5）前臂出血：抬高患肢，用拇指压迫上臂肱二头肌内侧沟中部，将肱动脉压在肱骨干上，可制止同侧前臂和手部出血。

（6）手掌出血：抬高患肢，用两手拇指分别压迫手腕部尺、桡动脉。

（7）下肢出血：在腹股沟韧带中点下面，对准强搏动点，将股动脉压向耻骨水平支上，可制止同侧下肢的出血。

（8）足部出血：用两手拇指分别压迫足背中部近足腕处的足背动脉和内踝与跟腱之间的胫后动脉。

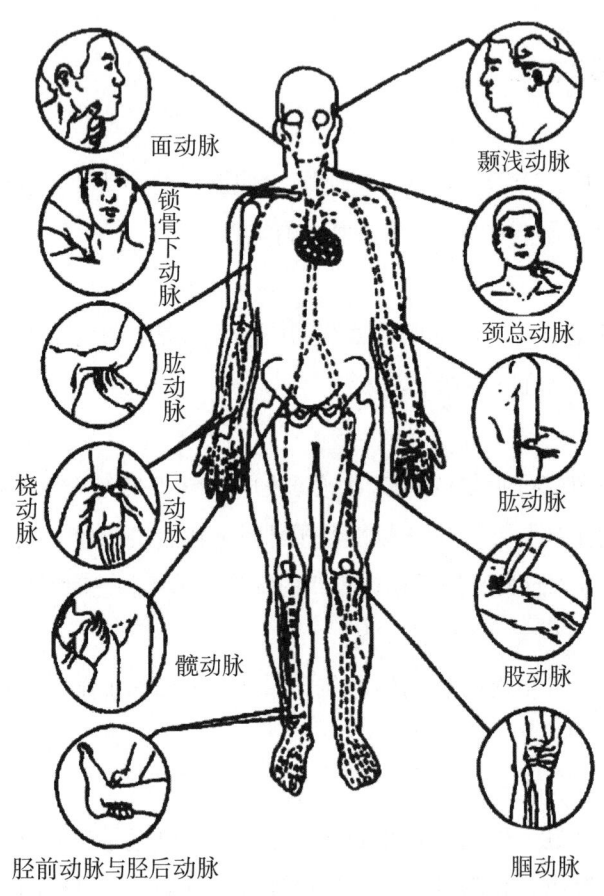

图31-1　全身手指压迫止血的部位

6．止血带

止血带止血法是外科常用的四肢止血方法之一，广泛用于外科手术和急救的临时止血。在手术过程中使用，可保证术野清晰、减少出血，方便术者进行各种操作；同时节约止血时间，减少麻醉和手术时间。在恶性肿瘤手术时使用，可防止恶性肿瘤细胞沿血液循环扩散，有利于达到无瘤技术的要求。作为急救措施，用于四肢大血管出血的止血。

（1）适应证：四肢大血管出血用其他办法无法制止出血时采用该法止血。

（2）禁忌证：①当肢体患有恶性肿瘤或感染时，如需使用止血带，则不宜使用止血带或用手挤压排血，以防将恶性肿瘤细胞或细菌挤入血液中，引起扩散。②肢体血液循环不良者，如血管损伤、血管闭塞性疾病、静脉血栓形成、严重动脉粥样硬化、严重挤压伤和肢体严重缺血者应避免使用止血带。③前臂及小腿因双骨之间有骨间动脉和静脉，止血带效果常不理想。

（3）种类：

1）充气止血带：止血效果最好、最安全。

2）胶管：有弹性，止血效果较好，但较不安全。

3）橡胶条：有弹性，止血效果较好，但较不安全。

4）布带或麻绳：原始用具，危险性大，尽量不使用。

5）电线、铁丝：不可用电线或铁丝作为止血带直接加压使用。

（4）优点：较简单、有效，止血效果完全。

（5）缺点：由于完全阻断了肢体的血液循环，可增加肢体的感染率和坏死率，所以除非迫不得已，不应轻易使用。

（6）使用方法：

1）胶管止血带：先抬高患肢，在拟上止血带处用纱布或棉花垫好，再在其上缠上止血带。下肢小腿出血时，止血带应扎在大腿，一般为中上1/3处或大腿根部。上肢的止血带扎在上臂上1/3处。止血带压力一般以超过患者血压为度。上止血带处应露出，并将上止血带时间记录于止血带上或伤口上。并将患者立即转送，尽快彻底止血。

2）充气止血带止血：使用前先于需要止血的肢体适当部位垫纱布数层，然后缠绕袖带；最好先用驱血带驱血后，再将充气止血带打气加压至所需压力（上肢压力为250～300mmHg，下肢压力为400～600mmHg），然后维持此压力，并记录上止血带时间，解除驱血带即可开展手术。每次止血带使用时间不超过60min。手术结束后将充气止血带放气，取下充气止血带，并记录下止血带时间。

（7）使用注意事项：

1）观察病情：使用止血带止血的过程中要注意观察伤者的体温、脉搏，另外密切关注伤处的出血情况，以及附近血液、皮肤是否发生变化，及时报告异常情况。

2）缚扎部位尽量靠近伤口，尽量减少组织缺血。应避免缚在上臂中1/3处，以防桡神经受伤。在膝或肘以下缚扎止血带，无止血作用。

3）止血带不应与皮肤直接接触，可用衣服、毛巾、三角巾等布类作衬垫，这些衬垫必须平整，避免皱褶。

4）松紧适当：止血带缚扎过紧时可损伤组织，如神经受损时可导致患者出现麻痹，血管受损时可致血栓形成；若过松则动脉血仍能通过，而静脉血回流受阻，可致肢体发生淤血，而增加出血。

5）止血带时间不宜超过3h，30min松止血带1次，最长每小时放松1次，每次1～3min，待肢体有新鲜血液渗出方可重上止血带，松开止血带之前可用手指压迫近侧动脉干或在伤口局部加压。但要注意，如果伤口过大或有大血管损伤，患者经不起再出血时，不可冒生命危险轻易放松止血带。

6）对缚扎止血带的患者，必须在明显部位（如前额）上加以标志，在止血带上或诊断书上注明缚扎时间，或者直接交代护送人员，以免造成因缚扎止血带时间太长而引起肢体缺血性坏死的不幸后果。

7）凡缚扎止血带的患者，应优先考虑和尽快施行手术彻底止血。

（8）使用止血带常见的并发症有：①止血带麻痹。用橡胶带止血时，由于无法准确掌握压力，当压力过大时，容易造成止血带麻痹，故最好不用。若需要使用时，则最好在较宽的范围内缠绕橡胶止血带，并在其与皮肤接触的部位加用较厚的衬垫。②术后肢体肿胀。如果一次使用止血带时间过长，会引起组织缺血、渗透压的改变和毛细血管通透性的增加，术后肢体可发生明显肿胀。③肢体坏死。如使用止血带远远超过正常允许的时限和压力，则可使肢体组织缺血缺氧而出现坏死。如坏死只局限于肌肉，则日后必然发生Volkmann缺血性肌痉挛；如为神经，则有可能出现神经永久性的损害。

7.钳夹止血法

钳夹止血法是用血管钳夹住出血点或出血血管以达到暂时止血的一种方法，是手术过程中应用最多的止血方法之一。急救时若为动脉性出血，采用其他方法难以止血的情况下，可直视下采用钳夹止血法暂时止血，然后迅速将患者转送手术室进一步处理。

第二节 包扎

一、学习目的与要求

（1）掌握包扎的目的、要求和注意事项。

（2）熟悉包扎物种类及其应用。

（3）掌握常见的急救包扎。

二、学习方法与内容

（一）包扎的目的

包扎是为了固定敷料、防止其脱落或移位，避免患部再受污染或损害。

（二）包扎的要求

包扎应达到"准、轻、牢、快"的要求。

准：包扎部位要准确，要严密。

轻：动作要轻，不要碰撞伤口，以免增加损伤。

牢：包扎要牢靠，不可过松，以免包扎材料脱落或移动，但是不能过紧，以免妨碍血供。

快：在准、轻、牢的基础上要求动作迅速敏捷。

（三）包扎的注意事项

（1）严格执行无菌操作技术。

（2）包扎时，宜减少患部移动以减轻痛苦，对骨折尤应如此。

（3）面部无菌手术创口，常无须包扎。

（4）包扎结束时，打结不要位于伤口处。

（5）包扎之后，应严密观察患者全身症状（如发热）和局部有无循环障碍、神经受压或感染的表现（如疼痛、肿、变色、感觉异常等）。告诉患者及其家属注意包扎后可能发生的各种情况（如疼痛、压迫、松脱、出血等），以便及时发现，及时处理。

（四）包扎物的种类及其应用

常用的包扎材料有3种：多头带、卷带和三角巾。最常用的包扎方法是卷带包扎法。

1. 多头带包扎法

多头带由不同长度和宽度的条状布带制成，为了适合身体不同部位，又有以下不同的样式。

（1）四头带（图31-2）：多用于包扎头面、下颌等部位。

图31-2　四头带

（2）胸带（图31-3）：有横带和肩带2个部分，包扎时先将横带由下而上互相交替包裹胸部，在最上一对横带包扎前，先将肩带由后向前绕过两肩在胸前交叉，再将最上一对横带包扎，用别针将横带与肩带一同固定。

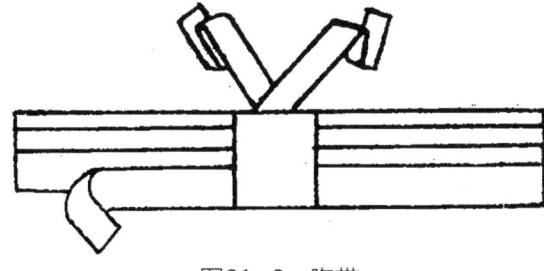

图31-3　胸带

（3）腹带（图31-4）：只有横带，包扎时由下而上交替包裹腹部，最后用别针或胶布固定。市面上也有商品化的腹带，它可以直接使用，不用包绕。

（4）丁字带（图31-5）：有横带和竖带2个部分，用时横带围绕腰部结扎，竖带从背后绕过会阴部向前系于横带上。

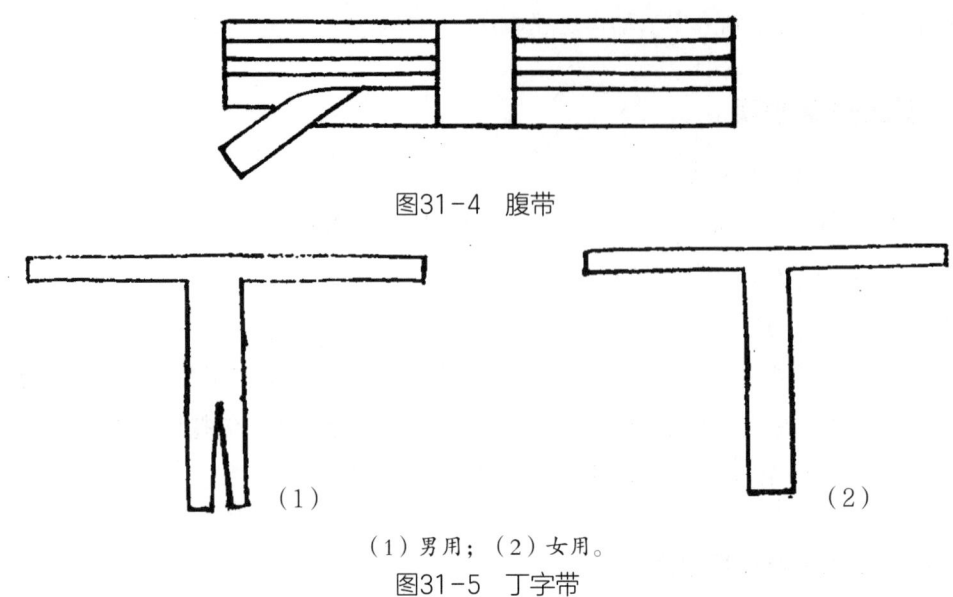

图31-4 腹带

（1）男用；（2）女用。
图31-5 丁字带

2．卷带包扎法

卷带又称卷轴绷带或绷带，一般长3～5m，有不同的宽度，适用于肢体，头颈，肩、髋关节部的包扎。

3．三角巾包扎法

三角巾是一种便捷好用的包扎材料，还可作为固定夹板、敷料和代替止血带使用，而且还适合对肩部、胸部、腹股沟部和臀部等不易包扎的部位进行固定。使用三角巾的目的是保护伤口，减少感染，压迫止血，固定骨折，减少疼痛。三角巾应用广泛，可用于全身各个部位的包扎，尤其是战争时期的创伤急救。三角巾具有包扎面积大，制作简单，使用方便、快捷等优点。包扎时要求角要拉紧，边要贴实；包扎前要覆盖敷料；包扎后要打方结。主要包扎方法如下。

（1）头部包扎（头顶帽式包扎）（图31-6）：①将三角巾的底边叠成约两横指宽，边缘置于伤员前额齐眉，顶角向后位于脑后。②三角巾的两底角经两耳上方拉向头后部交叉并压住顶角。③再绕回前额相遇时打结。④顶角拉紧，掖入头后部交叉处内。

（2）面部包扎（图31-7）：先把三角巾的顶角打一结，放于头顶上，然后将三角巾罩于面部（在眼睛和鼻孔处可剪个小口），将三角巾左右两角拉到颈后，再绕在前面打结即成。

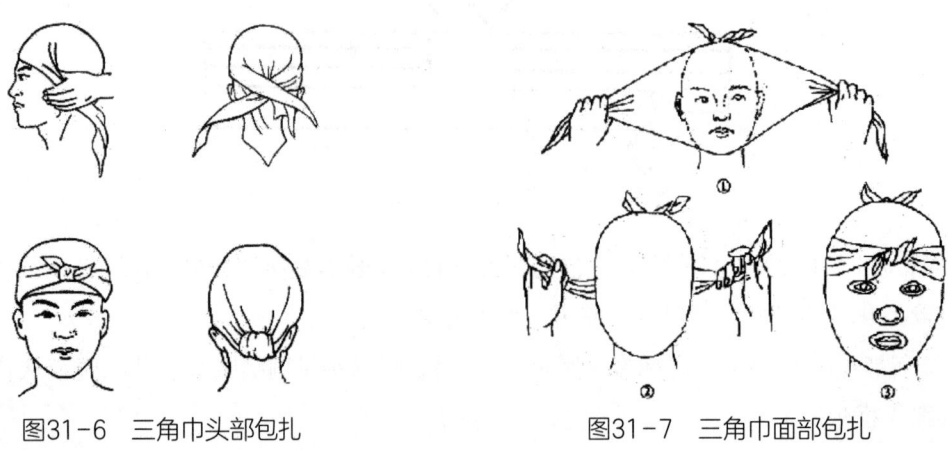

图31-6 三角巾头部包扎　　　　图31-7 三角巾面部包扎

（3）胸部包扎（图31-8）：①将三角巾折叠成燕尾式，燕尾夹角约100°。②将三角巾置于胸前，夹角对准胸骨上凹。③两燕尾角过肩置于背后。④将燕尾顶角系带，围胸在背后打结。⑤将一燕尾角系带拉紧绕横带后上提。⑥再与另一燕尾角打结。⑦背部包扎时，把燕尾巾调到背部即可。

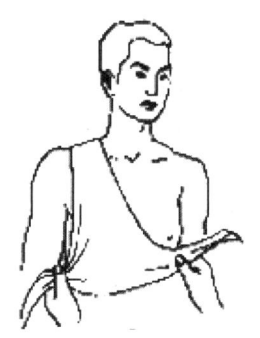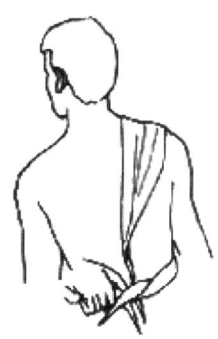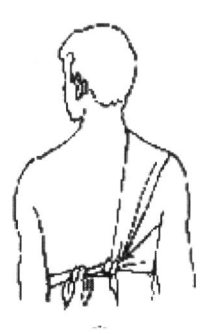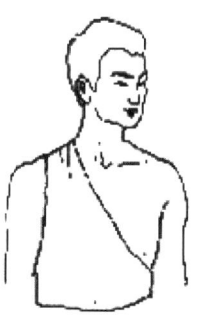

图31-8　三角巾胸部包扎

（4）背部包扎：同胸部包扎，但位置相反，在胸部位置打结。

（5）上肢包扎（图31-9）：将患肢成屈肘状放在三角巾上，然后将底边一角绕过肩部，在背后打结即成悬臂状。

（6）肩部包扎：有2种包扎方式。

1）单肩式（图31-10）：①将三角巾折叠成燕尾式，燕尾夹角约90°，大片在后压小片，放于肩上。②燕尾夹角对准侧颈部。③燕尾底边两角包绕上臂上部并打结。④拉紧两燕尾角，分别经胸、背部至对侧腋下打结。

2）双肩式：①将三角巾折叠成燕尾式，燕尾夹角约120°。②燕尾披在双肩上，燕尾夹角对准颈后正中部。③燕尾角过肩，由前往后包肩于腋下，与燕尾底边打结。

（7）腹部包扎（图31-11）：①将三角巾底边向上，顶角向下横放在腹部。②两底角围绕到腰部后打结。③顶角由两腿间拉向后面与两底角连接处打结。

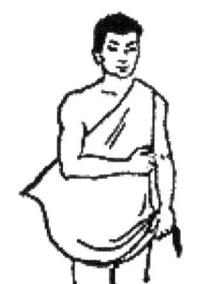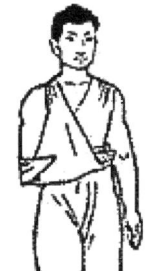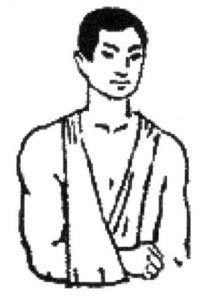　　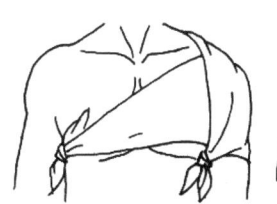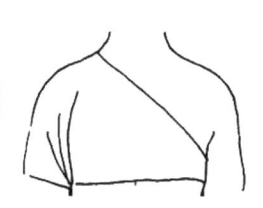

图31-9　三角巾上肢包扎　　　　　图31-10　三角巾肩部包扎（单肩式）

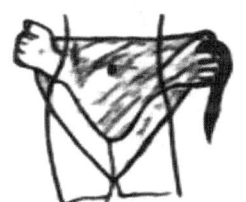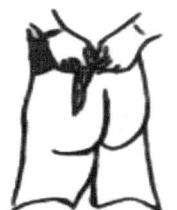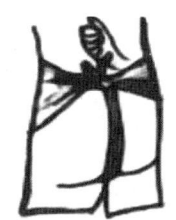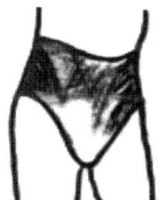

图31-11　三角巾腹部包扎

（8）单侧臀部包扎（图31-12）：①将三角巾叠成燕尾式，夹角约60°朝下对准外侧裤线。②伤侧臀部的后面大片压着前面的小片。③顶角与底边中央分别过腹腰部到对侧打结。④两底角包绕伤侧大腿根打结。

（9）全手掌（足）包扎（图31-13、图31-14）：①展开三角巾。②手指或足趾尖对向三角巾的顶角。③手掌或足平放在三角巾的中央。④指缝或足缝间插入敷料。⑤将顶角折回，盖于手背或足背。⑥两底角分别围绕到手背或足背交叉。⑦再在腕部或踝部围绕一圈后在手背或足背打结。

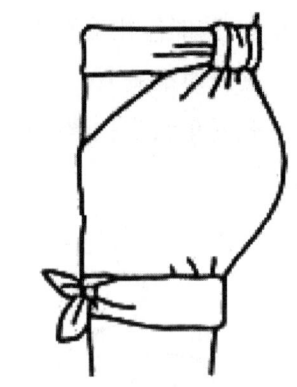

图31-12　三角巾单侧臀部包扎

（10）膝部带式包扎（图31-15）：①将三角巾折叠成适当宽度的带状。②将中段斜放于伤部，两端向后缠绕，返回时两端分别压于中段上下两边。③包绕肢体一周打结。

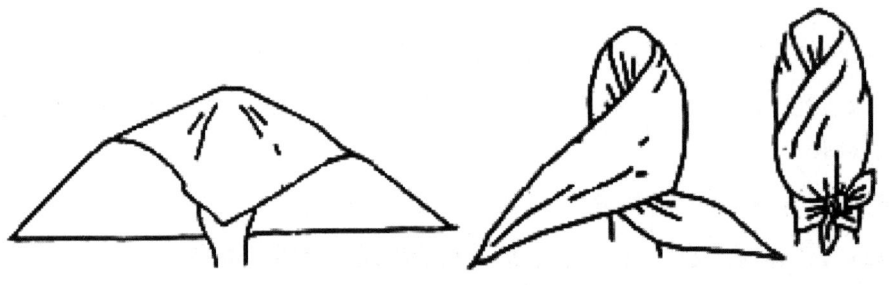

图31-13　三角巾全手掌包扎

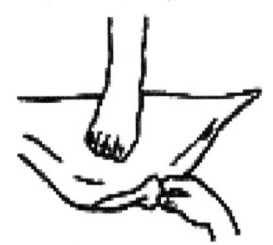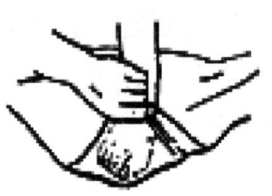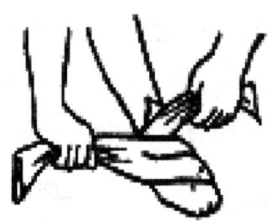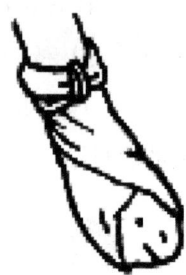

图31-14　三角巾足包扎

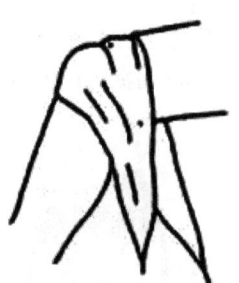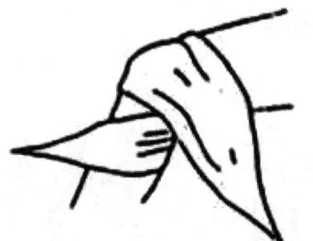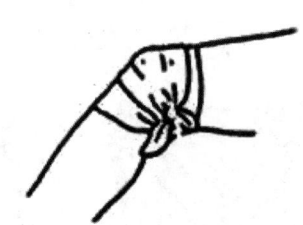

图31-15　三角巾膝部带式包扎

（11）悬臂带包扎（图31-16）：有大、小悬臂带2种方式。

1）大悬臂带：用于前臂、肘关节的包扎。①将三角巾顶角对着伤肢，一底角置于健侧胸部过肩于背后。②伤臂屈肘（功能位）放在三角巾中部。③另一底角包绕伤臂反折至伤侧肩部。④两底角在颈后打结，顶角向肘前反折，用别针固定。⑤将前臂悬吊于胸前。

2）小悬臂带：用于锁骨、肱骨骨折及上臂、肩关节损伤的包扎。①将三角巾折叠成适当宽带。②中央放在前臂的下1/3处。③一底角放于健侧肩上，另一底角置于伤侧肩上并绕颈与健侧底角打结。④将前臂悬吊于胸前。

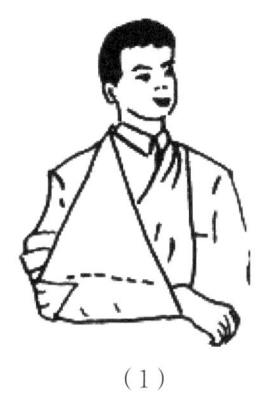
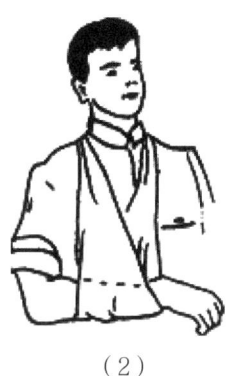

（1）　　　　　　　　　　　　　　（2）

（1）大悬臂带；（2）小悬臂带。

图31-16　三角巾悬臂带包扎

使用三角巾的注意事项：

（1）使用三角巾，注意边要固定，角要抓紧，中心伸展，敷料贴实。在应用时可按需要折叠成不同的形状，运用于不同部位的包扎。

（2）根据包扎部位，选用宽度适宜、大小合适的三角巾等。潮湿和污染的三角巾均不可使用。

（五）急救包扎

多用于头胸腹等开放损伤的包扎。包扎敷料应超出伤口边缘5~10cm。遇有外露污染的骨折端和腹内脏器，不可轻易还纳。若系内脏组织脱出，应先用干净器皿保护后再包扎，不要将敷料直接包扎在脱出的组织上。

（1）开放性颅脑损伤的包扎：用干净的碗扣在伤口上，或者用敷料或其他布类做成大于伤口的圆环，放在伤口周围，然后包扎，以免包扎时骨折片陷入颅内；同时保护膨出的脑组织。

（2）开放性气胸的包扎：如果胸部外伤且伴有气胸（伤口有气体进出），要紧密包扎，阻断气体从伤口进出，伤口先用厚敷料或塑料布覆盖，再用纱布垫或毛巾垫加压包扎。

（3）多根肋骨骨折的包扎：胸部外伤伴有多根肋骨骨折，则胸壁失去支持而出现反常呼吸运动。可用衣物、枕头等加压包扎伤侧以遏制胸壁浮动；必要时（无适当物品可用）将伤员侧卧在伤侧。

（4）开放性骨折并骨端外露的包扎：包扎时外露的骨折端不要还纳，若自行还纳者应该注明。

（5）腹部外伤并内脏脱出的包扎：脱出的内脏不要还纳，包扎时屈曲双腿，放松腹肌，将脱出的内脏用大块无菌纱布盖好，再用干净饭碗、木勺、钢盔等凹形物扣上，或用纱布、布卷、毛巾等做成圆状，围住伤口周围，以保护内脏，再包扎固定。

（6）有异物插入身体内和伤口包扎：不要移动异物，周围用物体如保护环等支持，再包扎固定。到医院再行妥善处理。

（六）绷带包扎法

详见本章第三节。

第三节 绷带包扎技术

一、学习目的与要求

（1）掌握绷带包扎技术的作用及分类。
（2）熟悉绷带包扎的注意事项。
（3）掌握绷带包扎的基本操作、绷带的基本包扎方法。
（4）熟悉常见部位的绷带包扎方法。

二、学习方法与内容

（一）绷带包扎技术的作用及分类

绷带包扎技术是一种借助绷带缠绕肢体、头面或躯干等部位达到保护伤口、减少感染机会、压迫止血、固定骨折和减少伤痛作用的创伤急救技术。运用绷带包扎机体的各个部位，要求遵循牢固、舒适、整齐、美观并符合节约的原则。绷带包扎是临床外科最常用的基本技术。

根据绷带制备材料，可分为纱布绷带、棉布绷带和弹力绷带3种。

（二）绷带包扎的注意事项

（1）包扎时要使患者保持舒适体位，轻病者可取坐位，重病者可取平卧位。
（2）包扎的肢体必须保持功能位置，以使患者在包扎过程中能保持安定、舒适。包扎上肢时可将手指或肘部置于桌上或床上。包扎下肢时使足跟置于凳上或床沿，若创伤严重，需有助手扶持固定包扎部位的上、下两端，以免摇动患部而增加患者痛苦。同时应将患肢置于功能位置，且应使患者包扎后仍能穿衣与脱衣。
（3）包扎者应站于患者前面，面对包扎部位，同时观察患者的神情变化，以及时发现和处理意外情况。为了方便操作，包扎者一般站在患者右侧，惯用左手者则站在患者左侧。

（4）除急救外，包扎前必须使局部伤口清洁干燥，尤为耳后、腋下、乳下、腹股沟部和指（趾）间等皮肤皱襞处，须先撒爽身粉，并用棉垫或纱布隔开，骨隆突处宜用棉垫保护。包扎伤口时，先简单清创并盖上消毒纱布，然后再用绷带包扎，操作小心、谨慎，不要触及伤口，以免加重疼痛或导致伤口出血及污染。

（5）不要使用潮湿的绷带，以免干后自动收缩变紧，影响血液运输。

（6）绷带包扎时要掌握"三点一行走"的操作要点，即起点、着力点（多在伤处）、止点和行走方向顺序。包扎时要紧握绷带，并平贴于包扎部位。在包扎过程中防止绷带脱落。

（7）包扎方向为自下而上、由左向右，从远心端向近心端包扎，有助于静脉血液的回流。固定绷带时的结应放在肢体的外侧面，忌在伤口处、骨隆突处或易于受压的部位打结。包扎四肢时应尽量暴露指（趾）端，以便检查血液循环、感觉和运动的情况。

（8）注意整齐美观，为了达到充分的固定，每一圈绷带应覆盖前一圈绷带宽度的1/3或1/2，防止绷带的一边松起。包扎时松紧要适宜，过紧会影响局部血液循环，过松易致敷料脱落或移动而达不到固定和压迫止血的目的。

（9）解除绷带时，先解开固定结或取下胶布，然后以两手互相传递松解。紧急时或绷带已被伤口分泌物浸透干涸时，可用剪刀剪开。

（三）绷带包扎的基本操作

1．持带

右手持绷带（惯用左手者则用左手），卷口朝上（图31-17）。应用消毒绷带（如战时所用的急救包）时，卷口应朝下，以无菌的内面贴近创口。左手拇指、示指捏住绷带的游离端，将绷带展开约一掌宽后即可进行包扎。环绕肢体时包扎者的左手于肢体后面接住绷带后转向前方，再交给右手，如此连续进行，至包扎完毕为止。

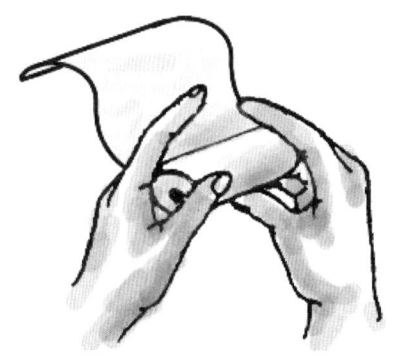

图31-17　正确持卷绷带法

2．起带

包扎开始时须先做两周环形包扎，以固定绷带，每周的压力要均等。不可太松，以免脱落（但发炎部位的包扎宜松，为防止脱落，宜将附近的关节包入，如上臂包扎时将肩关节包入，大腿包扎时将髋关节包入）；亦不可过紧，以免发生血液循环障碍。

3．续带

当一卷绷带缠完须续接第二卷绷带时，应将第二卷绷带的带尾压在第一卷带头之下，再环行包扎一周固定第二卷绷带，然后依原包扎方法进行。

4．止带

包扎结束时，应再做两周环形包扎，然后将绷带尾端撕开打结固定或用胶布粘贴固定。打结宜在肢体外侧面，而不要在伤口上、骨隆突处或患者坐卧时压着的地方。

5. 解带

沿包扎的相反方向以二手互相传递松解。紧急时或绷带已被伤口分泌物浸透且干涸时，可用剪刀剪开（最好用绷带剪）。但若被脓血粘住，应先用生理盐水或过氧化氢溶液将其湿润，或浸于0.5%高锰酸钾溶液、3%硼酸溶液内，待其松软后再松解或剪开。

（四）绷带的基本包扎方法

绷带包扎有4种基本包扎方法，即环形包扎法、螺旋包扎法、"8"字形包扎法和回反包扎法。

1. 环形包扎法

环形包扎法（图31-18）为单头带包扎起始时必用的方法。将绷带环绕肢体包扎，各层彼此完全覆盖即可。多用于肢体较短小或圆柱形的部位（如腕、踝部及额颈部）。包扎起始时，须将带尾斜置于包扎部，绷带缠绕一周后，将斜突出带尾角反折于绷带上，再环绕一周或两周固定，这样固定更为牢靠。

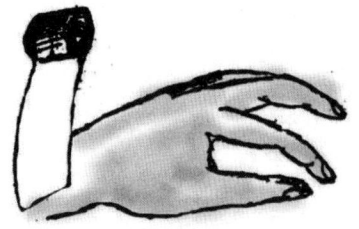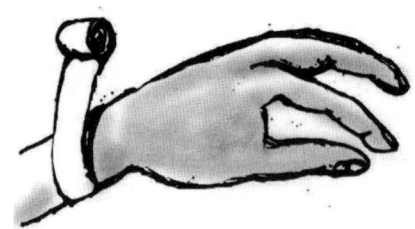

图31-18　腕部环形包扎法

2. 螺旋包扎法

螺旋包扎法又分为3种，即层叠螺旋包扎法、蛇形包扎法、螺旋反折包扎法。

（1）层叠螺旋包扎法（图31-19）：环形包扎起始，继而引起斜旋上升，每一周覆盖前一周1/3至1/2，最后于上端再以两周或三周环形包扎结束，最后用胶布粘贴固定。多用于上臂、手指和躯干的包扎。

（2）蛇形包扎法（图31-20）：螺旋包扎时，每环绕一周不覆盖前一周，且两周间隔开一定距离，其形状如蛇。用于包扎距离较长的肢体，或需包扎的部位多而又不必将其完全覆盖者（如急救时，或暂时固定夹板时），或缺乏绷带时，以减少操作时间和材料。

（3）螺旋反折包扎法：圆锥肢体（如前臂和大、小腿）作螺旋包扎时，因肢体直径上大下小，绷带第一周下缘松离肢体而形成凸起，甚易松弛滑脱。因此，螺旋包扎的每一周至肢体前方时，均以左拇指压住绷带上缘正中处，右手使绷带自该点反折向下，盖住前一周1/3至1/2，然后缠绕并稍拉紧。每一周反折处须整齐排列成一直线，每一周的边缘应互相平行。反折时绷带勿展开太多且应放松。前臂螺旋反折包扎法，见图31-21。

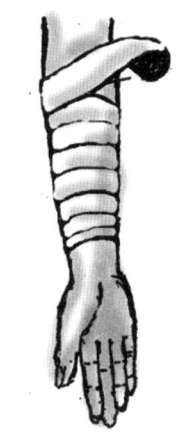
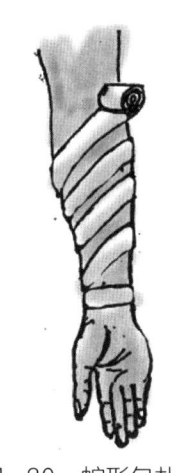
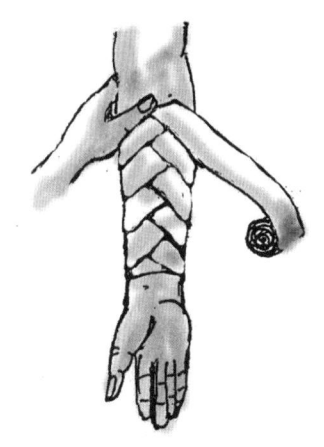

图31-19　层叠螺旋包扎法　　　　图31-20　蛇形包扎法　　　　图31-21　前臂螺旋反折包扎法

3. "8"字形包扎法

包扎时一圈向上、一圈向下，两圈彼此交叉成"8"字形状，每一周覆盖前一周1/3至1/2。"8"字形包扎法可分为3种，即扇形包扎法、麦穗形包扎法、"人"字形包扎法。

（1）扇形包扎法：先将包扎的关节置于功能位。第一周、第二周环绕关节处，以后一周向上，一周向下，交叉点在关节屈侧。包扎方向由关节中央开始，逐步向关节上下端展开，呈外叠形。最后于上端或下端以两周或三周环形包扎结束。包扎完毕后在关节侧面看似一把展开的折扇。右肘关节扇形包扎法见图31-22。

（2）麦穗形包扎法：常用于指（趾）、掌（跖）部及腕、踝、肩、髋关节的包扎。先于关节下端进行环形包扎，然后环绕肢体作"8"字交叉，交叉点在关节的一侧且渐次上移，最后以环形包扎结束。右肩关节麦穗形包扎法见图31-22。

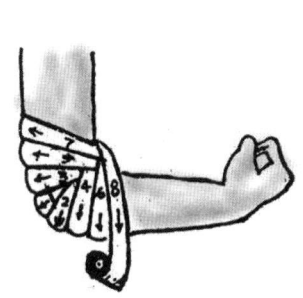
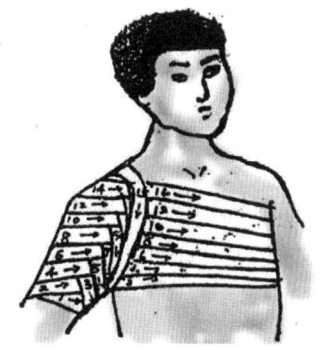

图31-22　右肘关节扇形包扎法（左）和右肩关节麦穗形包扎法（右）

（3）"人"字形包扎法：用于肢体非关节部及躯干部位的包扎。于肢体前面作"8"字交叉，交叉点在一条直线上形成一排"人"字。在需要对包扎部位施加压力时用此方法。前臂"8"字形包扎法见图31-23。

4. 回反包扎法

回反包扎法用于指（趾）端、头顶或残肢端的包扎，为一系列的反折。第一周在中央，以后各周分向左右，直至该端全部遮盖后，再作两周环形包扎固定。头部前后、左右回反包扎法见图31-24。

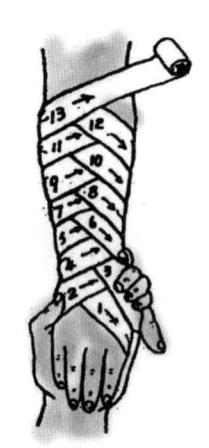

图31-23 前臂"8"字形包扎法

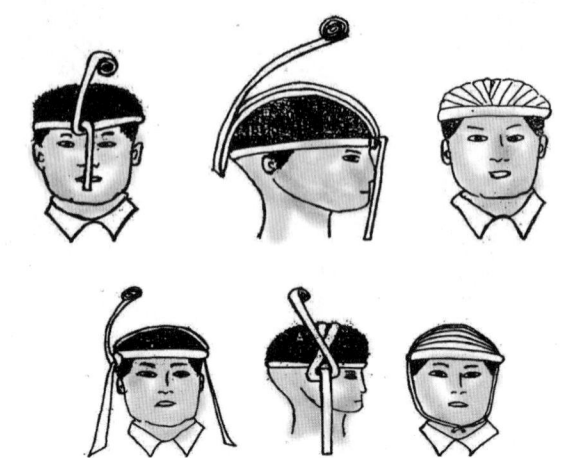

图31-24 头部前后（上）、左右（下）回反包扎法

（五）上肢绷带包扎法

1. 前臂包扎法

在腕部以环形包扎起始，继以层叠螺旋包扎、螺旋反折包扎或"人"字形包扎，最后于上端以环形包扎结束，分别见图31-18、图31-19、图31-21。

2. 肘部包扎法

肘关节取屈曲90°位置，采取扇形包扎法（图31-22），最后于上端（上臂处）以环形包扎结束。

3. 上臂包扎法

臂下垂，屈肘90°，采取层叠螺旋包扎法或螺旋反折包扎法，分别见图31-19和图31-21。

4. 肩部包扎法

两侧腋窝撒爽身粉后垫以棉垫，以免绷带压迫血管及神经，或因汗渍而发生湿疹、疖疮、汗腺脓肿等。上臂略向侧方提高，使绷带易于穿过。但勿过度抬高，否则包扎后当上臂下垂时，绷带环将扭入腋窝，引起疼痛和肿胀。包扎时，将带尾斜置于右锁骨下方起始，引带经左腋窝绕经背部或右肩峰（至此完成绕胸廓的一周）。再向前下方经腋窝绕向后上方又回至肩峰处（至此又完成绕肩部的一周）。根据需要，"8"字形的交叉点可置于肩峰前面、中央或后面，且逐渐上移，如麦穗形。如此"8"字形重复多次，每一周覆盖前一周的1/3至1/2，最后于右上臂做环形包扎两周结束。亦可按图31-22右肩关节麦穗形包扎法进行包扎。

5. 单指包扎法

于腕部以环形包扎起始，即绕至指根部（或由指端以回反包扎起始），继用层叠螺旋包扎法包扎指部，最后又以"8"字交叉法绕至腕部以环形包扎结束，见图31-25。多指包扎时，各指应分别包扎。

6. 拇指"人"字形包扎法

除用上述方法外，指部亦可用"人"字形包扎法，见图31-26。

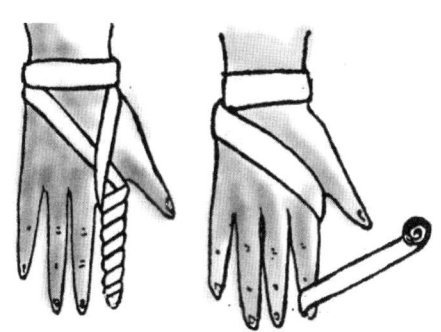 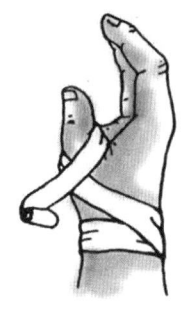 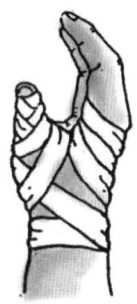

图31-25　单指包扎法　　　　　图31-26　手指"人"字形包扎法

7. 全手包扎法

尽可能将手置于握拳的功能位，指间及掌心垫纱布，于腕部以环形包扎起始，后以"8"字形包扎法绕至拳端，再以回反包扎法包扎拳端（或在拳端以回反包扎起始），继以层叠螺旋包扎固定，最后以"8"字包扎法绕至腕部以环形包扎结束。

若全手处于伸指位包扎，则在包扎拇指后，将其余4指指端一齐施以回反包扎法，继以层叠螺旋包扎法固定，再以"人"字形包扎法包扎掌部，最后于腕部以环形包扎结束，见图31-27。

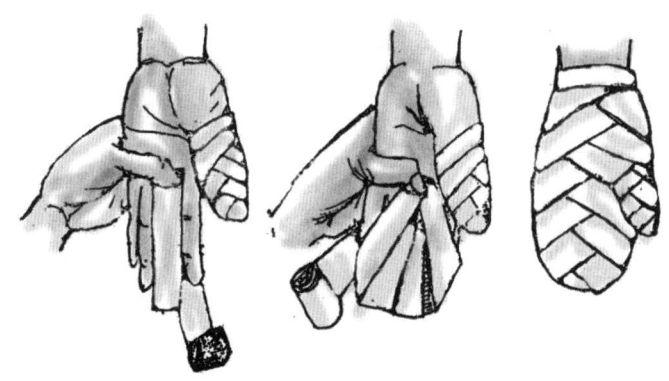

图31-27　全手包扎法

（六）下肢绷带包扎法

1. 小腿包扎法

从踝关节上方开始向上包扎，其包扎法同前臂包扎法。

2. 膝部包扎法

膝关节微屈130°～150°位，其包扎法同肘部包扎法（交叉均在腘窝内）。

3. 大腿包扎法

同前臂包扎法。

4．髋部包扎法

髋关节取轻度前屈位，腹股沟内侧垫以棉垫，采取上行性麦穗形包扎法，一圈向上环绕腰部，一圈向下环绕大腿，交叉点根据包扎部位可在前面（腹股沟部包扎）、外侧面（大粗隆部包扎）或后面（臀部包扎）。若包扎部位较大，可三者同时兼用。包扎右髋部时，将带尾斜置右腹股沟韧带前方起始，引带斜向左髂部上行。向后绕过腰部至右髂部，再斜向前下至右大腿内侧，又向右绕经大腿后方和外侧，再经大腿前方斜行向上至左髂部，如是依上法做多次上行性"8"字形包扎，最后于腰部做环形包扎结束。亦可按图31-28髋关节"8"字形包扎法进行包扎。

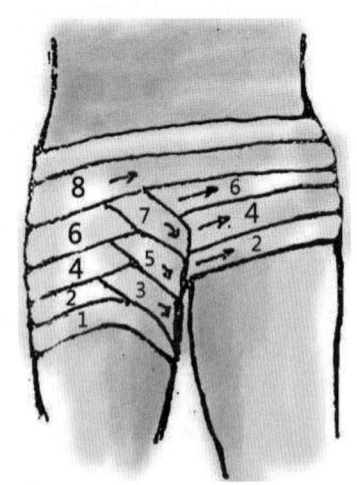

图31-28　髋关节"8"字形包扎法

若为双髋部或下腹部包扎，可依上法交替缠绕右大腿腹股沟部及耻骨上区（下腹部）各形成一麦穗形。亦可于腰部环形包扎起始，继而做下行性"8"字形包扎，依次交替缠绕左、右大腿，最后于腰部做环形包扎结束。

5．单趾和全足包扎法

类似单指和全手包扎法。

6．足跟扇形包扎法

踝关节取背屈90°位置，以绕经踝关节前方及跟骨隆突的环形包扎起始。以下采用类似肘部包扎法的外叠扇形包扎法，若有绷带边缘松起，可中间加一螺旋反折，最后于踝关节上以环形包扎结束，见图31-29。

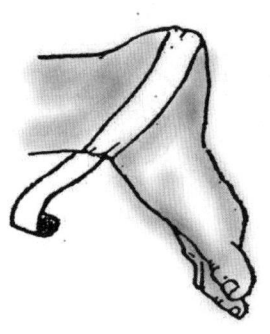 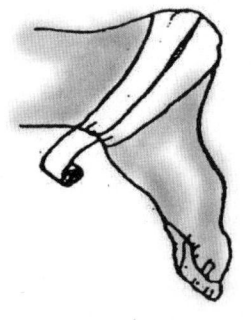 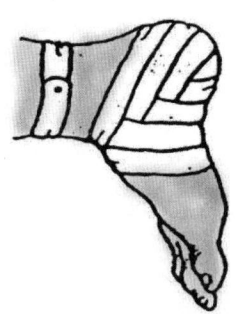

图31-29　足跟扇形包扎法

7．踝关节包扎法

踝关节取背屈90°位置，于足部（或踝关节上）以环形包扎起始，继而作上行性"8"字形包扎，交叉点在关节前方，最后于足部或踝关节上方做环形包扎结束，见图31-30。

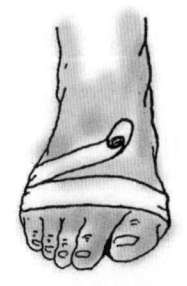 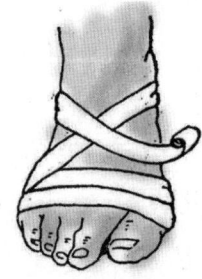 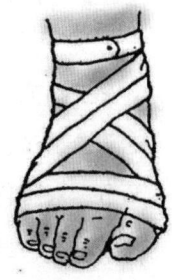

图31-30　足及踝关节"8"字形包扎法

（七）头面部绷带包扎法

头面部似一圆球形，包扎时应防止绷带滑脱，因此应利用头面部的凸起部分来固定绷带环，如左右额结节、左右顶结节、枕外隆凸、额骨、颌部、双耳和鼻等处。可根据包扎部位，选用以下包扎方法。

1. 上环行带包扎法

环绕经双侧眶上缘、耳郭上方及枕外隆凸下方。为防止压迫耳郭，可于耳郭上方做一反折再继续包扎。额枕绷带包扎法见图31-31。

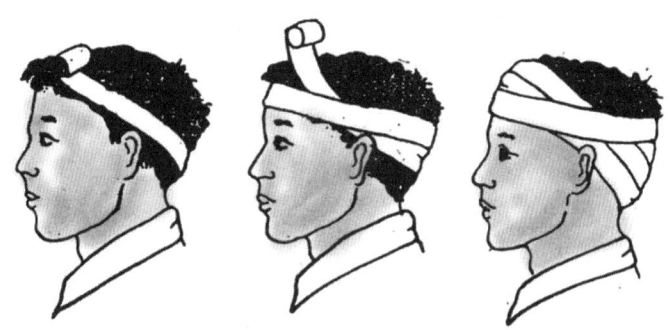

图31-31　额枕绷带包扎法

2. 垂直带包扎法

环绕经双侧耳前方及颅顶中央和下颌下方。颊颌部绷带包扎法见图31-32。

3. 左右斜行带包扎法

以枕外隆凸下方和眉间为交叉点，右斜行带起自枕外隆凸下方斜向右上经右顶骨、右额、眉间、左颧、左下颌角、左耳下方而回至起点。左斜行带方向与其相反。单眼绷带包扎法见图31-33。

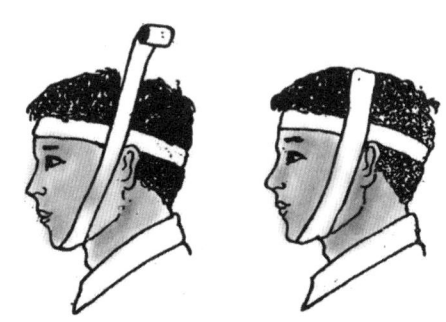

图31-32　颊颌部绷带包扎法

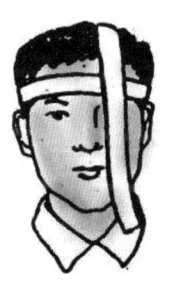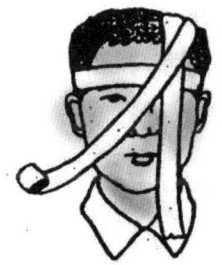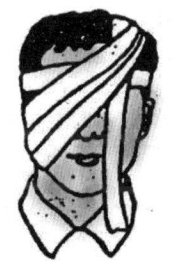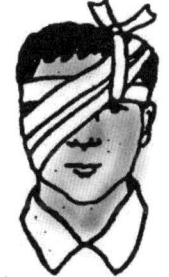

图31-33　单眼绷带包扎法

4．左右斜行直带包扎法

以颅顶及颌下为交叉点，一条绷带由颅顶行始，经一侧耳郭后方、下颌下方至对侧耳郭前方而回至颅顶起点。另一条绷带方向则与其相反。

（1）头顶部帽状绷带包扎法：可分为2种。

1）前后回反包扎法：带尾置右颞部做上环行带尾的下方，然后将绷带卷与带尾于眉间交叉，带尾交给患者右手拉向下方，包扎者右手持绷带向上经颅顶中央至枕外隆凸下方，以左示指横置带上，将带卷向上折回，经颅顶时稍偏右侧压盖前行带右缘而至额部，再穿过患者拉住的带尾下方，又引向上稍偏左侧经颅顶压盖前行带左缘（或以环形带与纵行带交替进行），如是回反包扎逐渐向两侧展开至包盖全颅顶为止，最后以上环行带结束，分别见图31-24和图31-31。

2）左右回反包扎法：剪一段90cm长绷带（小儿酌情缩短）作为系带，横放在头顶正中，两端垂向双侧耳前或耳后，由患者两手拉紧，然后作上环行带两周，当绷带由前转到系带后缘时，绕系带内侧至系带前缘，外侧再斜向枕部压盖前行带1/3，又引向对侧系带前缘，同样绕经系带内侧至系带后缘，外侧再斜向额部压往前行带1/3，如是依法进行多次左右反折，由额枕部向中央至覆盖全头顶时于颅顶结束，见图31-24。亦可由颅顶中央向额枕部展开，最后以上环行带结束。

（2）额枕包扎法：采用"8"字形包扎法，一圈为上环带，另一圈绕经枕凹、颅顶及双颞部，反复交替缠绕多次，交叉点在双颞部，最后以上环行带结束，见图31-31。

（3）单眼包扎法：先剪一段90cm长绷带作为系带（小儿酌减），纵行放置于健侧眼前，向后经颅顶至枕下，做上环行带固定，然后采用单侧斜行带包扎，由患侧鼻翼部开始，由下而上至患侧眼部全部包扎后，做两周上环行带结束。然后将系带前后两端向上拉起于颅顶打结，以免健侧眼被包扎在内，见图31-33。

（八）颈部绷带包扎法

1．非加压包扎

可采取环形包扎法。

2．颈部单侧加压包扎

可采用颈及腋下"8"字形包扎法（图31-34），即于健侧腋下垫以棉垫，先做颈部松弛的环形包扎两周，然后绕经健侧肩部、腋部和患侧颈部做"8"字形加压包扎，最后于颈部或健侧上臂做环形包扎结束。急救时亦可上屈健侧前臂，将绷带绕经颈部患侧及健侧腕部外侧做加压环形包扎。

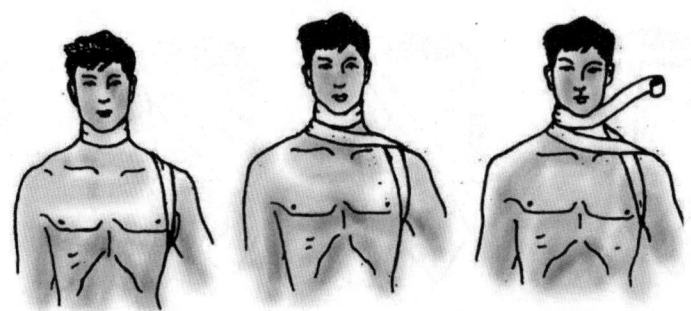

图31-34 颈及腋下"8"字形包扎法

（九）胸背部绷带包扎法

由于呼吸运动的影响，胸背部包扎较易松弛脱落，故包扎时必须稍为缚紧。包扎胸廓下半部时，可做上行性层叠螺旋包扎。包扎上半部或患者烦躁不安时，则须将肩胛部一同包入绷带内（如兼用下述背包式包扎法），才能固定确定、牢靠。

1. 背包式包扎法

本方法亦应用于包扎锁骨骨折。包扎时患者最好坐于方凳上，包扎者站在患者后方，双侧腋窝垫以棉垫（锁骨骨折者背部中央亦置棉垫以牵引双肩后挺），将带尾斜置于右肩胛骨上，引带向上越右肩颈交界处，向前绕右腋窝回至背部，再斜向左上绕左肩颈交界处，向前下绕左腋窝返抵背部，又斜向右上越右肩颈交界处，如此反复进行多次，交叉点在背部中线上。为防止肩前二带环滑过双肩向后脱落，可以将一条绷带横置胸前穿过双肩前二带环后打结固定。

2. 单侧乳房包扎法

于患侧腋窝及乳房下各置棉垫，抬高双侧乳房，即于其下方做环形包扎两周或三周起始，继采用"8"字形包扎法，先引带经乳房下缘向上斜至健侧肩颈交界处，向后斜越背部向患侧腋下的胸廓侧壁，再向前下回至患侧乳房，继即做一斜绕胸廓的环带，至患侧乳房时又斜向健侧肩颈交界处，如此反复进行，自下而上逐渐覆盖并提悬患侧乳房，呈上行性"人"字形包扎，交叉点均在患侧乳房部。注意勿将健侧肩关节包扎在内，否则健侧肩部或上臂的每一动作，均将引起患侧乳房的疼痛。

3. 窦索氏绷带包扎法

应用于肩胛部及上臂的外伤、骨折、关节脱位及炎症的包扎。患者取坐位并与包扎者等高，于患者双腋下垫以棉垫，先做胸廓螺旋包扎（绕胸廓做下行性层叠螺旋包扎数周以固定棉垫）。再嘱患者上臂下垂，屈肘90°，前臂呈中立位，做"胸廓螺旋包扎"（环绕患侧上臂及胸廓做上行性层叠螺旋包扎至腋下，使患侧上臂固定于胸廓）。于患侧肩部及肘部伸侧各置一棉垫，上托患侧肘部使肩部上提后，做"腋肩肘包扎"（此为经过腋窝、肩及肘部的"8"字形包扎。以右侧为例，当上述"胸臂螺旋包扎"至左腋下时，绕腋窝向后经背部斜向右肩上，再向前下经患侧上臂前面至患侧肘部绕向后方，然后斜经背部至左腋后绕腋窝至胸前，又斜向右肩前绕肩部向后经右上臂后方至右肘部，然后又绕经右肘伸侧至右胸前又斜向左腋窝，如是依前述方法反复进行多次，且于伤侧每次纵行带略向右侧移行，使伤侧肩前形成一上行性麦穗带，此种包扎使患侧肩部上提后挺，故每次引带往后力量需大于引带向前的力量。但用于肱骨骨折包扎时，则不宜使患侧肘部上提过高，以免骨折部缩短畸形及骨轴成角畸形）。对于30岁以上的患者，注意此种包扎时间勿超过两周，否则可使右肩关节强硬，运动障碍。超过两周，须将此种包扎除去换用其他包扎方法。

注意：随着医疗器械的发展，逐渐出现许多按照解剖部位的特点进行设计的一次性的包扎材料，如弹性网状头帽包扎、弹性网状肢体包扎等，所以以上有些包扎方法已逐渐在临床上被取代。

第四节 创伤固定与搬运

一、学习目的与要求

（1）掌握创伤固定及其注意事项。

（2）熟悉常见部位的骨折临时固定。

（3）了解搬运技术。

二、学习方法与内容

（一）创伤固定及其注意事项

在创伤或灾难救援现场，对疑有骨关节损伤的伤员进行的临时固定称为创伤固定。固定可以限制骨折部位的移动，从而减轻伤员的疼痛，避免骨折断端因摩擦而损伤血管、神经及重要脏器；固定也有利于防治休克，便于伤员的搬运。

注意事项：固定骨折部位前如有伤口和出血，应先止血与包扎。如有休克，应先行抗休克处理。开放性骨折者如有骨端刺出皮肤，切不可将骨端送回伤口内，以免发生感染。夹板长度需超过骨折的上、下两个关节，骨折部位的上、下两端及上、下两个关节均要固定牢固。闭合性骨折固定时，不必脱解患肢的衣裤和鞋袜，以免过多搬动患肢，增加伤员痛苦。若患肢肿胀严重，可用剪刀将伤员的衣袖或裤筒剪开，减轻压迫。若骨折部位明显畸形，并有穿破软组织、损伤附近重要血管、神经的危险或严重影响搬运时，可适当牵引患肢，使之变直后再行固定。夹板与皮肤间应加棉垫或其他物品，使各部位受压均匀且稳定牢固。尤其在夹板两端、骨隆突和悬空部位，应加厚衬垫，防止软组织受压或固定不妥。肢体骨折固定时，须将指（趾）端露出，以观察末梢循环情况，如发现血液运输不良，应松开重新固定。

（二）常见部位的骨折临时固定

常见部位的骨折临时固定有以下几种。

1．锁骨骨折固定

一般情况下用三角巾。把患侧手臂悬兜在胸前，限制上肢活动即可。伤员取坐位，用毛巾垫于两腋下及两腋前上方，将三角巾折叠成带状，两端分别绕两肩呈"8"字形，尽量使两肩后张，拉紧三角巾的两头在背后打结。或将绷带自一侧腋下开始经背部至对侧腋下，按横写"8"字形缠紧（图31-35）。

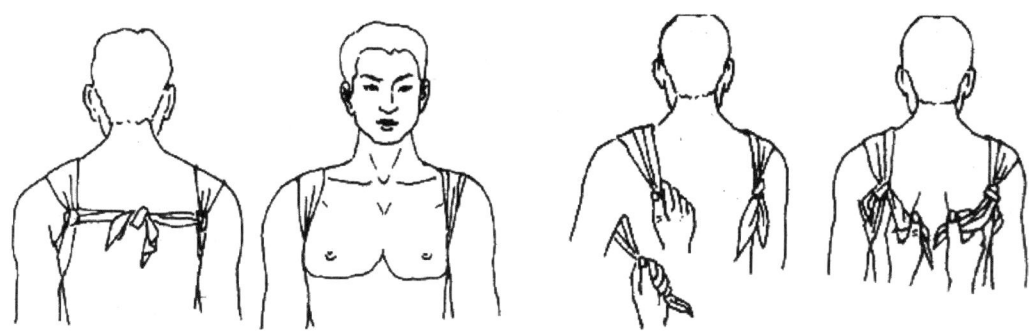

图31-35 锁骨骨折固定

2．肱骨骨折固定

用一长夹板置于上臂后外侧，另一短夹板放于上臂前内侧，在骨折部位上下两端固定，屈曲肘关节成90°，用三角巾将上肢悬吊，固定于胸前（图31-36）。紧急情况下，无可用材料，可以将患肢上臂固定于同侧胸廓。

3．前臂骨折固定

使伤员屈肘90°，拇指向上。取两夹板（长度超过肘关节至腕关节）分别置于前臂的曲、伸侧，然后用绷带固定两端，再用三角巾将前臂悬吊于胸前，呈功能位。紧急情况下，也可将前臂固定于前胸壁（图31-37）。

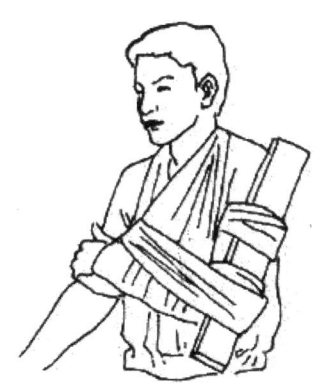

图31-36 肱骨骨折固定

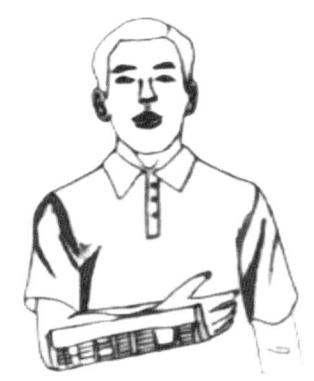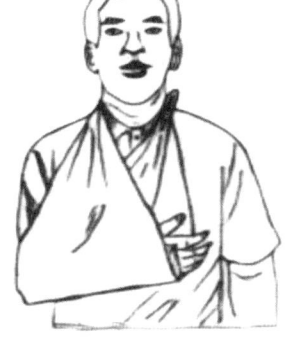

图31-37 前臂骨折固定

4．大腿骨折固定

取一长夹板（长度自腋下或腰部至足跟）置于伤腿外侧，另一夹板（长度自大腿根部至足跟）放于伤腿内侧，用绷带或三角巾分5～6段将夹板固定牢固（图31-38）。

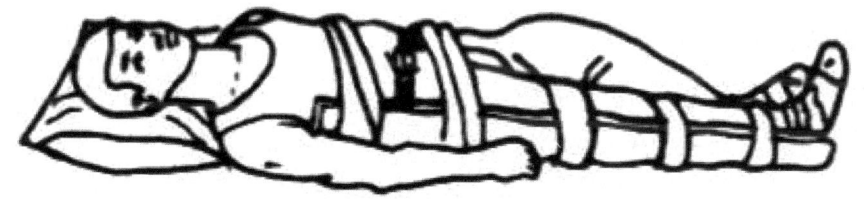

图31-38 大腿骨折固定

5．小腿骨折固定

取长短相等的两块夹板（长度自大腿至足跟）分别置于伤腿内、外侧，用绷带分段扎牢将夹板固定（图31-39）。紧急情况下无夹板时，可将伤员两下肢并紧，两脚对齐，然后将健侧肢体与伤肢分段绷扎固定在一起，注意在关节和两小腿之间的空隙处垫以软织物（如纱布、棉絮、毛巾或衣物等）以防包扎后骨折部弯曲。

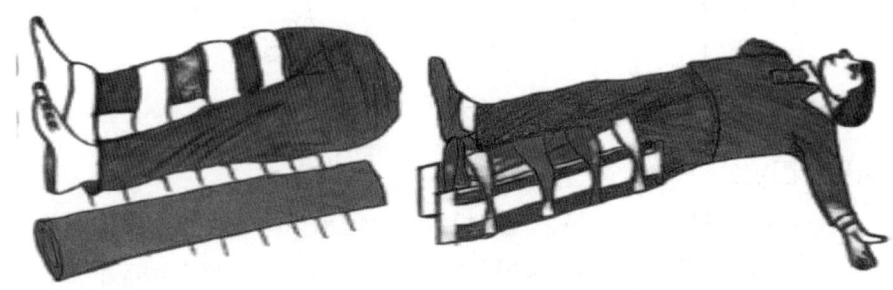

图31-39　小腿骨折固定

6．脊柱骨折固定

使伤员平直仰卧于硬板上，在背腰部垫一薄枕，使脊柱略向上突，必要时用几条带子将伤员固定于木板上，不使其移位；搬运时需数人平行搬动伤员至硬板上，以防脊柱骨折弯曲移位而造成搬运不当的脊髓损伤（图31-40），具体正确搬运法如下：①要搬脊柱骨折的伤员，要使伤员保持在一个平面上。搬运脊柱骨折伤员至少要有三个人。第一个人负责头部，第二个人要负责胸和腰段，第三个人要负责下肢，三人保持同一水平，一致一齐用力搬运。②保证伤员身体是直线，这是搬运脊柱骨折伤员的原则。

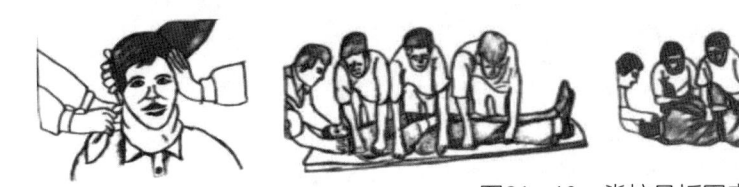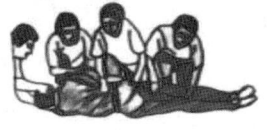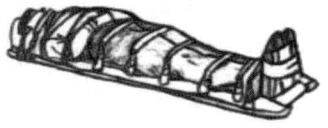

图31-40　脊柱骨折固定

（三）搬运技术

现场搬运伤员是为了及时、迅速、安全地转运伤员至安全地区防止再次受伤，也是为了到有医疗条件的医院作进一步处理。因此，使用正确的搬运方法是急救成功的重要环节，而错误的搬运方法可能造成附加损伤。现场搬运多为徒手搬运，在有利于安全运送的前提下，也可使用一些搬运工具。

1．单人搬运法（图31-41）

（1）抱持法：将伤员一手搭在急救者肩上，急救者一手抱住伤员腰背部，另一手肘部托住伤者大腿。

（2）背法：将伤员双上肢拉向急救者胸部，让伤员前胸紧贴急救者后背，伤者屈髋屈膝，急救者双手的前臂托住伤员大腿中部。

（3）驮法：将伤员掮在肩上，其躯干绕急救者颈部，同时急救者牵住伤员下垂的上肢。

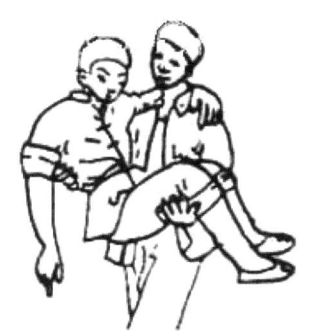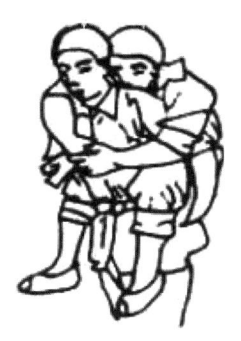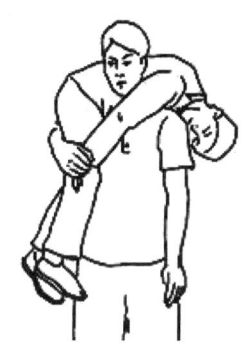

图31-41　单人搬运法

2．双人搬运法（图31-42）

（1）椅托式：急救者二人手臂交叉，呈坐椅状。

（2）轿杠式：急救者二人四手臂交叉。

（3）拉车式：一急救者抱住伤员双膝，另一急救者则将双手从伤员腋下抱住伤员。

（4）椅式搬运法：将伤员放在座椅上搬运。

（5）平抬法：两位急救者双手平抱伤员胸背部、臀部、下肢。

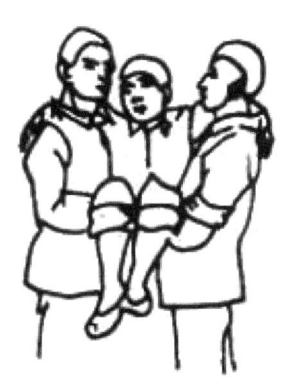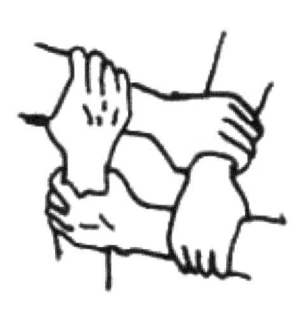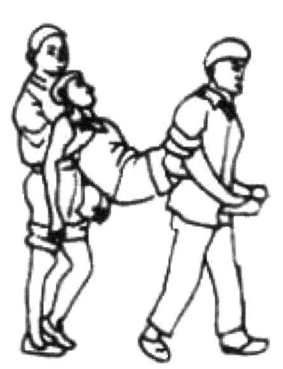

图31-42　双人搬运法

3．担架搬运法

（1）腹部内脏脱出的伤员：①使伤员双腿屈曲，腹肌放松，仰卧于担架上。②切忌将脱出的内脏送回腹腔，以免造成感染。可用一清洁碗扣住内脏，再用三角巾包扎固定。③包扎后使伤员保持仰卧位，屈曲下肢，做好腹部保温后转送。

（2）昏迷或有呕吐窒息危险的伤病员：使伤病员侧卧或俯卧于担架上，头偏向一侧，保证呼吸道通畅的前提下搬运转送。

（3）骨盆损伤的伤员：用三角巾将骨盆做环形包扎，搬运时使伤员仰卧于硬板或硬质担架上，双膝略弯曲，膝下加垫。

（4）脊柱损伤的伤员：脊柱骨折伤员的正确的搬运方法包括以下几种。第一种，平托伤员，将伤员平托至门板上，使脊柱处于水平状态，不要有任何弯曲或者扭曲。第二种，可以应用医疗担架，将伤员平托至担架上面，固定担架后进行转移。第三种，如果没有门板或者担架，可以使用树枝，将树枝捆绑成床板一样的形状，然后再将伤员平托至上面。无论是哪一种方法，主要的原则是要进行平托，让伤员脊柱不要有任何的弯曲，运载伤员的东西也需要是平整的。脊柱损伤严禁背运和屈曲位搬运。

1）颈椎骨折搬运：应先行颈椎固定后再搬运。颈椎损伤应由专人牵引伤员头部。

2）胸腰椎骨折搬运：应有3～4人同侧托起伤员的头部、肩背部、腰臀部及两下肢，并同时搬运，搬运时动作要一致，伤员的胸腰部要垫一薄枕，以保持胸腰椎部过伸位，平放于硬质担架或硬板上。

（5）颅脑损伤搬运：伤员应取侧卧或半俯卧位，以保持呼吸道通畅，固定头部以防震动。

运送伤员的注意事项：①搬运与转送次序：先转送危及生命的伤员，然后是开放性损伤和多发骨折的伤员，最后转送轻伤员。②搬运要求：要平稳、舒适、迅速、不倾斜、少震动，动作轻柔。③昏迷、气胸伤员采取平卧式。④搬运颈椎骨折伤员注意牵引头部、颈部、躯干长轴一致，头颈两侧用沙袋等垫好固定。⑤骨盆骨折伤员采取多头带或绷带包扎，骨盆臀部两侧也要垫软垫。

（陈创奇）

第三十二章

术前准备及其护理操作

一、学习目的与要求

（1）了解术前准备及术后处理是保证手术成功的重要条件。

（2）初步掌握术前准备和术后处理的方法及内容。

（3）初步掌握备皮、留置胃管、灌肠及导尿方法。

二、学习方法与内容

先进行围手术期术前准备理论授课，具体内容参见"第十一章 加速康复外科及其围手术期处理"，然后进行以下的护理操作示教。

（一）教具准备

1. 备皮用具

弯盆一个，圆碗一个，镊子一把，备皮刀（直剃刀或保险刀）一把，滑石粉一小包，纱块、胶单或布单一件，20%肥皂水、温开水及汽油或液态石蜡等。

2. 插胃管用具

圆碗一个，镊子两把，胃管一条，液态石蜡少许，抽胃液用注射器或甘油节一个，治疗巾一块，药杯一个，胶布和剪刀等。

3. 灌肠用具

灌肠筒、肛管或灌肠管、弯盘、凡士林、擦手纸、胶单、温度计、温开水、肥皂液或生理盐水等。

4. 导尿用具

肥皂液、0.5%安多福消毒液、胶布、剪刀、胶单及无菌手套、导尿管（双腔或单腔）、无菌镊子及无菌圆碗或一次性导尿包、无菌液体石蜡油、无菌生理盐水（10mL）、注射器（10mL）、尿袋或床边瓶等。

（二）教学内容

1. 手术前准备和手术后护理内容

详阅"第十一章 加速康复外科及其围手术期处理"。

2. 手术区备皮法

通常情况下，人体表皮有大量细菌存在，术前必须清洁、洗澡，减少暂驻细菌，清除长驻细菌，以降低手术后切口感染率。国人特点是体毛较少，汗毛又短于1cm，没有必要剃除；但术野涉及的头发、腋毛、阴毛，为避免影响手术操作或进入伤口形成异物，仍宜剃除为妥。没有证据显示，常规术前备皮（清除手术部位毛发）会减少手术部位感染。因此，对不影响术野操作的手术，术前不需要备皮；影响术野操作的备皮（如低位直肠癌行腹会阴联合直肠癌根治术即Miles手术时的会阴部备皮）时机以当天手术开始前为宜，这样可以减少备皮时的创伤和应激，减少皮肤感染的机会。最近一项随机试验表明，洗必泰皮肤消毒剂的预防手术部位感染效果要优于聚维酮碘皮肤消毒剂。下列是备皮时的注意事项。

（1）光线充足，必要时增加灯光照明。最好是手术患者在麻醉后手术台上进行备皮操作；若在病床上进行须用屏风遮挡患者。在备皮区下垫胶单或床单。

（2）用滑石粉（或肥皂水）涂擦局部后，一手用纱布按紧皮肤使其绷紧，另一手持刀剃除毛发，注意勿剃破皮肤。较粗硬的毛发应顺着生长方向剃，较细软的则逆着生长方向剃。

（3）清除剃下的毛发，用热水及肥皂水洗净皮肤并擦干。

（4）若为腹部手术，须用汽油或液态石蜡棉签除去脐部积存的污垢。

（5）剃毛时如发现皮肤有红疹或感染，应考虑控制感染并改期手术。

3. 留置胃管

（1）对第一次插胃管的清醒患者，应做好解释工作以取得配合。操作开始前可以用1%丁卡因喷喉或口服利宁胶浆进行黏膜表面麻醉后再插管。若是手术患者需要放置胃管，出于人文关怀和舒适医学的要求，宜在麻醉下放置胃管。

（2）患者取卧位，头稍偏侧，将治疗巾铺在患者颌下，胃管涂抹液态石蜡后，向鼻孔内插管，边插管边叫患者吞咽。昏迷患者可将其头前屈，以促使胃管进入食管。

（3）插管过程中若患者出现恶心欲呕，则应暂停片刻并嘱患者做深呼吸，待恶心感缓解后再继续插管。顽固恶呕者，可肌注苯巴比妥钠、阿托品等。如患者发生呛咳、呼吸急促、发绀等，则可能误插入气管，须立即拔出胃管并观察。

（4）插管深度相当于从患者鼻尖经耳前到剑突的长度，成人一般为50～55cm。插至预定深度后，若能顺利抽出胃液，则证明胃管已插入胃内。如抽不出胃液或不能肯定抽出的分泌物是否胃液时，可用pH试纸检查，如属酸性则为胃液；或将胃管体外的一端置于药杯内的清水中，如出现气泡，则说明胃管插入气管内；或将听诊器放在上腹部，同时往胃管内注气，如注气时听到胃区有声响，则证明胃管已在胃中。

（5）对昏迷或不合作患者，如插管后抽不到胃液，需注意排除胃管未进食管而在口腔内盘曲成团情况，此时应检查口腔，必要时拔出重插。

（6）胃管插入后，若需长期停留，则用胶布固定在上唇及面颊部。开口端接持续负压吸引器或以无菌纱布覆盖后暂时封闭。

4．灌肠法

（1）患者侧卧，其背部靠近操作者站立侧的床沿，操作者垫胶垫于其臀下。注意保护患者隐私，须以屏风遮挡患者。

（2）用凡士林润滑肛管和/或灌肠管，并使灌肠液由管端流出少许，排尽管内空气后夹紧胶管。

（3）自肛门插管至约10cm，举起灌肠筒至高于床面约60cm，使灌肠液缓慢注入，即将灌注完时夹住橡胶管并拔出灌肠管。

（4）嘱患者在灌肠过程中尽可能控制不排便，灌肠液灌注完后，保留5～10min再排便。

（5）灌肠一般用1%肥皂水或生理盐水1 000mL，清洁灌肠则先用肥皂水灌肠，排便后再重复用清水灌肠（每次用清水1 000mL），直至粪便排尽为止。水温以40℃左右为宜。

5．导尿术

（1）患者（以男性为例）臀下置胶单，在病床上进行时须以屏风遮蔽。操作者站在患者右侧，先用肥皂水清洗外阴部后，打开无菌一次性导尿包或无菌圆碗镊子，用安多福溶液清洗消毒（由外至内消毒，至少消毒2遍）外阴及阴茎后，铺无菌孔巾。

（2）戴无菌手套，检查导尿管并向导尿管球囊内注入5～10mL生理盐水验证球囊完整性（如为单腔导尿管则无此步骤）。抽净球囊内液体后，右手持导尿管（双腔导尿管）以无菌液体石蜡润滑后，左手执阴茎（女性患者以左手拇、示指分开小阴唇，显露尿道口），将导尿管缓慢插入尿道内至有尿液流出后，继续将导尿管送入3～5cm。球囊注入10mL生理盐水后，缓慢往外拉出导尿管至无法退出后，再继续插入2cm（如为单腔导尿管，则向外拉出至无尿液流出后，再继续插入2cm）。最后检查导尿管插入深度，一般男性成人插入15～20cm，女性成人插入约7cm。

（3）大量尿潴留时，首次导尿500～600mL，不宜过多、过快，其余待1～2h后再排出，以免膀胱因突然排空而致剧烈充血、出血。

（4）若需停留导尿管时，接无菌尿袋或床边瓶，并记录尿量。

（张昆松）

第三十三章
外科引流与伤口处理

第一节 外科伤口的处理

一、学习目的与要求

（1）了解外科伤口的分类及特点。

（2）掌握外科切口的分类及切口愈合分级。

（3）熟悉外科切口的常见部位愈合时间、切口拆线的操作过程。

（4）掌握外科伤口的换药处理原则。

（5）熟悉各类外科伤口的处理方法。

（6）了解影响伤口愈合的因素。

二、学习方法与内容

伤口是指受伤破裂的地方，多指人或其他动物的皮肤、肌肉、黏膜等部位的受伤破裂。外科伤口是指需要外科医师通过手术切开、清创、缝合、换药、引流等进行治疗的伤口。外科伤口的处理在临床外科工作中是最常规的外科基本技术之一。处理好伤口对防止伤口感染，促进伤口愈合至关重要。

（一）外科伤口的分类

外科伤口分为缝合伤口和开放伤口两类。

1. 缝合伤口

缝合伤口是指如手术切口或软组织创伤早期，经过彻底扩创后可进行缝合的伤口。此类多数为无菌或可能污染伤口，如无发生感染即可达一期愈合，呈线状瘢痕。

2. 开放伤口

开放伤口是指多数为已感染化脓的伤口，包括不缝合或不完全缝合。其愈合过程主要靠肉芽组织和上皮生长，瘢痕较大。如在愈合过程中处理不恰当，则可并发窦道形成或造成脓腔，愈合过程缓慢。

（二）外科切口的分类及切口愈合分级

1. 外科切口的分类

切口是指外科手术切开和意外伤害所致皮肤表面的裂开而需要手术缝合或干预的裂口。

按照手术切口的清洁程度，切口可分为三种类型：①清洁切口（Ⅰ类切口），指无菌切口，如甲状腺手术切口、疝修补手术切口等。②可能污染切口（Ⅱ类切口），即指手术时可能有污染的缝合切口，如无穿孔的阑尾、胃、小肠、结直肠、肝胆、肺、膀胱、子宫及其附件等部位手术切口。皮肤表面的细菌不容易被彻底消灭的部位（如阴囊、会阴部手术等）的切口，6h内经过清创术缝合的伤口、新缝合的切口再度切开者，也都属此类。③污染切口（Ⅲ类切口），即指邻近感染区或组织直接暴露于污染或感染物的切口，如阑尾炎化脓穿孔、肠梗阻小肠坏死、化脓性腹膜炎、感染窦道的手术切口等。此外，开展微创外科（机器人或腹腔镜辅助下的手术）或内镜治疗的手术，如经胃腹腔镜手术、经脐单孔腹腔镜手术等，会出现0类切口（指有手术，但体表无切口或仅有腔镜手术的切口），按照上述切口类型可细分为0Ⅰ、0Ⅱ、0Ⅲ类切口。由于不同切口的感染率不同，切口分类是决定是否需使用预防性抗生素的重要依据。一般情况下，Ⅱ和Ⅲ类切口的手术需要使用预防性抗生素，而Ⅰ类切口的手术不建议使用。

按照手术切口的长度，将外科切口分为微小切口（<2cm）、小切口（2~5cm）、中切口（5~10cm）、大切口（10~20cm）和超大切口（≥20cm）5种类型（表33-1）。这种分类命名是为了适应腹腔镜等微创手术的开展，以及手术切口越来越小，甚至是开展经自然腔道而不经过腹壁辅助切口取出标本的无瘢痕切口手术（如结直肠癌的经自然腔道内镜手术）的趋势。

表33-1 按照长度划分的外科切口分类

分类	长度	适用手术举例
微小切口	<2cm	腹腔镜Trocar切口等
小切口	2~5cm	阑尾切除、胆囊切除手术等
中切口	5~10cm	腹腔镜下乙状结肠癌根治术等
大切口	10~20cm	右半结肠癌切除术等
超大切口	≥20cm	胰十二指肠切除＋右半结肠切除术等

2. 切口愈合分级

切口的愈合情况也分为三级进行记录：①甲级愈合，用"甲"字代表，指伤口愈合优良，无不良反应。②乙级愈合，用"乙"字代表，指伤口愈合处有炎症反应，如红肿、硬结、血肿、积液等，但未化脓。③丙级愈合，用"丙"字代表，指切口化脓，需要做切开引流等处理。应用上述切口分型和切口愈合分级方法，观察切口愈合情况并记录。

3. 外科切口的常见部位愈合时间、切口缝线拆除

当手术所缝合的伤口完全愈合并可承受一定张力后，即可考虑拆线。如果切口是用可吸收线缝合则可以不用拆线。按切口部位、局部血液供应情况、患者年龄、全身营养状态等不同而异。一般头、面、颈部拆线时间为术后4～5天，下腹部、会阴部6～7天，胸部、上腹部、背部、臀部7～9天，四肢10～12天（近关节处可适当延长），减张缝线（外科手术中用于缝合伤口的方法）14天后方考虑拆除。青少年患者拆线时间可适当缩短，而年老、营养不良患者拆线时间应延迟。若出现线头反应、切口脂肪液化或切口感染时，应及时将相应部位缝线拆除。拆线时应记录切口类型和切口愈合情况。

愈合伤口的拆线标准操作过程：①查看伤口，判断是否可以拆线。②消毒：用75%乙醇按照从伤口中央到外周皮肤的顺序消毒，涂擦两遍。③拉起线头：用镊子夹住线头并轻轻提起，显露埋在皮下组织内的线结部分缝线（约0.2cm）。④剪线：用剪刀从拉起的一侧将新鲜的线结剪断，然后将线拉成一直线，从另外一侧将线结完全拉出伤口外。不宜剪线后直接拉掉线结，这样会成角拉出缝线引起疼痛不适；不宜在线结未拉起时直接剪断外露皮肤表面的线结，这样表面的线结在被拉出组织时可能会污染皮下组织。⑤再消毒：用75%乙醇按照从已拆线后伤口中央到外周的顺序消毒两遍，然后用敷料覆盖固定。拆线过程是一个连贯的轻柔操作。如拆线时发现皮肤线头反应，可用75%乙醇湿敷，如有感染及波动感应及时撑开引流。如切口用皮肤钉缝合，则用75%乙醇消毒切口后再用拆钉器拆除皮肤钉，也可用两把血管钳拆除皮肤钉。

拆线时应按切口分类和切口愈合分级的方法，观察切口愈合情况并记录。如甲状腺大部分切除术后切口愈合良好，记"Ⅰ/甲"，胃大部切除术后切口血肿，记"Ⅱ/乙"等。

（三）外科伤口的换药处理原则

外科伤口感染是术后常见并发症，应定期检查伤口情况，观察局部是否有红肿、压痛、渗液等，及时发现并引流伤口下的积液及脓液，以促进伤口尽早愈合。换药既是一种治疗手段，也是一个查看伤口的过程。在外科伤口换药过程中必须严格执行无菌操作规程，以免污染伤口，或造成其他患者的交叉感染播散，具体包括如下原则。

（1）换药前准备：换药前先洗手，必须戴帽、口罩。如连续为几个患者换药，每给一个患者换药后必须用肥皂充分洗手。如患者伤口是特异性感染（如破伤风、气性坏疽）或严重感染（如感染铜绿假单胞菌、厌氧菌、金黄色葡萄球菌等）则用来苏或过氧乙酸溶液洗手。

（2）顺序：如多个患者或同一患者多个伤口，应先处理无菌伤口，后处理感染伤口；同是感染伤口，则先处理一般致病菌引起的感染伤口，后处理特殊感染伤口（如破伤风梭菌、梭状芽孢杆菌等）并严格执行隔离制度。医师如参加当天上午的无菌手术，应在手术后再处理严重感染的伤口。

（3）伤口敷料处理：外层敷料用手除去，内层敷料用消毒器械除去，如粘连紧时，应以生理盐水浸湿敷料后才可轻柔除去，以减轻患者痛苦，防止伤口肉芽组织出血，粘贴胶布处要求用松节油或汽油洗净。

（4）换药地点：换药一般宜在换药室进行，特殊者例外。

（5）伤口消毒：不同伤口的消毒也有不同要求。干净的伤口用75%乙醇进行消毒，伤口无色不影响敷料的观察；有感染、裂开或肉芽组织的伤口不宜使用75%酒精消毒，而要用安多福消毒液或0.01%新洁尔灭溶液、过氧化氢溶液等进行消毒，有颜色的消毒剂会影响对伤口的观察。

（6）节约敷料：换药时要有计划地使用敷料，防止浪费。普通伤口用普通纱块更换敷料，有脓液、渗液或渗血、肉芽组织等湿透敷料时，可以使用棉垫纱布更换。

（7）妥善处理医用垃圾：换下的污染敷料放入感染性污物桶内，器械清洗干净后消毒。需重复使用的管道应清洗干净后浸泡于来苏溶液或其他消毒溶液中。如特殊感染的敷料、器械，应单独放置，并分别销毁和/或特殊处理消毒。

（四）外科伤口的处理方法

不同手术的伤口术后处理有所不同。

1. 缝合伤口

（1）无菌的缝合伤口一般只需在术后第2天或第3天作1次清洁换药，干净的伤口可以间隔2～3天换药1次。但敷料有分泌物或脱落，或疑有伤口出血、感染时，应及时更换敷料并观察伤口。

（2）皮肤缝合伤口的拆线时间：详见本节"外科切口的常见部位愈合时间、切口缝线拆除"。

（3）皮肤缝线拆除后，如有裂开或张力过大，可用蝶形胶布拉拢并固定。

（4）如伤口放置引流物，应加厚敷料，敷料浸湿时，应随时更换敷料。引流物一般在术后24～48h拔除。特殊用途的引流物，应视具体病情决定拔除时间。

（5）手术后如有持续性发热、伤口疼痛，应立即检查伤口有无感染化脓，疑有化脓，可先行穿刺或略挤压伤口，证实有脓液后再撑开引流。

（6）如切口缝合针眼处有轻微炎症和少许分泌物，不属于切口感染，是伤口有缝线反应，可用75%乙醇湿敷。切口脂肪液化，液体清亮者也不属于切口感染。

2. 开放伤口

开放伤口常常有感染及其分泌物，并有不同程度的肉芽组织生长。需要密切观察肉芽组织，即健康肉芽组织应加以保护，病态肉芽组织需通过合理的换药，使其转变为健康肉芽组织。

（1）健康肉芽：创面呈鲜红色、有光泽，颗粒状且大小较均匀，有一定紧张度，不易出血。分泌物少，无坏死组织及异臭，生长适度。

（2）病变肉芽：创面呈暗红色或苍白色，颗粒不明显或呈片状，如水肿呈透亮、松弛易出血、有较多分泌物或坏死组织，有臭味，肉芽生长不足或过度生长。

3. 伤口敷料及药物的选择

（1）油剂：有保护和刺激肉芽组织生长的作用，凡伤口分泌物过多者不宜使用，以免妨碍引流，常用油剂有4种。①凡士林：对一般新鲜出血性伤口或健康肉芽面有保护和轻微刺激生长作用，并防止创面与敷料粘连。②鱼肝油软膏：其刺激肉芽生长能力较凡士林强，鱼肝油软膏对结核性溃疡较好。③氧化锌软膏（unguentum zinci oxidi）：伤口有刺激性消化液时（如胆汁、胰液、小肠液），可用以保护伤口或人工肛门周围皮肤。④皮维碘：可用于烧伤创面的治疗，有控制感染作用。

（2）水剂：①75%乙醇、2%碘酊和3%红汞溶液：一般用于伤口周围皮肤的消毒，切勿流入伤口。红汞用于黏膜、面部及会阴部皮肤消毒，对化脓性球菌有杀灭作用，但汞会危害人体和污染环境，对汞过敏者还可因使用红汞引发接触性皮炎，现比较少用。②0.9%生理盐水、5%氯化钠溶液，生理盐水用于清洗伤口或湿敷伤口（分泌物多而黏稠），或用于伤口敷料与皮肤紧贴时的湿敷。5%氯化钠溶液：用于伤口水肿的湿敷。③安多福或碘伏、3%过氧化氢溶液（H_2O_2），适用于伤口有大量脓性分泌物、坏死组织，多带臭味的伤口。过氧化氢溶液还可用于有厌氧菌感染的伤口。④0.5%雷佛奴尔（rivanol）、0.05%呋喃西林（furacilin）、0.02%高锰酸钾、0.1%新洁尔灭（benzalkoni bromidum）等溶液可用于洗涤、浸泡伤口。

（3）粉剂：①磺胺结晶，对伤口有消毒作用，但脓性分泌物多时则效果不佳。②腐殖酸钠，可用于小面积Ⅱ度烧伤的创面，有控制感染、收敛、生肌作用。

4．伤口引流的处理

（1）下列情况需放置引流：①有较大的无效腔或感染灶，同时有分泌物积存，如脓腔或积液等。②有再出血或穿孔的可能。③去除病灶后尚有可能存在另一病灶。④预防消化道瘘或吻合口瘘。

（2）放置引流应注意：①放置引流不宜过紧，以利被引流物流出（用作填塞止血的除外）。②引流物应放置到无效腔底部。体腔内的引流物最好不要经过手术切口，以免发生切口感染、切口裂开，应在切口旁边另戳一小口引出。③引流物应避免放置在重要的血管、神经旁边。④引流物放置后需固定，记录引流物数目，以免遗留致伤口经久不愈。⑤引流物一般在24～48h后拔除，特殊情况下可酌情适当延长，但需注意引流是否通畅。

（3）引流物的选择：①纱布类，适用于底浅、口宽的伤口及创面。油纱布类不宜用于张力大而分泌物黏稠的伤口，易被分泌物堵塞。常用的油纱布是凡士林油纱。而碘纺纱、生理盐水纱、优素及各类溶液纱布等则可用于分泌物黏稠的伤口，但不宜填塞过紧。②胶类引流，适用于伤口深、口窄、有张力及分泌物黏稠而又多的情况。常用有胶片及胶管引流。③纱布与胶类混合引流，适用于器官旁引流，如腹腔引流。常用有"香烟"引流。

5．影响伤口愈合的因素

（1）全身因素：年老、贫血、低蛋白血症、恶病质、休克、糖尿病、咳嗽等。

（2）局部因素：伤口血运不足如动脉硬化、静脉曲张、栓塞、脉管炎等；神经营养障碍、血肿、血清肿、异物残留、不正确的缝合（切口留有残腔而容易积液感染、对合不整齐、缝合组织过紧过密而容易发生组织缺血性坏死等）；电刀的电流和热能作用引起切口两侧组织坏死、变性和血管闭塞；肥胖患者切口的皮下脂肪液化；切口感染或裂开；由于手术并发症而需要再次手术的切口等。

（3）治疗因素：如感染伤口选择引流不当、换药间歇时间过长、治疗药物选择不恰当、没有及时发现气性坏疽等特殊感染、没有清除伤口内的坏死组织及线头等；创面过大没有植皮覆盖，肿瘤破溃为一般化脓性感染，治疗过程中的交叉、重复感染等。长期或大量使用肾上腺皮质激素、吲哚美辛等，或抗癌的细胞毒性药物和放射治疗。

第二节　外科引流管的放置与处理

一、学习目的与要求

（1）掌握外科引流的概念及其重要性。

（2）了解外科引流的作用机制。

（3）掌握外科引流的目的、适应证。

（4）了解外科引流的分类。

（5）熟悉外科引流物的选择。

（6）熟悉外科手术放置引流管的注意事项。

（7）熟悉常见的外科引流及其引流管的管理。

二、学习方法与内容

（一）外科引流的概念及其重要性

外科引流是通过手术操作方式，将体腔、器官或组织间隙中的积液、脓液、坏死液化物、残留积血、渗血等引出体外，以防止在体腔或手术野内蓄积，继发压迫症状、感染或组织损害。现代腹部外科之父、奥地利著名外科学家Theodor Billroth医师认为"腹腔引流可挽救胃肠道手术后患者的生命，并不会增加危险"。美国约翰·霍普金斯医院创始人之一、腹股沟疝修补术的奠基人威廉·斯图尔特·霍尔斯特德（William Stewart Halsted）曾经说过"外科医师的手术技术越糟糕，就越需要放置引流。"中国著名的外科学家和医学教育家沈克非教授说过："多数外科手术实质上就是一种引流术。"由此可见，外科引流在外科疾病的诊治过程中起着十分重要的作用，特别是在腹腔感染、消化道瘘或重症胰腺炎等治疗中，其是必不可少的治疗措施。多数外科感染性疾病需要外科引流，及时、恰当、通畅的引流毫不逊色于抗生素的使用。因此，外科医师一定要重视外科引流。通过观察引流情况（引流液的量、颜色、性质、气味等），及早发现病情变化，及时做出相应的诊断和处理，有助于感染的控制、活动性出血的及时止血和伤口的愈合。

（二）外科引流的作用机制

1. 被动性引流

被动性引流是指利用引流管与腹腔内流体的压力差和/或重力作用使液体沿引流管流出腹腔，其引流管可以直接封闭，减小引流通道的细菌感染机会，因而在临床上得到广泛应用。其作用机制包括吸附作用、导流作用和虹吸作用。吸附作用是指在伤口内放置纱布类引流物，伤口液体借助于纱布毛细管的吸引作用，而被引流出体外。导流作用是指在伤口内放置导管状引流物，伤口液体凭借其与空气之间的压力差，通过导管腔被引流出体外。虹吸作用则指体内位置较高的腔内液体通过引流管流入位置较低的引流瓶中，条件是体腔中压强与瓶中压强相等，内管口不能露出液面。

2. 主动性引流

主动引流是指将引流管连接减压器，借助负压吸引作用吸出伤口或创面内的液体。双套管引流和三腔管负压封闭引流在消化道瘘、急性重症胰腺炎、脓肿等疾病的引流中起到了显著的治疗效果。被动性引流是基于腹腔内外的压力差而发挥其作用，可以达到充分引流的效果，但有负压吸引的主动性引流容易使大网膜或小肠等组织被吸住，极易堵塞引流管，甚至导致肠穿孔、肠梗阻等并发症。

双套管负压引流属主动性引流，效果好，多用于腹部手术后，适用于引流液量较多、需要较长时间持续吸引的伤口和消化道瘘等。双套管负压引流一般内管为负压吸引管，外管为通气管。由于使用了负压，并有空气进入引流部位，可能产生负压过大或内、外管间发生堵塞而形成单腔负压，损伤周围组织致出血或肠壁损伤等并发症；也可因空气进入而污染引流部位。因此，在使用双套管负压引流时，应过滤进入引流管的空气，调整负压并保持引流管的通畅。这种引流如使用得当，能减少手术部位的感染、积液及由此而引起的并发症。

（三）外科引流的目的、适应证

1. 外科引流的目的

引流广泛应用于胸腔、腹腔等部位的大型手术。引流的主要目的有以下几点：①预防和治疗感染，将局部的感染物质排出体外，必要时进行冲洗引流。②预防体内局部出现积液、积血，防止继发感染或形成无效腔。③降低体内或腔内局部积液的压力，有利于器官功能的恢复。④作为观察窗口，通过引流管引流出的腹腔或胸腔引流液的量、颜色和性质判断有无感染、消化道瘘、淋巴漏或出血等情况，从而进一步做相应处理。⑤有利于减少手术并发症，促进患者康复。

2. 外科引流的适应证

外科引流的适应证包括：①有较大的无效腔，同时有分泌物或渗出液（如脓肿、积液）积存等须切开或撑开后放置引流者，如腹腔脓肿、肝脓肿等。②手术创面较大，术后有渗血、积液的可能性者，如胰十二指肠切除术、胃癌根治术等。③污染严重的外伤、不能彻底清创者。④肝、胆、胰、胃肠道、泌尿道手术后有吻合口愈合不良的可能，为防止消化液或尿液漏出造成局部积液或感染者，外科引流有预防消化道瘘或吻合口瘘、尿瘘的作用；或有消化道瘘或尿瘘须通畅引流者。⑤肠梗阻的一期造瘘、胆总管探查后的留置T管均属于广义引流之列。⑥开胸手术、胸部外伤有血气胸者。

（四）外科引流的分类

根据部位、作用机制、使用方法等，外科引流分为以下几种。

1. 根据放置引流物部位

根据引流物放置部位，外科引流可分为胸腔闭式引流、腹腔引流、脑室穿刺和引流等。

（1）胸腔闭式引流：其原理是把胸腔内的气体、液体利用负压吸引的原理吸出体外而减小胸腔压力，减轻液体和气体对心肺组织的压迫。胸腔闭式引流可以在手术中放置，其引流管比较粗，不容易堵塞，也可以在B超定位下穿刺置管引流，但其引流管偏细，容易堵塞。胸腔闭式引流作为一种广泛应用于血胸、气胸、脓胸的引流及开胸手术后的治疗手段，对于疾病的治疗起着十分重要的作用。

胸腔闭式引流装置按照外接的水封瓶个数，分为单瓶、双瓶或三瓶装置；也可按照是否有胸腔负压分为以下三类：①引流袋引流，适用于吸管引流，多用于引流胸腔积液。引流管直接接到密封的塑料引流袋。因没有水封瓶不能产生负压，因此，不适用于肺内仍有漏气的病例。②水封瓶引流，适用于大部分病例，可排出胸内积气、积液、积血或脓液。③水封瓶负压吸引引流，因能加大胸内负压，故适用于胸内肺膨胀不良、残腔较大的病例。

放置胸腔闭式引流的病情观察及其注意事项：①保持胸腔闭式引流的密闭性。由于胸腔内是负压，为了防止引流液倒流而发生逆行感染，要确保患者的胸腔闭式引流瓶平面低于胸腔引流口平面至少60cm，嘱患者活动时不要将引流瓶提得太高，更不能跨床。引流管不要过长，以防折叠。为防止胸腔管与外界相通，更换引流瓶时，必须用双钳双向夹管；为防止患者外出做检查时，管路连接不紧密或引流瓶倾斜至水封管露出水面等情况发生，应用两把钳子按不同方向进行夹管。若为有齿钳，其齿端需包裹纱布或胶套，防止夹管时导致引流管破裂、漏气。②保持胸腔闭式引流的通畅性。a.观察引流管的水柱波动情况：水柱波动不仅可以观察胸腔闭式引流的通畅性，还可反映肺膨胀的程度。随着余肺膨胀，残腔变小，负压逐渐变小，水柱波动仅为2～4cm或有轻微波动时可以考虑拔管。水柱波动的范围愈大，提示胸腔内残腔较大，肺膨胀不好。水柱波动逐渐消失是引流管拔除的重要指征之一；而当水柱波动突然消失，则考虑可能是管路不通畅或阻塞。b.定时挤压引流管，保证引流管通畅。③观察引流管气体排出情况。漏气可分为3度：患者用力咳嗽、屏气时，引流管内有气泡排出为Ⅰ度；深呼吸、咳嗽时有气泡排出为Ⅱ度；平静呼吸时有气泡排出为Ⅲ度。Ⅰ～Ⅱ度漏气在2～5天后即可自愈；Ⅲ度可逐渐转为Ⅱ度、Ⅰ度，于5～7天后自愈，若有大的支气管瘘或残端瘘会出现持续Ⅲ度漏气及出血或感染征象，需另行处理。④持续负压吸引胸腔闭式引流：负压吸引时应严密观察胸腔压力的变化，密切观察患者有无胸闷、气短、发绀、血性引流液增多等情况，判断气管是否居中，听诊双肺呼吸音是否对称。⑤预防感染。包括换瓶、拔引流管、外出检查夹管等操作时均应坚持无菌操作，维持引流系统密闭，接头牢固固定，以预防胸腔内感染。

拔除胸腔闭式引流管指征及其操作：胸腔闭式引流术后48～72h，观察引流液<50mL，无气体溢出，胸部X线摄片呈肺膨胀或无漏气，患者无呼吸困难或气促时，可考虑拔管。拔管时指导患者深吸一口气，吸气末迅速拔管，用凡士林纱布封住伤口，包扎固定，以防漏气。拔管后注意观察患者有无胸闷，呼吸困难，切口漏气、渗液、出血和皮下血肿等情况。

（2）腹腔引流：腹腔引流是一种腹腔内放置一引流物将液体等从腹腔内引流到体外的外引流术。可以将气体、液体（消化液、腹腔液、脓液或切口渗出液等）引流至体外，减小局部压力，减少粘连，促进愈合；另外也可以作为检测和治疗的途径。胶管引流、双腔引流管负压引流和"香烟"引流都可用于腹腔引流，其中应用比较多的是胶管引流。腹腔引流管可以手术结束时放置，其引流管比较粗，不容易堵塞；也可以在B超定位下穿刺置管引流，但其引流管细而容易堵塞。

要注意观察腹腔引流管引出液体的颜色、量、气味、性质等，并记录24h引流量；保持引流管通畅，避免扭曲、血块堵管、误拔或松脱。

（3）脑室穿刺和引流：适用于：①因脑积水引起严重颅内压增高的患者，病情危重甚至发生脑疝或昏迷时，先采用脑室穿刺和引流作为紧急减压抢救措施，为进一步检查治疗创造条件。②脑室内有出血的患者，穿刺引流血性脑脊液可减轻脑室反应及防止脑室系统阻塞。③开颅术中为降低颅内压，改善手术野的显露，常穿刺侧脑室，引流脑脊液。术后尤其在颅后窝术后，为解除反应性颅内高压，也常用侧脑室外引流。④向脑室内注入阳性对比剂或气体做脑室造影。⑤引流炎性脑脊液，或向脑室内注入抗生素治疗室管膜炎。⑥向脑室内注入靛胭脂1mL或酚磺酞1mL，鉴别是交通性抑或梗阻性脑积水。⑦做脑脊液分流手术，放置各种分流管。⑧抽取脑脊液做生化和细胞学检查等。

术后应密切观察患者的意识、呼吸、脉搏、血压、体温和颅内压等情况。持续引流者，应注意保持引流管通畅，引流装置应保证无菌，定时更换，记录引流液量和性质。术后常规应用抗生素，防止颅内感染。严重颅内高压，术前视力明显减退者应注意观察视力改变。

鼻胃管、导尿管、肛管引流管等详见下述。

2. 根据引流管是否与外界相通

根据引流管是否与外界相通，外科引流分为内引流和外引流。

（1）内引流：内引流是指通过手术建立通道使聚集的液体流出，如解除胆道梗阻而行胆肠吻合，因幽门梗阻行胃大部切除术后建立的胃肠吻合通道等。

（2）外引流：外引流则是借助各种类型的材料，依靠放置部位与外界的压力差、重力作用，凭借吸附作用、导流作用、虹吸作用及必要的附加措施（如对引流管进行负压吸引）等，将积存的液体移至体外，包括烟卷引流、乳胶管引流、乳胶皮片、盐水纱布（条）和凡士林纱布等。广义的外引流包括胃肠减压、留置导尿管、肠造口等引流情况。

经CT、MRI或B超定位引导下行穿刺置管技术：经皮肝穿刺置管胆道引流（percutaneous

transhepatic cholangial drainage，PTCD）技术、经十二指肠镜所行的鼻胆管引流（endoscopic nasobiliary drainage，ENBD）技术，以及通过介入方法放置各类支架技术均属广义引流方法。

外科术后的引流主要是指外引流。外引流可分为开放式和闭合式两种类型。①开放式引流是指上述吸附作用和导流作用的引流，其缺点是容易有外源性污染，如烟卷引流、橡胶条引流等。②闭合式引流是指需缩小体表引流口，将引流管外端通向封闭的容器，如上述虹吸作用引流和主动引流，如胶管引流、双腔引流管负压引流等。

3. 根据引流的作用机制

根据引流的作用机制，外科引流可分为被动性引流与主动性引流（详见上述）。

4. 根据引流管材料

根据引流管材料，外科引流可以分为乳胶管和硅橡胶管引流。

乳胶管因刺激性强，在较短时间内易被大网膜等组织包裹而形成窦道，如临床上胆总管T管引流即为乳胶管。硅橡胶管则因柔软而几乎无刺激性成为最合适的引流材料，因其不易被组织包裹、堵塞，引流时间长，在腹腔引流中得到广泛使用；引流时须在引流侧邻近末端的管壁上剪2~4个不同位置的侧孔，这样有利于通畅引流，防止侧孔堵塞。

5. 根据放置引流管的目的

根据放置引流管的目的，外科引流可分为治疗性引流和预防性引流。

（1）治疗性引流：治疗性引流是为了治疗腹腔脓肿、急性腹膜炎等而进行的引流，是整体治疗中极其重要的措施之一。其应用于：①感染性疾病，如消化道穿孔、消化道瘘、腹腔及盆腔脓肿、坏死性胰腺炎等，放置单腔或双腔的引流管，可使脓液或坏死组织得到充分引流，使感染得到迅速控制，及时消除含消化酶的消化液或感染组织对腹腔脏器或组织的破坏；也可以通过多条引流管中的一两条引流管进行冲洗，并持续性引流，稀释或冲洗引流液，防止黏稠的感染组织或坏死组织堵塞引流管侧孔，达到通畅引流的目的。特别要注意的是在病灶局限的情况下才可以进行冲洗引流，否则容易使带有感染成分的冲洗液污染其他部位，加重病情。②胃肠道疾病，如用于术后肠内营养治疗的胃造瘘管或空肠造瘘管。

（2）预防性引流：预防性引流是为了防止腹腔手术后发生并发症，特别是防止腹腔积液、积血，减少腹腔感染的发生，同时可早期发现术后并发症如活动性出血、消化道吻合口瘘（胆瘘、胰瘘、肠瘘等）、尿瘘、腹腔感染等，便于早期处理。如腹部大手术如胰十二指肠切除术、胃癌及结直肠癌根治术、腹部严重创伤等术后放置腹腔或盆腔引流管；行胃远端切除术时估计十二指肠残端包埋不满意时于十二指肠残端放置造瘘管引流，有助于降低十二指肠残端瘘的发生率。但目前在加速康复外科理念下对腹部手术后（如结直肠癌手术、胃癌手术等）是否需要预防性放置引流管仍有争议（见后文）。

（五）外科引流物的选择

外科引流物的选择包括：①浅部伤口渗液较少者宜用橡胶条、纱布类或烟卷引流，如甲状腺手术后引流、脓肿切开引流等。②腹腔、胸腔或深部组织选用双腔引流管、胶管或烟卷引流，其中胸腔闭式引流管宜选用硬的专用硅橡胶管引流。③脓腔选用胶管或盐水纱条引流。

（六）外科手术放置引流管的注意事项

1．引流物应放置在合适的位置

引流物一般放在液体引流的低位、气体引流的高位。引流物一般不应放在胃肠吻合或修补缝合处，以免因刺激引起破裂，而应放在其附近；引流物也不要跨过血管或肠管，应避免放置在重要的血管、神经旁边。放置引流物不宜过紧，以利于引流物流出（用作填塞止血的除外），也应避免引流物过松，防止其自行脱出；硬质胶管切不可放在大血管、神经或肠管旁，以防压迫损伤，造成严重后果。为防止切口感染、切口裂开，一般体腔的引流物不通过原切口引出，应在切口旁边另戳一小口引出。

2．保持引流管通畅

在引流过程中要确保引流管不扭曲、不受压、不阻塞，以达到引流通畅的效果，这是管理引流管的重点。有效的引流可以起到治疗作用，无效的引流则是异物存留，有增加逆行感染的可能性。每隔2～3h就要观察1次引流管，同时挤压引流管，防止引流管堵塞。

3．引流物一般不宜久留

当引流量明显减少，引流液澄清，24～48h则应考虑拔除，特殊情况下可酌情适当延长，但需注意保持引流通畅。一般情况下，胶片引流为24～48h；"香烟"引流一般为24～48h，如分泌物多，可适当延长3～5天，但应逐日转动拔出1～2cm，以利引流；胶管引流一般不超过1周。引流过久，反而促使继发感染及瘢痕组织增多。"香烟"引流放置过久，则引流作用逐步丧失，需更换其他引流物。但脓腔的引流则应留置至脓腔缩小直至愈合为止。

4．准确记录放置的引流物

同时留置多条引流管或引流物时，应注明各引流管或引流物分别放置的部位、引流管数目，并分别记录其24h引流液的颜色、总量、气味、性质，是否有负压存在等，这样有利于病情的观察，方便及时发现问题，及时处理；另外可以避免异物遗留致伤口经久不愈（如填塞止血的纱布数量）。每日注意观察引流管引流情况，一旦发现引流管阻塞或不通畅，应及时挤捏、抽吸、低压冲洗，或更换双腔引流管内芯，或转动引流管以求恢复通畅引流。双腔引流管负压引流时避免负压过大，以免吸住大网膜、肠管等组织引起并发症。

（七）常见的外科引流及引流管的管理

1．围手术期放置鼻胃管/鼻空肠管

鼻胃管，可用于消化道手术或腹部其他手术，以解除或防止因手术、麻醉、腹部疾病引起的胃肠胀气；鼻胃管也可用于鼻饲，进行肠内营养治疗。传统观念认为，胃肠手术须放置鼻胃管行胃肠减压，有助于引流胃液、观察术后出血等病情，以保证胃肠吻合口的愈合，防止消化道瘘的发生，减少手术并发症；也可以作为肠内营养的管道。然而，目前大量的国内外临床研究证实，放置鼻胃管行胃肠减压与胃肠手术并发症的发生无相关关系，不放置鼻胃管并不增加胃肠手术后

并发症的发生率及风险。若有幽门梗阻或胃出口梗阻、上消化道出血或穿孔、小肠梗阻或进行长时间的肠内营养等情况则要留置鼻胃管。留置鼻胃管者应记录其24h胃液量，以便计算补液量。

限期或择期胃切除手术中不放置鼻胃管，可减少患者肺部并发症的发生，缩短肛门排气时间，加快患者恢复经口进食，缩短住院时间。术后应强调恶心、呕吐及腹胀的预防与治疗；若术前就有幽门梗阻、术中胃壁水肿或吻合口存在瘘及出血风险，十二指肠手术或需要放置鼻胃管作为肠内营养管者，建议留置鼻胃管。没有插鼻胃管的术后患者如果发生胃潴留、腹胀或严重恶心、呕吐，可以考虑插入鼻胃管进行减压。胃癌、胃切除等重大手术患者由于手术创伤大，可以放置鼻空肠管进行术后肠内营养治疗，以减少长期肠外营养治疗引起的肠道菌群失调，并促进患者康复；也可以避免早期进食而胃排空功能障碍导致残胃潴留，影响吻合口愈合，并发生吻合口瘘。

限期或择期结直肠手术患者术前不常规放置鼻胃管是安全、可行的。结直肠手术患者术前放置鼻胃管，不仅不利于尽快恢复胃肠功能，而且会延长住院天数，增加发热、咽喉炎和呼吸道感染的发生率，也不会降低吻合口瘘、伤口感染和肺部并发症的风险。如果术中由于胃腔扩张影响术野的显露而妨碍手术操作，可以放置鼻胃管减压，并于手术结束时拔除。结直肠手术患者一般不需要放置鼻空肠管进行术后肠内营养治疗，鼓励患者术后早期进食，有助于刺激肠蠕动，维持肠道屏障功能。

2. 留置导尿管

一般情况下重大手术、复杂手术时留置导尿管有多种意义：①术中留置导尿管可引流尿液和观察病情，作为术中控制性补液治疗的参考。②解除患者术后的尿潴留。③记录尿量以监测患者肾功能和体液平衡，有助于术后计算补液量。④尿路手术的需要。⑤肿瘤或病变累及膀胱的手术更需要留置导尿管引流，以利膀胱伤口愈合等。导尿管有普通橡胶导尿管及Foley导尿管（气囊导尿管）两种。一般导尿常用普通导尿管，如为留置导尿，可选用Foley导尿管，因为它易于固定。

导尿管的管理：①导尿管与无菌引流瓶（袋）相接，按需要定时测量尿量、尿比重。②长期留置导尿管者，每日需用消毒液清洗尿道口，并每周更换1次导尿管，保持导尿管的通畅。大多数情况下，导尿管都是在术前或术中麻醉后预先放置。留置导尿管使膀胱排空，可使下腹部或盆部手术的视野扩大，便于操作。

然而，留置导尿管会增加患者的痛苦和不适（特别是过去送患者入手术室前没有麻醉就插导尿管，不仅会增加插导尿管过程中患者的痛苦，而且会增加患者的应激反应），留置过程护理不当会增加逆行性尿路感染的发生率，并影响患者的活动，给患者带来心理负担；停留导尿管时需要护士观察和记录尿液的量、颜色和性质，并保持导尿管的通畅，留置时间长时还要定期更换引流瓶或引流袋，增加护理工作量，导致医疗费用增多，是住院时间延长的独立预后因素。因此，《中国加速康复外科临床实践指南（2021）》（ERAS指南）或共识认为，在多模式有效镇痛情况下，胃肠手术患者使用导尿管24h后就应考虑拔除（有膀胱部分切除的患者除外），这样有利于患者下床活动，防止尿路感染。当然，在直肠癌根治术中损伤盆腔自主神经导致尿潴留，则需要放置导尿管更长时间，以便引流尿液。Kwaan等报道称205例直肠癌前切除术患者发生术后尿潴留为20%，多因素变量分析发现术后2天内拔除导尿管与尿潴留相关。

3. 术中放置引流管

胃肠手术中放置腹腔或盆腔引流管会增加患者不适和心理负担，限制患者早期下床活动，增加腹腔刺激、逆行感染机会，增加护理工作量及医疗费用，特别是放置负压吸引的双腔引流管，如果护理不当会导致肠穿孔、肠梗阻等并发症，妨碍患者术后快速康复。但如果不放置引流管，则有可能会出现以下不良后果：①无法通过引流管引流出的液体量、颜色和性质等判断有无感染、消化道瘘、淋巴漏或出血等情况，失去观察窗口，影响患者的及时诊断和处理。②不能够通过引流管及时引流出创面的渗血、积液和坏死组织，加上胃肠切除或切开的手术都属于Ⅱ类切口手术，积血、积液和坏死组织容易继发感染，影响胃肠功能恢复，甚至并发腹腔大出血，不仅不利于患者术后快速康复，而且会加重病情，甚至危及生命；即使补救性B超定位下穿刺放置引流管引流，也可能存在积液分隔，引流管堵塞，积血、积液被肠管多处包裹等情况而难以达到有效引流，导致术后患者出现反反复复发热或感染表现，虽然经过积极抗感染、营养支持和反复穿刺置管引流等治疗，但已经明显延长患者的住院时间，延缓患者的康复，增加住院费用。③任何涉及消化道吻合的手术都有可能出现消化道瘘或腹腔感染，没有引流管的及时有效引流，单纯使用抗生素治疗和营养支持，消化道瘘或腹腔感染是难以控制、难以治愈的。每个患者存在个体差异，病情各异，手术情况也不同，是否放置引流管也应该个体化处理，不宜千篇一律、照本宣科不放置引流管，以免引起不良后果。

由于胃癌手术淋巴结清扫范围较大，术后清扫创面渗出较多，临床上对胃癌手术患者预防性使用腹腔引流管，以利于引流腹腔积液，防止腹腔感染，早期发现吻合口瘘及监测术后出血等。但已有的研究结果证实：胃癌切除手术后使用腹腔引流管对患者胃胀气、住院时间、术后30天并发症发生率并无影响。因此，建议根据术中情况选择性使用腹腔引流管。如果术中放置了腹腔引流管，术后应及时拔除。

结直肠手术中是否放置腹腔或盆腔引流管存在较大争议。多项Meta分析结果表明，结肠吻合后使用腹腔引流并不能降低吻合口瘘及其他并发症的发生率及减轻其严重程度。相关学术论文推荐在择期或限期结肠切除术中不常规放置腹腔引流管。对腹膜反折以上的直肠癌切除术是否放置引流管可参照结肠癌手术处理。临床上也经常会碰到左、右半结肠切除等术式未放置引流管，患者由于术后创面渗出导致积液感染，虽然术后经过一次甚至多次的B超定位穿刺置管引流，但存在腹腔积液分隔感染，引流效果不佳，从而延缓了患者的手术后康复，延长了住院时间，增加了住院费用。

对腹膜反折以下的直肠癌切除术应慎重考虑是否放置引流管。对手术创面小，出血渗出不多，消化道吻合满意，创面浆膜化，无放化疗或长期使用激素等情况的患者可以不放置引流管；但对高龄、低位保肛手术的直肠癌患者（尤其是男性肥胖患者），同时伴有创面大、出血渗出多、肠吻合欠满意、长期使用激素、术前做过放化疗等情况的患者则应放置引流管引流，不能冒险不放引流管，以免延误吻合口瘘的诊断，从而导致严重后果。一项包括3篇共660例腹膜外肠吻合的直肠切除手术的随机对照临床试验的Meta分析结果表明，放置预防性盆腔引流管和未放置预防性盆腔引流管各330例，前者总的死亡率为0.7%（2/267），后者为1.9%（5/261），两组无统计学的差异（$P=0.900$）；引流管组发生吻合口瘘率为14.8%（49/330），与无引流管组（16.7%，

55/330）相近（$P=0.370$）；但引流管组发生术后小肠梗阻率（18.7%，50/267）明显高于无引流管组（12.6%，33/261，$P=0.050$）。自2010年1月至2013年6月，中山大学附属第一医院胃肠外科中心对结直肠癌肿瘤数据库的连续1 275例术后患者进行回顾性队列分析，发现直肠癌术后发生吻合口瘘率达9.4%（40/426），直肠癌术后吻合口瘘发生率高于结肠癌，手术时间延长、男性患者、肿瘤标志物特别是癌胚抗原水平、吻合方法、肿瘤下缘与远端切缘距离及直肠分段均为瘘的高危因素；有吻合口瘘高危因素的患者须术中放置引流管，确保医疗安全，预防或减少手术并发症。

4. 直肠手术放置肛管引流管

直肠手术放置肛管引流管存在许多争议。有作者认为，放置肛管引流管可以引流出粪便和气体，及时进行直肠肠腔减压，有助于降低直肠静息压，有利于直肠吻合口愈合；可以观察吻合口有无出血；促进肠蠕动的恢复；可以减少预防性肠造口，避免再次关闭人工肛门手术。一般要求将肛管引流管放置在直肠吻合口上方，持续5～7天引流，这样可以降低直肠静息压，降低吻合口瘘发生率。但反对放置肛管引流管者认为，肛管引流管会增加患者肛门不适，影响活动，增加护理工作，并不能降低直肠吻合口瘘发生率。包括2篇随机对照研究和4篇非随机对照研究、共1 118例低位直肠癌的Meta分析结果表明，在643例直肠癌非随机对照研究中，放置肛管引流管可以降低直肠吻合口瘘发生率；但475例随机对照研究则表明无论是否放置肛管引流管，其直肠吻合口瘘发生率没有差别。Shigeta等将909例直肠癌患者分为放置肛管引流组（401例）和无肛管引流组（508例），其Meta分析结果表明，放置肛管引流管可以降低直肠吻合口瘘发生率和再次手术率，是安全、有效的治疗措施。

5. 各种造瘘管

某些空腔脏器的造瘘术（或称为造口术）是基于疾病的需要而做的手术治疗。常用的有胃造瘘、十二指肠残端造瘘、空肠造瘘、胆囊造瘘、膀胱造瘘和胆总管T形引流管等。这些导管可使腔内减压并得到引流，也可经管进行输注液体治疗。术后应将造瘘管固定，保持管道通畅，定时更换敷料，保护造瘘管周围皮肤。对于造瘘管的引流物，应观察并记录其颜色、量和性质。通过胃造瘘放置胃造瘘管或空肠造瘘放置空肠营养管，术后可以尽早给予患者肠内营养治疗，以改善患者术后的营养状态，防止肠道细菌移位，减少并发症，促进患者的康复。

总之，从Theodor Billroth医师完成第一例胃切除手术以来，腹部手术是否放置引流管一直争议不断。消化道手术发生并发症比较常见，特别是感染性、出血性等并发症会影响到患者的顺利康复，增加患者的痛苦和经济负担，延长住院时间，少数严重并发症可导致患者死亡。尽管ERAS理念提倡限制或不鼓励放置引流管，但恰当的引流有助于减少或避免腹腔感染、积液和/或积血，能减少手术并发症，甚至是发生吻合口瘘等并发症时可以减轻其临床表现，促进术后康复；过多、过长或不当的引流可引起并发症，如逆行性感染、肠穿孔、肠梗阻等，从而延缓患者康复。因此，在提高腹部手术技术和质量的基础上，是否放置引流管务必慎重，既不要"谈管色变"，也不要走入"引流管越多越好"的误区，个体化、选择性、恰当地放置引流管，既能确保手术患者的医疗安全，避免或减少手术并发症，又能促进患者的术后康复。

（陈创奇）

第三十四章

外科微创技术

一、学习目的与要求

（1）了解外科微创技术的历史及发展。

（2）了解腹腔镜设备和常用器械并熟悉其使用方法。

（3）掌握腹腔镜基本技能。

二、学习方法与内容

（一）外科微创技术的历史及发展

腔镜医学的历史悠久，早在1901年德国的Georg Kelling就用膀胱镜注空气成功地观察了狗的腹腔。但腹腔镜真正被广泛应用于外科治疗的时间并不长，自1983年德国的Kurt Semm率先完成世界第一例腹腔镜阑尾切除术及1987年法国Mouret成功进行第一例腹腔镜胆囊切除术（laparoscopic cholecystectomy，LC）以来，也不过短短的40年的时间，但这40年却堪称是腔镜外科发展的新纪元。随着光学与电子技术的进步以及腔镜手术器械的不断发展和创新，特别是近代手术微创化理念推进，使传统外科治疗模式发生深刻变革。这不单是切口变小的问题，也表明在对患者机体内环境平衡的影响，对全身免疫系统的干扰，空腔脏器术后粘连程度，以及患者术后康复时间及生活质量等方面，微创手术均比传统的开放手术更具优越性。传统的外科医师面临着腹腔镜技术的巨大挑战，使他们不得不接受微创外科的洗礼，也使外科医师的培养方向发生了巨大变化。

（二）腹腔镜设备和常用器械及其使用方法

腹腔镜外科医师必须了解腹腔镜设备和器械的基本性能，在术中正确选择和使用，提高手术效果。虽然当今的腹腔镜设备与器械的品牌繁多，但是通过对其进行归类分析，所有的器械和设备基本上由以下4个系统组成：摄像系统、进腹系统、能源系统和手术器械系统（图34-1）。下面对这4个系统分别进行阐述。

1. 摄像系统

摄像系统是腹腔镜系统的核心部件，决定着腹腔镜成像的效果，其性能是决定腹腔镜系统档次的最主要的因素。该系统由腹腔镜、摄像头、摄像机、冷光源和监视器组成，并可外接录像机、光盘刻录机、打印机，甚至电脑等进行图像的存贮、剪辑和处理。

（1）腹腔镜（laparoscope）：腹腔镜镜头按镜身直径分3mm、5mm、10mm三种。10mm腹腔镜传送的光线强度是5mm镜的3倍，能提供更大的视野和更好的清晰度，医师视觉更感舒适，因此最常用10mm腹腔镜，3mm镜和5mm镜多用于儿童患者的手术。腹腔镜镜头按其物镜平面的角度分0°镜和30°镜两种。0°镜较30°镜视野可变换的角度小，观察范围受到限制。30°镜可通过沿镜身长轴旋转变换观察角度，加上镜头位置的调整，达到多方位观察的目的。目镜可与摄像头连接，目镜侧面有光缆接口。有些直径10mm的腹腔镜镜体内有供器械进出的通道，以便进行简单的操作，这类腹腔镜又叫操作镜。

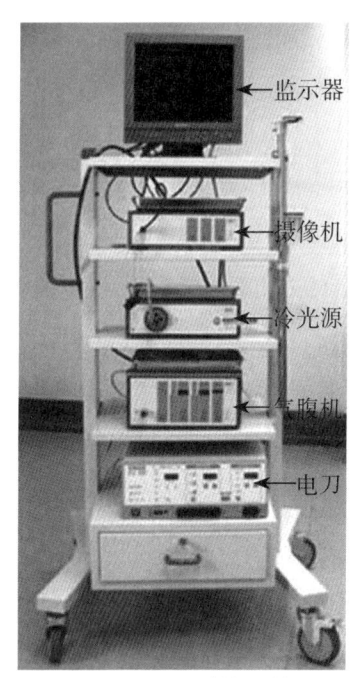

图34-1　腹腔镜系统

（2）摄像头和摄像机（camera）：包括连接线和电荷耦合器。摄像头通过转接口与腹腔镜的目镜相连。摄像头内的电荷耦合器（charge coupled device，CCD）将从腹腔镜获取的光信号转变为视频信号，输出到监视器上。腹腔镜视野图像用监视器显示，外科医师通过观察监视器进行操作。高分辨率显示器和摄像头可以提供16∶9高清宽屏图像，较传统的4∶3普通图像视野更宽，成像更清晰。目前普遍使用的成像和监视系统大多数是二维成像，三维成像目前正在普及。

（3）冷光源（cold light source）：包括冷光源机和导光纤维。冷光源发出的强光束经光缆和腹腔镜传入腹腔，为腹腔提供照明。常用的冷光源有卤素灯和氙灯。目前常用冷光源多为300W氙灯，它具有接近自然光的发光光谱，范围从紫外线到红外线。冷光源光亮度的调节有手动调节和自动调节两种。自动冷光源可与摄像机相连，进而根据图像的情况自动调节光亮度。

（4）监视器（monitor，也称为显示器、电视机）和记录设备：摄像机输出的图像信号可输入监视器进行同步显示，也可以输出到打印机进行图像打印，还可以输出到录像机、光盘刻录机，以及电脑等进行同步的连续的图像存储。

2．进腹系统

该系统用于建立手术操作的空间和形成通过腹壁进行手术操作的通道。最常采用的是气腹系统及穿刺套管。气腹系统由气腹机、二氧化碳钢瓶、气腹管、气腹针组成。气腹系统是通过向腹腔内注入气体，使腹腔内维持一定的压力，用来建立手术空间。通常选用的建立腹腔空间的气体是二氧化碳，因其不助燃，吸收后易于通过肺排出。即使形成小的气栓也很快被吸收，不至于产生严重后果。安全的腹腔压力是16mmHg以下，通常使用的压力为12～14mmHg。此时，在腹腔空间的任何一个位置的压力都是基本相同的，因此腹腔表面脏器的显露是均匀的，通过改变体位，必要时配合使用牵开器（拉钩），可以获得满意的手术暴露。

手术开始建立手术空间是由气腹针连接气腹管注气完成的。通常使用的弹簧气腹针都是Veress针（Veress needle）。在手术过程中，气腹管与穿刺套管的侧孔相连而持续注气，以维持腹腔内的压力。全自动气腹机注气达到预设压力后能停止充气，超过预设压力时除自动停止充气外还能报警，低于预设值时会自动补充注气。

穿刺套管是腹腔镜和手术器械从外界进入腹腔的通道，由穿刺锥（trocar）和套管（trocar sheath）两部分组成。转换器用于通过较粗套管进入较细器械时保持套管的气密性。

3．能源系统

能源系统为手术器械提供能源。最常用的有高频电刀和超声刀。高频电刀由主机、患者极板、电刀、脚踏开关等附件组成。高频电刀有两种主要的工作模式：单极和双极。其原理为利用电流通过机体产生的热损害作用进行电凝和电切，其工作温度可以达到100～200℃。电凝损害可波及周围5mm左右。单极电刀因无法预测电流在人体的传导通路，有意外伤及远处器官特别是空腔脏器如肠管等的可能性。而双极电刀可以通过双极镊子的两个尖端向机体组织提供高频电能，使镊子两端之间的血管脱水而凝固，达到止血的目的，它的作用范围只限于镊子两端之间，对机体组织的损伤程度和影响范围远比单极方式要小得多。常用的有电凝钩（图34-2），杆身绝缘，仅尖端钩部带电，用于组织的分离、切开、电凝止血。

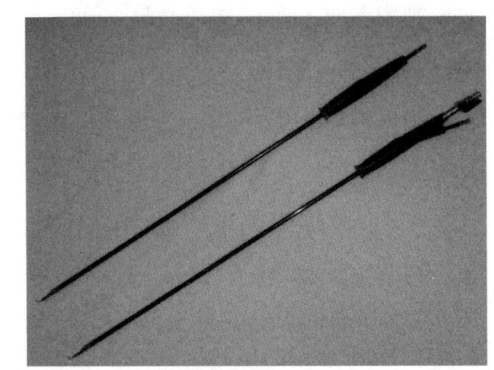

图34-2 电凝钩

超声刀是应用超声频率进行机械振荡，使组织内的水分汽化、蛋白氢键断裂、细胞崩解，从而完成切割和凝固，超声发生器有与之配套的腹腔镜手术器械。超声刀的输出功率可以调整，低功率时用于组织的凝固和止血，高功率则可以完成切割。完成切割的速度与手柄夹持的力度有关，夹得越紧，切割速度越快。超声刀能够切割除骨组织以外的任何人体组织，而且凝血效果比较好，可以安全凝固直径3mm以下的动静脉。

4．手术器械系统

常用的腹腔镜器械包括以下几种。

（1）分离和钳夹器械：分离和钳夹器械一般由手柄、可旋转的杆和各种端头组成（包括肠钳、分离钳、抓钳等）。端头都可随杆做360°转动，器械都可用手柄单手操作。手柄和器械杆都是绝缘部分，避免在带电操作时损伤其他组织。手柄上有接电插头，通电时可用金属端头进行电凝止血、电切等操作。

（2）手术剪：手术剪在手术中经常用到，如锐性分离粘连、剪线等。

（3）施夹器和止血夹：施夹器和止血夹主要用于血管的夹闭。

（4）持针器：持针器手柄处有锁定装置，扣紧后端头可稳定抓持缝合针，避免操作过程中手柄松开缝针脱落。持针器有各种不同的端头。

（5）拉钩：腹腔手术常需各种腹腔内拉钩来暴露术野。

（6）标本袋：腹腔镜手术切除的肿瘤或感染标本必须装入标本袋后再取出，以避免造成污染，造成感染扩散或肿瘤种植。标本袋可用橡胶手套、一次性尿袋等代替。

（7）冲洗吸引系统：腹腔镜手术时必须要有良好的冲洗设备，包括吸引和冲洗装置。进水口和出水口分别与加压泵和吸引器相连，将生理盐水泵入腹腔进行冲洗，然后通过吸引器引出体外，整个过程由术者控制。

（三）腹腔镜基本技能

腹腔镜技术作为一项全新的外科技术，在手术操作上与传统开放手术完全不同。与传统开放手术相比，腹腔镜手术主要在视觉和触觉方面存在较大的差别。一方面腹腔镜手术者面对监视器完成三维空间手术，初学者对所显示的图像会不适应，判断不准确，操作时容易出现动作不协调，器械不听指挥的现象。这种腹腔镜手术所需求的手眼协调能力、三维空间的感知能力必须通过长时间的训练才能逐渐提高。另一方面，进行腹腔镜手术时，术者失去了像开放手术一样直接接触组织脏器的机会，术中对组织牵拉分离时的力度、方向、层次均不能很好把握，因此，对医学生进行腹腔镜基本技能的培训是非常必要的。

腹腔镜手术操作基本技能包括以下几方面。

1. 气腹的建立

气腹建立有两种常用的方法：闭合充气法和开放充气法。

（1）闭合充气法：是最常用的方法，需要应用气腹针进行充气，穿刺点一般多取脐上缘或下缘，穿刺时患者取平卧位，在脐缘做一纵行或弧形小切口，用两把布巾钳在穿刺点的两侧对称钳夹皮肤与筋膜，充分提起腹壁，使腹壁与脏器间有足够的空间，用右手拇指和示指轻捏气腹针，进针时腕部用力捻动插入（图34-3），共有两个突破感：一次为穿过白线时，一次为穿过腹膜时，当穿破腹膜后有一落空感。进针的整个过程以手腕用力为主，腕关节可贴于患者腹壁上作为支撑点，切记不能用力过

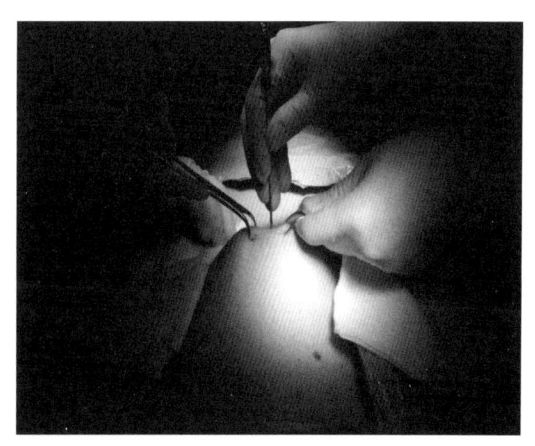

图34-3　气腹针建立气腹

猛，以防损伤肠管及血管，要证实气腹针是否刺入腹腔，一是可在气腹针尾滴少量水，同时用力上提腹壁，若水滴被吸入气腹针内，说明已刺入腹腔；二是将充气导管与气腹针连接好后，给予低流量充气，若腹内压由低到高逐渐升高，同时腹部均匀对称膨隆，说明已刺入腹腔。该方法主要用于没有腹腔粘连和肠梗阻腹胀的患者。

（2）开放式充气法：对于既往有手术史或有腹膜炎，考虑可能有腹腔粘连的患者可采用开放式充气法，这样可以避免损伤肠管等内脏。开放式充气法是在穿刺点做2cm左右的小切口，并逐层切开至腹膜腔，然后用两把巾钳在切口两侧提起腹壁，用10mm套管（去掉穿刺时的内芯）轻轻插入腹腔后，再用7号丝线缝合部分切口，使套管与腹壁固定牢固，同时也防止气体漏出。对于部分有腹腔粘连的患者，在放置套管前，需用手指由切口进入腹腔进行钝性分离部分粘连。

2. 穿刺套管的置管技术与定位

腹腔镜手术所有的操作均需要相关手术器械通过穿刺套管进行，因此，掌握穿刺套管的置管技术非常重要。通常腹腔镜手术需要以下三个套管：腹腔镜的进镜套管、手术者的"主操作孔"和"辅助操作孔"。

（1）穿刺套管的插入：常用的穿刺套管有3种基本类型：重复使用的尖头穿刺套管、带安全鞘的一次性穿刺套管、钝头穿刺套管。穿刺套管时需注意以下几点：①穿刺点尽量避开腹壁血管。②穿刺时穿刺器必须垂直于腹壁。③穿刺时眼睛需注视监视器而不能注视腹壁，以免穿刺器穿入腹腔后损伤肠管等脏器。

（2）穿刺套管的定位：穿刺套管的定位对于腹腔镜手术的顺利进行有很大影响。穿刺套管的定位不但要有利于手术，而且要有隐蔽及美容效果。应注意避开腹壁较大血管、神经及膀胱等。穿刺切口应尽可能与皮肤纹路方向一致。第一穿刺套管常用来进腹腔镜，其位置多选在脐周。经第一套管置入腹腔镜后先做腹腔探视，根据探视结果，再决定其他穿刺套管的定位，一般遵循以下几个原则：①各穿刺点的器械均能顺利到达术野。②主操作孔应在术野对面。③主操作孔与辅助操作孔应尽量放在腹腔镜出入孔的两侧。④各操作孔之间的距离应大于10cm，以免相互干扰。

3. 腹腔镜的扶持

首先，扶镜者需要熟悉整个手术过程，熟悉术者的手术习惯，熟悉腹腔镜的方向感及视角的调整。手术中需遵循以下几个原则：①保持主刀的操作点在视野的中央。②保持镜头视线方向与主刀器械操作方向一致。③保持镜头与操作点适当的距离。④保持整个过程画面的稳定、平顺、流畅。

扶镜者在整个手术过程中要做到以下七字方针：正、中、稳、进、退、旋、跟。①正：要保持腹腔镜视野为正确方位（即在腹腔内，腹壁为天，在视野的上方；系膜为地，在视野的下方），使术者的观察角度符合开腹手术的习惯。②中：要求扶镜者保持主刀的操作点置于显示器中央，主操作器械在视野中央，其他器械在视野周边。③稳：要求扶镜时镜身的动作平稳，活动幅度小、慢，保持手术视野平稳、不晃动，以免造成术者的视觉疲劳。④进：寻找平面、分离血管、寻找出血点止血时扶镜者需要进镜。⑤退：术野进行大的调整、局部解剖层次不清（先退再进）、视野烟雾大、术毕前看腹腔整体情况时扶镜者需要退镜。⑥旋：对于30°腹腔镜来说，因其视线与镜身有30°的夹角，对于一些深部手术有很好的帮助，可以用旋转视角的方法来显露手术视野。⑦跟：扶镜者与术者要配合默契，不能只做到主刀做哪看哪，要有预见性，让镜头向主刀下一个术野移动，要做好两点：熟悉术者的手术习惯，术者与扶镜者长期的配合。总之，要想扶好腹腔镜需要长期的临床实践、术中认真琢磨体会。

4. 腹腔镜下基本技能

（1）分离技术：和常规开放手术一样，腹腔镜手术中分离技术是最基本操作之一，通过分离把要切除的病变组织与周围的正常组织分离开。分离的方法有：钝性分离、锐性分离、电刀分离、超声刀分离等。

（2）结扎技术：腹腔镜手术和常规开放手术一样，对于管状结构如大血管、胆囊管、阑尾根

部等需要先进行结扎才能切断。腹腔镜下结扎的方式
有夹闭法和体腔内打结结扎法。

　　1）夹闭法：夹闭法是腹腔镜手术中最简便的结
扎方式，需要专门的夹子和施夹钳来完成，一般用的
夹子分为可吸收夹（多采用生物材料，如Endo-clip）
和不可吸收夹（如金属钛夹，尼龙夹如Hemolock）。
施夹时，一定要判断管道能否被完全夹闭，且夹子应
与预夹闭管道相互垂直，勿成斜角。夹闭之前，术者
一定要看清楚夹子的尾端，防止误夹上预夹闭管道
深面的其他组织（图34-4）。

　　2）体腔内打结结扎法：在某些手术中，由于结
扎组织较少，或组织较多，以上方法都不适合时，也
可以通过在体腔内打结的方法进行组织结扎，其打结
方法与传统打结一样。

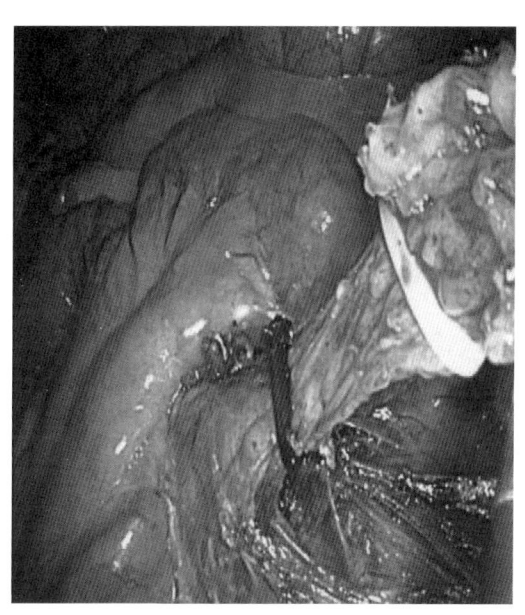

蓝色为可吸收夹，白色为Hemolock不可吸收夹。
图34-4　两种不同的血管夹

　　（3）缝合技术：和体腔内缝合法一样，随着腹
腔镜外科手术范围的不断扩大，腹腔镜下缝合技术显得相当重要。初学者应先在腹腔镜模拟训练
设备下做长期的练习，才可进行临床腹腔镜手术缝合。

　　（4）切割、吻合与钉合技术：腹腔镜手术中，胃肠等管道的切断吻合及疝的修补操作等，
可以不再用手术刀及丝线进行，而是应用腹腔镜的特殊器械，如切割吻合器与钉合器。常用的切
割吻合器有两种，一种是直线型切割吻合器，另一种是弧形切割吻合器。以上介绍了腹腔镜基本
技能的操作方法及注意事项。总的来讲，要完成一台腹腔镜手术需对这些基本手术技能进行长
期的训练，熟练掌握其操作步骤。对于初学者或刚毕业的外科医师来讲，可以借用腹腔镜训练模
拟器进行以上各技能的培训练习，在此基础上通过临床手术观摩，最后才能进行临床腹腔镜手术
操作。

（黄力）

第三十五章
消化道吻合器的使用与消化道重建

一、学习目的与要求

（1）了解消化道吻合器的种类、特点及应用范围。

（2）掌握消化道重建过程中各种吻合器使用方法。

（3）了解吻合器重建消化道过程中各种并发症或意外的处理。

二、学习方法与内容

（一）消化道吻合器种类

目前，消化道吻合（缝合或闭合）器被广泛应用于临床，是替代手工缝合的医疗器械。其主要工作原理是利用钛钉对组织进行吻合（闭合）和/或离断等，类似于订书机。消化道吻合器种类繁多，按形状及用途分为管型（圆形）吻合器、直线型切割吻合器、弧型切割吻合器等（表35-1）。

表35-1　消化道吻合器种类、主要特点及应用范围

种类	主要特点	应用范围
管型吻合器 （circular stapler）	钉仓含4排缝合钉环形排列，中间环形刀，切割闭合一体完成	消化管端端或端侧吻合、吻合器痔上黏膜环切术（PPH术）
直线型切割吻合器 （linear cutter）	缝合钉呈直线排列，4排或6排，击发时刀片从中间切开组织	消化管残端闭合、侧侧吻合、三角吻合
弧型切割吻合器 （curved cutter stapler）	4排或6排缝合钉呈弧形分两列，中间弧形刀片，呈弧形闭合并切割组织	闭合、离断膈下或盆腔深部消化管
直线型吻合器 （linear stapler）	无切割刀片，2排或3排缝合钉呈直线排列，对管腔或组织进行直线缝合	闭合消化管残端
腹腔镜专用吻合器	主要是各种直线切割闭合器，较长手柄及较细的钉仓，刚好能通过直径12mm或15mm穿刺器	腹腔镜下对消化管离断、吻合及闭合残端
荷包缝合器 （purse-string device）	自动完成荷包缝合	消化管待吻残端处的荷包缝合

（二）管型吻合器

1. 管型吻合器的结构及型号

用于各种腔道吻合的缝合器称为管型吻合器，又称为圆形吻合器或管型缝合器，包括弯轴型、直轴型、可曲型管型吻合器，其中，前两种临床常用（图35-1）。以往可重复使用的国产不锈钢管型吻合器已逐渐被一次性使用产品取代，两者工作原理一致。

弯轴型及直轴型管型吻合器基本结构一致。目前常用的一次性管型吻合器由抵针座（钉砧）组件、护针板（钉仓盖）、吻合器身组成。有的还配有穿刺器及抵针座延长杆。吻合器身包括钉仓组件、固定手柄、活动手柄、保险块、调节旋钮、指示窗等。钉仓组件中含有双排交替、环形排列的钛钉（以往是钽钉）及环形刀片。尾部的调节旋钮、指示窗可以分别调节和显示抵针座与钉仓之间的距离，该距离实际为组织的压榨厚度。

吻合时，通过机械传动装置吻合钉被击入已经对合好的待吻合组织内，吻合钉在穿过组织后受前方抵针座钉砧阻挡，向内弯曲，形成"B"形互相错位排列，将组织吻合在一起。同时，环形刀也被推出，在缝合钉内缘切除多余组织而形成吻合口。由于小血管可以从"B"形吻合钉空隙中通过，故不影响吻合部位及其远端的血液供应。

依据吻合器抵针座或钉仓外径（毫米数），管型吻合器可分为不同型号，吻合器的吻合钉数目及钉高随外径的增大而增加。弯轴型管型吻合器型号大体有21#、25#、26#、28#、29#、31#、33#等，主要用于消化管吻合，21#、25#、26#主要用于食管-胃吻合、小肠-小肠吻合、胃-空肠吻合、结直肠-回肠吻合，28#、29#、31#、33#主要用于结直肠吻合。直轴型管型吻合器型号大体有32#、34#、36#等，用于吻合器痔上黏膜环切术。

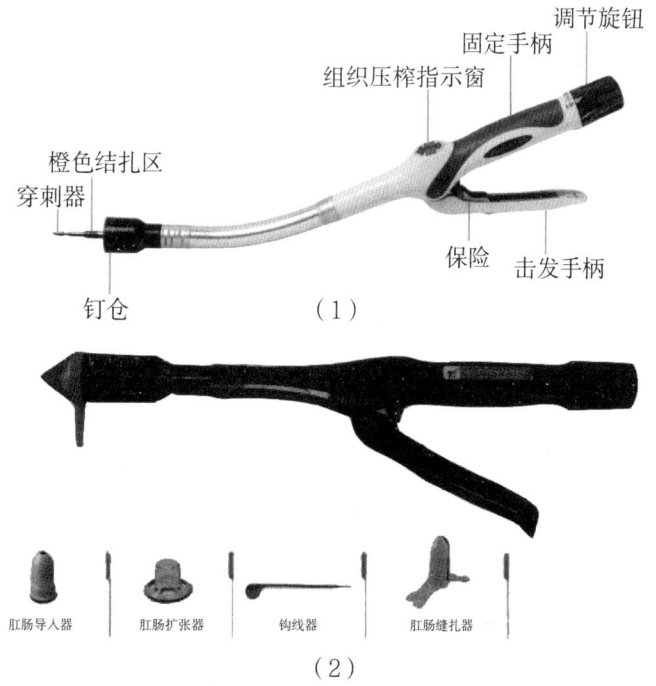

（1）弯轴型管型吻合器；（2）直轴型管型吻合器。

图35-1　管型吻合器

2. 管型吻合器在消化道重建中的应用

管型吻合器用于消化道吻合，吻合方式包括端端、端侧及侧侧吻合。使用时应根据消化管直径或大小选用合适型号的吻合器。一般情况下，待吻合消化管中有食管、小肠参与者，可选用25#或26#管型吻合器，结肠或直肠吻合可选用29#或以上型号。食管-胃吻合时，在食管残端置入25#或26#吻合器抵针座，胃侧置入吻合器进行端侧吻合。食管空肠吻合时，两者管径应相当，可行端端吻合或端侧吻合。小肠-小肠吻合时，可行端端、端侧或侧侧吻合，以端侧吻合较为常用。小肠-结肠吻合时多采用端侧吻合，于小肠残端置入25#或26#吻合器抵针座，吻合器身置入结肠腔后于结肠侧壁出穿刺针完成端侧吻合。小肠-直肠吻合时，可于小肠侧壁置入29#吻合器，经肛门置入吻合器身，行端侧吻合；或于小肠残端置入25#或26#吻合器抵针座，吻合器身经肛门置入，行端端吻合。

3. 使用管型吻合器可能出现的问题及处理方法

（1）吻合器不能插入肠管：主要原因是吻合器选择型号过大。处理方法：①根据肠管直径选择合适型号的吻合器。②用扩张器或卵圆钳扩张待吻合肠管。③肠管断端灌入少量液态石蜡。④吻合器插入肠管后，由助手扶稳吻合器，依吻合器的朝向摆顺远端肠管，术者双手握住纱布垫，将肠管推动并进入吻合器。

（2）吻合器退出困难：主要原因是吻合器选择型号过大和吻合口切割不全。处理方法：在退出吻合器前，用丝线在钉合线周围作数针间断浆肌层加固缝合，以防止退出吻合器时撕裂吻合口，然后先退出吻合器身，再退出抵针座。如仍不成功，可伸进食指，通过吻合口触及抵钉座侧边，中心杆向相反方向倾斜，使抵钉座一侧先退出吻合口，然后旋转并摆动中心杆，缓慢退出。除上述处理方法外，还可以在抵钉座侧、吻合口上方切开肠管，手指伸进肠腔内，捏住抵钉座，稍稍用力拨动，使抵钉座与吻合器分离，从切口取出抵钉座，退出吻合器后再缝合肠管的切口。如为吻合口切割不完全，则可在吻合口的近端或远端，距吻合口3cm以上切开肠管，直视下剪断黏附组织，并须对吻合口加固缝合数针，以减少瘘和术后出血的发生。但此法也容易产生另外的肠管切口缝合处瘘的风险，应该慎重选用。

（3）断端切除圈不完整：退出吻合器后，应立即常规检查组织切除圈是否完整，在取出切除圈之前应确定其四周与吻合口相对应的位置关系，然后取出切除圈。如发现切除圈不完整，必须在吻合口的相应位置全层加固缝合，以防吻合口瘘的发生。这种情况的出现多是由荷包缝线结扎不紧、抵钉座与钉仓间组织太多或抵钉座和钉仓合拢时过度挤压，断端裂孔超出钉合圈的范围所致。

（4）吻合口出血：发生原因有：①肠系膜缘分离不足。管型吻合器不能用作结扎血管，如系膜缘进入吻合口，切割吻合后往往在系膜缘发生出血。②缝合的组织过厚，压榨程度不足，缝合钉不能完全成为"B"形，切缘不能起到压迫止血的作用。③吻合器在击发前的使用过程中，钉舱内缝合钉脱落，击发后相对应的消化管钉合缺失。预防吻合口出血的方法有：①充分游离系膜缘。②吻合口组织过厚时采用手工缝合更为安全。③吻合器使用前要仔细检查钉舱内的缝合钉是否完整无缺。④如离吻合口不远有开放的消化腔道，可经此开放管口检查吻合口有无出血，对出血点进行缝扎止血。⑤当退出缝合器后见血液溢出时，应积极止血，系膜缘可加固缝线数针止血。

（5）吻合口缝合不全或撕裂：对于经验不足者来说，器械吻合所致缝合不全的并发症必须引起高度重视。实际上，缝合器缝合发生瘘的机会比徒手缝合更低，统计资料表明，器械吻合的吻合口瘘发生率为0.8%～2%，并不高于手工缝合者。术中判断有无缝合不全的方法有两种：一种是在肠腔内注入亚甲蓝或活性炭，观察有无染料漏出。另一种是将吻合口浸泡在生理盐水中，然后经胃管或肛管将空气注入消化管腔内，观察有无气泡逸出，如有逸出，应在吻合口的逸出部位加缝几针，全层修补吻合不全处，此法多能解决问题。缝合不全或撕裂不大的，可采取手工加缝的方法。如裂口较大，可拆开吻合口，重新用缝合器吻合或徒手吻合，修补缝合过多易引起吻合口狭窄，拆开重缝方法更为安全。

（三）直线型切割吻合器

1. 直线型切割吻合器的结构及型号

相比于管型（圆形）吻合器，直线型切割吻合器含四排交替、平行排列的吻合钉，操作完成后，其吻合面或闭合面呈直线。从本质上讲，两者工作原理一致。直线型切割吻合器主要用于胃、十二指肠、小肠、结肠残端的封闭，也可用于消化管的侧侧吻合。

直线型切割吻合器主要结构包括抵针座及固定把手、钉仓组件架及驱动把手、钉仓组件等（图35-2）。其中，抵针座及固定把手连为一体，钉仓组件架及驱动把手连为一体，驱动把手上含推动按钮、锁定/松开按钮、锁定杆等，钉仓组件由钉仓、推钉片、切割刀和吻合钉组成（有些产品将切割刀设置在驱动把手上）。

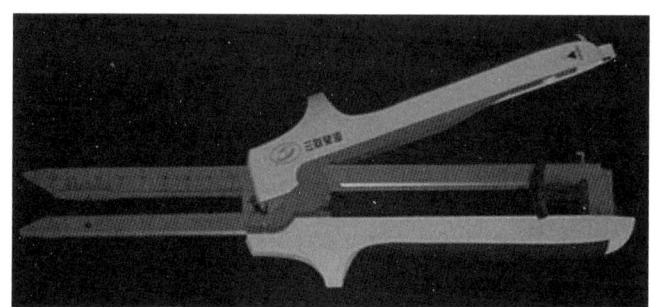
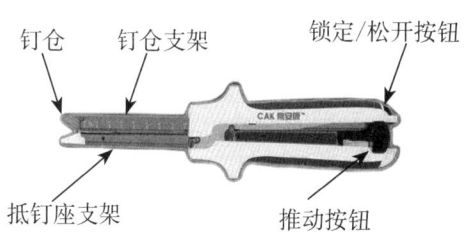

图35-2　直线型切割吻合器

利用直线型切割吻合器对消化管吻合或闭合时，将组织放在钉仓和钉钻之间，驱动把手下压夹持组织后，向前推动按钮，4排平行排列的吻合钉刺穿组织后受抵针座抵挡弯曲，形成"B"形互相错位排列，将组织吻合在一起。随即，切割刀也被推出，在已经闭合的四排吻合钉中间切开组织最终完成闭合或吻合。与管型吻合器一样，由于小血管可以从"B"形吻合钉空隙中通过，故不影响吻合部位及其远端的血液供应。

依据吻合器抵针座或钉仓长度外径，直线型切割吻合器可分为60mm、80mm、100mm等型号。

吻合钉数目随钉仓长度的增加而增加，不同型号的钉高也有差异。使用时，应根据所需吻合口大小、闭合消化管管径选择对应型号，宜大不宜小。

2. 直线型切割吻合器在消化道重建中的应用

直线型切割闭合器主要用于消化道残端闭合或消化道侧侧吻合。闭合残端时应根据消化道管径或大小选用不同长度或型号吻合器，一般闭合胃残端选用100mm型号，食管、小肠、大肠等可选用60mm或80mm型号。侧侧吻合时，考虑到两侧消化管共同开口闭合时需要消耗部分消化管，因此，宜选用80mm或100mm型号。制备小肠储袋时，因储袋长度需要15～20cm，故宜选用100mm型号。行侧侧吻合时，吻合口应选择在对系膜缘或距残端2.5cm以上，以保留较好的吻合口血供，共同开口关闭应将两侧的吻合处错开，以免两侧缝钉叠加影响吻合效果。用直线型切割闭合器进行消化管三角吻合时，待吻合残端的管径应基本一致，将两侧待吻合肠管靠拢后用缝线将其周径三等分，以闭合器分三次切割、闭合完成吻合。

3. 使用直线型切割吻合器可能出现的问题及处理方法

（1）吻合口周边组织裂开：组织过厚时使用侧侧吻合器可能出现组织裂开的情况。使用侧侧吻合器进行胃的关闭和胃肠吻合时，如钉脚长度为4.8mm，缝合组织厚度超过2.0mm是常见的。如果强行压榨到2.0mm，周边的组织可能裂开。如出现这种情况，可进行修补。在手术中如发现组织过厚，改用徒手缝合可能是预防组织裂开的最好方法。

（2）吻合口出血：吻合部位的出血原因有两种。第一种原因是组织过薄，如当侧侧吻合器钉脚长度为3.5mm时，适宜缝合厚度为1.75mm。如缝合组织厚度小于1.5mm时，就可出现吻合口压迫不紧，造成缝合部位的出血。预防的方法是选择钉脚长度合适的钉仓。缝合部位出血的处理是缝扎止血。第二种原因是侧侧吻合器缝合了系膜血管。系膜动脉若被缝钉穿透，且缝钉向内弯曲成"B"形时，缝钉穿透的孔隙增大，可造成缝合部位出血，所以在用吻合器进行胃肠道吻合或缝合时，应避免压榨系膜血管，以免引起出血或缝合部位的血供不足。吻合器不是血管结扎器，不能进行血管的结扎。

（3）吻合口梗阻：使用侧侧吻合器时，还可能出现缝合部位的梗阻。侧侧吻合器前臂插入肠腔要在肠的对系膜缘进行吻合。这样可以保证吻合口两侧血供的来源，同时减少两侧不对称造成的缝合口扭曲。侧侧吻合器前臂插入肠腔时，如一臂插入对系膜缘，另一臂插入靠近系膜缘处，缝合后的吻合口可能出现不同程度的扭曲，如有一支前臂与肠的长轴不平行，更加重了吻合口的扭曲，可造成不同程度的通过障碍。

（4）缝合不全：缝合不全是吻合器在胃肠外科应用的早期较常出现的一种并发症，侧侧吻合器的前臂越长，缝合不全的可能性越大，这是吻合器本身的缺陷。但目前美国某公司新研制的产品弥补了该项不足，新产品在向前推刀的过程中，前臂外侧各有一块黄色塑料块随刀向前移动，使前端的压力逐渐增大，间隙变小，前端压迫的组织不易被挤皱增厚，改善了器械本身的性能。缝合不全还有技术上的原因，如结肠上的脂肪太厚没有清除；组织太薄造成推刀时组织移动，缝合不匀；吻合器插入肠腔，锁上锁柄前组织摆放不匀、皱褶；吻合口的张力过大等。只要术者在操作时给予足够的注意，这些缺陷是可以避免的。

（四）弧型切割吻合器

弧型切割吻合器含4排或6排缝合钉，呈弧形排列，切割刀片也是弧形的（图35-3）。其主要用于低位直肠的闭合、离断。

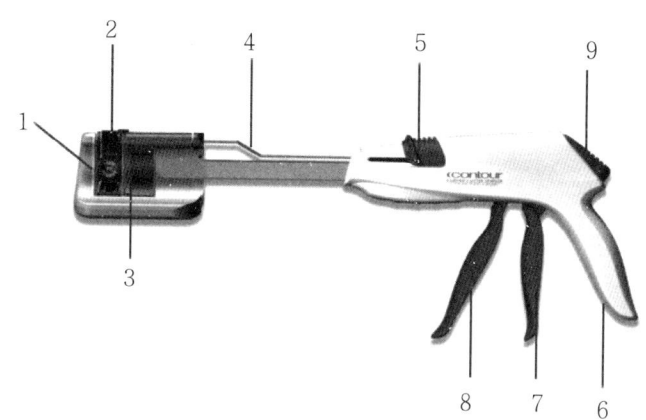

结构说明：1—抵钉座；2—保护垫；3—钉仓模块；4—定位杆；5—定位按钮；6—固定手柄；7—对合手柄；8—击发手柄；9—手柄复位按钮。

图35-3　弧型切割吻合器

弧型切割吻合器主要结构包括手柄、连接杆、定位杆及头部的弧形夹板，手柄部件含对合手柄（合拢时夹持组织）、击发手柄（按下时闭合并切割夹持的组织）、固定手柄（把持稳定整个装置）、定位按钮（连接并移动定位针）、复位按钮（释放对合手柄），弧形夹板包括抵针座及其支架、钉仓组件及护钉板。

弧型切割吻合器弧形的较小头部使其容易深入盆底，同时，头部的曲面结构及其扁平的连接杆为操作提供了较好的视野；定位针能有效防止夹持组织的溢出，并利于吻合器滑行移动到合适的切割部位，其尾部的手柄及复位按钮有利于单手操作，各手柄分开排列，使操作步骤清晰，有效防止失误操作。

使用弧型切割吻合器时，凸面朝向肛门侧，待闭合肠管被夹持后，前推定位按钮，定位针落位后，移动吻合器至肠管待闭合位置，按下对合手柄，再按下击发手柄，缝合钉闭合组织，随即弧形刀片推出，闭合切割完成。按下复位按钮，推出闭合器。

目前，弧型切割吻合器的有效切割长度多为40mm，直线长度约30mm，因此可在30mm的狭小盆底空间完成40mm的组织缝合。部分产品有不同的钉高设计，根据不同组织厚度选用。

（五）直线型吻合器

直线型吻合器外形类似于弧形切割吻合器，含2排或3排平行排列的缝合钉。两者区别在于直线型吻合器无切割刀片及头部夹板非方形也非弧形，因无弧形刀片，故仅有闭合功能（图35-4）。直线型吻合器主要用于关闭消化道切口或残端，也可用于做三角形消化管吻合。

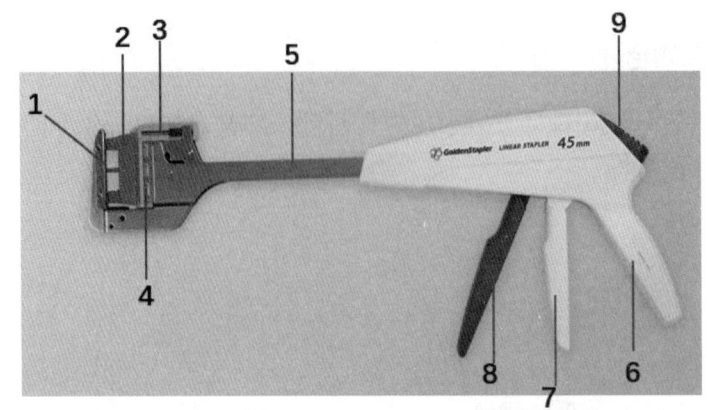

1—抵钉座；2—保护垫；3—定位销；4—钉仓模块；5—连接杆；6—固
定手柄；7—对合手柄；8—击发手柄；9—复位按钮。

图35-4　直线型吻合器

直线型吻合器主要结构包括手柄、连接杆、头部的弧形夹板，手柄部件与弧形切割吻合器类似，含对合手柄、击发手柄、固定手柄、复位按钮，弧形夹板包括抵针座及其支架、钉仓组件及护钉板、定位销等。

使用直线型吻合器时，待闭合或待吻合消化肠管被夹持后，前推定位销按钮，按下对合手柄，再按下击发手柄，缝合钉闭合组织，切除富余组织后，按下复位按钮，钉合组织即与闭合器分离。

目前，依据钉仓长度，直线型吻合器有30mm、45mm、60mm等型号，分别用白、蓝、绿等颜色表示。根据所需闭合组织的厚度及宽度选择合适型号。

（六）消化道吻合器在消化道重建中的应用

与较传统的手工缝合重建消化道相比，吻合器或闭合器重建消化道具有快速、方便、整齐等优点，特别是在盆腔或膈下等处优势明显。在具体的各种胃肠手术中，多数情况下是各种吻合器的组合应用。下面以消化道重建术中较为复杂的胃癌根治术为例，阐述吻合器在消化道重建中的应用。

1．根治性远端胃切除、Billroth Ⅱ式消化道重建

（1）在裸化幽门远侧3cm处十二指肠球部，用直线型吻合器（也可用60mm吻合器、腔镜用切割吻合器）夹闭该处肠管，击发后于头侧贴吻合器切断。松开吻合器并退出（图35-5、图35-6）。

（2）距肿瘤近侧4～6cm处裸化胃壁，置入直线型吻合器（也可用100mm吻合器、腔镜用切割吻合器）闭合该处胃壁并肛侧切断，并移除切除的标本（图35-7、图35-8）。

（3）上提距Treitz韧带10～12cm肠管，与胃后壁靠拢，距胃残端2.5cm处后壁浆肌层及上提空肠浆肌层缝线牵引，大弯侧缝线处胃后壁及空肠对系膜缘分别灼开一小口，分别置入80mm直线型切割吻合器的抵针座及钉仓（臂），夹闭后击发，行胃-空肠侧侧吻合（图35-9）。

（4）用直线型吻合器关闭上述胃空肠共同切口，完成胃肠吻合（图35-10）。

（5）也可在步骤（1）、步骤（2）完成之后，提起近端空肠，距Treitz韧带10cm处置荷包钳、荷包线（也可用荷包缝合钳），切除富余组织后置入25#或26#管型吻合器抵针座，收紧荷包缝线打结（图35-11）。

（6）距胃残端2.5cm处胃前壁灼开小口，置入管型吻合器身，后壁对应位置出穿刺针，与抵针座中心杆对接，收紧吻合器后击发行胃-空肠吻合（图35-12）。

（7）管型吻合器闭合胃前壁切口，完成胃-空肠吻合（图35-13）。

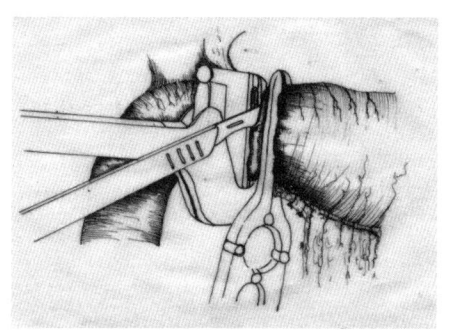

图35-5　离断十二指肠

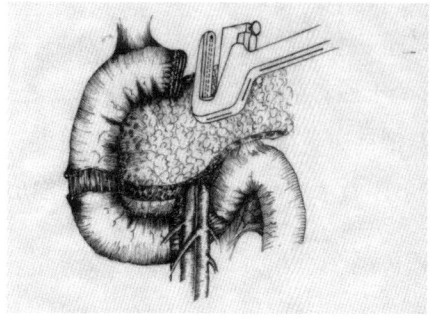

图35-6　十二指肠离断完成

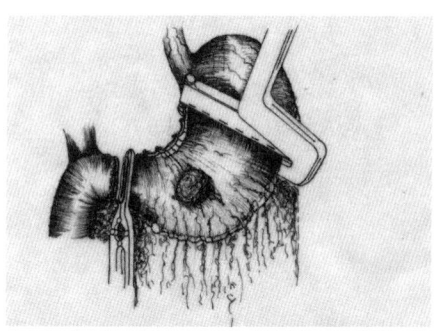

图35-7　断胃

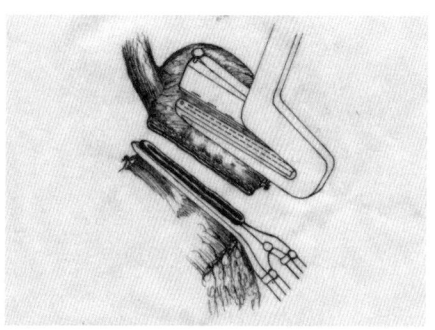

图35-8　断胃完成

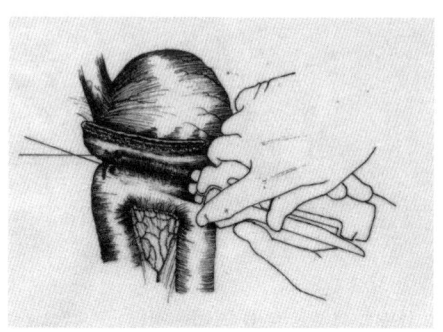

图35-9　胃-空肠侧侧吻合

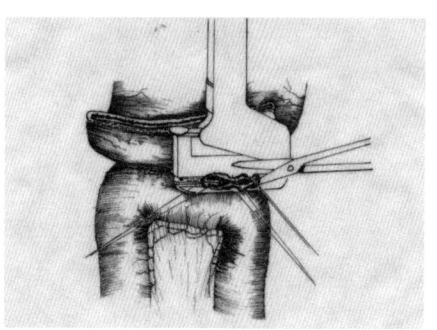

图35-10　关闭共同开口

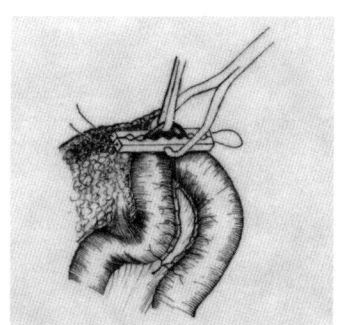

图35-11　近端空肠荷包缝合

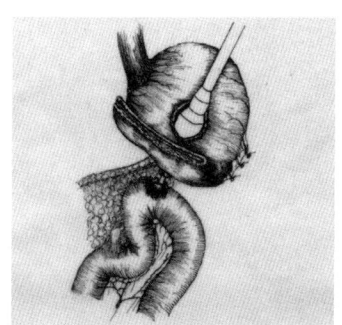

图35-12　管型吻合器行胃-
空肠侧侧吻合

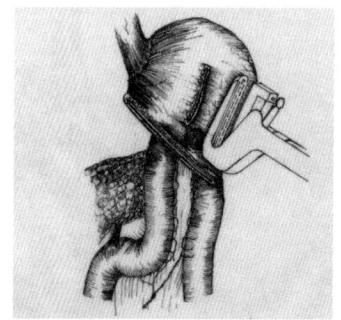

图35-13　管型吻合器行胃-
空肠侧侧吻合完成

2．根治性近端切除

（1）腹段食管裸化完成后，距贲门3cm处放置荷包钳、荷包线（图35-14），贴荷包钳肛门侧离断食管，松开荷包钳，于近切端置入25#或26#管型吻合器抵针座，收紧荷包缝线打结（图35-15）。距肿瘤远侧4～6cm处裸化处胃壁，并置100mm直线型切割吻合器，夹闭后击发，断胃，使残胃呈管型。移除标本（图35-16）。

（2）于残胃前壁，距胃残端2.5cm处灼开小口，置入吻合器身，于管型胃的顶端出穿刺针，与吻合器抵针座对接，旋紧吻合器，击发，行食管-胃端侧吻合（图35-17）。

（3）用直线型吻合器闭合残胃前壁切口，完成胃食管吻合（图35-18、图35-19）。

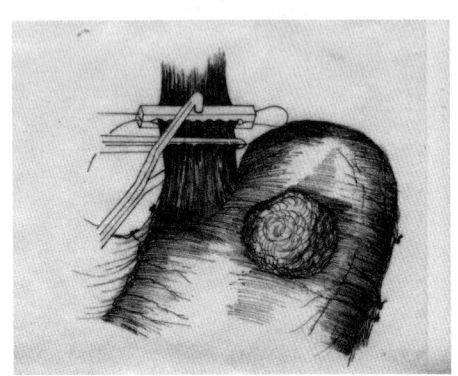

图35-14　食管荷包缝合

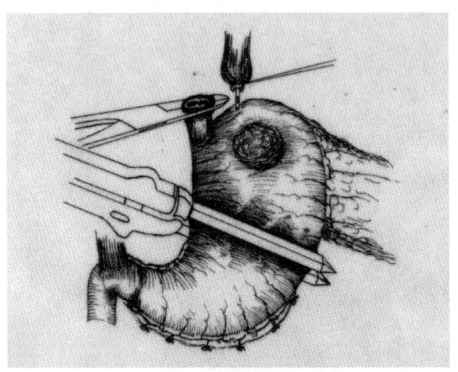

图35-15　食管残端置入抵针座并断胃

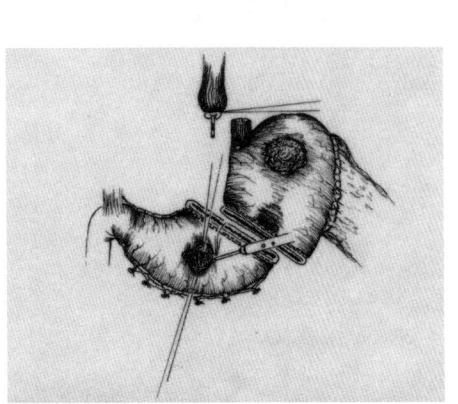

图35-16　残胃前壁开口

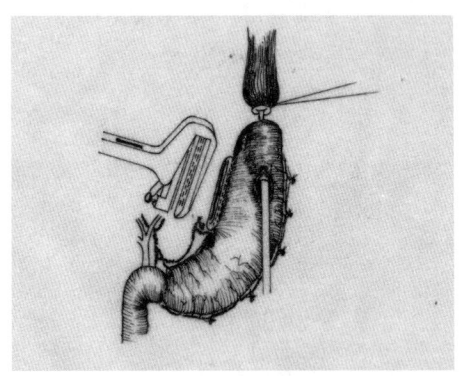

图35-17　完成食管-胃端侧吻合

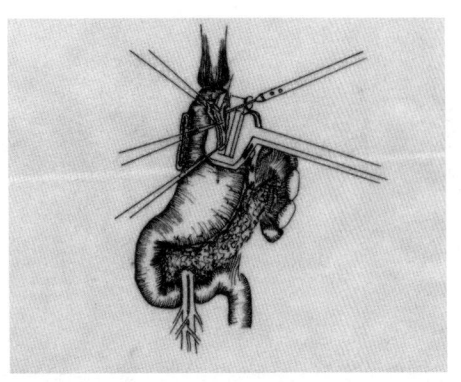

图35-18　闭合残胃切口

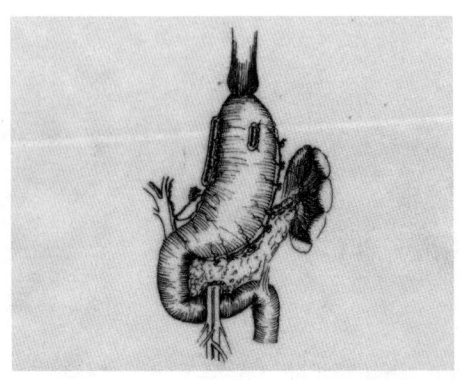

图35-19　胃食管端侧吻合完成

3. 根治性全胃切除

（1）裸化距幽门远侧3cm处十二指肠球部，置60mm切割吻合器，夹持后击发、离断十二指肠（图35-20、图35-21）。

（2）裸化距贲门3cm处食管，置荷包钳、荷包线，贴荷包钳肛门侧离断食管。移除全胃标本。食管残端卵圆钳扩张后置入25#或26#吻合器抵针座，收紧荷包线打结（图35-22至图35-24）。

（3）距Treitz韧带15cm处离断空肠及其相应系膜，分别于远切缘及近切缘置荷包钳、荷包线。距远切缘15cm处对系膜缘灼开小口，置入吻合器身，并向头侧伸出，钉仓抵达远切缘时，伸出吻合器中心杆，收紧荷包线，打结于中心杆上，中心杆与食管残端吻合器对接，旋紧吻合器对合两断端，击发后行食管-空肠端端吻合，松开并退出吻合器（图35-25）。

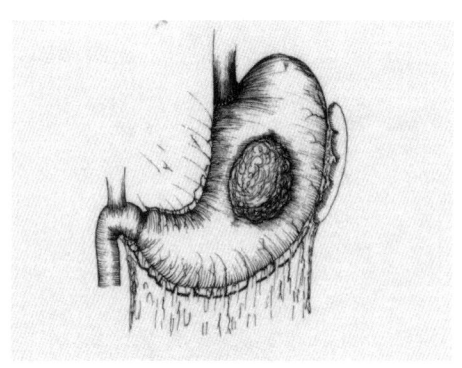

图35-20　食管-胃切除线

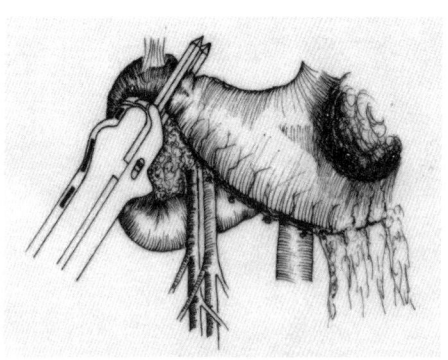

图35-21　离断十二指肠

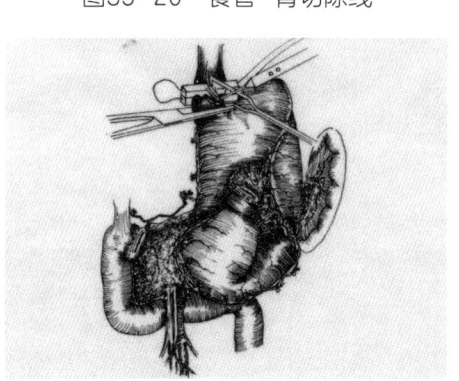

图35-22　食管荷包缝合

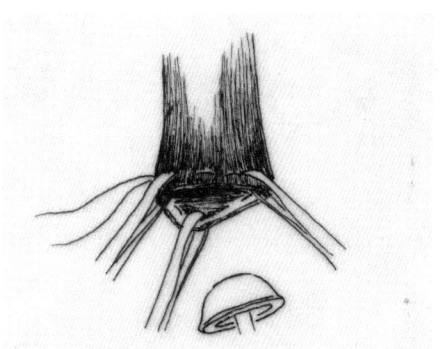

图35-23　食管残端置入抵针座

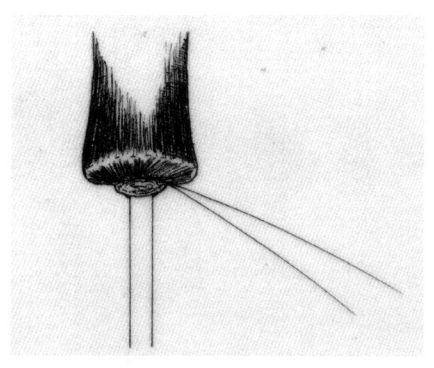

图35-24　食管残端置入抵针座并荷包缝
合结扎完成

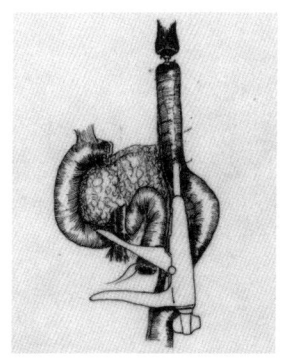

图35-25　食管-空肠端端吻合

（4）空肠近切端置入25#或26#管型吻合器抵针座，收紧荷包线打结。上述空肠对系膜小切口再次置入吻合器身，吻合器身伸向远侧肠断，距空肠切口20～25cm处出穿刺针，与近切缘吻合器抵针座对接，对合待吻两断端后击发并退出吻合器，完成空肠-空肠端侧吻合（图35-26）。

（5）也可采用食管-空肠端侧吻合、空肠-空肠侧侧吻合的方式进行消化道重建。在完成步骤（1）、步骤（2）并距Treitz韧带15cm处离断空肠及其相应系膜后，于空肠远切端置入吻合器身，于远侧空肠3～4cm处对系膜缘出穿刺针，与食管残端吻合器抵针座对接，对合待吻组织后击发并退出吻合器，空肠远切端用直线型吻合器闭合并切除富余组织（图35-27、图35-28）。

（6）距食管-空肠端侧吻合口远侧45cm处对系膜缘置荷包钳、荷包线，切开肠壁组织后，置入25#或26#吻合器抵针座，收紧荷包线打结，于空肠近切端置入吻合器身，于近侧空肠3～4cm处对系膜缘出穿刺针，与上述抵针座对接，对合待吻组织后击发并退出吻合器，空肠近切端用直线型吻合器闭合并切除富余组织。完成空肠-空肠侧侧吻合（图35-29至图35-33）。关闭系膜裂孔。

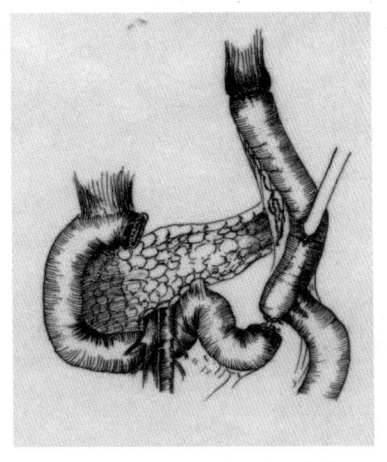

图35-26　空肠-空肠端侧吻合

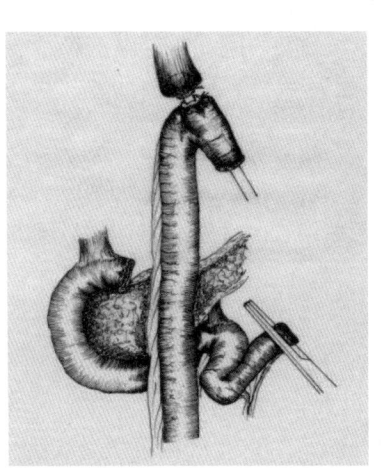

图35-27　食管-空肠端侧吻合

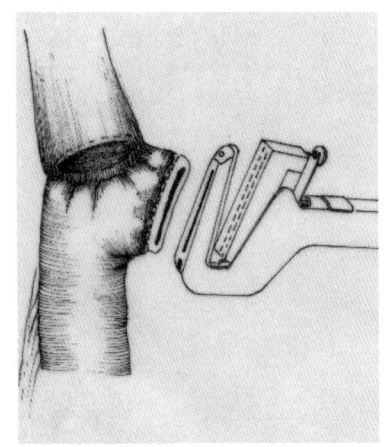

图35-28　关闭食管-空肠吻合
口旁空肠残端

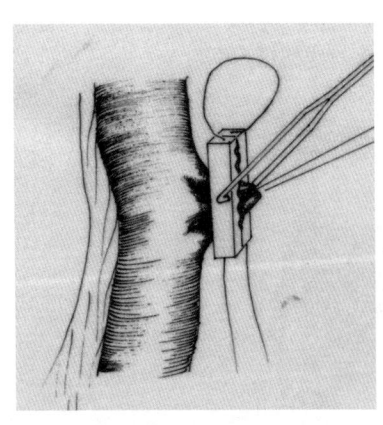

图35-29　空肠荷包缝合

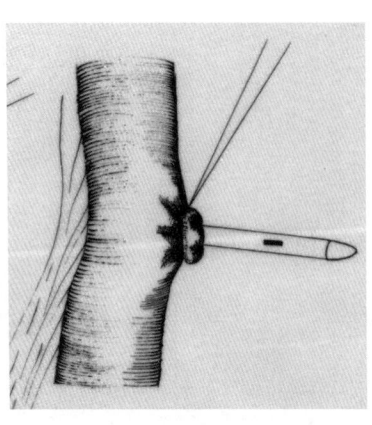

图35-30　空肠侧壁荷包缝合

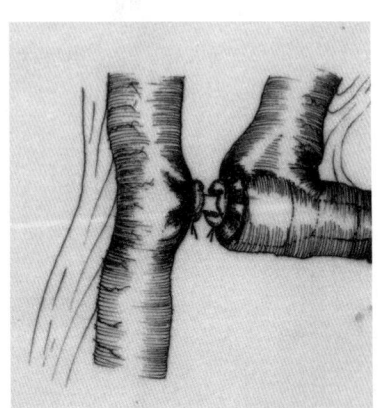

图35-31　空肠-空肠侧侧吻合

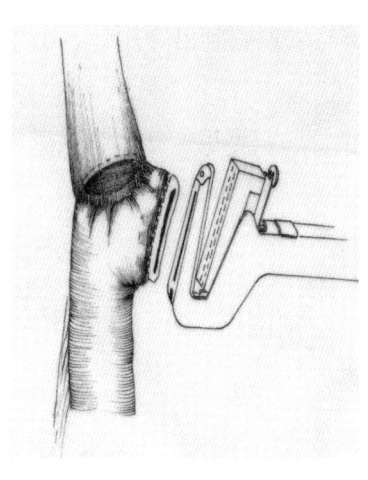

图35-32 闭合空肠残端

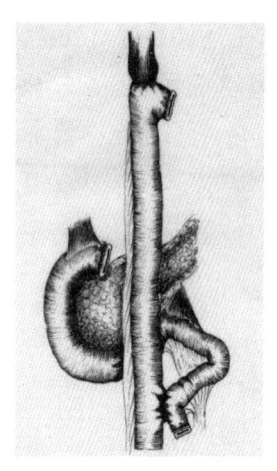

图35-33 空肠-空肠侧侧吻合完成

4. 空肠代胃手术

（1）步骤：①根治性全胃切除步骤。②处理食管残端，置入25#或26#吻合器抵针座（图35-34）。移除标本。

（2）距Treitz韧带15cm处，用60mm直线型切割吻合器闭合、离断空肠（图35-34）。

（3）以距空肠远切端15～20cm肠壁为顶点折叠肠管，对系膜缘靠拢后分别于顶点、远切缘处行两侧肠壁的浆肌层缝线标识、牵引。于远切缘及相应位置对侧空肠的对系膜各灼开一小口，分别置入100mm的直线型切割吻合器抵针座及钉仓，对合、击发、松开吻合器后形成100mm的空肠储袋，再次置入吻合器，沿上述吻合面继续吻合上述相互靠拢的空肠壁，最后形成200mm的空肠储袋（图35-35）。

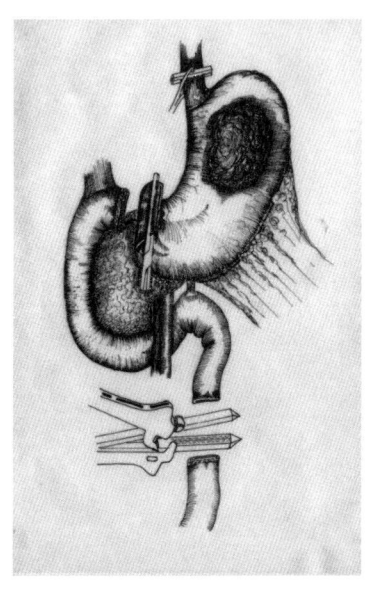

图35-34 离断十二指肠及食管荷包缝合

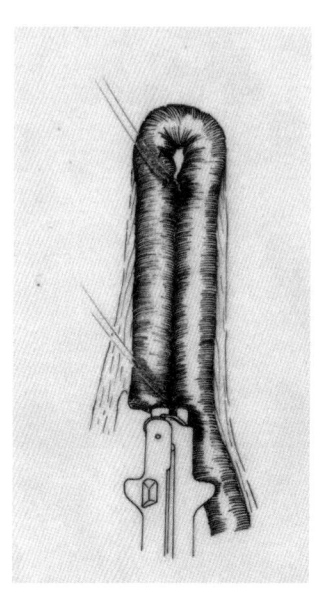

图35-35 空肠储袋制备

（4）于上述储袋开口处置入管型吻合器身，于储袋顶点刺出穿刺针，与食管残端抵针座对接，完成食管空肠吻合（图35-36）。

（5）距食管空肠吻合口远侧45cm处，以60mm直线型切割吻合器行空肠-空肠侧侧吻合（图35-37）。

（6）直线型吻合器关闭空肠共同开口（图35-38）。

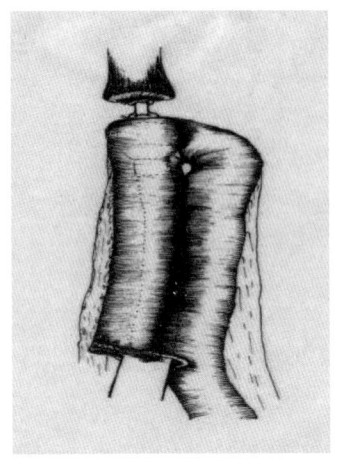 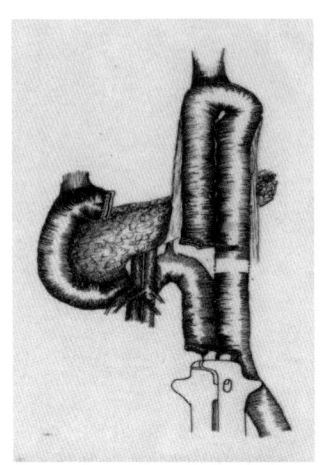 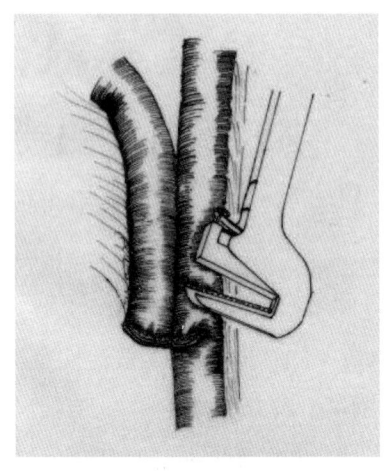

图35-36 食管空肠储袋吻合　　　图35-37 空肠-空肠侧侧吻合　　　图35-38 关闭空肠共同开口

（吴晖）

第四部分

动物外科篇

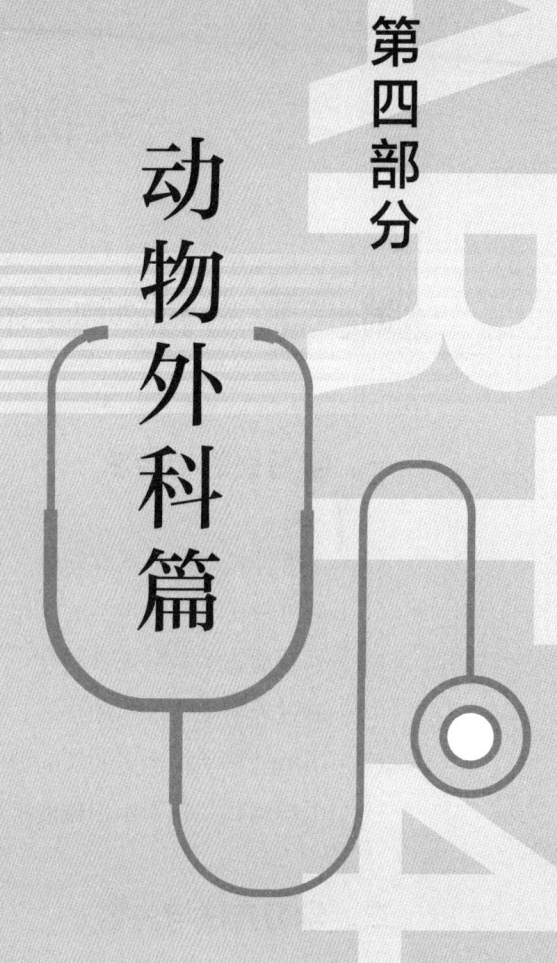

第三十六章
动物外科手术实验指导

第一节 外科动物手术总论

一、学习目的与要求

（1）了解外科动物手术学的概念。

（2）通过外科动物手术学的学习，掌握无菌技术、常规手术器械的识别及其正确使用方法。

（3）了解动物手术室规章制度。

（4）通过外科动物手术的学习，掌握外科基本手术技能。

（5）了解外科动物手术的实验要求。

（6）了解动物及其手术器械的准备。

二、学习方法与内容

（一）外科动物手术学的概念

外科学是一门非常重视手术操作诊治的临床学科。外科动物手术学是一门通过外科动物手术操作的理论学习和实验训练，加深对外科学理论和临床手术操作的理解和巩固，使每个医学生或年轻医师掌握必要的外科及外科手术知识和技能，能够独立地进行外科手术和外科疾病处理的实践性科学。

由于手术操作的哺乳动物与人体解剖结构不尽相同，外科动物手术与临床手术操作的难易程度也不一样，但是其基本的要求和操作步骤是相同的。为了训练外科医师手术的基本技能和操作技巧，培养牢固的无菌观念和集体协作精神，医学生或年轻医师必须首先通过外科动物手术学的学习与训练，才能逐渐过渡到临床手术操作。

外科动物手术学正是一门为了实现上述目标而设计的附属于外科学的课程，通过对外科动物手术学的学习，医学生或年轻医师必须掌握无菌技术、灭菌法，学会正确地穿手术衣、戴无菌手套，对手臂、手术区皮肤进行消毒和铺盖无菌治疗巾等；认识常见手术器械和学会正确使用方法，掌握基本的组织切开、分离、止血、结扎和缝合等外科操作基本技能。通过一步一步对具体手术的操练，初步掌握手术的基本技巧，并深刻理解这些操作的理论依据，为以后的临床深入学习打下坚实的基础。

医学生或年轻医师进入动物手术室的心态应当等同于进入医院手术室，必须严肃、认真对待。绝对不能认为"这是在做动物手术"而在思想上放松对自己的严格要求，应该与患者手术一视同仁，用仁慈之心对待手术的动物，以高度同情心、责任心完成手术，全程树立生命至上观念。严格按照动物手术室的一切规章制度进行学习或训练活动。通过对动物手术学的学习，从各个方面严格要求自己，为把自己培养成为一名具有高素质、扎实理论基础知识和熟练临床基本操作技能的合格外科医师奠定坚实的基础。

外科动物手术学是一门基础与临床实际操作技能相结合的过渡性学科，具有很强的实践性，要求多动手、多思考、勤操练，在课堂内外都应该反复练习，才能尽快掌握。动物手术是一项集体性工作，要求有明确的分工，各司其职，密切配合，才能顺利优质地完成手术。强化医学生或年轻医师对手术学的感性认识，培养严格的无菌观念，熟悉各种消毒方法及加强外科基本技能的训练，为进一步掌握外科临床手术操作打下良好基础。因此，医学生或年轻医师在学习该课程的过程中，实际上培养了多方面的领导能力和集体主义观念。该课程的设置，覆盖了国家执业医师考试及住院医师考试很多内容，希望医学生或年轻医师努力学习，为自己将来的职业生涯打下坚实的基础。

（二）动物手术室规章制度

动物手术室规章制度：①遵守纪律，不迟到、早退和无故缺席。②尊敬老师和同学，互帮互助。③严格遵守动物外科手术的无菌操作规则。必须在穿手术衣、戴口罩和换手术室专用鞋后才能进入手术室。④手术室里必须保持安静，减少走动以免带来感染。⑤爱护公共财物，厉行节约，如损坏物品，立即报告并登记。⑥预习实验课内容，每次动物手术事先分工明确。⑦手术完毕后，将动物护送回动物房，等待动物清醒后方可离开。⑧进行小组讨论，做好手术记录和麻醉记录，下一次上课交老师修改。⑨手术护士将手术器械清洗干净、擦干，点清数目后交还动物手术室管理人员。⑩课毕，将用过的衣帽和鞋整理好，并送回原处，做好实验室清洁工作。

（三）通过外科动物手术的学习，掌握外科基本手术技能

（1）手术全程严格树立牢固的无菌观念。

（2）掌握灭菌、消毒的概念和方法。

（3）掌握正确戴口罩、帽子，手术洗手，穿手术衣、戴无菌手套，对手术区皮肤进行消毒和铺无菌巾（包括不同手术区消毒范围和原则）的方法，以及手术进行中的无菌原则。

（4）认识常规外科手术器械并掌握其正确使用方法，包括各种外科缝线的正确选择，吻合器的操作使用等。

（5）掌握组织切开、分离、止血、结扎和缝合等外科操作基本技能。

（6）掌握普通外科常见的手术方式，包括阑尾切除术、胃穿孔修补术、胃肠吻合术或小肠吻合术等基本手术术式。

（四）外科动物手术的实验要求

（1）一般要求：入动物手术室后换穿手术室准备的清洁鞋和衣服，戴口罩及帽子，口罩必须盖住鼻孔，帽子要盖住全部头发。剪短指甲，甲缘下不能留有积垢。手臂皮肤破损或有化脓性感染时，不能参加手术。

每组4~5人，每组分配1只动物进行手术，事先安排主刀、第一助手、第二助手和器械护士角色，轮流更换。

（2）掌握外科手消毒、穿全围式无菌手术衣、戴无菌手套方法。

（3）掌握手术动物术区消毒、铺无菌巾方法。树立无菌意识，学会无菌操作。

（4）准确认识常用手术器械；掌握基本手术器械的持拿方法；了解各种缝线的优缺点，选用合适的缝线；了解各种消化道吻合器的使用；了解以上各种手术器械及缝线的用途。

（五）动物及其手术器械的准备

（1）备好手术使用的检疫动物（犬）及麻醉药。

（2）手术人员用品的准备：包括刷手服、一次性帽子及口罩、无菌全围式手术衣、医用橡胶手套、无菌毛刷、无菌方巾、涂手液、涂手消毒液等。

（3）备好无菌手术包及手术器械：包括无菌手术包1个（双层包布皮2个、大孔单1个、中单2个、小单4个、消毒碗1个、卵圆钳2把、巾钳4把、弯盘1个、消毒纱布块3块）；手术刀柄及其刀片、布巾钳、大小血管钳、有齿镊、无齿镊、压肠板、拆线剪、线剪、组织剪、腹部拉钩、持针器、角针、圆针、S钩（弹力钩）、胃钳、肠钳、卵圆钳及各种型号的丝线、可吸收线等。

第二节　静脉切开术

一、学习目的与要求

（1）掌握静脉切开的适应证和禁忌证。

（2）熟悉动物手术时静脉切开的解剖要点及手术步骤。

（3）熟悉静脉切开插管输液的方法。

（4）巩固练习无菌技术和基本操作。

二、学习方法与内容

静脉切开术是医学上一种常用的手术方法，当遇到出现如休克、大出血等紧急情况的患者时，如果需要快速、大量的输血输液，而通过外周静脉输液比较困难时，往往就会采用静脉切开术这种急救方法，其可行快速、大量输液治疗。但在有条件的医疗单位，应尽可能采用深静脉穿刺置管补液，尽可能减少做静脉切开补液，因为静脉切开是毁损性手术，切开一条静脉就废弃一条静脉，而深静脉穿刺置管补液治疗结束后拔除，该静脉尚可使用。

（一）适应证

（1）患者有严重外伤、大面积烧伤、大出血、严重感染或伴有休克、脱水等紧急情况，为了迅速建立各种液体和抢救药物的输注通道，而静脉穿刺不成功或不能保证输液速度者，应立即行静脉切开术。

（2）需较长时间维持静脉输液，而表浅静脉和深静脉穿刺有困难或已阻塞者。

（3）在大手术时，静脉穿刺有困难或输注速度不良者。

（4）施行某些特殊检查，如心导管检查、右心室内起搏电极的安装、中心静脉压测定等。

（二）禁忌证

静脉周围皮肤有炎症或有静脉炎、已有血栓形成或有出血倾向者。

（三）麻醉与体位

（1）麻醉：狗的麻醉使用3%戊巴比妥钠25～30mg/kg腹腔内注射。

（2）体位：仰卧位、固定肢体。

（3）拟手术的腹股沟区备皮去毛。

（四）解剖要点

静脉切开术的方法：一般选择四肢表浅静脉切开，最常用的是内踝前或卵圆窝处大隐静脉。

大隐静脉（great saphenous vein）起于足背静脉弓内侧端，经内踝前方，沿小腿内侧缘伴隐神经上行，经股骨内侧髁后方约2cm处，进入大腿内侧部，与股内侧皮神经伴行，逐渐向前上，在耻骨结节外下方穿隐静脉裂孔，汇入股静脉，其汇入点称为隐股点。

本实验是以狗的股静脉模拟人体的大隐静脉作静脉切开补液。

（五）手术步骤

临床工作中，需要静脉切开的患者，病情都十分紧急、危重。这些患者因为失血、失液或休克，静脉充盈差或塌陷，从皮肤表面不易找见，伴行的动脉也可因病情触摸不清，给定位造成困难。

（1）切口：本实验是以狗的股静脉模拟人体的大隐静脉，其方法是在大腿内侧上1/3摸到股动脉搏动后，在其内侧纵行切开皮肤（切后3～4cm）。

（2）游离股静脉：分离皮下软组织，找到股静脉，将其周围组织分离，游离出长约2cm的静脉。注意不要划破血管。

（3）穿线过股静脉，股静脉远心端结扎，近心端打一活结。取一根约30cm长的4号丝线，折成二等分，由血管钳夹住线的双折处，经静脉下方穿过，然后剪成两段，并分开拉向静脉两端，可先在静脉远心端结扎，以免切开静脉时出血，线结暂不剪断留做牵引；另一段丝线放于静脉近心端，做一很松的活结，暂不收紧，以备固定静脉插入的针头或管。

（4）准备好输液装置：检查静脉插管的塑料管，头端应剪成一钝头斜面，不宜过尖。用注射液少许冲洗塑料管，并将所输液体灌满管腔内。

（5）切开股静脉，放置静脉输液管。将2条丝线吊起，助手拉紧远心端结扎线，术者拉近心端丝线，用小弯剪剪开血管周径1/3至1/2（勿剪断），将塑料管插入静脉管腔内5cm以上，将近心端丝线结扎，注意莫结扎过紧或过松，固定塑料管，接上补液，输液通畅，确认无漏液或漏血后，缝合皮肤，皮肤表面固定塑料管补液。

第三节　剖腹探查术

一、学习目的与要求

（1）熟悉临床上剖腹探查术的解剖要点及手术步骤。

（2）巩固练习无菌技术和基本操作。

二、学习方法与内容

剖腹探查术是一种普外科医师用来寻找病因或确定病变程度进而采取相应手术的检查和/或治疗方法。急腹症、急性消化道出血和腹部肿块等疾病的增多使剖腹探查术成为医院一种常见的手术类型。剖腹探查术是腹部手术的前期操作部分，有多种手术切口可供选择。本实验以狗的上腹部正中切口作为操作练习。

（一）适应证

（1）各种胃肠外科、肝胆外科、泌尿外科和妇产科等疾病需要开腹或腹腔镜手术的患者（如肿瘤、结石等患者）。

（2）有内脏损伤（出血、腹膜炎）的腹部伤者。

（二）麻醉与体位

（1）麻醉：狗的麻醉使用3%戊巴比妥钠25～30mg/kg腹腔内注射。

（2）体位：仰卧位、固定肢体。

（3）拟手术的全腹区域备皮去毛。

（三）解剖要点

腹前外侧壁的上界为剑突、肋弓及第11、第12肋的游离缘，下界为耻骨联合、腹股沟及髂嵴。两外侧界为腋后线。腹前外侧壁层次由浅入深可分为6层。

1．皮肤

腹壁皮肤薄，富有弹性，移动性较大，但正中线、脐环以及腹股沟等处皮肤活动度较小。

2．皮下组织（浅筋膜）

由脂肪及疏松结缔组织构成，约在脐平面以下，可分为浅、深两层。浅层是Camper筋膜，为富有弹性的纤维筋膜，是脂肪层，向下与大腿的脂肪层相连续；深层是Scarpa筋膜，为富有弹力纤维的膜样组织，较坚韧，与深面肌肉相贴。在中线处附着于腹白线，向下于腹股沟韧带下方约一横指处附着于阔筋膜，Scarpa筋膜在耻骨结节与耻骨联合之间继续下行至阴囊，与会阴浅筋膜（Colles筋膜）相连。

3．肌层

腹前壁的肌肉由两侧的扁平肌和中间的腹直肌组成，各层扁平肌纤维的方向均不相同。扁平肌由浅入深为腹外斜肌、腹内斜肌及腹横肌。三层肌纤维呈交叉排列；腹外斜肌的纤维方向斜向前下，向内侧近腹直肌外缘处形成一宽而薄的腱膜，越过腹直肌的浅面，止于腹白线。腹内斜肌纤维的方向斜向上内，与肋间内肌纤维方向一致。在腹直肌外侧缘附近变成腱膜，然后分为两层包裹腹直肌，构成腹直肌鞘。在脐下4～5cm处腹内斜肌及腹横肌的筋膜均移行于腹直肌鞘前层，鞘的后层缺如，形成一弓状游离缘，称为半环线。此线以下部分，腹直肌的后面仅有增厚的腹横筋膜。两侧腹直肌鞘在中线相连处为腹白线。腹白线血管较少。腹横肌最薄，其纤维方向为横行，变成腱膜后行于腹直肌深面，但在脐与耻骨联合的中点以下移行于腹直肌的浅面。腹直肌纤维呈垂直，位于腹白线两侧，被腹直肌鞘包裹，前面有腱划3～4条，深入肌中，并与腹直肌鞘前层密切结合。

4．腹横筋膜

腹横筋膜是衬于腹横肌深面的一层筋膜，与腹膜壁层之间有腹膜外脂肪，该层脂肪与腹膜后间隙的疏松结缔组织相连续。

5．腹膜外脂肪

腹膜外脂肪为充填于腹横筋膜与腹膜壁层之间的脂肪组织，下腹部特别是腹股沟处脂肪组织较多。

6．腹膜壁层

腹膜壁层为腹壁的最内层，由覆盖脏器表面的腹膜脏层相移行，脏、壁两层之间的空隙为腹膜腔，其内有少量浆液。腹膜壁层较薄。临床上腹部手术作切口时，所称的切开腹膜，指的是将腹膜外筋膜、腹膜外脂肪及腹膜壁层切开。

腹前壁的血管和神经：腹前壁的深层动脉有腹壁上、下动脉，进腹直肌鞘后，走行于腹直肌深面或肌内，在脐附近相互吻合。在腹前壁外侧有第7～11肋间动脉及肋下动脉和4对腰动脉，走行于腹内斜肌与腹横肌之间。腹壁下动脉和腹壁浅动脉的表面投影，都相当于腹股沟韧带中、内1/3交点与脐的连线。腹前壁深静脉与同名动脉伴行。

腹前壁的神经有第7～11肋间神经、肋下神经、髂腹下神经及髂腹股沟神经。肋间和肋下神经在腹内斜肌与腹横肌之间斜向前下方走行，至腹直肌外侧缘穿入腹直肌鞘进入腹直肌，穿出腹直肌鞘前层，前皮支终止于皮肤，行经腹壁外侧时，发出外侧皮支，分布于外侧皮肤。相邻的上、下神经间有重叠分布。第7肋间神经向前至正中线分布于剑突下，第10肋间神经位于脐平面。髂腹下神经及髂腹股沟神经分布于耻骨上区。做腹部手术切口时，应尽量减少神经损伤，防止术后腹肌发生萎缩，形成切口疝。

（四）手术步骤

（1）切口：上腹部正中切口是自剑突起沿正中线向下所做的直切口，长度根据手术需要而定。如切口必须绕过脐部，最好绕其左侧，可避免伤及肝圆韧带。此种切口因切开腹白线后剪开腹膜即进入腹腔，不会伤及肌肉、血管和神经，出血甚少，操作方便。上腹部正中切口，因为腹白线仅有一层腱膜组织，血液供应较差，缝合后不够牢固，但对腹部外伤的剖腹探查或紧急手术，为更快进入腹腔，可以考虑采用此切口。近年来，对于体质较好的患者，上腹部正中切口在急腹症中应用较多。

下腹部正中切口，因为腹白线窄，两侧腹直肌互相接近，术后愈合牢固。妇产科和泌尿外科手术常采用此切口。

（2）切开皮肤、皮下组织、腹白线及腹膜壁层：切开皮肤、皮下组织后找到腹白线，将其切开暴露腹膜，术者及助手镊起腹膜，确认没有镊起脏器组织后，用刀切开一小口，然后用左手示指和中指伸入腹腔，沿两指之间剪开腹膜，切勿伤及内脏，各层组织必须彻底止血。

（3）探查腹腔病变：在临床上开腹后需要仔细探查腹腔病变情况，然后再决定手术方式。老师可指导学生如何进行腹腔探查。

第四节　胃造口术

一、学习目的与要求

（1）掌握胃造口术的适应证。

（2）熟悉临床上胃造口术的手术步骤。

（3）巩固练习无菌技术和基本操作。

二、学习方法与内容

胃造口术（gastrostomy）就是在胃腔和前腹壁之间建立一相通的瘘管，瘘管内壁由黏膜或浆膜构成。由黏膜构成的瘘管常常是永久性胃造口，它是由部分胃壁构成的连通胃腔与体外的管道，其导管周围皮肤易因胃液溢出发生糜烂，应加强局部清洁处理；由浆膜构成的瘘管常为暂时性胃造口，通常在胃腔与体外需放置一导管相通，瘘管壁由浆膜构成，其可代替鼻胃管，既可做胃肠减压，又可经造口补充营养。现在随着内镜技术的发展，可以行经皮内镜下胃造口术，其逐渐取代开腹的胃造口术。

（一）适应证

胃造口术用来灌食或进行胃减压引流。晚期的咽部、食管或贲门恶性肿瘤，或邻近器官恶性肿瘤压迫食管，造成食管严重梗阻，而又不能切除肿瘤者；或严重广泛的瘢痕性食管狭窄不适于行食管胃吻合者，或神经性吞咽功能障碍者，为解决患者进食问题，均宜行胃造口术。

（二）麻醉与体位

（1）麻醉：狗的麻醉使用3%戊巴比妥钠25～30mg/kg腹腔内注射。

（2）体位：仰卧位、固定肢体。

（3）拟手术的腹股沟区备皮去毛。

（三）手术步骤

（1）麻醉后取仰卧位。常规消毒皮肤，铺无菌巾及手术单。

（2）切口：做上腹正中或左上腹直肌切口进入腹腔。本实验以上腹正中切口。

（3）放置导管：将胃提至切口处，于胃前壁无血管区尽量远离幽门做2圈同心的荷包缝合，每圈距离0.5～1cm。用湿纱布覆盖造瘘周围后，准备吸引器，用2把止血钳提起荷包缝合中心的胃壁，戳一切口（图36-1）。将事先备好的蕈形导管顶端自侧孔处剪去，使之成为漏斗状，然后自切口插进胃腔内5～6cm。由内到外分别将2个荷包缝合缩紧结扎，使胃壁紧紧围绕导管（图36-2）。

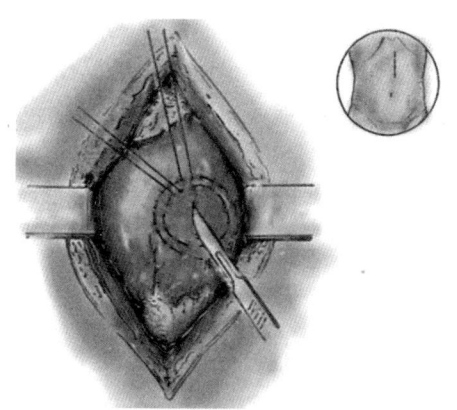

图36-1 胃造口术的2个荷包缝合

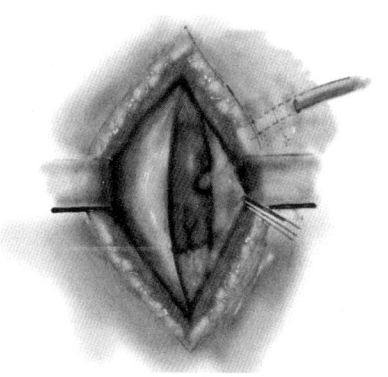

图36-2 胃造口术的蕈形导管放置

（4）引出导管：在原腹壁切口的外侧3cm左右处再做长1～2cm纵向切口，并用止血钳伸入腹腔将蕈形导管自此切口拉出。并将胃壁用细丝线缝合固定2～3针于导管穿出的腹膜上。注意缝合固定的胃壁不应有张力（图36-3）。

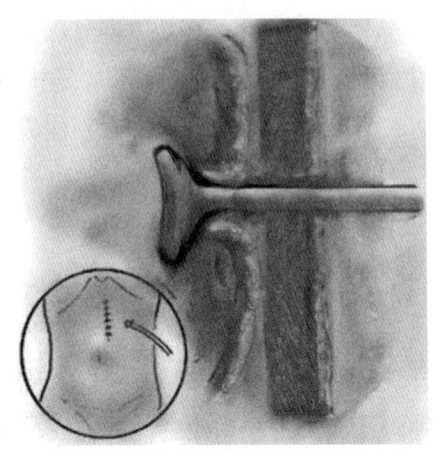

图36-3　胃造口术的蕈形导管放置侧面图

（5）逐层缝合腹壁，并将穿出导管的小切口皮肤缝合一针，结扎固定导管。

第五节　胃和十二指肠溃疡急性穿孔修补术

一、学习目的与要求

（1）掌握胃和十二指肠溃疡急性穿孔修补术的适应证。
（2）熟悉临床上胃和十二指肠溃疡急性穿孔修补的手术步骤。
（3）巩固练习无菌技术和基本操作。

二、学习方法与内容

胃和十二指肠溃疡急性穿孔修补术可使胃和十二指肠内容物不再继续自穿孔处漏出，同时清除腹腔内的漏出物及渗液，以解除腹膜炎对患者的主要威胁，因此是治疗溃疡病急性穿孔常采用的手术方法。

（一）适应证

（1）胃和十二指肠溃疡穿孔。
（2）胃外伤性穿孔。
本实验是以狗模拟人接受胃和十二指肠溃疡急性穿孔修补术，将胃造口术放置的导管拔除后的孔道作为胃穿孔灶。

（二）麻醉与体位

（1）麻醉：狗的麻醉使用3%戊巴比妥钠25～30mg/kg腹腔内注射。

（2）体位：仰卧位、固定肢体。

（3）拟手术的腹股沟区备皮去毛。

（三）手术步骤

（1）麻醉后取仰卧位。常规消毒皮肤，铺无菌巾及手术单。

（2）切口：做右上腹直肌切口、上腹正中或上腹正中旁切口，以上腹正中切口为常取切口。本实验做上腹正中切口。

（3）探查腹腔，寻找穿孔灶：临床上切开腹腔后首先吸净腹腔内渗液，然后仔细探查腹腔，沿脓苔多的地方寻找穿孔病灶部位，吸净由穿孔处漏出的胃肠内容物。此外，尚要探查有无其他部位的病变。用手牵住胃前壁大弯侧，将胃向下拉，并提向切口，以显露胃窦或胃幽门部及十二指肠第一部前壁。由于胃和十二指肠溃疡急性穿孔多数发生在这个部位，所以一般在此处多能找到穿孔部位。有时穿孔被食物堵塞、脓苔遮盖或与周围组织器官粘连而不易被发现。假如在此部位确实找不到穿孔，应考虑近贲门端、胃后壁或十二指肠球后溃疡穿孔的可能性。

（4）缝合穿孔灶：在穿孔的周围距边缘0.3～0.5cm处沿胃和十二指肠纵轴平行的方向，用7号丝线做全层间断缝合三针，轻轻结扎缝线将穿孔灶闭合，缝线暂不剪断；结扎时勿用力过大，以免割裂组织。利用原缝线结扎固定一块大网膜，将穿孔处遮盖。如果穿孔较大或穿孔周围组织水肿严重，瘢痕组织过多，不易结扎缝线将穿孔闭合时，可先用一块大网膜将穿孔遮盖或填塞后，再结扎缝线（图36-4）。注意：如果是胃溃疡穿孔灶务必取活检，排除恶性肿瘤。

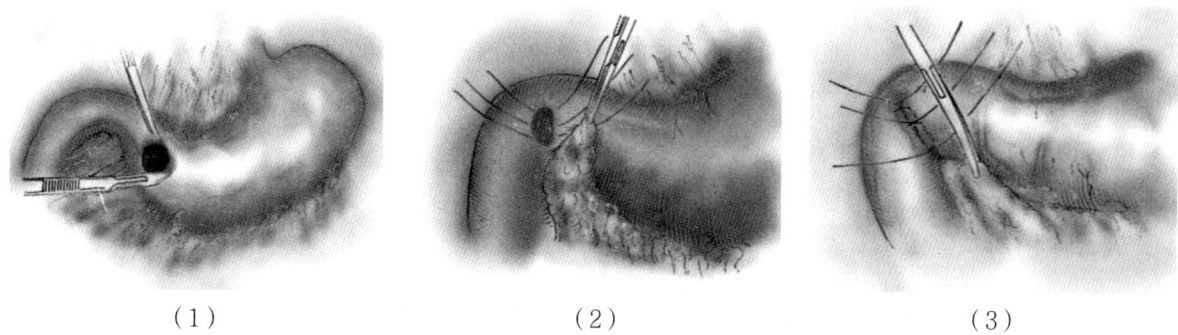

（1）　　　　　　　　　（2）　　　　　　　　　（3）

（1）胃窦前壁穿孔；（2）穿孔灶用7号丝线做全层间断缝合三针；（3）穿孔修补后的情况。

图36-4　十二指肠溃疡急性穿孔修补术

（5）冲洗腹腔：将胃或十二指肠放回原位，用大量无菌温生理盐水将腹腔冲洗干净。冲洗时操作要轻柔以免加重对患者的刺激，并应注意两侧膈下及盆腔的冲洗。穿孔时间较长，腹腔污染严重者，或因病情危重，不允许彻底冲洗腹腔时，可于左、右下腹部作切口分别放置引流管。

（6）逐层缝合腹壁切口。

第六节 阑尾切除术

一、学习目的与要求

（1）熟悉阑尾切除术的适应证、解剖要点及手术步骤。

（2）巩固练习无菌技术和基本操作。

二、学习方法与内容

阑尾切除术（appendectomy）是一种切除病变阑尾的手术方式。临床上常常用于治疗急性阑尾炎。

（一）适应证

（1）除了阑尾周围脓肿外的其他类型急性阑尾炎。

（2）老年人、小儿及妊娠期阑尾炎患者，症状较明显者。

（3）阑尾脓肿经治疗后好转，但仍有慢性阑尾炎症状者。

（4）反复发作的慢性阑尾炎。

（二）解剖要点

阑尾位于右髂窝部，外形呈蚯蚓状，长5～10cm，直径0.5～0.7cm。阑尾起于盲肠根部，附于盲肠后内侧壁，3条结肠带的会合点。因此，沿盲肠的3条结肠带向顶端追踪即可找到阑尾基底部，这有助于手术中快速找到阑尾。阑尾的体表投影约在脐与右髂前上棘连线的中外1/3交界处，即麦氏点。麦氏点是选择阑尾手术切口的标记点。通过阑尾系膜内的血管为阑尾提供血液。

狗的阑尾与人不同，其比较粗大，基底较宽，如小指头粗。

（三）麻醉及体位

（1）麻醉：狗的麻醉使用3%戊巴比妥钠25～30mg/kg腹腔内注射。

（2）体位：仰卧位、固定肢体。

（3）拟手术的腹股沟区备皮去毛。

（四）手术步骤

（1）本实验继续以上腹正中切口向下延长。

（2）寻找阑尾，分离其系膜（图36-5和图36-6）：顺结肠往右找到盲肠的盲端——阑尾，用阑尾钳提起阑尾末端，分离结扎阑尾系膜，阑尾血管处用4号线双重结扎，直至使阑尾游离。

（3）荷包缝合（图36-7）：在距阑尾根部0.8～1.0cm处，用4号丝线做一通过盲肠浆肌层的荷包缝线，暂不收紧。

（4）处理阑尾根部（图36-8和图36-9）：在离根部0.5cm远端处以直血管钳压榨阑尾1次，松钳，在压迹处用7号丝线结扎，若根部太宽，可贯穿缝合结扎。周围用纱布保护，距结扎线远端0.5cm用直钳夹住阑尾，用刀紧贴直钳切断阑尾。阑尾残端依次用2%碘酊、75%乙醇、生理盐水棉枝先后处理。助手用钳夹住阑尾根部结扎线头，将残端推向盲肠，术者提起荷包缝合线收紧结扎，将残端埋入盲肠内。如果荷包包埋不满意，再加1~2针浆肌层间断缝合加固包埋。

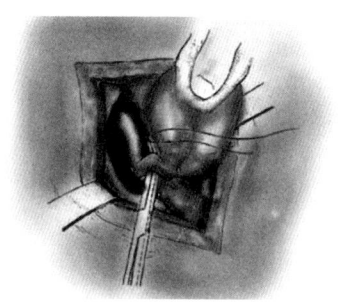

图36-5　找出阑尾

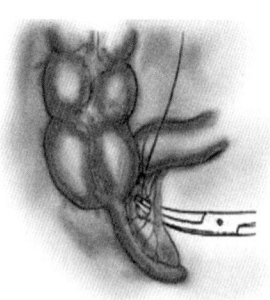

图36-6　戳孔分离系膜

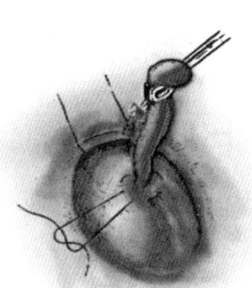

图36-7　荷包缝合

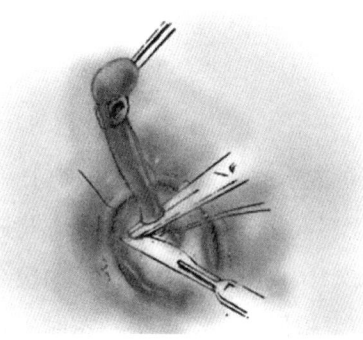

图36-8　结扎切断阑尾

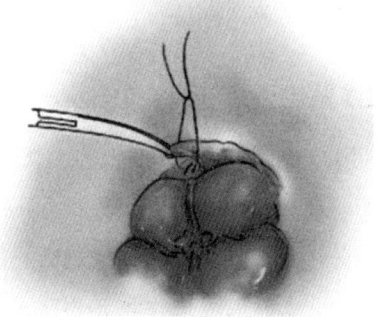

图36-9　包埋阑尾残端

由于狗的阑尾基底宽大，不易按照上述方法进行包埋处理。可以在其阑尾基底部用血管钳钳夹后上方离断，用1号丝线连续全层缝合，然后再行浆肌层间断缝合加固。

（5）检查无出血、无异物后按层缝合腹壁切口。

（五）术中注意事项

（1）因为狗的阑尾系膜很短，所以术中处理阑尾系膜时要紧靠阑尾壁，以防将回肠壁撕裂。

（2）2%碘酊、75%乙醇、生理盐水涂擦阑尾残端黏膜时，切忌碰擦到其他部位，以防灼伤。

（3）用4号丝线做荷包缝合，收紧荷包缝线时两示指需在水平位向两边适当用力，以防荷包缝线扯断。

第七节 小肠切除端端吻合术

一、学习目的与要求

（1）熟悉小肠切除端端吻合术的适应证、解剖要点及手术步骤。

（2）巩固练习无菌技术和基本操作。

二、学习方法与内容

（一）适应证

（1）外伤、战伤所致小肠广泛创伤。

（2）绞窄性肠梗阻所致肠坏死。

（3）伤寒、结核所致多发性穿孔。

（4）梗阻性局限性回肠炎。

（5）小肠肿瘤。

（二）解剖要点

小肠是消化管中最长的一段，也是消化与吸收营养物质的重要场所。小肠上端续于胃的幽门。下端与盲肠相接，成人小肠全长5～6m。小肠盘曲于腹腔中、下部，分为十二指肠、空肠和回肠3部分。十二指肠是小肠的起始部，长约25cm，位置较为固定，呈"C"形弯曲包绕胰头。十二指肠和空肠交界处形成十二指肠空肠曲，它位于横结肠系膜根部、第二腰椎左侧，并由十二指肠屈氏韧带固定。此韧带是区分十二指肠与空肠的重要标志。空肠与回肠位于横结肠下区，完全由腹膜包裹，为腹膜内位器官，所以空肠和回肠在腹腔内有高度的活动性。两者之间并无明显分界线，一般在手术时可根据肠管的粗细、厚薄，肠系膜血管弓的多少、大小，以及肠管周围脂肪沉积的多少来辨认。空肠肠管较回肠稍宽而厚，肠系膜血管弓也较大而稀，但脂肪沉积不如回肠多。此外，空肠占小肠上段的40%，回肠占小肠下段的60%；或小肠上段2/5为空肠，下段3/5为回肠。小肠通过扇形的肠系膜自左上向右下附着于腹后壁。小肠系膜由两层腹膜组成，两层之间有血管、神经及淋巴管走行。远端肠系膜含脂肪组织较多，故回肠系膜内的血管网不易看清，但系膜内的血管弓多于空肠系膜内血管弓。手术时可根据上述特点予以区别。

小肠血液供给颇为丰富，空肠、回肠的血液来自肠系膜上动脉，此动脉发出右结肠动脉、中结肠动脉、回结肠动脉和15～20个小肠动脉支。小肠动脉支均自肠系膜上动脉左侧缘发出，在肠系膜两层之间走行，上部的小肠动脉支主要分布至空肠，称空肠动脉；下部的主要分布至回肠，称回肠动脉。每条空、回肠动脉都先分为两支，与其邻近的肠动脉分支彼此吻合形成第一级动脉弓，弓的分支再相互吻合成二级弓、三级弓甚至四级弓，最多可达五级弓。一般空腔的上1/4段只见一级弓，越向回肠末端，弓的数目越多。由最后一级弓发出直动脉分布到相应的肠段。小肠的静脉与动脉伴行，最后汇入肠系膜上静脉至门静脉，小肠的淋巴先引流至肠系膜根部淋巴结，再到肠系膜上动脉周围淋巴结，最后汇入腹主动脉旁淋巴结进入乳糜池。

（三）麻醉与体位

（1）麻醉：狗的麻醉使用3%戊巴比妥钠25～30mg/kg腹腔内注射。

（2）体位：仰卧位、固定肢体。

（3）拟手术的腹股沟区备皮去毛。

（四）手术步骤

（1）切口：本实验继续以腹部正中切口。

（2）进入腹腔后进行腹内探查：找到病变肠管，确定病变性质后，先在切口周围铺好盐水纱布垫，将拟切除的坏死肠袢托出腹腔之外。

（3）确定小肠切除范围（图36-10）：一般在离病变部位的近、远两端的健康肠管各5～10cm处切断；若为恶性肿瘤，可根据肠系膜淋巴结转移情况决定，切除范围应至少10cm，并包括肠系膜区域淋巴结的广泛切除，可直至肠系膜根部。

（4）处理肠系膜及其血管：根据病灶部位及其性质，确定肠管切除范围，扇形切开肠系膜，分离结扎肠系膜血管，观察肠管颜色及血管搏动情况。

（5）切断肠管：在血液循环良好交界处用有齿直钳斜行钳在肠管（钳与肠管横轴呈30°角），其外侧分别钳上肠钳，在有齿直钳的外侧切断肠管，移去切除的肠管，断端用碘伏溶液消毒。对系膜缘肠壁切除较多，可增大吻合口口径。

（6）吻合肠管（图36-11和图36-12）：将远、近两端并拢，在两端系膜缘及其对侧各做浆肌层缝合一针作为牵引线，接着行吻合口后壁内层的全层间断（或连续交锁）缝合，吻合口前壁内层间断（或全层连续）内翻缝合，外层则行间断浆肌层缝合。

（7）缝合肠系膜裂孔（图36-13）：用1号丝线间断（或连续）缝闭肠系膜裂孔，缝合时应注意避开血管，以免造成血肿、出血或影响肠管的血运，缝合时针距要适宜，不留空隙，以免术后发生内疝。

（8）检查吻合口通畅情况（图36-14）：用拇指和示指捏住吻合口两端肠壁，以指尖对合检查吻合口的通畅程度。一般吻合口大小以能容纳两指尖为宜。检查远、近肠段有无扭曲。

（9）关闭腹腔：将吻合好的肠管轻轻放回腹腔（注意按顺序放回，切勿扭转）。分别以4号和1号丝线依次缝合腹壁切口各层组织，关闭腹腔（腹膜可用1号铬制肠线连续缝合）。

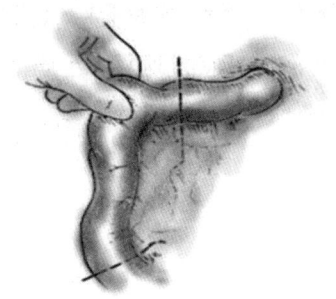
图36-10 切除范围

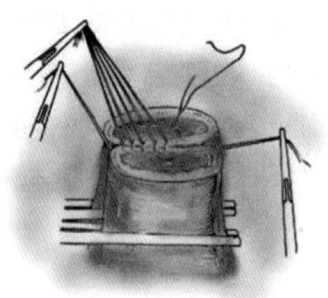
图36-11 后壁全层间断缝合

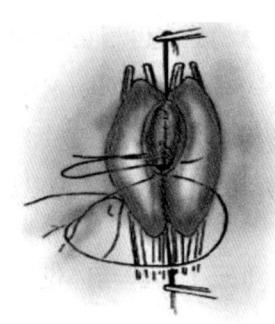
图36-12 前壁全层间断缝合

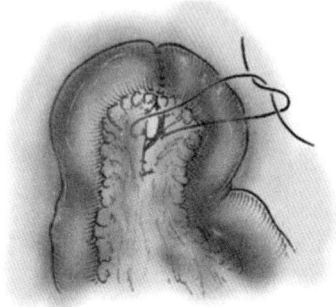
图36-13 缝闭肠系膜裂孔

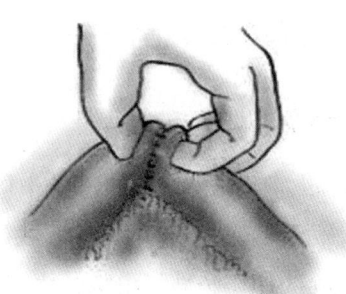
图36-14 检查吻合口

（五）术中注意事项

（1）在决定行肠切除吻合术前，首先应判断肠管的生机活力，特别在疑有大段肠管坏死、留下的小肠不多必须争取多保留肠管时，严格鉴定肠管是否坏死就显得更为重要。肠管坏死与否，主要根据肠管的色泽、弹性、蠕动、肠系膜血管搏动等征象进行判断，包括：①肠管呈紫褐色、暗红色、黑色或灰白色。②肠壁变薄、变脆、变软，无弹性。③肠管浆膜失去光泽。④肠系膜血管搏动消失。⑤肠管失去蠕动能力。以上现象经热敷后均无改善时，应决定切除肠管。

（2）手术中应做好污染手术的隔离措施，要妥善保护术野，将坏死肠袢与腹腔及切口隔离开，以减少腹腔及切口的污染。

（3）小肠严重膨胀，不便进行手术操作时，可在判断病变的近端先进行切开肠管减压，减压后的针孔或小切口可予以修补缝合或暂时夹闭，待后一并切除。

（4）肠系膜切除范围应成扇形，使其和切除的肠管血液供应范围一致。吻合口处肠管的血运必须良好，以保证吻合口的愈合。

（5）两端肠腔大小相差较大时，可将口径小的断端切线斜度加大，以扩大口径。差距太大时可做端侧吻合。吻合时必须是全层缝合，使两肠壁的浆膜面相接触，以利愈合。

（6）肠吻合时，边缘不宜翻入过多，以免吻合口狭窄。一般全层缝合应距离边缘0.4～0.5cm。在拉紧每针缝线时，应准确地将黏膜翻入，否则黏膜外翻会影响吻合口的愈合，甚至引起肠"唇"样瘘，导致弥漫性腹膜炎。

（7）对于慢性肠梗阻患者，如近端肠腔明显增大、水肿，全身情况较差时，若勉强吻合，吻合口往往不易愈合。估计吻合后有不愈合的可能性时，可行暂时性肠造口（但以不用为宜）。

（8）前壁全层缝合时，进针勿过深，以防将后壁缝入，造成肠腔狭窄。另外，浆肌层缝合不应穿通肠腔壁全层，缝线结扎不宜过紧，以免割裂肠壁。

（9）缝闭肠系膜裂孔时，勿将系膜血管结扎，也不能将其穿破引起出血，因肠系膜组织疏松，出血后不易止血从而形成较大的血肿，甚至可压迫血管影响肠管的血液供应。

第八节　胃空肠吻合术

一、学习目的与要求

（1）熟悉胃空肠吻合术的适应证、解剖要点及手术步骤。

（2）巩固练习无菌技术和基本操作。

二、学习方法与内容

（一）适应证

（1）胃窦部癌不能作切除术者。

（2）胃溃疡引起幽门梗阻，一般情况较差者，不能耐受胃大部切除术者。

（二）麻醉与体位

（1）麻醉：狗的麻醉使用3%戊巴比妥钠25～30mg/kg腹腔内注射。

（2）体位：仰卧位、固定肢体。

（3）拟手术的腹股沟区备皮去毛。

（三）解剖要点

胃空肠吻合的方式有以下两种。

1．结肠前胃大弯侧与空肠吻合术

此术式具有操作相对简便，不用过多分离，吻合口可选在较高的位置等优点。因此，在要求尽量缩短手术时间或幽门部癌做胃空肠吻合要求吻合口的位置较高时，宜选用此种手术方式。但此术式中空肠输入袢须绕过横结肠和大网膜，因而输入袢较长，较易引起输入袢内胆汁、胰液和肠液的潴留而产生症状。如空肠输入袢过短，可因横结肠及大网膜的压迫而引起梗阻。

2．结肠后胃后壁与空肠吻合术

该术式具有空肠输入袢较短的优点，但操作较复杂，因而手术时间较长，并且术后发生粘连较多，故不适用于需要再次手术切除胃的病例。当横结肠系膜过短或其上血管过多，不能找到足

够大的间隙通过胃空肠吻合口时，或胃后壁有较多的粘连时，也不能应用此法。

本实验采用结肠前胃大弯侧与空肠吻合术。

（四）手术步骤

（1）麻醉后仰卧位。常规消毒皮肤，铺无菌巾及手术单。

（2）切口：腹正中切口。

（3）选定吻合部位（图36-15）：一般在胃的前壁大弯侧近幽门处低垂部位做吻合，如为胃幽门部肿瘤，吻合口应距肿瘤上边缘3～5cm。吻合口长约6cm。将空肠距十二指肠空肠曲（屈氏韧带）15～20cm经横结肠前提到胃前壁的选定吻合处，使空肠的近端对贲门端，远端对幽门端，并以丝线缝合两端做牵引固定。注意应使两固定缝线之间胃壁和肠管等长。

（4）吻合：对两牵引线间的胃壁和肠管做浆肌层连续缝合或间断缝合，即后壁外层缝合（图36-16）。用温纱布妥善遮盖保护周围组织，用2把肠钳距吻合处5～10cm轻轻夹住空肠两端及待吻合的胃端，距缝合线0.5cm与其平行并等长先后切开胃壁及空肠，结扎出血点。切开胃壁时，宜先切开浆肌层，缝扎黏膜下血管，然后再切断血管并切开黏膜，以防出血过多。胃、肠切口的后壁自一端起至另一端做全层连续交锁缝合（图36-17）。将胃、肠切口的前壁自一端起至另一端距边缘0.5cm左右做全层连续内翻缝合（图36-18）。去除肠钳，将前壁再做一层浆肌层间断缝合（图36-19）。吻合时缝线要拉紧，以防术后出血或出现吻合口瘘。

（5）检查吻合口：如吻合口能通过三横指，输出口及输入口能通过一拇指，即为吻合口通畅。

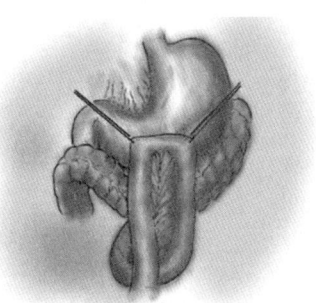

图36-15　选定吻合部位

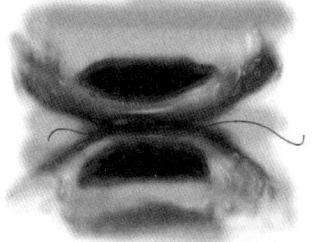

图36-16　后壁外层缝合

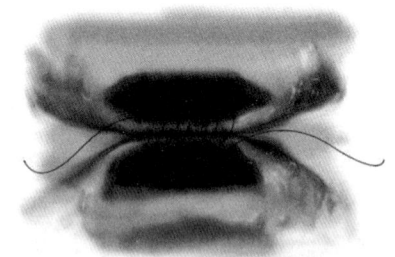

图36-17　后壁全层连续交锁缝合

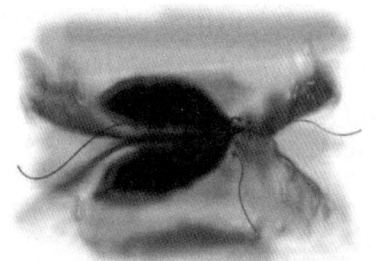

图36-18　前壁全层连续内翻缝合

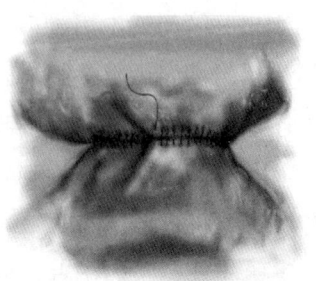

图36-19　前壁浆肌层间断缝合

（6）将胃肠放回腹腔，检查术野无渗血，清点器械等物无缺，逐层缝合腹壁切口。

结肠后胃后壁与空肠吻合术：与结肠前胃大弯侧与空肠吻合术的方法基本上相同。但需在横结肠系膜上、结肠中动脉的左侧，选择一无血管区，将横结肠系膜剪开长5～6cm的裂隙。自此裂隙显露胃后壁，选定好胃壁及空肠吻合部位，一般空肠输入襻长约10cm；胃壁的吻合处在胃大弯侧的低垂位置。胃空肠吻合口缝合完毕后，将横结肠系膜裂隙的边缘用细丝线缝合固定于距吻合口约1cm胃壁的浆肌层上。

在胃空肠吻合时也可以用吻合器进行吻合，本节不作介绍。

第九节　关腹手术

一、学习目的与要求

（1）掌握关腹术的手术步骤。

（2）巩固练习无菌技术和基本操作。

二、学习方法与内容

（一）手术步骤

（1）关腹前应清点手术器械及敷料，检查腹腔有无器械或纱布遗留，创面彻底止血，并用生理盐水冲洗腹腔，吸尽腹内液体。理顺肠管位置，拉下并覆盖好大网膜，逐层关闭腹壁切口。

（2）用弯血管钳将腹膜切口的上下端及两侧缘夹住，用4号丝线从下往上行间断褥式外翻缝合（或间断缝合）；然后用7号丝线间断缝合腹白线。再分别用1号丝线间断缝合皮下组织及皮肤。

（二）术中注意事项

（1）缝合皮肤前需先用乙醇小纱布块消毒切口两侧皮肤，缝合皮肤后用有齿镊整理对合皮肤切口缘，再以无菌纱布覆盖包扎。

（2）注意关腹时的针距保持在0.8～1cm，不宜过宽，也不宜过密。

第十节 气管切开术

一、学习目的与要求

（1）了解急救手术气管切开术的适应证、解剖要点。

（2）了解气管切开术的手术步骤。

（3）巩固练习无菌技术和基本操作。

二、学习方法与内容

气管切开术（tracheotomy）是一种切开颈段气管，放入金属气管套管，以解除喉源性呼吸困难、呼吸机能失常或下呼吸道分泌物潴留所致呼吸困难的常见手术。因此，临床医师均应掌握这一抢救技能。

（一）适应证

（1）各种原因引起的上呼吸道梗阻。

（2）下呼吸道分泌物积留难以自行清除。

（3）作为口腔、咽、喉、颈部大手术的辅助手术。

（二）麻醉与体位

（1）麻醉：狗的麻醉使用3%戊巴比妥钠25～30mg/kg腹腔内注射。

（2）体位：仰卧位、固定肢体。肩部垫以软枕，使头尽量后仰。

（3）拟手术的颈部备皮去毛。

（三）解剖要点

狗属于哺乳类动物，其组织结构都比较接近于人类。狗的颈部较长，高举在躯干的前上方，故头颈部能自由活动。颈部软组织层次较人类薄弱，气管前肌群不如人类发达。甲状腺位于气管中段两侧，绝大多数无甲状腺峡部。所以狗的气管较容易暴露。颈段气管位于颈前部正中线，由40～45个气管软骨环组成，其环并不完整，呈"C"形。缺口对向后方，后壁由平滑肌纤维和结缔组织构成的膜性壁所封闭，紧贴后方的食管前壁。

（四）手术步骤

（1）切口：在胸骨上窝做颈部正中线纵向切口，长4～5cm。

（2）找到气管（图36-20）：切开皮肤及薄层的颈前肌肉，稍分离气管前的疏松组织，显露气管前肌群后即可找到气管。

（3）切开气管：气管充分显露后，以弧形尖刀刀刃自下向上挑开3～4个气管软骨环。

（4）放置大小适当的气管套管（图36-21）：气管切开后立即用气管牵开钳或弯血管钳撑开软骨环切口，清除气管内血液或分泌物，插入适宜的气管套管，并立即拔出管芯。然后将套管两侧的纱布带打结固定气管套管于颈部。

（5）缝闭切口：如果切口较长，可在切口上端缝合1～2针，若切口不大时，切口下端可不必缝合，以防发生皮下气肿。切口外面以剪开一缺口的无菌纱布覆盖。术毕。

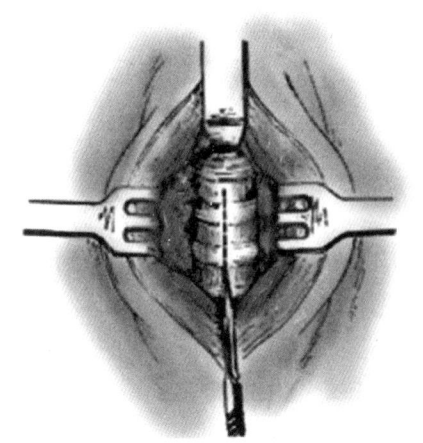

图36-20　找到气管

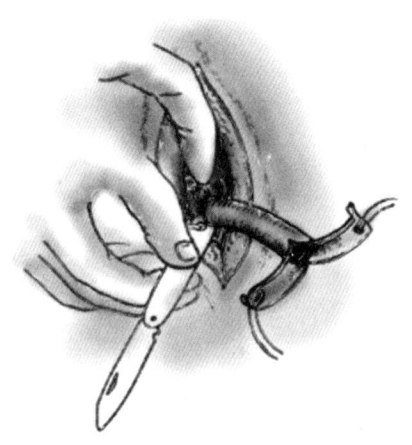

图36-21　置入气管套管

第十一节　动物外科手术记录

（一）手术记录的书写要求与内容

完成动物外科手术应及时书写手术记录。手术记录是指由手术医师书写的反映手术一般情况、术中发现、手术经过及处理等情况的特殊医疗文书。

手术经过的记录必须有以下内容：①体位。②手术部位消毒方法。③手术切口及组织分层解剖。④主要的手术步骤。包括微创手术（如腹腔镜、机器人或内镜下手术），传统开放性手术（如开腹手术、开胸手术等）；探查脏器的情况，如探查顺序，术中所见病灶的解剖位置、外观形态、大小、与周围组织的关系等（必要时绘图表示），脏器有无变异，腹（胸、盆、颅）腔内积液（脓液、渗液、血液）量；应用已掌握的切开、分离、止血、缝合、打结等外科基本操作进行手术切除病灶范围，或重建解剖结构（消化道吻合、血管吻合等）；采用的缝合方式、缝线种类与规格，特殊情况使用补片或植入物（如眼科晶状体、各种支架、疝补片修补材料等）的种类、来源与规格，要将名称、型号、产地、使用期限等说明贴在病历上备查。引流物的种类、放置部位、数量；创口处理方式，关腹（胸、盆、颅）腔前的纱布、器械清点、核准等。

其他手术记录的相关内容可以参考"第一章 外科病历书写与体格检查"中的"第六节 手术记录"。

（二）动物外科手术记录书写的示范文本

动物种类：狗	手术台号：1

手术日期：2022年2月18日8:50—10:10

手术名称：阑尾切除术

手术者：陈×× 第一助手：王×× 第二助手：张×× 第三助手：李××

动物麻醉方法：3%戊巴比妥钠腹腔内注射麻醉

麻醉者：陈×× 器械护士：刘××

手术经过：

麻醉成功后，取仰卧位，腹部常规消毒及铺无菌巾。取腹部正中切口，长约15cm，逐层开腹。探查无气体、液体溢出，腹腔内无渗液。腹膜无充血、水肿，大网膜正常。沿盲肠及结肠带找到阑尾，阑尾位于回盲部内下方，见阑尾粗大，如小指头粗，表面无充血、水肿，遂行阑尾切除术。

提起阑尾，分离及离断阑尾系膜，阑尾动脉处双重结扎。距阑尾根部1cm的盲肠壁上用4号丝线做一浆肌层荷包缝合（备用）；距阑尾根部0.5cm处以直血管钳压榨阑尾1次，松钳，在压迹处用7号丝线结扎。周围用纱布保护，距结扎线远端0.5cm用直钳夹住阑尾，用刀紧贴直钳切断阑尾。保留的阑尾残端依次用2%碘酊、75%乙醇、生理盐水棉枝处理。助手用钳夹住阑尾根部结扎线头，将残端推向盲肠，术者提起荷包缝合线收紧结扎，将残端埋入盲肠内。

检查创面无活动性出血，清点敷料器械准确无误后逐层缝闭切口。术毕。

术后评语：

麻醉满意，术程顺利，生命体征平稳，术中出血约20mL，无输血，补液500mL，术毕安返。切除标本解剖后送病理检查。

手术医师签名：陈××
记录时间：2022年2月18日1小时20分

（陈创奇）

后　记

临 床 外 科 学 入 门

年轻医师如何学习外科学

任何一位医学生都必须要学习外科学。任何一位年轻的医师，除了勤奋学习以外，还必须掌握必要的学习方法，才能获得成功。

外科手术的英文"surgery"来源于希腊语"cheir"和"ergonomics"，原义就是用手操作。外科是从理发师开始，发展到今天的外科医师，经历了漫长的历史。随着抗生素的发明及解剖学、生理学和实验外科、麻醉与止血、无菌术等技术的进步，外科学已逐渐发展成为一个完整的学科体系。外科用独特的诊断和治疗方法解决患者的病痛，这些方法成为预防和治疗各种外科疾病不可缺少的重要手段。

我国公元前14世纪就有关于"疥""疮"的记载，后逐渐发展为疡科，外科名医华佗创用麻沸散作为麻醉药施行外科手术。中医对破伤风的预防和对脓疡、炭疽的诊治，对乳腺炎、乳腺癌的描述，对骨伤的治疗等，各朝代都有著作记载，我国外科在传统医学历史上有着重要的地位和丰富的临床经验，为我国和世界的外科学发展作出了不朽的贡献。

外科学是医学范畴内非常重要的临床学科之一。对于不同系统、不同部位、不同原因、不同阶段、不同性质的疾病，外科需要与其他的学科协同诊治，才能最大限度地发挥外科特殊的治疗效果。外科医师不但需要有扎实的内科基础，还需要不断提高手术技能，提高手术治疗的安全性和减少手术的创伤性，防止手术并发症的发生，只有这样才能充分发挥外科治疗的优越性和可靠性。

要成为一名合格的外科医师，首先要有扎实的基本理论基础，对疾病的发生和发展有充分的了解。如果一个人只有良好的操作技巧但不能对疾病做出准确的诊断和评估，充其量只能是一个"手术匠"，而不是一名合格的外科医师。除了手术操作以外，外科医师还需要大量的医学基本知识支撑，这就决定了外科医师的成长是一个涉及多学科且漫长的学习过程。若没有坚实的基本知识，就算非常通俗的外科学教材，要看懂都是十分困难的，更不用说掌握和运用。为了对患者做出准确诊断和治疗规划，外科医师必须具备良好的基本技能，学会如何与患者沟通合作以获取正确的临床资料，如何通过缜密的推理分析找出诊断的依据，或者通过特殊的操作明确诊断，这些都需要系统地学习和训练。年轻医师学习外科学，最基本的要求是进行长期的、反复的、渐进的"三基（基础知识、基本理论、基本技能）""三严（严格态度、严肃要求、严密方法）"训练。

医师是在法律的框架下合法地解除患者病痛的职业，医学专业本科生的培养至今仍不能低于5年，说明了医师培养的艰巨性和漫长性。同样，外科医师的培养需要更长时间的学习和训练。作为医学教育的主干课程，外科学是医学教育必不可少的临床科目。由于手术的特殊性，每一刀、每一剪、每一针、每一线、每一步操作都关乎患者的生命，外科医师需要被严格要求。这种要求包括：对外科基本操作进行严谨的刻苦训练，要求每个外科医师只有经过严格的训练和模拟操作后才能在患者身体上进行操作，对每位患者都要保持高度的责任心，对所有疾病资料都要细致地收集、对病情变化严密观察并进行严密的分析和推理，做出及时准确的处理。任何医疗行政管理部门和医疗单位对外科医师都有完整的规范要求。外科医师必须熟悉外科学各种规范，以严谨的态度遵照外科学的基本要求和规定并严格执行，唯有如此，方能使每位患者都能得到最好的治疗，避免医疗差错的发生。

外科学是一门临床学科，需要结合患者进行学习，如果外科学习完全靠自己的努力摸索前行，即使有良好的天资，也将会事倍功半。任何外科医师都有自己的临床经验和心得，外科学的老师也是学生的先行者，他们同样经历过外科学各个阶段的学习和不同途径的培训，特别是经验丰富的老师，对外科学的理论有更加深刻的理解。每个年轻医师都要珍惜老师引领的机会，努力继承前辈的优良传统和虚心学习老师的优点，养成良好的习惯，不断取得进步。

理论学习到临床实际应用，是学习外科学必须经历的过程。在临床实践过程中，当各种疾病交织在一起或者是同一种疾病在不同的个体出现时，常常还会有不少的横向或者纵向的问题，除了向有经验的老师请教外，年轻医师还需要不断增强自己的自学能力，寻找各种参考材料并得到指导和帮助，在不断遇到问题和解决问题的过程中，逐步增强自己的临床诊治能力和提高诊治水平。当今是科技飞速发展的时代，通过网络、视频等现代手段获得学习资料是年轻医师必备的能力。但是，从书本获得新知识的方法并没有被摒弃，如何选择一本有用的书，精读其中的内容，仍然是在网络时代不可或缺的获取新知识的良好方法。

在学习资料的选择中，除了国外的教材、专著和文献资料，优秀的本国语言的学习材料更容易被理解掌握，更贴合实际，更符合日常临床工作的需要，更方便直接应用于本地的常见病、多发病诊治。尤其是国内的作者，非常清楚平时在学习和工作中遇到的问题和解决问题的方法。只要认真挑选，可以选出很多优秀的书籍和外科学学习材料。

本书是一本非常实用的外科学学习教材，作者都是有着丰富教学经验的老师。外科临床学习是年轻医师从外科理论知识到外科临床实践的一个重要的过渡阶段，本书是外科学入门者尤其是医学生进入外科临床实践的入门书籍，可帮助年轻医师尽快掌握和提高临床知识和水平。

随着现代外科学的发展，《临床外科学入门》在前书的基础上增加了一些现代外科学理念，如微创外科、加速康复外科、疼痛治疗、多学科协作诊疗模式等内容。本书共分为四部分，编排上更接近临床，更紧密结合临床教学和工作的实际，使年轻医师和医学生更容易学习和掌握。中山大学附属第一医院是百年老院，秉承了孙中山先生"医病医身医心，救人救国救世"的医训，坚持"三基""三严"的传统教学理念。本书除了传承医院老一辈外科学教授的丰富临床经验和教学经验外，也体现了科学性、先进性、实用性和人文医学的特点。本书还特别强调外科学基本知识、基础理论和基本技能，突出外科学常见病、多发病的诊治，并列出每章节的学习目的与要求、学习方法与内容，供年轻医师学习和掌握。此外，本书也不断更新、完善微创外科技术的知识，在动物外科操作基础上加强外科腹腔镜技术的培训内容。因此，本书是从学生到外科临床医师、从年轻的医师到高年资医师成长过程不可多得的参考书籍。期望更多的年轻外科医师阅读本书并获得裨益。

（赖佳明）